中华医学百科全书

临床医学

医学超声学

国家出版基金项目
NATIONAL PUBLICATION FOUNDATION

中国协和医科大学出版社
北京

图书在版编目（CIP）数据

中华医学百科全书·医学超声学 / 姜玉新主编 . —北京：中国协和医科大学出版社，2021.8
ISBN 978-7-5679-1763-7

Ⅰ . ①医… Ⅱ . ①姜… Ⅲ . ①超声波诊断 Ⅳ . ① R445.1

中国版本图书馆 CIP 数据核字（2021）第 120890 号

中华医学百科全书·医学超声学

主　　编：姜玉新

编　　审：谢　阳

责任编辑：吴翠姣

出版发行：**中国协和医科大学出版社**
　　　　　（北京市东城区东单三条 9 号　邮编 100730　电话 010-6526 0431）

网　　址：www.pumcp.com

经　　销：新华书店总店北京发行所

印　　刷：北京雅昌艺术印刷有限公司

开　　本：889×1230　1/16

印　　张：41.5

字　　数：1223 千字

版　　次：2021 年 8 月第 1 版

印　　次：2021 年 8 月第 1 次印刷

定　　价：580.00 元

ISBN 978-7-5679-1763-7

《中华医学百科全书》编纂委员会

刘华生	刘志刚	刘克良	刘更生	刘迎龙	刘建勋	刘胡波
刘树民	刘昭纯	刘俊涛	刘洪涛	刘献祥	刘嘉瀛	刘德培
闫永平	米玛	米光明	安锐	祁建城	许媛	许腊英
那彦群	阮长耿	阮时宝	孙宁	孙光	孙皎	孙锟
孙少宣	孙长颢	孙立忠	孙则禹	孙秀梅	孙建中	孙建方
孙建宁	孙贵范	孙洪强	孙晓波	孙海晨	孙景工	孙颖浩
孙慕义	严世芸	苏川	苏旭	苏荣扎布	杜元灏	杜文东
杜治政	杜惠兰	李飞	李方	李龙	李东	李宁
李刚	李丽	李波	李勇	李桦	李鲁	李磊
李燕	李冀	李大魁	李云庆	李太生	李日庆	李玉珍
李世荣	李立明	李永哲	李志平	李连达	李灿东	李君文
李劲松	李其忠	李若瑜	李泽坚	李宝馨	李建初	李建勇
李映兰	李思进	李莹辉	李晓明	李凌江	李继承	李森恺
李曙光	杨凯	杨恬	杨勇	杨健	杨硕	杨化新
杨文英	杨世民	杨世林	杨伟文	杨克敌	杨甫德	杨国山
杨宝峰	杨炳友	杨晓明	杨跃进	杨腊虎	杨瑞馥	杨慧霞
励建安	连建伟	肖波	肖南	肖永庆	肖培根	肖鲁伟
吴东	吴江	吴明	吴信	吴令英	吴立玲	吴欣娟
吴勉华	吴爱勤	吴群红	吴德沛	邱建华	邱贵兴	邱海波
邱蔚六	何维	何勤	何方方	何绍衡	何春涤	何裕民
余争平	余新忠	狄文	冷希圣	汪海	汪静	汪受传
沈岩	沈岳	沈敏	沈铿	沈卫峰	沈心亮	沈华浩
沈俊良	宋国维	张泓	张学	张亮	张强	张霆
张澍	张大庆	张为远	张世民	张永学	张华敏	张宇鹏
张志愿	张丽霞	张伯礼	张宏誉	张劲松	张奉春	张宝仁
张建中	张建宁	张承芬	张琴明	张富强	张新庆	张潍平
张德芹	张燕生	陆华	陆林	陆小左	陆付耳	陆伟跃
陆静波	阿不都热依木·卡地尔	陈文	陈杰	陈实	陈洪
陈琪	陈楠	陈薇	陈士林	陈大为	陈文祥	陈代杰
陈尧忠	陈红风	陈志南	陈志强	陈规化	陈国良	陈佩仪
陈家旭	陈智轩	陈锦秀	陈誉华	邵蓉	邵荣光	武志昂
其仁旺其格	范明	范炳华	林三仁	林久祥	林子强	林江涛
林曙光	杭太俊	郁琦	欧阳靖宇	尚红	果德安	
明根巴雅尔	易定华	易著文	罗力	罗毅	罗小平	罗长坤
罗颂平	帕尔哈提·克力木	帕塔尔·买合木提·吐尔根				

图门巴雅尔	岳伟华	岳建民	金　玉	金　奇	金少鸿	金伯泉
金季玲	金征宇	金银龙	金惠铭	周　兵	周永学	周光炎
周灿全	周良辅	周纯武	周学东	周宗灿	周定标	周宜开
周建平	周建新	周春燕	周荣斌	周福成	郑一宁	郑志忠
郑金福	郑法雷	郑建全	郑洪新	郑家伟	郎景和	房　敏
孟　群	孟庆跃	孟静岩	赵　平	赵　群	赵子琴	赵中振
赵文海	赵玉沛	赵正言	赵永强	赵志河	赵彤言	赵明杰
赵明辉	赵耐青	赵临襄	赵继宗	赵铱民	赵靖平	郝　模
郝小江	郝传明	郝晓柯	胡　志	胡大一	胡文东	胡向军
胡国华	胡昌勤	胡晓峰	胡盛寿	胡德瑜	柯　杨	查　干
柏树令	柳长华	钟翠平	钟赣生	香多·李先加		段　涛
段金廒	段俊国	侯一平	侯金林	侯春林	俞光岩	俞梦孙
俞景茂	饶克勤	施慎逊	姜小鹰	姜玉新	姜廷良	姜国华
姜柏生	姜德友	洪　两	洪　震	洪秀华	洪建国	祝庆余
祝陈晨	姚永杰	姚克纯	姚祝军	秦　川	袁文俊	袁永贵
都晓伟	晋红中	粟占国	贾　波	贾建平	贾继东	夏照帆
夏慧敏	柴光军	柴家科	钱传云	钱忠直	钱家鸣	钱焕文
倪　健	倪　鑫	徐　军	徐　晨	徐云根	徐永健	徐志云
徐志凯	徐克前	徐金华	徐建国	徐勇勇	徐桂华	凌文华
高　妍	高　晞	高志贤	高志强	高金明	高学敏	高树中
高健生	高思华	高润霖	郭　岩	郭小朝	郭长江	郭巧生
郭宝林	郭海英	唐　强	唐向东	唐朝枢	唐德才	诸欣平
谈　勇	谈献和	陶广正	陶永华	陶芳标	陶·苏和	陶建生
黄　钢	黄　峻	黄　烽	黄人健	黄叶莉	黄宇光	黄国宁
黄国英	黄跃生	黄璐琦	萧树东	梅　亮	梅长林	曹　佳
曹广文	曹务春	曹建平	曹洪欣	曹济民	曹雪涛	曹德英
龚千锋	龚守良	龚非力	袭著革	常耀明	崔　蒙	崔丽英
庾石山	康　健	康廷国	康宏向	章友康	章锦才	章静波
梁　萍	梁显泉	梁铭会	梁繁荣	谌贻璞	屠鹏飞	隆　云
绳　宇	巢永烈	彭　成	彭　勇	彭明婷	彭晓忠	彭瑞云
彭毅志	斯拉甫·艾白		葛　坚	葛立宏	董方田	蒋力生
蒋建东	蒋建利	蒋澄宇	韩晶岩	韩德民	惠延年	粟晓黎
程　伟	程天民	程仕萍	程训佳	童培建	曾　苏	曾小峰
曾正陪	曾学思	曾益新	谢　宁	谢立信	蒲传强	赖西南
赖新生	詹启敏	詹思延	鲍春德	窦科峰	窦德强	赫　捷

蔡　威	裴国献	裴晓方	裴晓华	廖品正	谭仁祥	谭先杰
翟所迪	熊大经	熊鸿燕	樊飞跃	樊巧玲	樊代明	樊立华
樊明文	樊瑜波	黎源倩	颜　虹	潘国宗	潘柏申	潘桂娟
薛社普	薛博瑜	魏光辉	魏丽惠	藤光生	B·吉格木德	

《中华医学百科全书》学术委员会

主任委员　巴德年

副主任委员（以姓氏笔画为序）

汤钊猷　　吴孟超　　陈可冀　　贺福初

学术委员（以姓氏笔画为序）

丁鸿才	于是凤	于润江	于德泉	马　遂	王　宪	王大章
王之虹	王文吉	王正敏	王邦康	王声湧	王近中	王政国
王晓仪	王海燕	王鸿利	王琳芳	王锋鹏	王满恩	王模堂
王德文	王澍寰	王翰章	毛秉智	乌正赉	尹昭云	巴德年
邓伟吾	石一复	石中瑗	石四箴	石学敏	平其能	卢世璧
卢光琇	史俊南	皮　昕	吕　军	吕传真	朱　预	朱大年
朱元珏	朱晓东	朱家恺	仲剑平	刘　正	刘　耀	刘又宁
刘宝林（口腔）		刘宝林（公共卫生）		刘敏如	刘景昌	刘新光
刘嘉瀛	刘镇宇	刘德培	闫剑群	江世忠	汤　光	汤钊猷
阮金秀	孙　燕	孙汉董	孙曼霁	纪宝华	严隽陶	苏　志
苏荣扎布	杜乐勋	李亚洁	李传胪	李仲智	李连达	李若新
李钟铎	李济仁	李舜伟	李巍然	杨　莘	杨圣辉	杨宠莹
杨瑞馥	肖文彬	肖承悰	肖培根	吴　坚	吴　坤	吴　蓬
吴乐山	吴永佩	吴在德	吴军正	吴观陵	吴希如	吴孟超
吴咸中	邱蔚六	何大澄	余森海	谷华运	邹学贤	汪　华
汪仕良	沈竞康	张乃峥	张习坦	张月琴	张世臣	张丽霞
张伯礼	张金哲	张学文	张学军	张承绪	张洪君	张致平
张博学	张朝武	张蕴惠	陆士新	陆道培	陈子江	陈文亮
陈世谦	陈可冀	陈立典	陈宁庆	陈在嘉	陈尧忠	陈君石
陈育德	陈治清	陈洪铎	陈家伟	陈家伦	陈寅卿	邵铭熙
范乐明	范茂槐	欧阳惠卿	罗才贵	罗成基	罗启芳	罗爱伦
罗慰慈	季成叶	金义成	金水高	金惠铭	周　俊	周仲瑛
周荣汉	赵云凤	胡永华	胡永洲	钟世镇	钟南山	段富津
侯云德	侯惠民	俞永新	俞梦孙	施侣元	姜世忠	姜庆五
恽榴红	姚天爵	姚新生	贺福初	秦伯益	贾继东	贾福星
夏惠明	顾美仪	顾觉奋	顾景范	徐文严	翁心植	栾文明
郭　定	郭子光	郭天文	郭宗儒	唐由之	唐福林	涂永强
黄洁夫	黄璐琦	曹仁发	曹采方	曹谊林	龚幼龙	龚锦涵

盛志勇　　康广盛　　章魁华　　梁文权　　梁德荣　　彭名炜　　董　怡
程天民　　程元荣　　程书钧　　程伯基　　傅民魁　　曾长青　　曾宪英
温　海　　裘雪友　　甄永苏　　褚新奇　　蔡年生　　廖万清　　樊明文
黎介寿　　薛　淼　　戴行锷　　戴宝珍　　戴尅戎

《中华医学百科全书》工作委员会

临床医学

总主编

高润霖　　中国医学科学院阜外医院

本卷编委会

主　编

姜玉新　　中国医学科学院北京协和医院

副主编

梁　萍　　中国人民解放军总医院

王金锐　　北京大学第三医院

田家玮　　哈尔滨医科大学附属第二医院

姚克纯　　中国人民解放军空军总医院

李建初　　中国医学科学院北京协和医院

编　者（以姓氏笔画为序）

王　勇　　中国医学科学院肿瘤医院

王红燕　　中国医学科学院北京协和医院

王金锐　　北京大学第三医院

田家玮　　哈尔滨医科大学附属第二医院

他得安　　复旦大学

吕　珂　　中国医学科学院北京协和医院

朱庆莉　　中国医学科学院北京协和医院

华　扬　　首都医科大学宣武医院

刘　赫　　中国医学科学院北京协和医院

齐振红　　中国医学科学院北京协和医院

许　迪　　江苏省人民医院

李建初　　中国医学科学院北京协和医院

李胜利　　深圳市妇幼保健院

杨　娅	首都医科大学附属北京安贞医院
杨　萌	中国医学科学院北京协和医院
杨文利	首都医科大学附属北京同仁医院
吴青青	首都医科大学附属北京妇产医院
张　青	中国医学科学院北京协和医院
陈　涛	北京积水潭医院
郑艳玲	中山大学附属第一医院
姜玉新	中国医学科学院北京协和医院
姚克纯	中国人民解放军空军总医院
夏　宇	中国医学科学院北京协和医院
徐钟慧	中国医学科学院北京协和医院
唐　红	四川大学华西医院
崔立刚	北京大学第三医院
梁　萍	中国人民解放军总医院
舒先红	复旦大学附属中山医院
谢红宁	中山大学附属第一医院
谭　莉	中国医学科学院北京协和医院
薛恩生	福建医科大学附属协和医院
戴　晴	中国医学科学院北京协和医院

前　言

　　《中华医学百科全书》终于和读者朋友们见面了！

　　古往今来，凡政通人和、国泰民安之时代，国之重器皆为科技、文化领域的鸿篇巨制。唐代《艺文类聚》、宋代《太平御览》、明代《永乐大典》、清代《古今图书集成》等，无不彰显盛世之辉煌。新中国成立后，国家先后组织编纂了《中国大百科全书》第一版、第二版，成为我国科学文化事业繁荣发达的重要标志。医学的发展，从大医学、大卫生、大健康角度，集自然科学、人文社会科学和艺术之大成，是人类社会文明与进步的集中体现。随着经济社会快速发展，医药卫生领域科技日新月异，知识大幅更新。广大读者对医药卫生领域的知识文化需求日益增长，因此，编纂一部医药卫生领域的专业性百科全书，进一步规范医学基本概念，整理医学核心体系，传播精准医学知识，促进医学发展和人类健康的任务迫在眉睫。在党中央、国务院的亲切关怀以及国家各有关部门的大力支持下，《中华医学百科全书》应运而生。

　　作为当代中华民族"盛世修典"的重要工程之一，《中华医学百科全书》肩负着全面总结国内外医药卫生领域经典理论、先进知识，回顾展现我国卫生事业取得的辉煌成就，弘扬中华文明传统医药璀璨历史文化的使命。《中华医学百科全书》将成为我国科技文化发展水平的重要标志、医药卫生领域知识技术的最高"检阅"、服务千家万户的国家健康数据库和医药卫生各学科领域走向整合的平台。

　　肩此重任，《中华医学百科全书》的编纂力求做到两个符合。一是符合社会发展趋势：全面贯彻以人为本的科学发展观指导思想，通过普及医学知识，增强人民群众健康意识，提高人民群众健康水平，促进社会主义和谐社会构建。二是符合医学发展趋势：遵循先进的国际医学理念，以"战略前移、重心下移、模式转变、系统整合"的人口与健康科技发展战略为指导。同时，《中华医学百科全书》的编纂力求做到两个体现：一是体现科学思维模式的深刻变革，即学科交叉渗透/知识系统整合；二是体现继承发展与时俱进的精神，准确把握学科现有基础理论、基本知识、基本技能以及经典理论知识与科学思维精髓，深刻领悟学科当前面临的交叉渗透与整合转化，敏锐洞察学科未来的发展趋势与突破方向。

　　作为未来权威著作的"基准点"和"金标准"，《中华医学百科全书》编纂过程中，制定了严格的主编、编者遴选原则，聘请了一批在学界有相当威望、具有较高学术造诣和较强组织协调能力的专家教授（包括多位两院院士）担任大类主编和学科卷主编，确保全书的科学性与权威性。另外，还借鉴了已有百科全书的编写经验。鉴于《中华医学百科全书》的编纂过程本身带有科学研究性质，还聘请了若干科研院所的科研管理专家作为特约编审，站在科研管理的高度为全书的顺利编纂保驾护航。除了编者、编审队伍外，还制订了详尽的质量保证计划。编纂委员会和工作委员会秉持质量源于设计的理念，共同制订了一系列配套的质量控制规范性文件，建立了一套切实可行、行之有效、效率最优的编纂质量管理方案和各种情况下的处理原则及预案。

《中华医学百科全书》的编纂实行主编负责制，在统一思想下进行系统规划，保证良好的全程质量策划、质量控制、质量保证。在编写过程中，统筹协调学科内各编委、卷内条目以及学科间编委、卷间条目，努力做到科学布局、合理分工、层次分明、逻辑严谨、详略有方。在内容编排上，务求做到"全准精新"。形式"全"：学科"全"，册内条目"全"，全面展现学科面貌；内涵"全"：知识结构"全"，多方位进行条目阐释；联系整合"全"：多角度编制知识网。数据"准"：基于权威文献，引用准确数据，表述权威观点；把握"准"：审慎洞察知识内涵，准确把握取舍详略。内容"精"："一语天然万古新，豪华落尽见真淳。"内容丰富而精练，文字简洁而规范；逻辑"精"："片言可以明百意，坐驰可以役万里。"严密说理，科学分析。知识"新"：以最新的知识积累体现时代气息；见解"新"：体现出学术水平，具有科学性、启发性和先进性。

《中华医学百科全书》之"中华"二字，意在中华之文明、中华之血脉、中华之视角，而不仅限于中华之地域。在文明交织的国际化浪潮下，中华医学汲取人类文明成果，正不断开拓视野，敞开胸怀，海纳百川般融入，润物无声状拓展。《中华医学百科全书》秉承了这样的胸襟怀抱，广泛吸收国内外华裔专家加入，力求以中华文明为纽带，牵系起所有华人专家的力量，展现出现今时代下中华医学文明之全貌。《中华医学百科全书》作为由中国政府主导，参与编纂学者多、分卷学科设置全、未来受益人口广的国家重点出版工程，得到了联合国教科文等组织的高度关注，对于中华医学的全球共享和人类的健康保健，都具有深远意义。

《中华医学百科全书》分基础医学、临床医学、中医药学、公共卫生学、军事与特种医学和药学六大类，共计144卷。由中国医学科学院/北京协和医学院牵头，联合军事医学科学院、中国中医科学院和中国疾病预防控制中心，带动全国知名院校、科研单位和医院，有多位院士和海内外数千位优秀专家参加。国内知名的医学和百科编审汇集中国协和医科大学出版社，并培养了一批热爱百科事业的中青年编辑。

回览编纂历程，犹然历历在目。几年来，《中华医学百科全书》编纂团队呕心沥血，孜孜矻矻。组织协调坚定有力，条目撰写字斟句酌，学术审查一丝不苟，手书长卷撼人心魂……在此，谨向全国医学各学科、各领域、各部门的专家、学者的积极参与以及国家各有关部门、医药卫生领域相关单位的大力支持致以崇高的敬意和衷心的感谢！

《中华医学百科全书》的编纂是一项泽被后世的创举，其牵涉医学科学众多学科及学科间交叉，有着一定的复杂性；需要体现在当前医学整合转型的新形式，有着相当的创新性；作为一项国家出版工程，有着毋庸置疑的严肃性。《中华医学百科全书》开创性和挑战性都非常强。由于编纂工作浩繁，难免存在差错与疏漏，敬请广大读者给予批评指正，以便在今后的编纂工作中不断改进和完善。

刘德培

凡　例

一、《中华医学百科全书》（以下简称《全书》）按基础医学类、临床医学类、中医药学类、公共卫生类、军事与特种医学类、药学类的不同学科分卷出版。一学科辑成一卷或数卷。

二、《全书》基本结构单元为条目，主要供读者查检，亦可系统阅读。条目标题有些是一个词，例如"波速"；有些是词组，例如"脐带缠绕"。

三、由于学科内容有交叉，会在不同卷设有少量同名条目。例如《病理生理学》《心血管病学》都设有"高血压"条目。其释文会根据不同学科的视角不同各有侧重。

四、条目标题上方加注汉语拼音，条目标题后附相应的外文。例如：

yī xué chāo shēng xué
医学超声学（medical ultrasoud）

五、本卷条目按学科知识体系顺序排列。为便于读者了解学科概貌，卷首条目分类目录中条目标题按阶梯式排列，例如：

超声心动图……………………………………………………………………………………

　超声心动图技术………………………………………………………………………………

　　二维超声心动图………………………………………………………………………………

六、各学科都有一篇介绍本学科的概观性条目，一般作为本学科卷的首条。介绍学科大类的概观性条目，列在本大类中基础性学科卷的学科概观性条目之前。

七、条目之中设立参见系统，体现相关条目内容的联系。一个条目的内容涉及其他条目，需要其他条目的释文作为补充的，设为"参见"。所参见的本卷条目的标题在本条目释文中出现的，用蓝色楷体字印刷；所参见的本卷条目的标题未在本条目释文中出现的，在括号内用蓝色楷体字印刷该标题，另加"见"字；参见其他卷条目的，注明参见条所属学科卷名，如"参见□□□卷"或"参见□□□卷□□□□"。

八、《全书》医学名词以全国科学技术名词审定委员会审定公布的为标准。同一概念或疾病在不同学科有不同命名的，以主科所定名词为准。字数较多，释文中拟用简称的名词，每个条目中第一次出现时使用全称，并括注简称，例如：甲型病毒性肝炎（简称甲肝）。个别众所周知的名词直接使用简称、缩写，例如：B超。药物名称参照《中华人民共和国药典》2020年版和《国家基本药物目录》2018年版。

九、《全书》量和单位的使用以国家标准GB 3100—1993《国际单位制及其应用》、GB/T 3101—1993《有关量、单位和符号的一般原则》及 GB/T 3102 系列国家标准为准。援引古籍或外文时维持原有单位不变。必要时括注与法定计量单位的换算。

十、《全书》数字用法以国家标准 GB/T 15835—2011《出版物上数字用法》为准。

十一、正文之后设有内容索引和条目标题索引。内容索引供读者按照汉语拼音字母顺序查检条目和条目之中隐含的知识主题。条目标题索引分为条目标题汉字笔画索引和条目外文标题索引，条目标题汉字笔画索引供读者按照汉字笔画顺序查检条目，条目外文标题索引供读者按照外文字母顺序查检条目。

十二、部分学科卷根据需要设有附录，列载本学科有关的重要文献资料。

目　录

yīxué chāoshēngxué

医学超声学（medical ultrasound）
研究和利用超声作用于生物体的规律和效应而实现医学诊疗目的的科学。

超声波的实质是频率超过人耳感知范围的高频声波（见超声波），属于机械波。以其频率和振幅不同，在人体内传播时除了遵循声波的物理规律外（反射、折射、散射等），还会产生其他生物和物理效应（热效应、空化效应等）。利用超声的这些规律及其对人体组织的作用，经过近百年的发展，形成了包括超声诊断学、超声治疗学和生物医学超声工程等重要的医学学科，成为现代医学诊疗的重要组成部分，为保护和促进人类健康发挥着不可替代的非凡作用。

超声具有穿透力强、方向性好的特点。在自然界，一些动物利用超声探测周围的目标或障碍物，而这一点也给予了人类启示，开始研究其在生产实践中的应用。随着19世纪末压电材料的发现，很快找到了产生超声波的方法，并应用于空间测距、目标探测等领域，诞生了诸如声呐、超声成像等技术。超声在医学当中的应用历史悠久，随着近几十年的飞速发展，已成为成熟且完整的系统学科。

简史 早在1794年，意大利传教士兼生物学家拉扎罗·斯帕兰扎尼（Lazaro Spallanzani）分析了蝙蝠能在黑暗中定位障碍和捕捉飞虫的原因，认为蝙蝠采用了非视觉的声波定位功能，并首次报道利用声波进行空间定位的原理。1880年，法国物理学家皮埃尔·居里（Pierre Curie）和雅克·居里（Jacques Curie）兄弟发现石英晶体的机械振动能够产生电力，即现代物理所称的压电效应。其后，他们还发现了石英晶体在交变电荷的作用下，能够产生振动，即现代物理所称的逆压电效应，产生超声波。基于上述原理，法国物理学家保罗·郎之万（Paul Langevin）尝试将压电材料作为超声波的发射器和接收器。1912年，英国物理学家里查森（Richardson）发明了回声定位器，用于检测在水中的物体。这一技术最终在"二战"中被用于导航和测距。1928年，苏联物理学家索科洛夫（Sokolov）首次应用超声波检测金属结构内部的空泡或裂缝（超声探伤）。

受雷达和超声探伤原理的启发，20世纪30年代，奥地利医生卡尔·西奥多·杜西克博士（Dr. Karl Theo Dussik）开始对大脑传输超声波进行研究，设计了被称为"Hyperphonography"的仪器。他将两个超声换能器相对置于头颅两侧，用透射方法对颅脑成像，首次试图使用超声图像诊断脑肿瘤，虽然该方法成像效果极差，但却开启了超声成像的先河，其在1942年发表了第一篇关于医学超声学的论文。由于他将超声成像引入到了医学诊断中，其工作被视为医学超声成像的里程碑。

1947~1949年美国学者乔治·德林·路德维希（George Döring Ludwig）开始使用A型超声工业探伤设备对动物组织进行实验，测出超声在软组织传播的平均速度为1540m/s。1949年，他发表了一份长达49页的论文，系统介绍了利用超声脉冲回声技术实现人体内部器官和病变的定位和探测的方法。他使用反射性脉冲回波超声的方法，设计了一些实验来检测动物组织中异物的存在和位置，特别是对胆结石的定位，类似于雷达和声呐在探测船只和飞行物体时使用的方法。后来发明了一种称为超声探测器（ultrasonic locator）的商业化的超声诊断仪，将超声波技术发展成实用的检测胆结石的技术。

1949年，第一次国际超声医学会议召开，促进了医学超声的发展。几乎在同期，英裔美国医生、物理学家约翰·维尔德（John Wild）开始超声医学的研究。他与电机工程师约翰·瑞德（John Reid）合作，于1951年研制出了世界上第一台能够二维成像的超声成像仪。1952年维尔德和瑞德以"生物组织的超声回波探测"为题，把他们的研究发表在《自然》杂志上。这一成果奠定了超声医学发展的基础。紧接着，他们又发明了超声扫描记录和信息显示技术。

1950年，英国伊恩·唐纳德教授（Ian Donald）开发了用于产妇和胎儿检查的B型扫描仪。

1953年，瑞典医生英格·埃德勒（Inge Edler）和工程师卡尔·赫尔穆特·赫兹（Carl Hellmuth Hertz）合作，使用工业超声波探伤仪，经皮获得心脏内部随时间变化的回波。次年，他们发表论文将所记录到的心脏结构活动曲线称为超声心动图。自此开始了脉冲回声超声心脏图描记法，即M型超声心动图的临床应用。

1962年，约瑟夫·霍姆斯（Joseph Holmes）等研制出复合B型超声扫描仪。同年，赫兹研制成功第一台二维机械扫描仪。此后，学者们不断改进使用机械驱动或电子的快速扫查实时成像，实现了真正实用的超声实时灰阶成像。1955年日本学者里村茂夫（Shigeo Satomura）等用超声多普勒效应研究心脏与外周血管的血流速度。1957 年，他首先将多普勒效应原理应用于超声诊断，并与吉田常雄发表了多篇使用连续式多普勒频移信号诊断心脏瓣膜病的论文。1959 年，弗拉姆·凯恩（Fram Kein）制成脉冲多普勒超声诊断仪。1982 年美国物理学家博姆（Bomme）和日本的滑川（Namekawa）又分别设计出不同型号的彩色多普勒血流成像系统。1967 年，美国心脏病医生乔伊纳（Joyner C）和放射科医生克拉米克（Gramiak R）在心血管造影时偶然发现了注射碘造影剂时有回声增强效应。1969 年他们首先提出了超声对比增强显影的概念。1972 年，美国学者认为这是液体包裹的微气泡的原因。此后人们开始寻找适合的液体和气体进行超声造影剂的研发，直到 1984 年，美国范士丹（Feinstein SB）等发明了能顺利通过肺循环使左心和外周血管显影的人体白蛋白微泡，增强超声才真正应用于临床，从而结束了超声成像无造影剂增强技术的历史。

20 世纪 90 年代，1990 年日本物理学家山越（Yamakoshi）和 1991 年美国学者奥菲尔（Ophir）提出了一种新的超声成像技术用于表征人体组织刚度（或硬度），即超声弹性成像，使超声成像又增加了获取组织硬度变化的信息，拓展和提升了超声成像的应用范围和诊断能力。

中国的医学超声发展起步较晚。1958 年，上海市第六人民医院与当时的上海第一、第二医学院研究人员合作成立了上海超声医学应用研究小组，主要创始人有周永昌、徐智章等，由安适负责。他们开启了中国超声应用研究的历程，并研发了中国第一台 A 型超声诊断仪（由江南造船厂

制造）。紧接其后，北京和武汉也开展了同样的研究。武汉的工作主要由王新房领衔，所用仪器由武汉无线电元件厂生产。1959 年 7 月，第一届全国超声会议在武汉召开。1960 年，上海第一医学院附属中山医院学者发表了超声波临床应用的初步报告。1964 年王新房发表超声波在妊娠诊断上的应用——胎心超声检查法的论文，第一次提到了胎心搏动的 M 型曲线，这是世界上最早的有关胎儿心脏运动的 M 型描记图。但自 1966 年开始，中国超声医学的研究完全中断，造成与世界超声医学发展的较大差距。10 年后，中国超声工作者奋起直追，进行了大量的超声医学工程和临床研究，1988 年，王新房、周永昌、郭万学、徐智章及冯若获世界超声医学与生物学联合会颁发的"医学超声历史先锋奖"。

超声在疾病治疗的应用比诊断更早。20 世纪 30 年代，超声在医学应用的研究集中在物理治疗方面，主要是热疗。这些应用一直延续至今。20 世纪 80 年代初，超声体外机械波碎石术和超声外科，成为肾结石治疗的重大突破。高强度聚焦超声在治疗中也占据了一定位置。由于超声成像的实时可视特点，1972 年丹麦医生哈罗德（Holm）和美国医生古德伯格（Goldberg）首次分别使用中心有孔的穿刺探头进行活检，开始了介入超声在临床的应用。1983 年在哥本哈根召开的世界介入超声学术会议上，正式确定介入超声成为超声医学新的领域。

主要研究内容 有超声换能器、波束合成及其声场测试与分析、超声参数测试与估计、超声射频信号处理与组织定征、成像算法与图像处理、超声造影剂声

学特性测试与成像评价、超声弹性成像、高强度聚焦超声治疗与监控、超声生物效应、声 - 光成像、超声分子生物学效应检测与分析等。

与邻近学科的关系 医学超声学是一门发展迅速的交叉学科，涉及理学（包括声学、电学、生物力学、流体力学等）、工学（包括材料学、信号处理、计算机等）和医学（包括基础医学、临床医学）等多个学科。近十几年来，随着涉及的学科，特别是计算机技术的迅速进展，科研人员对医学超声学从成像技术到诊断与治疗等方面进行了广泛深入的研究，新的理论、方法不断产生和发展，使超声诊断仪日趋精密化、自动化，图像分辨力显著提高，设备更新越来越快，其体积甚至缩小到只有几百克的袖珍大小，而功能却越来越齐全强大。超声诊断技术由于具有无创、无辐射、实时、便捷、便携等诸多优点，当前已经与 X 射线检查、核医学技术、磁共振检查并列为四大医学成像技术，并且成为使用频度最高、性价比最优、最便捷安全的影像诊疗技术。

（王金锐）

chāoshēng bō

超声波（ultrasonic wave） 频率高于 20000Hz、超过人耳可感知声阈的声波。

超声波是意大利传教士兼生物学家斯帕兰扎尼（Spallanzani Lazzaro）研究蝙蝠在夜间活动时发现的。他对蝙蝠能在漆黑的夜晚自由飞翔并捕捉蚊虫很好奇。为揭开此谜，他于 1793 年用致盲的蝙蝠反复实验，发现蝙蝠是靠发出一种人耳难以感觉的尖叫声，感知反射回的微弱回波来确定物体的距离、大小、形状和运动方

式辨别障碍、识别和捕捉飞虫。而这种微弱回波就是超声波。

超声波具有声波共同属性，即都是由机械振动而产生的机械波，需要借助介质传播，遵循声学定律发生反射、折射、散射和衍射。与可听声相比，超声波的频率更高、波长更短、传播的指向性更强。超声波广泛地存在于自然界，许多动物都能发射和接收超声波。超声波的波长很短，与光波也有相似之处，即呈很细的波束指向性传播。这一特性被广泛应用于医学、机械、测量、探矿、军事等领域。

机械波（mechanical wave）

是由介质粒子的振动对其周围弹性介质的扰动形成的。因此，机械波必须具备两个条件：一是振动的介质粒子（波源或振源），二是传播振动的弹性介质。波源可以认为是第一个开始振动的介质粒子，波源开始离开平衡位置，介质发生应变，同时产生弹性势能（回复力）。与振动介质粒子相邻的原本相对静止的介质粒子，受振动介质粒子的"带动"也发生应变，每一个振动介质粒子都像一个新振源，依次将振动借助介质传播。每个介质粒子都是从其前面的介质粒子获得能量，并将能量传递给下一个介质粒子，而本身最终还停留在最初的平衡位置，不发生位移。究其本质，波是振源介质粒子最初受到一种能量的扰动获得动能，介质粒子在弹性介质中离开平衡位置做惯性运动，将动能转换成弹性势能；运动停止后，弹性势能达到最大，又驱使介质粒子反弹向原来的平衡位置运动，并在惯性的作用下越过平衡位置向对侧运动，同样将动能逐渐转化成势能，如此往复运动，形成波动。可见，机械

波传播的实质是能量的传播。若不间断地输入能量，介质中的其他介质粒子就以波源的频率做受迫振动。其离开平衡位置做往复振动时，受到的阻力恒定指向平衡位置。

根据介质粒子的振动方向和波传播的传播方向之间的关系，可以把机械波分为横波和纵波两类（图1）。

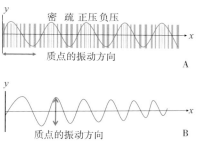

图1 纵波与横波
A. 纵波：介质粒子的振动方向与波的传播方向平行的波；B. 横波：介质粒子的振动方向与波的传播方向垂直的波。

纵波（longitudinal wave） 介质粒子或质元振动方向与声波传播方向相平行的波。

纵波传播形态上呈现稀疏和稠密区域相间分布特征。气体、液体和固体在拉伸（膨胀）或压缩时分子之间会产生弹性力，借助这种弹性力可以形成纵波。

纵波可以在气体、液体和固体中传播。在气体和液体中传播的声波为纵波。

横波（transverse wave） 介质粒子或振元振动方向与声波传播方向相垂直的波。也称剪切波。

横波传播形态上呈现波峰和波谷相间分布特征。横波质元振动方向垂直于波的传播方向，只能在固体中传播，液体和气体质元之间无法形成切向弹性力，难以承受剪切形变，因此不能传播

横波。

横波只能在固体中传播。固体中传播的声波既有纵波，也有横波。

声波（sound wave） 弹性介质中介质粒子在平衡位置附近运动形成的波。此为国际标准（IEc 60050—801：1994）和采用该标准的国家标准（GB/T 2900.86—2009）关于声波的定义。弹性介质中的介质粒子偏离平衡位置，使弹性介质发生应变，产生与运动方向相反的弹性回复力，在惯性和回复力的作用下，介质粒子以平衡位置为中心做往复运动，即振动。介质粒子的振动又引起相邻介质粒子的应变和振动，如此，振动在介质中得以传播，即声波。人耳能感知的声波取决于其频率的高低和振动的强度。

声波是机械波，是借助介质的弹性或压缩应变回复力传播的，否则不会产生波。因此，声波也属于弹性波或压力（应力）波。声波在空气或无黏滞性的液体中传播时只能依靠介质压缩和膨胀产生的回复力传播，是纵波。声波在空间无处不在，但是人耳能感知的声波频率在 $16 \sim 16000Hz$。不管振动强度有多大，低于 $16Hz$ 或高于 $16000Hz$ 的声波人耳听不到。前者称为次声波，后者称为超声波。次声波在传播的过程中衰减很小，强度足够大时，如地震、原子弹爆炸产生的次声波，具有很大的破坏力。

在弹性介质中传播的声波，由于介质的应变，同时会产生剪切力，形成剪切波（横波）。

超声脉冲波（ultrasonic pulsed wave） 间隔相同时间发出的持续极短时间随后又迅速返回其初始值的超声波。

超声脉冲波是由脉冲的原意

延伸出来的。脉冲意指像脉搏的跳动，定义为"在短的持续时间内突变，随后又迅速返回其初始值的物理量变化的过程称之为脉冲"。脉冲波就是以冲击形式产生的信号波，如电压脉冲、声脉冲等。脉冲波的特点是瞬间突然变化，作用时间极短，可以是周期性重复，也可以是非周期性的或单次的。波之间在时间轴上不连续（间隔），但具有一定的周期性是它的特点。因此，脉冲波的基本物理参数有相位、脉冲幅度（强度）、脉冲持续时间（脉宽）、脉冲间隙时间、脉冲重复频率。超声脉冲波是超声短脉冲，除了上述的基本物理参数，还有一个重要参数，即脉冲频率（脉冲波自身的频率）。

超声脉冲波是医学超声成像的核心基础。超声换能器（压电材料等）将短暂的交变电脉冲转换为机械振动（逆压电效应），若频率超过 16 000Hz，即超声波。其中心频率与交变电压的变化频率一致。但是由于压电材料的机械振动特性不同，产生的超声波的频带宽不同。超声成像就是利用超声换能器向人体发射短超声脉冲波，在人体内以 1450m/s 左右的速度传播，当超声波遇到组织界面时，发生反射和散射，反射和散射波被换能器接收，转换为电信号，通过复杂的处理、放大，最后变成视频信号，在显示器成像。尽管超声成像的模式不同，但是，其几乎都是利用超声脉冲波实现的。因此，超声脉冲波的诸多物理特性会直接影响超声成像的质量。

超声连续波（ultrasonic continuous wave）　介质中粒子振动持续时间为无穷的、不间断的超声波。

超声连续波是相对于超声脉冲波而言的，即声源（介质粒子）连续不间断地往复于平衡位置振动，并通过介质传播，波动在时间轴上连续、无间断。超声连续波基本物理参数有频率、相位、振幅。

医用超声连续波的发生同超声脉冲波，只是施加于压电材料的触发电脉冲连续不断而已。在医学领域，超声连续波主要用于血流速度的测量、超声物理治疗、美容、细胞粉碎、乳化、雾化、清洗等。

（他得安　王金锐）

pínlǜ

频率（frequency）　单位时间内完成周期性变化的次数。频率是描述周期运动频繁程度的量，即在 1 秒内完成周期性变化的次数，常用符号 f 表示。为了纪念德国物理学家亨利希·鲁道夫·赫兹（Heinrich Rudolph Hertz）对物理学的贡献，人们把频率的单位命名为赫兹（Hz），1Hz=1 周期/秒。

超声波为机械波，机械振动是物体（或物体的一部分）在平衡位置（物体静止时的位置）附近的往复运动。一个周期是振动完成一个完整的往复，即振动物在力的作用下离开平衡位置，达到最大位移后返回到平衡位置并越过平衡位置继续运动到最大位移，再回到平衡位置，称为一个周期，周期的物理标量为时间，常用符号 T 表示，单位为秒（s）。频率与周期的关系为

$$f=1/T$$

周期振动包括简谐周期振动和复杂周期振动。简谐周期振动只含有一个振动频率。而复杂周期振动含有多个振动频率，通过傅里叶转换，可以分解为多个简谐振动。

在物理学中，频率的概念被广泛应用。如日常生活中的交流电的频率一般为 50Hz 或 60Hz，而无线电技术中涉及的交流电频率一般较大，达到千赫兹（kHz）甚至兆赫兹（MHz）。医用超声波成像的频率通常在 1～20MHz，超声显微镜的频率可达 50MHz 或更高。

在实际应用中，多数情况下所称的频率为某一振动的中心频率（center frequency）。

在日常生活中，人们将某一事件发生的频繁程度也借"频率"一词表达，如某仪器电源故障的发生频率较高，但是与物理学的概念无关。

（王金锐）

bōcháng

波长（wavelength, wave length）　相对于平衡位置的位移时刻相同的相邻两个介质粒子之间的距离。波长（或可换算成频率）是波的重要特征指标，是波的性质的量度。也可表述为波在一个振动周期内传播的距离。但横波与纵波的波长所代表的意义不同。在横波中，波长是指相邻两个相位相差 2π 的介质粒子的距离，通常是相邻的波峰、波谷或对应的过零点。在纵波中，波长是指两个相邻密部或相邻疏部之间的距离。

波长在物理中常表示为 λ，国际单位是米（m）。

由于同一频率的波在不同介质中的传播速度不同，所以波长也不同。λ 等于波速（c）和周期（T）的乘积，即

$$\lambda=cT$$

在物理学中，波长的概念被广泛地应用于光学、电学、声学、地质学、天文学、海洋学、遥感科学与技术、通信学等基础与应用学科。由于应用领域的不同，

对其定义的表述也略有不同。所用的单位也相差很大，从微米到米。因此按其波长范围分为米波、厘米波、毫米波；在电磁波通信中，常分为长波、中波、短波等。人眼的可见光从深红色的 760nm 波长，到紫色的 390nm 波长。人耳可听的声波从 20Hz 到 20kHz，相应的波长为 17m 到 17mm。在医学超声中，常用的波长范围为微米到毫米。

需要注意的是机械波的传播需要介质，而电磁波（包括光波）的传播不需要介质。

（王金锐）

zhènfú

振幅（amplitude） 振动的物理量可能达到的最大值。

振幅是标量振动范围和强度的物理量。在机械振动中，振幅是物体振动时离开平衡位置最大位移的绝对值，在数值上等于最大位移的大小。振幅描述了物体振动幅度的大小和振动的强弱。

简谐运动的振动频率（周期）与振动固有振幅无关。对同一振动系统，振动固有频率是不变的。振动的振幅可以改变（调幅波）。

振幅通常以 A 表示。振幅是标量，空间振幅常用单位为厘米（cm）或毫米（mm），电压振幅单位为伏特（V）。在声振动中，振幅是声压与静止压强之差的最大值。声波的振幅以分贝为单位标量。声波振幅的大小是声强、声压和声功率的主要决定因素。

简谐振动的振幅是不变的，它是由简谐振动的初始条件（初位移和初速度）决定的常数。简谐振动的能量与振幅平方成正比。因此，振幅的平方可作为简谐振动强度的标志。强迫振动的稳定阶段振幅也是一个常数，阻尼振动的振幅是逐渐减小的。

在交流电路中，电流振幅或电压振幅是指电流或电压变化的最大值，也称电压或电流的峰值。

（王金锐）

zǔní

阻尼（damping） 振动系统的振动幅度受外界或自身原因逐渐下降的特性。

阻尼存在于任何振动系统振动中。由于外界作用或系统本身固有的原因引起的振动幅度逐渐下降。阻尼阻碍物体的相对运动，并把运动能量转化为热能或其他可以耗散的能量。

提供运动的阻力，耗减运动能量的装置称为阻尼器。利用阻尼来吸能减震，在航天、航空、军工、汽车等行业中早已应用各种各样的阻尼器（或减震器）来减振消能。

（他得安）

zhìdiǎn sùdù

质点速度（particle velocity） 理想介质粒子的振动速度。

声波中的介质粒子速度是指连续弹性介质中介质粒子（理论上无穷小，但实际上仍包含大量分子）因声波传播而引起其在平衡位置附近的振动速度。

需要特别指出的是介质粒子振动速度与声波传播速度是两个不同的概念，声波传播不是将介质介质粒子带走，介质粒子只在平衡位置附近做往返振动，声波带走的只是介质粒子振动的能量或相位。

（他得安）

bōsù

波速（wave velocity） 单位时间内波在介质中的传播距离。

由于波的特定振动状态总是与其相值相联系，因此，波速实质是单位时间内某种一定的振动相所传播的距离，对于单一频率的波，波速也被称为相速。通常以 c 表示，国际单位是米/秒，符号为 m/s。波速（f）与振动频率（f）和波长（λ）之间的关系为：

$$c=\lambda f$$

对于谐波，在所有介质中传播，其波速、波长和频率三者之间的关系都适用。上式容易误解为波速取决于波长和频率，但实质是在一定的介质中，频率决定了波长，即波长取决于频率。如声波在空气中的传播速度约为 340m/s；频率为 1000Hz，波长约 34cm；频率为 5000Hz，波长约为 6.8cm。

在理论上，机械波在介质中的传播速度取决于介质的密度与弹性特征。同一介质，其弹性模量和密度是固定的，因此波速也是固定的。介质不同，波速也不同，在无衰减或衰减很小的情况下，一般认为波速与频率无关。

$$c=(E/\rho)^{1/2}$$

式中 E 为介质的弹性模量；ρ 为密度。

但是在实际情况下，纵波在介质中传播时，由于介质受扰动产生压缩应变时，同时会有剪切应变，产生剪切波。受剪切波的影响（相互干扰），纵波的波速也会受其频率的影响而发生可被检测的改变，这种改变随频率的增加而变得明显。在固体介质中，纵波的波速 c_L 数学公式为：

$$c_L=(E/\rho)^{1/2}[(1-\lambda)/(1+\lambda)(1-2\lambda)]^{1/2}$$

式中 E 为介质的弹性模量；ρ 为密度；λ 为泊松比。

横波的振动与其传播方向垂直，因此，在同一弹性介质中，其传播速度 c_T 较纵波慢得多。

$$c_T=(E/\rho)^{1/2}[1/2(1+\lambda)]^{1/2}$$

对可压缩流体，在绝热条件下，纵波在流体中波速的理论表达式为

$$c_L=(\delta p/\delta\rho)^{1/2}$$

式中 $\delta\rho$ 为流体密度；δp 为瞬时声压。

此外，波速受介质温度的变化而有所改变，一般情况下，温度增高，波速增快。

（王金锐）

xiàngwèi

相位（phase） 对于一个波在特定时刻循环中的位置。也称相角、周相、位相。是描述信号波形变化的物理量，是对波在循环中特定时刻是否在波峰、波谷或它们之间的某点的标量。通常以度（角度）作为单位，也称作相角。当信号波形以周期的方式变化，波形循环一周即为 360°。

在任何简谐振动中，相位是反映振动波任一时刻的状态的物理量。振幅的大小和方向随时间的变化而变化，其与时间的关系为 $I=a\sin(\omega t+\varphi)$，式中 I 是振幅的瞬时值，a 是振幅的最大值，$\omega t+\varphi$ 是角度，t 是时间。对所确定的时间（t），有一个确定的角度。因此，（$\omega t+\varphi$）是表示振动波在 t 时刻的角度，称为相位或相角。不同的相位对应着不同的瞬时值。通常把起始时的相位，即 $t=0$ 时的相位称为初相位或初相角，即 φ 为初相位。随着时间的推移，振幅可以从零升到最大正值，从最大值回到零，又从零降到最大负值，再从最大负值回到零，以此循环变化。$I=a\sin(\omega t+\varphi)$ 反映了振动任何时刻所处的状态，是在增大还是在减小，是正的还是负的等。因此把（$\omega t+\varphi$）称为相位，或者称为相。

为了比较两个同频率的正弦波的相位关系，引入相位差的概念。如果两个简谐振动的频率相等，其初始相位分别是 φ_1 和 φ_2。当 $\varphi_2>\varphi_1$ 时，他们的相位差是：

$$\Delta\varphi=(\omega t+\varphi_2)-(\omega t+\varphi_1)=\varphi_2-\varphi_1$$

初相角和相位差通常是在 180° 的范围内取值，单位为角度或弧度。

相位这一物理概念被广泛用于波动随时间变化的特征以及某一时间点波动位置的分析和比较。在周期性振动（波动）时，其变化属性都可以用时间的周期函数来描述，如声波的周期性变化，其振幅（强度）对于时间是一个周期函数。类似于三角函数的一些性质。简谐振动是最简单的正弦波，可以用最简单的三角函数表述为 $I=a\sin(\omega t+\varphi)$，其中 $\omega t+\varphi$ 是一个与时刻 t 直接相关的弧度函数，称为相位函数。能用 $I=a\sin(\omega t+\varphi)$ 或者相关级数表达的一种周期性变化，在任何一个时刻 t 都对应一个唯一的弧度值 $\omega t+\varphi$，称为该时刻 t 下的相位（也称位相）。在周期性变化中，$\omega t+\varphi$ 与 $-\omega t-\varphi$ 互为反相位，也称反相。如果两个周期性变化分别满足函数 $I=a\sin(\omega t+\varphi)$ 和 $I=-a\sin(\omega t+\varphi)$。叠加后振幅为零。

相位差实际上说明两个正弦波在时间上的超前或滞后的关系。凡是同频率的任意两个正弦波，都可以讨论它们的相位关系。频率不同的两个正弦波，因它们没有确定的相位差，所以讨论它们之间的相位差是没意义的。

当两个同频率正弦量的计时起点改变时，它们的初相角也将随之改变。但是两者的相位差与计时起点的选择无关，仍然保持不变。

二列或多列相同频率正弦波在相位上的不同，他们叠加后的结果也不同。因此初相角对分析正弦波非常重要。如果两个振幅和频率相同的正弦波初相角也相同，则叠加振幅增大一倍，如果初相角相差 π，则同一时刻的振动方向完全反相，叠加后互相抵消，其振幅为零。

（王金锐）

píndài kuāndù

频带宽度（band width） 信号的带宽是指该信号所包含的各种不同频率成分所占据的频率范围。以赫（Hz）、千赫（kHz）、兆赫（MHz）为单位。

对超声仪器而言，频带是换能器响应的频率范围，频带宽度表明它的宽度，简称带宽，有绝对值和百分比两种表示方法。在换能器的频谱曲线中，最大幅值对应的频率记为 f_{max}，比最大幅值低 6dB 对应的两个频率记为 f_h 和 f_l，则换能器的中心频率记为 f_c：

$$f_c=\frac{f_l+f_h}{2}$$

绝对频带宽度为：(f_h-f_l)，相对频带宽度为：$\dfrac{(f_h-f_l)}{f_{max}}\times100\%$

这也称为 −6dB 带宽，常用的还有 −3dB 带宽（图 1）、−20dB 带宽，计算方法类似。

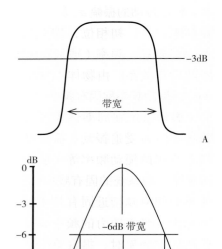

图 1 −3dB 宽度

（姚克纯）

zhōngxīn pínlù

中心频率（center frequency）

频带的上限频率与下限频率的平均值。一般用两个 −3dB 点的算术平均来表示。在发射系统中，中心频率就是其驱动频率，若与换能器的固有频率一致，将产生谐振。

（王金锐）

zhèngxiánbō

正弦波（sine wave）　　信号的波形符合数学上的正弦曲线。

正弦波是频率成分最为单一的一种信号，因这种信号的波形是数学上的正弦曲线而得名。任何复杂信号都可以看成由许许多多频率不同、大小不等的正弦波复合而成。

（王金锐）

jiǎnxiébō

简谐波（simple harmonic wave）

简谐振动所形成的波。如果一个介质粒子在运动中所受的合外力的大小与位移成正比且方向相反（简谐力），那么这个介质粒子的运动是简谐振动。

简谐振动的振幅 a、频率 f（或角频率 ω_n）、初相位，称为简谐振动三要素。频率（或周期）与振幅没有关系。由物体本身性质决定的振动频率称固有频率。

振动系统在周期性驱动力的作用下进行受迫振动。振动稳定时，系统的振动频率等于驱动力的频率，与系统的固有频率无关。驱动力频率越接近固有频率，振幅越大。当驱动力的频率等于系统的固有频率时，振幅最大，称为共振。振幅增大，能量必然增加。若能量的增量等于所受阻力消耗的能量时，振幅达到最大，不可能一直增大。

振源达到最大振幅的过程中，任何时刻所携带的能量都是其动能和弹性势能的和，在振动过程中，二者相互转换。弹性势能产生回复到平衡位置的力，称为回复力。回复力始终平行于介质粒子速度方向而与介质粒子位移的方向相反。

简谐波可以看作简谐振动介质粒子位移相对于时间的轨迹，可以用一个做匀速圆周运动的点的轨迹在某一平面的投影来描述（图 1）。如单摆，其运动随时间准确地重复它在一维空间一个周期内发生的离开平衡位置的幅度变化，波形呈正弦（或余弦）曲线。其数学式为：

$$y=a\sin(\omega_n t+\varphi)$$

式中 y 为位移；a 为振幅；ω 为角频率；φ 为初始角（初相位）。

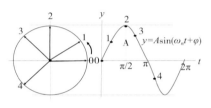

图 1　简谐振动与简谐波

波的传播不是介质粒子的运动，而是介质粒子振动，把振动传给下一介质粒子，以此类推。其运动轨迹随时间在 y 轴上投影呈正弦曲线（简谐波）。

简谐波是波分析中的基本函数。一维系统中的任何复杂振动波都是一系列不同振幅、相位和频率简谐振动波的叠加。即任何一个波都可以看成若干个简谐波的合成波，并且也可以通过傅里叶转换分解为若干简谐波。

（王金锐）

jùchǐbō

锯齿波（sawtooth wave）　　波形呈直线上升，随后陡落的周期性变化，类似锯齿一样的波形。

标准锯齿波的波形先呈直线上升，随后陡落，再上升，再陡落，如此反复。由于它具有类似锯子一样的波形，即具有一条直的斜线和一条垂直于横轴的直线的重复结构，它被命名为锯齿波。

锯齿波是一种非正弦波，其是常见的波形之一。锯齿波在扫描控制方面具有重要应用，例如示波管电路中的扫描电压即为锯齿波。

（他得安）

yādiàn xiàoyìng

压电效应（piezoelectric effect）

在受外力作用发生形变时，介质内部会产生电极化的现象。

1880 年皮埃尔·居里和雅克·居里兄弟发现电气石具有压电效应。1881 年，他们通过实验验证了逆压电效应，并得出了正逆压电常数。

某些电介质在沿一定方向上受到外力的作用而变形时，其内部会产生极化现象，两个相对表面上出现正负相反的电荷。当外力去掉后，它又会恢复到不带电的状态。当作用力的方向改变时，电荷的极性也随之改变。相反，当在电介质的极化方向上施加电场，这些电介质也会发生变形，电场去掉后，电介质的变形随之消失。压电效应包括正压电效应、逆压电效应。

（他得安）

zhèng yādiàn xiàoyìng

正压电效应（direct piezoelectric effect）　　电介质由于形变而产生电极化的现象。

当对压电材料施以物理压力时，材料体内之电偶极矩会因压缩而变短，此时压电材料为抵抗这变化会在材料相对的表面上产生等量正负电荷，以保持原状。正压电效应实质上是机械能转化为电能的过程。

压电材料可以因机械变形产生电场，也可以因电场作用产生机械变形，这种固有的机－电耦合效应使得压电材料在工程中得到了广泛的应用。压电式传感器大多是利用压电效应制成的。

(他得安)

nì yādiàn xiàoyìng
逆压电效应（converse piezoelectric effect）　电介质由于施加电场而产生机械形变的现象。

当在电介质的极化方向施加电场，这些电介质就在一定方向上产生机械变形或机械压力，当外加电场撤去时，这些变形或应力也随之消失。

对压电材料施加电压，则产生机械应力，即电能与机械能之间发生转换。如果压力是一种高频震动，则产生的就是高频电流。而高频电信号加在压电陶瓷上时，则产生高频声信号（机械振动），这就是我们平常所说的超声波信号。依据电介质压电效应研制的传感器称为压电传感器。

(他得安)

Jūlǐ diǎn
居里点（Curie temperature, Curie point）　压电材料具有压电效应的临界温度值。

当压电材料的温度达到一定阈值后，材料的压电效应会自行消失，该温度阈值为材料的居里温度或居里点，一般记为 Tc。

压电陶瓷只在某一温度范围内具有压电效应，它有一临界温度 Tc，当温度高于 Tc 时，压电陶瓷发生结构相转变，失去压电效应，其临界温度 Tc 称为居里温度。

(他得安)

yādiàn jīngtǐ
压电晶体（piezoelectric crystals）　能产生压电效应的晶体。

有一类十分有趣的晶体，即压电晶体，当被挤压或拉伸时，它的两端就会产生不同的电荷，当外力去掉后，其又恢复到不带电状态。

在机械力作用下，非中心对称晶体产生形变，使带电介质粒子发生相对位移，从而在晶体表面出现正、负束缚电荷。压电晶体极轴两端产生电势差的性质称为压电性。

(他得安)

yādiàn táocí
压电陶瓷（piezoelectric ceramics）　具有压电特性的陶瓷材料。

压电陶瓷能够将机械能和电能互相转换。压电陶瓷利用其材料在机械应力作用下，引起内部正负电荷中心相对位移而发生极化，导致材料两端表面出现符号相反的束缚电荷即压电效应。

压电陶瓷除具有压电性外，还具有介电性、弹性等，在医学领域已被广泛应用于医学成像。压电陶瓷主要用于制造超声传感器、超声马达、超声换能器、水声换能器、电声换能器、陶瓷滤波器、陶瓷变压器、陶瓷鉴频器、高压发生器、红外探测器、声表面波器件、电光器件、引燃引爆装置和压电陀螺等，除了用于高科技领域，它更多的是在日常生活中为人们服务。

(他得安)

diàn zhì shēnsuō táocí
电致伸缩陶瓷（electrostrictive ceramics）　具有由电场引起的伸缩形变效应的陶瓷。

电致伸缩效应指电介质在电场中发生弹性伸缩形变的现象，是一种逆压电效应现象。

电致伸缩陶瓷具有分辨率高、稳定性好、精度高、速度快等优点。电致应变量与电极化强化的平方成正比，电致伸缩频率为外加交变电场频率的两倍。电致伸缩陶瓷用于制作微位移驱动器、定位器，制造微动、定位的精密驱动、转换元件，在高技术领域用途广泛。

(他得安)

gāo fēnzǐ yādiàn cáiliào
高分子压电材料（piezoelectric polymer material）　具有压电效应的高分子材料。

高分子压电材料能实现机械效应和电效应相互转换。虽然几乎所有的高分子材料都具有一定的压电性，通常具有实用价值的压电高分子材料主要有天然高分子压电材料、合成高分子压电材料、复合压电材料（高分子材料＋压电陶瓷）三类。

1965 年有学者实现塑料的冲击感应极化，随后对生物高分子压电性的研究日益广泛。1967 年有学者确认了聚偏氟乙烯的压电性。如今，聚偏氟乙烯及其他压电高聚物作为一种极具前途的新型压电材料，制成各种压电元器件。

(他得安)

yādiàn yǒujī bómó
压电有机薄膜（piezoelectric polymer film）　具有压电性能的高分子材料（通常为聚偏氟乙烯压电高聚物及其他压电高聚物）制成的有机薄膜。

压电有机薄膜的优点为压电性强、柔韧性好、密度低、声特性阻抗与人体软组织接近、易于加工制成探头。聚偏氟乙烯压电高聚物对生物组织的适应性和相容性较好，用它们制成的电子型人工脏器及其组件将有可能移植到生物体内，用这类材料制成的医疗仪器已广泛使用。

(他得安)

màichōng chóngfù pínlǜ

脉冲重复频率（pulse repetition frequency, PRF）

每秒发射的脉冲数目。常用赫兹 Hz 表示。是表征脉冲波特性的物理参数之一。是发射脉冲或脉冲组的速率。是脉冲周期的倒数，在超声医学中，通常为数千赫兹。脉冲周期为发射一个脉冲和下一个脉冲之间的时间间隔（图 1）。

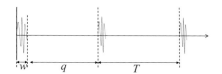

图 1 表征脉冲波特性的物理参数

注：$w=$ 脉冲持续时间（脉宽）；$T=$ 脉冲重复时间（周期）；$q=$ 脉冲间隙。$T=w+q$；脉冲重复频率（PRF）$=1/T$；占空比 $=w/T$。

必须注意的是，不要将"脉冲重复频率"与"脉冲频率"相混淆，后者是指脉冲波本身固有的频率，在超声诊断设备中，常以兆赫（MHz）计。两者是完全不同的脉冲波特征参数。

脉冲重复频率的 1/2 称为尼奎斯特频率极限，如果多普勒频移值超过这一极限，脉冲多普勒所检出的频率改变就会出现大小和方向的伪差（伪像），称为频率混叠。

（王金锐）

màikuān

脉宽（pulse-width）

单个脉冲波持续的时间。脉宽（w）是脉冲宽度的缩写，其值由信号的周期和占空比确定，计算公式：

$$w=T \times P$$

式中 T 为脉冲周期；P 为占空比，即脉冲波所占周期的比例。

由算式可知，在脉冲周期或频率一定的情况下，占空比越小，脉宽越短，而带宽越大。

需要注意，"脉宽"是指脉冲的持续时间，而"带宽"是指脉冲本身的频率范围，二者的概念完全不同，不可混淆。

脉宽是表征脉冲波在时间维度的物理量，同样是脉冲波特性的重要参数。不同的领域，脉宽有不同的含义。在声学领域是指声脉冲波的持续时间，单位为毫秒（ms）。脉宽直接影响超声成像的纵向分辨力。

（王金锐）

kōngjiān màichōng chángdù

空间脉冲长度（spatial pulse length, sPL）

单个脉冲波所占空间的长度。是表征脉冲波在空间维度的物理量，是单个脉冲波在介质中占据几何空间的大小，单位为毫米（mm）。

不同介质中的声速不同，同一持续时间的脉冲波，即相同脉宽的脉冲波的空间长度必然不同。sPL 等于脉冲波所在介质中的声速与脉宽的乘积。对于单个声脉冲，其中可能包含了多个振动周期的声信号，因此，sPL 也可以用波长与周期个数的乘积求得。

由于人体软组织的平均声速近似一致，因此脉宽相同的脉冲波的空间脉冲长度近似相等。

sPL 与脉宽同样是影响超声成像纵向分辨力的最重要因素。sPL 较长的超声脉冲与组织界面接触的距离较大，因此，纵向分辨力会降低。

根据傅里叶转换频谱分析，sPL 长的声脉冲，中心频率附近有较多的频率成分，其带宽窄；而 sPL 短的声脉冲，中心频率附近频率成分较少，其带宽较宽。前者更适用于超声多普勒成像，而后者更适用于切面成像。连续波只有一个频率。

此外，sPL 也与声功率有关，

长脉冲虽然分辨力低，但是较短脉冲具有更高的声功率。

（王金锐）

zhànkōngbǐ

占空比（duty ratio, duty cycle）

脉宽所占脉冲周期的比例。

广义的占空比是指在周期型现象中，某种现象发生后持续的时间与总时间的比。确切的表述应是"占周比"。计算占空比的前提是发生某一现象的周期必须固定，否则没有意义。占空比的计算公式为：

$$P=w/T$$

式中 P 为占空比；w 为脉宽；T 为脉冲周期。

占空比是表征许多周期型现象的重要物理参数。在医学领域，占空比表征了脉冲波（包括电脉冲、光脉冲、声脉冲等）在单个工作周期中所占用的时间比例，通过控制或调整占空比，执行元件上一定频率的脉冲宽度的调制，以实现对元件工作状况的精准、连续控制。在有些技术资料中，占空比控制也称为电控脉宽调制技术。

在医学超声中，若使用连续波，占空比为 1。但超声成像设备绝大多数使用超声脉冲波信号，发射声脉冲的时间很短，反射后的较长间隙用于接收声信号，因此占空比很小。

（王金锐）

jièzhì

介质（media）

声波借以传播的物质。也称媒质。

波动能量的传递，需要某种物质中的基本粒子的准弹性碰撞来实现。这种物质的密度、成分、形状、运动状态，决定了波动能量的速度和传递方向，这种对波的传播起决定作用的物质，称为这种波的介质。

超声波同低频声音一样，在介质中传播速度也满足固体＞液体＞气体这一传播规律。无论在哪一种介质中传播，随着传播距离的增加，超声波能量会逐渐消耗，即出现"声吸收"现象，声吸收衰减的大小与超声的频率有关，还与介质的黏滞性、温度、导热系数等因素有关。

（他得安 王金锐）

jièmiàn

界面（boundary） 两种声阻抗不同介质的接触面。

根据界面尺寸大小与波长的比较，可将界面分为大界面和小界面。声波传播到两个声阻抗不同的介质的分界面，会在该界面处发生反射、折射和衍射。

（他得安）

dà jièmiàn

大界面（large boundary） 界面尺寸大于传播超声波长的界面。入射超声遇到大界面时，会发生超声波的反射。

（他得安）

xiǎo jièmiàn

小界面（small boundary） 界面尺寸小于或者近似等于传播超声波长的界面。入射超声遇到小界面时，会发生超声波的衍射和反射，所以体现为在障碍物的前后均有信号，即散射。

（他得安）

shēngyā

声压（sound pressure） 某种介质在有声场和无声场时的压强变化量。

声压描述介质压强的变化量，其值等于介质中有声场时的压强与没有声场时的压强之差。空气中声压就是大气压受到声波扰动后产生的变化，即为大气压强的余压，它相当于在大气压强上的叠加一个声波扰动引起的压强变化。声压单位是帕斯卡（pa）。

声波通过介质时，由于振动所产生的压强改变量是随时间变化的，实测声压是它的有效值。由于声压的测量比较容易实现，通过声压的测量也可以间接求得介质粒子速度等其他物理量，所以声学中常用这个物理量来描述声波。

（他得安）

shēng zǔkàng

声阻抗（acoustic impedance） 声波扰动引起介质中粒子振动的阻尼特性。

声阻抗物理学意义是反映介质中某位置对因声扰动而引起的介质粒子振动的阻尼和抵抗作用。声阻抗越大则推动介质所需要的声压就越大，声阻抗越小则所需声压就越小。穿过某一面积的介质流动速度是体积速度，因此，声阻抗、声压和体积速度三者之间的关系：声阻抗＝声压／体积速度，国际计量单位是帕斯卡·秒每立方米（Pa·s/m³）。

声波在传播过程中遇到声阻抗不同的介质时会发生反射、折射以及透射。

（他得安）

shēng zǔkàng lǜ

声阻抗率（specific acoustic impedance） 单位面积上的声阻抗。声阻抗率表征媒质对振动面的反作用特性。在一般情况下，声阻抗率是一个复数，实数部分称为声阻率，表示声能的传输阻力；虚数部分称为声抗率，表示有一部分声能是以动能与位能的形式不断地相互交换，而并不向外传播。

对于球面或柱面等形式的声波，声阻抗率的大小不仅取决于介质的特性，而且还与声波的频率以及声源和观测点之间的距离有关。

（他得安）

shēng tèxìng zǔkàng

声特性阻抗（acoustic characteristic impedance） 平面自由行波在其传播介质中某一点的有效声压与通过该点有效介质粒子的比值。

一般来说，无论声波频率的高低均等于为一个定值ρc，介质的密度ρ（kg/m³）与介质声速c（m/s）的乘积 [kg/（m³·s）]。

声特性阻抗可以理解为声波在介质中传播中所遇到的阻力，与介质的密度和声速有关。超声波遇到声特性阻抗不同的两种介质的界面时，会发生反射和透射，该特性也反映了各层组织的声阻抗信息，在超声医学的应用中，根据检测到的声阻抗信息，可以形成超声声像图。

（他得安）

zǔkàng chà

阻抗差（impedance difference） 两种声阻抗不同介质声阻抗的差异。

超声波由一种介质传播到另一种介质时，由于两种介质之间存在阻抗差，将在界面处一部分反射回第一种介质，界面回声反射的能量是由反射系数决定的。声强反射系数计算公式为$R_1=[（Z_2-Z_1）/（Z_2+Z_1）]$，$Z_1$、$Z_2$代表两种介质的声阻抗，两介质阻抗差越大，反射程度也越大。超声波在传播过程中遇到结石－水、气体－软组织等声阻抗差特别大的界面时，会发生强反射，大部分能量被反射回去，只有少量的能量透射穿过界面，因此在界面的后方会形成显著的声衰减，即所谓的声影。人体软组织的声阻抗差异很小，但仍可检测到反射回波，从而可用超声显示不同组织间的界面与组织轮廓等。

（他得安）

shēng xīshōu

声吸收（sound absorption）
声波通过介质或射到介质表面上时声能减少的过程。

声吸收描述的声能减少主要是由于介质的黏滞性、热传导性和分子弛豫过程使有规律的声运动能量不可逆地转变为无规律的热运动能量。声吸收是导致声衰减的部分原因之一。

介质声吸收的原因有多种。对于静止和均匀流体介质，声吸收主要原因有介质的黏滞性、热传导以及介质的微观动力学过程中引起的弛豫效应等。对于非纯介质（如大气中含有灰尘粒子、液态雾滴等），在声波作用下，这些非纯介质对介质做相对运动而产生的摩擦损耗，以及在水雾中弛豫效应等也是引起声吸收的原因。

（他得安）

shēng shuāijiǎn

声衰减（sound attenuation）
介质中传播的声波能量逐渐减少的现象。

声波在介质中传播时，因波束发散、吸收、反射、散射等原因，使声能在传播中减少。

一般来说，介质的声衰减随介质厚度而增加，其衰减量等于衰减系数与通路长度的乘积。

（他得安）

shuāijiǎn xìshù

衰减系数（attenuation coefficient）
入射平面波单位距离内振幅减少的比例。

衰减系数是入射平面波，受到散射以及吸收的影响，在单位距离内振幅减少的比例，常用单位为 cm^{-1} 或 dB/cm。衰减系数是散射衰减系数与吸收衰减系数之和，与频率、温度以及压力等因素有关。

一般情况下，衰减系数所描述的对象为近似平面波，否则需要对该波进行修正以消除它的非平面波特性。实际中，窄带和宽带超声都可以用衰减系数描述。对宽带信号而言，衰减系数还与频率有关。例如，4MHz 的超声信号在人的血液中的衰减系数为 $0.17cm^{-1}$，在新鲜骨骼肌中的衰减系数为 $0.94cm^{-1}$；7MHz 信号在人的血液中的衰减系数为 $0.37cm^{-1}$，在新鲜骨骼肌中的衰减系数则为 $1.8cm^{-1}$。

（他得安）

chāoshēng bō fǎnshè

超声波反射（ultrasonic reflection）
超声波入射到两种介质的分界面时，一部分能量反射回原介质的现象。

超声波从一种介质传播到声特性阻抗不同的另一种介质，在两介质的分界面上，一部分声波会反射回原介质。超声波反射满足反射定律，即入射角正弦与反射角正弦之比等于第一种介质中的声波传播速度之比。超声波反射波声强与入射波声强之比为超声反射系数，声反射系数与两种介质的声特性阻抗以及入射角度等因素有关。

（他得安）

chāoshēng bō zhéshè

超声波折射（ultrasonic refraction）
超声波入射到两种介质的分界面时，声波传播方向与原来路线发生偏离，产生夹角的现象。

超声波从一种介质传播到声特性阻抗不同的另一种介质，在两介质的分界面上，一部分声波反射回原介质，另一部分声波透射过分界面，在第二种介质中继续传播，但声波的传播方向会偏离原来路线。

超声波的折射满足斯涅耳折射定律，入射角正弦与折射角正弦之比等于两种介质中的声波传播速度之比。

（他得安）

chāoshēng bō bōxíng zhuǎnhuàn

超声波波型转换（ultrasonic wave type conversion）
超声波斜入射到两种固体介质分界面时，产生新波型（纵波或横波）的现象。超声波从一种固体介质传播到声特性阻抗不同的另一种固体介质，在两介质的分界面上发生反射和折射现象，原来入射的纵波在两种介质中除有纵波外，还会发生波型转换，产生横波，并且两种波型的传播方向不同。

根据反射定律和折射定律，入射角、反射角和折射角与声波传播速度相关。固体介质中超声纵波和横波的传播速度不同，导致两种波型的反射角和折射角度均不同，出现超声波波型转换现象。超声波波型转换只发生在固体介质，因为气体和液体介质中只有纵波，没有横波。另外，超声波波型转换只发生在斜入射情况下，垂直入射（即入射角度为0）时观察不到超声波波型转换。

（他得安）

chāoshēng bō yǎnshè

超声波衍射（ultrasound diffraction）
超声波遇到障碍物时绕过障碍物继续传播的物理现象。也称超声波绕射。

当障碍物大小远大于声波波长时，会出现声波的反射现象；当障碍物大小远小于声波波长时，大部分声波会继续向前传播，小部分声波会向四面八方辐射，即声波的散射现象；当声波与障碍物大小接近，如 1~2 个波长时，声波发生向障碍物边缘靠近，并且行程弯曲，此为超声波衍射。

在同样的有障碍物条件下，

超声波频率越高，其衍射能力越弱，反射能力越强。超声波的衍射现象在超声波仪器和超声诊断治疗中具有重要应用。当超声波遇到异质界面，如缺陷和裂纹，声波会发生衍射，在缺陷和裂纹后会形成声影，据此仪器可以根据声影检测评定裂纹的深度或高度。由于超声波遇到体内的小结石会发生绕射，因此超声波的衍射现象还可以应用于结石的医学超声诊断。

（他得安）

超声波散射（ultrasound scattering）

chāoshēng bō sǎnshè

超声波遇到尺寸远小于波长的障碍物时，其回声向 $4\pi R^2$ 立体角内（即各个空间方向）发散的现象。

被超声波照射的物体表面曲率较大甚至粗糙，或者超声波遇到尺寸远小于波长的障碍物时，声波的传播规律一般用散射理论加以解释。对于粗糙的反射面，可近似等效于密集排列的微小颗粒散射加以分析。

当声波在传播过程中遇到小于声波波长的障碍物时，反射波就会向各个方向散射出去，该过程会导致透射声能量的衰减。超声散射在医学成像中的应用，例如超声造影剂的使用，通过注射造影剂增强超声波的散射程度，从而接收到幅度更强的散射回波，以达到增强图像对比度的目的。

（他得安）

散射系数（scattering coefficient）

sǎnshè xìshù

用来表征散射体对声波散射作用的强弱的物理量，数值等于声波散射的总能量与入射波能量的比值。

超声波发生散射时，其幅度、波前方向、相位以及频率由散射体（介质中的非均匀体）对超声波的再辐射而发生变化。超声波在生物组织中的衰减主要由吸收与散射组成。散射系数与介质中散射体的尺寸有关。当散射体尺寸远小于波长时，散射衰减不大，可忽略；当散射体尺寸与波长相当时，散射衰减明显增加；当散射体尺寸远大于波长时，主要是反射，散射衰减减少。在医学超声诊断中，机体内液体（如血液、羊水等）的散射系数远小于内脏、肌肉或骨骼的散射系数。

（他得安）

背向散射（back scattering）

bèixiàng sǎnshè

声波传播过程中遇到其线度接近或小于声波波长的障碍物时，会发生散射，其中与声源发射方向相反散射的现象。

背向散射在医学超声检查中具有重要作用，例如可以用来评价骨质状况，对软组织进行成像等，加入超声造影剂可以增强超声背向散射信号强度。材料的背向散射系数是与声速、声衰减系数并列的重要声学参数，常被用于疾病诊断和材料设计。与声速、声衰减系数的测量相比，背向散射系数的测量与处理相对复杂，随散射介质的特性而异。

（他得安）

散射干扰（clutter）

sǎnshè gānrǎo

存在较多散射体时，散射声波相互干扰所形成的随机分布噪声。

在较多散射体的共同作用下，入射声波在散射体处散射，众多散射波相位相互叠加，形成诸多随机分布的散射噪声。这在超声图像上往往表现为随机闪烁变化的干扰。

散射干扰会影响超声成像质量，此外在医学检测中，散射干扰的统计特性也常常被用于区别不同组织。

（他得安）

瑞利散射（Rayleigh scattering）

Ruìlì sǎnshè

声波传播过程中，遇到尺度远小于波长的微粒时，只发生散射的现象。

界面尺寸小于波长时发生瑞利散射，散射波向周围立体空间各个方向发射，后方（入射方向）有 $f^4 r^6$ 强度的散射波返回，f 为频率，r 为散射体半径。

瑞利散射由英国物理学家瑞利的名字命名，它用于描述半径远小于波长的微粒的散射特性。当发生瑞利散射时，声波向周围立体空间各个方向发射，散射波的强度与入射波波长的 4 次方成反比，与散射体半径的 6 次方成正比。

（他得安）

超声波干涉（ultrasound interference）

chāoshēng bō gānshè

两列或两列以上满足一定条件的声波在空间中重叠时发生叠加，从而形成明暗相间的振动条纹的现象。频率相同、振动方向相同或相反、具有固定相位差的两列声波在同一区域内满足叠加原理，某些区域的振动加强，某些区域的振动减弱，而且两个区域相互隔开。

两列波在同一介质中传播发生重叠时，重叠范围内介质的介质粒子同时受到两个波的相互作用。若波的振幅不大（可视为线性系统），此时满足波的线性叠加原理，即重叠范围内的介质粒子的振动位移等于各个波动所造成位移的矢量和。若频率相同且振动方向相同时，具有固定相位差的两列波在某些位置同向则振动位移最大，在某些位置处异向则振动位移最小，故而会产生明暗相间的条纹，又称为干涉条纹。干涉是波叠加的一个特例，任何两列波都可以叠加，但只有满足相干条件的两列波才能产生稳定的干涉现象，符合干涉条件的两列波称为相干波。一切波都能发生干涉，包括声波、水波、电磁波等。基于干涉原理制造的干涉测量仪，可以实现高精度的位移测量。

（他得安）

超声波叠加（ultrasound wave superposition）

几列波同时在介质中传播时，介质中重叠范围内的介质粒子振动位移等于各个波动所造成的位移的矢量和。

多列波在同一介质中的传播发生重叠时，重叠范围内介质的介质粒子同时受到多个波的共同作用，此时重叠范围内介质粒子的振动位移等于各个波所对应的振动位移的矢量和，而波的传播特性不会因其他波的存在而发生改变。

一般情况下（线性情况），两列（或更多列）波同时传播通过同一介质时，叠加原理可以应用于重叠的区域。不同的波彼此间可以正常通过而不会互相受到干扰，同时介质在空间或时间的任何点上的位移为各个波位移的矢量和。典型的波叠加的例子是特定条件下由波叠加所产生的干涉现象。

（他得安）

驻波（standing wave）

频率、振幅和振动方向相同，但传播方向相反的二列波沿传输线叠加后形成的波。其波形不向前推进。

驻波是相对于在介质中传播时不断向前推进的行波而言的。驻波是波干涉的特殊现象。根据波的叠加原理，二列振幅相同的相干波，在同一直线上沿相反方向传播时，介质中各个位置的介质粒子都做同相位振动，但是振幅的大小却随位置而异。当波程为1/2波长（$\lambda/2$）的整数倍时，声压振幅最大，称为波腹；当波程为1/4波长（$\lambda/4$）的奇数倍时，声压振幅为零，称为声压波节。波节两侧的振动相位相反，相邻两波节或波腹间的距离都是半个波长。在行波中能量随波的传播而不断向前传递，其平均能流密度不为零；但驻波的平均能流密度等于零，能量只能在波节与波腹间来回运行（图1）。

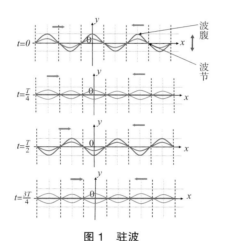

图 1　驻波

注：正向波和反向波的频率、振幅（A）、振动方向相同，而传播方向相反。—正向波；—反向波；—驻波（振幅随时间变化，但不传播）。

驻波在自然界普遍存在，是常见的物理现象，如岸边的水波、乐器的发声原理等都与驻波有关。在实践中一般是利用了波的反射。如管弦乐器的驻波，当声波传播到管弦的固定端或管的闭合端时会发生反射，反射波与入射波传播方向相反，振幅和频率都相同。因此，入射波和反射波的叠加就形成驻波。弦线上每个点均作简谐运动，但不同点的振幅不同。

设2个周期为T，波长为λ，振幅为a的简谐波沿着x轴向正、反方向传播。沿x轴正方向传播的波动方程为$y_1=a\cos2\pi（t/T-x/\lambda）$；沿$x$轴反方向传播的波动方程为$y_2=a\cos2\pi（t/T+x/\lambda）$。二列波叠加后的驻波方程为式为：

$$y=y_1+y_2$$
$$=2a\cos2\pi（x/\lambda）\cos2\pi（t/T）$$

由驻波方程可见，叠加后波上的任何一点都在做同一周期的简谐振动。

（王金锐）

超声波分解（ultrasound wave decomposition）

一个波可以分解为几个波之和。几束声波可以叠合成一个总的波；反之，一束声波也可分解为几束声波。

根据傅里叶级数表示法，任何一个周期函数都可以表示为正弦和余弦函数无穷级数。因此，任何复杂的波都可以看作一系列不同频率、不同幅度的简谐波的叠加。利用这个特性，可以将时域上复杂的波动现象投影到频域进行分析，使其简单化，这种频域分解的方法又常被称为频谱分析法。此外，考虑一些特殊的振动位移场的波形结构（常被称为振动模态），也有将较为复杂的多模式声波按其振动模态进行分解，从而使各个分解的声波成分对应了不同的振动模态，这类问题又常被称为模态分解。

（他得安）

子波（wavelet）

在惠更斯原理中，波阵面上的每个点都是次级波的点波源，这些点波源发出次级波。

在惠更斯原理的描述中，所谓子波通常是指次级波；子波这一概念也常用在小波变换中，用于描述波状振荡，小波变换中的小波又常被称为小波基，其中母小波指振幅从零开始，先增大然后减小并归零的一类基。

不同点波源发出的子波会互相干扰，这些子波的总和形成新的波阵面。在小波变换中，小波指波状振荡基底，即母小波，这种基底一般是正交的。除了母小波，小波变换还需要一个尺度函数，用于表示对母小波的平移和拉伸，即父小波。通过对母小波的平移和伸缩，可以对输入信号进行分析。小波常常被用作数学工具，用于从各种数据中提取信息。与傅里叶变换相比，小波变换可对信号进行多尺度分析，在信号分析、图像识别、计算机视觉等方面有重要的应用价值。

（他得安）

Huìgèngsī yuánlǐ

惠更斯原理 （Huygens principle）

球形波阵面上的每一点（面源）都是次级球面波的子波源，此后每一时刻的子波波阵面的包络就是该时刻总的波动的波阵面，子波的波速与频率等于初级波的波速和频率。即介质中任一介质粒子的波动都是由各子波的波动决定的。

波在介质中传播时，任何一个介质粒子的振动都将牵动相邻介质粒子的振动，以此向外周传播。如是，任何振动介质粒子都可看作新的波源（子波）。这些子波波前的包络线，就形成新的波阵面（图1）。利用惠更斯原理，通过控制初级波源的发射延迟时间，即可实现聚焦或改变波阵面的传播方向。

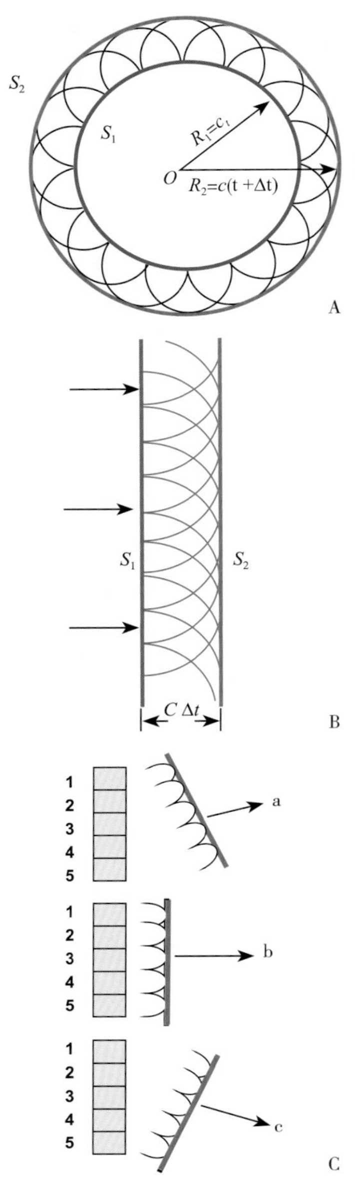

惠更斯原理实际是波干涉的结果，1678年荷兰物理学家克里斯蒂安·惠更斯（christiaan Huygens）在给巴黎科学院的信中

图 1 惠更斯原理

注：初级波（S_1）传播过程中，介质中任意介质粒子的振动将直接引起相邻介质粒子的振动，可以把邻近介质粒子的振动看作新的波源——子波源。在其后的任意时刻，这些子波的包络形成新的波阵面（S_2）。应用这一原理，可改变波的传播方向（C）。

首先阐述了他的光波动原理，即惠更斯原理。其核心内容为传播中的波阵面上任一介质粒子都可看作是新的次波源，而从波阵面上各点发出的许多次波所形成的包络面，就是原波面在一定时间内所传播到的新波面。光的直线传播、反射、折射等都能用惠更

斯原理解释。但是，它不能解释波的衍射现象。1815年，法国物理学家菲涅耳（Augustin-Jean Fresne）在惠更斯原理的基础上，引入了描述次波的基本特征，并增加了"次波相干叠加"的原理，从而完善成为惠更斯－菲涅耳原理。惠更斯－菲涅耳原理给出了关于位相和振幅的定量描述，提出子波相干叠加的概念。即从同一波面上各点发出的子波，在传播到空间某一点时，各个子波之间也可以互相叠加而产生干涉现象。也即初级波波前上的每一个介质粒子都是新的波源（子波），它们发出次波。在空间某一介质粒子的振动是所有次波的干涉叠加，解决了波衍射的问题。

（王金锐）

bō zhènmiàn

波阵面 （wave surface, wave front）

波在介质中传播经相同时间到达空间的相位相同的各点的包络面。亦称波面。

波阵面是波在介质中传播的过程中，振动相位相同的介质粒子连成的同相位面（图1A）。波的传播可视为波阵面在介质中的运动。它代表某时刻波动能量到达的空间位置。波传播的空间称为波场。在波场中，代表波传播方向的射线，称为波射线，也简称为波线。某一时刻波源最初的振动状态传到的波面称为波前，即最前方的波阵面。因此，任意时刻只有一个波前，而波面可有任意多个。

在各向同性的均匀介质中，波速大小与方向无关，点波源形成的波面（如声波）是以波源为中心的同心球面。波阵面的形状决定于介质的性质及波的类型。在非均匀介质中，波阵面是不规则的曲面。

波在理想介质（静态、均匀、各向同性、无能量损耗）中传播，根据波阵面的形状，一般可以把波分成球面波、柱面波和平面波（图1B、1C、1D）。但是，波在介质中传播时，因内部压力、静态密度都会受到扰动，加之振源的形状和振动的方向等因素的影响，波在介质中传播时的波阵面会很复杂。

（王金锐）

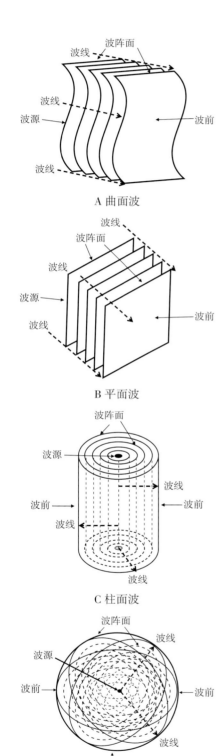

A 曲面波

B 平面波

C 柱面波

D 球面波

图1　波阵面类型

pingmiàn bō

平面波（plane wave）　波阵面与传播方向垂直的平行波。

平面波是一种将三维波简化为二维波的分析方法，此种方法可以表征波的特性，但实际中并不存在平面波，只是在一些远场问题分析时可以将三维波等效于二维平面波分析，即将与传播方向垂直的平行波阵面定义为平面波。在实践中，是将离点波源较远处的较小的局部区域，其内的波面近乎平行，这样的波可视为平面波。如射到地面的太阳光波可看成平面波。

平面波是一系列相互平行的波，见波阵面的图1B。在理想介质中传导时波阵面介质粒子的受力和速度一定是同相位，并且不随距离变化。

声波在静态的空气或水中传播，阻抗是常数（$z = \rho_0 c$）。平面波的压强（I）和功率（w）分别为：

$$I = pv = pm^2 / 2\rho_0 c$$

$$w = Is = pm^2 s / 2\rho_0 c$$

式中 pm 为声压幅值；ρ_0 为介质密度；c 为波速。

（王金锐）

qiúmiàn bō

球面波（spherical wave）　波阵面（在任何时刻，波相位相等的每一点所形成的曲面）为同心球面的波。见波阵面的图1D。

当声源的尺度远小于介质中的声波波长（即点声源）时，它所产生的声波便成为球面波。设想在无限均匀介质中有一球状声源，其表面迅速地膨胀和收缩，且表面上的各点做同相位同振幅的振动，向周围介质辐射的波就是球面波，声压的大小仅与离球心的距离有关，声波在某点产生的声压与该点至声源中心的距离成反比。

（他得安）

chāoshēng bō fēixiànxìng chuánbō

超声波非线性传播（ultrasound nonlinear propagation）　考虑了介质非线性效应影响下的超声波传播。

在非线性条件下，当超声传播中会产生谐波、分频波、差频波及和频波，这些现象的存在会使线性条件下的波叠加原理失效。

在非理想条件下，非线性超声传播具有普遍性。当振幅较大或者介质中有缺陷等条件时，非线性传播变得不可忽略。一般可分为经典非线性和接触非线性两类。经典非线性主要由材料晶格的非简谐性和晶体缺陷（畸变）产生，其表现为超声波中谐波成分的产生；接触非线性主要由裂纹等产生，有文献称之为"拍"效应，其表现为高次谐波和分频波。通过非线性超声，可以对介质的内在结构以及相关性质进行研究，可以揭示物质的细微结构。然而，这种现象下，线性条件下的波叠加原理无法使用，因此从数学上准确描述较为困难。目前，非线性超声体波的研究遍及医学超声与工业超声等各个领域。近年来，在考虑了边界条件约束时，理论与实验等均证实了非线性导波的存在，并可用于大尺度工业板壳结构的探伤。由于声波非线性效应的产生往往与介质的微观特性密切相关，因而在提高成像分辨率与敏感性等方面具有独特的优势。

（他得安）

chāoshēng bō fēixiànxìng cānliàng

超声波非线性参量（ultrasound nonlinear parameter） 用于衡量超声波在非线性条件下传播时的声学特性参量。

常用的非线性声参量如 B/a 参数，它是度量超声波在介质中的非线性效应大小的一个重要参量。其中的 a 与 B 系数是指将与材料压力和密度等相关联的传播方程，用泰勒级数加以展开，所得的一阶和二阶声压项的系数。显然，泰勒级数展开可以具有更多展开项，但更高阶项的值往往较小，很少使用。

近年来对超声医学所使用的频率和强度范围内产生的非线性效应的研究受到重视。超声波的非线性效应加速了超声波的能量衰减并限制了声能在生物组织中的传递。B/a 定义为介质物态方程泰勒展开中二次项系数与线性项系数之比，是量度超声波在介质中传播时产生的非线性效应大小的重要参量。非线性参量相对于线性参量可以提供更多的组织结构与介质材料信息，是超声医学检测及医学超声组织定征的重要参量。

（他得安）

jībō

基波（fundamental wave） 复杂的脉冲波中与该脉冲最长周期相等的正弦波分量。也称基谐波。相对应于这个周期的频率称为基频（fundamental frequency）。一个脉冲波信号可以通过傅里叶变换分解为不同频率的正弦波信号的线性叠加，其中频率最低的正弦波的波长与脉冲长度相等，振幅最大（图1）。

基波的频率（基频）是复合波中的最低频率或自由振荡系统的最低振荡频率。由于其振幅最大、

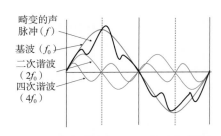

图1 畸变的声脉冲——基波和谐波

振动最强，因此成为许多领域设备性能极其重要的基础参数。

（王金锐）

xiébō

谐波（harmonic wave） 对非正弦脉冲波进行傅里叶级数分解，其中大于基波频率的正弦波分量。一般指频率为基波整数倍的分量。

根据法国数学家傅里叶（M. Fourier）分析原理，任何复杂的波形都可以分解为含有基波频率和一系列为基波倍数的谐波的正弦波分量。大于基波频率整数倍的各次分量，通常称为高次谐波，见基波的图1。基波频率2倍称为二次谐波；3倍的波称之为三次谐波，以此类推。无论几次谐波，他们都是正弦波。每个谐波都具有不同的频率、幅度与相位。

根据谐波频率的不同，谐波可以分为奇次谐波和偶次谐波。前者为基波频率奇数倍的谐波，如3、5、7次谐波；后者为基波频率偶数倍的谐波，如2、4、6、8次谐波。

通常，在对声波传播的论述中，都是基于线性的假定，即：由声源发出的正弦波形，在传播过程中始终保持不变，介质不同时相的介质粒子，都以相同的声速 c_0 传播。但事实上，在声波刚刚发出的时刻，是以速度 c_0 传播的；但在传播推进的过程中，在声波的正半周，声压为正的时段，

介质被压缩，密度增加，传播速度增快，声波以大于 c_0 的速度传播，且波峰时速度最高；而在声波的负半周，声压为负的时段，介质被拉伸，密度减低，传播速度减慢，声波以小于 c 的速度传播，且波谷时速度最低；在两种时相的交界处，仍以速度 c_0 传播。这变化传播的距离被不断积累和强化，最终正弦波逐渐变成非正弦波的锯齿波（图1）。即声传播的非线性现象。波形上任意介质粒子 x 处的声传播速度为：

$$c(x) = c_0 + [1 + (B/a)/2] \, u(x)$$

式中 $c(x)$ 是声场中介质粒子速度为 u 处的声速，c_0 是介质粒子速度为零时的声速，$u(x)$ 是 x 点处的介质粒子速度，B/a 是介质的非线性声学参量。

从上式可知，在声波的正半周期时，$u(x)$ 为正值，$c(x) > c_0$；在声波的负半周期时，$u(x)$ 为负值，$c(x) < c_0$。

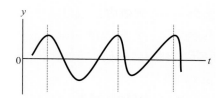

图1 超声波非线性传播

注：谐波的产生是由于基波发射后在传播过程中发生了非线性畸变，从而使回波中不仅具有基波成分，而且还具有了其他频率的谐波成分：次谐波、二次谐波、1.5次谐波等。

线性声学只是非线性声学在小振幅条件下的近似理论。但是实际上声波在介质中的传播都是非线性的，即波形会畸变，这意味着谐波的产生。

介质的非线性特性是谐波成

像的物质基础。其中以二次谐波的振幅（强度）最大。自然组织谐波成像之所以能够实现，是由于人体组织具有声学非线性；造影剂谐波成像之所以效果更为显著，是由于气体微泡具有更强的非线性参量。这些成像技术都应用了超声非线性传播产生的二次谐波。

需要指出的是谐频分量中还存在频率为基波非整数倍的分量，称其为间谐波（interharmonics），并将频率低于基波的间谐波称为次谐波（sub-harmonics）。

（王金锐）

shēngnéng

声能（acoustic energy） 介质中存在机械波时，使媒介附加的能量。

声能是能量的一种表现形式，其实质是物体振动后，通过传播媒介并以波的形式所发生的机械能的转移和转化，反过来，其他能量的转移和转化也可以还原成机械能，从而产生声音。声能的作用范围形成声场。声波在媒介中传播时，媒介在声能的作用下会产生一系列效应，如力学效应、热学效应、化学效应和生物学效应等。对声能的研究和应用不仅限于物理学。

声能与其他能量相同，是人类可以利用的能量，在实际生活中有广泛的应用。语言发音、歌唱发声需要依赖声能来完成。声能还可以应用于超声焊接、超声清洗、超声加工、超声探测、"搅拌"等技术。此外，利用声能的热效应还可以解决供暖或进行热治疗。

（他得安）

shēng gōnglǜ

声功率（acoustic power） 声源在单位时间内向空间辐射声波的总能量。单位为 w。

声功率是一个绝对量，只与声源有关，因此，它是声源的一个物理属性。声功率也存在声功率级。声功率级是声功率与参考基准声功率的相对量度。当声场中存在多个相互独立的声源时，各声源同时发出来的声功率可以按代数相加。声压和声强都可以直接测量，但声功率不能直接测量，只能通过声压法或声强法测量计算获得。

描述声音的三个参数是声压、声强和声功率，它们之间有一定的关系。声功率与声强有直接的关系，可以以围绕声源的封闭球面的表面积为变量，对声强求积分来得到声功率的值。在特定的声学环境中，在一定位置，可以测量出可感知声源的声压。与声压相反，声功率是独立于环境的客观量。因此，声功率是描述和比较机器辐射出噪声高低的有效参量。

（他得安）

shēngqiáng

声 强（acoustic intensity） 声波平均能流密度的大小。声强即是声音强度的简称，它代表声音能量的多少。单位是瓦／平方米。

声波传播时伴随着能量的传递，用单位时间内通过垂直于声波传播方向的单位面积的能量（声波的能量流密度）表示。当声场中存在多个相互独立的声源时，各声源同时发出来的声强可以按代数相加。

心理物理学研究表明，人对声音强弱的感觉并不与声强成正比，而是与其对数成正比的。这正是人们使用声强级来表示声强的原因。将声强进行对数运算，得出与人耳听感相符的分贝值。

（他得安）

kōngjiān fēngzhí shēngqiáng

空间峰值声强（spatial peak intensity, IsP） 声场在特定的平面内，空间中声强的峰值。

（他得安）

kōngjiān píngjūn shēngqiáng

空间平均声强（spatial average intensity, Isa） 声场在特定的平面内，声强的空间平均值。

在复杂的时空分布情况下，声强的空间平均值可利用空间积分的方式来计算。

（他得安）

màichōng fēngzhí shēngqiáng

脉冲峰值声强（pulse peak intensity, IPP） 声场在特定平面内，声强在脉冲持续时间内的峰值。

当输出的声信号不是连续信号，而是脉冲信号时，用脉冲峰值声强来表示声强的最大值。

（他得安）

màichōng píngjūn shēngqiáng

脉冲平均声强（pulse average intensity, IPa） 声场在特定的平面内，声强在脉冲持续时间内的平均值。

脉冲平均声强与时间平均声强不同，时间平均声强指的是在整个发射波周期时间上进行平均，脉冲平均声强指在脉冲持续时间上的平均值。

（他得安）

shíjiān fēngzhí shēngqiáng

时间峰值声强（temporal peak intensity, ITP） 声场在特定平面内，声强在一定时间内的峰值。

时间峰值声强描述声波的最大瞬时强度大小。对不同的空间区域，时间峰值声强不同。

（他得安）

shíjiān píngjūn shēngqiáng

时间平均声强（temporal average intensity, ITa） 声场在特定平面内，声强在一定时间范围内的平均值。

假设在空间某区域中时间峰值声强为 $3mW/cm^2$，该脉冲波的占空比为 1∶3，则对应的时间平均声强值为 $1mW/cm^2$。

（他得安）

kōngjiān píngjūn shíjiān fēngzhí shēngqiáng

空间平均时间峰值声强（TP-spatial average-temporal peak intensity, Isa）
声场在特定的平面内，空间平均声强在一定时间范围内的峰值。与选取的空间区域和时间范围有关。

计算可表示为占空比的倒数与空间峰值时间平均声强 I_{sPTa} 的乘积。

（他得安）

kōngjiān fēngzhí shíjiān píngjūn shēngqiáng

空间峰值时间平均声强（spatial peak-temporal average intensity, IsPTa）
声场在特定平面内，声强的空间峰值在特定时间段内的平均值。

在超声诊断中，由于声场在空间及时间上分布极不平衡，空间峰值时间平均声强是生物效应的最主要指标，空间峰值时间平均声强与脉冲持续时间和脉冲重复频率有关。

非聚焦声束中，I_{sPTa} 为 I_{saTa} 的 3～5 倍；聚焦超声中，焦区内的声强 I_{sPTa} 为 I_{saTa} 的 108～200 倍。计算公式：

$$I_{SPTA}=F/(M_L^2\rho c)\int_{t_1}^{t_2}U_L^2(lp,0,0,t)\mathrm{d}t$$

其中，F 为超声脉冲的重复频率，M_L 为水听器灵敏度，ρ 为介质密度，c 为介质声速；U_L 为水听器输出电压最大瞬时值，l_p 为声场中声压幅值最大处与发射换能器辐射面的距离，t_1 为单个超声脉冲起始的时刻，t_2 为同一个超声脉冲终止的时刻。在同一超声诊断设备、

同一探头和同一工作频率时，随着显示方式的不同可以产生完全不同的 I_{sPTa}，对不同的检测脏器使用不同显示方式时，必须调整声强到安全值以下。诊断用最大声强值 I_{sPTa}，心脏 $430mW/cm^2$、周围血管 $720mW/cm^2$、眼球 $17mW/cm^2$、胎儿 $94mW/cm^2$。一般诊断级超声 $I_{sPTa} \leqslant 100mW/cm^2$，不引起明显的生物效应，对人体无伤害。

（他得安）

kōngjiān fēngzhí shíjiān fēngzhí shēngqiáng

空间峰值时间峰值声强（spatial peak–temporal peak intensity, IsPTP）
声场在特定平面内，声强在一定空间范围内的空间峰值在指定时间段内的时间峰值。

空间峰值时间峰值声强在脉冲式超声系统中为所标出声强中的最高数据。其数值可达空间平均时间平均声强 I_{saTa} 的 300～1000 倍。计算公式：

$$I_{sPTP}=U_L^2(l_p,0,0,t_p)/(M_L^2\rho c)$$

其中，U_L 为水听器输出电压最大瞬时值，l_p 为声场中声压幅值最大处与发射换能器辐射面的距离，t_p 为声压脉冲波形中最大瞬时值出现的时刻，M_L 为水听器灵敏度，ρ 为介质密度，c 为介质声速。

（他得安）

kōngjiān píngjūn shíjiān píngjūn shēngqiáng

空间平均时间平均声强（spatial average-temporal average intensity, IsaTa）
声场在特定平面内，声强在一定空间范围内的空间平均值在指定时间段内的时间平均值。

在脉冲式超声系统中，空间平均时间平均声强为标出声强中的最低数据。计算公式：

$$I_{saTa}=F/(M_L^2\rho cA)$$
$$\iint[\int_{t_1}^{t_2}U_L^2(lp,y,z,t)\mathrm{d}t]\mathrm{d}y\mathrm{d}z$$

其中，F 为超声脉冲的重复频率，M_L 为水听器灵敏度，ρ 为介质密度，c 为介质声速，a 为在 $x=l_p$ 处的波束横截面积；u_L 为水听器输出电压最大瞬时值，l_p 为声场中声压幅值最大处与发射换能器辐射面的距离，t_1 为单个超声脉冲起始的时刻，t_2 为同一个超声脉冲终止的时刻。

（他得安）

màichōng zuì dà bànzhōu shēngqiáng

脉冲最大半周声强（max intensity, IM）
在空间最大值处，具有最大时间平均声强的脉冲半周期内的时间平均声强。声场特定平面内，可表示声强最大值。

医用超声诊断设备的脉冲最大半周声强必须低于超声安全阈值。中国发布了 GB 164846—1997《医用超声诊断设备声输出公布要求》的国家标准，规定了医用超声诊断设备声输出参数测量的定义、方法等。

（他得安 王金锐）

fēnbèi

分贝（decibel）
量度两个单位相同的量的比值单位。经常用于度量声强，写作 dB。

其计算方法为对两个功率量的比值计算以 10 为底的对数，再乘以 10。例如，在功率放大时，10 倍 ＝ $10\times\log_{10}$（10）$=10dB$；100 倍＝ $10\times\log_{10}$（100）$=20dB$。

分贝是以美国发明家亚历山大·格雷厄姆·贝尔的名字命名的。据美国国立耳聋与其他交流失调研究所的数据显示，持续暴露在 85 分贝的噪声中会对人体造成危害。作为参考，堵车时按喇叭产生的噪声为 85 分贝，摩托车的轰鸣声是 95 分贝，警笛声为 120 分贝，而枪支、烟花的爆炸声则高达 150 分贝。

（他得安）

shēng fúshè yālì

声辐射压力（acoustic radiation pressure）

声场中物体所受到声波的前向平均压力。

声辐射压力是研究流体中声波时涉及的一个物理概念，流体介质中传播的声波，入射到一个障碍物上，在其上所产生的前向平均压力。声辐射压力是由流体介质的非线性引起的。

声辐射压力与声能量密度成正比。在声学测量中，声辐射压力常被用来测量声强、声功率等。

（他得安）

fúshè shēngchǎng

辐射声场（radiation sound field）

介质中有辐射声波存在的空间。声源辐射器振动表面推动周围介质振动，由于介质的惯性和弹性，使得振动状态向远处传播，从而形成声波场。

能量以声波的形式向外传播。描述声场的物理量可以是声压、介质粒子振动速度、位移或介质密度等，这些物理量一般都是位置和时间的函数。声场中这些物理量随空间位置的变化与随时间的变化间的关系由声学波动方程描述，解出声波方程的满足边界条件的解即可知道声场随空间的分布、随时间的变化及能量关系等。

研究辐射声场主要有两方面的问题：声源辐射时声场的各种规律，如声压随距离和方向的变化；声源激发起来的声场反过来对声源的影响，也就是由于辐射声波而加在声源上的辐射阻抗。

（他得安）

shēngzhóu

声轴（beam axis）

声波传播方向的轴线。声束的中心轴线，它代表超声在声源发声后其传播路径的主方向。

声轴通常与声波发出后介质中声强或声压最大的区带一致，也即声能量密度最大的区带。

（他得安）

jìnchǎng

近场（near field）

波源附近由于波的干涉而出现一系列声压极大值、极小值的区域。声源附近由于声压急剧起伏，出现多个极大值和极小值，最后一个声压极大值处与声源的距离称为近场长度，用 N 表示，$N=d^2/4\lambda$，N 值以内的区域称为近场区。

声强沿中心轴的距离分布，近场区声强度有剧烈的起伏变化，存在着许多声强度为极小值的节点。当测量距离 $r=\lambda/2\pi \approx \lambda/6$ 时，感应场强度与辐射场强度相当。在距离辐射源比较近（$r < \lambda/6$）的地方，感应场强度大于辐射场强度。

（他得安）

yuǎnchǎng

远场（far field）

波源轴线至波源的距离大于近场区长度的区域。

最后一个声压极大值处以外的区域，即 N 值以外的区域。一般认为，在以场源为中心、半径为三个波长之外的空间范围处于远场（区）。

在远场区声强的变化趋于平稳，随着距离的增加，声强逐渐减弱。自由声场中，远场区声源直接辐射的声压与离声源的距离成反比。一般所说的声场都是指远场，噪声测试也多在远场条件下进行。近场区与远场区随探头的工作频率及探头发射时的有效面积而变化。

（他得安）

shēngchǎng zhǐxiàngxìng

声场指向性（directivity of the sound field）

发射响应（电压响应或功率响应）或接收响应（声压灵敏度或功率灵敏度）的幅值随方位角变化的特性。换能器声场的指向性是指它在某个参考方向上有一个极大值。

声场的这种指向性可以用指向性函数来描述，也称声场指向性图或声场方向特性函数。在以换能器阵的声中心为球坐标原点、距离球坐标原点距离为 r 的远场区球面上，任一方向上的声压幅值与最大值方向上的声压幅值之比，可定义为该换能器辐射声场的指向性函数。

换能器是指向性声源，具有以下几个特点：发出的声波只向指定方向传播，可以传播很长的距离，可以产生虚拟声源。指向性声源在军事、工业、商业、文化、教育等领域具有广阔的应用前景。

对指向性声源的研究可以追溯到18世纪中叶的塔蒂尼（Tartini）音调的发现。这起初被认为是由于人耳感觉声音时的振动产生的，之后，亥姆霍兹（Helmholzt）证实了这是由空气的非线性作用引起的，但是未给出理论的分析结果。1965年，伯蒂亚（H.O.Berktya）提出了一个更精确的而且是更完整的关于参量化阵的解释。1974年玛丽·贝斯（Mary Beth）和巴克·斯托克（Bafck Stock）在空气中实现了参量化阵。由于参量化阵解调得到的音频声具有非常好的指向性，使得指向性声源的研制成为可能。

（他得安）

zhǐxiàng jiǎo

指向角（directivity angle）

换能器发射的超声束在传播中扩散的角度大小。又称扩散角。

由发射探头发出的声波，能够集中在一个较窄的方向成一束状向被测材料中发送出去。指向角表示发射探头发出声束指向性尖锐程度。指向角越小，则指向性越好，对目标定位的准确性就越高。

超声波的扩散角是重要的参量，它决定着超声波应用过程的具体设计方案。超声波的扩散角与超声发射探头的几何尺寸和波长有直接关系，一般情况下，波长越小，频率越高，扩散角越小；超声波源尺寸越大，扩散角越小。

（他得安）

jìn jùlí gānshè dài

近距离干涉带（fresnel zone）

在换能器与焦点之间的范围。自由场中声源附近声压和质点速度不相同的声场。从发射、接收换能器的中央发出的声波，从其起端发出的声波在近距离因路径长短的不同而相互干涉，形成复杂的声场范围称之近距离干涉带。

近距离干涉带是声场的近场区域，也称菲涅尔区（fresnel zone），是自由场中声源附近声压和质点速度不相同的声场。从换能器的中央发出的声波在近距离因路径长短的不同而相互干涉，形成复杂的声场范围。菲涅尔区波束宽度基本与换能器直径相等，超过菲涅尔区的距离，波束越来越发散，称为远场，也称夫琅和费（fraunhofer）区。

一个非聚焦单阵元发出的典型超声波束（图1）。

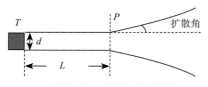

图1　非聚焦单阵元发出的典型超声波束

菲涅尔区长度（L）与换能器直径（d）满足以下近似公式：

$$L = \frac{d^2}{4\lambda} = \frac{d^2 f}{4c}$$

式中λ是超声波波长，f是频率，c是速度，$\lambda = c/f$。

换能器直径（孔径）越大，近场波束越宽，但菲涅尔区越长，且扩散角也越小。反之，换能器直径（孔径）越小，近场波束越窄，但菲涅尔区越短，且扩散角变大。频率越高，菲涅尔区越长，且扩散角也越小。但频率越高，随深度衰减越大。

（姚克纯）

shēngshù

声束（sonic beam）

在声源的指向性方向上集中发射的一束超声波。声束的形成是基于干涉现象的应用。

超声检测中通常集中声波向一个方向传播，使具有较强的方向性，发出的超声波呈窄束的圆柱形分布，故称超声束。超声束的应用不断完善，例如促使超声成像技术不断发展，如灰阶显示和彩色显示、实时成像、超声全息摄影、穿透式超声成像、超声计算机断层显影、三维成像、体腔内超声成像等。

（他得安）

shēngshù hòudù

声束厚度（sonic beam thickness）

垂直于扫查平面方向上声束厚度。

探头发射的超声束具有一定厚度，即所获得的声像图是一定厚度以内空间回声信息幅度的叠加图像。声束厚度伪像又称"部分容积伪像"，是声束厚度以内同一深度上的小目标回声信号被重叠，造成图像所显示的相互结构关系失真。

作为医学诊断设备，临床上对B超有两个最重要的技术要求：一是探测深度；二是图像分辨率。

图像分辨率包括空间分辨率和对比度分辨率，其中空间分辨率又分为轴向、侧向和俯仰方向3种，而俯仰分辨率的更常用称谓是切片厚度或横向分辨率。当其频率达数兆赫兹，换能元件孔径达10mm以上时，超声波将在人体组织中成束传播，因而被称为声束或波束。

侧向分辨率基本上等于换能器的有效波束宽度，因此不仅取决于换能器的尺寸，还与其聚焦能力相关。换能器尺寸越大，其侧向分辨率越差。但是对线阵探头而言，可以电子聚焦，因此换能器的尺寸对侧向分辨率影响不大。反之，一个聚焦阵列探头的侧向分辨率更加取决于探头的设计工艺。对这种换能器而言，侧向分辨率仅指的是聚焦处的分辨率，聚焦面之外的侧向分辨率远比聚焦面上的差。

（姚克纯）

shēngshù kuān

声束宽（sonic beamwidth）

声束两个半功率点之间的夹角。

通常将相对声源轴线处声强下降一半（声强衰减3分贝，声压衰减6分贝）时的等声强线的声束宽度称为有效声束宽度。声束各处宽度不等，在邻近声源的一段距离内，束宽几乎相等，称为近场区，近场区内声强高低起伏。在远场区声束开始扩散，声束宽随距离变宽，此区域内声强分布均匀。

超声断层成像装置近场定向是基于声束的宽窄随离换能器的距离而发生变化的原理。近场声束的宽窄决定了成像装置的横向分辨率。声束越窄所显示的断层像越清楚。束宽较宽时，声束的横向、侧向分辨率差。非聚焦的声束，横向分辨率等于或大于声源的直径，不能分辨小结构。为了增加分辨力，可采用声透镜、动态电子聚焦、凹面镜片聚焦发射和接收等多种方式使声束变窄。

(他得安)

zhǔbàn

主瓣（main lobe） 在指向性声源辐射过程中，在指向性图的自然指向方向上，通常会出现最大值，该最大辐射方向两侧第一个零辐射方向线以内的波束。

对于某一辐射体通常使用指向性图来描述其辐射的方向性，因为指向性图一般呈花瓣状，故又称为波瓣图。在实际超声检测中，通常使用主瓣对目标进行检测或成像，主波瓣宽度越窄，表示指向性越好，辐射能量越集中，所以波束分辨性能越好，作用距离越远，抗干扰能力越强，能更好地完成检测任务或取得更高分辨率，更高信噪比的图像。

(他得安)

pángbàn

旁瓣（side lobe） 指向性图中除了主瓣和栅瓣，还有一系列比主瓣能量低的瓣分布在主瓣两侧。

旁瓣通常是在不希望的方向的辐射，尽管与主波束相比辐射功率弱得多，但这些不希望出现的声波仍会从被测目标的表面反射，因此从旁瓣泄漏的能量会降低超声检测中探测目标的能力，降低检测或成像的信噪比。若在旁瓣方向恰有较高功率回波，则会从旁瓣送入以假乱真的"欺骗"信号进行旁瓣干扰，使图像中出现虚假缺陷指示。进行阵列信号处理，可通过加"窗"及自适应波束形成等方法，降低旁瓣能量。

(他得安)

zhàbàn

栅瓣（grating lobe） 在指向性声源辐射过程中，除主瓣以外包含辐射强度极大值方向在内的辐射瓣。

在方向性图中，可能在几个不同方向上均出现辐射强度的最大值，其中在辐射体自然指向方向上产生主瓣，其余所有包含辐射强度最大值方向在内的辐射瓣（束）为栅瓣。

由于栅瓣的幅值等于主瓣的幅值，若探头或阵列发出的超声波束具有栅瓣，超声探头或阵列则无法区分主、栅瓣声轴的回波信号。所以在进行回波信号处理时，会出现回波混叠，产生伪像。只要阵列中单个晶片的尺寸等于或大于波长，就会产生栅瓣。当晶片尺寸小于波长的一半时，不会产生栅瓣（晶片尺寸在半个波长和一个波长之间时，是否产生栅瓣取决于电子偏转的角度）。因此在某项具体应用中使栅瓣最小化的最简单的方法是使用小晶片间距的探头。使用特别设计的探头，如将大晶片分割为较小的晶片，或改变晶片间距，也可以减少不需要的波瓣。

(他得安)

jùjiāo

聚焦（focusing） 控制一束电磁波或声波，使其能量尽可能会聚于空间一点的过程。

例如凸透镜能使平行光线聚焦于透镜的焦点；雷达利用凹面镜聚焦；在电子显微镜中利用磁场和电场可使电子流聚焦；声波也可使用类似方法实现聚焦，例如声透镜、声反射镜或电路延时线等。

聚焦按驱动方式可分为被动式和主动式，被动式聚焦例如透镜聚焦，该聚焦方法设计简单，但无法实现动态聚焦；主动式聚焦例如相控阵聚焦，该聚焦方法可实现复杂的动态聚焦，但设计复杂、成本较高。聚焦是成像的必要条件，同时聚焦的质量也直接影响超声检测和成像的效果。

(他得安　姚克纯)

jiāodiǎn

焦点（focus） 在声学中指使用声学聚焦手段时，声波能量在空间中所会聚的点。

焦点原是光学名词，后来在几何学、力学和声学等都有使用这一名词。声波与光（电磁波）都具有干涉的属性，使用聚焦手段以调节不同源的辐射相位，使辐射出的波在空间某点发生干涉相长。

焦点是光学系统的重要概念之一，是透镜（或曲面镜）将光线会聚后所形成的点，因光线会聚成一点可将物烧焦而得名。相比空间中其他位置，焦点处具有更强的能量分布，通常超声成像处理均是在焦点附近进行，通过机械或电子手段移动焦点，进行不同位置的扫描，最终可得整体的像。

(他得安)

jiāojù

焦距（focal length） 使用聚焦方法从发射中心到波聚集位置（焦点）的距离。

在光学系统中，焦距是衡量光的聚集或发散的度量方式，指从透镜中心到光聚集之焦点的距离，同样可将此概念引申到声学领域，以描述声发射的聚焦情况。使用声学聚焦方法，若焦距是正值，则声波将会聚集在一个点上；若焦距是负值，则声波将会扩散开。

照相时，被照的物体与相机（镜头）的距离不总是相同的，比如给人照相，有时，想照全身的，离得就远；照半身的，离得就近。也就是说，物距不总是固定的，这样，要想得到清晰的像，就必须随着物距的不同而改变胶片到镜头光心的距离，这个改变的过程就是我们平常说的"调焦"。在声学成像中也面对着同样的问题，在进行超声成像时，若系统焦距不可调，则只能对特定距离处的物体成像，通常我们希望成像系统的焦点可以移动，即焦距可变，以灵活应对不同的检测环境。

（他得安）

jiāoyù

焦域（focal area）

在高强度聚焦声波中，干涉相长的区域。在高强度声波聚焦过程中不仅会在一个点出现聚焦现象，所以这部分能量分布明显强于其他位置。

高强度引起的声场非线性和介质衰减对声焦域的位置和形状都有影响。声压越高，介质衰减系数越大，声焦域的位置就越向声源方向前移，焦域的长短轴之比也随之变小。传统的单元自聚焦换能器只能产生固定的焦点，焦域形状无法改变；而相控阵聚焦换能器可以对每个阵元进行相位和振幅的单独控制，从而实现各种形态的声聚焦。

（他得安）

jiāobān

焦斑（focal spot）

聚焦波束在待测截面上所成的能量分布。

使用聚焦波束进行成像时，观察波场在待观察距离处的平面上的能量分布，在主波束方向存在较强的能量分布，通常以最大能量的半功率值做等值线描绘焦斑，焦斑的形状及大小会随着焦距的变化而变化。减小焦斑尺寸可以降低成像的几何模糊。

成像光学系统中，分辨本领是衡量分开相邻两个物点的像的能力。由于衍射，系统所成的像不再是理想的几何点像，而是有一定大小的光斑（艾里斑），当两个物点过于靠近，其像斑重叠在一起，就可能分辨不出是两个物点的像，即光学系统中存在着一个分辨极限，这个分辨极限通常采用瑞利提出的判据。基于迭代或非迭代算法可产生在二维或三维空间中间距固定的焦斑阵列；焦斑阵列在并行光学存储、并行超分辨成像等领域都有重要应用价值。

（他得安）

shēngxué jùjiāo

声学聚焦（acoustic focusing）

将声波汇聚，使声能集中于空间某一点或某一区域。

声学聚焦就是利用特殊的方式将声波汇聚起来，得到符合要求的焦点或焦域，可以改善超声检测或成像的分辨率和灵敏度。常见的声学聚焦方法如使用声透镜、声反射镜聚焦等方法。

传统的声学聚焦技术是通过将天然声学材料加工成特定的弯曲形状使声路径发生弯曲，进而产生聚焦的效果，这会导致用来实现聚焦的声学材料必须具有固定的几何形状并且聚焦时会产生像差。声学人工材料的产生和迅猛发展提供了许多利用天然材料无法获得的声学特性，可产生许多声学现象，如声波的异常反射、声单向传播、声隐身斗篷以及声学的超常吸收等，这为基于人工材料的声学聚焦研究提供了新的思路。近些年来，声学聚焦在无损检测、医学诊断和超声治疗等领域有着重要的应用背景。

（他得安）

diànzǐ jùjiāo

电子聚焦（electron focusing）

通过控制阵元组的激励信号的相位和时间延迟来实现的。阵元组是由一组相邻的振元组合而成。分为发射电子聚焦和动态电子聚焦，通过电子延迟线的办法实现的聚焦形式。

在发射时阵元组内各振元的激励信号相位（时间延迟）按一定规律（如二次曲线）而变化，使各振元发射的超声波在空间叠加后，在空间某些位置产生超声合成波束汇聚。汇聚叠加效果最强处即为聚焦区（图1，图2）。

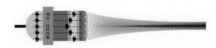

图1 探头阵元组激励信号延迟控制和超声束聚焦

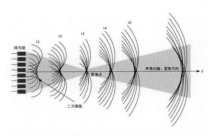

图2 超声波在空间（近场，远场，聚焦区）叠加

当超声系统改变相位控制的二次曲线变化曲率，就可以改变聚焦的焦距区。通常采用的二次曲线常为圆弧线。

假定发射一组阵元数为8的声束聚焦例子（图3）。阵元组发射时从两端向中心逐步增加振元的延迟时间，其合成波面将形成凹形弧面（近似二次曲线凹面），类似凹面镜一样，合成波面在焦距处形成声束聚焦。

电学聚焦中阵元组内一组发射时被激励的阵元数目，激励脉冲的延迟时间（相位控制）能直接影响声束焦距的长短。当然也和探头工作频率，振元大小间距相关。当激励的阵元数目多，延

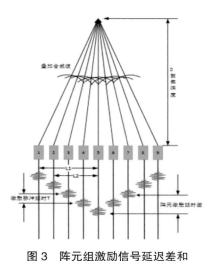

**图 3　阵元组激励信号延迟差和
超声束聚焦**

迟时间长，焦距越长。

由图 3 所示，如果阵元组内振元排列到聚焦点可以用等腰三角形表示，振元间到聚焦点的直线距离 l 为

$$l = \sqrt{L_i^2 + D^2}$$

其中 L_i 是振元 i 到轴线的距离，D 为焦距。因此超声波从不同振元 i, j 沿直线距离到聚焦点的距离差为

$$\Delta l = l_i - l_j$$

在声速 c 已知的情况，振元 i 与第 j 号振元的相差延时量 τ 即可计算出来：

$$\tau = \frac{\Delta l}{c}$$

在人体组织中超声波的平均传播速度为 $c=1540m/s$。

在接收时阵元组内各振元的接收信号的相位按同样变化来计算和控制，使每一振元的接收信号经电路叠加后，对接收灵敏区域的回波产生最大化的汇聚效果。这时阵元组对接收灵敏区域的回波信号最为敏感。因此接收时阵元组内各振元通过相位变化（延时），使得各接收通道的信号为同一深度的回波信号，增强回波信号同时，减少通道间相互干扰。

由于声束聚焦由各振元采用延时激励产生，接收回波时各振元收到的回波信号即存在相应的相位差，如要在接收信号处理通路中得到同相合成的信号，必须在接收电路上采取与发射时一样的延时补偿。因此接收通路中各通道线上也要设置和发射电路一样的延时量相等的延迟线。

（姚克纯）

dòngtài jùjiāo

动态聚焦（dynamic focusing）

采用多个或可变的延迟时间，控制晶片的发射和接收，取得多个或可变的声束聚焦点的方式。根据诊断深度的不同，电子扫描仪多采用 2 ~ 3 个焦点的动态聚焦，最多可达 8 个，以获得较窄的声束和好的横向分辨率。组合波束把 4 ~ 20cm 深度上的超声束直径都变得很窄，从而大大提高了图像的分辨力。

电子动态接收聚焦：在不同深度接收聚焦，为得到从各聚焦点反射回的球面波，在相同的相位接收信号，延迟回路产生相应的延迟。也就是说各阵元接收的信号根据接收到的时间的不同（即深度的不同）产生相应的延迟后进行累加，就会增加接收信号的聚焦性。这就是超声波的电子动态接收聚焦。

动态聚焦与数字化技术的关系：现在已不用模拟的延迟电路而用数字延迟电路，这样能够形成非常细的动态聚焦，并且抑制了许多外界的干扰信号，升级容易，延时精准，不易因老化而导致图像失真。

（姚克纯）

jiēshōu jùjiāo

接收聚焦（piezoelectric focusing）

根据深度（时间）引入电子延迟来重定信号相位的方法。

在浅深度处，相邻换能器元件之间的重定相位延迟最大。深度越大，差异就越小，因此接收机的相位延迟电路会随着回声监听时间的变化而变化：在接收过程中，过程是动态的，方法是自动的，系统会根据深度改变接收时间并从中返回的深度识别回声。

在阵列的最外层元素处，接收到的回声比在阵列的中心处回声传播的距离更长，因此，需要重新定相以防止分辨率降低。动态接收聚焦通过引入电子延迟，作为深度的函数来重新调整信号的相位。从较大深度返回的回声需要较小的时间延迟，而从较浅深度返回的回声则需要较大的时间延迟。接收聚焦技术常用于相控阵，许多线性阵列也可以使用此技术。

（他得安）

fāshè jùjiāo

发射聚焦（transmission focusing）

由多路延迟线组成，用以完成对发射波束长轴方向的电子聚焦。

发射聚焦通过延时，使各阵元的子波合成聚焦与焦点处的波振面，其形成的声束窄，能量集中，以提高图像的横向分辨率。单次发射聚焦只能有一个焦点，为了同时获得较浅区域和较深区域的窄波束，可以采用多次发射不同深度焦点进行拼接的方式，取发射焦点较近的回波前部拼接上发射焦点较远的回波后部成一根扫描线，多焦点拼接后的图像在交接处有界线，需要对过渡区域进行平滑处理。显然，多焦点发射聚焦使一根扫描线所需的时间成倍增长，会有成像帧频大幅降低的不足。

（姚克纯）

jiāozhù chángdù

焦柱长度（focalizing length）
沿声束轴线在焦平面两侧声束横截面的声压较焦点处的声压降低一半（-6dB）时，两个截面之间的声束长度。又称焦深。

（姚克纯）

jiāoqū

焦区（focal zone） 在焦柱长度内所有的波束横截面积所构成的体积。当一束超声波从换能器表面发出向前传播的时候，超声能量场的分布在不断变化。超声波声强或声压在轴向中心线上随着传播距离的增加逐步减弱，在垂直于传播方向的侧向平面上从中心向外快速减弱，离开换能器较远后，超声波大体上呈现发散状态。超声波束就是用来描述超声波从源头开始随传播距离改变的声强或声压空间分布。超声波束形状和指向性受换能器尺寸形状、超声波频率、聚焦的影响。超声波束的形状可通过聚焦来改变，聚焦有几何聚焦、电子聚焦等方法。在焦点位置，超声波束宽度最窄、强度最大，具有最好的空间分辨率，此特征分布在焦点附近一定区域范围内（图1）。

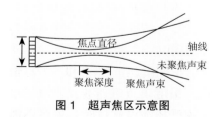

图 1　超声焦区示意图

（姚克纯）

lùbō

滤波（wave filtering） 将信号中特定波段频率滤除的技术。是抑制和防止干扰的一项重要措施。是选择性获取不同频段信号的重要手段。

滤波是根据观察某一随机过程的结果，对另一与之有关的随机过程进行估计的概率理论与方法。经典滤波的概念，是根据傅里叶分析和变换提出的一个工程概念。根据高等数学理论，任何一个满足一定条件的信号，都可以被看成由无限个正弦波叠加而成。换句话说，工程信号是不同频率的正弦波线性叠加而成的，组成信号不同频率的正弦波称为信号的频率成分或称为谐波成分。现代滤波用模拟电子电路对模拟信号进行滤波，其基本原理就是利用电路的频率滤波特性实现对信号中频率成分的选择。使用频率滤波时，是把信号看成由不同频率正弦波叠加而成的模拟信号，通过选择不同的频率成分来实现信号滤波。

滤波一词起源于通信理论，它是从含有干扰的接收信号中提取有用信号的一种技术。"接收信号"相当于被观测的随机过程，"有用信号"相当于被估计的随机过程。例如用雷达跟踪飞机，测得的飞机位置的数据中，含有测量误差及其他随机干扰，如何利用这些数据尽可能准确地估计出飞机在每一时刻的位置、速度、加速度等，并预测飞机未来的位置，就是一个滤波与预测问题。这类问题在电子技术、航天科学、控制工程及其他科学技术部门中都是大量存在的。历史上最早考虑的是维纳滤波，后来 R.E. 卡尔曼和 R.S. 布西于 20 世纪 60 年代提出了卡尔曼滤波。现学界对一般的非线性滤波问题的研究相当活跃。

（他得安）

zàoshēng

噪声（noise） 发声体做无规则振动时发出的声音。噪声的强度通常用分贝（dB）表示。

广义的噪声是指对环境产生干扰的非所需声音。在物理学中，是指振幅和频率完全无规律的震荡。对于医学超声成像，噪声是指干扰成像的杂乱声波，其来源较多，如电磁波、机械振动、波干涉等。

在超声成像实践中，噪声的产生几乎无法避免，是干扰超声成像的最重要因素之一。抑制噪声强度，提高信噪比，是设备制造和使用的最关键环节。也是评价设备性能的最重要指标之一。由于噪声的来源多样，产生噪声的原因异常复杂，因此抑制噪声非常困难。

（王金锐）

bāndiǎn zàoshēng

斑点噪声（speckle noise） 脉冲波遇到粗糙表面反射后，因相位不同导致回波发生干涉，使接受区域内的回波强度忽强忽弱，在显示屏上呈现或亮或暗的斑点，形成对物体成像干扰的噪声。

斑点噪声源自物体基本分辨单元内随机散射信号的相干干涉。在超声成像中，超声探头发射的波束在人体组织中传播时，遇到组织中粗糙的组织颗粒就会发生散射。由于这些密集的背向散射波的相位不同，就会发生相互干涉，形成相干波。其中频率、相位相同的散射波叠加后振幅显著增高（相长干涉），而频率相同、相位相反者叠加后则振幅减弱，反映在声像图上就形成高回声和弱回声斑点噪声。

斑点噪声是反射波成像系统的特点。在图像上表现为信号相关（如在空间上相关）的小斑点，它既降低了图像的画面质量，又严重影响图像的自动分割、分类、目标检测以及其他定量信息的分析。因此抑制斑点噪声是提高信噪比从而改善成像效果的关键之一。尽管可通过非相干多视处理或空间域滤波来实现，但是无法完全消除。

（王金锐）

信噪比（signal-to-noise ratio, SNR）

电子设备或者系统中信号与噪声的比例。SNR 也可缩写为 S/N，也称讯噪比，用分贝数（dB）表示。

在医学成像中，图像的信噪比等于信号与噪声的功率谱之比。但是由于功率谱难以获得。sNR 可以用信号与噪声的方差之比近似估计图像信噪比。首先计算图像所有像素的局部方差，将局部方差的最大值设定为信号方差，最小值为噪声方差，将二者的比值转成分贝数。分贝与信噪比的关系为：$dB=10\lg(s/n)$

信噪比是度量设备或系统性能的主要技术指标。广泛应用于仪器的设计制造和性能评价。设备的信噪比越高表明它产生的噪声越少。一般来说，信噪比越大，说明混在信号里的噪声越小，图像的质量越高，否则图像模糊不清。提高 SNR 的方法一方面是增大信号功率或强度，另一方面是抑制噪声。在超声成像时，由于人体回声信号强度微弱，因此抑制噪声是最主要的手段。

（王金锐）

多普勒效应（Doppler effect）

目标移动导致回声频移的现象。凡目（靶）标运动的有效速度越高，其频移数值越大，反之则越小。真实速度必须用声轴与流速主轴间的余弦角（$\cos\theta$）校正。频移数有"正、负"，代表运动体与探头间的运动方向；同向为正值，反向为负值。

多普勒效应产生的原因是，当波源向观察者移动时，每个相邻的波峰都从比前一个波峰更靠近观察者的位置发射。因此，与前一波相比，每波到达观察者的时间缩短，从而减少了连续波峰到达观察者之间的时间，进而导致频率增加。当它们行进时，相邻的波阵面之间的距离会减小，因此波会"聚在一起"。相反，如果波源远离观察者，则每个波都从比前一个波在更远离观察者的位置发射，因此连续波之间的到达时间增加，从而降低了频率。然后，连续波前之间的距离会增加，因此波会"散开"。

多普勒效应（或多普勒频移）是相对于波源运动的观察者而言波的频率变化。它以奥地利物理学家多普勒（Christian Doppler）的名字命名，多普勒在 1842 年描述了这种现象。多普勒频移的一个常见示例，是当发声的汽车接近观察者并在观察者后退时听到音高变化的现象。与发射频率相比，接近时的接收频率较高，经过时的接收频率相同，而在远离时则较低。

（他得安）

超声非线性效应（ultrasound nonlinear effect, ultrasound nonlinearity effect）

超声在传播过程中，因压缩波与膨胀波在介质内传播速度的不同而发生波形畸变，产生谐频、次谐频波以及与之相关的现象。亦可在微泡造影时产生。

超声非线性效应，涉及振幅足够大的声波。大振幅需要使用流体动力学（对于液体和气体中的声波）和弹性（对于固体声波）控制方程式。这些方程通常是非线性的，因此不能再使用传统的

线性化方法。这些方程的解表明，由于非线性的影响，声波在传播时会失真。

随着局部压力的变化，声波会通过材料传播。增加气体或流体的压力会增加其局部温度。可压缩材料中的局部声速随温度而增加。结果，该波在振荡的高压阶段比在低压阶段传播更快。这影响了波的频率结构。例如，在最初为单一频率的正弦波中，波峰的传播速度比波谷的传播速度快，并且脉冲累积起来更像锯齿波。换句话说，波会自失真。这样就引入了其他频率分量，可以用傅里叶级数来描述。这种现象是非线性系统的特征，因为线性声学系统仅响应于驱动频率。但是几何扩展和吸收的影响通常减弱了自失真，因此通常存在线性行为，并且非线性超声仅在非常大的振幅并且仅在声源附近才能发生。另外，不同幅度的波将产生不同的压力梯度，从而导致非线性效应。

（他得安）

超声空化效应（ultrasonic cavitation effect）

在超声作用下液态物质中的微小气泡随超声频率发生迅速、重复地生长 – 闭合 – 破灭运动以及由此产生的一系列物理效应。

超声空化由于物理作用形成。①由于负压造成：在声场中血液受压缩波施压时，液体不能被压缩；而受膨胀波牵拉时，液体亦不可能膨胀，但水分子与水分子之间，可被"拉断"。"拉断效应"即在水分子与水分子间产生真空小区或成为微泡。在发射频率 $2\sim10MHz$，声强 $I_{sPTa}=100mW/cm^2$ 或 $MI=1.0$ 的条件下，即可发生甚少量空化。②由于高

温造成：在 HIFU 的聚焦区高温可超越 100℃，使水分子瞬时气化。

空化是一种现象，其中液体中压力的快速变化导致在压力相对较低的地方形成小的蒸气填充型腔。当受到更高的压力时，这些称为"气泡"或"空洞"的腔会坍塌并会在非常靠近气泡的位置产生强烈的冲击波，但随着气泡与气泡之间传播而迅速减弱。空化开始的物理过程类似于煮沸。两者之间的主要区别在于形成蒸气之前的热力学路径。当液体的局部温度达到饱和温度时会发生沸腾，并进一步提供热量以使液体充分地变成气体。当局部压力降到远低于饱和蒸气压时就会发生气蚀现象，该值由液体在一定温度下的抗拉强度给出。

由于超声空化作用非常复杂，研究内容涉及声学、化学、光学、流体力学等多门学科，而且在实际中不可能把空化效应和机械效应、光电效应等分离开来。由于空化作用引发的物理、化学、生物等效应又具有相当特异的性质，而这些性质具有重要的理论价值和巨大应用潜力。比如，空化泡的溃灭会在空泡周围极小的空间内产生微射流，并对外辐射空化噪声。空泡溃灭时产生的高温高压可用于清洗、切割、破碎物件，改善材料表面性能、过程强化等方面，超声波空化作用已成为当前研究的热点。

(他得安)

chāoshēng kōnghuà yùzhí

超声空化阈值（ultrasonic cavitation threshold）

使液体介质产生空化作用的最低超声声强或声压。

当超声波能量足够高时，就会产生"超声空化"现象，即指存在于液体中的微小气泡（空化核）在超声场的作用下振动、生长、收缩与破灭的过程。

超声空化阈值若由声压表示，称为超声空化的声压阈值。超声空化阈值若由声强表示，称为超声空化的声强阈值。

(他得安)

kōnghuà hé

空化核（nuclear of cavitation）

当声强足够高而分子结构足够松散时，剧烈的分子振动产生的小微泡。

空化核的产生原因，一种学说认为在原无气泡的液体中，可能存在少许极细微的空气泡。于声场中作为"空化"的核心，降低该液体的空化阈值，开始出现成批空泡。为了使空化开始发生，空化"气泡"通常需要使其成为核的表面。该表面可以由容器的侧面、液体中的杂质或液体中小的未溶解的微气泡提供。通常认为疏水性表面能够稳定小气泡。这些预先存在的气泡在暴露于低于阈值压力（称为布雷克阈值）的压力下时开始无界增长。

另一种学说认为液体中总是存在许多微小气泡构成液体的"薄弱环节"，因而在相当低的负压下即可首先在这些地方将液体拉断而产生空化。这种微小气泡称为"空化核"。常见的空化核可以是液体中半径小于 0.1mm 的气泡或蒸气泡（半径大于 0.1mm 的气泡会因浮力升至液面而破灭），也可以是固态粒子的裂缝或表面附着的微小气泡等。

(他得安)

kōnghuà qìpào yùndòng

空化气泡运动（cavitation bubble movement）

液体中的微小泡核在超声波作用下被激活，泡核振荡、生长、收缩及崩溃等的一系列动力学过程。

空化气泡崩溃时，极短时间内，在空化泡的极小空间中将产生局部高温、高压以及强烈的冲击波和快速射流。

气泡动力学理论提供描述液体中半径 R_0 的单个气泡在声场作用下行为的运动方程，即著名的瑞利谱仪（Rayleigh-Plesset）方程。传统意义上的空化是液体与其蒸气的相变过程，包括发生、发展、消失三个阶段。发生阶段称为"空化初生"，伴有噪声辐射的大幅度上升；消失阶段称为"空化溃灭"，释放出巨大的压能和热能，可能造成对材料的破坏，也可能被利用来为多种工业领域服务；在初生与溃灭之间的是空化发展阶段，称为"空化发展"，它主要是干扰空化物体的运动、使力发生了变化，如推力下降、构件振动等，在某些情况下也可以减阻、使阻力系数甚至降低一个数量级。

(他得安　王金锐)

kōnghuà jīběn xiàoyìng

空化基本效应（basic effect of cavitation）

空化伴随的空蚀、高温、高压、冲击、振动、发光、微射流及其衍生的生物化学效应等现象。

空化的基本效应在液体处理、环境工程、医疗等很多领域有广泛的应用。可以使高分子分解、化学键断裂和产生自由基等。空化噪声是一种很强的水动力噪声，在有关工程中通常应尽量避免。空泡溃灭时产生的脉冲作用加大结构物的振动，也会产生有害影响。在空化发光效应中，光强很弱，只能在暗室内才能测到。对这种发光效应的机制尚未明确。有人把水洞实验室的光线遮盖，用 30 分钟长曝光时间摄取空化发光的图像，同时记录物体表面的空蚀强度，发现空化发光强度与空蚀强度变化趋势是一致的。因此，有可能利用空化发光效应预报空蚀强度，这种技术目前正在探讨中。

（他得安）

chāoshēng jīxiè xiàoyìng

超声机械效应（ultrasonic mechanical effect）

超声在介质中前进时由于介质微粒间和界面上的机械性摩擦及介质的声吸收而转变为热的效应。

超声在介质中传播是由振动而产生的机械效应，它可引起机体若干反应。超声振动可引起组织细胞内物质运动，由于超声的细微按摩，使胞质流动、细胞震荡、旋转、摩擦，从而产生细胞按摩的作用，也称为"内按摩"。这是超声波治疗所独有的特性，可以改变细胞膜的通透性，刺激细胞半透膜的弥散过程，促进新陈代谢、加速血液和淋巴循环、改善细胞缺血缺氧状态、改善组织营养、改变蛋白合成率、提高再生功能等。使细胞内部结构发生变化，导致细胞的功能变化，使坚硬的结缔组织延伸、松软。

超声波的机械效应可软化组织、增强渗透、提高代谢、促进血液循环、刺激神经系统和细胞功能，因此超声波具有独特的治疗意义。

（他得安）

chāoshēng rè xiàoyìng

超声热效应（ultrasonic thermal effect）

由于介质微粒和小界面上介质粒子振动，可造成体内按摩，体液、药液弥散，带走代谢积蓄产物，改善微小循环的效应。但此效应必须控制其声功率及声强。

人体组织对超声能量有比较大的吸收本领，因此当超声波在人体组织中传播时，其能量不断地被组织吸收而变成热量，其结果是组织的自身温度升高。产热过程是机械能在介质中转变成热能的能量转换过程，即内生热。超声温热效应可增加血液循环，加速代谢，改善局部组织营养，增强酶活力。一般情况下，超声波的热作用以骨和结缔组织为显著，脂肪与血液为最少。

由于生物组织的声吸收特性，超声能量射入组织后，部分超声能量将会变为热能，并使其温度升高，声吸收与温度有着密切的关系。尽管超声的热效应与机械效应相比，仅是次要的，但其微热作用对治疗疾病是不可忽视的机制之一。

超声热效应的机制大致有如下几个方面：①超声振动通过介质时能量发生转变。②介质粒子有周期性紧缩，以致引起温度升高的中心，该中心发生在超声波的压缩相位中。③在不同种组织分界部分形成，由于组织分层，介质阻抗不同，将产生反射，形成驻波，引起分子间相对运动产生摩擦而形成热，那时在与驻波波腹相应的位置上就有局部温度升高。在这些因素中，介质的吸收是热形成的主要因素。

（他得安）

shēngliú xiàoyìng

声流效应（acoustic steaming）

发生在强超声场中的宏观和微观稳定的液体的涡流现象。一定强度的声场内可使液体沿声轴主方向的连续流动。

超声波可以通过声流作用来促进对流传输过程，如可促使细胞膜的可逆渗透和物质传输，从而有利于菌体细胞的生长和底物转化，但如果强度过大，则会对生物组织造成一定的损伤。有报道声流可促进血栓形成。

通过将叉指换能器（IdT）排布到压电材料表面上，可以产生声表面波。瑞利表面波在空气中传播时几乎不会发生衰减；但在接触到液体时，波将开始"泄漏"到流体中。此时，它被称为泄漏声表面波。它进入液体的角度由声表面波速度相对于声音在液体中的速度决定。这种压力波会在一个足够长的时间尺度上发生衰减，从而产生流体流动，这种过程被称为声流，由法拉第于1831年首次通过实验在驻波模式的情况下观察到。

（他得安）

shēngguāng xiàoyìng

声光效应（acousto-optic effect）

超声波在透明介质中传播时，介质的折射率发生空间周期性变化，使通过介质的光线发生改变的现象。

超声波通过介质时会造成介质的局部压缩和伸长而产生弹性应变，该应变随时间和空间做周期性变化，使介质出现疏密相间的现象，如同一个相位光栅，当光通过这一受到超声波扰动的介质时就会发生衍射现象。

当超声频率较低，且光束宽度比声波波长小时，介质折射率的空间变化会使光线发生偏转或聚焦；当声波频率增高，且光束宽度比声波波长大得多时，这种折射率的周期性变化起着光栅的作用，使入射光束发生声光衍射。衍射光的强度、频率、方向等都随着超声波场而变化。其中衍射光偏转角随超声波频率变化的现象称为声光偏转；衍射光强度随超声波功率而变化的现象称为声光调制。对于高频超声波，且光束穿越声场的作用距离较大的情形，类似于 X 射线在点阵上的衍射作用，光束通过声场后，出射光束的一侧出现较强的一级衍射光，称为声光布喇格衍射。

1922年，L.N.布里渊在理论上预言了声光衍射；1932年P.J.W.德拜和F.W.席尔斯以及R.卢卡斯和P.比夸特分别观察到了声光衍射现象。从1966年到1976年期间，声光衍射理论、新声光材料及高性能声光器件的设计和制造工艺都得到迅速发展。1970年，实现了声表面波对导光波的声光衍射，并研制成功表面（或薄膜）声光器件。1976年后，随着声光技术的发展，声光信号处理已成为光信号处理的一个分支。利用声光衍射效应制成的器件，称为声光器件。声光器件能快速有效地控制激光束的强度、方向和频率，还可把电信号实时转换为光信号。此外，声光衍射还是探测材料声学性质的主要手段。应用声光效应还可以制作声光调制器件、声光偏转器件、声光调Q开关、可调谐滤光器，在光信号处理和集成光通讯方面有着广阔的应用前景。

（他得安）

shēng huàxué xiàoyìng

声化学效应（acoustic chemical effect） 超声波加速化学反应，提高化学产率的作用。

超声可使水分解为HO^-及H^+，然后化合成H_2O_2及H_2或HO_2。如再与N_2化合，可产生NH_3、NO等。其中不少为性能活泼的自由基。

声化学反应不是来自声波与物质分子的直接相互作用，因为在液体中常用的声波波长为10～0.015cm（对应频率15kHz至10MHz），远远大于分子尺度。声化学反应主要源于声空化——液体中空泡的形成、震荡、生长、收缩直至溃陷及其引发的物理、

化学变化。

声化学效应的实质是空化效应，包括气核的出现、微泡的长大和微泡的爆裂3步。在超声作用下，流体产生急剧的运动，由于声压的变化，使溶剂受到压缩和稀疏作用，在声波的稀疏相区，气泡膨胀长大，并为周围的液体蒸气或气体充满。在压缩相区，气穴很快塌陷、破裂，产生大量微泡，它们又可以作为新的气核。当前认为，超声对化学反应的影响，其主要原因就是这些微泡在长大以致突然破裂时能产生很强的冲击波。据估算，在微泡爆裂时，可以在局部空间内产生高达兆帕的压力，中心温度可达3000～5000K。

对超声场作用的解释，尚未进入分子水平，而是停留在对分子群体的机械作用机制的水平上。例如，对固体表面的气蚀与洁净作用；不混溶液体的乳化作用；微泡爆裂时，冲击波在微空间导致的高温、高压对传质和传能的影响。

（他得安）

shēng huàxué rèlìxué

声化学热力学（sonochemical thermodynamics） 超声波在介质中传播时，其振动能量不断被介质吸收转变为热量而使介质温度升高的效应。

在声场作用下，溶液中产生空化气泡。空化气泡在声波作用下压缩而产生热量，尤其是空化气泡溃陷时产生数千度的高温，由于溃陷速度极快，热量传递速度与之相比要慢得多，因此气泡的溃陷和蒸气的压缩在气泡的体积内几乎是绝热进行，在此状态下，溶液中也形成一个瞬时的定域热点，在这个区域存在的热量，使溶液中的物质加热成分子，有

的分子被热解而生成原子团，这些原子团因受热使分子键断裂和产生重排。水溶液中进行的声化学反应的速率都有不同程度的提高。按照绝对速度理论，反应频率因素与分子的振动运动有关，因此空化作用大的区域压力梯度加快了反应分子的振动使反应速度提高。

超声化学反应速度的提高，是超声作用产生空化现象的结果。而空化气泡的运动和崩溃，则使体系内的各个部分（气泡内处的溶液）产生了热力与流体力学的重新分布。超声波本身的强度、频率、振荡声幅及波型决定了空化气泡的形成、形变和崩溃的过程和结果，是声化反应的原动力。反应体系的溶剂、溶于体系中的气体和反应物本身的物理性质和化学性质是声化学反应速度提高的内在因素。

（他得安）

chāoshēng shēngwù yīxué xiàoyìng

超声生物医学效应（the biomedical effect of ultrasound） 一定剂量的超声波作用于生物体，对其功能状态或结构产生影响或发生变化的效应。

由于超声可产热，压缩与膨胀波对组织造成的机械刺激与剪切力，超声空化（声致空化）效应、超声击破微泡效应、声流效应及声化学效应等，其单项或综合效应可造成对生物机体形态或功能上的损害。

超声的生物效应与超声波的声强、频率及生物组织本身的性质有关，且在声强低的情况下效应是可逆的，而声强超过一定阈值时则会产生不可逆效应。超声生物效应按其作用机制可分为机械效应、热效应、声流效应、空化效应及触变效应等。

研究超声对人体各组织器官的作用往往可以直接或间接表明超声的治疗效应。概括而言，高强度、大剂量超声会起到抑制或破坏作用，造成组织形态学上的不可逆性变化；低强度、中小剂量（治疗剂量）超声起刺激、调节作用，不引起或仅引起轻微的可逆性组织形态学变化。人体各器官对超声的敏感性不同，所引起的生物学、生理学反应也各有差异。

（他得安）

rè zhǐshù

热指数（thermal index, TI）

在某一个确定点衰减的声功率值与将此点组织温度升高1℃所需的衰减了的声功率值的比值。是设定超声输出基准的一种指标——超声对生物体产热作用的指标。热指数（TI）=（超声总输出）/（组织温度上升1℃所需的超声输出）。热指数用于估计超声照射后引起组织的温度升高。它其实是对简化的人体组织模型中可能产生的温升做一个大概的估计。

根据检查区不同的骨或软组织的结合条件，有三种热指数被使用。热指数的目的是提醒时刻注意可能导致温升的情况，温升可能发生在体表、组织内或超声聚焦的骨骼区。各项热指数用于估测不同假设条件下的温升。软组织热指数称为TIs，主要提供均质软组织内的温升信息。颅骨热指数也称TIc，指示位于或邻近体表的骨骼的温升，如可发生在颅骨检查中。骨骼热指数，或称TIB，提供声束穿过软组织后位于或接近聚焦区域的骨骼的温升信息。

（他得安）

gǔgé rè zhǐshù

骨骼热指数（thermal index at periosteum） 骨膜及骨皮质处的组织温度升高1℃所需的衰减了

的声功率值的比值。也称TIB。

骨骼热指数提供声束穿过软组织后位于或接近聚焦区域的骨骼的温升信息，例如中晚期妊娠检查中，声束聚焦胎儿骨骼时适于以TIB作指标。

皮质骨的外表面由致密的纤维结缔组织（骨膜）组成。骨骼和软组织之间存在显著的声阻抗不匹配。骨骼也是声波的强吸收体。由于骨骼吸收了超声的大量能量，骨骼热指数大于软组织热指数。

（他得安）

ruǎn zǔzhī jièmiàn rè zhǐshù

软组织界面热指数（thermal index at the boundary of soft tissues） 两层不同软组织间的温度升高1℃所需的衰减了的声功率值的比值。软组织热指数，称为TIs，主要提供均质软组织内的温升信息。

软组织热指数（TIs）是超声检查潜在温升的指标。在超声检查中，超声波束沿一条路径传播，该路径主要由均质的软组织或软组织和流体路径组成，如早孕胎儿检查或腹部检查。

（他得安）

jīxiè zhǐshù

机械指数（mechanical index, MI） 表示被超声照射组织中非热效应（机械效应）的强度。

机械指数的值作为超声波机械机制（如空化）的参数，被用于估算机械生物效应的潜在风险。机械效应的例子，包括当超声压力波贯穿生物组织时围绕着可压缩的气泡运动，及经由短暂气泡的气穴现象瓦解时的能量释放。MI是确定超声波输出基准的一个指标，也是超声波对生物体的机械作用相关的指标。

$$MI = P_r / \sqrt{f_c}$$

式中P_r表示考虑组织衰减的超声波的峰值稀疏压力（MPa）。脉冲压力平方积分（PPSI）为沿超声光束轴线方向的声场压力平方积分，P_r为最大的负PPSI值乘以衰减系数。f_c为超声波的中心频率（MHz）。

（他得安）

jìnkěnéng dī jìliàng yuánzé

尽可能低剂量原则（as low as reasonably acceptable, ALARA）

为了患者安全，在可进行超声波检查的情况下尽量用低输出声强的原则。即入射声强越低越好。由美国超声波医学会提出。

虽有不少专家做了认真的理论与实验研究，提出了多种科学测量方法及规范标准，但在可以获得满足诊断信息的状况下，设备输出的声强，应该调节至越低越好。

1974年，英国《工作健康与安全法》等法令，其中要求"在合理可行的范围内，让工厂及工作系统维持安全以及没有健康风险"。其中及类似条文中，都要求风险需要降低到最低合理可行的范围。

（他得安）

huīdù

辉度（brightness） 对（消色）发光强度的主观感受。或一个视感觉的属性，对应区域发射光线的多少。

辉度用以说明表面辐射光的强度。它与我们看发光面的感受相关，同样，计量也与眼睛看表面的视角相关。

亮度（luminance，L）单位：坎德拉每平方米（cd/m²）。一光源或一被照面的辉度指其单位表面在某一方向上的光强度密度，也可说是人眼所感知此光源或被照面的明亮程度。

辉度是单位投射面积上的光强度。

辉度表示光源的亮度，有时称为辉亮度，因此，从某一光源出来的光强度相同时，其发光面积大，其辉亮度则小，又当发光面积相同时，光强度大者，其辉亮度也大，即是辉亮度与发光面积成反比，而与光源的强度成正比。

（姚克纯）

Qzhí

Q 值（Q value）

即超声换能器机械品质因数 Q，是谐振时压电振子储存的机械能量除以谐振时每周期内损耗的机械能量。反映了压电体振动时克服机械损耗而消耗能量的大小，Q 越大意味着机械能损耗越小。Q 值与压电换能器的工作频率、频带宽度、制作工艺、结构、材料等有关。Q 值大，能耗小，发热量小，但并非越大越好，Q 太高时，容易使压电振子产生的振动波形过长（振铃现象），导致波形失真和分辨率降低。

滤波器的 Q 值对实际滤波效果影响倒不大，但 Q 值代表的是损耗 / 输入功率，Q 值越高，说明损耗越大，意指会有部分能量在滤波器的电感上被损耗掉。在一般的低功率电源滤波器和信号滤波器上，此问题不会太突出。但在较大功率的滤波器上，这个损耗不可小视，一是会引起发热，发热后的电容会引起较大的负面影响，漏电流、耐压、容值等都会随温度变化而变化；二是耗电量大会导致无谓的电损失。① Q 值的大小对幅频特性在 $\Omega=\Omega_0$ 附近的影响较大。②当 Q=0.5 时，成为贝赛尔（Bessel）滤波器，低通特性单调下降且通带较窄。③当 $Q=1/\sqrt{2}=0.707$ 时，幅频特性曲线最平坦，称为巴特沃斯（Butterworth）滤波器。④当 Q=1 时，称为切比雪夫（Chebyshey）滤波器。⑤当 Q > 0.707 后，特性曲线将出现峰值，Q 值越大，峰值越高。⑥ Q 值太大，电路将趋向不稳定，此类电路最大 Q 值为 6~8。

滤波器中的 Q 表示品质因数，定义 Q= 中心频率 ÷ 滤波器带宽。如常规的 31 段均衡器，有 100Hz、125Hz 和 160Hz 几个频点，中心频率为 125Hz，125Hz 这个滤波器的 Q=125/（160-100）=2.08。

（姚克纯）

chāoshēng yí zhěngjī língmǐn dù

超声仪整机灵敏度（diasonograph entire machine sensitivity）

在超声检测仪器屏幕上能识别最小超声信号的能力，或者说检出最小病变的能力。灵敏度表示检查能力的强弱，灵敏度表示为一种能力，即检出最小病变的能力，发现的病变越小，灵敏度就越高。

整机灵敏度（图 1）包括诊断灵敏度、工作灵敏度以及基准灵敏度。

诊断灵敏度　在规定频率、增益和抑制等条件下，能显示最小病变的能力。

决定诊断灵敏度高度的关键因素——信噪比，即只要病变波与噪声差别大于某一规定值，病变才能被探测处理，通常采用 6dB 法度量信噪比。所以诊断灵敏度与被检介质（声散射、折射、衰减等）、探头和仪器组合性能有关。如单晶均匀的材质比粗晶材质诊断灵敏度高，碳钢性比奥氏体不锈钢诊断灵敏度高，晶片为复合材料的探头比陶瓷探头灵敏度高。

超声波脉冲反射检测的极限约为 λ/2，因为当反射体远远小于波长时，波的绕射强，即衍射较前，而病变回波很低，容易漏检，但仅在理想情况下存在该极限灵敏度。而实际中的诊断灵敏度上限，取决于检测系统的信噪比，即信噪比越高，其诊断灵敏度的上限也越高，发现的病变越小。所以提高诊断灵敏度的方法是，采用质量较好的探头、连接线、质量过硬的仪器，以及细化被检介质的晶粒等。

工作灵敏度　检测过程中设置仪器的使用灵敏度，包括起始灵敏度、扫查灵敏度和定量灵敏度，应依据相应的标准来设置。①起始灵敏度：在实施检测前，将仪器和探头的组合灵敏度预先调整到某一设定值，以保证能够发现整个扫查深度上最小的病变，该病变应依据相应的验收标准设置。采用对比模块的长（短）横孔制作的 DAC 曲线，未设置评定线、定量线和判废线时只有一条曲线的灵敏度，此灵敏度称为起始灵敏度。②扫查灵敏度：在实施检测前，为了粗扫时提高扫查速度，同时不会引起病变漏检，应将仪器的增益值设置到某一高度。当探头和仪器的组合信噪比较高时，可以再适当地提高增益，防止扫查速度过快，造成病变漏检。③定量灵敏度：在实施检测过程中，当出现病变后，根据病变的位置及其他情况（衰减补偿、表面补偿）以及验收标准重新调整灵敏度对病变进行评定。应根据被检介质的厚度设置定量灵敏度。

基准灵敏度　一般指将对比模块人工反射体回波高度，或被检介质回波高度调整到某一基准时的灵敏度。

超声仪器的灵敏度是指在某一具体条件下能够探测出界面声

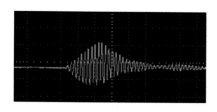

图1 超声仪器灵敏度示意图

阻抗改变甚小的界面也能发生反射，灵敏度低需要界面的声阻抗差较大才能有回声。灵敏度与许多因素有关，就超声仪而言，"输出"越大，放大器的增益也越大，抑制越小，则灵敏度越高，反之则灵敏度就低。在探测过程中，应根据器官的不同和病灶的声学性质不同，不断地调整灵敏度，才能取得理想的切面图，有利于不同病变的鉴别。

（姚克纯）

chāoshēng jiǎncè

超声检测（ultrasonic detection）

利用超声波探头对人体组织器官、生理及病理改变进行检查的无损伤方法。人体组织结构对超声波而言是一个极其复杂的介质，各种器官与组织，包括病理组织有它特定的声阻抗和衰减特性，因而构成声阻抗上的差别和衰减上的差异。超声波入射人体内，由表面到深部，将经过不同声阻抗和不同衰减特性的器官与组织，从而产生不同的反射与衰减。这种不同的反射与衰减是构成超声图像的基础。检取正交信号的包络幅值用于成像，称为检波。

超声波经过不同正常器官或病变的内部，其内部回声可以是无回声、低（弱）回声、等回声或不同程度的强回声。

在医学超声诊断中应用最为普遍的是回波法：系统发射脉冲超声波后，超声波由表面到深部透入人体内部，当超声波遇到不同声阻抗和不同衰减特性的器官与组织所构成的界面时，便发生反射和透射；透射入器官与组织内部的超声波，再遇到界面时还会再次发生反射和透射；经过运动界面时还将产生多普勒频移。根据所收到的不同时刻反射波的时间间隔和波的强弱，分离出与人体组织学、病理学和解剖学等有关的信息来，构成超声图像，就能够了解到所检查器官的大小、位置及其内部的病变等信息。

超声检测对含液性器官及实性器官疾病的诊断较灵敏，但对含气性器官疾病的诊断不太灵敏。超声检测直观性较差，易漏检。对近表面组织的检测不灵敏（称为超声波的盲区）。

超声波探头的检测范围取决于其使用的波长和频率。波长越长，频率越小，检测距离越大。

（姚克纯）

shíjiān xùliè

时间序列（time sequence）

超声波束以一定几何位置和方向聚焦按序形成空间或时间上的多根扫描线即为电子扫查。以B型成像为例，实时连续采集很多帧超声信号经处理成像，每帧图像由很多根扫描线组成，每根扫描线对应发射接收波束的空间位置。所有信号采集、传输、处理、成像都由扫查序列控制器触发同步，采集控制模块计算产生各级信号处理、成像的参数传给扫查序列控制器按时间序列进行同步控制。波束合成器按事先设定的扫描线号定义的换能器阵元几何参数、中心位置、焦点位置、波束角度等计算动态延时、孔径、变迹进行控制形成该扫描线的发射接收波束。每根扫查线同步控制的间隔时间称为脉冲重复周期（PRT），其倒数为脉冲重复频率（PRF）。不同扫查模式的PRT不同，但都以设计好的时间序列依次同步触发扫查参数。

（姚克纯）

shíjiān fēngē

时间分割（time segmentation）

时间可以分割成不同的片段，可将不同的时间片段定义为不同的名称。

超声图像分割受数据质量的影响很大。超声图像由于斑点、阴影和信号衰减产生的特征伪影，使得分割任务复杂化；由于获取超声的方向性可能产生边界缺失；图像的低对比度也使得图像分割的难度更大。然而，当前在信号传输、空间及时间分辨率、数字系统、便携性等方面已经有了较大的提升，来自超声设备的图像质量也得到了广泛提升。如在超声数据中，左心室（LV）外观主要表现为暗区，代了房间里的血池，由心内膜、心肌和心外膜包围。超声图像中的单个组织具有多个灰度值分布，并且具有空间纹理特征。这些特征产生的原因有：收缩期的快速运动、低信噪比、边缘脱落（尤其是在舒张期）、密集肌肉产生的阴影、超声仪器的特殊特性和设置以及超声图像形成的各向异性。超声图像可以用于许多不同检查：心脏发育、心脏结构和功能以及在正常生理状态和病理情况下的变化。例如，通过二维超声图像计算射血分数可以获得左心室功能。根据使用者放置传感器的身体位置，可以获得心脏的不同视图。最常见的视图方位是：左心房和左心室的长轴视图，从心脏底部到心尖的平面上的心脏短轴视图和四腔室视图。

（姚克纯）

zhíjiē jiēchù fǎ

直接接触法（direct contact method） 利用超声探头与人体表面直接接触而对组织进行检测的方法。它是通过超声探头与人体表面之间的一层很薄的耦合剂来实现的。如果两者之间有空气层，则空气层会使声能几乎完全被反射。为了获得良好的声耦合，人体组织表面的粗糙度和表面曲率不应过大。经常使用的耦合剂主要成分是油类，如甘油。一般情况采用中等黏度的耦合剂，平滑表面可以用低黏度的耦合剂，粗糙表面可以用高黏度的耦合剂。

直接接触法是超声检测中脉冲反射法中的一种检测方法，与水浸法对应。

（姚克纯）

jiēchù miàn

接触面（contact surface） 超声检测接触法中换能器与被检测物体接触的表面。一般情况下，选择两物体中硬度较大的一方为主动体（接触体）。

医用超声探头种类繁多，就其工作方式而言，有电子扫描式和机械扫描式。前者包括线阵型、凸阵型和电子相控阵型。后者有机械扇型。在机械扇型探头中，有摆动式和旋转式，因摆动式噪声大，且易损耗，图像质量亦较差，已被旋转式所取代。旋转式扇型具有噪声低、无振动、较小的体表接触面积、图像质量好等优点。电子相控阵扇型探头具有体积小而轻巧、分辨率较高，能同时显示两个或更多通道 M 型等优点，多适用于心脏检查。电子线阵型近区视野较大，容易观察器官之间的关系，但探头较大操作不方便，且需较大"声窗"，不适宜做肋间探测。凸阵的扇面扫查具有较大的近区视野，远区视野更大，探头与体表接触面较线阵为小，操作方便，适于肋间和盆腔部分扫查。在腹部器官检查中最为通用。

因为振动探头经过长时间的使用出现磨损现象，就会将探头接触面磨损从而使高频超声振动波发散，使分贝值上升。

两种声阻抗不同的物体接触在一起时，形成一个界面。接触面大小称为界面尺寸。界面尺寸小于或等于波长的称小界面，反之称为大界面。

（姚克纯）

huīdù

灰度（gray scale） 使用黑色调表示物体，即用黑色为基准色，不同饱和度的黑色来显示图像。灰阶超声是医学超声影像技术的重要组成部分之一，也称黑白超声、二维超声、B 型超声或 B 超。普通 B 超图像就是灰度的图像。

在超声诊断仪的 B 模式图像显示方式中，将超声回波信号的幅度调制成显示像素点的亮度，以一定的灰度级来表示回声强度，也称为超声灰阶，一般超声图像显示具有 256 级灰阶。

在计算机领域中，灰度数字图像是每个像素只有一个采样颜色的图像。这类图像通常显示为从最暗黑色到最亮白色的灰度，尽管理论上这个采样可以是任何颜色的不同深浅，甚至可以是不同亮度上的不同颜色。灰度图像与黑白图像不同，在计算机图像领域中，黑白图像只有黑白两种颜色，灰度图像在黑色与白色之间还有许多级的颜色深度。但是，在数字图像领域之外，"黑白图像"也表示"灰度图像"，例如灰度的照片通常称为"黑白照片"。

（姚克纯）

chāoshēng fēnbiàn lù

超声分辨率（ultrasonic resolution） 衡量超声波诊断仪性能、质量优劣的最重要的参数指标。一台分辨率高的超声波诊断仪图像清晰，能显示器官内组织或病变的细微结构，这就便于早期发现病变，为临床治疗提供便捷、准确的信息。分辨率指的是辨别两种物体的能力。超声波的分辨率系指在荧光屏图像上能把两点鉴别开来的最小间距。如用标准检测方法，此两点的最小间距的回波恰好在"–6dB"处分离点上。

（姚克纯）

zòngxiàng fēnbiàn lù

纵向分辨率（longitudinal resolution） 声束穿过介质中辨别位于声束扫查平面上两点的最小距离。又称轴向分辨率、距离分辨率或深度分辨率。纵向分辨率与超声波的频率成正比。波长就是纵向分辨率的最大理论值，两点间相距小于一个波长就不能分辨。如果是反射型超声，其分辨率理论值不大于 $\lambda/2$。由于人体组织内介质特性差异，实际上达不到理论分辨率的数值，只有 2~3 个波长。例如 3MHz 的超声波在人体软组织中的波长为 0.5mm，则最大理论分辨率为 0.25mm。但由于显示器分辨能力限制，实际纵向分辨率为 1.0~1.5mm，是理论分辨率的 1/5~1/8 倍。纵向分辨率

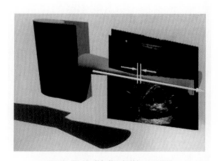

图 1 纵向分辨率示意图

由脉冲长度决定，脉冲长度越小，纵向分辨率越大（同等波数时频率越高分辨率越高）。增大超声波发射频率可以提高纵向分辨率。但是，频率高，穿透深度就降低。现在一般的超声诊断仪，其纵向分辨率均可达到 1.0～2.0mm。超声波的纵向分辨率实图如图 1。

（姚克纯）

横向分辨率（transverse resolution）

héngxiàng fēnbiàn lù

声束扫查平面相垂直的直线或平面上，能在荧光屏上被分别显示的两点间的距离。又称水平分辨率或俯仰分辨率。它用声束恰好能够加以分辨的两点间的距离来量度，故认为就等于声束厚度，即与声束的厚薄有关。当声束直径小于两点间的距离时，此两点可以分别显示；当声束直径大于两点间的距离时，则两个点（物体）在荧光屏上显示为一点。通常超声波诊断仪的横向分辨率不如纵向分辨率，凡横向分辨率好的超声波诊断仪，图像就细腻，微小的结构显示清楚；相反，横向分辨率差的超声波诊断仪，图像欠清晰，回声光点呈横向线条状，使单层结构变为多层结构。超声波诊断仪的图像质量主要取决于横向分辨率。横向分辨率由晶片的形状、发射频率、电子聚焦及离探头的距离等因素

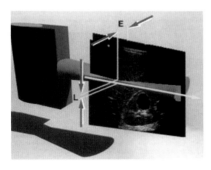

图 1　横向分辨率示意图

决定。目前，超声波诊断仪横向分辨率可以达 2mm 以下。为了提高横向分辨率，可以细化声束，也可在侧向上进行物理聚焦或电子聚焦，1.5 维探头可以实现侧向电子聚焦。横向分辨率示意图见图 1。

（姚克纯）

侧向分辨率（lateral resolution）

cèxiàng fēnbiàn lù

分辨侧向两个最接近目标（物体）的距离。取决于脉冲宽度，脉冲宽度越窄，侧向分辨率越高。脉冲宽度取决于发射孔径和聚焦深度（图 1）。因为超声波波束在纵向可分为近场、焦区和远场三个区域（D_1 为焦区，D_1 左侧为近场，D_1 右侧为远场），且呈现近场收敛、远场发散的特性，因此焦区的侧向分辨率是最好的（D_1、D_2、D_3 所示区域），而在远场区域经常可见一个点状物被拉长成一条细线，这也是临床检查时将焦点设置在感兴趣区域的原因。请注意：纵向分辨率仅取决于脉冲长度，而与近场、焦区和远场无关。

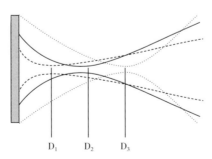

图 1　脉冲宽度取决于发射孔径和
聚焦深度

（姚克纯）

细微分辨率（subtle resolution）

xìwēifēnbiàn lù

显示散射点大小的能力。超声诊断仪能够显示的最小背向散射信号的能力。用于显示散射点大小。细微分辨率与接收放大器通道数成正比，而与靶标的距离成反比。通常采用 128 独立通道的发射，即接收放大器，获得 −20dB 细小光点细微超声图像。

（姚克纯）

时间分辨率（temporal resolurion）

shíjiān fēnbiàn lù

超声诊断成像设备单位时间内采集超声图像帧数的能力。时间分辨率是设备的性能参数，与每帧超声图像的采集与重建时间、显示方式及连续成像的时间与能力有关。

在一般性描述中，若不是指明具体的计量单位和内容，则仅是泛泛地指信息采集的速度，宜使用"时间分辨率"。

彩色多普勒超声系统能迅速地反映实时成像中不同彩色和彩色谱的能力。时间分辨率也反映心动周期中血流不同相位的能力。

（姚克纯）

灰阶分辨率（grey scale resolution）

huījiē fēnbiàn lù

区分不同灰阶的能力。是表征传感器所能探测到的最小辅射频率的功率。指超声图像记录下来的灰度值的最小差值。超声灰阶水平受到众多因素限制，如机器、探头、增益、动态、操作者等，因此，想通过"CT 值"这样的绝对数值对其进行量化是不可能的。但可想而知，一个低、等或高回声病灶，无论如上因素如何变化，其与正常组织间的回声仍然会保留着相对的低、等或高的关系，简而言之，病灶与正常组织的回声间存在相对稳定的关系。选择"比值"来对灰阶水平进行量化，即通过病灶与周围正常组织的比值来评价病灶的回声水平，

这样，任何一个病灶都有了一个属于自己的精确的量化值。

灰阶超声，即以回声不同的振幅等级，在声像图中应用相对应的黑白层次来反映灰度分层的等级程度。如果回声的振幅大，即回波的强度高，称为强回声，反之，称为弱回声。因此，此类超声成像技术称为灰阶超声。

（姚克纯）

chāoshēng wěixiàng

超声伪像（ultrasound artifact）

来自仪器成像过程中的影响所造成的切面图像与其相应的解剖图像之间差异或假象。或称超声伪差。

在超声诊断过程中，可以获取来自两个方面的信息，一是人体内部组织和血流的信息；二是仪器本身的物理特性、信号采集与处理、仪器调节等因素的影响和限制所产生的信息。超声检查目的是需要获取患者有关诊断的真实图像信息。

超声伪像涉及 A 型超声、M 型超声（一维超声）、B 型超声（二维超声）、频谱多普勒超声（一维多普勒）、彩色多普勒超声（二维多普勒）、动态三维超声、实时三维超声及超声造影等。在超声诊断过程中图像显示是否真实，直接关系到诊断的准确度。为此，了解超声伪像的产生机制及其鉴别、处理方法，对提高超声诊断准确度具有重要意义。

（姚克纯）

hùnxiǎng xiàoyīng

混响效应（reverberation effect）

当超声波在传播过程中，声束垂直通过人体内平滑大界面时，部分超声能量返回探头后，又从探头的平滑面再次反射，第二次进入体内，这样如此来回反射，直至反射超声能量完全衰减的现象。又称多次反射。这种伪像表现为特征性的等距离排列的多条回声，其强度依次递减。当大界面后方为实质性组织成像时，其微弱多次反射叠加在实质性组织图像中就不易发现，但若大界面后方为较大液性暗区成像时，则此微弱多次等距离反射图像在液性暗区前壁后方就可显示。混响多见于正常充盈的膀胱、胆囊及浅表大囊肿前壁后方（图1）。混响伪像常干扰强反射界面后方结构的观察。

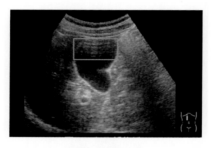

图1 反射伪像

注：方框处胆囊壁产生的多次反射伪像

（姚克纯）

jìngmiàn wěixiàng

镜面伪像（mirror image artifact）

超声波在传播过程中，遇到深部组织器官，如膈肌或肺胸膜等大平滑镜面时，若反射回声传播到离镜面较接近的目标（病灶）后，按入射途径反射折返回探头，从而产生深部为虚像（镜像）、浅部为实像的现象。例如膈下为肝脏或脾脏实质回声，则膈上出现同样的肝脏或脾脏实质回声伪像（图1）。

（姚克纯）

zhéshè wěixiàng

折射伪像（refraction artifact）

超声波声束倾斜进入两种相邻声速不同的组织所构成的倾斜界面时，透射的声束会发生方向偏斜，这时就会把偏离声束线的信息显示在发射方向的声束线上，从而造成折射的现象（图1）。亦称棱镜效应。如经腹壁横切面扫查时，声束通过腹直肌与腹膜外脂肪层时，由于声波的折射发生传播方向改变，使腹主动脉可能形成重复（2个）伪像。折射引起的声束方向偏移除了引起反射体的位置偏离，还可能使透射声能减少，导致后方的实质器官回声减低。如肝横切面时，钝圆形的尾状叶常出现回声减低区，容易误认为肿瘤。

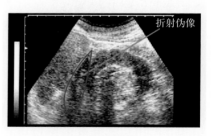

图1 折射伪像

（姚克纯）

shēngshù hòudù wěixiàng

声束厚度伪像（sound beam thickness artifact）

病灶大小小于声束宽度或部分落在声束内，则病灶回声和周围组织回声可重叠在一起，造成图像失真的现象。探头发射的超声束具有一定的宽度。超声扫描所获得的图像是一定厚度内体层容积中回声信息在厚度方向的叠加。扫描声束越宽，体层容积中回声信息叠加现象越

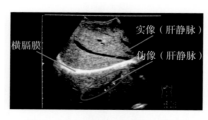

横膈膜　实像（肝静脉）　伪像（肝静脉）

图1 正常肝脏成像的镜面伪像

严重。如肝肾实质内的小囊肿，其内部常呈现低回声，可能由于声束部分通过这些细小含液组织成分时，部分通过肝肾组织（回声重叠）之故。进行肝肾小囊肿、小肿瘤、肝内胆管扩张的胆管超声导向穿刺时，要注意部分容积伪像（认为针尖刺入靶目标）。如3MHz的探头，理论上其声束厚度最窄处为5mm，在扫查人体时厚度在5mm以内的各目标均相互叠加，造成图像所显示的相互结构关系失真或混淆。如囊肿、胆囊等液性暗区出现细小低回声是因一定厚度的声束同时通过囊肿及其周围的实性组织。

产生的原因：声孔径有一定的厚度，且只为一点聚焦，声束在侧向上有一定的厚度，在此厚度上的反射体表现在一个平面上，造成容积伪像（图1）。

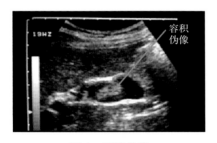

图1　厚度伪像

处理方法：①改变聚焦功能或调节发射聚焦；②采用频率较高的探头和导向器正确引导，选择最近距离接近病变部位穿刺，从不同角度瞄准病变和进针方向，这样可防止部分容积所致的伪像；③确认厚度伪像时，将探头旋转90°扫查即可。

（姚克纯）

shēngsù wěixiàng

声速伪像（sound velocity artifact）

超声仪器的成像和测量是按照人体软组织的平均声速（1540m/s）设置的。在超声波传播过程中，由于声速通过介质的速度不同，即使相邻介质所处深度相同，但在显示器上回声距离却会有差异，超声波在介质速度快者其界面反射出现早，反之则慢。对于一般肝、脾、肾、肌肉等软组织，超声成像和测量都不会产生明显影响，可以忽略不计。对于声速过慢或过快的组织，可能造成不可忽视的影响。如果脂肪的声速较慢，肝内或腹膜后较大脂肪瘤在声束方向上的成像假性变长，使其后方肝的包膜回声向后移位，产生中断的伪像；若脂肪瘤靠近边缘，产生边界伸入腹壁背侧的假象，同时导致声束方向的测值过大。而且角膜、晶状体、骨骼等声速过快的组织，如果利用普通仪器测量，会导致测值小于真实值，造成误导。因此，进行胎儿长骨测量时，应该使声束与长骨尽可能垂直；进行眼科晶体的测量，应该使用眼科专用超声仪器。

（姚克纯）

shēngyǐng

声影（acoustic shadow）

超声波在传播过程中遇到目标（病变）密度高的介质产生强烈反射和／或明显的声吸收及衰减引起声影。如结石、钙化灶、瘢痕、骨骼等介质，除反射因素以外，若其衰减值超过1dB/（MHz·cm）仪器设定的增益补偿范围，则发生后方回声显著减弱或消失（图1）。常见于显著的声衰减，如结石、瘢痕、软骨等衰减系数很大的介质；声阻抗差很大的界面，如骨骼、气体等。

声影对于诊断有积极的一面，利用声影有助于识别人体组织或异物的声学特征，发现结石、了解肿瘤有无包膜等。

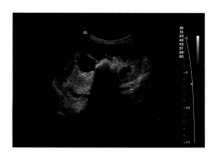

图1　声影伪像

（姚克纯）

cèbì huíshēng shīluò

侧壁回声失落（parietal echo lose）

当入射声束与界面夹角大于临界角时，回声信号极少或无，产生侧壁失落效应（图1）。

大界面反射回声依赖于入射角度，在界面与声束之间的入射角度大于临界角时，则回声不能返回声源，故不能被接收，从而导致图像上边缘回声缺损的假阳性。改变探头位置可改善此现象的发生。

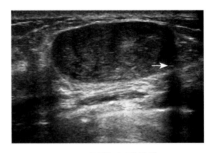

图1　侧缘声影伪像

（姚克纯）

pángbàn wěixiàng

旁瓣伪像（side lobe artifact）

超声探头发射的声束有主瓣和旁瓣，声束的主瓣其轴线与声源表面垂直，主瓣周围具有对称分布的旁瓣，旁瓣声束轴线与主瓣声束轴线形成大小不等的角度的现象。超声波声束与阵元垂直的部分称为主瓣，图像主要由它来形成。实际上围绕在主瓣的周围还存在许多声能较低的声束，呈放射状分布，称为旁瓣。靠近主瓣的旁瓣声束能量较强，越往外则越弱。

在超声波成像过程中，旁瓣也是超声波束的一部分，它同样会接收来自不同方向的回声，并且叠加在主瓣方向上显示，因此当旁瓣遇到较强的反射界面时，回声常出现典型的"披纱"状光带，此现象多见于较大的胆囊结石和膀胱结石、胆囊壁相邻的含气十二指肠、子宫内节育器等。如在胆囊、膀胱、囊肿的后壁，常见模糊的低水平回声，有时酷似腔内"沉积物"。当旁瓣回声较强时，可能掩盖胆囊或膀胱壁的病变。膀胱结石声像图上膀胱内结石强回声前缘的两侧显示弧状线条伪像，称为"狗耳征"（图1）。

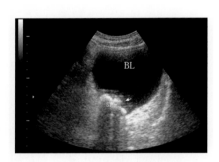

图1　旁瓣伪像

（姚克纯）

húndié

混叠（aliasing）　取样信号被还原成连续信号时产生彼此交叠而失真的现象。

流速曲线混叠　在脉冲多普勒超声检测血流中，脉冲重复频率（PRF）应大于或等于2倍的频移，即 $f_0 \geq 2f_d$，PRF是单位时间内发出的脉冲数，PRF相当于取样频率，多普勒检测所得的频移值应在PRF的1/2以下时，才能正确显示频移的大小和方向，不致失真。

因此，将1/2 PRF称为尼奎斯特频率极限，如果血流速度超过这一极限，脉冲多普勒所测量的频率改变就会出现大小和方向的伪像，即频率重叠，流速曲线图的高峰部分被去顶，去顶的部分又折返到零基线负侧，或负侧折返到正侧，这一现象称为流速曲线混叠（图1）。

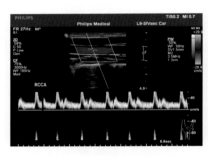

图1　流速曲线混叠

基线对称的频谱　即多普勒频谱对称地显示在基线的另一侧，通常在基线上方较亮，在基线下方较暗，有时会被误为双向血流（图2）。原因：①声束与血管的角度过大，其宽度或旁瓣将同时接收一侧朝向声束的血流和另一侧背向声束的血流，使基线两侧同时显示方向相反的对称血流频谱。②声束与血管角度足够大时，多普勒频谱在光滑的血管壁产生反射，形成以基线为对称轴的镜面伪像。减小声束与血管的夹角，能够有效地消除这种伪像。

频谱缺失　血管内有血流而无血流频移显示，使超声医师不能判断血管内是否有血流存在。原因：①声束与血管的夹角过大（即 θ 角为90°），$\cos\theta$ 值很小或等于零，使血流速度在声束方向的分速度过小或无分速度。探头声束与血流方向夹角过大时，CDFI和频谱均无血流信号显示，即使大血管如主动脉也如此。通常至少应将角度调整在60°以下。②血流速度过慢而滤波设置过高使低速血流信号被滤掉。③多普勒增益设置过低，弱信号不能显示。④检测速度范围过大。对上述原因进行调整，可以提高对低速血流信号的显示能力。

彩色混叠　彩色多普勒血流成像时，如超过彩色标尺及显示最高血流速度者，则表现为异常方向色彩，即超过彩色标尺显示最高血流速度范围的血流速度频移，由红色变为蓝色或由蓝色变为红色的相反色彩，这种现象称为彩色混叠（图3）。

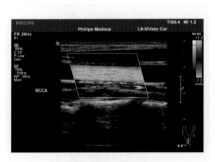

图3　彩色混叠

（姚克纯）

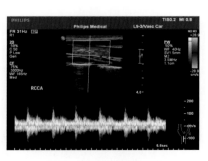

图2　基线对称的频谱

cǎisè wàiyì

彩色外溢（color overflow）在超声成像过程中，为了提高彩色血流灵敏度，往往将多普勒增益增大或PRF设置过低，这样常引起彩色血流信号从血管腔内溢到血管腔外的现象（图1）。也称外溢伪像。外溢伪像在适当降低多普勒增益并正确设置PRF就可以减少。

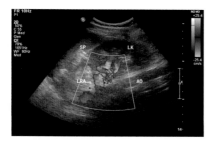

图1　左肾动脉主干彩色血流外溢伪像

（姚克纯）

kāihuā wěixiàng

开花伪像（blooming artifact）

在注射超声造影剂后，由于造影剂迅速出现短期峰增强效应，在彩色多普勒取样框内显示彩色血流信号外溢到血管之外，呈不规则斑片状色彩，似开花样改变的现象（图1）。

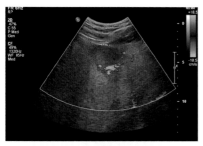

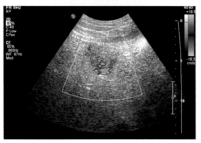

图1　开花样改变

超声造影成像是利用微气泡在血液流动中产生强烈的背向散射机制。应用彩色能量多普勒超声技术进行造影，可以大幅度增强血管内彩色血流信号显示，从而提高低速血流的微小血管检出的灵敏度。在使用声学造影剂进行彩色多普勒研究时，当造影剂到达彩色"感兴趣区"，血管中主要目标向周围扩散，占据整个显示区。虽然能够探测到较小血管内的血流，但伪血流信号可能包绕整个彩色图像。而且彩色多普勒检测低速血流需要降低多普勒脉冲重复频率，这会导致多次彩色混叠并丧失方向上的分辨力。能量多普勒能突破彩色多普勒在检测小血管血流信号的局限性，由于能量多普勒并不使用速度估算，因此不会产生混叠伪像。造影剂微泡能提高能量多普勒检测的敏感性，同时带来的副作用即噪声干扰增加，而谐波技术能克服这种干扰，将能量多普勒与谐波技术结合起来，能减少"闪烁"伪像，从而有效地检测小血管的血流信号，尤其是随心脏搏动或呼吸运动的腹部脏器的血流。此种现象是由于造影剂在高能量声场中微泡的破裂和振动周围软组织，产生大量随机的多普勒频移信号所致。造影剂浓度过高和剂量过大以及弹丸式团注也是产生伪像的原因。通常需要适当地降低发射输出与接收增益，或稍等片刻以避开造影剂高峰时段成像。

（姚克纯）

gèxiàng yìxìng wěixiàng

各向异性伪像（anisotropy artifact）

微观结构上具有方向性的介质在声束入射角不同时，其回声强度、声速等就会不同，这种特性称为该介质对超声的各向异性。应用频率较高超声检查肌腱和肌纤维时，当声束与肌纤维成90°扫查时，肌腱呈典型的高回声，如果角度倾斜，肌腱回声会降低（图1）。尤其在肌腱止点处，纤维走行方向改变以一定倾斜角度附着在骨骼上，或回声缺失，而导致假阳性。为避免出现这一伪像，当该观察到检查的肌腱回声减低时，应调整探头角度使受检部位轻微转动或移动，使声束与观察的局部相垂直，可以克服此伪像。

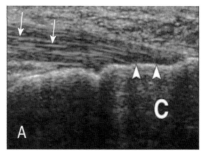

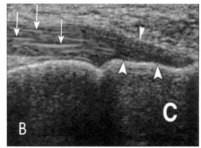

图1　各向异性伪像

各向异性伪像也常发生在肾脏。在沿肾长轴扫查时，肾皮质靠近上下两极处回声高于中部，沿短轴扫查时两侧区域的肾皮质回声高于中部，而垂直长轴扫查时肾皮质回声增高发生于靠近肾中部的皮质，两极的皮质回声反而偏低。

（姚克纯）

chāoshēng huànnéng qì

超声换能器（ultrasonic transducer）

电能转化成超声能，又用可将超声信号转变为电信号并可逆向转变的材料所制成的器件。又称超声探头。即加在换能器上的电压产生超声波，这是超声波的发射过程；反过来，超声波传播至换能器产生电压，这是超声波的接收过程。

（姚克纯　他得安）

chāoshēng huànnéng qì zhènyuán

超声换能器阵元（ultrasonic transducer element）

压电元件是超声换能器的核心部件，它完成声—电和电—声的能量转换，实现超声波的发射和接收，因此，它的性能决定了换能器的性能，如它的厚度决定了换能器的频率等。压电元件普遍采用锆钛酸铅类压电陶瓷多晶体 PZT 制成，也被称为晶片。

从制作上来说，压电陶瓷首先经一个较复杂的过程被烧制出来，然后经过高温高压极化，使压电陶瓷具有压电效应，之后根据应用频率的需要，切割成一定厚度的薄片，再在薄片的上下两表面镀金或涂银，作为压电元件的电极。然后切割成长方形薄片，最后再沿着长方形的长度方向切割成若干等份，就成了阵列式换能器。

从线阵探头结构（图 1）可以看出，每一等份称为一个阵元，阵元的上表面为公共电极，可以合并引出，下表面为信号电极，每一阵元都单独引出，使每一阵元都可以单独控制其发射和接收。阵元的上表面为发射接收面，贴有一层或多层匹配层。阵元的下表面贴有背衬层。

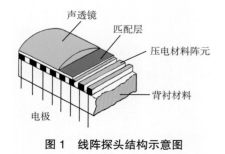

图 1　线阵探头结构示意图

如果把一个阵元拿出来单独看，它是一个长方体，其长度方向和阵列的排列方向垂直，一般为 6～13mm，这个尺寸的谐振频率很低，远超过我们感兴趣的范围，不会对我们应用的超声波产生影响，因此，这个方向尺寸的确定主要是根据设计灵敏度的需要和波束在这个方向聚焦的需要。如前所述，厚度方向的尺寸确定超声波的频率。宽度方向，阵元的宽度和切割缝的宽度之和是阵元与阵元的间距，这个尺寸的确定是根据超声诊断系统波束形成的需要，因为这个方向的尺寸和厚度方向可以比拟，其谐振波会对厚度方向的振动产生影响，为了得到振动模式比较单一的超声波，通常需要在这个方向上再等份切割，使其成为相同的几份，每一份称为微元，每一阵元的两个或多个微元的电极是并联在一起的，它们同时发射，同时接收，不能单独控制。

（姚克纯　他得安）

chāoshēng huànnéngqì bèichèncéng

超声换能器背衬层（ultrasonic transducer backing layer）

探头的阻尼背衬材料是用来抑制压电材料产生的振荡。其另一作用是增加频带宽度或使正向能量传输最大化。背衬为低声阻抗和高声阻抗对应产生的影响（图 1）。

为了提高超声图像的分辨率，需要发射短脉冲超声波，而为了得到较强的超声波发射和接收，压电元件工作在厚度谐振状态，振动后不易停下来。

为了让其尽快停下来，需要在压电元件的背面贴上背衬层，加大阻尼，从而得到短的脉冲。

另一方面，压电元件产生超声波以后向前后两个方向传播，向

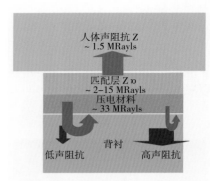

图 1　超声探头阻尼背衬层的作用

前传播的超声波正是我们所需要的，向后传播的超声波希望尽快衰减掉，以减少反射的杂波的影响，为此，背衬层的另一作用是尽快地衰减掉向后方向的超声波。

如果背衬材料的声阻抗和压电元件的声阻抗相同，压电元件和背衬之间的界面无超声反射，向后方向的超声波完全进入背衬层，然后被衰减掉，这会得到纯净的短脉冲，但因为向后方向的超声波能量完全被衰减，换能器的灵敏度较低。如果背衬材料的声阻抗和压电元件的声阻抗相差太大，大部分向后的超声波被反射回去，少量进入背衬被衰减，换能器的灵敏度就会大大提高，但脉冲会被加长。所以，实际应用时，根据需要找一个折中。

（姚克纯　他得安）

chāoshēng huànnéng qì pǐpèi céng

超声换能器匹配层（ultrasonic transducer matching layer）

为了使超声能量得以最大化在人体中传播，在探头压电材料层前面通常有匹配层来匹配压电材料和人体的声阻抗。不同的组织有不同的声阻抗。有匹配层和无匹配对声波及其能量穿透是不同的（图 1）。在没有声阻抗匹配的情况下，声波的很大一部分会在组织表面被反射，由此可用于产生超声成像的声能大大减少。

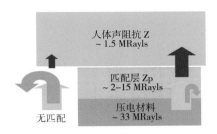

图 1 超声探头匹配层的作用

声阻抗单位是 $Rayls=1kg/m^2s$。匹配层的声阻抗 Z_p 可以表示为

$$Z_p = \sqrt{Z_L \cdot Z}$$

其中 Z_L 为压电材料声阻抗，Z 为人体声阻抗。

压电陶瓷 PZT 的声阻抗较高，约为 33Mrayls，而人体软组织的声阻抗在 1.5Mrayls 左右，若把压电陶瓷直接贴在人体上，巨大的声阻抗差异将使得压电陶瓷产生的超声波大部分被反射回去，很少部分进入人体，超声成像无法进行。理论分析表明，在压电陶瓷和人体负载之间加入一层或多层合适的匹配层，使超声波有效地进入人体，实现对人体组织的检查。

所谓合适的匹配层，其要求有三个方面，一是超声衰减系数要低，尽量减少能量损失；二是厚度为 1/4 波长的奇数倍，一般为减少衰减，厚度采用 1/4 波长，称为 1/4 波长匹配；三是特定的声阻抗，对于单层匹配层来说，其声阻抗应为

$$Z = \sqrt{Z_0 Z_L}$$

对于双层匹配来说，第一匹配层的声阻抗为

$$Z_1 = \sqrt[4]{Z_0^3 Z_L}$$

第二匹配层的声阻抗为

$$Z_2 = \sqrt[4]{Z_0 Z_L^3}$$

匹配层层数越多，制作难度越大，因此，一般采用双层匹配结构。

超声波的频率越高，波长越短，那么匹配层就越薄。假定某种匹配层的超声波传播速度为 2000m/s，对于 2MHz 的超声波，1/4 波长为 0.25mm；对于 10MHz 的超声波，1/4 波长为 0.05mm；对于 50MHz 的超声波，1/4 波长为 0.01mm。这里可以看出随着换能器频率的提高，制作难度越来越大。

（姚克纯）

chāoshēng huànnéng qì shēngtòu jìng

超声换能器声透镜（ultrasonic transducer lens）

医用超声探头通常在最前端采用一层声透镜层。其作用主要为了在宽度方向上提供聚焦，同时进一步提高探头声阻抗和人体组织声阻抗间的匹配。声透镜层也提供对人体表皮组织保护。声透镜层需要耐用，无毒，且有耐化学性。

阵列探头的阵元发出或接收超声波，在阵列排列的方向上是通过电子聚焦的方式收敛波束的，也就是控制一组阵元的发射或接收时机，使它们的超声波在空间合成叠加成收敛的波束，提高图像的侧向分辨率。在与此平面垂直的方向上，波束的收敛是靠声透镜聚焦实现的，它的原理是超声波在经过声速不同的介质界面时发生折射，让折射的波束收敛汇聚。一般选用声速小于人体声速的材料做声透镜材料，此时声透镜是凸的柱面，探头设计时，通过简单的计算可以得到一定聚焦深度对应的凸面曲率半径。可见对于某一探头来说，这个聚焦深度是固定的。如腹部凸阵探头的聚焦深度一般为 70mm。

有的探头，其压电元件被做成曲面的（凹面的），其发出和接收超声波在这个方向上是聚焦的，无须声透镜，可以看出其声窗表面是平的。

声透镜是探头的最外层，是接触人体的部分，因此需选用人体安全材料，耐磨性要好。因为声透镜材料通常为高分子材料，探头保养中应包括用湿软布及时清理透镜表面的耦合剂等。

（姚克纯）

shēngtóu

声头（transducer）

压电元件与其他辅助功能材料及电极引线组成的较完整的压电换能功能的器件。称为超声换能器，简称换能器。包括治疗头声头、设置于治疗头声头同一侧的压电陶瓷片和温度传感器。温度传感器为数字温度传感器，温度传感器信号连接于超声治疗设备的主机。超声治疗头在使用时，压电陶瓷片将热量传递到治疗头声头，温度传感器能够探测治疗头声头的温度，由于该温度传感器为数字温度传感器，探测温度后由温度传感器直接转变为数字信号传输给主机，由于数字信号在传输链路上的抗干扰能力相对于模拟信号更强，能够减少传输信号受到的干扰，因而主机能够更加精确地感知和控制超声治疗头的声输出。新型超声波治疗声头，包括换能片和散热装置，其散热装置为与换能片周边相接触的散热支座，而在换能片表面还设有与之接触的液体导声袋，该液体导声袋由一紧固圈固定于治疗头。由于散热装置设置在换能片的周边，既能将换能片的热量散发出来，又不会影响换能片的能量输出，换能片的超声波能量通过液体导声袋传递到患者的患部，传导效率高，而且液体导声袋由于具有弹性，能够承受一定程度的膨胀，不用补水，方便、耐用。

（姚克纯）

gāo qiángdù jùjiāo chāoshēng

高强度聚焦超声（high intensity focused ultrasound, HIFU）

以超声波为能量源，利用超声波束具有方向性、可穿透性和可聚焦性，将体外发射高强度的超声波聚焦于人体内的目标区域形成焦域，焦域内密集的超声能量通过机械效应、热效应、空化效应等可以使局部组织（靶区）的温度在很短时间内迅速上升，进而发生凝固性坏死（消融），从而达到治疗目的的方法。

高强度聚焦超声治疗的机制是将超声波进行聚焦后，穿透到人体内，通过一系列复合效应来消灭肿瘤组织。就像太阳光可以通过凸透镜聚焦一样，超声波也可以聚焦，而且可以安全地穿透身体，将能量密度较低的超声波汇聚至体内的肿瘤部位，利用焦点处超声波的热效应，在靶区形成60℃以上的高温，导致蛋白质变性及组织细胞凝固性坏死或不可逆的严重损伤，从而达到治疗肿瘤的目的。此外，死亡的肿瘤细胞和组织释放出抗原，有可能激活机体的免疫系统，从而增强身体的免疫效应。

（姚克纯）

chāoshēng shūchū gōnglù

超声输出功率（ultrasonic output power）

超声仪器的输出功率是由脉冲发生器决定的，后者可以产生驱动换能器的电压信号。对于不同预设模式，仪器可对输出功率进行自动调节，同时使用者也可通过功率和输出按键进行手动调节。超声仪器的输出功率是受到限制的，尤其是出于安全考虑，通常不高于720mW/cm²。

增加输出功率的效应是使所有发射超声脉冲的振幅与强度得以提高，进而导致回声信号的增强。回声信号强度的提高，会改善B型图像内结构的清晰程度及细节内容。输出功率的增加会造成B型图像整体亮度的提高。

然而，输出功率的增加同时会导致患者超声波能暴露量的增加，从而导致潜在有害风险的增加，这便容易影响到那些敏感组织，例如胚胎、胎儿及新生儿体内快速生长的细胞。与之相比，更为安全的调节方法是通过增益和／或TGC调节键对所接收信号进行放大，这在图像质量得以改善的同时，亦将能量暴露量降至最低。

输出功率的定义是单位时间内能源或设备向外界提供的能量。输出功率没有具体的计算公式，除非测出电动机对外单位时间做出的机械功。因为输入功率还有相当大的一部分转化为电磁波或者机械摩擦损耗另外还与交流电的电压电流相位差有关。

（姚克纯）

chāoshēng zhìliáo wēndù zhǐshù

超声治疗温度指数（ultrasonic treatment temperature index）

在某种假定条件下测定的温度上升，指组织温度上升1℃时声功率对总功率的比值。温度指数又称可燃温度（℃）。在规定试验条件下，试样在空气中（氧体积浓度为20.9%）刚好维持有焰燃烧（烛样）所需的最低温度（℃）。即在材料的氧指数与温度关系曲线上相应于氧指数为20.9的温度。记作Tox-21。用温度指数测定仪测定。它表示材料在室温下的大气中不能燃烧，当环境温度升高时就可被燃烧。

声学测温方法的基本机制是基于声波在气体介质中的传播速度是该气体组分和绝对温度的函数，其关系可表示为：

$$c = \sqrt{\frac{m}{rR}T}$$

式中：c 为声波的传播速度，单位为 m/s；r 为气体绝热指数（等于定压比热容与定容比热容之比）；R 为气体常数，其数值为 8.314J/（mol·K）；m 为气体摩尔量，单位为 kg/mol；T 为气体绝对温度，单位为 K；z 为 $\gamma R/m$，对于特定的气体 z 为一常数。

由于两者之间的距离 l 为已知的常数，通过测量声波在发射装置和接收装置之间的传播时间 τ，可以确定声波在传播路径上的平均速度 c。根据公式便可求出声波传播路径上烟气的平均温度。由上面分析可知，采用声学法测量炉内烟气温度时需要确定以下基本物理量：声波发射和接收装置之间的距离；被测气体的组成成分、状态参量，从而确定气体的绝热指数和气体常数；声波在发射、接收装置之间的传播时间。

（姚克纯）

jīxiè shànsǎo tàntóu

机械扇扫探头（mechanical fan sweep probe）

依靠机械传动方式带动传感器往复摇摆或连续旋转来实现扇形扫描的探头。由电机带动其转轴位于探头曲面的焦点上的旋转头单向转动，旋转头上镶嵌着两个聚焦换能器，当换能器旋转到面向反射镜方向时，发射超声脉冲，经抛物线发射后即形成一排平行的直线扫描波束，实现了机械扫描。其优点在于扇形机械扫描探头具有远区探查视野大，与人体声耦合接触面积小，切向与侧向分辨率相同。适用于心脏、小器官、眼科、内脏管道和腹部器官的超声检查。

机械扇扫探头前端将阵子像摇篮一样摇动，形成扇状扫描；构造简单、设备便宜，但是使用寿命短。

机械式（环阵扫描）探头将探头阵子放到马达上，使之旋转，呈放射状扫描；尿道、直肠等腔内使用。

机械扫描方式探头优点是构造简单，设备便宜，易于做成高频探头。缺点是 B/M 模式表示和多普勒表示很难，焦点可变性差。

机械扇形扫描超声探头配用于扇扫式 B 型超声诊断仪，它是依靠机械传动方式带动传感器往复摇摆或连续旋转来实现扇形扫描的（图 1）。

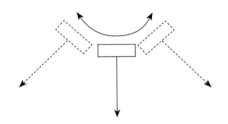

图 1　机械扇形扫描探头工机制示意图

利用机械扫描实现超声影像的实时动态显示，是 20 世纪 70 年代后期才趋于成熟的一项技术。开始时扫描线数较少，扫描角度也不大，扫描线的间隔角度的均匀性亦差，而且探头的体积和重量都较大，操作使用十分不便。比如早期的机械扇扫探头的重量达 0.6kg 以上，且扫描角度仅30°。随着技术的进步，到 80 年代中期，机械扇扫超声换能器的产品性能日趋改善，重量可以做到 0.2kg 以下，扫描帧频约每秒30 帧，扫描角度达 85°，而且扫描线的均匀性也大大改善。这不仅给操作使用带来了方便，而且使机械扇扫超声影像的质量获得明显的提高。

机械扇扫探头除换能器声学特性的基本要求之外，还应满足

以下要求：①保证探头中的压电振子做 30 次 / 秒左右的高速摆动，摆动幅度应足够大；②摆动速度应均匀稳定；③整体体积小、重量轻，便于手持操作；④外形应适合探查的需要，并且能灵活改变扫查方向；⑤机械振动及噪声应小到不至于引起患者的紧张和烦躁。

目前来看，机械扇扫探头主要存在的不足之处，是噪声大和探头寿命短。多数的机械扇扫探头寿命仅有数千小时，对于这种结构而言，无论是技术、工艺或材料都是十分难以解决的问题。目前，机械扇扫探头的生产已越来越少，大有被电子凸阵及相控阵扇扫探头所取代的趋势。

（姚克纯）

diànzǐ shànsǎo tàntóu

电子扇扫探头（electronic fan sweep probe）

使用多晶片及编码发射、接收技术，尚需加入电子聚焦及其他方式实现扇形扫描的探头。电子扫描方式中，探头前端阵列通过电子开关和延迟电路来控制发射接收，控制方式的不同形成不同的扫描方式，利用电子学机制进行声束扫查，按结构和工作机制大体分为线阵、凸阵、相控阵和面阵探头。

电子扫描方式优点是声束方向和聚焦易于控制；B/M、多普勒模式较易成像。缺点是设备复杂，价格高。

扇形扫描由凸阵超声探头实现。凸阵超声探头的振元排列在一个凸起的弧形表面。当阵元发射时超声波等效方向线呈扇形散射分布。凸阵探头在被检查目标的上面或上方通过耦合剂工作。与线阵扫描不同，扇形扫描声线分布不均匀，近距离处线（像素）密度大，远处则疏松。这种扫描

的特点是可以通过狭窄的通道检查待查的区域，比如通过肋骨之间的间隙检查肝脏（图 1）。

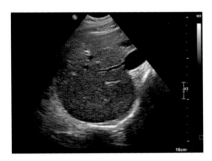

图 1　凸阵扫描超声成像

和线阵探头一样凸阵探头也采用多阵元组合发射，发射时对组合内各阵元同时激励。发射时也等效于单个阵元的有效宽度加大。使波束的近场区增强，也提高远长区的分辨率和灵敏度，同时改善波束的聚焦和多点动态聚焦。由此改善整个扫描深度范围内的分辨率及图像清晰度。

凸阵探头结构机制与线阵探头相类似，只是振元排列成凸形。但相同振元结构凸形探头的视野要比线阵探头大。因其探查视场为扇形，故对某些声窗较小的器官的探查比线阵探头更为优越，比如检测骨下脏器，有二氧化碳和空气障碍的部位更能显现其特点。但凸形探头波束扫描远程扩散，必须给予线插补，否则因线密度低将使影像清晰度变差。

最后要特别提一下的是探头的工作情况，不论是线阵探头还是凸形探头，探头中的振元都不是同时被激励的，它们总是被分组分时受激励，而且分配的方法有多样。

（姚克纯）

xiànzhèn tàntóu

线阵探头（linear array probe）

线阵超声探头的振元呈线形排

列，通常其振元数可达128或更多的探头。线阵超声探头采集的图像是长方形的超声成像（图1）。线阵长方成像的深度取决于超声脉冲重复频率，探头聚焦能力等因素。探头的设计和控制需要其采集深度可采集期望区（region of interest，ROI）。

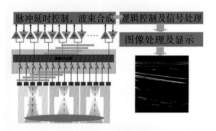

图1 线阵探头扫描成像原理示意图

超声探头扫描成像时为提高图像质量一般不是由单振元工作，而是由多振元组合成振元阵完成。在组合中振元称为阵元。在线阵探头扫描时由超声系统控制其多阵元的线性连续组合同时工作（加以相位/延时控制）来达到好的成像效果。

当线阵探头多振元组合发射时，各阵元的发射波在媒介中叠加形成合成波。此合成波在传播场内某区域内达到能量最大，即聚焦与焦点处的波振面。在此区域内形成的声束窄，能量集中，从而提高超声图像的横向分辨率（图2）。

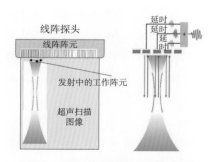

图2 线阵探头扫描声束示意图

值得一提的是即使没有相位（延时）控制，声束也有波振面聚焦的效果。但如加以线阵超声探头的阵元相位（延时）控制，聚焦的效果则可以更大的提高。同样道理当线阵超声探头接收时探头也通过延时计算，可加强超声波束合成时各通道的声信号为同一深度的回波信号，从而在更增强回波信号的同时也减少通道间的相互干扰。

由于线阵探头中单个振元的尺寸很小其发射面积也小。因此其超声波场的扩散角和近场特性不佳。如同样的道理当线阵探头有效阵元尺寸小其波束辐射面积也小。因此其辐射面积小而扩散角增大，近场区变短，分辨率和灵敏度低。

当线阵探头采用多振元组合发射，由若干个振元组合成一个线阵组合，发射时对组合内各阵元同时激励。这则相当于线阵探头的单个振元的有效宽度加大。等效宽度的加大可使波束的近场区增加，提高远长区的分辨率和灵敏度。也可改善波束的聚焦和多点动态聚焦，从而改善整个扫描深度范围内的分辨率及图像清晰度。

（姚克纯）

xiāngkòngzhèn tàntóu

相控阵探头（phased array probe） 阵元做得更窄，为1/2波长的探头。整个探头接近方形，其发出的超声波可以透过肋骨间隙，用于心脏检查。

相控阵扫描成像由相控阵探头来实现。类似于线阵探头，相控阵探头的振元于平面排列。且振元数少于线阵探头。相控阵工作时，同时激励所有的单振元，并由控制加到各振元上的激励信号的相位（实际上是控制延时）来改变超声的发射方向。在接收时，对被接收信号也做类似的相控（控制延时），由此形成扇形扫描（图1，图2）。

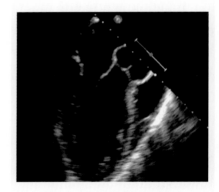

图1 相控阵扫描超声成像

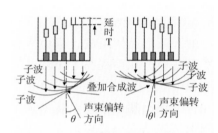

图2 阵元组内阵元激励延时和声波束左右偏转方向

超声相控阵是超声探头晶片的组合，由多个压电晶片按一定的规律分布排列，然后逐次按预先规定的延迟时间激发各个晶片，所有晶片发射的超声波形成一个整体波阵面，从而实现声束位移、声束偏转和声束聚焦等特性，达到各种检测目的。

相探阵超声探头可以实现波束扇形扫描，因此又称为相控电子扇扫探头，它配用于相控阵扇形扫描超声诊断仪。相控阵超声探头外形及内部结构与线阵探头颇有相似之处。其一是所用换能器也是多元换能器阵列；其二是探头的结构、材料和工艺亦相近，主要由换能器、阻尼垫衬、声透镜及匹配层组成。但它们的不同之处也主要有两点：①在探头中没有开关控制器，这是因为相控阵探头换能器中，各振元基本上是同时被激励的，而不是像线阵探头换能器那样分组、分时工作的，因此，不需要用控制器来选择参与工作的振元。②相控阵探头的体积和声窗面积都较小，这是因为相控阵探头是以扇形扫描方式工作的，其近场波束尺寸小，也正因为此，它具有机械扇形扫描探头的优点，可以通过一个小的"窗口"，对一个较大的扇形视野进行探查。

（姚克纯）

huánxíng xiāngkòng zhèntàntóu

环形相控阵探头（annular phased array probe）

由一系列同心的圆环形晶体组成，可使声束宽度变窄，从而提高了全程的横向分辨率的探头。又称环阵探头。在机械扇扫超声诊断设备中采用圆形环阵动态分段聚焦方法的原理和线阵的动态聚焦一样，环阵探头将一个圆形活塞换能器分割成一个小的中心圆盘和若干个同心圆环，这些圆环和圆盘组成阵元，其辐射面积相等，但在电学上和声学上都是相互隔离的。对每个阵元的电信号施加适当的延迟，就能实现沿中心轴任何距离的聚焦，这与声透镜的作用相仿，因此起到了"电子聚焦透镜"的作用。

（姚克纯）

1.5wéi zhèn tàntóu

1.5 维阵探头（1.5 dimensional array probe）

128×8 阵元，即 1024 阵元的探头。主要用于腹部检查。

1.5 维探头可以是 128×5 或 80×9 等排列，其声束和一维探头一样沿 X 方向扫查，得到 X-Z 方向的二维图像，它的每一声束，

在 Y 方向上又通过几个阵元的延时相加而可变聚焦，因此，其二维图像和一维探头的二维图像相比，切片厚度更小，从而图像质量更好，提高了纵轴（Y）方向的分辨率。

一维和 1.5 维探头得到的是二维图像，二维探头可以得到实时三维图像。一维探头厚度方向的焦点单一固定，1.5 维探头厚度方向的焦点多个、可变。

（姚克纯）

èr wéi zhèn tàntóu

二维阵探头（two dimensional array probe）

对于二维超声扫描而言，探头的晶体层分隔成了一系列宽为 0.5mm，长为 10～20mm 的纵形小晶体（图 1）。声束可以在纵向聚焦，但是直到最近才使用声学透镜技术完成了这一操作。选择的透镜结构可以在给定探头预期使用的典型深度提供最佳的聚焦，但是在远离聚焦的更深或更浅的位置不及典型深度的优化效果。近年来，一些超声制造厂商通过探头晶体的纵向分隔引入了纵向聚焦功能，这只能做到较小的纵向偏转。

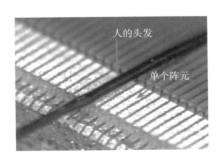

图 1 传统探头单个阵元尺寸和人的头发比较

矩阵探头可实现探头的二维阵列技术，探头可在两个方向上分隔为纵向探头晶体（图 2）。这让图像容积的声束偏转和聚焦电

子化和同步化。传统的 128～256 个阵元由一个电缆中各个细小的同轴缆线驱动，然而对于 2000～8000 个晶体来说是不可能实现的。矩阵声束形成器通过使用新型的 ASICs 将声束形成部分整合在探头内成为可能。晶体组织为 100～200 个晶体的小块，这要求偏转和聚焦的更小延迟。每一个晶体都通过一个电缆与系统连接，以阻止更大的声束形成数字延迟。这一新技术模糊了被动探头和系统的传统区别，因为现在转换器、预放大、一些声束形成延迟和其他主动激活的电子元件在都放在探头壳内。

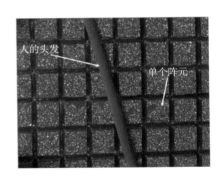

图 2 矩阵探头单个阵元和人的头发比较

随着电子元件不断的微型化，现可以将矩阵整合到足够小的容积中，甚至可以做成实时三维经食管探头进行心脏检查。这避免了声束经过肋骨、肺脏和脂肪层时的衰减，特别是对于肥胖患者，可以显著改善成像质量。并且，实现了在手术中对心脏情况进行实时监测。

（姚克纯）

qiāngnèi tàntóu

腔内探头（intracavitary probe）

包括双平面探头（纵切面、横切面）、多平面探头（纵、横与斜切面）、旋转式腔内探头（辐

射式横切扫查）及端扫式直肠腔内探头。频率 5～7.5MHz。

经腔内探头：它通过相应的腔体，避开肺气、胃肠气和骨组织，以接近被检的深部组织，提高可检查性和分辨率。目前已经有直肠探头、经尿道探头、经阴道探头、经食管探头、胃镜探头和腹腔镜探头。这些探头有机械式、线阵式或凸阵式；有不同的扇形角；有单平面式和多平面式探头。其频率都比较高，一般在 6MHz 左右。目前还发展了口径小于 2mm、频率在 30MHz 以上的经血管探头。

双平面直肠腔内超声探头：是目前较常用的直肠腔内超声探头，具有纵断面和末端的横断面双平面扫查功能，探头可与直肠壁紧密接触，显示清晰、分辨率高。并可通过注水孔注入一定量的水，使直肠壁层次显示更为清晰。对直肠病变的分期诊断具有明显的优越性。但常因疼痛造成检查中断，同时对高位直肠病变或直肠狭窄者探查较为困难。

端扫式直肠腔内超声探头：这是近年来常用的直肠腔内超声探头，超声换能器位于探头顶端，约成 130° 角向前侧扇形扫描，因探头直径较小、较短，不易造成患者疼痛。利用向前的声束平面，较易扫查直肠上段病变，尤其是直肠中、上段狭窄病变均可得到检查，对直肠周围的病变扫查范围也较广泛。但由于探头未能直接紧贴直肠壁，因此要提高对肠壁分层结构的显示率须在清洁灌肠后于直肠内保留足够的水。

（姚克纯）

húsǎo shì

弧扫式（arc scan）　弧形扫描的超声线分布与扇形扫描相反。扇扫式换能器在被检查的目标上

面（直接接触型）或上方（通过水路耦合）做摆动，它的超声线不均匀，近距离处密度大，远处疏松。这种扫描特点是可以通过狭窄的窗孔检查待查的区域，如通过肋骨之间的间隙检查心脏。

线形扫描：换能器做横向平移，它的线距均匀，视场的横向尺寸由换能器移动距离所限定，纵向尺度由作用距离所限制。机械扫描：借电机带动换能器摆动或转动，同时位置传感器连续地检测换能器的瞬间取向，并产生位置信号，使显示器的扫描线有相应的取向。

（姚克纯）

tūxíngsǎo shì

凸型扫式（raised scan）　多阵元探头的一种，阵元不是排列在一条直线上，而是排列成圆弧形，这样其扫描的图像是一个扇形，显著增加了视场范围。

（姚克纯）

yuánzhōusǎo shì

圆周扫式（circular scan）　圆周扫式以探头为中心，超声换能器置于圆周的中心，径向旋转扫查线与显示器上的径向扫描线做同步旋转，可做 360° 圆周旋转扫查。主要适用于对肛门、直肠、阴道、食管等检查，也可以用于输尿管、膀胱的检查。圆周扫式超声诊断仪所用的探头称为径向扫描探头，如直肠探头、食管探头都属于径向扫描探头。扫描时探头置于体腔内，如食管、直肠、阴道等。

（姚克纯）

xiāngkòngshànkuòsǎo shì

相控扇扩扫式（scanning range expansion of planar phased arrays）　相控阵扇形扫描所采用的相控阵探头中的换能器阵列排列方式和电子线阵一样，都是

直线等间隔排列的。两者的主要差别，是电子线阵扫描的超声发射波束的方向与阵元排列方向垂直，其超声扫查区域是矩形或梯形区域；相控阵扇形扫描则应用相控技术，对参与超声发射的所有换能器阵元的激励脉冲进行相控，使每条超声波束与换能器阵列之间存在一定的偏转角度，实现扇形扫描（图 1）。相控阵探头的尺寸通常较小，但探测的区域较大，声束很容易通过人体胸部肋骨的狭小空隙对整个心脏进行扫查，而线阵、凸阵探头很难做到这一点，因此也常常被称为心脏探头。

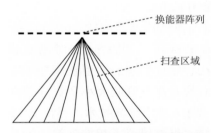

图 1　电子相控阵扇形扫描示意图

（姚克纯）

dǎoguǎnshì tàntóu

导管式探头（catheter probe）　目前导管式探头以血管内导管式探头为代表。血管腔内超声的晶片安装在导管装置的顶端，是导管部分的核心部件。根据超声探头的扫描方式不同，将其分为机械扫描型和电子扫描型。前者又分为换能器旋转型和反射镜旋转型两类。换能器旋转型超声探头装在导管轴心的顶端，轴心在外鞘管内以 1800r/min 的速度做 360° 旋转扫描，以 30 帧/分获取高分辨率、实时的血管切面二维图像。反射镜旋转型为避免超声换能器自身旋转所带来的不利因素，固定换能器，在轴心装有

45°倾斜的反射镜，并使其旋转以反射超声束。电子相控阵型导管顶端有 32～64 个超声换能器，呈环状排列于导管顶端，以一定时间差由各换能器发射超声束，该探头具有管径小、柔软性好的特点。

导管式探头频率从 12.5MHz 至 30MHz 不等，应用最广的是 20MHz。频率过高时，因血液中红细胞的大量散射可能会产生较多的伪像，同时声束的穿透力减低；而频率较低时分辨率随之下降。目前的导管探头轴向分辨率可达到 80～100pm，侧向分辨力 150～200pm，探测深度 6～16mm；一般导管长度为 90～135cm，导管外径 2.9～4.5F 不等。

血管内超声成像（intravascular ultrasound，IVUS）是利用安装在心导管尖端的微型超声探头由血管内探查管腔大小和管壁结构的介入超声诊断技术。目前 IVUS 技术仍然保留了相控阵扫描和机械扫描两种方式，探头频率已上升到 40MHz，导管直径下降到 2.9F，图像分辨率显著提高且可显示较严重的狭窄病变。研究表明，IVUS 技术对于检出早期的偏心性斑块，明确斑块的分布、大小和性质，识别动脉的重塑类型，诊断左主干病变、动脉夹层、真性和假性动脉瘤以及再狭窄，鉴别斑块和血栓，评价斑块稳定性和斑块消退，选择介入治疗的方式，监测介入治疗的效果和并发症等方面明显优于冠状动脉造影，目前已成为冠心病诊断和治疗的重要影像学手段。

血管内超声成像主要缺点是 IVUS 导管仍不能进入严重狭窄的管腔且造价较高。在 IVUS 基础上建立的血管弹性图技术应用反射的回声对管壁和斑块组织进行弹性分析，进而可对斑块破裂做出预测，有望成为一种可靠、实用的不稳定斑块检测技术。

（姚克纯）

nèijìngshì tàntóu

内镜式探头（transendoscopic ultrasonography probe）

超声内镜是将超声波用于人体内腔道成像检查的技术。它将微型的高频超声探头安置在介入导管前端（内镜式探头），内镜式探头插入食管、胃肠道腔内，进行实时超声扫描成像。借助内镜直接观察消化道黏膜表面及其病变，借助超声扫描获得消化道管壁各层次的组织学特征、腔内病变及周围相邻重要器官的超声影像的检查方法。

内镜式探头主要用于疾病的诊断，可以显著提高超声的分辨率，并能清晰地显示位于腹腔深部的胆总管末端和胰头部的病变，提高了内镜和超声诊断的分辨率和准确率。内镜式探头也可插入上呼吸道和支气管树以及泌尿系统的腔内进行超声检查等，进行实时扫描成像。

内镜式探头与内镜超声图像处理装置、超声探头驱动器及内镜配套使用，用于对胃肠道及其周边器官、泌尿器官和女性生殖道进行管腔内超声成像。内镜式探头具有 360°环行扫描，可在 7.5～12MHz 切换。

内镜式探头的结构和工作机制与常规探头一致。内镜探头包括以下结构：①前端壳体，前端壳体的两端分别为连接端和透镜端。②设置平台，设置在前端壳体内。③摄像头，设置在设置平台上靠近透镜端的一侧，以使得摄像头能透过透镜端对外部进行拍摄。④连接件，用于连接前端壳体和设置平台，包括一球形连接端头，球形连接端头与设置平台背向摄像头的一侧连接，以使得设置平台能绕球形连接端头而具有多个方向的转动，进而使得摄像头具有多个方向的拍摄。⑤柔性线管，与前端壳体的连接端连接，包括一利于柔性线管弯折的环形槽，在柔性线管内设置有用于与摄像头电性连接的导电线及用于拉动柔性线管弯折的多根钢丝。

（姚克纯）

dānpíngmiàn tàntóu

单平面探头（plain surface probe）

多为内镜式探头，仅能用以横切面成像。

对于单平面超声探头来说，声束垂直于探头表面，即是声束沿竖直方向，而穿刺针则设置在平面超声探头的一侧，穿刺针以垂直于探头表面方式进行穿刺时，声束无法覆盖穿刺目标和穿刺针，因此，为了获得穿刺目标和穿刺针的成像，穿刺针必须与竖直方向成一角度，以倾斜方式进行穿刺。

穿刺针以倾斜方式进行穿刺时，穿刺针的穿刺距离远比竖直穿刺大，增加患者的伤痛，另外，由于倾斜方式穿刺，穿刺针必须穿过患者身体上较大区域，容易刺穿一些血管或其他组织，造成不必要的损伤。

为解决上述穿刺针倾斜穿刺所存在的穿刺距离较大、容易刺穿一些血管或其他组织的缺陷，穿刺针竖直穿刺是理所当然的首选，但是，目前没有较好的竖直穿刺成像装置或技术，其中，最重要的问题是偏转后的成像处理起来相当复杂，这是超声成像领域一直所致力研究的方向。

单探头通常选用磨制成平面薄圆片形的压电陶瓷作为换能器，超声聚焦通常采用薄壳球形或碗形换能器有源聚焦和平面薄圆片配声透镜聚焦两种方式。

（姚克纯）

双平面探头（biplane probe）

多为内镜式探头，一般由两个64晶片的探头上下排列而成，能够实现正交的两个平面同时显示。双探头双平面实时显示技术是使介入超声诊断和治疗技术达到完美结合的技术。双探头双平面实时显示（RTBi）指在同一屏上实时显示对应于双探头的双平面图像，即同时使用两个探头从不同方位对所观察部位进行扫描。如在进行介入治疗时，由于获取了不同方位的信息数据，使操作者能更精确地确定进针的位置和方向，且能更准确地实时掌握穿刺针的角度变化，从而避开危险区域，确保安全性。

双微凸探头，即在探头的头部设置了两个微凸声头，用于对冠状面和矢状面的扫查，由于其有很多优点，现在各厂家都推出了类似的经直肠探头，这类探头的主要优点有：①采用双凸阵设计，声头的尺寸可以设计得比较小巧，患者在扫查过程中对疼痛的耐受性好。②采用双凸阵设计，可以实现对前列腺或其占位病变多个轴面下大角度的扫查，且由于两组声头所占跨度小只需将探头植入患者直肠很浅位置就可以实现对整个前列腺的扫查，方便易行。③双声头同时扫查实时显示，能同时观察矢状面和横断面，大大提高了穿刺的准确度和安全性。④多角度大范围穿刺功能，在穿刺时得心应手、准确快速。

双平面直肠超声探头（图1）采用1个凸阵+1个线阵的设计方式，凸阵频率5.5～8.5MHz，线阵频率5.5～10MHz，由于其具有如下优点，因此广泛应用于常规的经直肠超声诊断和治疗，例如前列腺的检查和穿刺活检、放射粒子植入、肛周检查、复杂性肛瘘的检查。①采用双平面探头设计，可以实现对前列腺或其占位病变多个轴面下的大角度扫查。②传阵列探头同时工作、双平面实时显示，能同时观察矢状面和横切面，大大提高了穿刺的准确度。③双阵列探头，具有超声频率高，图像分辨率高，能清楚显示被检查部位的血流分布特点，在穿刺过程中，线阵探头可以显示穿刺的全过程。

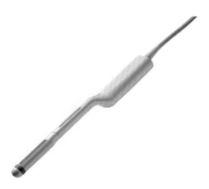

图1 双平面直肠超声探头

（姚克纯）

多平面探头（multiplane transducer）

单平面探头安装在可进行180°旋转的转轴上，可由手柄上的按钮调节探头的扭转角度的探头。为了获得图像，超声波诊断成像装置需要超声波探头或超声波换能器，超声波探头或超声波换能器是用于将超声波信号转换为电信号或将电信号转换为超声波信号的单元和/或装置。超声波探头通常包括超声波模块，超声波模块包括：压电层，在压电材料振动时将电信号转换为声音信号或将声音信号转换为电信号；匹配层，减小压电层和人体之间的声阻抗差异，以将压电层中产生的超声波尽可能多地发送到人体的目标点；透镜层，将传播到压电层前方的超声波聚焦到特定点；吸声层，通过防止超声波传播到压电层的后方而防止图像失真。虽然超声波探头在用于特定目的时可包括单个超声波换能器，但是超声波探头在用于医学目的时通常包括多个超声波换能器。为了获得更好的检测图像，人们发明了三维超声波探头，在使用时，可以调节超声波探头的探测角度。但是，这种结构的三维超声波探头可以调节的探测角度范围十分有限，不能全方位地调节超声波探头，从而影响了其获取的探测图像。

矩阵探头除了实时三维超声成像之外，其采集的数据是规则的矩阵容积数组，方便于三维后处理计算。这使得这种探头产生的各个角度的二维平面图像也有高质量的分辨率，比如二维扫描成像、双平面成像、多平面成像等（图1）。

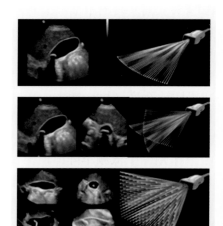

图1 矩阵探头在单平面、双平面及容积内任意角度的多平面成像

矩阵探头在纵向上也有多列

阵元，总阵元数成千上万。二维排列的阵元使三维视野内实现声束任意方向的偏转和聚焦（图2）。

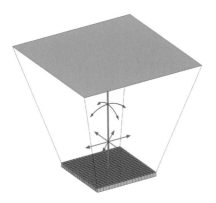

图2 二维阵列提供在三维视野内（以金字塔形状显示）任意位置的电子控制声束的转换（绿）、偏转（蓝）和聚焦（红）

矩阵探头的多重数据流实时动态聚焦技术，可在实时状态下获取任意相交角度的两幅动态图像，并可随时任意调整角度以适应诊断的需求，是相对于传统二维成像的新模式。

该方法对三维B超容积数据进行不同方向的剪切，生成新的平面图，主要用来获得C平面（即与探头表面平行的平面，又称冠状面）的回声信息。

（姚克纯）

shuāngpínlù tàntóu

双频率探头（bifrequency probe）

可发射和接受两种固定频率的探头。血管内超声成像探头，采用一个低频单阵元换能器和一个高频单阵元换能器，并且通过一根同轴电缆同时连接两个超声换能器。工作时可以同时或分时给两个换能器发送激励信号，使换能器进行超声波发射和接收，并在后期对换能器接收到的信号进行滤波等处理可以同时获取低频和高频超声图像。血管内超声成像探头技术就是通过在导管的前端安装一个微型超声探头，从而获取血管内部管腔的横截面图像，该图像在一定程度上可以很好地说明冠状动脉血管内的情况。所采用的导管其直径不会超过3mm，在探查冠状动脉内部结构所使用的探头超声频率为30MHz左右，是一种近距离成像技术。根据技术设计的初衷与方法不同，可以将血管内超声成像系统分为两种典型的类型，分别为机械旋转类型与相控阵类型两种。前者的构成原理是电机转速保持在1800转/分时，引导导体内的单阵元换能器进行相应的旋转，从而实现信号的发出与接收，完成绘制图像。后者则是使用电子相控阵系统，系统使用多个超声传感器有规律的阵元排列起来，并借助时序调控方法形成所需要的图像。整个系统都有一整套完整的编码进行控制，当第一组超声传感器发出超声信号时，第二组则同步接受回馈的信号，不同阵组将多样化的信号融合在一起形成完整的图像。

（姚克纯）

duōpínlù tàntóu

多频率探头（multifrequency probe）

探头有多个不同发射频率（涵盖从低频到高频的大带宽）可以选择，从而满足组织穿透和超声图像分辨率的不同需求。也称宽频探头。

多频率探头是脉冲回波换能器的一个新发展，可以用同一个探头发出几种不同的超声脉冲，实现用高频超声覆盖近场，中频超声覆盖远近场过渡区，低频超声覆盖远场的设计思想。单元多频探头是把多层压电陶瓷（或高分子压电材料）片相互粘合起来，从各层间的电极分别引出引线，以便对不同层进行激励，获得多种频率的超声脉冲发射。多频探头的数字编码简单，易于丢失信号。多频率探头可发射和接受多种不同中心频率的超声探头。每种探头具有多种频率变换功能。

（姚克纯）

kuānpíndài tàntóu

宽频带探头（wide band probe）

探头发射时有一个很宽的频带范围。带宽宽，余震小。探头的发射和接受频率不是某一固定值，而是分布在一定的范围内。通常用同一个探头发出连续的超声脉冲信号，实现某一频率范围内的超声信号能无间隙的发射和接收。

超宽频带探头是在宽频探头的基础上，使探头接收和发射的超声信号范围进一步得到扩展。超宽频探头的信号在接收的瞬间，进行全面的数字编码、信号放大，保证信号无失真，并扩展了信号的动态范围。

接收时分三种情况。①选频接收：在接收回声中选择某一特定的中心频率，保证能达到所要求的诊断深度，尽可能选择较高频率的回声，以获得最佳的图像质量。②动态接收：在接收时随着深度的变化选取不同的频率，近场、中场达到好的分辨率和穿透力的要求。③宽频接收：接收所有频率的回声在中近场包含不同频率回声取中频，远场只保低频取高频，在远场由于高频成分衰减，只保留稍低频率回声。

宽频带探头指的是接收信号带宽，激励信号不是宽带的，相反都是窄脉冲合成波，超声信号在人体里反射信号是很复杂的，带宽越高，接收到的信息越多。不过这个带宽是接收电路要宽带，更重要的是探头振源本身的频带要宽。目前只是线阵探头带宽比较宽。

宽频带探头对应的脉冲宽度较小，深度分辨率好，盲区小，由于探头使用的阻尼较大，通常灵敏度较低；窄带探头则脉冲较宽，深度分辨率变差，盲区大，但灵敏度较高，穿透能力强。

探头的频带宽是指探头覆盖频率范围的宽度与中心频率之比。超宽频探头的带宽可接近100%。采用宽频探头可在近场发射和接收高频成分的超声波，以提高近场的分辨率；而在远场采用较低频率，以争取较强的穿透力。宽频带探头也是进行谐波成像的必不可少的条件。

(姚克纯)

huánzhènxiāngkòng tàntóu

环阵相控探头（phased annular array probe）　由一系列同心的圆环形晶体组成，可使声束宽度变窄，从而提高了全程横向分辨率的探头。相控阵扫描成像由相控阵探头来实现。类似于线阵探头，相控阵探头的振元于平面排列。且振元数少于线阵探头。相控阵工作时，同时激励所有的单振元，并由控制加到各振元上的激励信号的相位（实际上是控制延时）来改变超声的发射方向。在接收时，对被接收信号也做类似的相控（控制延时），由此形成扇形扫描。

在机械扇扫超声诊断设备中采用圆形环阵动态分段聚焦方法的原理和线阵的动态聚焦一样，环阵探头将一个圆形活塞换能器分割成一个小的中心圆盘和若干个同心圆环，这些圆环和圆盘组成阵元，其辐射面积相等，但在电学上和声学上都是相互隔离的。对每个阵元的电信号施加适当的延迟，就能实现沿中心轴任何距

离的聚焦，这与声透镜的作用相仿，因此起到了"电子聚焦透镜"的作用。

(姚克纯)

mónǐshì fàngdàqì

模拟式放大器（analog amplifier）　电路通过三极管实现反相的仪器。放大运算放大器出现之前，模拟放大器就已经存在了。更早以前的放大电路是通过电子管构建的。这个电路的优点是结构简单、成本低。但是它也存在严重的缺点，首先是它需要一个静态工作点，而且每一个电路需要的工作点都有可能不相同，需要单独的调试。其次这个电路是开环放大的，所以电路的增益稳定性很差。

(姚克纯)

hùnhéshì fàngdàqì

混合式放大器（mixed amplifier）　通常由两种或多种电子管或晶体管、电源变压器等元件组成、能把输入信号的电压或功率放大的无线电装置。可用在通信、广播、雷达、电视、自动控制等装置中。

在超声诊断设备的主要电路中，换能器接收回波转换成电信号强度非常微弱，需要通过低噪声模拟放大器放大信号提高信噪比。现代超声设备中，信号处理链路大多数通过数字技术实现，其中滤波和放大是最基本的信号处理单元。超声电路中对深度方向的衰减进行补偿采取的时间增益控制（TGC）的放大器，兼具数字式和模拟式的特征，属于混合式放大器。

(姚克纯)

shùzìshì fàngdàqì

数字式放大器（digital amplifier）　把输入的信号变换成脉冲宽度调制或者脉冲密度调制的脉冲

信号，用开差器件高建地通断直流电源驱动负载的放大器。亦称为开关放大器。因此也可把数字放大器看成是一个一比特DAC的功率放大器，即一比特功率DAC。输入信号处理电路在输入信号为模拟信号时，对输入的模拟信号做电平调整和信号放大等处理，使输入信号在幅度方面能满足后级电路的要求，并根据需要对输入信号进行均衡处理。当输入信号为数字信号时，输入信号处理电路则作为数字接口电路，对输入信号进行解码处理和相应的加工处理。开关信号形成电路是完成脉冲宽度调制或脉冲密度调制变换的电路使输出信号的脉冲宽度 或者脉冲密度按照输入信号的振幅变化而变化。所以通常把前者称作脉冲宽度调制信息处理器或脉冲宽度调制器，把后者称作脉冲密度调制信息处理器或脉冲密度调制器。功率开关电路是控制直流电源的通断，用断断续续的电流向负载供电的电路。数字放大器在20世纪70年代刚问世时，开关器件使用的是双极型三极管。

数字放大器最大优点之一是其具备设计复用的数字数据通路的灵活性。因为信号在到达扬声器之前是保持在数字域的，所以在信号路由方面具有更大的灵活性。这种灵活性同时也能处理开发过程中和生产过程的填料选择和/或固件变更。数字放大器有一个被称为单端工作的常规模式。通常，数字放大器具有两级架构。

(姚克纯)

duìshù fàngdàqì

对数放大器（logarithmic amplifier）　输出信号幅度与输入信号幅度呈对数函数关系的放大电路。

也称压缩放大器。主要将信号转换成其等效对数值涉及一种非线性运算放大器。实际的对数放大器总是兼具线性和对数放大功能，输入信号弱时，它是一个线性放大器，增益较大；输入信号强时，它变成对数放大器，增益随输入信号的增加而减小。对数放大器在雷达设备中有特别重要的作用。它不仅可以保证雷达接收机有很宽的动态范围，而且可以限制接收机输出的杂波干扰电平，达到恒虚警的效果。对于单脉冲雷达，还可归一化角误差信号；对于动目标显示雷达，还可抑制固定目标起伏。

对数放大器用于压缩回波信号的动态范围，它是保证超声图像实现灰阶显示以突出有诊断意义的图像信息的基础。超声回波幅度的动态范围很大，通常可达 100～110dB。其中，组织界面的差异所引起的动态范围约为 20dB；而作为终端设备，一般显示器的动态范围只有 20～26dB。解决办法就是对回波信号进行对数压缩，经过对数压缩的回波图称为灰阶显示回波图。

（姚克纯）

shèpín shùzìhuà

射频数字化（radio frequency digitalization）

将超声探头接受的回声信号转变为相应电信号后，不经过任何放大器（去除中间环节），而直接转成数字信息流存储入计算机的技术。也称高频数字化。

随着现代信号处理技术的发展，以及人们对超声性能的要求不断提高，传统的模拟超声便表现出明显的不足，如易受到外界的干扰，性能不够稳定；精度较低，难以实现现代信号处理算法；无法高保真地传递、转换图像信息等。全数字超声可以有效地解决上述问题，直接对超声回波信号进行数字化处理，保证了超声诊断设备图像更清晰、更准确，大大提高了超声诊断的分辨力，增大了动态范围，直接决定着超声诊断设备的整体质量。全数字超声利用高速 A/D 直接对前置放大后的射频回波信号进行采样，使得模拟信号在射频级就转换成数字信号。

采样高频信号时，为避免出现混叠分量，必须满足两个准则。第一个准则要求被采样信号的带宽不能超过采样速率的一半；为满足第二个条件，采样信号最高和最低信号必须位于同一个尼奎斯特区。

高速模数转换器（ADC）已经改变了接收机前端的主要设计方法。ADC 使从天线输入之后的大部分模拟信号链路得以去除。在仪器系统中，高速 ADC 使传感器信号仅通过最少的模拟处理环节就被迅速数字化。为了说明射频信号直接采样的实效性，学者考查一个用于高能物理的仪器产品的射频子系统，该仪器由射频链路和数字化器组成数字化器，可直接处理和采样高达 500MHz 的射频信号。虽然这只是一个子系统，但它在最终的系统中扮演着至关重要的角色，因为它规定了测试仪器的受限范围。

高频和射频都是指电磁波的频率，不同点在于高频大于 10K，射频为 300K 至 300G，射频是高频的较高频段，所以把具有远距离传输能力的高频电磁波称为射频电流（简称射频）。它是一种高频交流变化电磁波的简称。射频（radio frequency，RF）是表示可以辐射到空间的电磁频率，频率范围从 300kHz 至 300GHz。每秒变

化小于 1000 次的交流电称为低频电流，大于 10000 次的交流电称为高频电流，而射频就是高频电流。射频（300k 至 300G）是高频（大于 10k）的较高频段，微波频段（300M 至 300G）又是射频的较高频段。在电子学理论中，电流流过导体，导体周围会形成磁场；交变电流通过导体，导体周围会形成交变的电磁场，称为电磁波。在电磁波频率低于 100kHz 时，电磁波会被地表吸收，不能形成有效的传输，但电磁波频率高于 100kHz 时，电磁波可以在空气中传播，并经大气层外缘的电离层反射，形成远距离传输能力。射频技术在无线通信领域中被广泛使用，有线电视系统就是采用射频传输方式。

（姚克纯）

mónǐshùzì zhuǎnhuàn

模拟数字转换（analog to digital converter）

将视频模拟信号转换成数字信号，即实现图像数字化。其作用是将代表图像的连续信号转换成离散信号，以便于数字信号处理设备及计算机系统对其进行处理。将模拟信号转换成数字信号的电路，称为模数转换器。模数转换器即 A/D 转换器，或简称 ADC，通常是指一个将模拟信号转变为数字信号的电子元件。通常的模数转换器是将一个输入电压信号转换为一个输出的数字信号。由于数字信号本身不具有实际意义，仅仅表示一个相对大小。故任何一个模数转换器都需要一个参考模拟量作为转换的标准，比较常见的参考标准为最大的可转换信号大小。而输出的数字量则表示输入信号相对于参考信号的大小。

A/D 转换的作用是将时间连续、幅值也连续的模拟量转换为

时间离散、幅值也离散的数字信号，因此，A/D 转换一般要经过取样、保持、量化及编码 4 个过程。在实际电路中，这些过程有的是合并进行的，如取样和保持，量化和编码往往都是在转换过程中同时实现的。

模拟数字转换器的分辨率是指对于允许范围内的模拟信号，它能输出离散数字信号值的个数。这些信号值通常用二进制数来存储，因此分辨率经常用比特作为单位，且这些离散值的个数是 2 的幂指数。例如，一个具有 8 位分辨率的模拟数字转换器可以将模拟信号编码成 256 个不同的离散值（因为 $2^8 = 256$），从 0 到 255（即无符号整数）或从 -128 到 127（即带符号整数），至于使用哪一种，则取决于具体的应用。

模拟信号由传感器转换为电信号，经放大送入 AD 转换器转换为数字量，由数字电路进行处理，再由 DA 转换器还原为模拟量，去驱动执行部件。为了保证数据处理结果的准确性，AD 转换器和 DA 转换器必须有足够的转换精度。同时，为了适应快速过程的控制和检测的需要，AD 转换器和 DA 转换器还必须有足够快的转换速度。因此，转换精度和转换速度乃是衡量 AD 转换器和 DA 转换器性能优劣的主要标志。

模拟式放大器的后级需将信息数字化后输入数字扫描转换器，但此时频率已较前级降低，信息中频率、振幅及位相均产生失真。

（姚克纯）

shùzì sǎomiáo zhuǎnhuàn qì

数字扫描转换器（digital scan converter, DSC）

实质上是一个带有图像存储器的数字计算机系统，可以用标准电视的方法显示清晰动态图像的仪器。是现代超声成像系统中的核心部件，它的问世，克服了早期超声图像闪烁严重、扫描线间隙大、图像不连续且灰度等级不足等缺点。数字扫描转换器提供强大的图像处理功能，如图像冻结、多帧存储、测量计算、坐标变换、图像插补、图像局部放大显示等。对数字扫描变换器的性能要求主要是实时性和转换精确度。数字扫描转换器功能可由硬件实现，也可由软件实现，数字扫描转换器有各种不同的实现方法。

数字扫描转换器一路输入数字信息，其扫线数、扫线长度与扫线方式均随超声的仪器设计而定，此称"写入"；另一路输出数字信息，其扫线数、扫线长度与扫线方式多按所在国的电视制式而设定，此称"读出"。数字扫描转换器为声像图显示之前的重要功能块（最早使用模拟扫描转换器，现已完全淘汰）。

通常将用扇扫格式在极坐标网格点上取得的图像数据转换成笛卡儿光栅网格点数据以后，已获得数据点的具体位置并不与显示像素点相对应，因此在将该数据写到显示缓冲区前必须进行转换，这个转换通常用已取得的距离最近的点通过双性插值得到。

在现代的超声系统，数字扫描转换从使用特殊功能的硬件以数字的方式来完成过渡到由软件来处理这类大量的复杂计算。

数字扫描转换器基本组成：图像数字化及 A/D 转换、图像前处理、图像存储器、图像后处理及 D/A 转换。

（姚克纯）

shùzì mónǐ zhuǎnhuànqì

数字模拟转换器（digital analog converter）

将二进制数字量形式的离散信号转换成以标准量（或参考量）为基准的模拟量的转换器。又称 D/A 转换器，简称 DAC。它是把数字量转变成模拟的器件，将数字信号转换成模拟信号，并同时与电视同步信号合成为全电视复合信号输出。

最常见的数模转换器是将并行二进制的数字量转换为直流电压或直流电流，它常用作过程控制计算机系统的输出通道，与执行器相连，实现对生产过程的自动控制。数模转换器电路还用在利用反馈技术的模数转换器设计。

DAC 主要由数字寄存器、模拟电子开关、位权网络、求和运算放大器和基准电压源（或恒流源）组成。用存于数字寄存器的数字量的各位数码，分别控制对应位的模拟电子开关，使数码为 1 的位在位权网络上产生与其位权成正比的电流值，再由运算放大器对各电流值求和，并转换成电压值。

（姚克纯）

sānwéi chāoshēng zhěnduàn yí

三维超声诊断仪（three-dimensional ultrasono-graphy）

建立在二维以及彩色多普勒超声诊断仪的基础上，配上数据采集装置，再加上三维重建软件，即形成三维显示功能的仪器。其能直观、立体地显示人体器官的三维结构及动态、实时地观察立体结构。为临床超声诊断提供了更丰富的影像信息，减少了病灶的漏诊，提高了诊疗质量。

（姚克纯）

màichōngbō shì jùlí xuǎntōngmén

Duōpǔlè chāoshēng zhěnduàn yí

脉冲波式距离选通门多普勒超声诊断仪（pulse wave range-gated Doppler ultrasound diagnostic equipment）

利用回波测距机制定量测量多普勒频移的深

度信息，它使用一个探头在时间上交替发射与接收超声波。可以解决连续多普勒系统无法定位测量血流信息的缺点，能够准确测量某一位置或者区间血流或者组织的运动速度和方向（图1）。具有距离分辨能力，增加了血流定位探查的准确度，主要缺点是不能测量深部血管的高速血流，高速血流可能错误地显示为低速血流（倒错现象）。

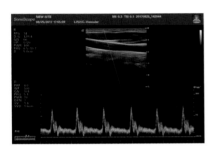

图 1　脉冲多普勒频谱测量效果图

发射机发射一个短脉冲超声波信号后，在发射下个脉冲前，等待接收回波信号。相比于 B 模式成像系统，拍频需要更长的发射脉冲持续时间（最少 4 个周期，图2）。增加脉冲持续时间是为了测量较慢的血流，这是因为这些较慢血流的回波信号频率与发射信号非常接近，增加脉冲持续时长能够更加准确地测量多普勒频

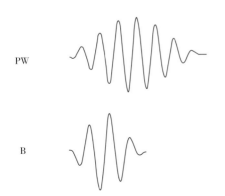

图 2　PW 发射波形和 B 发射波形对比

移信号造成的回波相移。

（姚克纯）

chāoshēng chéngxiàng

超声成像（ultrasound imaging）

根据所收到的不同时刻反射波的时间间隔和波的强弱，分离出与人体组织学、病理学和解剖学等有关的信息，构成超声图像，就能够了解到所检查器官的大小、位置及其内部病变等信息的技术。

超声成像应用最为普遍的是回波法：系统发射脉冲超声波后，超声波由表面皮肤到深部透入人体内部，当超声波遇到不同声阻抗和不同衰减特性的器官与组织所构成的界面时，便发生反射和透射；透射入器官与组织内部的超声波，再遇到界面时还会再次发生反射和透射；经过运动界面时还将产生多普勒频移。

超声成像技术从初时简单的信号波扫描到现今的多维、多模式、高信息量和高分辨率的动态成像和显示。日新月异的进步是得益于计算机技术和材料技术等领域的快速突破和发展。此外探头技术因材料、工艺及大规模集成电路的科技进步得以有突破性的进展。医学超声因此由一维、单通道、单振元简单探头的 A-模式扫描（A-Mode）、M- 模式扫描（M-Mode）、B- 模式扫描（B-Mode）发展到现代的高通道数、复合技术、多模式及多维成像。其中包括三维及四维的超声成像、超声造影成像、高度复杂的信号和二维及三维图像后处理及分析技术，尤其现代高清晰图像显示技术的应用。

（姚克纯）

A xíng chāoshēng

A 型超声（A-mode ultrasound）

利用超声回波幅度调制显示的超声成像技术。

A 型是最早应用于临床诊断的超声诊断技术。其原理是换能器（探头）向人体发射超声短脉冲，超声在人体内传播时，遇到声特性阻抗不同的界面，产生反射（回声），利用探头压电效应将其转换为电信号，经处理后转换为视频信号。以纵轴为回声强度（幅度），横轴为深度（时间）。在示波器的屏幕上以波的形式显示出来。其强度取决于构成界面的组织声特性阻抗差的大小，阻抗差越大，波幅越高；均匀介质（如积液、血液）则显示为无波幅的平段。

1942 年，奥地利科学家杜西克（K.T. Dussik）首先使用 A 型超声探测颅骨，开启了超声诊断的序幕，之后，杜西克于 1949 年第一次获得了脑室的波形。A 型超声是根据回声波幅的位置、高低、多少、形状确定被检体病变或解剖部位的有关信息。A 型超声在厚度或距离的测量上有很高的精度，常用于眼科诊断。但 A 型回波对某些病变反映的特异性不突出，又缺乏解剖学特性。随着实时 B 型断层显像技术的广泛应用，A 型超声在临床已退居次要地位。

（王金锐）

M xíng chāoshēng

M 型超声（M-mode ultrasound）

采用单声束扫描人体组织运动回声随时间改变形成曲线的成像技术。

M 型超声是从 A 型超声发展而来的超声成像技术，根据英文 movement（运动）的第一个字母"M"而命名为 M 型。它以 A 型超声的横轴作为纵轴，显示深度，横轴为时间。其工作原理是探头向体内运动器官发射超声脉冲后，各层组织界面在声束内的位置移

动回声而得到组织运动随时间变化而对应的位移－时间动态曲线。曲线的回声强度和形态还可以反映部分组织的机构变化。

M 型超声于 1954 年由赫兹（Hertz）和艾德勒（Edle）首次应用心脏运动的超声扫查。它主要用于显示心脏血管的运动，故称为超声心动图。由于是单声束扫查，因而具有非常高的时间分辨力，用于心脏扫查不仅可以清楚显示心脏结构（心肌、胸腔、瓣膜、心包等）随心动周期的变化，而且曲线携带了心脏的血流动力学信息，能够从曲线时相的变化分析心脏的功能状态。随着超声成像技术的进展，目前，M 型超声与实时灰阶超声、多普勒超声等联合应用，可以实现任意方向不同部位的多声束采集（多方向 M 型）和彩色多普勒 M 型显示，显著丰富了 M 型超声获取心脏功能信息，提高了综合评价心脏功能的能力。M 型超声还被用于某些肺部疾病的诊断，如 M 型超声显示的胸膜滑动征、"沙滩"征等是评价肺疾病特异性很高的超声征象。

（王金锐）

B xíng chāoshēng
B 型超声（B-mode ultrasound）

以灰度调制显示的二维超声成像技术。也称 B 型法（B-mode）、灰阶超声（grayscale ultrasound）、二维超声（two-dimensional ultrasound）。也是基于 A 型超声发展而来的超声成像技术。以英文 brightness（辉度）的第一个字母 "B" 而得名。辉度调制显示的工作原理是将 A 型仪的幅度调制显示改为亮度调制显示，即回声信号的强弱以亮度显示。探头发射的单声束进行快速扫查（机械探头扇扫）或多声束同时扫描（线

形或凸阵探头扫描），加在显示器垂直方向的时基扫描与声束同步，即组成超声束扫查平面内组织切面回声的灰阶二维图像，获得的图像称为声像图。声像图与人体切面的空间位置对应，而像素点亮度（辉度）表征组织的声学特征。

将辉度从无到强（饱和）分为不同等级，称为灰阶。在声像图的一侧用以显示灰阶等级的条形标志称为灰标。

B 型超声是应用最广泛的超声成像技术，不仅能获得人体内部器官解剖结构及其声学特征的断面图像，而且能够观察其实时动态变化。是迄今为止最安全便捷、高效廉价的医学影像方法。随着计算机技术的发展和超声仪器的研发，B 型超声已经与彩色多普勒成像、增强超声、弹性成像等诸多超声成像技术结合，能够提供异常丰富的人体解剖、生理和病理生理和信息，其功能越来越完善强大，而设备体积越来越小，已经有类似手机体积的 B 型超声商业应用。超声设备无使用环境的限制，可以在床旁、野外等任何场合使用，加之无创而廉价，其普及速度之快、应用频度之高超过任何影像设备。此外，B 型超声与其他介入器械结合，催生了诸多全新的疾病诊断和治疗方法，使许多既往需要加大创伤才能完成的治疗变得微创而有效。目前，其已经成为从基层到高级别医疗机构必备的影像设备。

（王金锐）

jìnchéng yìzhì
近程抑制（near field suppression）

抑制换能器与焦点之间范围声场的强度。近程抑制中的近程指对入射声离皮肤表面较浅的一段，估计在 3cm 左右。但此段

距离各家生产厂设计并不统一；使用不同频率、不同长度的探头，以及显示不同深度时，又具不同的"自定义"；或可认为是图像的上 1/5 ~ 1/4 段。但近程绝非近场。

超声波在人体组织中随着传播距离的增加不断衰减，因此回波信号强度在近程（近场）很强，需要抑制以提高图像分辨率，回波信号强度远程（远场）很弱，需要增强以提高图像穿透能力。常见的两种方法是时间增益控制和时间频率控制，时间增益控制在近场设置较低的放大倍数，在远场设置较高的放大倍数，时间频率控制在近场设置较高的解调频率，而在远场设置较低的解调频率。

（姚克纯）

yuǎnchéng zēngqiáng
远程增强（remote field enhancing）

增加焦点以远和无干涉效应的声场强度。远程增强泛指超声图像（不论工作频率及显示深度）图像深部的 1/5 ~ 1/3 段距离区。远程绝非远场。

超声波在人体组织中随着传播距离的增加不断衰减，因此回波信号强度在近程（近场）很强，需要抑制以提高图像分辨率，回波信号强度远程（远场）很弱，需要增强以提高图像穿透能力。

（姚克纯）

shēndù zēngyì bǔcháng
深度增益补偿（depth gain compensation, DGC）

由于超声波在人体内的传播过程中具有吸收和衰减的物理特性，因此需要对深度方向进行回声增益补偿。深度增益补偿为补偿超声传播过程中的声衰减而应用。软组织平均衰减系数（往返）可认为在 1dB/cm。

超声波在人体内的传播过程中具有吸收和衰减的物理特性，因此会产生近场回声强、远场回声弱的现象。为此，适当调节DGC，对近场进行抑制，对远场进行补偿，使整幅图像回声均匀一致。

DGC是一排滑钮，对应调节不同深度信号的放大幅度，因为超声仪器是通过超声波反射回来的时间来判定深度的。

（姚克纯）

shíjiān zēngyì bǔcháng

时间增益补偿（time gain compensation, TGC）

根据超声入射组织部位时间长短的不同来调节分段补偿。故时间增益补偿与深度增益补偿所指者为相同事物。与深度对应，可以分段调节、滑动控制；每处滑动控制调节特定深度的二维图像和M型图像接收增益。

TGC与总增益相似，均是用于对能量的衰减进行补偿。能量衰减使深部结构的回声信号强度较浅表部位的更弱。TGC可以对这种不均一的衰减效应进行补偿，使得扫描平面内不同部位的回声振幅相同。这一效果的实现是通过对回声信号施加不同程度的增益，使得较晚回声的放大水平比较早回声的更高。

时间增益补偿是超声发射的回声信号，随路程的增加而逐渐衰减，路程的长短可用时间来计算。为了克服这一缺陷，补偿的方式在超声仪器中有斜率补偿控制及分段补偿控制两种，可以补偿在0~60dB范围，以达到衰减信号补偿的要求。时间增益补偿实际上是采用一定的电压曲线来控制放大器的增益，使不同深度下的超声回波获得不同的放大倍数。

（姚克纯）

shēngwù tǐnèi jùlí huànsuàn

生物体内距离换算（biology internal distance matrixing）

超声回波距离 S 由发射脉冲与回波之间的时间间隔T测定，距离等于超声波在生物体内传播速度 C 乘以传播时间，或者时间等于距离除以速度，回波成像法有发射和接收两次传播行程，因此系统成像使用的时间是实际的2倍。

$$T=2 \times S/C$$

医用超声诊断仪采用回波成像诊断机制，是利用超声波的良好指向性在各种生物组织中产生反射和散射回波形成的图像或信号，反映组织的界面形态、组织器官的运动状况和对超声的吸收程度等回波特性。医学超声成像是利用超声波作为探测生物内部的载体，结合数字化信号、图像处理和计算机等技术，提取超声回波中有效的回波信号，对组织器官进行成像的一种技术。为了使医生的诊断更加准确，患者得到更好的治疗，器官的图像质量是关键因素之一。随着计算机技术、微电子技术及新的方法应用于医学超声成像领域，高清晰的图像已成为现实。

（姚克纯）

bì lǜbōqì

壁滤波器（wall filter）

用于调整脉冲或连续多普勒低频信号的滤过频率的装置。用于多普勒、彩色和能量成像中消除血管壁或组织运动的低频而高强度的噪声。利用高通或低通壁滤波器，可以分别提取血流和器官的相应信息。其中，利用低通壁滤波器单独提出运动器官的低速多普勒信息并以适当参数予以显示的技术。

低频信号多数来自壁运动信号，诸如心房壁、心室壁、血管壁、瓣膜以及腱索运动等。为了

不使其干扰频谱显示，宜将其滤掉，但与此同时也将导致一些与其频率相近的低频血流信号被滤掉，因此滤过频率的选择需视检测要求而有所不同，如检测低速血流（腔静脉、肺静脉、房室瓣）可选择200~400Hz；正常高速血流（心室流出道、半月瓣）可选择400~800Hz；高速射流（瓣膜狭窄、反流、心内分流的射流）则以800~1600Hz为宜，视需要而定。

（姚克纯）

chāoshēng zhēn píngjūn

超声帧平均（ultrasound frame average）

超声图像叠加的帧数。抑制微小回声的抖动（如噪声）数值越高，图像越柔和，也相对越延迟。

超声诊断设备中换能器和电子电路都有各种各样的噪声，通过在时间轴上对多帧图像信号进行加权平均，可降低随机噪声，提高信噪比，称为帧平均。在时间轴上对同一帧相邻扫查线的信号做加权平均降低噪声，称为线平均。

帧平均处理是超声成像中的一种重要的图像处理方法，无论是在二维组织成像上还是彩色血流成像上都发挥重要作用。帧平均处理需要用户根据应用部位和实际图像设置合理的强度，但用户的设置往往只在一定成像条件下效果较好，当条件改变后效果就会受到影响。现有技术方案中，尚没有发现根据成像条件的变化而对帧平均强度进行自动优化的方法。

（姚克纯）

chāoshēng xiàn píngjūn

超声线平均（ultrasound linear average）

在时间轴上对同一帧相邻扫查线的信号做加权平均降

低噪声。超声诊断设备中换能器和电子电路都有各种各样的噪声，通过在时间轴上对多帧图像信号行加权平均，可降低随机噪声，提高信噪比，称为帧平均。

超声显示模式一般为 512×512，以实际扫描线 128×512 为例，需要插补 347 条扫描线数据。超声线平均技术是对图像的横向平滑处理。9900 中超声线平均为 0～2 可调，0 为不作超声线平均处理。

（姚克纯）

túxiàng qián chǔlǐ

图像前处理（image pre-processing） 在 A/D 转换之后，在图像储存器之前的这一段处理。实现回波幅度深度修正，包括对数压缩、指数变换、回波幅度深度校正、行相关和帧相关等。在超声图像中，主要的噪声来自散斑，是由于声束在不均匀微细组织的散射所引起的干涉作用造成的，在图像中表现为颗粒状，并不反映实际的组织结构，但却影响了图像的细节分辨能力。这不利于图像的定量分析，因此需对图像中的散斑噪声进行抑制。在噪声的抑制中，因为超声图像中的噪声是乘法性噪声，属于与图像信号相关的噪声，因此线性滤波在平滑噪声的同时也对图像的细节信息进行了抑制。

（姚克纯）

chuāncì yǐndǎo xiàn xiǎnshì

穿刺引导线显示（puncture guide display） 通过引导架固定方向，在超声成像系统的显示屏上针沿着该预定方向进入。

穿刺是根据药物注射、病理组织取样活检或者置管引流等不同的目的，将不同类型的针扎入人体的指定位置。最常见的做法是在超声探头的一侧固定一个穿刺支架，用来固定一个供穿刺针进出的导槽。医生把超声探头放在待穿刺部位的体表，从探头的侧面进针。根据导槽的角度信息，系统可以计算出针的穿刺路径范围，显示在图像上（图 1）。不管针实际显示如何，医生总是能知道，针一定在图示的虚线范围内移动。在 B 型超声成像系统的显示屏上，组织的结构、针与针尖在组织内所处的位置都可以清楚地看到。在穿刺引导线的引导下，医生能比较顺利地完成穿刺。

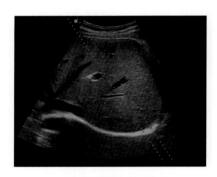

图 1 穿刺引导线

（姚克纯）

túxiàng hòu chǔlǐ

图像后处理（image post-processing） 通过综合运用计算机图像处理技术，将由各种数字化成像技术所获得的人体信息按照一定的需要在计算机上表现出来，使之满足医疗需要的一系列技术的总称。是图像储存器之后到 D/A 之前的处理。为了提高图像清晰度、突出各具有诊断价值的图像特征，一般包括灰度修正、灰阶的扩展与压缩、γ 校正、直方均衡、电子放大与插行处理及正/负像翻转等。

后处理可以弥补影像设备成像不足，提供解剖学信息和病理生理学信息，打破传统的医学获取和观察方式，提供包括三维可视化、图像分割、病变检测和图像融合配准的应用。

（姚克纯）

shùzì huà yīxué túxiàng chuánshū

数字化医学图像传输（digital imaging and communications in medicine） 医学数字成像和通信。又称 DICOM 传输。是医学图像和相关信息的国际标准（ISO 12052）。DICOM 被广泛应用于医学影像诊断设备（超声、X 射线、CT、磁共振等），并且在眼科和牙科等其他医学领域得到越来越深入广泛的应用。所有患者的医学图像都以 DICOM 文件格式进行存储。这个格式包含关于患者的信息，如姓名、性别、年龄，以及其他图像相关信息如捕获并生成图像的设备信息，医疗的一些上下文相关信息等。医学图像设备生成 DICOM 文件，医生使用 DICOM 阅读器（能够显示 DICOM 图像的计算机软件）阅读并对图像中发现的问题进行诊断。

目前采用的标准是 DICOM3.0，每一张图像中都携带着大量的信息，这些信息具体可以分为 Patient、Study、Series、Image 4 类。每一个 DICOM Tag 都是由两个十六进制数的组合来确定的，分别为 Group 和 Element。如（0010，0010）这个 Tag 表示的是患者姓名，它存储着这张 DICOM 图像的患者姓名。

超声、CT、磁共振等利用精确准直的超声波、X 线束、γ 射线等，与灵敏度极高的探测器一同围绕人体的某一部位做一个接一个的断面扫描，所以扫描后得到的图像是多层的图像，把一层层的图像在 Z 轴上堆叠起来就可以形成三维图像（这就涉及三维重建的问题），这时，每一层的图像都可以存在 DICOM 文件中

（当然，DICOM 文件不是单纯的像素信息，它还有很多的数据头部信息），目的就是要把在这些数据头部信息和像素信息从一系列 DICOM 文件中读取出来。

（姚克纯）

dòngjié xiǎnshì

冻结显示（freeze frame）

超声图像冻结问题的焦点是图像存储器。冻结键可以停止换能器进一步接收并处理任何数据。一旦冻结，超声仪将显示存储器内所保存的最后一幅图像。图像存储器内可以保存多帧图像数据，通过片段回放功能可以对图像进行回顾。实际所存储的图像帧数因所采用的帧频而异。

（姚克纯）

tíngzhēn xiǎnshì

停帧显示（stop frame）

所谓超声图像停帧功能，其实指的就是在超声图像视频中对一段时间进行，这样所选择的这段时间的图像画面就会在擦拭帧暂停的静态图片定格。需要强调的是停帧功能只适用于视频轨。

冻结是使实时显示的超声图像静止不动的功能。在冻结后，暂存在计算机内存图像缓冲区的图像可单帧、逐帧显示，也可以多帧连续回放显示。

（姚克纯）

chāoshēng Duōpǔlè chéngxiàng

超声多普勒成像（Doppler ultrasound）

利用超声多普勒效应的成像技术。

发射脉冲或连续超声波，接收声束内运动体的频移信号，依据频移的方向和大小计算运动体的运动方向和速度（Y 轴）及其随时间（X 轴）的变化，其曲线称为多普勒频谱（spectral Doppler）（图 1）。对于血流，红细胞的运动速度代表了血液的流动速度，

由公式计算血流速度：

$$v = \frac{cf_d}{2f_0\cos\theta}$$

式中 $v=$ 血流速度；$c=$ 声传播速度；$f_d=$ 频移；$f_0=$ 发射频率；$\theta=$ 声束与血流的夹角。

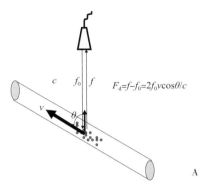

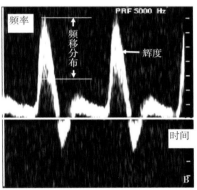

图 1　超声多普勒成像及频谱图

注：A. 超声脉冲多普勒检测血流速度原理示意图；B. 多普勒频谱图。

由图 1 所示，引起频移的是红细胞在声束方向的分速度，公式中的 $\cos\theta$ 是通过分速度求得血流的真实速度。当夹角 $\theta > 60°$ 时，θ 的微小变化将引起测值的显著增大，导致难以估计的误差。因此，进行定量分析时，必须使声束与血流方向的夹角 $< 60°$，夹角越小越准确。

多普勒频谱图显示的是频移的频率分布范围（以峰值下的频移宽度显示）和密度（以辉度显示）随时间的变化，即血管内红细胞移动的速度范围和具有相同速度红细胞数量随心动周期的变

化。为了方便应用，目前商用诊断仪器将频移直接标记为经换算后的速度。

超声多普勒成像被广泛用于血流或运动组织的运动特征信息的获取，包括血流的加速度、加速时间、速度峰值、减速度、压力梯度等，是无创评价人体血流动力学最重要和最常用的有效方法。根据获取信号方法和显示模式的不同，超声多普勒成像又分为连续多普勒（CWD）、脉冲多普勒（PWD）、彩色多普勒血流成像（CDFI）、多普勒能量图（dPI）和组织多普勒成像（TDI）。需要指出的是超声多普勒成像用于定量评价方面还存在许多影响因素和局限性，其准确性尚待提高。

（王金锐）

liánxù Duōpǔlè fǎ

连续多普勒法（continuous Doppler wave, CWD）

使用两个独立探头或者孔径分别连续发射和接收超声波，发射波束和接收波束在取样区域重叠的技术（图 1）。连续波超声多普勒由于其机制简单，电路容易实现，因此最早被用于检测血流检测。由于整个声场远场回声声波和近场回声声波叠加在一起，就造成接收探头接收到的信号有非常大的动态范围，因此需要有超大的动态范围的接收和采集电路，才能接收和采集到叠加到近场强发射信号上的远场弱回波信号。该方式不需要使用宽带换能器，因为宽频带的发射信号会让同一个散射子

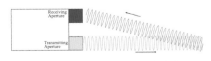

**图 1　连续多普勒发射波束和
接收波束示意图**

产生多个不同的多普勒频移信号，从而造成多普勒频移检测计算的精度和准确度的损失。

取样区域与收发波束的朝向有关。发射和接收路径间有一个小夹角且应当有一定的重叠。在目前的彩色多普勒超声仪上，在CWD模式下会有一个取样线和取样门，实际上这个取样门很多时候就是代表着CWD模式下发射波束和接收波束的交汇位置（图2），是理论上血流信号检测最灵敏的位置。

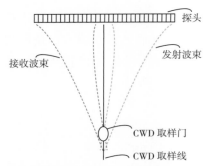

图2　彩超中 CW 模式发射波束、接收波束和取样门位置示意图

（姚克纯）

màichōng Duōpǔlè

脉冲多普勒（pulsed wave Doppler, PWD）　利用超声脉冲波多普勒效应成像的技术。

脉冲多普勒是晶片发射超声短脉冲后，通过门控制电路开放时间的早晚来调节接收回声的时间窗（深度），实现检测不同深度局部目标的定位检测；通过调节持续时间的长短确定不同范围内的血流分布。这一时间窗称为取样门。

因为发射短脉冲后，必须有足够的时间来接收回波信号，因此，最大距离与最大测量速度之间会相互制约，即受 PRF 的限制。不出现混叠的最大频移（f_{max}）

必须小于 PRF/2。这一频率称为尼奎斯特频率。当 f_{max} 大于 PRF/2，就会出现混叠。

PWD 超声已经成为临床使用最普遍的血流检测技术。PWD 与 B 超结合，组成所谓双功超声诊断系统。PWD 采用单通道系统完成脉冲波发射和多普勒频移回声信息的采集。最初是采用同一个机械扇扫探头，在 B 超显示脏器的解剖结构后，启用脉冲多普勒功能，在停帧的断面图像上将取样门置于某一深度的血管腔内，获取血流频移信息。但脉冲多普勒检测的同时不能进行 B 型扫描，只能由冻结的断面图像来指示采样容积的位置。后来随着超声设备的进步，应用相控阵探头，才实现了脉冲多普勒和 B 型扫查同时实时显示。目前几乎用任何探头都可采用这种技术，并且与彩色多普勒血流成像同步显示，使取样定位更为精准，检测到的血流信息也更为丰富而准确。PWD 采用深度选通（或距离选通）技术，具有很高的距离分辨力，可对感兴趣局部的血流动力学特征做出准确分析。但是由于 PWD 的最大显示频率受到 PRF 的限制，在检测高速血流时容易出现混叠。

（王金锐）

cǎisè Duōpǔlè xuèliú chéngxiàng

彩色多普勒血流成像（color Doppler flow imaging, CDFI）采用多通道多普勒快速采样，并且以彩色显示血流信号，与二维声像图同步叠加显示的多普勒成像技术。

CDFI 是依赖计算机高速运算能力的提高而发展来的多普勒成像技术。采用多通道系统多声束采样，每条声束都启动多个距离选通门检测声束内多点的多普勒频移信号，将多条声束（多通道）

所获得的多普勒信息进行相位检测、自相关等算法处理、彩色编码，以不同的颜色标识血流的方向，彩色亮度显示速度的高低，并且将其叠加于同步显示的 B 型声像图上，获得血流在组织内的实时空间分布和流速信息。CDFI 尽管可以大致评估血流速度，但是无法定量。

由于彩色多普勒成像仪能直接显示心脏和血管内血流的时间和空间信息，有无创性心血管造影之称。

实时 CDFI 采用与实时灰阶超声相同的脉冲波信号源系统，能够实现二维图像与 CDFI 图像的同步实时显示。但是，由于 CDFI 在本质上仍属于脉冲多普勒技术，因此，同样受到 PRF 的限制。感兴趣区的深度、面积、探测血流速度三者之间会相互制约，也会出现类似于单通道 PWD 频谱混叠的彩色混叠伪像，使高速血流显示为彩色镶嵌的"马赛克"样图像。为避免 CDFI 伪像，有效的方法是设法缩短检测距离；缩小感兴趣区面积和伞角；提高仪器的的运算速度；充分利用仪器优化功能，如调节滤波、彩色优先、彩色增益等。

此外，应用启动 CDFI 功能后，由于多普勒信号处理需要占用巨大的计算机运算空间，因此，二维图像的帧频会明显下降，影响时间分辨力。

（王金锐）

cǎisè Duōpǔlè néngliàng tú

彩色多普勒能量图（color Doppler energy, CDE）　以多普勒能量积分为基础的超声成像技术。也称功率多普勒成像（power doppler imaging, PDI）。也是利用多普勒原理将血流成像，但是所提取的是多普勒频移信号的强度。

由于血流频移信号的振幅（能量或功率）通常显著大于噪声信号，如果设定一个滤波阈值，就能将噪声消除，只显示血流信号，因此，对血流的显示更敏感。这种彩色编码只反映红细胞的多少，没有方向信息。可实现对缓慢血流或小血管血流的显示，有助于器官组织血流灌注的评价。

CDE 显示的是血管内红细胞的多普勒频移能量的总积分，以频移信号的强度为成像参数，进行彩色编码显示，并不关心其方向和有无湍流。与彩色血流图相比，其主要优点在于：①信息显示与血流的速度和方向无关，不会发生混叠现象。②不受声束与血流方向角度的影响。③比彩色血流图灵敏度更高。

（王金锐）

cǎisè néngliàng sùdù Duōpǔlè xuèliú tú
彩色能量速度多普勒血流图（convergent color Doppler imaging, CCDI）

具有血流方向信息的多普勒能量图。也称彩色多普勒方向能量图（direction energy maps）。为了综合 CDFI 和 PDI 的优势，采用同时进行多普勒频移速度信息和能量信息的采集，经信号处理后叠加显示，兼具 PDI 的敏感性和 CDFI 的速度信息（流速和方向）。

CCDI 是基于多普勒信号采集、处理和显示三方面改进的新技术，实现了速度和能量信息的同时显示，对血流的信息检测和评估更有优势，特别适用于微小血管的显示和组织血流灌注的评估。

（王金锐）

zǔzhī Duōpǔlè chéngxiàng
组织多普勒成像（tissue Doppler imaging, TDI）

基于组织运动多普勒频移的成像技术。也称组织速度成像（tissue velocity imaging, TVI）。在心肌组织运动时，其反射和散射会相应产生频率比较低的多普勒频移，但是其强度足够大。在二维超声影像上，用低通滤波的方法滤除血流产生的较高频移信号，只保留心肌运动的低频频移信号，经处理后进行彩色编码显示运动的心肌组织，包括运动方向和相对运动速度，即彩色多普勒组织成像。在观察心肌收缩运动和冠心病诊断中非常有用。

TDI 的成像原理和信号处理方法与 CDFI 几乎相同，不同之处是前者采用低通滤波技术提取低频信号，而后者采用高频滤波技术提取高频信号。TDI 主要用于不同节段心肌运动特征的评估，对心肌缺血的检测和心肌运动协调性评价有较大应用价值。

（王金锐）

cǎisè M xíng Duōpǔlè chāoshēng
彩色 M 型多普勒超声（color M-mode Doppler imaging, CMDI）

用 M 型方式显示组织运动多普勒频移的技术。

CMDI 主要用于心肌运动评价，也称彩色 M 型超声心动图（color M-mode doppler echocardiography, CMDE）。为了提高 TDI 检测的时间分辨力，将 M 型显示技术用于 TDI。其原理是采用单声束连续采集声束内心肌组织的低频多普勒频移信号，以纵轴显示其频移的大小（运动速度），横轴为时间，以 M 型方式显示心动周期内心肌运动速度随时间的变化。由于 CMDI 具有很高的时间分辨力，辅以同步心动图显示，可以敏感地发现心动周期内不同时相的心肌运动异常，对心肌运动异常的检测和心肌运动协调性的评估更为敏感。

（王金锐）

Nikuísītè pínlǜ jíxiàn
尼奎斯特频率极限（Nyquist frequency limit）

在脉冲多普勒超声检测血流中，取样频率应大于或等于 2 倍的频移，即 $f_0 \geqslant 2f_d$，PRF 是单位时间内发出的脉冲数，PRF 相当于取样频率，多普勒检测所得的频移值应在 PRF 的 1/2 以下时，才能正确显示频移的大小和方向，不致失真。

因此，将 1/2 PRF 称为尼奎斯特频率极限，如果血流速度超过这一极限，脉冲多普勒所测量的频率改变就会出现大小和方向的伪像，即频率重叠，流速曲线图的高峰部分被去顶，去顶的部分又折返到零基线负侧，或负侧折返到正侧，这一现象称为流速曲线混叠（图 1）。

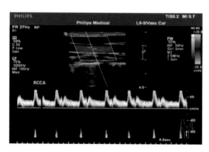

图 1　流速曲线混叠

（姚克纯）

Duōpǔlè qǔyàng xiàn
多普勒取样线（Doppler sampling line）

在多普勒成像过程中，沿探头发出的可随轨迹球移动的直线。连续多普勒无距离选通功能，沿声束出现的血流和组织运动多普勒全部被接收显示出来，取样线上的符号标记仪表示声束和血流的焦点。

超声取样线与血流方向的夹角 θ，即多普勒角度，其大小直接影响血流速度的测定，心脏检查时，θ 应小于 20°，血管检查时，

θ应控制在45°～60°。多普勒显示要求尽可能地使声束平行于血流束，如果θ增加，测量的准确度就会显著地降低，频谱中会出现较多的低频信号。如果声束与血流的θ接近90°，则多普勒信号为零，可出现正负双向的血流频谱，此系由于血流中不同的流速成分造成的。若调整角度使之尽可能平行于血流时，则会出现单向血流频谱，才能测得所需的最大血流速度。

（姚克纯）

Duōpǔlè qǔyàng mén

多普勒取样门（Doppler sampling gate）　在脉冲多普勒中，沿超声束有一特定宽度或长度被取样，被一小段超声波束所覆盖的那部分要分析的组织区域。发射短脉冲群超声的间歇时间，选择性接收所需要检测位置的信号，这种选择性定位接收能力称为间隔选通能力，所需检测的区域称为取样容积。脉冲多普勒可以定位取样来检测血流为其最大优点，但探查深度及检测高速血流受到限制。

在彩色多普勒超声仪上，CW模式下会有一个取样线和取样门，实际上这个取样门，很多时候就是代表着CW模式下发射波束和接收波束的交汇位置，是理论上血流信号检测最灵敏的位置。

（姚克纯）

Duōpǔlè jiǎodù jiàozhèng

多普勒角度校正（Doppler angle collection）　调节多普勒标尺计算余弦角（多普勒角度）。当多普勒标记活动时的任何时候这种控制均可被激活，范围是-70°～+70°，间距2°。通过选择不同的成像窗口可建立血流方向和检查声束间可接收的夹角。理想情况下，相对于探头，血液

流动的方向和声束夹角应该是45°～60°。在这个范围内，速度和多普勒频移之间存在线性关系。由于90°的余弦为0，所以当角度接近90°时，计算速度接近0。是定量检测血流速度的必需步骤，为了准确测量血流，首先要求应在血管的长轴面而不是短轴面或斜轴面上取样检测，所以被测血管的长度和直径之比要尽可能大。其次，要求血管长轴应尽量与扫查切面平行，声束与血流方向的夹角尽量要小，最大角度≤60°，只有在满足上述要求的基础上进行角度校正，才能把测量误差控制在允许范围内。

角度校正多普勒法测量血流速度时由于超声波束与血流方向存在一定角度而使声束轴线方向测得的流速值仅为真实流速的一个函数（cosθ），角度校正为此而设计。必须调节角度校正线至与被测段血流流道平行。

（姚克纯）

Duōpǔlè pínpǔ zēngkuān xiàoyìng

多普勒频谱增宽效应（spectral broading effect on Doppler ultrasound）　红细胞群以恒速在血管中流动时，斜向入射的声束其声强以中轴最高；离中轴越远，声强越低下。因此，其回声从低至高，又从高至低。经快速傅里叶变换分析处理后，出现频谱增宽。单一流速因频谱增宽效应而变为多种不同流速的组合，此现象显然为伪差，而伪差来源于渡越时间频谱增宽效应。

（姚克纯）

fēi Duōpǔlè cǎisè xuèliú liúsù chéngxiàng

非多普勒彩色血流流速成像（non-Doppler color flow velocity imaging）　不利用多普勒效应，根据声束追踪红细胞群与探头间

的位移所致回声时间改变，然后计算出血流方向及流速，并以彩色调制成像。

灰阶血流成像（非多普勒彩色血流流速成像）技术基于B模式，允许血流和组织同时成像，没有通常多普勒模式中的阈值限定和色彩覆盖等问题。

灰阶血流成像技术的作用是比较从很短的时间间隙中发出的一双经过有序编码的脉冲信号。如果在两个脉冲信号之间血细胞产生运动，那么两个脉冲串的回波信号会有少许差异，把它们相减，将不会完全抵消。相减后的存留信号被加强，显示为运动影像。信号亮度取决于血流回声强度和血流速度，但是表现为非线性关系。

动态血流技术基于宽频带多普勒技术，成像分辨率近似于B模式灰阶成像。它可以使用，也可不使用造影剂成像。发出两个脉冲信号后，可以通过特别算法检测到血细胞和/或造影剂微泡，这要结合使用自适应滤波器和数字式运动微粒信号消除器。这样，对于小血管显示的灵敏度和时间分辨率更高。

（姚克纯）

zì xiāngguān jìshù

自相关技术（auto-correlation technique）　利用运动信号与非运动相互独立的特点，得到血流或运动组织频移信号的技术。最初是1985年日本电子与通信工程研究所的学者提出来并用于实现实时彩色血流图像的。在实际应用中，首先需要估算出离散自相关函数。因为每条声束的发射次数有限，自相关函数可以通过有限求和的方式得到。

自相关技术检测的是两个信号的相位差，多普勒频移可以简

化为连续发射的两个测量点之间的相位变化除以间隔时间，进而获得血流的运动速度。血流方向由相位差的符号决定，正号表示血流朝探头方向流动，负号表示血流背向探头流动。

彩色血流模式下，空间某一点的多普勒信息一般需要6~16个样本数据才能计算出来。也就是说，为了得到空间某一点的多普勒信息，需要先在相同扫描位置上重复发射6~16次超声波，而在发射结束后，通过在不同延迟时间采集得到的一组（6~16个）样本数据就可以计算出对应空间位置的多普勒信息。如果要得到一帧图像的多普勒信息，就需要在不同扫描线位置上重复发射并接收回波信号，因此彩色血流的处理通常被限制在一个比较小的区域，而且帧频明显低于B模式成像。

彩色多普勒血流图需要处理的信息量远远大于多普勒频谱图。每帧图像要处理约一万以上个像素。在实时显示时，要在30毫秒内处理如此多采样点的频谱分析十分困难，因此必须采用一种快速频谱分析的方法来代替快速傅里叶变换方法，即自相关技术。

观察电车照片（图1），电车是静止的还是运动的？仅凭一张照片不知道是静止还是运动的；如果连续拍两张照片再看，就知道电车变得小了处于运动状态。如上所示，同等状态下对两个以上的信息比较，不仅知道电车的静止和运动，还能知道电车运动的方向，这就称为自相关；彩色多普勒血流成像血流信号的检出正是用这一方法。

同一机制，超声反复发射接收信号时，相同深度的信号变化正好对应多普勒频率的相位变化。

通过这个变化就可获得速度信息（图2）。

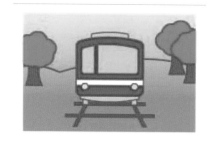

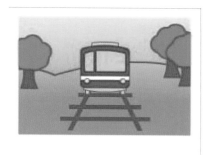

图1　自相关示意图

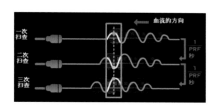

图2　超声获取速度信息示意图

不难理解，用自相关技术获取的是平均速度。在同一方向上，利用二次以上的发收信号，可以求得不同深度血流的平均速度；在相同方向上，发收信号的次数越多，所测流速越精确。每条线检查出的速度信息相互连接形成图像，就是彩色多普勒血流图；在同一条扫描线上大约要有数十次发射接收信号，才能形成一条彩色多普勒成像信息线，所以彩色多普勒成像的帧频要远小于二维灰阶成像。

（姚克纯）

hù xiāngguān jìshù

互相关技术（cross-correlation technique）　直接跟踪B超图像上散斑的技术。也可以采用RF射频回波直接相关的方法来估计血流运动。

在多普勒成像系统中，通过不同次回波间的互相关进行流速估计，采用这一算法的多普勒成像系统称为时域多普勒成像系统，或宽带多普勒成像系统。时域互相关算法原理为，假设一组散射子沿着波束方向，朝换能器运动，相隔时间为T的两次RF回波中与散射子对应的特征回波向时间原点方向平移了τ_0（其中τ_0可以通过两次回波信号互相关函数最大值位置求得）（图1）。

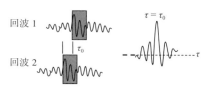

图1　互相关函数

注：$\tau = \tau_0$。

则这组散射子运动速度为：

$$v = \frac{\tau c}{2T\cos\theta}$$

式中c为超声传递速度，θ为散射子运动方向与波束方向夹角。

（姚克纯）

C xíng chāoshēng

C型超声（c-mode ultrasound imaging）　声束垂直平面的成像技术。

A、B、M型成像都是采集声束径路与声束平行的回声信号，而C型成像是采集相对于声束同一深度平面内的信息进行成像。将声束同一深度的回声特征信息和空间位置信息进行存储，而后重组显示，获得与声束垂直的某一深度平面的切面图。

C 型扫查的概念早已提出，但是由于技术上的限制一直未能应用于临床。直到近年来三维成像技术的成熟和容积探头的问世，所谓 C 平面图像才引起重视。但后者实质是容积像素的切割，而非扫查成像。严格的超声 C 型成像可以用透射法或反射法完成。前者是采用发射探头发射声脉冲，另一个探头在对侧采用门控电路接收同一深度平面内的透射声信号，而后以接收信号的位置信息进行重组构成图像；后者是用同一探头发射声脉冲，同样用门控电路控制接收同一深度回声信息。由于 C 型扫查获得的图像时间和空间分辨力都较差，至今未能商业化。对通过三维像素包切割获得的 C 平面声像图，因空间分辨力较好，有一定实用价值，如乳腺的 C 切面能更清晰地显示肿瘤的浸润特征。

（王金锐）

bāndiǎn zhuīzōng chéngxiàng

斑点追踪成像（speckle tracking imaging, STI）

利用追踪散射斑点噪声成像的技术。

人体组织背向散射回声相互干涉，其中部分发生相长干涉和相消干涉，这些干涉波具有唯一性和稳定性的特点，在声像图上就形成高回声和弱回声斑点噪声。这些斑点携带了散射组织的位置信息，利用高帧频灰阶超声逐帧追踪捕获感兴趣区内的斑点运动，并实时显示，即完成了斑点追踪成像。

由于声学斑点稳定地分布于心肌组织的散射信号内，与组织同步运动，并在相邻帧形态没有发生很明显的改变，因此可以根据这些斑点在二维切面内的运动轨迹定量显示心动周期内心肌组织在不同方向的运动，连续逐帧追每个斑点并计算其运动轨迹，用以定量检测心肌在切面内的运动速度、加速度、应变、应变率、心室扭转等丰富的空间、时间参数，描绘局部心肌的运动曲线，了解局部心肌的功能。

由于实时三维（四维）超声的应用，已经实现了实时三维 STI。

（王金锐）

zǔzhī xiébō chéngxiàng

组织谐波成像（tissues harmonic imaging, THI）

利用超声非线性传播超声的二次谐波成像的技术。

由于超声波在组织内传播的非线性特点，入射声波随着传播逐渐发生畸变，产生多种频率的谐波。采用滤波等方法，仅接收其回声的谐波（主要是二次谐波）信号进行成像。其本质上也属于脉冲回声式的 B 型成像。

1997 年，研究者在研究微泡产生谐波时发现组织在不注射微泡造影剂时，由于非线性传播，也能产生具有诊断价值的谐波，只是比超声造影所产生的谐波信号弱。其中二次谐波的振幅相对较大。由于二次谐波的频率是基波频率的两倍，经接收二次谐波进行成像，可以有效地抑制基波及其噪声和旁瓣回声，达到提高信噪比、增加空间分辨力和对比分辨力的目的，显著提高了超声成像质量。

（王金锐）

chāoshēng tánxìng chéngxiàng

超声弹性成像（ultrasound elasticity imaging）

利用超声波跟踪、采集组织弹性信息并进行处理，以图像显示的成像技术。也称超声弹性图（sonoelastography）。是利用超声获取人体组织的力学特性信息进行的成像。由外部或内部对人体内感兴趣区施以激发力（应力），使之产生形变或剪切波传播，从中提取位移、应变、应变率或剪切波速等组织对应力的反应信息，以图像的形式予以显示，并可进行量化的一种新型超声诊断技术，是对现有超声图像诊断技术的重要发展和补充。根据施加激励方式和提取信号的不同，超声弹性成像大致可分为基于组织应变的静态弹性成像和基于剪切波传导速度的动态弹性成像两大类。

人体组织弹性的变化与其病理状态相关。不同的组织以及同一组织的不同病理状态之间的弹性存在差异。传统的触诊就是用手的感觉评估组织弹性（刚度）的改变。超声评估组织弹性的研究工作可以追溯到 20 世纪 70 年代，但是直到 20 世纪 90 年代初期，乔纳森·奥菲尔（Jonathan Ophir）和帕克雷特（Parkeret）等首先提出了利用超声方法检测组织弹性。通过施加外部压力来获取组织对压力的响应数据，用于形成基于静态压力的软组织应变剖面图，将其命名为超声弹性成像。并于 2003 年植入商用超声仪器应用于肝脏、乳腺、甲状腺等疾病的辅助诊断。

原理是在组织受力发生形变的同时，利用高频超声检测信号跟踪并捕获形变信息（位移、应变、应变速率或剪切波速度等）。通常以超声序列和多普勒技术为基础相关追踪评估或直接对加载了形变信息的回声射频信号处理，得到组织的应变分布，再显示为图像。

常规超声成像是基于组织的声学特征，是直接的声信号获取和处理；而超声弹性成像是基于组织的力学特征，是用声信号探测和捕获组织的形变信息，而后进一步从载有形变信息的声信号中分离出形变信息，因此需要进行多种信息捕获手段和处理程序，比常规超声成像复杂和困难得多。但是在理论上，超声弹性成像对组织机械力学特征差别的分辨力更强，检查组织病理相关力学变化更敏感。

（王金锐）

yìnglì

应力（stress） 物体受到外力而变形时，在物体内各部分之间产生相互作用的内力。是单位面积上的内力。

力是一个矢量，同截面垂直的称为正应力或法向应力，同截面相切的称为剪应力或切应力，物体中某一点在所有可能方向上的应力称为该点的应力状态。应力会随着受力的增加而增长，但是对于某一种材料，应力的增长有限度，超过这一限度材料就要破坏。

物体由于外因而变形时，其内任何部分之间都会产生力（应力）。只要外因不解除，应力就会存在，即物体处于"应力状态"。若作用于物体的力不变，物体的应力称为静应力；若周期性改变，物体内的应力称为交变应力。物体在应力的作用下发生变形，应力就会部分释放。根据应力对物体的作用方向，又有压缩应力和拉伸应力之分。

（王金锐）

yìngbiàn

应变（strain） 物体在外力等因素作用下的相对变形。

物体在受到外力作用下会产生一定的变形，应变是表征变形的程度的无量纲量。应变有正应变（线应变）、切应变（角应变）及体应变之分。线应变的计算公式为：

$$\varepsilon = \Delta L / L$$

式中 L 是初长度；ΔL 是其变形量，为变形后的长度减初长度。

应变主要有线应变和角应变。线应变是某一方向上微小线段因变形产生的长度增量（伸长时为正）与原长度的比值；剪应变是两个相互垂直方向上的微小线段在变形后夹角的改变量（角度减小时为正）。在弹性线度内，应变与受力成正比（胡克定律）。

（王金锐）

yìngbiàn lǜ

应变率（strain rate, SR） 应变变化的时间率。

SR 是材料相对于时间的变形速率。在物理学中，应变速率通常被定义为应变相对于时间的导数。应变率是表征材料变形速度的物理量，单位为 1/s。对于简单变形，其计算公式为：

$$SR = \Delta L / L / t = \varepsilon / t$$

式中 L 是初长度；ΔL 是其变形量；ε 是应变；t 是发生应变的时间。

SR 是表征材料力学特征的重要物理参数，是材料对于受力反应的度量，对评估材料的性能至关重要。高应变率表明有更高的强度和更好的韧性。但是与材料的弹性模量并不相关。

（王金锐）

yìngbiàn bǐ

应变比（strain ratio） 组织不同部位受相同应力下产生的应变比值。

应变比是比较组织相对硬度的参数。只有在其应力相同的前提下才有可比性。如果组织的受力不同，应变比无意义。

对于人体局部组织施压后，同一深度相邻组织内部的应力接近，因此，其应变的比值可用于评估

其相对硬度。是用于比较病变与周围正常组织硬度差别的有价值参数。如乳腺肿瘤相对于正常乳腺组织的硬度，对鉴别其良恶性有参考价值。对于相距较远或不同深度的应变，其应变不可比。

需要注意的是应变比和应变率是完全不同的两个概念，不可混淆。

（王金锐）

tánxìng móliàng

弹性模量（elastic modulus） 单向应力状态下应力除以该方向的应变。

弹性模量是表征物质弹性的物理量，包括杨氏模量、剪切模量。单位为达因每平方厘米。对于线应变，其计算公式为：

$$E = (F/S)/(\Delta L/L) = F/\varepsilon$$

式中 F 为力；S 为截面积，（F/S= 线应力）；ΔL 为伸长量；L 为初长量；ε 为线应变

对于剪切应力，剪切模量（G）的计算公式为：

$$G = (f/S)/a$$

式中 f 为物体的侧向的力（通常是摩擦力）；S 为受力面积，（f/S= 剪切应力）；a 为形变的角度（剪切应变）。

弹性模量是弹性材料的一种最重要、最具特征的力学性质，是表征物体弹性变形难易程度的物理量。即材料在外力作用下产生单位弹性变形所需应力的大小，是反映材料抵抗弹性变形能力的指标。模量的性质依赖于形变的性质。其值越大，使材料发生一定弹性变形的应力也越大，即材料刚度越大，亦即在一定应力作用下，发生的弹性变形越小。

（王金锐）

Yángshì móliàng

杨氏模量（Young's modulus） 在胡克定律适用的范围内，单轴

应力和单轴形变之间的比。又称拉伸模量（tensile modulus）。是弹性模量中最常见的一种，与弹性模量是包含关系。杨氏模量用于表征各向同性弹性体的刚度。

1807 年由英国医生兼物理学家托马斯·杨（Thomas Young）提出，并因此命名。它是沿纵向（线性）的弹性模量。根据胡克定律，在物体的弹性限度内，应力与应变成正比，比值被称为材料的杨氏模量。与弹性模量一样，是表征材料性质的一个重要物理量。

（王金锐）

tánxìng chéngxiàng

弹性成像（elastography）　将生物体材料的物理弹性信息转换成图像的技术。

弹性是材料的一种力学属性，是其在力的作用下变形的难易程度。在力学学科里边，材料的弹性是在外力作用下发生变形并恢复原形的能力，常用模量来度量。材料所受力的形式不同，其弹性表现也不同。常用弹性模量表征。弹性成像是提取材料受力后变形的信息，而后对其处理，转换为视频信号，以图形或图像的形式显示，以研判、处理力学特征的过程。

弹性是反映材料抵抗变形能力的最重要度量参数。对材料的弹性进行成像，可以用多种方法，但是无论用何种方法，都必须要做的三件事：施加力，提取材料受力后的变形信息，处理变形信息并参数为图像。对于施力，可以是外力，也可借助其他力；获取变形信息的方法可以使用光学、电磁波、超声波等；信号处理需依靠计算机完成。由于使用的方法不同，显示的图像也不同，但都是人视觉易于辨认的直观图像，便于分析。

弹性成像在医学领域主要应用于软组织疾病的诊断，与其他影像图像相比，弹性成像提供了组织力学特征方面的诊断参考信息。

（王金锐）

jìngtài tánxìng chéngxiàng

静态弹性成像（static elastography）　根据施加力的变化慢于形变传播时间，产生应变来计算其硬度的超声弹性成像。

静态弹性成像是针对施力方法而言的，如果外力的变化慢于形变传播时间，比如探头加压或者借助体内心脏血管搏动、肌肉收缩等生理运动，就称为静态或准静态弹性成像。其经典的方法是应变弹性成像（strain elastography, SE）和应变率成像（strain rate imaging, SRI）。

静态弹性成像早在 20 世纪 70 年代就开始出现，由奥菲尔（Ophir）在 1991 年正式提出，是最早应用于临床的超声弹性成像方法。也有称其为压迫弹性成像（compression elastography）、应变图像（strain image）或弹性图像（elastogram, elasticity image）。其原理是采用外部施压（包括压迫、生理运动推压、声辐射等）激发组织形变，同时利用超声波技术检测形变的程度，并以图像显示感兴趣区内应变的分布，以评估组织的硬度。由于很难获得组织实际所受的应力值，因此无法定量组织的弹性模量，需要与周围参照组织或体模对比得到相对比值。

静态弹性成像是采集组织的应变信息，因此也称为应变弹性成像（strain elastography, SE）。其对浅表组织的评估具有优势，如乳腺、甲状腺等，而对较深组织的评估价值有限。

（王金锐）

dòngtài tánxìng chéngxiàng

动态弹性成像（dynamic elastography）　利用瞬态作用的声辐射力在软组织内部激发剪切波，并通过测量剪切波传播速度定量表征软组织弹性性质超声弹性成像。也称剪切波弹性成像（shear wave elastography, SWE）。

组织弹性模量与剪切波在其内的传播速度的平方成正比，二者的关系为：

$$E=3\rho v_s^2$$

式中 ρ 是组织的密度（人体软组织近似 1），v_s 是剪切波传播速度。

因此，检测到剪切波传播速度，即可定量组织弹性模量。向组织发射超声长脉冲，推动组织形变，即可产生横向传播的剪切波。利用超高频声检测信号检测剪切波的传播速度，即能获得组织的弹性模量。这种成像技术也称为剪切波弹性成像（shear wave elastography, SWE）。

1998 年萨尔维扬（Sarvazyan）等最先提出利用瞬态作用的声辐射力在软组织内部激发剪切波，并通过测量剪切波传播速度定量表征软组织弹性性质。其后的 20 余年，动态超声弹性成像方法受到了广泛关注并得到了充分的发展。以超音速剪切波弹性成像（supersonic shear imaging, SSI）技术为代表的多种动态超声弹性成像方法开始应用于临床，特别是在肝脏纤维化分期等领域展现出了良好的应用前景。

（王金锐）

shùnshí tánxìng tú fǎ

瞬时弹性图法（transient elastography, TE）　通过可控的脉冲波激励（或外在的机械振动力）使组织内部产生瞬时剪切波，测量出感兴趣区内的剪切波速度平均值，然后计算杨氏模量的方法。

瞬时弹性图是利用机械激励装置击打测试部位的表面，力传导到组织产生剪切波，随后使用超声探头检测剪切波在组织的传播。这种探头有固定的聚焦装置，所测量的剪切波速是探头聚焦深度线上剪切波速的均值。通过公式（$E=3\rho v^2$）计算出相应的杨氏模量，再显示为速度–时间示意图。

2003 年 TE 开始临床应用，在肝脏弹性测量方面积累了较成熟的经验。TE 并不使用传统概念上的超声探头，它的"探头"是一个圆形 A 型超声换能器，同时还具备一个可控机械振动源（"冲击"体表的活塞），以一定推力对体表施以 50Hz 的低频推动，以此产生瞬时剪切形变，向组织内传播。在这条直线上，利用超声 A 型射频回波信号获取距肝表面一定区域内的剪切波平均速度值。

由于 TE 不能显示 B 型灰阶组织解剖结构的超声图像，缺乏二维图像的引导，无法避开血管等不均质结构。剪切波是横波，遇到腹水无法测量；此外，肥胖、肋间窄等因素也会影响其准确性。

（王金锐）

shēngguāng chéngxiàng

声光成像（acousto-optic imaging, AO）

利用声光效应的成像技术。也称超声调光层析成像（ultrasound-modulated optical tomography，UOT）。由于超声压力的作用（拉曼–纳特效应）引起介质折射率变化。散射粒子随着超声频率的改变使光路略微振动。振动粒子上的散射会引起多普勒频移随超声频率而变化。即超声波改变了光路，并对光进行了频率调制。这小部分调制光携带了局部的标注信息。再测量出标注的局部信息，即可得到介质样本的特征信息，以图像显示。

（王金锐）

sānwéi chāoshēng chéngxiàng

三维超声成像（three dimensional ultrasonography）

将多幅二维图像存储在数字扫描转换器的存储器里，并给予一定的位置信号，在读出时，按照一定的规律组合起来，形成一个重建的有立体感的三维图形的超声技术。

2001 年飞利浦公司开发出矩阵三维探头，从而使三维超声进入了全新的时代。矩阵探头晶片多达 3600 个或 6400 个阵元（图1），在计算机控制下依据多方位声束快速扫描原理以相控阵方式工作。使操作者能像使用二维超声一样，在机实时显示感兴趣结构的三维立体图像。现已在心血管系统、腹部以及妇产科领域等得到了广泛的应用（图2）。目前三维超声成像有表面成像、透明成像及多平面成像（或称切面成像）三种成像模式。严格来说，三维或四维都是在二维重建的基础上完成的，只不过是帧频的差别而已。所以，三维图像的优劣在很大程度上取决于二维图像质量的好坏，即三维超声目前仍未摆脱二维超声。

三维超声成像中与超声物理特性相关的一些问题（如斑点噪声、声影、扭曲等）使二维到三维的过程更困难。尤其困难的是

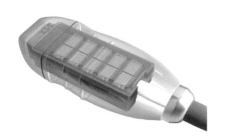

图1 第一代矩阵探头

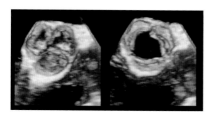

图2 矩阵三维经食管探头获取主动脉瓣收缩期及舒张期实时图像

如何对三维数据库进行分割才能自动识别器官的表面结构、成像组织的结构特征，在临床上常碰到的问题是如何能够用三维成像的方式显示实质性器官内部灰阶差异不明显的组织结构。因此三维成像的研究需要高性能的计算机、高质量的图像显示方法、先进的信号处理技术和全新的组织特征提取算法。

三维超声成像是一项发展中的技术，依据图像显示方式及探头结构不同，其区别就在于在一个"时间维"，可以将三维成像分为三大类。①静态三维超声成像：主要用于观察活动幅度较小的器官，如眼球、肝脏、胆囊、肾脏、妊娠子宫，比较广泛地应用于临床检查。②动态三维超声成像：主要用于观察胎儿和器官血管树等。③实时三维超声成像：主要用于观察活动器官，如心脏及血液流动状况。

（姚克纯）

jìngtài sānwéi chāoshēng chéngxiàng

静态三维超声成像（static three dimensional ultrasonography）

由一系列的二维图像经过处理形成，利用连续平行切割或任意方向切割方式对三维数据库进行任意的切割和观察，并可在三维数据库内选择一个参考面，对感兴趣结构进行三维重建的技术。早期三维超声成像曾采用立体几何构成法及表面轮廓提取法。以空间

分辨率为主，重组各种图像。后来研制出体元模型法，可对组织结构的所有信息进行重建，具有灰阶特征，可显示解剖结构。重建好的三维影像调整到满意状态时，可以采集为静态图像，也可采集为动态的连续影像，软件采用最先进的压缩算法，使动态录像数据量少而清晰。采集到的静态影像可在任意计算机上播放。

主要用于观察活动幅度较小的器官，如眼球、肝脏、胆囊、肾脏、子宫（图1），比较广泛地应用于临床检查。

的三维图像在计算机屏幕上显示出来。主要用于观察胎儿（图2）和器官血管树等。目前的方式有电磁定位方式、可自由操作系统。

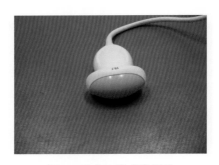

图1　动态三维成像探头

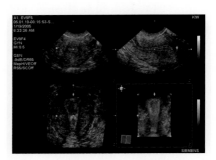

图1　子宫内膜静态三维超声图像

（姚克纯）

dòngtài sānwéi chāoshēng chéngxiàng

动态三维超声成像（dynamic three dimensional ultrasonography）

以时间分辨率为主，可以做出三个立体相交平面上的投影图、F型图、俯视图、表面观、透视观和环视观的技术。三维成像起初是用在产科，用于胎儿成像。

基本步骤是利用二维超声成像的探头（图1），按一定的空间顺序采集一系列的二维图像存入二维重建工作站中，计算机对按照某一规律采集的二维图像进行空间定位，并对按照某一规律采集的空隙进行像素差补平衡，形成一个三维立体数据库，即图像的后处理，然后勾画感兴趣区，通过计算机进行三维重建，将重建好

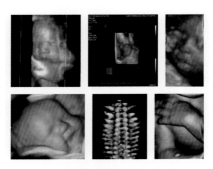

图2　胎儿动态三维超声图像

动态三维超声可以保存活动器官的立体图像，如活动的胎儿、心脏结构以及彩色血流等。如果要显示心脏各结构的活动，必须将同一时相、不同方位上的解剖结构二维信息组成一幅立体图像，再将不同时相的立体图像顺序显示，方能形成动态三维超声图像，成像过程复杂。由于受心律、呼吸、肋骨、肺等多种因素的影响，图像采集和三维重建的效果尚未尽如人意，有待进一步开发。

（姚克纯）

shíshí sānwéi chāoshēng chéngxiàng

实时三维超声成像（real time three dimensional ultrasonography）

通过一系列技术加以实现，可从任意角度和方向对重建组织

结构进行观察，可在设置任何角度范围内使三维图像进行实时显示的技术。已经适用的方法有机械定位方式和应用二维面阵探头方式。三维成像技术的发展趋势是应用二维面阵探头，在保持超声探头完全不动的情况下，直接获得三维体积的数据。二维面阵探头用电子学的方法制作，超声声束在三维空间进行扫描，即让二维扫查切面再在侧向进行扫描，就可以实现上述功能。目前还有另一种技术是通过容积探头实现的实时三维成像技术。矩阵容积扫描是由矩阵容积探头来实现的。矩阵容积探头是近些年出现的最新一代的三维容积探头，其阵元以矩阵形式排列于长方形平面，是由一块矩形压电晶体，用激光切割成数千个小的振元排列而成。其阵元数量可达数千个之多。举例来说如果矩阵的单边阵元数为96个振元，则探头总阵元数为9216之多。

矩阵容积探头由于其高阵元数能提供实时的高分辨率的三维成像。这是由于矩阵容积探头有横向和纵向两个方向上的多列阵元列阵，这使探头可以在横向和纵向两个方向上有高品质的超声波聚焦。而且近场聚焦及聚焦深度都比传统二维探头更深，在三维空间的分辨率也更好。

矩阵容积探头可以实现探头的二维阵列技术，探头可以在两个方向上分隔为纵向探头晶体，这项技术让图像容积的声束偏转和聚焦电子化和同步化。传统的128个至256个阵元由一个电缆中的各个细小的同轴缆线驱动，然而，对于2000～8000个晶体来说这是不可能实现的。矩阵声束形成器通过使用新型的ASICs将声束形成部分整合在探头内成为

可能。晶体组织为 100～200 个晶体的小块，这要求偏转和聚焦延迟更小。每一个晶体都通过一个电缆与系统连接，从而阻止更大的声束形成数字延迟。这一新技术模糊了被动探头和系统的传统区别，因为现在转换器、预放大器以及一些声束形成延迟和其他主动激活的电子元件都放在探头壳内。

主要用于观察活动器官和组织如心脏及血液流动状况（图1）。

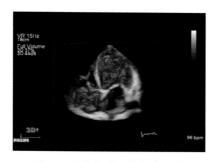

图1 心脏实时三维超声成像

（姚克纯）

sānwéi cǎisè xuèliú yǔ huījiē
shēngxiàng tú rónghé xiǎnshì

三维彩色血流与灰阶声像图融合显示（three dimensional color flow and gray scale ultrasonogram fuse display）

三维超声灰度数据场与三维彩色血流数据场同时显示，进一步可以调节三维血流数据场和三维灰度数据场的透明度，可以突出显示三维

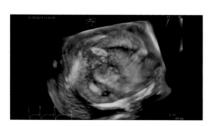

图1 三维超声灰度数据场与三维彩色血流数据场同时显示

灰阶或者三维血流数据场的技术（图1）。

（姚克纯）

lìtǐ jìng xià sānwéi shígǎn xiǎnshì

立体镜下三维实感显示（stereoscope three dimensional true feelings display）

从类似解剖视角对三维超声数据进行投影，并加上实时光照、实时阴影等体绘制技术。可以得到和外科手术解剖视角一致的高度逼真的三维渲染图像（图1）。

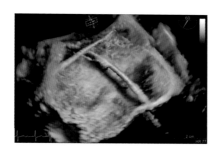

图1 立体镜下三维实感显示

（姚克纯）

sānwéi shíshí sùdù xiàngliàng xiǎnshì

三维实时速度向量显示（real time three dimensional velocity vector imaging）

三维实时超声心动图中，基于斑点追踪，结合超声像素的空间相干、边界追踪及心动周期监测等技术，反映心肌各个点的横向、纵向峰值应变及应变率，分析心肌局部运动的技术。三维实时速度向量成像技术是新近发展起来的一种无创性定量评价心肌功能的超声技术，能形象、直观地显示心肌纤维在纵向、径向和环向上的运动特征，能够无创、定量、准确和快速评价心肌运动的协调性。三维实时速度向量成像技术可以灵敏反映心肌功能受损早期的舒张功能改变，观测原发性心肌病、先天性心脏病、糖尿病、尿毒症性心脏

病的应变率与应变的变化，有助于早期诊断与观察疗效。

三维实时速度向量成像技术是研究心肌结构力学、分析局部心功能的技术，它不依赖多普勒机制，基于二维灰阶成像的机制，利用超声像素的空间相干、斑点追踪及边界追踪等技术，采集原始的二维像素的振幅及相位信息，运用一种实时心肌运动跟踪运算法，计算并以矢量方式显示局部心肌组织真实的活动方向、速度、距离、时相等。通过一种实时心肌运动跟踪运算法，跟踪每帧图像上的像素点，能够在二维的高帧频灰阶图像上得到像素点运动速度和方向的变化曲线，对心肌组织在多个平面运动的结构力学进行量化分析。三维实时速度向量成像技术采用组织灰阶优化技术成像，保持了应变率成像技术的优点（图1）。

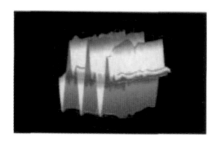

图1 三维实时速度向量成像技术显示 SR 三维图像

所形成的灰阶图像又不受超声帧频、超声入射角度、信号噪声、心脏整体运动和邻近心肌节段被动牵拉的影响，能更准确地估测局部心肌形变，更有效地判断心室壁运动功能，有广阔的应用前景。三维实时速度向量成像技术成像以线长度来显示速度梯度，用箭头显示速度向量，能够定量分析心肌组织在多个平面的

结构力学变化，真实描绘局部心肌的运动曲线，能够反映局部心室的收缩后改变，还能观察各个部位心肌对射血分数的贡献度，能够定量检测心肌长轴、短轴和圆周方向的运动速度、应变、应变率（图2）。

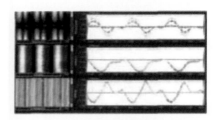

图2　三维实时速度向量成像技术显示组织速度、ε 和 SR 彩色成像、曲线

（姚克纯）

连续平行多切面显示（sequential parallel multiple sections display）　通过平行切割可显示感兴趣区的不同切面结构的技术。也称系列性平行多切面显示。最常用的三维显示模式、矩阵探头的多重数据流实时动态聚焦技术，可在实时状态下获取任意相交角度的两幅动态图像，并可随时任意调整角度以适应诊断的需求，是相对于传统二维成像的新模式。

用于临床可实现二维及彩色多普勒任意平面成像、实时任意多平面造影成像（图1）；通过取样线位置调整，轻松获取难以探查切面，利于复杂结构的全面了解；简化测量过程，减少扫查时间，优化工作流程；穿刺介入实时引导，监测进针安全；任意多平面造影、同步观察，利于疗效评估。

连续（系列性）平行多切面显示在三维存储器中系列选取二

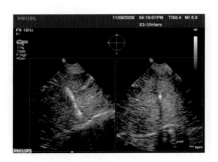

图1　实时任意多平面造影成像

维图显示，则可细致观察病灶及其周围组织的总体变化，提高诊断率。切面厚度可调至2mm。也称多平面超声成像（multi plane reconstruction imaging），采用一系列平行的切面去切割三维数据场，得到一系列平行的二维切面图像，类似CT断层成像。可以得到心脏从心尖到基底的各个切面（图2）。多平面成像可同时显示三个相互垂直的平面，常规为矢状面、横断面和冠状面，并且可根据病变的位置进行自由的旋转，从多个角度显示病变的组织灌注。

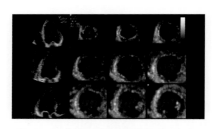

图2　心脏从心尖到基底的各个切面

（姚克纯）

lìtǐ zuòbiāo (X, Y, Z) sān qiēmiàn xiǎnshì

立体坐标（X，Y，Z）三切面显示（three sectional display on stereo coordinate X, Y, Z）　超声三维数据显示中，可以一键复位到三维数据场的初始投影显示状态的技术。即三维数据场分别垂直于X，Y，Z坐标轴时的三个

正交切面图像和对应的三维渲染图像（图1）。X，Y，Z的绝对值分别表示该点到YOZ，XOZ，XOY三个平面的距离，X，Y，Z的正负表示该点在三条坐标轴上的位置。三维容积成像完成后，显示出三个互相垂直的平面的二维声像图，即冠状面、矢状面和横断面，第三个平面垂直于前两个平面。

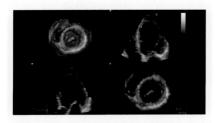

图1　三维渲染图像

立体坐标（X，Y，Z）三切面显示对病灶区或感兴趣区做X，Y，Z三个切面上的比较显示。此三个垂直切面均可移动选调。

（姚克纯）

liánxù biàn jiǎodù xiǎnshì

连续变角度显示（continuous variable angle display）　涉及连续变角度技术和内镜技术，具体地说是一种连续变角度内镜的技术。它具有一种融合了多种固定视向角内镜的功能，并且视向角可以连续变化，可以满足不同视向观察需要的连续变角度内镜，可有效避免手术时多个固定视向角镜配合时，由更换内镜引起的时间拖延问题，更换后的观察位置与更换前的观察位置的变化衔接问题，以及观察的连续性被打断的问题，能为手术的成功提供更为有效的保障。

入射角是可变的。转动压电晶片使入射角连续变化，一般范围为0°~70°，可实现纵、横、表面及板波探伤。

三维机械探头在摆动扫查时，可以形成角度连续变化的二维图像（图1）。扫查图像与探头的夹角连续变换，也称为 ß View。

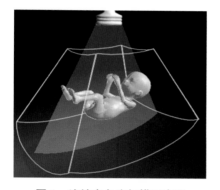

图1 连续变角度扫描示意图

（姚克纯）

liánxù xuánzhuǎn xiǎnshì

连续旋转显示（rotation formalisms display）

超声探头绕中心轴进行连续旋转扫描技术（图1）。常见于实时三维经食管探头（图2）。目前临床中应用的设备，多采用单电机控制超声探头的运动。若运行中电机失控，可能导致腔内的超声探头产生不可控位移或转速。现有技术中为实现超声探头旋转的传动结构，多采用齿轮连接方式，由电机输出轴经传动，带动超声探头旋转，需要额外的结构与空间用于固定齿轮，占用操作空间较大，机械结构复杂度增加。同时，齿轮传动有一定误差，影响设备精度。目前所采用的腔内超声探头中，不乏非对称超声探头（即探头前部中心轴与手柄中心轴不重合，例如探头前端细、手柄端粗）；而现有的用于夹持超声探头的装置，多采用对称结构、均一厚度的设计，默认绕被夹持部位（超声探头手柄）的中心轴旋转，而非绕腔内的目标旋转部位（超声探头前部）

的中心轴旋转，直接导致超声探头在人体内做偏心旋转，可能导致目标扫描器官变形、降低成像精度，甚至损坏超声探头保护套，造成对受术者的伤害，引发医疗事故。

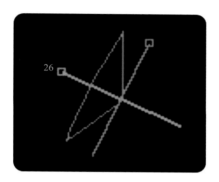

图1 连续旋转扫描示意图

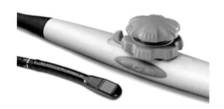

图2 实时三维经食管探头

（姚克纯）

sānwéi chāoshēng chéngxiàng biǎomiàn móshì

三维超声成像表面模式（three-dimensional ultrasonography surface model）

在获得一系列二维切面图像后，利用计算机重建技术对某一种表面模型方法进行数据分割的技术。通常由操作者手动或由特定的计算算法勾画出感兴趣区结构的边缘轮廓，这些边缘轮廓的回声信息以某种伪彩来标记，并与周围的结构相区分，通过这种方式能单独显示感兴趣区。三维表面模型法的优点是需处理的信息量较少，三维成像速度快且效率高，图像对比较清晰，

但分割的过程较随意，受操作者的因素影响大，在处理过程中可能会忽视丢失一些有用的回声信息，而且在图像灰阶差异不明显时，分割的过程用时较长，不利于临床普遍展开。采用此模式能够建立组织结构的表面立体图像，广泛应用于含液结构及被液体环绕结构的三维成像，即可显示病变的位置、大小、形态、数目、表面特征及与内壁之间关系等。

通常情况下，计算机软件默认的图像处理方法是表面重建法，可以调整下列按钮达到最佳的显示效果。下面就几种在医学图像处理中常用算法简单介绍如下。①阈值：分别对灰阶图像和彩色多普勒血流图像的阈值进行调整。主要用于从背景中或从噪声中分离感兴趣区的目标。阈值可以帮助操作者找到哪个结构是与操作者感兴趣区的目标相关，哪个不是，也就是阈值以下的灰阶图像不显示。②组织密度：调整这个参数可以设定三维图像表面的"虚实度"，也就是表面的透明度。设定为0，表示为"实"，也就是完全不透明。数值增加随之透明度也增加。低值看起来物体的表面比较"实"，而高值看起来比较"虚"。③梯度纹理比：可以混合和调整梯度遮光算法和纹理遮光算法。可以产生一种"混合"的遮光效果，从而受益于两种遮光算法的优点。根据不同的应用，混合遮光算法允许最大的图像质量和自由剪裁图像。④纹理密度：可以调整纹理遮光算法的疏密度以及强度。⑤黑白反转：有时候利用黑白图像反转，可以看到意想不到结果。⑥伪彩：人的眼睛只能看到20～24级灰阶，但是却能看到16535种颜色；因此利用颜色代表某种灰阶的方法，可

以拓展人们所能够看到的灰阶数。⑦表面平滑度调整：平滑度分为不平滑、低度平滑、中度平滑和高度平滑。

表面重建成像对于不同灰阶进行分割，提取出感兴趣结构的表面轮廓，适用于膀胱、胆囊、子宫、胎儿等含液性的空腔和被液体环绕的结构（图1），重建的三维B超图像清晰直观、立体感强。

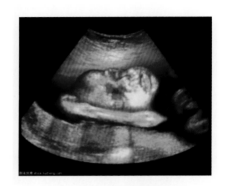

图1 胎儿三维表面重建成像

（姚克纯）

tòushì móshì

透视模式 （fluoroscopy model）

当选择透明法成像时，可以调整透明度按钮，也就是均匀地减少图像的密度以达到最佳的显示图像效果的技术。容积成像方法有表面成像模式和透明成像模式。前者显示的是周围被液体包绕的结构图像，例如胎儿体表结构的表面成像；后者显示的是最大（如骨骼）或最小（如单纯囊肿）的回声结构的内部图像。

将实质性组织的结构所有三维数据投射到一个平面上，选择性地显示高回声或低回声结构的特征。采用此模式要求感兴趣结构回声较周围组织结构回声高或低，如骨骼结构。此模式能产生类似X线模式照片的效果，但与X线模式照片不同的是，可以通过回放旋转功能从各个角度来观

察图像（图1）。

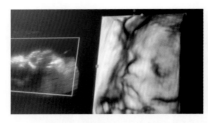

图1 三维胎儿透视成像

（姚克纯）

zuì dà huíshēng móshì

最大回声模式 （maximal model）

最大模式仅显示容积数据库中每一声束方向的最大回声信息，适合于观察实质性器官内强回声结构，如肝内强回声的肝癌或血管瘤等病变，胎儿的骨性结构（包括颅骨、脊柱、胸廓、四肢等），子宫腔内高回声的子宫内膜层、宫内节育器等。

选择最大回声强度模式重建三维成像，也就是只显示最强的20％的回声，将80％以下的回声全部屏蔽（图1）。

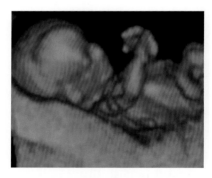

图1 最大回声强度模式重建三维成像

（姚克纯）

zuì xiǎo huíshēng móshì

最小回声模式 （minimal model）

透明成像最小回声模式仅显示容积数据库中每一声束方向上最小回声信息，适合于观察血管、

扩张的胆管、肛管等无回声或低回声病灶等结构（图1）。

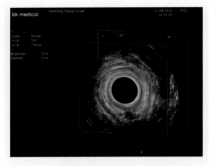

图1 肛管直肠周围脓肿透明成像
最小回声模式

（姚克纯）

qùdǐng móshì

去顶模式 （topping model）

通过图像追踪技术，得到感兴趣区域的包围盒的技术。也称鸟瞰模式、Dynamic Crop成像。如心脏二尖瓣区域的平行包围盒的技术。去顶模式三维重建只渲染显示包围盒内部的数据，从而去掉心脏上部（顶部）对二尖瓣区域的遮挡，可以更好地观察二尖瓣的闭合情况（图1）。

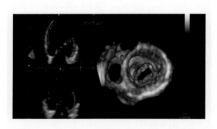

图1 二尖瓣的闭合去顶模式图像

（姚克纯）

qiāng nèi liánxù yuánzhōu xiǎnshì

腔内连续圆周显示 （intracavity continuous circumference display）

腔内经食管超声心动图探头，在体内进行360°旋转扫查，形成圆锥形三维数据场的技术。经食管超声心动图探头旋转扫查

的轨迹是一圆周（图1）。

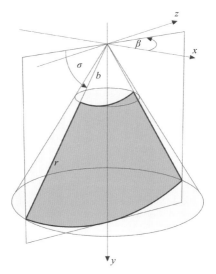

图 1　经食管超声心动图探头旋转扫查示意图

（姚克纯）

fānzhuǎn móshì

翻转模式（overturn model）当计数寄存器达到设定的比较值时，在该输出引脚上翻转电平，从而产生 PWM 波的技术。

翻转模式的用途如下（图1）。①实现频率可调：PWM 的正常输出模式可以实现 PWM 波占空比的调节，频率调节可以通过设定的 ARR 调节。在翻转模式下也可以实现频率可调，当达到比较设定值时，电平翻转，在中断服务函数里将比较值变为原来的2倍。②实现异相方波：异相方波是两路方波

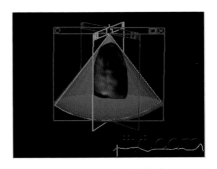

图 1　左心室翻转模式

（占空比为 50%）的基础上才能进行的方法，频率一致，其中一路波滞后后超前于另外一路波。

（姚克纯）

tòumíng tǐ móshì

透明体模式（transparent body model）　采用透明算法实现三维超声重建的技术。透明体模式能淡化周围组织结构的灰阶信息，使之呈透明状态，着重显示感兴趣区域的结构，同时部分保留周围组织的灰阶信息，使重建结构具有透明感和立体感，从而显示实质性器官内部感兴趣区域的空间位置。

（姚克纯）

shíjiān–xiāngguān chéngxiàng móshì

时间－相关成像模式（spatio-temporal image correlation）从三维成像的电影回放中获得胎儿心脏数据的技术。也称 STIC 模式。与二维超声相比，时间－空间相关成像技术能提供更多的观察心脏解剖结构的切面和信息，简化图像采集过程，减少对检查者经验的依赖。时间－空间相关成像技术有多种成像模式，包括重建模式、剖面模式、X 线断层超声波成像模式（STIC 技术 TUI 成像模式）、容积分析模式，且每一种模式都可以和彩色多普勒、能量多普勒联合应用，医师可根据不同的研究目的选择一种或多种成像模式进行后期脱机分析，从而显示胎儿心脏解剖结构和诊断先天性心脏病。

胎儿心脏体积小、心跳快，而常规二维检查又受到孕妇及胎儿体位的影响，难以获得标准的临床诊断图像。STIC 是利用三维探头技术，结合胎儿心跳进行时间智能校正，获取完整的三维胎心显像，并可进行自由的旋转、切割、断层，准确而完整地显示胎

心结构，辅助临床诊断（图1）。

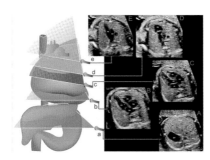

图 1　STIC 三维胎儿心脏成像

（姚克纯）

chāoshēng zàoyǐng sānwéi móshì

超声造影三维模式（three-dimensional dynamic contrast-enhanced ultrasound imaging）　将超声造影的一系列二维图像按照时间先后顺序叠加在一起，形成三维数据场的技术（图1）。三维数据场的深度方向对应了时间先后顺序。

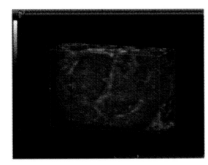

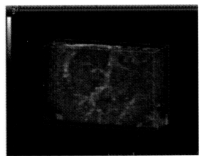

图 1　超声造影三维成像

声场中不论声强高低，多少可出现微泡击破。微泡破裂时自

身、周围血液及血管外组织均可受力而振动，则均可产生多普勒效应。

三维超声造影技术是随着三维成像技术及造影成像技术的发展应运而生的。三维超声造影技术不同于常规的二维灰阶造影成像，可显示整个病变的立体灌注信息，包括病变区域内的血管空间分布、灌注模式、周围组织关系等（图1），便于医生对病变进行整体评估和治疗指导。获取图像时根据不同的时间采集三维信息，如肝脏的动脉期、门脉期及静脉期分别采集，获取不同时相时的血流灌注信息。

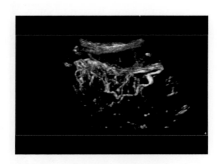

图1 三维造影

注：显示动脉期肝脏局灶性增生性结节 FNH 的血管空间分布。

（姚克纯）

fǎnxiàng màichōng chéngxiàng

反相脉冲成像（pulse-inversion harmonic imaging）

在发射正相脉冲的同时，发射与之振幅相同、相位相差180°的反向脉冲信号，然后由两者相加获得谐波图像的技术。通过在每条扫描线上连续发射两个脉冲，第二个脉冲为第一个脉冲的反相形式来实现的。如果这两个脉冲进行线性传播，对回波进行叠加则它们会互相抵消。如果出现非线性传播，那么基波和奇数谐波能抵消，而偶数谐波不会互相抵消，而且振

幅会增加。其机制是由发射的一对正反向脉冲作用在微泡时，产生两个振幅相同、相位相反的基波回波信号，它们相加的结果为零，即基波信号互相抵消；而微泡产生的同相二次谐波相加不仅不会抵消，反而互相加强，利用加强后的二次谐波成像，明显改善了信噪比，提高声学造影图像的质量。

反相脉冲谐波工作是先发射一个超声脉冲到机体，随后数字化存储返回基波信号及其谐波成分，下一个发射到机体的脉冲波与初始脉冲反相，返回的反相基波信号及其谐波成分均被数字化存储。超声仪器再综合这两个信号，由此基波信号被抵消而谐波成分被相加并增强，最后产生一个纯净的谐波信号（图1）。这一技术允许使用更宽的带宽，获得更佳的轴向分辨率和造影分辨率，并能提高造影剂探查的灵敏度。而在许多情况下，灵敏度的增加将大大降低造影剂的使用剂量。

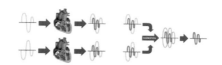

图1 反相脉冲谐波工作机制

（姚克纯）

zàoyǐng jì xiébō chéngxiàng

造影剂谐波成像（contrast harmonic imaging）

借助超声造影剂且基于二次谐波或者次谐波检测方法的人体组织、器官及血管的灌注成像技术（图1~3）。又称对比谐波成像。

超声造影剂在声场激励下会产生收缩和膨胀两种物理行为，分别由正、负声压所导致；后者是导致超声造影剂被击碎的主要

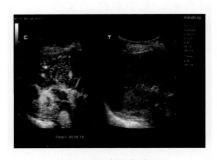

图1 肝脏超声造影

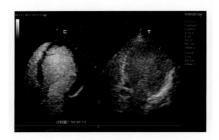

图2 左心室超声造影

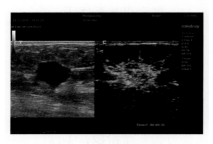

图3 乳腺超声造影

原因。于是，便定义了机械指数（mechanical index，MI），用于衡量超声造影剂微泡被声场激励的强度，具体数学定义为：

$$MI = \frac{P_{max}^{-}}{\sqrt{f}}$$

其中，P_{max}^{-} 和 f 分别表示最大负声压和发射频率。为了更加完整地观测灌注过程，在进行对比谐波成像时，需要选用合适的 MI 值，以兼顾持续时间和穿透力。基于大量的临床实例，MI 值的上限通常为0.1。

二次谐波和次谐波的产生是对比谐波成像的物理基础。到目

前为止，关于对比二次谐波方面的研究已较成熟，已广泛应用于临床。然而，组织二次谐波的产生和经验积累，极大限制了对比二次谐波方法的造影－组织比，临床中常称之为"本底噪声过大"或"对比图像不够干净"等。次谐波方法的提出，能够很好地解决造影－组织比偏低的问题。该非线性成分只由超声造影剂产生，使用中心频率为 $f_0/2$ 的带通滤波器即可在提取次谐波信号的同时有效抑制组织二次谐波，进而达到提升造影－组织比的目的。另外，次谐波为低频成分，穿透力优于二次谐波。20 世纪初，学者已验证了次谐波对比成像方法的有效性及其在临床诊断中的可行性。次谐波方法被广泛应用于肝 / 肾脏造影、乳腺实时三维超声造影等部位，展现出显著优于二次谐波方法的性能。

次谐波的产生要求长脉冲激励，因而图像的纵向空间分辨率较差。而且，谐波强度随声压的变化规律与二次谐波完全不同，主要分为三个阶段：①低声压条件下的初始阶段，此时不产生次谐波；②逐渐提高声压后的增长阶段，次谐波信号强度迅速提升；③声压达到阈值后的饱和阶段，次谐波信号饱和，背景噪声增强，信噪比严重下降。可见，只有第二阶段的声压条件能够用于次谐波对比成像。因此，研究适合次谐波方法的新型造影剂以及处理方法，对于该方法性能优势的发挥至关重要。

（姚克纯）

chāoshēng zàoyǐng

超声造影（contrast-enhanced ultrasonography） 利用造影剂使后散射回声增强，明显提高超声诊断的分辨率、灵敏度和特异性的

技术。又称增强超声（contrastenhanced ultrasonography）。随着仪器性能的改进和新型声学造影剂的出现，超声造影已能有效地增强心肌、肝、肾、脑等实质性器官的二维超声图像和血流多普勒信号，反映和观察正常组织和病变组织的血流灌注情况，已成为超声诊断的十分重要和很有前途的发展方向。

血细胞的散射回声强度比软组织低 1000 ~ 10000 倍，在二维图表现为"无回声"，对于心腔内内膜或大血管的边界通常容易识别。但由于混响存在和分辨率的限制，有时心内膜显示模糊，无法显示小血管。超声造影是通过造影剂来增强血液的背向散射，使血流清楚显示，从而达到对某些疾病进行鉴别诊断目的的技术。由于在血液中的造影剂回声比心壁更均匀，而且造影剂是随血液流动的，不易产生伪像。

超声造影除了常规的造影谐波成像外，还有间歇式成像、能量对比谐波成像、反脉冲谐波成像、受激声波发射成像、低机械指数成像、造影剂爆破成像等方法。无论采用何种方法，能进行造影的超声设备必须具有足够的带宽、高动态范围，能够提供充分的参数，如造影时间、MI 和声强，以及实时动态硬盘存储功能等。①造影剂爆破成像法：使用第一代造影剂时，为了观察造影剂在血管脏器和组织中的分布信息，通常采用爆破微泡的方式，以获取丰富的谐波。通过心电波触发进行爆破对比谐波成像，可以获取心肌灌注图像；而在肝脏等腹部脏器时，则使用手动触发，来获取造影剂对肿瘤灌注的时相图像。②低机械指数成像：当采用发射的超声，其机械指数（MI）

低于 0.15 时，称为低机械指数。采用这种低于微泡被击破时的能量的超声波进行的造影称为低机械指数造影。这种方法可以实现血流连续谐波成像，也能减少组织谐波的干扰。该技术使用第二代造影剂（图 1）。

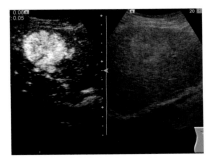

图 1　肝脏占位性病变超声造影成像

肝脏超声造影时，由于个体微循环及肝组织成分的差异，注射造影剂后肝内血管及组织增强时间不同。分为以下三期。

动脉期　为了便于记录肝局灶性病变的超声造影表现，建议将肝动脉开始显影作为动脉期起始时间，即从造影剂注射开始至其后的 30 秒，此期表现肝组织的回声增强（图 2），其主要来源于肝动脉血流的微泡回声。

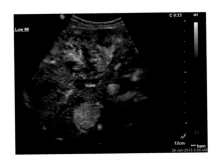

图 2　肝脏超声造影动脉期图像

门脉期　为了便于记录肝局灶性病变的超声造影表现，建议将门静脉开始显影作为门静脉期

起始时间，标记着肝动脉单独供血时相结束，肝开始双重供血。门脉期为注射后 31～120 秒，增强主要来源于门静脉血流的微泡回声（图3）。

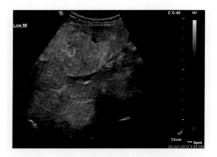

图3 肝脏超声造影门脉期图像

实质期 为了便于记录肝局灶性病变的超声造影表现，以肝实质增强达峰值为实质期起始时间，此时肿瘤结节呈边缘清晰的弱回声病灶。实质期为注射后 12～180 秒（图4）。

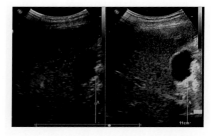

图4 肝脏超声造影实质期图像

（姚克纯）

chāoshēng zàoyǐng jì

超声造影剂（ultrasonic contrast agent） 为专业工厂制造生产的（不允许手工配制）、在人体使用的含有直径为几微米气泡的液体。此为微囊包裹的微气泡，可供静脉注射。

含有微气泡的超声造影剂在超声成像中的应用主要是利用液体中微气泡具有较强的散射能力，从而增强其背向散射信号的强度。临床将超声造影剂注射到人体血管中用以增强血流的超声多普勒信号和提高超声图像的清晰度和分辨率。

造影剂微气泡在超声的作用下会发生振动，散射强超声信号。这也是超声造影剂的最重要的特性——增强背向散射信号。例如在二维超声中，通过往血管中注入超声造影剂，可以得到很强的二维超声回波，从而在图像上更清晰地显示血管位置和大小。

接收到的超声强度是入射强度和反射体的散射截面的函数。散射截面是与频率的四次方和散射体半径的 6 次方成正比，这对所有的造影剂介质都适用。理论上，通过简单的计算就可以看到气泡粒子的散射截面要比同样大小的固体粒子（例如铁）大 1 亿倍。这也是气泡组成的造影剂的造影效果比别的散射体优越的原因所在。

1997 年最先通过美国 FDA 认证的可在临床使用的造影剂产生，即 Optison，包裹 C_5F_{12}（全氟戊烷）气体，以白蛋白为外壳。与 Optison 不同的是，声诺维（Sonovue）以双分子层天然磷脂做微气泡的外壳，利用脂质的亲疏水端，包裹全氟化硫气体（图1），为声诺维的单个结构示意图。氟碳类惰性气体如氟丙烷、全氟戊烷、全氟己烷等包膜微气泡造影剂的研制成功大大推动了超声诊断领域的进展。

理想的超声造影剂需要满足以下特性：高散射性，低溶解性，低弥散性；有足够长的半衰期；无生物学毒性（对人体无害）；微泡大小均匀、可自由通过毛细血管；有类似红细胞的血流动力学特点及具有组织特异度（靶向

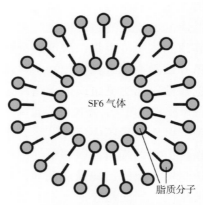

图1 声诺维单个微气泡结构示意图

性）；在生物组织、血液中有一定抗压性；售价较低，不过度增加患者负担，可批量生产。超声声振方法制备的微气泡虽然造影效果理想，但由于超声声振仪器小，不适合批量生产，同时制备的微气泡的灭菌技术有待改进。

当前超声造影剂的研究集中在微气泡的外壳组成成分上，如高分子包膜微气泡、靶向超声造影剂。传统微气泡造影剂包裹气体的外壳多为蛋白脂类等天然高分子物质，但此类微气泡粒径均一度不高，制备时膜厚不好控制，因此声学特性无法控制。而高分子包膜微气泡超声造影剂使用可生物降解的多聚体材料作为微气泡外壳。相比传统微气泡造影剂，多聚体高分子包膜微气泡制备时可以有效控制微气泡的膜成分、膜厚以及微气泡的大小。根据人体内不同组织器官以及血液造影的需要，高分子微气泡制备时还可以通过改变材料的成分以及聚合条件来改变微气泡的声学特性。同时高分子微气泡的外壳由多聚体构成，结构稳定，相比传统微气泡造影剂抗压性更好，破裂阈值更高。靶向超声造影剂与传统微气泡造影剂的区别在于微气泡制备时，将特异度的配体连接（可

通过正负电连接，亦可通过化学键连接）到微气泡的外壳。膜表面的配体对于生物体的特定组织具有靶向性，进入生物体后可以选择性地到达靶组织进行超声显影（图2）。传统微气泡造影剂在生物体血液循环中消失时，靶向超声造影剂仍可增强靶组织的超声显影。针对不同肿瘤细胞可制备不同的靶向微气泡，有利于肿瘤的早期诊断及靶向载药治疗。

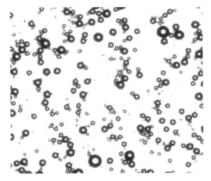

图2　靶向 PD-L1 载 HPV E7 基因微泡的光学显微镜图片（×200）

（姚克纯）

shíjiān qiángdù qūxiàn

时间强度曲线（time-intensity curves）

将对应的强度和时间标记在直角坐标纸上，并将各点连成的曲线（图1）。在超声造影过程中或后处理需应用超声造影专用软件，对感兴趣区进行造影剂灌注的时间强度曲线分析，得

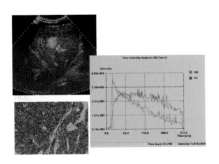

图1　时间-强度曲线

到开始增强时间、增强持续时间、达峰时间、峰值强度、廓清时间、曲线下面积等数据。

（姚克纯）

shíjiān qiángdù qūxiàn xià miànjī

时间强度曲线下面积（area under time-intensity curve）

在超声造影视频图像中选定 ROI，进入定量分析功能。绘制时间强度曲线。横坐标是时间，纵坐标是 ROI 内像素平均强度。由起始时刻至结束时刻点向时间轴做垂线，曲线与 X 轴所围成的面积。反映感兴趣区的整体灌注情况。该曲线与时间轴围成的面积为时间强度曲线下面积（图1，图2）。

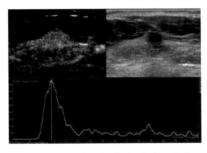

图1　乳腺肿瘤超声造影时间强度曲线下面积

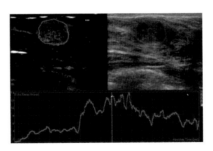

图2　乳腺肿瘤超声造影局部放大时间强度曲线下面积

（姚克纯）

chāoshēng xīndòng tú

超声心动图（echocardiography）

利用超声的特殊物理特性检查心脏和大血管的解剖结构、血流情况及功能的无创性影像检查技术。

心脏解剖　心脏位于胸腔纵隔左侧，周围包有心包。心尖朝向左前下方，长轴与人体纵轴成 450°。

心脏是由心外膜、心肌和心内膜三层结构形成的肌性器官，内有间隔及瓣膜将心脏分为四个腔室。各腔室与出入心脏的大血管相连。

主要结构包括两个心房、两个心室、两个间隔、两个房室瓣、两个半月瓣、两组静脉和动脉（图1，图2）。①左心房（左房）：位于心脏左后方。四支肺静脉回流入左房后壁，通过二尖瓣连接左心室。②右心房（右房）：位于心脏右后方。上、下腔静脉回流入右房，通过三尖瓣连接右心室。左右心房间为房间隔。③左心室（左室）：位于心脏左下方。流入道为二尖瓣（左房室口）。流出道与主动脉连接。④右心室（右室）：位于心脏右前方。流入道为三尖瓣（右房室口），流出道与肺动脉连接。左右心室间为室间隔。⑤主动脉：主动脉口为主动脉瓣；主动脉窦部有左右冠状动脉开口；主动脉向上为升主动脉，主动脉弓发出三个分支（无名动脉、左颈总动脉和左锁骨下动脉），向下延续为降主动脉。⑥肺动脉：由肺动脉主干和左、右肺动脉组成，肺动脉口为肺动脉瓣（图3，图4）。

心脏血液循环系统包括右心循环和左心循环。胎儿时期，左心与右心循环通过卵圆孔和动脉导管相交通。出生后卵圆孔和动脉导管逐渐闭合使左心与右心循环形成两个封闭的系统。右心循环：上、下腔静脉的血液进入右房，通过三尖瓣流入右室，再通

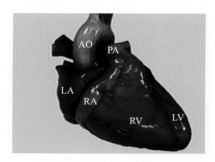

图 1　心脏正面观

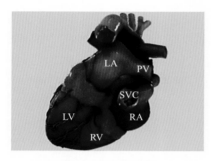

图 2　心脏背面观

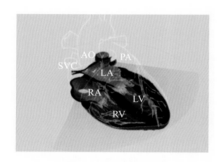

图 3　心脏内部观

注：显示四个心腔。

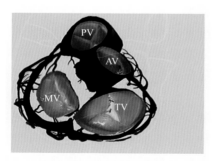

图 4　心脏内部观

注：显示四组瓣膜。

过肺动脉瓣流入肺动脉进行肺循环。左心循环：肺静脉的血液进入左房，通过二尖瓣流入左室，再通过主动脉瓣流入主动脉进行体循环。

临床应用　超声心动图用于心脏及大血管解剖、血液循环和功能状态的评估。主要包括心血管疾病即先天性和获得性心脏病的诊断和治疗效果的评估。

（杨　娅）

chāoshēng xīndòng tú jiǎnchá jìshù

超声心动图检查技术（echocardiography technology）

超声心动图的主要探查方式有两种，经胸超声心动图和经食管超声心动图。一般情况下超声心动图是指经胸超声心动图。超声心动图技术包括二维/三维、M型和多普勒超声。在这些技术的基础上可以进行超声造影和负荷超声心动图检查。胎儿超声心动图是将超声心动图技术应用于胎儿心脏的检查。超声心动图还有心腔内和血管内超声两种探查方式，在心导管检查时将细小的超声导管置于心腔内和血管内，观察心脏的结构功能和血管改变。主要用于心血管介入检查和治疗的术中监测。

禁忌证　由于超声心动图是无创性的检查技术，经胸超声心动图无特别的禁忌证。其他超声心动图检查时如超声造影、负荷超声心动图、经食管超声心动图、心腔和血管内超声等遵循着这类技术的禁忌证。

适应证　经胸超声心动图适用于所有心血管疾病的检查。其他超声心动图检查时如超声造影、负荷超声心动图、经食管超声心动图、心腔和血管内超声等遵循着这类技术的适应证。

准备事项　经胸超声心动图无特殊准备。儿童需在安静状态下检查，必要时给予镇静药物。其他超声心动图检查有特殊的准备事项。

检查体位　经胸超声心动图成人心前区探查采用左侧或左侧斜卧位，剑突下和胸骨上窝探查采用平卧位。升主动脉探查和右位心时可采用右侧卧位。婴幼儿可平卧位检查。经胸超声造影时根据需要显示的心血管结构采用相应的观察切面，体位与经胸超声心动图相同。负荷超声心动图采用药物负荷时与经胸超声心动图相同，运动负荷检查有特殊的体位。经食管超声心动图多采用左侧卧位，亦可采用右侧卧位。术中经食管超声心动图及心腔和血管内超声检查体位与手术治疗所需体位相同，多为平卧位。

方法　经胸超声心动图为首选。首选采用二维超声观察各个切面的心血管解剖结构、运动和功能，随后M型超声分析心血管的运动，再用多普勒超声探测心血管内的血流状况。根据病情需要进行超声造影、负荷超声心动图和经食管超声心动图检查。心血管外科手术的监测可采用经食管超声心动图，介入治疗术中可采用经食管超声心动图、心腔和血管内超声。

（杨　娅）

èrwéi chāoshēng xīndòng tú

二维超声心动图（two dimensional echocardiography）

可实时显示心脏和大血管的断面图像。通过二维超声心动图显示心腔大小、室壁和间隔厚度及运动，观察血管内径及管壁运动，分析心血管功能的检查。

方法　常用的检查窗口为胸骨旁、心尖部、剑突下及胸骨上窝，必要时可于胸骨右缘检查。主要介绍常用的标准切面，在实际工作中，不应局限于这些标准切面，应注意发挥超声心动图实时动态的特性，切勿忽略对一些非标准切面和过渡切面的观察。

正常超声表现 主要包括以下方面。

胸骨旁切面 ①左心长轴切面：探头通常置于胸骨左缘第2～4肋间隙，声束与右肩左肋连线平行。图像近场正中为胸壁，随后是右室前壁和右心室，应在舒张期测量右室前壁厚度和右室前后径。图像右侧由前至后为右室流出道、主动脉和左房，正常三者内径比1∶1∶1。主动脉根部腔内可见右冠瓣和无冠瓣分别附着于前后瓣环，主动脉根部瓣环上方动脉壁稍向外膨出，为主动脉窦，窦以远为升主动脉，窦与升主动脉交界处称为主动脉嵴。此切面可在收缩期测量主动脉根部不同节段（瓣环、窦部、嵴部、升段）内径大小，显示主动脉瓣病变（钙化、赘生物、脱垂），瓣上、瓣下狭窄，主动脉扩张、内膜斑块、夹层等。主动脉根部后方为左房，左房前后径在收缩期测量，可观察房内肿瘤或血栓。左心室位于右心室后方，两者间为室间隔，正常情况下室间隔参与左室运动，与左室后壁呈反向运动。二维超声可在腱索水平观测左室舒张末期和收缩末期内径、室间隔和左室后壁厚度和运动幅度。正常主动脉根部前壁与室间隔相延续，后壁与二尖瓣前叶呈纤维连续。二尖瓣前后叶舒张期开放，收缩期关闭。该切面可以用来评价二尖瓣瓣叶形态、活动及瓣下装置（腱索、乳头肌）情况。该切面还可测量心包积液及评价心包内肿瘤（图1）。②心底短轴切面：探头置于胸骨左缘第3、4肋间隙，在胸骨旁左室长轴

切面基础上顺时针旋转90°。主动脉呈圆形位于图像中央，自12点位顺时针转依次可见右室流出道、肺动脉瓣、主肺动脉及分支、左房、房间隔、右房、三尖瓣和右室流入道等结构环绕其周围。此切面是观察主动脉瓣的重要切面，正常主动脉三瓣叶回声纤细，舒张期关闭呈"Y"字形，收缩期开放呈"▽"形。略改变扫查方向还可观察主动脉窦大小、有无主动脉夹层、左右冠脉起源及开口内径。可测量右室前壁厚度，观测右室流出道和肺动脉的形态、腔内结构及内径。探头稍向上翘，可显示主肺动脉及左右肺动脉分支和深部的降主动脉横断面，其是观察动脉导管未闭的重要切面（图2）。③右室流入道长轴切面：探头置于胸骨左缘第3、4肋间隙，将声束指向剑突和三尖瓣方向，然后沿左室长轴顺时针旋转探头15°～30°。该切面主要显示右房、三尖瓣、右室流入道和右室。右心室形状不规则，此切面测量右室内径往往不如心尖四腔心切面准确，但能够观察右房、右室血栓和肿瘤，还可探及下腔静脉入口及下腔静脉瓣结构。

左室短轴切面 ①二尖瓣水平左室短轴切面：探头置于胸骨旁第3～5肋间隙，由胸骨旁主动脉短轴切面稍向心尖偏斜。切

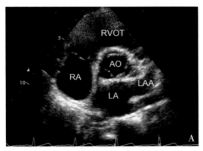
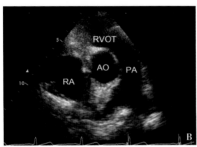

图2 心底短轴切面

注：A.心底短轴切面显示左心耳；B.心底短轴切面显示左右肺动脉。

面图像从前向后依次是右室前壁、右室腔、室间隔、左室和二尖瓣。左室横断面呈圆形结构回声位于左后，右室呈月牙形位于左室右前方。该切面可清晰显示二尖瓣前后叶舒张期瓣口开放呈鱼嘴状，收缩期合拢成一条线。能观测肌部室间隔完整性、心室壁基底段的厚度及运动幅度、节段性室壁运动异常和心脏功能（图3）。②乳头肌水平左室短轴切面：探头置于胸骨左缘第3、4肋间隙，扫查方向与二尖瓣水平短轴切面相似，探头略偏向心尖或下移一个肋间。同样可显示右心室、室间隔、左心室，左心室内可见前后两组乳头肌的圆形断面回声，后内侧乳头肌位于右后侧，前外侧乳头肌位于左前侧。该切面可测量心室壁中间段的厚度及运动幅度，常用于估测左室腔大小和乳头肌功能。③心尖水平左室短轴切面：扫查方向与二尖瓣及乳头肌短轴切面大致相同，探头位置通常低于乳头肌短轴切面一个

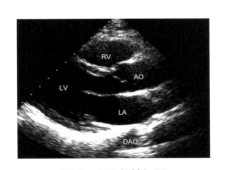

图1 左心长轴切面

肋间隙。该切面仅显示左室心尖部心腔和周围心肌，可测量心尖段的厚度及运动幅度。

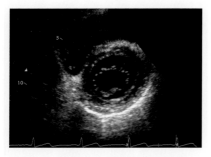

图3 二尖瓣水平左室短轴切面

心尖切面 ①心尖四腔心切面：探头置于心尖，扫查方向指向右肩胛部，扫查平面中线经过心脏十字结构。此切面显示心脏的四个心腔、房间隔、室间隔、两组房室瓣及肺静脉。心室收缩时关闭的两组房室瓣与心腔内的房间隔及室间隔形成十字交叉，将切面分成四部分，两个心室在图像的上方，两个心房在下方。图像右上方为左心室，呈椭圆形，内膜较光滑，部分正常人可见假腱索横于心腔；左上方为右心室，呈三角形，内壁回声较粗糙，靠近心尖部可见调节束回声。三尖瓣隔叶附着点较二尖瓣前叶附着点略靠近心尖，正常相距5~10mm。适当调整探头变换切面，左心房顶部和侧壁可见左、右肺静脉入口（图4）。②心尖五腔心切面：在心尖四腔心切面基础上将探头轻度向前上方偏斜，即可见十字交叉结构被左室流出道和主动脉根部管腔所代替。主动脉根部管腔位于左右心房之间，近侧腔内有主动脉瓣回声。心尖左室两腔心切面探头置于心尖部，在心尖四腔心切面基础上逆时针旋转探头约60°直至右侧心腔完全从图像中消失。切面图像显示

左室、二尖瓣和左房，左室前壁、二尖瓣前叶位于图像右侧，左室下壁、二尖瓣后叶位于图像左侧。③心尖左室长轴切面（心尖三腔心切面）：探头置于心尖部，在心尖左室两腔心切面基础上继续逆时针旋转探头约60°直至主动脉根部长轴出现。此切面可显示心尖、左室流入和流出道、二尖瓣及主动脉瓣，是观察左室流出道、主动脉瓣的很好切面。

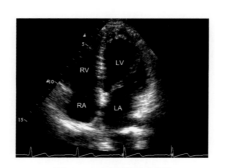

图4 心尖四腔心切面

剑突下切面 ①剑突下四腔心切面：探头置于剑突下，扫查平面方向由剑突下指向左上。此切面图像可显示心脏四个心腔及两组房室瓣，同样可见由房间隔、室间隔、二尖瓣及三尖瓣所形成的十字交叉结构，但呈"X"形。该切面可观察左室壁及右室游离壁厚度及运动幅度，观察室间隔及房间隔的连续性，观测二尖瓣与三尖瓣开闭情况。②剑突下双房及上、下腔静脉长轴切面：探头置于剑突下右肋缘，示标朝右，探头稍向左下倾斜。此切面可显示肝脏、右心房、房间隔、左心房及上、下腔静脉近心段。根据下腔静脉和心房的连续性可基本判断左右心房解剖关系是否正常。由于探测声束与房间隔接近垂直，避免了假性回声失落，因此该切面是观察房间隔缺损的最佳切面，并且可显示缺损与腔静脉的

关系（图5）。③剑突下右室流出道长轴切面（剑突下主动脉短轴切面）：探头置于剑突下，示标朝上，探头稍向左前上左肩方向倾斜。此切面可显示右室流出道、肺动脉瓣、肺动脉主干及分支、左心室短轴。

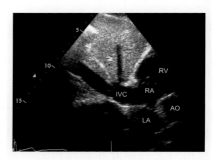

图5 剑突下双房及下腔静脉长轴切面

胸骨上窝切面 ①胸骨上窝主动脉弓长轴切面：探头置于胸骨上窝，扫查平面方向指向后下，示标指向左耳垂方向。右肺动脉呈圆形结构位于图像正中央，升主动脉在右肺动脉左侧上升至切面上方延续为主动脉弓，在右侧下降为降主动脉，在主动脉弓上方发出三支头臂动脉（右无名动脉、左颈总动脉和左锁骨下动脉）。该切面是观测主动脉各段的宽度、走行和方向、有无夹层的理想切面。可评价上腔静脉有无异常、主动脉缩窄、动脉导管未闭及主动脉弓离断（图6）。②胸骨上窝

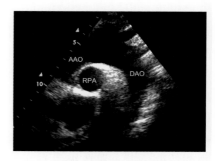

图6 胸骨上窝主动脉弓长轴切面

主动脉弓短轴切面：探头置于胸骨上窝，由主动脉弓长轴切面顺时针旋转90°即可。切面图像顶部圆形无回声结构为主动脉弓短轴，其后水平走行的管腔状结构是右肺动脉，再后方是左房。探头声束再略向前胸壁倾斜，可观察到四支肺静脉入左房，称为"螃蟹"征。

（杨 娅）

M xíng chāoshēng xīndòng tú

M 型超声心动图（M-mode echocardiography）

在二维超声心动图的引导下显示局部组织机构的细微结构和运动状态，观察取样线上界面分布、回声强弱和活动情况的检查。目前主要用于测量心脏各腔室的大小和分析心功能。

方法 根据 M 型取样线的位置不同，可以分别从心底部、二尖瓣瓣叶和左室腱索三个水平对心脏结构进行测量和观察。在传统 M 型超声心动图的基础上，近年来又发展了一些新技术，如彩色 M 型和解剖 M 型（全方位 M 型）、组织多普勒曲线 M 型等，为临床提供了更为丰富的图像信息以及更为广阔的诊断思路。

正常表现 在左室长轴切面的基础上获取 M 型图像。

心底波群 胸骨旁左室长轴切面 M 型取样线置于主动脉瓣水平，与主动脉及左心房后壁垂直。从前到后为右室流出道、主动脉前壁、主动脉瓣、主动脉后壁、左房等结构。主动脉根部 M 型曲线为两条平行的强回声，分别代表主动脉前、后壁，主动脉根部内径在舒张末期测量主动脉前壁回声前缘至后壁回声前缘的距离。在心动周期中主动脉根部曲线呈规律性变化，心脏收缩时，主动脉曲线上升形成主波（V 峰）；

心脏舒张时主动脉曲线逐渐下降形成 W 点，P 波前曲线又稍向上活动形成重搏波（V' 峰）。U 波为曲线最低点，在心电图 R 波之后。正常人主波幅度应当大于 10mm，重搏波清晰可见。主动脉瓣的 M 型曲线在舒张期表现为一与主动脉壁平行的瓣叶关闭线，收缩期主动脉瓣开放，呈六边形盒样曲线。正常人瓣叶六边盒曲线回声纤细，前、后方细线分别代表主动脉右冠瓣和无冠瓣，方盒的宽度相当于左室射血时间（ejection time，ET）；方盒的高度代表瓣叶的开放幅度，正常值＞ 15mm。测量心电图 QRS 波起点至主动脉瓣开放点之间的时间间期为左心室射血前期（pre-ejection period，PEP）。左心房内径随心动周期而改变，在收缩末期（心电图 T 波结束）达最大，在舒张末期心房收缩达最小。左房前后径应在收缩末期测量主动脉后壁（左房前壁）回声前缘至左房后壁回声前缘的距离。实际操作时还要注意取样线尽量与左房壁垂直，以保证测量的精确性（图 1）。

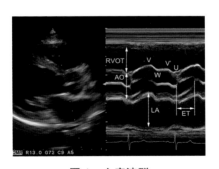

图 1　心底波群

二尖瓣波群 胸骨旁左室长轴切面 M 型取样线置于二尖瓣瓣尖水平。从前到后为右室前壁、右心室、室间隔、二尖瓣前后叶和左室后壁等结构。正常人二尖瓣前叶舒张期开放，在 M 型曲线

上表现为向前运动形成 E、A 两峰，收缩期瓣叶关闭，形成一缓慢向前的 CD 段。A 峰代表舒张晚期左房收缩，二尖瓣前叶向前运动。C 点代表收缩期二尖瓣关闭点，D 点标志二尖瓣即将开放，CD 段为关闭的二尖瓣前叶随左室后壁收缩运动一起向前运动。E 峰代表快速充盈期，二尖瓣前叶距室间隔最近，E 点距室间隔的距离称为 EPSS，EPSS 增宽代表左心室扩张和左心室收缩功能减低。曲线达 E 峰后，随后迅速下降至 F 点，下降速度称为 EF 斜率，正常值 80～120cm/s。EF 斜率减低代表左室舒张末压增高，左房排空减慢。二尖瓣后叶活动曲线与前叶相反，互为镜像，舒张期向下两峰分别为 E'、A' 峰（图 2）。

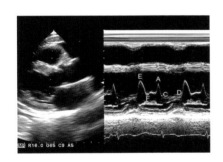

图 2　二尖瓣波群

心室波群 胸骨旁左室长轴切面 M 型取样线置于腱索水平并与室间隔及左心室后壁垂直。从前到后为右室前壁、右室、室间隔、左室腔和左室后壁等结构。右室前壁厚度正常范围是 2～5mm，右室前壁运动曲线与室间隔右室面活动曲线方向一致，运动幅度较低。舒张末期右室心内膜面与室间隔右室面垂直距离即右室前后径。收缩期室间隔活动曲线向左室腔内运动，心肌明显增厚；舒张期室间隔向左室腔外扩展，心肌明显变薄。左

室后壁曲线与室间隔活动曲线呈反向运动。左心室腔为室间隔与左室后壁之间的心腔，分别于收缩期末和舒张期末测量室间隔左室心内膜与左室后壁心内膜间距离，即为左室舒张末期和收缩末期内径。心包分为心包脏层与壁层，部分正常人右室前壁前方和左室后壁后方可见 1~3mm 低或无回声区，于收缩期出现，舒张期消失（图3）。

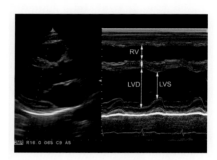

图3　心室波群

（杨娅）

Duōpǔlè chāoshēng xīndòng tú

多普勒超声心动图（Doppler echocardiography）

利用多普勒效应物理原理，通过多普勒超声仪探测心血管系统内血流的方向、速度、性质、途径和时间等血流动力学和组织运动信息的检查。多普勒超声心动图分为彩色多普勒显像技术和频谱多普勒技术两大类，后者又包括脉冲多普勒和连续多普勒。

方法　多普勒超声心动图是在二维切面超声心动图的基础上进行彩色多普勒血流显像和频谱多普勒测量。①彩色多普勒显像通常以红色代表朝向探头方向的血流和组织，蓝色代表背离探头方向的血流和组织，色彩越鲜亮代表血流速度越快。②脉冲多普勒定位准确，但最大探测速度较小；临床上主要用于探测静脉、

房室瓣和半月瓣口血流频谱和组织运动频谱。连续多普勒能够测定高速血流，但是采集声束方向上的所有频移信号，无法准确定位；临床上用于测定心内瓣膜狭窄或反流以及心内分流的速度和压差。

正常表现　包括以下方面。

腔静脉　下腔静脉检查多采用剑突下四腔切面、剑突下双房上下腔静脉切面，上腔静脉探查多采用胸骨上窝主动脉弓短轴切面、剑突下四腔切面及心尖四腔切面。胸骨上窝主动脉弓短轴切面上腔静脉内血流方向背离探头，显示为蓝色血流束；剑突下四腔切面上腔静脉内血流朝向探头，故显示为红色血流束进入右房。剑突下四腔及右肋缘下纵行扫查下腔静脉内血流均背离探头，故彩色多普勒显示蓝色血流束注入右房。下腔静脉为典型三相静脉血流频谱，由负向的S峰、D峰及一较小的正向波a峰组成。其测值受呼吸影响较大，吸气时血流速度加快，呼气时则减低。

右心房、三尖瓣和右心室流入道　一般取四腔心切面、胸骨旁右室流入道长轴切面和胸骨旁主动脉短轴切面。舒张期均可见红色血流束自右房经三尖瓣口进入右室。三尖瓣口血流频谱与二尖瓣相似，为舒张期E、A正向双峰窄带血流频谱，幅度较二尖瓣低。吸气时三尖瓣口血流速度加快，呼气时则减低。

右室流出道　选取胸骨旁右室流出道长轴切面和剑突下大动脉短轴切面进行观察。在胸骨旁右室流出道长轴切面，收缩期肺动脉瓣开放，彩色多普勒显示蓝色血流束自右室流出道经肺动脉瓣口进入肺动脉。探查右室流出道血流频谱应将取样容积置于肺

动脉瓣的右室流出道侧，频谱呈负向三角形窄带频谱，幅度较低，上升支、下降支均较圆钝。

肺动脉瓣和肺动脉主干　胸骨旁右室流出道长轴及剑突下主动脉短轴切面可显示肺动脉瓣，一般仅能显示前瓣及左瓣，而右瓣则不能显示。在胸骨旁右室流出道长轴切面，收缩期肺动脉瓣开放，彩色多普勒显示蓝色血流束自右室流出道经肺动脉瓣口直抵分叉处，舒张期肺动脉瓣关闭，肺动脉腔内无血流信号。取样容积置于肺动脉瓣开放瓣尖水平，收缩期肺动脉血流频谱呈负向三角形窄带波形（图1）。

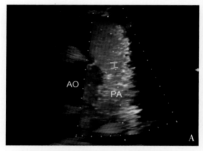
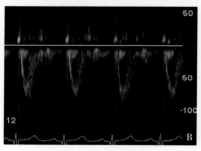

图1　肺动脉瓣口血流

注：A.肺动脉彩色多普勒血流；B.肺动脉多普勒频谱。

肺静脉和左心房　观察左房通常采用胸骨旁左室长轴切面，主动脉短轴切面和心尖四腔心切面。经胸单一切面完整显示四条肺静脉有一定困难，需多切面结合观察。在心尖四腔心切面，舒张期二尖瓣开放，彩色多普勒显示红色血流束自左房经二尖瓣进

入左室，收缩期二尖瓣关闭，左房腔内仅于上壁肺静脉入口处见少许暗红色血流信号显示。经胸检查心尖四腔心切面右上肺静脉血流方向与扫查声束平行，其他肺静脉分支与声束夹角过大，故常采用右上肺静脉测量其血流速度。正常人肺静脉血流频谱为三相波，收缩峰（S）和舒张峰（D）分为正向波，心电图P波之后可见一小的负向波（Ar），负向波由心房收缩导致肺静脉血流短暂倒流所致，正常人D峰与S峰大致相等。

左心室流入道和二尖瓣 通常采用左室长轴切面，左室短轴切面和心尖四腔心切面、两腔心切面进行检查。在心尖四腔心切面上，彩色多普勒显示舒张期一宽阔明亮的红色血流束自二尖瓣口进入左室，近瓣尖处颜色最鲜亮。探查二尖瓣血流频谱一般选取心尖四腔心切面和心尖左室长轴切面。取样容积置于二尖瓣瓣尖左室侧。舒张期二尖瓣血流频谱呈正向双峰波形，第一峰（E峰）较高，是心室舒张早期快速充盈所致；第二峰（A峰）较低，是心房收缩、心室缓慢充盈所致（图2）。

左室流出道 心尖五腔心切面及心尖左室长轴切面是观察左室流出道血流的较好切面。收缩期主动脉瓣开放，彩色多普勒示蓝色血流束自左室流出道经主动脉瓣口，一直延续到升主动脉腔内。取样容积置于主动脉瓣下左室流出道内可探及收缩期负向血流频谱，呈楔形，与主动脉瓣口血流频谱类似，但上升支速度及速度峰值可能略低。

主动脉瓣和主动脉 观察主动脉瓣通常采用胸骨旁左室长轴切面和主动脉短轴切面、心尖五

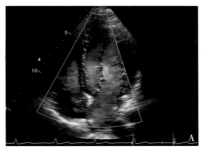
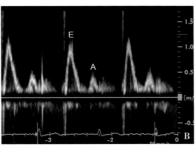

图2 二尖瓣口血流

注：A.二尖瓣口彩色多普勒血流；B.二尖瓣口多普勒频谱。

腔心切面和心尖左室长轴切面。心尖左室长轴及心尖五腔心切面显示收缩期主动脉瓣开放，左室射血入主动脉，血流方向背离探头，蓝色血流信号充满左室流出道与主动脉，舒张期升主动脉内一般无血流信号。测量主动脉瓣口血流频谱一般选取心尖五腔心切面，取样容积位于主动脉瓣开放的瓣尖水平，取样线与血流方向平行。主动脉瓣口及升主动脉血流频谱均呈收缩期单峰窄带波形（图3）。探查升主动脉通常选取左室长轴切面，观察升主动脉、主动脉弓及降主动脉选取胸骨上窝主动脉弓长轴切面。胸骨上窝主动脉弓长轴切面，升主动脉腔内充满红色血流信号，降主动脉腔内为蓝色血流信号，主动脉弓则由于血流方向与声束垂直而无血流信号。主动脉腔内血流频谱与主动脉瓣口血流频谱相似。胸骨上窝探查时，升主动脉为正向血流频谱，降主动脉为负向血流频谱。

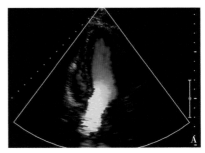
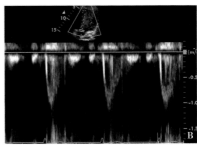

图3 主动脉瓣口血流

注：A.主动脉瓣口彩色多普勒血流；B.主动脉瓣口多普勒频谱。

组织多普勒成像用"低通滤波器"滤除了血流产生的高频信号，只允许心脏组织结构运动产生的低频信号通过，从而实现心肌运动信号的显示，为临床评价心脏局部和整体功能提供了安全、

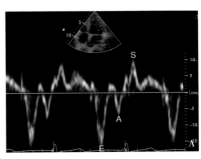
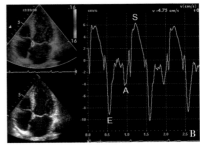

图4 组织多普勒成像

注：A.二尖瓣环组织多普勒频谱；B.二尖瓣环组织多普勒曲线。

简便、无创的检测手段。组织多普勒成像有三种显示模式，分别为速度图、加速度图和能量图，常用速度图（图4）。

（杨娅）

xīnzàng chāoshēng zàoyǐng

心脏超声造影（cardiac contrast-enhanced ultrasonography）

在常规超声心动图的基础上，将含微气泡的液体通过各种途径进入心血管系统，产生造影效果，进一步达到诊断目的的检查。称为对比超声心动图或造影超声心动图，简称超声造影。根据超声造影研究部位不同，可分为右心超声造影、左心超声造影。可在经胸和经食管超声心动图检查时进行超声造影。

禁忌证　包括严重心律失常、严重心力衰竭、重度发绀、不稳定心绞痛和急性心肌梗死、体质极度虚弱、持续高热不退。左心超声造影禁忌证还包括对造影剂过敏等。

适应证　右心超声造影主要适用于右心解剖结构的识别和先天性心脏病分流的判断。左心超声造影主要适用于左心解剖结构的识别、左室功能的分析和心脏占位性病变的判断；心肌灌注的分析。

准备事项　详细了解患者病情，明确禁忌证；准备造影需要的药品；签署知情同意书。

检查体位　与经胸和经食管超声心动图检查体位相同。

方法　右心超声造影常用的造影剂为生理盐水与空气快速混合后产生，经静脉快速注入后通过超声心动图观察显影情况。左心超声造影造影剂主要为声诺维，经静脉快速注入后通过超声心动图观察体循环显影情况。

正常表现　右心超声造影经周围静脉注入造影剂后，正常显影顺序为腔静脉、右房、右室、肺动脉。因造影剂气泡不能通过肺毛细血管，左心系统未见显影剂气泡回声。左心超声造影经周围静脉注入造影剂后，正常显影顺序为在右心系统显影3~6个心动周期后左房、左室、主动脉显影。左心造影剂可通过冠状动脉达到心肌显影的目的。

临床应用　包括右心超声造影和左心超声造影的临床应用。

右心超声造影　主要适用于先天性心脏病（卵圆孔未闭、房间隔缺损、室间隔缺损、动脉导管未闭）存在心内右向左分流，在右心显影之后3个心动周期之内，可见造影剂从不同水平分流入左心系统。如为左向右分流，可观察到负性显影区（图1）。肺动静脉瘘，右心显影4个心动周期之后左心房才显影。右心腔结构的观察，如右心憩室、右心占位等，造影剂可使病变形态结构显示更清晰。永存左上腔静脉的确诊，左肘静脉注射，左上腔静脉先显影，根据显影顺序，还可帮助上腔静脉引流部位的确定。

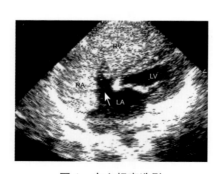

图1　右心超声造影
注：右房、右室显影，房间隔缺损的右房侧见负性造影区（箭头所示）。

左心室超声造影　主要用于观测左室壁的厚度和运动，观察左心系统的形态结构和分析左心功能（图2）。可通过左心造影观察心脏占位性病变内造影剂显示的情况有助于病变性质的判断。通过心肌显影情况判断心肌供血状况。

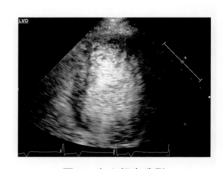

图2　左心超声造影
注：左房、左室显影，左室心内膜勾画清晰，有利于左室心功能的分析和室壁厚度的判断。

（杨娅）

fùhè chāoshēng xīndòng tú

负荷超声心动图（stress echocardiography）

应用超声心动图，对比观察药物或运动负荷状态与静息状态超声所见，以了解受检者心血管系统对负荷的反应状况的检查。近年来在无创伤性诊断心肌缺血、存活心肌的判定及评价心脏功能方面起着越来越重要的作用。负荷超声心动图主要包括运动负荷和药物负荷。

禁忌证　包括严重心律失常、严重心力衰竭、严重高血压和低血压、不稳定心绞痛和急性心肌梗死、体质极度虚弱、持续高热不退、电解质紊乱等。

适应证　适用于静息状态没有明显表现，需要通过负荷诱发出表现的相关疾病。主要通过室壁运动判断缺血心肌、存活心肌。还用于主动脉瓣狭窄严重程度的判断、肥厚型心肌病梗阻的判断和心脏舒张功能的分析等。

准备事项　了解患者病情，明确禁忌证；运动负荷超声需要准备运动的相关器械，如运动平板和踏车；药物负荷超声准备所需药物主要包括多巴酚丁胺、腺苷、双嘧达莫等；术前空腹6小时以上；签署知情同意书。负荷超声心动图试验的局限性在于高度依赖于操作者，分析结果带有主观性；另外，对图像质量和心内膜的显示要求很高，否则直接影响试验结果。

检查体位 运动负荷的方法包括活动平板运动试验、仰卧位踏车试验与直立位踏车试验。平板运动试验和直立位踏车试验在达到运动负荷量后即刻躺到超声心动图检查床上进行检查。仰卧位踏车可在踏车过程中进行检查。药物负荷实验检查体位无特殊。

方法 首先在静息状态下观察心脏室壁的运动和心内血流，再观察负荷状态的情况，比较二者的改变。判断有无心肌缺血和存活心肌时采用16或17节段分段法分析室壁运动，主要观察室壁节段性运动异常、室壁运动评分指数、室壁增厚率和心功能（图1）。主动脉瓣狭窄时分析负荷状态主动脉瓣血流速度和压差，肥厚型心肌病时分析负荷状态左室流出道血流速度和压差。

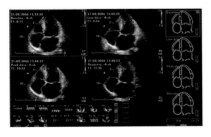

图1 负荷超声心动图

注：同一屏幕上同时显示基础状态、低剂量、高剂量和恢复状态下的室壁运动情况，以利于分析比较。

正常表现 心肌供血正常负荷状态时各室壁运动增强。主动脉瓣无明显狭窄、左室流出道无明显梗阻负荷状态时血流速度稍增快。

临床应用 负荷实验可使心肌血流量增加5~7倍，使冠脉血流储备不足的冠心病患者诱发心肌缺血。凡负荷实验后左室腔扩张、左室功能减低均提示严重心肌缺血。小剂量多巴酚丁胺、腺苷和双嘧达莫负荷实验可判断存活心肌和心脏收缩储备功能。腺苷和双嘧达莫负荷实验可分析冠状动脉储备功能，判断冠状动脉狭窄和微循环功能障碍。主动脉瓣狭窄时分析负荷状态主动脉瓣血流速度和压差判断真性和假性重度主动脉瓣狭窄。肥厚型心肌病时分析负荷状态左室流出道血流速度和压差判断梗阻的严重程度。近年来组织多普勒超声成像、二维和三维斑点追踪技术、心肌超声造影、组织定征技术等，通过新技术与负荷试验的结合，能进一步增进超声辨认心内膜边缘与室壁节段运动的能力，使负荷超声心动图成为临床心脏病学的必不可少的一种检查手段。

（杨　娅）

jīng shíguǎn chāoshēng xīndòng tú
经食管超声心动图（transesophageal echocardiography, TEE）

将特殊的食管探头置于食管或胃底，从心脏后方向前扫查心脏深部结构的检查。不仅克服了经胸壁超声图像受肺气肿、肥胖、胸廓畸形等因素影响的局限性，而且由于食管探头紧邻左房，能清晰显示心脏后部结构的细微结构，大大提高了对某些心脏疾病诊断的敏感性和特异性。经食管探头为相控阵型，分为单平面、双平面和多平面探头。多平面探头可控制探头头端的晶片在0°~180°范围内旋转，0°和90°相当于双平面的水平和纵切面，而45°和135°则对应于心脏的短轴和长轴。多平面实现了声束在360°方位内全面扫查心血管的结构。三维经食管超声对心脏结构和功能的判断具有重要的价值。

禁忌证 包括严重心律失常、严重心力衰竭、严重高血压和低血压、不稳定心绞痛和急性心肌梗死、体质极度虚弱、持续高热不退以及咽部或食管病变如溃疡、静脉曲张等。

适应证 适用于经胸检查图像质量不理想而又无检查禁忌者。二尖瓣、三尖瓣与主动脉瓣病变、人工瓣功能障碍、感染性心内膜炎、心腔占位性病变和先天性心脏病等以及围手术期的评估。

准备事项 TEE是经胸超声心动图的补充，因此，在TEE之前必须行经胸超声心动图了解受检者心脏基本情况，明确检查目的，严格掌握适应证和禁忌证；术前空腹12小时；签署知情同意书；检查有无活动义齿，食管黏膜和咽黏膜表面麻醉，备抢救药品；心动图监护；术后禁食2小时。操作过程切记要动作轻柔，诊断全面的基础上尽量缩短检查时间。

检查体位 一般采用左侧或右侧卧位。术中经食管超声心动图及心腔和血管内超声检查体位与手术治疗所需体位相同，多为平卧位。

方法 将食管探头前段涂抹耦合剂，探头顶端前倾呈自然弧形，套好咬口器，经口腔将探头插入患者食管约40cm。目前多平面和三维食管探头最常用。一般先将探头插入胃底部，然后逐渐回撤，依次在胃底、胃-食管交界处、食管下段、食管中段、食管中上段和食管上段 6 个不同的探查深度，通过 0°～180° 调节晶片扫查角度。

正常表现 理论上可组合出无数的切面，现仅介绍主要切面。

胃底切面 探头深插至胃底，声束可穿过肝脏和膈肌而获得左室短轴切面。0° 时显示左室乳头肌水平短轴，可观察二尖瓣瓣叶活动情况，判断二尖瓣病变类型及部位。40°～60° 时显示左室的斜切面，左室呈椭圆形。90° 时为左心两腔心切面，可用于观察二尖瓣瓣叶、腱索和左室心尖。120° 时左心两腔心切面基础上可显示主动脉根部、主动脉瓣和左室流出道。

食管下段切面 探头头端位于食管下段，深度为 35～40cm。0° 时为四腔心切面，可显示左、右心房及心室，二、三尖瓣情况。90°～100° 时为左心两腔心切面，可显示左心耳和左肺静脉。130°～150° 时为左室长轴切面，显示前间隔、二尖瓣、左室流出道、主动脉瓣和升主动脉（图 1）。

食管中段切面 探头头端位于食管中段，深度为 30～35cm。0°～30° 时为斜切主动脉和左室流出道。30°～60° 时为主动脉根部短轴切面，主动脉根部回声位于图像中央，可观察主动脉瓣膜、房间隔、心房及左心耳情况。60°～100° 时显示右室流入道、流出道和肺动脉。110°～150° 时升主动脉长轴切面，主要显示主动脉根部、升主动脉近段。在食管中段将探头向右旋转，0° 时显示双心房切面，90° 时显示下腔静脉最清楚，110°～130° 时为双房

及上下腔静脉切面，重点显示左房、右房的大小，房间隔（包括卵圆窝）结构，判断房间隔缺损的大小、类型、分流方向以及与腔静脉的关系（图 2，图 3）。

食管上段切面 探头头端位于食管上段，左心房后方，深度为 25～30cm。0° 时可显示左房和升主动脉短轴、肺动脉长轴、肺静脉。30°～40° 时可显示肺动脉长轴和左右肺动脉。90°～120° 时可显示升主动脉长轴和右肺动脉短轴。

降主动脉切面 探头声束指向左后方，0° 时为圆环样降主动脉短轴图像，角度为 90° 时为长管状降主动脉长轴图像。两切面结合对于观察主动脉扩张、主动脉夹层等有重要价值。将探头上下移动时，可观察降主动脉全程

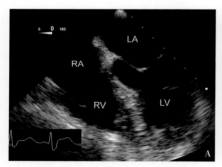 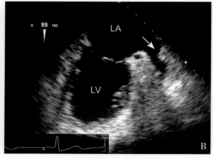 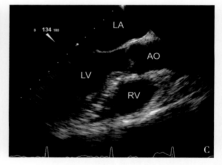

图 1 食管下段切面

注：A.0° 时为四腔心切面；B.90°～100° 时为左心两腔心切面（箭头所示为左心耳）；C.130°～150° 时为左室长轴切面。

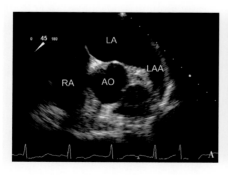 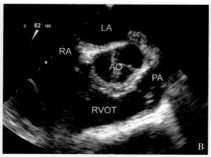 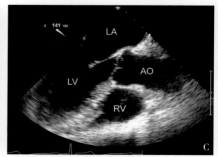

图 2 食管中段切面

注：A.30°～60° 时为主动脉根部短轴切面，显示左心耳；B.60°～100° 时为主动脉根部短轴切面，显示主动脉瓣膜、左右心房、房间隔及右室流出系统；C.110°～150° 时为升主动脉长轴切面，显示主动脉根部、升主动脉近段。

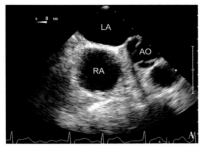

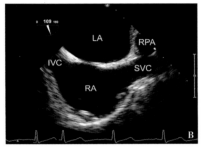

图 3 食管中段将探头向右旋转切面

注：A.0°时为双心房切面；B.110°～130°时为双房及上下腔静脉切面。

的宽度、轮廓、管壁的结构及血流状况。

（杨 娅）

sānwéi chāoshēng xīndòng tú

三维超声心动图（three-dimensional echocardiography） 通过超声技术实现心血管三维立体成像的检查。三维超声心动图包括实时和全容积两种。实时超声心动图通过矩阵探头获得心脏实时三维楔形图像。全容积超声心动图是将心脏几个心动周期获得的实时三维楔形图像整合成一个三维图像。经胸和经食管超声心动图均可实现三维成像。

禁忌证 经胸三维超声心动图无禁忌证。经食管三维超声心动图与经食管超声心动图相同。

适应证 适用于所有心血管疾病的检查，主要用于对心脏结构和血流三维显示。

准备事项 在进行全容积超声心动图成像时需要患者屏气以保证图像的稳定性。

检查体位 与经胸和经食管超声心动图相同。

方法 在经胸和经食管超声心动图的探查部位都可以获得三维图像。实时三维超声图像和全容积心脏三维图像存储后，检查者可选择切割键进行多角度任意切割（由前至后、由左至右、由上至下等），从而得到所要观察结构的最佳视角。使用实时三维探头，还可以同时显示多幅二维图像。

正常表现 三维超声心动图表现与二维和彩色多普勒相近，在二维图像的基础上显示心脏和血流的立体形态。

临床应用 三维超声心动图的临床应用不断扩展，研究方向大致可分定性和定量两部分：定性研究主要是研究正常及病变结构的三维形态学变化特点；定量研究是对心脏容积、重量的测量，以及心脏机械收缩同步性的评价。①观察心脏形态：进行动态三维超声心动图检查时，结合图像的切割与旋转，可从不同方位了解心脏各个结构的形态、位置、大小、腔室内径、空间关系、立体方位与活动状态，观察心壁、间隔与大血管的连续状态，因此可对各种先天性心脏病复杂畸形的诊断与鉴别发挥重要作用（图 1）。②确定瓣膜病变性质：在动态三维超声图像上实时显示瓣膜（尤其是二尖瓣）的形态、厚度及关闭和开放时的活动情况，犹如术者手术所见。术中经食管进行动态三维成像，对二尖瓣狭窄、二尖瓣脱垂、二尖瓣叶裂、瓣叶穿孔、腱索断裂以及感染性心内膜炎时的瓣膜赘生物等可提供重要信息（图 2，图 3）。③探测心腔容积：由于动态三维超声图像能准确显示心脏在不同时相的立体形态，并可将心底到心尖平行切

割为众多的短轴切面，分别描绘出心腔与心壁的轮廓与面积，由计算机将其累加，能准确估算心腔容量和室壁重量，故可用于测定心脏功能和心肌肥厚程度（图 4）。④观察室壁活动、确诊心腔肿物：三维超声对于观察心壁节段性运动失常，诊断心肌梗死等也有较大意义。同时对于心腔内黏液瘤、附壁血栓、主动脉窦瘤及其他肿物，动态三维超声可以检测其位置、形态、大小，确定与心壁结构的关系。⑤评价左室内机械收缩的同步性：实时三维多平面技术结合组织多普勒技术，可以在同一个心动周期同时分析左室内 12 个节段的心肌局部运动，通过测量达峰时间来定性定量收缩延迟节段，尤其适用于心律不齐、房颤患者。⑥夹层动脉瘤：主动脉根部内膜剥离形成夹层者，术中经食管进行动态三维成像，

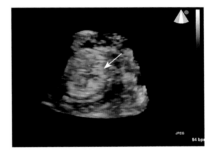

图 1 房间隔缺损封堵术后封堵器的三维成像

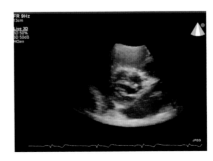

图 2 二叶式主动脉瓣的三维成像

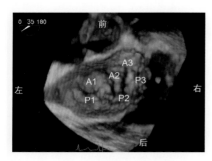

图3 二尖瓣前叶脱垂的经食管三维成像

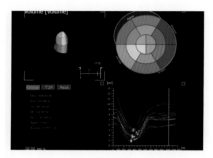

图4 左室心腔整体和局部容积三维成像及定量分析

见增粗的环状主动脉壁反射内有一薄层灰暗呈波浪状的内膜光环，形成套管状的真腔与假腔，主动脉瓣附于剥离的内膜上。

(杨 娅)

xuèguǎn nèi chāoshēng

血管内超声（intravascular ultrasound, IVUS）　将特制的超声探头经导管置入人体血管，从血管内对血管进行超声成像的检查。该方法不仅能显示管腔的大小，而且能显示管壁的病变。目前，IVUS已被广泛用于冠状动脉粥样硬化病变性质的确定和狭窄程度的判断，指导和评价冠脉介入治疗。在其他血管病变的诊断方面也有广泛的应用。

禁忌证　与冠状动脉心导管检查的禁忌证相同。主要为未控制的严重心律失常、严重心肺功能不全、电解质紊乱、严重感染性疾病及不能耐受手术等。

适应证　主要适用于冠状动脉疾病的诊断、指导治疗和疗效评估。评估冠状动脉造影不能明确诊断的病变，明确病变形态和斑块性质，指导支架的植入，评价支架植入术后的疗效，冠状动脉病变的长期随访等。

准备事项　IVUS检查前要求患者充分抗凝，冠状动脉内注射硝酸甘油缓解痉挛。机械型IVUS导管进入指引导管前必须用肝素盐水排净换能器内的气泡。

检查体位　多为平卧位，与冠状动脉导管检查相同。

方法　在X线透视下将IVUS导管送至观察部位远端10mm处，保持导管伸直，尽量减少不均匀旋转伪像的发生。动力回撤装置可以保证导管以稳定的速度回撤（通常为0.5mm/s），这样可以充分地对冠状动脉进行扫描，获得血管断面图像，并可以计算病变长度。

正常表现　IVUS能够对正常的冠状动脉管壁结构进行评价。管腔表现为闪烁的、连续变化的低回声区或无回声区，即血液斑点，这有助于将管腔和管壁区分开。管壁表现为三层结构。内膜为非常菲薄的稍强回声，中膜回声稍低，外膜为强回声。正常的冠

状动脉壁看似只有一层，但是当内膜增厚时就容易观察到三层。

临床应用　主要对冠状动脉内病变性质和程度进行评估。判断动脉粥样硬化的程度和范围，通过测量斑块面积和管腔面积评价动脉粥样斑块负荷（图1），评价临界病变，指导介入治疗。

(杨 娅)

xīnzàng jièrù chāoshēng

心脏介入超声（echocardiography in cardiac intervention）　通过超声心动图检测和指导心血管的介入诊断和治疗并评估疗效的检查。心血管介入可采用经胸和经食管超声心动图进行检查，经食管超声应用较多。

禁忌证　与经食管超声心动图的禁忌证相同，包括严重心律失常、严重心力衰竭、严重高血压和低血压、不稳定心绞痛和急性心肌梗死、体质极度虚弱、持续高热不退以及咽部或食管病变如溃疡、静脉曲张等。

适应证　心脏介入诊断和治疗创伤小、术后恢复快等优点已广泛应用于临床。目前主要是介入治疗需要超声心动图进行检测，包括房间隔缺损、室间隔缺损、动脉导管未闭、冠状动脉瘘、主—肺动脉间隔缺损和肺动静脉瘘等

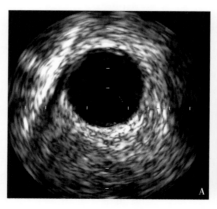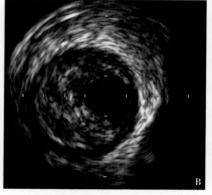

图1 冠状动脉血管内超声成像

注：A.正常冠状动脉血管内超声；B.冠状动脉斑块形成。

疾病的封堵、二尖瓣狭窄、主动脉瓣狭窄和肺动脉瓣狭窄的球囊扩张术，以及心内膜心肌活检和起搏器植入术等。

准备事项 与经食管超声心动图相同。

检查体位 与经食管超声心动图相同，术中多为平卧位。

方法 在导管室介入治疗过程中全程监测，可引导导管和治疗装置的植入。治疗后即刻评估疗效。

临床应用 主要是先天性心脏病间隔缺损病变的封堵和瓣膜疾病的修复。①房间隔缺损封堵术（图1）：常用Amplatzer封堵器。封堵术前观察房间隔缺损的部位、大小和数目，与二尖瓣、三尖瓣、冠状静脉窦、上下腔静脉入口、主动脉根部的距离及关系；判断是否合并其他先天畸形；封堵器型号的选择。封堵术中监测整个封堵过程，指导鞘管垂直穿过缺损平面，指导封堵器的定位及释放；仔细观察房间隔缺损各边缘是否完全夹闭于封堵器两伞之间，是否有残余分流；封堵器是否妨碍二尖瓣、三尖瓣、上下腔静脉、肺静脉和冠状静脉窦的功能及回流，确定无误才可释放封堵器。封堵术后继续观察夹闭情况和有无并发症直至手术结束。②室间隔缺损封堵术：以Amplatzer室间隔缺损封堵器最常用。封堵前准确检出室间隔缺损的位置、数目、直径以及与周围半月瓣、房室瓣、腱索等结构的关系，选择合适的病例和封堵器。封堵中指导圈套器与钢丝对接，指导鞘管、封堵器的置入、定位及释放。封堵后即刻观察是否影响半月瓣或房室瓣功能、心室水平分流情况及封堵效果。③动脉导管未闭封堵术：封堵器依据形状可分为塞状类、弹簧栓类和伞状类。细小动脉导管未闭多用弹簧栓类，而较粗大动脉导管未闭常选用伞状封堵器。术前仔细观察导管的位置、走行、长度、主动脉端和肺动脉端内径，帮助选择合适的封堵器类型和型号，了解分流情况，估测肺动脉压力。术中精确显示封堵器的位置、形状是否正常、大小是否合适、分流情况、有无并发症等，以保证封堵成功。④二尖瓣狭窄球囊扩张术：术前经食管超声心动图观察左房及左心耳内有无附壁血栓，二尖瓣瓣叶柔韧度好、交界无明显钙化以及瓣下腱索无明显挛缩者为适于球囊扩张的患者。指导穿刺房间隔，提高穿刺的成功率及安全性。超声心动图监测球囊扩张术后即刻疗效，包括扩张后瓣口面积测量、反流情况及有无并发症。术后患者定期超声检查随访，如发现瓣口再度狭窄可再行球囊扩张治疗。⑤肺动脉瓣狭窄球囊扩张瓣膜成形术：了解右心扩大程度、肺动脉瓣及瓣环情况，测量右室收缩压及肺动脉瓣跨瓣压差等。术中指导球囊定位于肺动脉瓣口，即刻观察扩张后肺动脉瓣跨瓣压差，并显示肺动脉瓣口血流及反流情况，监测并发症。术后定期随诊患者。⑥经导管主动脉瓣置换术：术前评估主动脉瓣和主动脉根部，了解主动脉瓣数目及钙化情况、跨瓣压差、主动脉根部径线；评估二尖瓣、左心和右心功能。术中监测整个瓣膜置换过程，确定导丝在心尖部正确的位置，确定其没有影响二尖瓣装置或增加二尖瓣反流的程度；观察冠脉开口（尤其是左冠状动脉开口）有无被钙化的瓣叶堵塞；监测人工瓣的植入和释放。人工瓣植入后即刻评价支架的位置、形态、人工瓣瓣叶的活动度；测量跨瓣的血流动力学指标，包括前向血流速度、平均跨瓣压差和有效瓣口面积；评估瓣周反流程度；评估冠脉血流情况和心室功能；评估二尖瓣形态和功能，反流程度有无增加；排除穿孔和心包积液等（图2）。⑦室间隔心肌化学消融术：通过导管向肥厚型梗阻性心肌病患者梗阻相关心肌注入无水乙醇，人为地造成局部的心肌梗死，以减轻左室流出道梗阻为目的的介入治疗。常规超声心动图在术前能确定肥厚心肌的部位、厚度，测量左室流出道流速及压差。冠脉血流显像技术可显示梗阻心肌内的冠状动脉血流，可在术前筛选适应证、拟定靶血管。心肌超声造影可应用于术前消融心肌的定量及术中消融后即刻消融心肌范围的判断。术后彩色多普勒可观察即刻左室流出道疏通情况。⑧心内膜心肌活检术：引导活检钳通过三尖瓣送入右室，观察钳取组织位置，及时发现并发症。⑨主动脉弓缩窄球囊扩张术：确定主动脉弓缩窄部位及类型，指导球囊定位并监测扩张过程，监测有无动脉瘤及血管内膜损伤。⑩主动脉瓣狭窄球囊扩张术：确定狭窄类型，是否伴有中—重度关闭不全、严重钙化、心功能不全等

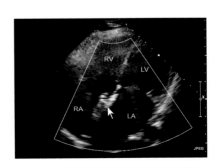

图1 房间隔缺损封堵术超声图像

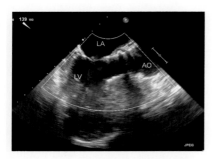

图 2 经导管主动脉瓣置换术超声图像

禁忌证。术中指导扩张球囊精确定位、监测扩张时的情况，术后即刻测量瓣口跨瓣压差以及反流情况。⑪三尖瓣狭窄介入治疗：经右心导管球囊扩张，超声观测术后疗效。

（杨 娅）

心功能评估（cardiac functional assessment） 通过超声心动图评估心脏功能。心脏是人体循环系统的动力泵，对维持生命起着至关重要的作用。在病理状态下，心功能的改变对于判断患者的病情、选择治疗方案、评价疗效及预后均有极为重要的意义。心功能主要包括心室收缩功能和心室舒张功能。

（杨 娅）

心室收缩功能（ventricular systolic function） 心室在收缩期泵出血液到体循环和肺循环的能力。超声心动图通过测量心脏径线、面积、血流速度等参数计算心室容积、每搏量、射血分数等指标评价心功能。通过 M 型、二维和三维超声心动图以及脉冲多普勒均可对心功能进行分析。

评估方法 包括以下方面。

M 型超声心动图 对左室功能评估时适用于无节段性室壁运动异常者。在标准的胸骨旁左室长轴切面、二尖瓣腱索水平，将取样线垂直于室间隔和左室后壁，测量左室舒张末期内径（EDD）、收缩末期内径（ESD）。按照校正立方体积法 [泰希（Teich）法] 计算左室舒张末期容积（EDV）、收缩末期容积（ESV）、每搏量（SV）、射血分数（EF）及缩短分数（FS）等（图 1）。右室功能通过 M 型测量三尖瓣环位移评估。

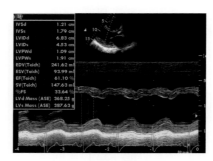

图 1 M 型超声心动图测量左心功能

二维超声心动图 左室功能评估可用于节段性室壁运动异常者。标准的心尖四腔心、二心腔切面，描记左室舒张末期和收缩末期心内膜，根据椭球体公式采用面积长度法，或根据 Simpson 公式原理采用碟片法（MOD）计算左室容积和射血分数（图 2）。右室功能评估通过右室为主的四腔心切面，测量右室舒张末期面积和收缩末期面积，计算面积变化分数。

三维超声心动图 左室功能评估于心尖四腔心切面获取左室三维图像计算三维左室容积和射血分数。右室功能评估通过右室为主的四腔心切面取右室三维图像，计算三维右室容积和射血分数。

脉冲多普勒 左室功能通过主动脉流量公式计算每搏量，$SV = \pi(D/2)2 \times VTI$（$D$ 为主动脉瓣环直径，VTI 为主动脉瓣口多普勒速度时间积分）（图 3）。适

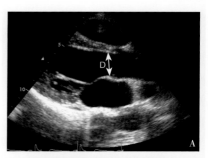

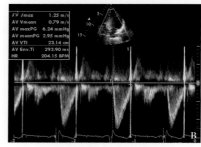

图 3 主动脉流量计算左心功能

注：A. 左心长轴切面测量主动脉瓣环直径 D；B. 左室流出道血流频谱测量速度 – 时间积分 VTI。

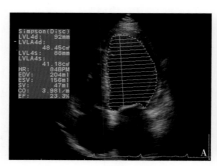

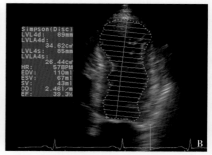

图 2 二维超声心动图测量左心功能

注：A. 心尖四腔切面勾画左室心内膜边界，通过 Simpson 公式计算心功能；B. 节段性室壁运动异常者的心功能测量。

用于无明显主动脉瓣反流者。右室功能肺动脉流量通过公式计算，与主动脉流量公式相似。

收缩功能收缩程度的评估 收缩功能评估的主要指标是射血分数（EF）。EF 大于 50% 为正常，EF ≤ 50% 为收缩功能减低。临床心衰的患者多为收缩功能减低，部分为舒张功能减低或同时伴有收缩和舒张功能减低。需要结合症状、体征以及实验室检查综合评估。

收缩功能评估流程 收缩功能的评估相对舒张功能的评估减低，主要参数是 EF，结合每搏量、心输出量综合分析。M 型超声用于收缩功能的快速评估，主要采用双平面方法。三维超声的评估更为准确。

（杨 娅）

xīnshì shūzhāng gōngnéng

心室舒张功能（ventricular diastolic function） 在心室收缩后，心室恢复到原来（即前一个舒张末期）容量和压力的能力。心室舒张是非常复杂的过程，可简化为舒缓（或松弛）、充盈和心房收缩。舒张功能主要通过多普勒评估，结合 M 型和二维超声心动图综合分析。

评估方法 包括以下方面。

二尖瓣口血流频谱 主要包括舒张早期的 E 峰和舒张晚期的 A 峰。E 峰发生于左室快速充盈期，A 峰发生于舒张晚期、由左房主动收缩形成（图 1）。脉冲多普勒取样容积放在二尖瓣尖，使取样线平行于血流。瓦尔萨尔瓦动作二尖瓣频谱改变：瓦尔萨尔瓦动作后，二尖瓣 E/A 比值出现明显改变，提示左室充盈压升高。

肺静脉血流频谱 主要包括舒张期的 D 波和收缩期的 S 波、舒张晚期的反向波 Ar 流速和持续

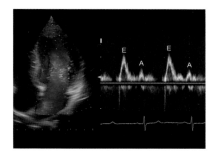

图 1 二尖瓣口血流频谱
注：舒张早期的 E 峰和舒张晚期的 A 峰。

时间（图 2）。彩色多普勒显示肺静脉血流信号，将取样容积置于肺静脉开口的 1 ~ 2cm，使取样线平行于血流。

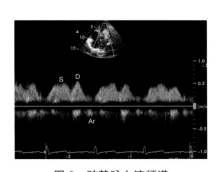

图 2 肺静脉血流频谱
注：舒张期 D 波、收缩期 S 波和舒张晚期反向波 Ar。

等容舒张时间（IVRT） 主动脉瓣关闭至二尖瓣开放的时间间期。测量方法：推荐应用连续多普勒，如果用脉冲多普勒则用中等大小的取样容积；取心尖五腔心或三腔心切面，取样容积放置在二尖瓣口与左室流出道之间，同时获得流入道和流出道的血流频谱。

组织多普勒超声 二尖瓣环舒张期频谱主要是舒张早期 e'（Ea）峰和舒张晚期 a'（Aa）峰，见图 3。

M 型超声心动图 二尖瓣前叶舒张早期下降速度（EF 斜率）。彩色 M 型超声心动图测量左室内

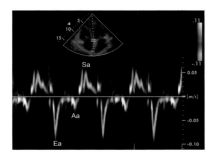

图 3 二尖瓣环组织多普勒

血流传播速度（vp）。

二维超声心动图 获取心尖四腔心和两腔心切面，按双平面法计算左房收缩末期容积。

舒张功能受损程度的评估 即舒张功能分级。①舒张功能 I 级：主动松弛功能障碍，左室顺应性尚好。左房内径正常，左房充盈压正常或轻度升高，二尖瓣频谱 E/A < 1.0（0.75），E 峰减速时间 > 240ms；IVRT > 90ms，瓦尔萨尔瓦动作后 E/A < 1.0（0.75）。组织多普勒：二尖瓣环 Ea/Aa < 1。肺静脉频谱：D 波减低，S 波增高，S/D > 1；AR 波基本正常，< 35cm/s。彩色 M 型超声心动图：vp 减低，< 60cm/s。②舒张功能 II 级：假性充盈"正常"，指二尖瓣频谱 E/A 正常，但左室舒张末压 > 15mmHg。主动松弛功能障碍外，左室顺应性也开始降低。其舒张功能较 I 级严重，但通过二尖瓣频谱 E/A 不能反映出来，应注意鉴别。左房内径增大，左房充盈压升高，二尖瓣频谱假性正常化。E/A 1.0 ~ 1.5（0.75 ~ 1.5）；E 峰减速时间为 160 ~ 240ms；IVRT 70 ~ 90ms；瓦尔萨尔瓦动作后 E/A < 1.0（0.75）。组织多普勒二尖瓣环 Ea/Aa < 1。肺静脉频谱：AR 波增加，其值 > 35cm/s；S 波减低，S/D < 1。彩色 M 型超声心动图：vp 仍减低，< 60cm/s。③舒张功能 III 级：

可逆性限制性舒张功能障碍。除主动松弛功能障碍外，左室顺应性明显降低。左房内径增大；左房充盈压升高；二尖瓣频谱 E/A > 2.0；E 峰减速时间 < 160ms；IVRT < 70ms；瓦尔萨尔瓦动作后 E/A 降至正常或 E/A < 1。组织多普勒二尖瓣环 Ea/Aa 可能仍 < 1；Ea、Aa 峰值速度低于正常。肺静脉频谱 AR 波增加，> 35cm/s；S 波减低，S/D < 1；彩色 M 型超声心动图：vp 仍减低，< 60cm/s。④舒张功能Ⅳ级：不可逆性限制性舒张功能障碍。除主动松弛功能障碍外，左室顺应性严重降低。左房内径增大；左房充盈压升高。二尖瓣频谱：E/A > 2.0；E 峰减速时间 < 160ms；IVRT < 70ms。瓦尔萨尔瓦动作后 E/A 略减低或无变化。组织多普勒二尖瓣环 Ea/Aa 可能仍 < 1；Ea、Aa 峰值速度低于正常。肺静脉频谱：AR 波增加，> 35cm/s；S 波减低，S/D < 1。彩色 M 型超声心动图：vp 仍减低，< 60cm/s。

左室舒张功能障碍评估流程
舒张功能评估时同时应对收缩功能进行评估，同时与缩窄性心包炎相鉴别，必要时可进行舒张功能负荷实验。超声心动图的新技术如应变等对舒张功能障碍患者预后的评估有重要价值。

左室射血分数正常患者的舒张功能评估 ①平均 E/e' > 14。②室间隔侧 e' < 7cm，或侧壁 e' < 10cm。③三尖瓣最大反流速度 > 2.8m/s。④左房容积指数 > 34mm/m²。上述 4 个指标不足 2 个者舒张功能正常，2 个以上者舒张功能不全，2 个者不能确定。

左室射血分数保留性心力衰竭（HFpEF）患者的舒张功能评估 平均 e' < 9cm 时首先鉴别出缩窄性心包炎，在分析平均 E/e'；当 E/e' ≥ 13，提示 HFpEF；E/e' < 13，需分析如下指标：①运动后超声 E/e' ≥ 13。②E/A > 2，DT < 160ms。IVRT < 60ms。③左房容积指数 > 34mm/m²。④肺动脉收缩压 > 36mmHg。⑤氨基末端脑钠尿肽（NTproBNP）大于 220pg/ml。⑥房颤。所有指标均为阴性则舒张功能正常，≥ 2 项指标阳性认为有 HFpEF，其他状况需要经过心导管技术评估。

(杨娅)

先天性心脏病（congenital heart disease） 由于胚胎时期心脏发育缺陷，或者部分发育停顿所造成的心血管畸形。先天性心脏病出生时即存在，可通过超声心动图和/或其他心血管影像发现心血管病变。胚胎时期的动脉导管和卵圆孔是维持胎儿血液循环的重要通道，出生后逐渐闭合。一般 3~6 个月完全闭合。如 1 周岁仍然不闭合者才认为是先天性心脏病。部分先天性心脏病可以自然存活至成年。少数先天性畸形可以自然愈合，如室间隔肌部缺损。复杂的先天性心脏病需要尽早进行矫治。

先天性心脏病心血管解剖结构异常与血流动力学改变复杂，可为单一的解剖结构异常，也可为多个解剖结构异常同时存在。先天性心脏病根据临床表现有无发绀分为非发绀型和发绀型先心病。依血流动力学变化分为无分流、左向右分流和右向左分流性先心病。

非发绀型先天性心脏病包括无分流型和左向右分流型。无分流型指流入道和流出道的病变及无血流动力学异常的畸形，包括先天性房室瓣及半月瓣病变、流入道及流出道梗阻，左位上腔静脉、矫正型大动脉转位等。左向右分流型指心血管异常导致左心血流向右心分流的畸形，包括房间隔缺损、室间隔缺损、部分型心内膜垫缺损、动脉导管未闭、肺静脉畸形引流、冠状动脉-右心瘘等。这类病变由于左向右分流，使肺动脉压力逐渐增高。当形成不可逆转的阻力性肺动脉高压时，左向右分流减少或产生右向左分流，出现发绀，称为艾森曼格综合征。

发绀型先天性心脏病指血流动力学存在右向左分流的畸形，包括法洛四联症、法洛三联症、完全型大动脉转位、右室双出口、永存动脉干、三尖瓣闭锁等。

(杨娅)

先天性心脏病超声检查技术（echocardiography technology in congenital heart disease） 包括常用的经胸超声心动图和特殊检查技术。一般首先采用经胸超声心动图的二维超声观测心脏的形态结构，M 型超声显示心腔大小、心脏和瓣膜运动情况，多普勒超声观测血流动力学改变。这些技术结合基本可完成先天性心脏病的诊断。M 型超声显示的内容与二维超声基本相同。在显示分流性的先心病尤其是右向左的分流性疾病时可采用超声造影。在经胸超声心动图显示不理想时可采用经食管超声心动图。实时三维等超声心动图能显示病变的立体结构，在先天性心脏病中的应用也越来越广泛。

禁忌证 由于超声心动图是无创性检查，常规经胸超声心动图用于先天性心脏病时无特别的禁忌证。采用超声造影和经食管超声心动图时遵循着两项技术的禁忌证。

适应证 包括以下方面。

超声心动图 分为成人和儿童先天性心脏病超声心动图。

成人先天性心血管疾病 见于儿童时期未被发现或已诊断而不能手术的先天性心血管疾病患者，以及已行一个或多个外科手术治疗的患者。一般来讲，所有的先天性心血管疾病患者须定期随访。①过去未明确诊断的先心病。②已诊断先天性心血管疾病但目前不能手术，如肺动脉发育不良或体循环所致肺动脉高压；严重肺血管疾病和进行性病情恶化，如心室功能不全，或由于病情自然演变所致的心律失常、妊娠，或其他应激状态如非心脏手术、感染（包括感染性心内膜炎）。③纠正手术后的残余缺损。④进行性心律失常（包括室性心动过速、房扑或房颤）可能导致晕厥或猝死。⑤心室功能进行性恶化伴有充血性心力衰竭。⑥由于肺血管疾病或不适当的矫正后分流所致的进行性低氧血症。⑦需要监测和前瞻性处理，以维护心室或瓣膜功能和／或预防心律失常或栓塞并发症。

儿童先天性心血管疾病 如下。①发绀和心脏杂音的患儿。②婴儿或年龄较大的儿童发现有不典型或病理性杂音或其他心脏的异常。③胸片示心脏肥大。④右位心、肺部或内脏位置、临床心电图或放射线检查提示有异常。⑤已知心脏缺损，确定药物或外科手术治疗的时间。⑥心外科手术前的即时评价以指导手术治疗并告知患者和家属手术的风险性。⑦已知有心脏病变患者的体征发生改变。⑧先天性心血管疾病或获得性心血管疾病术后怀疑有残余的病变或复发、心室功能减低，

肺动脉高压、血栓、败血症或心包积液。⑨与心血管疾病相关的综合征的症状和显性遗传或家族中多个成员受累。⑩家族中有心肌病遗传史，伴有或不伴有异常的心脏体征。⑪随访检查时发现有累及心肌的神经肌肉病变。⑫有很高的先天性心血管疾病发病率的综合征，但无心脏异常的客观证据。⑬运动诱发的心前区疼痛或晕厥。⑭无其他原因引起的不典型的、非血管抑制性晕厥。⑮临床已确诊的患者未找到其异常的客观证据。⑯在儿童或青少年无症状的心脏杂音，有经验的操作者将其诊断为功能性或无明显意义的心血管疾病。

准备事项 经胸超声心动图无特殊准备。儿童需要在安静状态检查，必要时给予镇静药物。

检查体位 成人心前区探查采用左侧卧位，剑突下和胸骨上窝探查采用平卧位。升主动脉探查和右位心时可采用右侧卧位。婴幼儿可平卧位检查。

方法 采用顺序分段诊断的分析方法，简称为节段分析方法，在复杂先天性心脏病的诊断中非常重要。

确定心脏位置 包括胸腔内心脏和胸外心脏。

胸腔内心脏 ①正常左位心：心脏位于左侧胸腔，心尖指向左侧，内脏位置正常，心脏各节段与连接关系正常。②镜像右位心：心脏主要位于右侧胸腔，心尖指向右侧，内脏心房反位。心脏各节段呈与左位心脏位置的镜像反位，心脏节段连接正常。③左旋心：心脏主要位于左侧胸腔，心尖指向左侧，内脏、心房反位。④右旋心：心脏主要位于右侧胸腔，心尖指向右侧，心房正位。心脏各节段与连接顺序多正常。

⑤中位心：心脏位于胸腔中间，心脏轴线指向下方，心尖朝向前下方，左右心室近并列，室间隔前后位，心房与心室的位置可以正常也可反位。

胸外心脏 整个心脏或部分心脏位于胸腔之外的畸形。

明确三个节段 即心房、心室袢和大动脉解剖结构和位置。

心房节段 ①心房正位：内脏与心房位置正常。②心房反位：内脏与心房位置是正位内脏－心房的镜像位。③心房不定位：又称心房异构，内脏与心房位置不能确定。

心室袢 ①心室右袢：正常情况下心管向右扭曲，其结果右室转至右侧、左室位于左侧，这种形式的扭曲称为右袢。②心室左袢：如心管向左扭曲，使得右室位于左侧、左室位于右侧，这种形式的扭曲称为左袢。

大动脉 包括主动脉和肺动脉。主动脉包括主动脉根部、升主动脉、主动脉弓和降主动脉；正常主动脉下无圆锥组织。肺动脉包括肺动脉主干和左、右肺动脉。肺动脉右下方的右室流出道心壁平滑，无肉柱及肌小梁，此即为肺动脉圆锥。大动脉的空间位置关系正常指肺动脉瓣位于主动脉瓣的左前方。大动脉关系异常包括以下类型：D位指主动脉瓣在肺动脉瓣的右侧，为右位型大动脉关系异常；L位指主动脉瓣在肺动脉瓣的左侧，为左位型大动脉关系异常；A位指主动脉瓣在肺动脉瓣的正前方，为前位型大动脉关系异常。

判断三个连接 即静脉与心房的连接关系、心房与心室的连接关系（房室序列）、大动脉与心室的连接关系。

静脉与心房的连接关系 连

接正常指腔静脉连接右房、肺静脉连接左房。连接异常包括腔静脉异常连接左房、肺静脉畸形引流等。

房室序列 房室序列一致指右房开向右室，左房开向左室。这时心房和心室的位置相一致，即心房正位时，心室右祥；心房反位时，心室左祥。房室序列不一致包括：①右房通过二尖瓣连接左室，左房通过三尖瓣连接右室。②通常发生在心房和心室位置不同的情况下，即心房正位，心室左祥，即右房和左室在右，左房和右室在左。心房反位，心室右祥，即左房与右室在右，右房与左室在左。房室序列不定包括：①心房不定位时，双侧均为右房或左房，心室有两个，可以是左祥或右祥。②左侧心房连接左侧心室，右侧心房连接右侧心室。心房与心室的连接关系异常还包括：①双入口，两个房室瓣大部或全部开口于一个心室，称为心室双入口。心室双入口分为左室双入口和右室双入口。②共同入口，共同房室瓣大部或全部开口于一个心室，形成共同入口左室或共同入口的右室。多数共同入口的病例为单心室。③房室连接缺如，指两个心房与一侧心室连接，另一侧心房底完全闭锁，无房室口和房室瓣。根据受累的部位分为左侧房室连接缺如和右侧房室连接缺如。

大动脉与心室的连接关系 一致指主动脉发自解剖左心室，肺动脉发自解剖右心室。异常包括：①连接不一致，主动脉发自解剖右心室，肺动脉发自解剖左心室，也称大动脉转位。②心室双出口，主动脉与肺动脉均起自一个心室。③心室单出口，仅有一支动脉干与心室腔相连，多骑跨在室间隔上。该动脉可为共同动脉干，也可以是孤立的主动脉或孤立的肺动脉。

（杨 娅）

fáng jiāngé quēsǔn

房间隔缺损（atrial septal defect, ASD）

胚胎时期房间隔发育异常，使房间隔结构出现缺如，导致左右心房血流相通的先天性心脏病。房间隔缺损是最常见的先天性心脏病之一，男女发病率约为1：3。

病理生理基础 房间隔缺损病变常单独存在，亦可与另一种或多种心脏结构病变并存。病理分型包括继发孔型、静脉窦型和冠状静脉窦型房间隔缺损。继发孔型房间隔缺损最常见，缺损位于房间隔中部卵圆窝处。静脉窦型房间隔缺损位于房间隔上腔静脉或下腔静脉的入口处。冠状窦型房间隔缺损较为罕见，冠状静脉窦间隔部分性或完全性缺如，从而使冠状态静脉窦与左房直接相通。房间隔缺损多产生左向右分流使右心容量负荷加重，右心扩大，肺动脉增宽。右心慢性容量负荷过重导致容量性肺动脉高压。晚期，长时间的肺动脉高压引起肺小血管内膜增生，中层肌性肥厚，产生不可逆转的阻力性肺动脉高压。左向右分流减少或产生右向左分流，出现发绀，称为艾森曼格综合征。

临床表现 早期和小房间隔缺损大多无明显临床症状。随着年龄增长可出现胸闷、乏力等症状。大量的左向右分流者，易发生心房纤颤、心房扑动。发生肺动脉高压时可出现发绀、右心衰竭。典型的体征为胸骨左缘第2肋间Ⅱ级收缩期杂音。

超声影像学表现 包括以下方面。

二维超声 主要表现为房间隔连续中断和右心系统扩大。房间隔连续中断主要的观察切面为四腔心切面、心底短轴切面及剑突下四腔心和双房切面。继发孔型房间隔缺损连续中断多位于房间隔中部，静脉窦型房间隔缺损连续中断位于上腔静脉或下腔静脉入口处，冠状静脉窦型房间隔缺损为冠状静脉窦壁的部分或完全连续中断。房间隔缺损多为单孔，亦可为多孔（图1）。

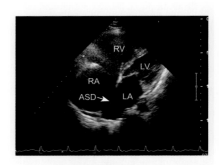

图1 继发孔房间隔缺损二维超声图像
注：四腔心切面房间隔中部见连续中断。

彩色多普勒超声 左向右分流时彩色多普勒为红色血流信号由左房经房间隔连续中断处进入右房（图2）。右向左分流时彩色多普勒为蓝色血流信号由右房经房间隔连续中断处进入左房。冠状静脉窦型房间隔缺损彩色多普

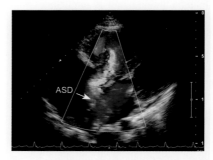

图2 继发孔房间隔缺损彩色多普勒超声图像
注：四腔心切面房间隔中部连续中断处彩色多普勒超声示左向右分流信号。

勒表现为冠状静脉窦的血流进入左房。

频谱多普勒超声 房间隔连续中断处分流频谱呈现典型的双峰或三峰波形，占据收缩期与舒张期。

超声造影 右心造影左向右分流时右房右室显影，右房邻近间隔中断处无造影剂回声，即右房出现负性造影区。右向左分流时右房右室显影，并见造影剂进入左房。

经食管超声和实时三维超声 经食管和三维超声心动图能更清楚显示房间隔的连续中断及房间隔结构，对外科和介入治疗适应证的选择及术后随访具有重要价值（图3）。

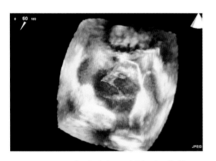

图3 继发孔房间隔缺损经食管三维超声图像

注：显示房间隔多处连续中断。

超声影像学鉴别诊断 主要与伴有右心容量负荷增加的疾病鉴别，包括左室右房通道、主动脉窦瘤破入右房、冠状动脉 – 右心瘘等先天性左向右分流性疾病。还需与右心扩大的疾病如原发性肺动脉高压、右室型心肌病相鉴别。①左室右房通道：为罕见的先天性畸形。由于心内膜垫发育异常导致二尖瓣与三尖瓣之间的间隔缺损。二维超声表现二尖瓣与三尖瓣之间的间隔连续中断，彩色多普勒可见由左室进入右房

的连续性高速分流信号。②主动脉窦瘤破入右房：二维超声表现主动脉窦（多为无冠窦）呈瘤样凸向右房；彩色多普勒可见冠状动脉窦进入右房的连续性高速分流信号。③冠状动脉 – 右心瘘：左右冠状动脉均可发生。病变冠状动脉多扩张；彩色多普勒显示瘘口处连续性分流信号。

（杨　娅）

shì jiàngé quēsǔn

室间隔缺损（ventricular septal defect, VSD）

胚胎时期室间隔发育不全，使室间隔结构出现缺如，导致左右心室血流相通的先天性心脏病。是最常见的先天性心脏病之一，男女比例较接近。

病理生理基础 室间隔缺损可以单独存在，也可与其他先天性心脏畸形并存。某些类型的室间隔缺损可自行闭合。病理分型主要包括膜周部、漏斗部和肌部室间隔缺损。膜周部室间隔缺损常见，包括膜部型、嵴下型、隔瓣下型；漏斗部室间隔缺损包括嵴内型和干下型；肌部室间隔缺损周边均为肌性组织，范围广。

室间隔缺损为左室与右室间的分流。缺损直径与主动脉瓣环直径的比值 < 1/3 时为小缺损，分流量很小，属于限制型室间隔缺损。缺损直径与主动脉瓣环直径的比值为 1/3 ~ 1/2 时为中等大小缺损，左向右分流量亦相应增大，肺动脉压正常或仅有轻度的升高，仍属于限制性缺损。缺损直径与主动脉瓣环直径的比值 > 1/2 时为大缺损，对左向右分流无限制作用，分流量大，为非限制型室间隔缺损，肺动脉压力升高发生早。

临床表现 临床症状与缺损大小、肺血流量、肺动脉压力及是否伴发其他心脏畸形有关。小缺损、分流量小者，一般无临床

症状。缺损大、分流量大者，可在婴儿期即出现症状，表现为体形瘦小、活动后易疲劳和气促，严重者会出现慢性心力衰竭。主要表现为胸骨左缘第3或第4肋间可闻及Ⅲ级以上粗糙全收缩期杂音，伴收缩期震颤。肺动脉高压时，肺动脉瓣区第二心音亢进。

超声影像学表现 包括以下方面。

二维超声 主要征象是室间隔连续中断。相应缺损部位的室间隔断端回声增强、粗糙。膜周部室间隔缺损可从左室长轴切面、心底短轴切面、四腔心切面显示（图1）；室间隔膜部可呈瘤样突向右室，囊壁上可有连续中断，形成膜部瘤样缺损。漏斗部室间隔缺损可从左室长轴切面、心底短轴切面显示（图2）。肌部室间隔缺损从左室长轴切面、左室短轴切面、四腔心切面显示，缺损在室间隔内可弯曲匍行（图3）。心室水平分流导致左室容量负荷过重，左室增大。肺动脉高压时右心增大。由于室间隔缺损可发生在室间隔的任何部位，需要多切面全面显示室间隔。

彩色多普勒超声 主要征象为心室水平分流。限制性室间隔缺损于缺损处见明亮的五彩花色血流信号由左室进入右室；非限制性室间隔缺损分流的彩色多普勒信号暗淡，多为双向分流。如肺动脉压力明显升高，则为右向左的分流。二尖瓣、三尖瓣及主动脉瓣可出现反流信号（图1，图3）。

频谱多普勒超声 连续多普勒于分流处探及收缩期高速左向右湍流频谱。限制性室间隔缺损血流速度快；非限制性室间隔缺损分流速度慢，可出现右向左分流频谱（图1）。

超声造影 右心造影在肺动

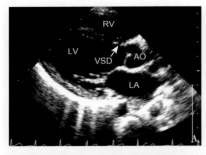

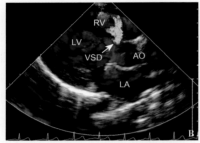

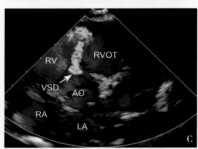

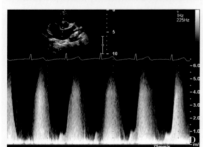

图1 室间隔缺损（嵴下型）超声图像

注：A.左心长轴见室间隔连续中断；B.彩色多普勒超声于缺损处见由左室进入右室的高速分流信号；C.大动脉短轴切面彩色多普勒超声于缺损处见左向右的高速分流信号；D.连续多普勒超声探及高速分流频谱。

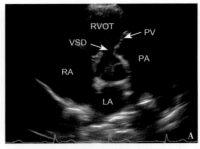

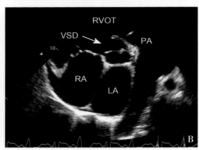

图2 室间隔缺损的定位诊断

注：A.漏斗部间隔缺损：干下型；B.膜周部室间隔缺损：嵴下型。

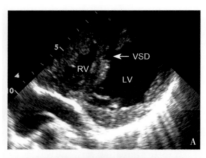

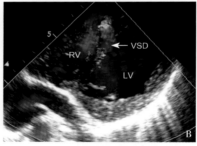

图3 肌部室间隔缺损超声图像

注：A.室间隔中部见连续中断；B.彩色多普勒超声于缺损处见由左室进入右室的分流信号。

脉高压右向左分流时右室显影后，见造影剂进入左室。

超声影像学鉴别诊断 主要与导致右室及流出道内高速血流信号的病变相鉴别，包括右室流出道狭窄、主动脉右冠窦瘤破入右室流出道。①右室流出道狭窄：右室流出道内径变窄；彩色多普勒在右室流出道内见高速收缩期

血流信号。②主动脉右冠窦瘤破入右室流出道：右冠窦凸向右室流出道；彩色多普勒可见由主动脉窦进入右室流出道高速连续性分流信号。

（杨 娅）

动脉导管未闭（patent ductus arteriosus, PDA） 出生1年内动脉导管未闭合，仍保持有血管相通，在肺动脉与主动脉间形成分流的先天性心脏病。动脉导管是胎儿时期肺动脉与主动脉之间正常连接的生理性分流通路。动脉导管在出生后可逐渐闭合。是最常见的先心病之一，男女比例约1：3。

病理生理基础 动脉导管未闭可单独存在，亦可与其他心脏畸形并存。动脉导管位于主动脉峡部与左肺动脉根部之间。按其形态可以分管型、漏斗型、窗型、动脉瘤型和哑铃型。①管型：最常见。导管连接主动脉与肺动脉的两端口径一致，导管较细。②漏斗型：动脉导管的主动脉端口径大于肺动脉端口径，犹如漏斗状。③窗型：导管极短，口径极粗，外观似主动脉、肺动脉窗样结构，管壁往往极薄。手术操作困难，危险性大。④动脉瘤型：导管连接主动脉与肺动脉的两端细而中间呈瘤样扩张，管壁薄而脆，内可有血栓形成。⑤哑铃型：中部细，两端粗，此型较少见。

动脉导管未闭产生大动脉水平左向右分流，无论在收缩期还是舒张期主动脉压均高于肺动脉压，因此血液持续地自主动脉分流至肺动脉，使左心容量负荷增加。形成肺动脉高压后可产生大动脉水平双向或右向左分流。此时临床上可出现发绀。因分流部位在左锁骨下动脉远端的降主动脉，发绀仅见于下半身或下肢末端，称差异性发绀。

临床表现 未闭的动脉导管内径较小时，分流量少，临床上可无主观症状；突出的体征为胸骨左缘第二肋间及左锁骨下方可

闻及连续性机械样杂音，可伴有震颤，脉压可轻度增大。中等分流量者常有乏力、劳累后心悸、气喘、胸闷等症状；听诊杂音性质同上，更为响亮伴有震颤，传导范围更广，有时可在心尖部闻及轻度收缩期及舒张期杂音，周围血管征阳性。分流量大的动脉导管未闭，常伴有继发性严重肺动脉高压，可导致右向左分流，上述典型杂音的舒张期成分减轻或消失，继之收缩期杂音亦可消失，仅可闻及因肺动脉瓣关闭不全导致的舒张期杂音，患者出现差异性发绀且临床症状严重。

超声影像学表现 包括以下方面。

二维超声 主要从心底短轴和胸骨上窝主动脉弓长轴切面观察动脉导管，表现为于左肺动脉的起始部与降主动脉之间有异常通道相交通（图1）。根据导管的形态结构判断其类型。肺动脉明显增宽，左心增大，室间隔活动增强。

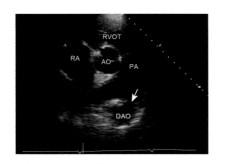

图1　动脉导管未闭二维超声图像
注：心底短轴切面显示降主动脉与肺动脉间的异常通道（箭头所示）。

彩色多普勒超声 于心底短轴切面和胸骨上窝主动脉弓长轴切面，在主动脉与左肺动脉根部间可见由降主动脉经异常通道进入肺动脉的分流信号，为连续性分流，速度快（图2）。肺动脉高

压时分流速度减低，可为双向或右向左分流。

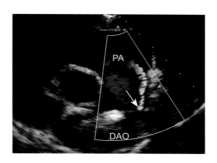

图2　动脉导管未闭彩色多普勒超声图像
注：心底短轴切面显示降主动脉与肺动脉间的异常通道（箭头所示）。

频谱多普勒超声 连续多普勒可探及连续性左向右分流信号，收缩期速度快，舒张期速度稍低（图3）。肺动脉高压时分流速度减低，可以为双向分流，收缩期为右向左分流，舒张期为左向右分流。

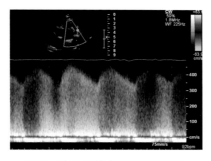

图3　动脉导管未闭频谱多普勒超声图像
注：可探及连续性高速左向右分流信号。

超声造影 当肺动脉压高于主动脉压时，右心造影在肺动脉显影后降主动脉内出现造影剂。

超声影像学鉴别诊断 主要与伴有右心容量负荷增加的疾病产生肺动脉内高速血流信号的病变相鉴别，包括主肺动脉窗、主动脉窦瘤破裂、冠状动脉－肺动脉瘘、冠状动脉异常起源于肺动

脉等疾病。①主肺动脉窗：主动脉与肺动脉之间的间隔回声连续中断。彩色多普勒可见由主动脉流向肺动脉的连续性分流信号，肺动脉高压时为双向分流信号。②主动脉窦瘤破裂：主动脉窦瘤破入肺动脉较为罕见，多破入右室流出道。表现为主动脉窦呈瘤样凸向右室流出道。彩色多普勒见由主动脉窦流向右室流出道的连续性高速分流信号。③冠状动脉－肺动脉瘘：冠状动脉瘘入肺动脉病变多较为细小，病变冠状动脉可扩张也可无明显扩张。主要通过彩色多普勒发现瘘口处的异常血流信号。表现为肺动脉内出现连续性分流信号，瘘口较小时仅为舒张期分流。④冠状动脉异常起源于肺动脉：左、右冠状动脉异常起源于肺动脉时在肺动脉内可显示冠状动脉的开口。彩色多普勒表现为由冠状动脉流向肺动脉的血流信号，多为舒张期血流；成人型心肌内可见丰富的侧支循环信号。

（杨　娅）

fángshì gé quēsǔn

房室隔缺损 （atrio-ventricular septal defect, AVSD） 胚胎时期房室瓣周围的间隔组织缺损及房室瓣发育异常导致的先天性心脏病。又称房室间隔缺损、房室管畸形、共同房室通道等。常合并染色体异常。

病理生理基础 房室隔缺损分为部分型和完全型。①部分型房室隔缺损：主要由原发孔房间隔缺损和部分房室瓣畸形（二尖瓣前叶裂、三尖瓣隔瓣发育不全）组成。部分型房室隔缺损原发孔房间隔缺损造成心房水平的分流，房室瓣畸形包括不同程度的二尖瓣前叶裂或三尖瓣隔叶裂，从而造成不同程度的房室瓣反流。房

水平分流可致右心负荷过重，右心房室可显著增大。房室瓣反流可加重相应侧心腔的负荷。②完全型房室隔缺损：由原发孔房间隔缺损、心内膜垫型室间隔缺损和共同房室瓣组成；共同房室瓣由前瓣（前桥瓣或上桥瓣）、后瓣（后桥瓣或下桥瓣）和两侧壁瓣组成。完全型房室隔缺损同时有房、室水平的分流，加上明显的房室瓣关闭不全，通常分流量和反流量均较大，4个心腔相互交通，所有心腔的容量负荷都明显增加，可见全心增大，肺血管阻力在早期即迅速上升，多较早出现严重的肺血管病变。

临床表现　房室隔缺损是一组复杂的心脏畸形。主要取决于房室水平的分流量和房室瓣反流量大小，以及所合并的其他畸形。完全型房室隔缺损通常具有巨大室间隔缺损的症状和体征，而部分型房室隔缺损患者多具有房间隔缺损的相应表现，合并房室瓣病变者同时出现房室瓣病变的表现。晚期发生各种并发症时可出现相应的临床表现，如艾森曼格综合征和慢性心功能不全，出现发绀、呼吸困难、肺部啰音、肝大和周围水肿等。

超声影像学表现　包括以下方面。

二维超声　部分型房室隔缺损主要为原发孔房间隔缺损和房室瓣裂。原发孔房间隔缺损于四腔心切面见房间隔近十字交叉处回声中断，十字交叉上端无残留房间隔组织。二尖瓣前叶裂表现为二尖瓣前叶瓣体部连续中断，活动幅度明显增大；三尖瓣隔瓣发育不全表现为三尖瓣隔瓣裂或部分缺如（图1）。完全型心内膜垫缺损四腔心切面可见房室间十字交叉结构消失，此处房、室间

隔回声中断，4个心腔相通。心房、心室及流出道均可显著增大；四腔心切面及左室短轴切面可以见由二尖瓣前叶和三尖瓣隔叶形成的前共瓣，共同房室瓣活动幅度很大，且启闭于左右心室之间（图2）。

彩色多普勒超声　部分型房

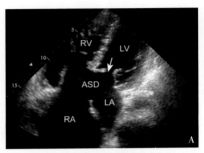

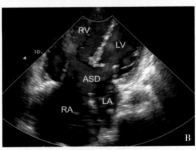

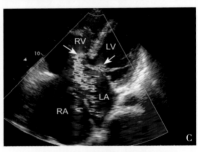

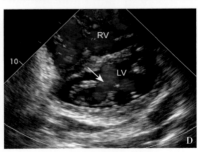

图1　部分型房室隔缺损二维超声图像

注：A.四腔心切面见原发孔房间隔缺损和二尖瓣前叶裂（箭头所示）；B.彩色多普勒超声显示心房水平左向右分流信号；C.彩色多普勒超声显示二尖瓣和三尖瓣反流信号（箭头所示）；D.左室短轴切面显示二尖瓣前叶裂（箭头所示）。

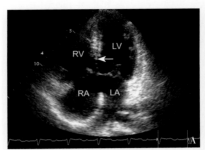

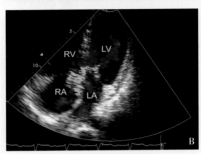

图2　完全型心内膜垫缺损彩色多普勒超声图像

注：A.四腔心切面可见房室间十字交叉结构消失，房室瓣腱索附着于室间隔顶端；B.彩色多普勒超声可见共同房室瓣的反流信号。

室隔缺损显示房间隔下端心房水平左向右的过隔血流信号，以舒张期为主；合并肺动脉高压者可出现右向左分流；存在二尖瓣或三尖瓣房室瓣裂时，收缩期于左、右心房内可探及源于房室瓣裂隙处的蓝色花彩反流信号。完全型心内膜垫缺损可见房、室水平的双向分流信号，并见左室向右房的分流信号。共同房室瓣可见反流信号（图2）。

频谱多普勒超声　脉冲多普勒观察心房和心室之间分流频谱，连续多普勒观察房室瓣的反流频谱。

超声造影　部分型房室隔缺损右心造影的表现与房间隔缺损相似。完全型房室隔缺损由于4个心腔相通，造影剂多在4个心腔内往返穿梭，活动的自由度较大。

超声影像学鉴别诊断　主要与低位继发孔型房间隔缺损、三尖瓣闭锁等疾病相鉴别。完全型心内膜垫缺损伴巨大室间隔缺损

需与单心室鉴别。单心室：主要表现为心内十字交叉结构消失，两组房室瓣或共同房室瓣开向单一心腔，可以同时伴发多种畸形。

（杨娅）

右室流出途径病变（malformation of right ventricular outflow）

主要是狭窄性病变，主要包括肺动脉瓣狭窄、瓣下狭窄即右室流出道狭窄、瓣上狭窄即肺动脉及其分支狭窄。上述三个部位可单独发生，也可同时出现。右室流出途径病变可同时合并其他先天性心脏畸形。右室流出途径即肺动脉口，包括右室流出道、肺动脉瓣和肺动脉。

（杨娅）

肺动脉瓣狭窄（pulmonary valve stenosis, PVS）

胚胎时期肺动脉瓣膜发育异常，导致肺动脉瓣结构或功能异常，在右心室收缩期开放受限，造成右心室射血障碍的先天性心脏病。该畸形可单独发生，也可以合并其他心脏畸形。是较常见的先天性心脏病之一。

病理生理基础 肺动脉瓣膜增厚、粘连、融合，瓣膜开口减小。瓣膜多为三叶，也可为二叶，单叶和四叶畸形少见。右室和漏斗部继发性肥厚，导致流出道的梗阻。肺动脉可有狭窄后扩张。

肺动脉瓣膜狭窄，右室射血时须代偿性收缩加强，导致右室心肌肥厚、右室腔扩大、右心衰竭等。右室的肥厚使顺应性减低，右房压增加使卵圆孔开放，产生心房水平的右向左分流。

临床表现 轻度狭窄多没有症状。重度狭窄可出现右心衰竭的表现。体征表现为胸骨左缘第2肋间收缩期杂音。卵圆孔开放心房水平出现右向左分流时可以有发绀。

超声影像学表现 包括以下方面。

二维超声 心底短轴和右室流出道长轴切面见肺动脉瓣增厚，回声增强，收缩期开放呈圆顶样，瓣膜开口减小（图1）。部分患者瓣体可有脱垂。肺动脉可出现狭窄后扩张。右心室肥厚。合并卵圆孔开放者，可于胸骨旁四腔及剑突下心房两腔心切面显示房间隔原发隔与继发隔分离，其间见缝隙。

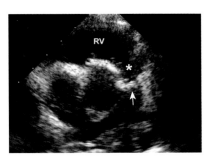

图1 肺动脉瓣狭窄二维超声图像
注：大动脉短轴切面显示肺动脉增厚，开口变小（箭头所示）。

彩色多普勒超声 收缩期肺动脉瓣口见高速血流束射入肺动脉。多数射流束沿肺动脉左外侧壁走行，常指向左肺动脉开口（图2）。重度狭窄时射流束在肺动脉远端可形成折返。肺动脉瓣关闭

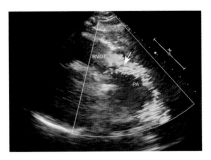

图2 肺动脉瓣狭窄彩色多普勒超声图像
注：显示肺动脉瓣口高速射流信号。

不全时舒张期见血流反流入右室流出道。卵圆孔未闭时，可见血流信号由右房进入左房。

频谱多普勒超声 连续多普勒瓣口探及收缩期高速的湍流频谱（图3）。

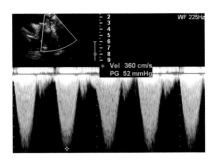

图3 肺动脉瓣狭窄连续多普勒超声图像
注：显示肺动脉瓣口高速血流频谱。

超声造影 卵圆孔未闭时右心造影右向左分流时右房、右室显影，并见造影剂进入左房。

经食管和三维超声心动图能更清楚地显示肺动脉瓣和房间隔的结构，对判断卵圆孔未闭有重要价值。

超声影像学鉴别诊断 主要与肺动脉瓣上狭窄和肺动脉瓣闭锁相鉴别。①肺动脉瓣上狭窄：狭窄部位于肺动脉瓣上即肺动脉。表现为肺动脉主干及分支内径变窄。彩色多普勒在狭窄部位出现高速收缩期血流信号。②肺动脉瓣闭锁：肺动脉瓣为增厚的带状回声，中间无孔，无瓣膜的开闭活动；肺动脉主干闭锁时肺动脉主干局限性或全程闭锁。彩色多普勒肺动脉闭锁的表现于心底短轴切面显示肺动脉闭锁处无血流信号通过；体循环动脉与肺动脉之间侧支循环，胸骨上窝切面闭锁远端肺动脉周围见丰富的小血管血流信号。

（杨娅）

yòushì liúchū dào xiázhǎi

右室流出道狭窄（right ventricular outflow tract stenosis, RVOTS）

胚胎时期右室流出道即右室漏斗部发育异常导致流出道狭窄的先天性心脏病。又称肺动脉瓣下狭窄。该畸形可单独发生，也可合并其他心脏畸形。

病理生理基础 右室流出道狭窄分为膜性和纤维肌性两种类型。膜性狭窄是右室流出道形成环形或半月形孤立的膜性结构使流出道狭窄。纤维肌性狭窄是流出道右室前壁和室上嵴处室壁肌肉的局部肥厚，凸入流出道，呈环形或管状。右室流出道狭窄使右室射血时须代偿性收缩加强，导致右室心肌肥厚、右室腔扩大、右心衰竭等。右房压增加使卵圆孔开放，产生心房水平的右向左分流。

临床表现 轻度狭窄多没有症状。重度狭窄可出现右心衰竭的表现。体征表现为胸骨左缘第2肋间收缩期杂音。卵圆孔开放心房水平出现右向左分流时可以有发绀。

超声影像学表现 包括以下方面。

二维超声 心底短轴和右室流出道长轴切面可显示肺动脉瓣下右室流出道内纤细的膜样回声，或环状或管状的纤维肌性肥厚区，流出道内径变窄（图1）。右室壁肥厚，腔室缩小。心力衰竭时可扩大。合并卵圆孔开放者，可于胸骨旁四腔及剑突下心房两腔切面显示房间隔原发隔与继发隔分离，其间见缝隙。

彩色多普勒超声 右室流出道的血流明显加快，流束直径变小（图2）。

频谱多普勒超声 连续多普勒于狭窄处探及收缩期高速湍流

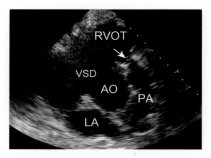

图1 右室流出道狭窄二维超声图像

注：法洛四联征患者右室流出道狭窄，心底短轴切面见右室流出道局部增厚，流出道变窄（箭头）。

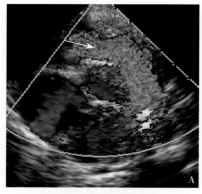

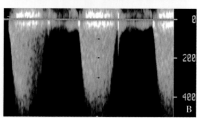

图2 右室流出道狭窄彩色多普勒超声图像

注：A.法洛四联征患者右室流出道狭窄，彩色多普勒超声显示右室流出道血流速度明显加快（箭头）；B.法洛四联征患者右室流出道狭窄，连续多普勒超声显示右室流出道高速血流频谱。

频谱。

超声造影 卵圆孔未闭时右心造影右向左分流时右房、右室显影，并见造影剂进入左房。

经食管和三维超声心动图能更清楚地显示右室流出道和房间隔，对判断卵圆孔未闭有重要价值。

超声影像学鉴别诊断 主要

与其他疾病导致右室流出道狭窄的病变相鉴别，如右室流出道内占位性病变或心外肿物压迫使流出道狭窄、右冠状窦瘤突入右室流出道等。①右室流出道内占位性病变：右室内或心外可见肿物的异常回声，使右室流出道变窄。彩色多普勒显示右室流出道内的高速血流信号。②右冠状窦瘤突入右室流出道：右冠状动脉窦呈瘤样凸向右室流出道，使流出道变窄而出现高速血流信号。

（杨 娅）

fèi dòngmài xiázhǎi

肺动脉狭窄（pulmonary stenosis, PS）

胚胎时期肺动脉主干及分支发育异常导致内径变窄的先天性心脏病。该畸形为肺动脉瓣上狭窄，常伴肺动脉瓣狭窄、法洛四联症等。

病理生理基础 肺动脉主干可为膜状狭窄和局限性管腔缩窄或节段性的管状发育不良；肺动脉分叉处及左右肺动脉分支多为管状狭窄；周围肺动脉即左右肺动脉以下分支为多发性的局限性或节段性管腔狭窄。右室和漏斗部继发性肥厚，导致流出道梗阻。

肺动脉狭窄使右室射血时须代偿性收缩加强，导致右室心肌肥厚、右室腔扩大、右心衰竭等。右房压也相应增加使卵圆孔开放，产生心房水平的右向左分流。

临床表现 轻度狭窄多没有症状。重度狭窄可出现右心衰竭的表现。体征表现为胸骨左缘第2肋间收缩期杂音。周围肺动脉狭窄可无杂音。卵圆孔开放心房水平出现右向左分流时可有发绀。

超声影像学表现 包括以下方面。

二维超声 心底短轴切面显示肺动脉主干及左右肺动脉起始段，胸骨上窝切面可较好显示右肺动脉全程。肺动脉主干内见纤细的膜性回声或主干及左右肺动脉局限性或节段性管腔狭窄（图1）。肺动脉主干及左右肺动脉可出现狭窄后扩张。周围肺动脉狭窄超声不能直接显示，需借助其他影像判断。且有右心室肥厚，右室、右房扩大。

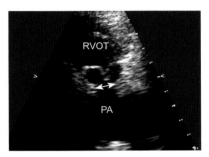

图1　肺动脉主干狭窄二维超声图像

注：大动脉短轴切面显示肺动脉内径变窄（箭头所示）。

彩色多普勒超声　收缩期见起自肺动脉狭窄处的高速射流束（图2）。

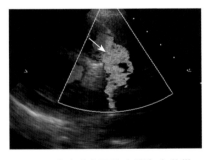

图2　肺动脉主干狭窄彩色多普勒超声图像

注：显示肺动脉狭窄处高速射流信号。

频谱多普勒超声　连续多普勒瓣口探及狭窄处收缩期高速的湍流频谱（图3）。

超声造影　卵圆孔未闭时右心造影右向左分流时右房、右室显影，并见造影剂进入左房。

经食管超声心动图　对判断

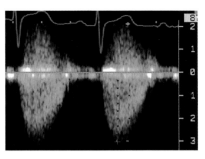

图3　肺动脉主干狭窄连续多普勒超声图像

注：显示肺动脉主干内高速血流频谱。

卵圆孔未闭有重要价值。

超声影像学鉴别诊断　主要是肺动脉内狭窄部位的判断和与肺动脉瓣狭窄的鉴别。

（杨　娅）

fèi dòngmài bìsuǒ

肺动脉闭锁（pulmonary atresia, PA）

胚胎时期肺动脉发育异常导致右室与肺动脉之间完全性闭锁，阻断了右室与肺动脉之间血流交通的先天性心脏病。其临床少见。

病理生理基础　闭锁可发生于自右室流出道到左、右肺动脉的任意位置，可为局限性或较长段的管腔闭锁，以肺动脉瓣膜的闭锁最为常见（占90%以上）。根据室间隔是否完整分为肺动脉闭锁伴室间隔完整和肺动脉闭锁伴室间隔缺损两种类型。

肺动脉闭锁伴室间隔完整以闭锁部位分为肺动脉瓣闭锁（包括漏斗部闭锁）、肺动脉主干闭锁、肺动脉分支闭锁；肺动脉瓣、主干和两侧肺动脉分支均闭锁，肺血来自肺门侧支循环。肺动脉闭锁影响右室的发育。心房间交通为右心血流唯一出口，体循环内为左右心混合血，表现有发绀。动脉导管的开放对肺循环和患儿的生存至关重要。偶有房间隔完整者，则伴有冠状静脉窦隔缺损，

其右心房血流通过冠状静脉窦流入左房。

肺动脉闭锁伴室间隔缺损者室间隔缺损多位于膜周或漏斗部。右室血液通过室缺进入主动脉和左室，可有发绀，相对较轻。右室发育尚可。可合并冠状动脉—肺动脉瘘、肺静脉异位引流、大动脉转位等。

临床表现　由于肺循环完全阻断，心内存在右向左分流，发绀明显。患者体格发育受限，心衰症状出现早。

超声影像学表现　包括以下方面。

二维超声　主要从主动脉根部短轴切面观察肺动脉瓣、肺动脉主干和左右肺动脉分支。①肺动脉瓣闭锁时肺动脉瓣为增厚的带状回声，中间无孔，无瓣膜的开闭活动（图1A）。②肺动脉主干闭锁时肺动脉主干局限性或全程闭锁，可延伸至左右分支。可有室间隔缺损，表现为膜周或漏斗部间隔连续中断。房间隔缺损或卵圆孔开放时表现为房间隔连续中断或原发隔与继发隔分离。动脉导管未闭时表现为降主动脉与肺动脉间见异常通道（图1B）。左心扩大。不伴室间隔缺损的肺动脉闭锁可出现右室发育不良。

彩色多普勒超声　肺动脉闭锁的表现于心底短轴切面显示肺动脉闭锁处无血流信号通过。体循环动脉与肺动脉之间侧支循环，胸骨上窝切面闭锁远端肺动脉周围见丰富的小血管血流信号，主要为胸主动脉与肺动脉之间的侧支动脉（图2）。其他异常血流包括动脉导管未闭、室间隔缺损、房间隔缺损或卵圆孔开放。

频谱多普勒超声　脉冲多普勒不能探及经过肺动脉的血流信号。体循环动脉与肺动脉之间的

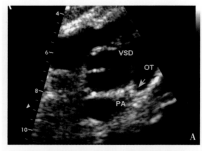

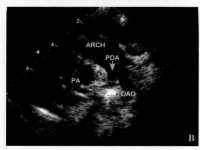

图1 肺动脉闭锁二维超声图像

注：A.心底短轴切面见肺动脉瓣位置为一膜样结构，无瓣膜活动（箭头所示）；室间隔见连续中断；B.胸骨上窝切面示降主动脉发出动脉导管（箭头所示）为肺动脉提供血流。

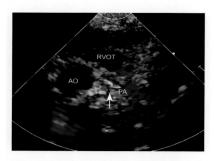

图2 肺动脉闭锁彩色多普勒超声图像

注：多支体－肺侧支循环（箭头所示）供应肺动脉。

侧支循环显示低速连续性的血流频谱。

超声造影 肺动脉闭锁伴室间隔完整者，经外周静脉注射造影剂，右房显影后，造影剂通过房间隔交通进入左房、左室。肺动脉闭锁伴室间隔缺损者，右房、右室显影后，造影剂自室间隔缺口进入主动脉和左室，肺动脉不显影。伴有房间隔缺损者可以见一部分造影剂从右房经缺口进入左心。

超声影像学鉴别诊断 主要与永存动脉干和重度肺动脉狭窄相鉴别。①永存动脉干：仅有单一的动脉干。动脉干较宽，骑跨于室间隔之上，伴有较大的室间隔缺损。②重度肺动脉狭窄：肺动脉狭窄程度较重。彩色多普勒能显示由右室流出道流入肺动脉的高速血流信号。

（杨 娅）

zuǒshì liúchū tújìng bìngbiàn

左室流出途径病变（malformation of left ventricular outflow）

主要为先天性主动脉口狭窄，主要包括主动脉瓣膜狭窄、瓣下狭窄即左室流出道狭窄、瓣上狭窄即主动脉根部狭窄。可合并动脉导管未闭，主动脉缩窄等心脏畸形。左室流出途径即主动脉口，包括左室流出道、主动脉瓣和主动脉。

（杨 娅）

xiāntiān xìng zhǔ dòngmài bàn xiázhǎi

先天性主动脉瓣狭窄（aortic valve stenosis in congenital heart disease）

胚胎时期主动脉瓣膜结构或功能异常，导致主动脉瓣在心室收缩期开放受限，造成左心室射血障碍的先天性心脏病。主动脉瓣狭窄（aortic valve stenosis, AVS）可单独发生，也可合并其他心脏畸形。是最常见的先天性心脏病之一。

病理生理基础 主要是由于瓣膜数目异常及瓣膜本身发育不良造成的，可分为单叶、二叶、三叶、四叶等畸形。二叶畸形较为常见，可形成升主动脉瘤甚至主动脉夹层。主动脉瓣膜增厚、粘连、融合，瓣膜开口减小。

当主动脉瓣口面积轻度减小时，血流动力学无明显改变。主动脉瓣口面积小于正常的1/4时，流出道梗阻明显，左室收缩压显著升高，瓣口两端压差进一步加大，此时可出现左室向心性肥厚。

临床表现 轻度狭窄多没有症状，仅在体格检查时发现心脏杂音。重度狭窄发病较早，可有心悸、气短、胸痛、阵发性呼吸困难等症状；体征主要为胸骨右缘第2肋间可触及收缩期震颤，可闻及收缩期主动脉瓣喷射性杂音，多在Ⅲ级以上。

超声影像学表现 包括以下方面。

二维超声 左心长轴切面见主动脉瓣缘增厚，开放时呈圆顶状，关闭时闭合线偏离管腔中线或位于管腔中央。心底短轴切面见主动脉瓣缘增厚，可显示主动脉瓣的数目。单叶主动脉瓣呈片状的膜状回声，其上有一狭窄开口。二叶瓣时，收缩期可见一"鱼口样"瓣口，舒张期可见单一闭合线；可见两个瓣叶融合的界嵴（图1A）。四叶瓣可见4个瓣叶，

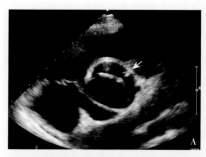

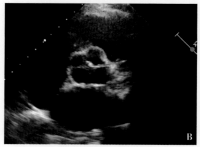

图1 主动脉瓣狭窄二维超声图像

注：A.二叶式主动脉瓣，心底短轴切面显示主动脉瓣为二叶，可见融合嵴（箭头）；B.四叶式主动脉瓣，心底短轴切面显示主动脉瓣为四叶，关闭时呈"十字"形。

开放呈"缗钱"样，关闭时呈"十字"形（图1B）。继发改变包括左室的向心性肥厚；晚期出现左心房、左心室扩大，升主动脉有狭窄后扩张等表现。

彩色多普勒超声 收缩期可见高速彩色射流束经主动脉瓣口射向主动脉。狭窄程度越重，射流束越细（图2）。可合并主动脉瓣关闭不全。

频谱多普勒超声 连续多普勒探及主动脉瓣口高速的血流频谱，峰值后移（图2）。

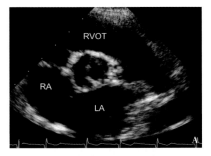

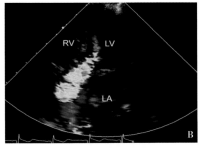

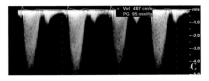

图2 主动脉瓣狭窄彩色多普勒超声图像

注：A.心底短轴切面显示主动脉瓣为二叶；B.五腔心切面彩色多普勒显示主动脉瓣口高速血流信号；C.连续多普勒超声探及主动脉瓣口高速血流频谱。

经食管超声和实时三维超声心动图 二者结合对主动脉瓣形态学观察和定量分析有重要价值（图3）。

超声影像学鉴别诊断 主要

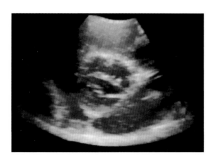

图3 主动脉瓣狭窄经食管三维超声图像

注：显示二叶式主动脉瓣。

是对主动脉瓣狭窄病因的鉴别，区分先天性瓣膜狭窄与获得性瓣膜狭窄。①先天性瓣膜狭窄：发病年龄多较小。二叶式主动脉瓣较为常见，少数为单叶或四叶。三叶的先天性畸形单纯超声图像上鉴别较为困难，主要根据年龄及合并其他心脏畸形联合判断。②获得性瓣膜狭窄：发病年龄多较大，以风湿性和退行性常见。

（杨 娅）

zhǔ dòngmài bàn xià xiázhǎi

主动脉瓣下狭窄（subvalvular aortic stenosis，Sub–AS）

胚胎时期主动脉瓣下即左室流出道发育异常导致流出道梗阻的先天性心脏病。该畸形可单独发生，也可合并其他心脏畸形。

病理生理基础 根据形态可分为两型。隔膜型为主动脉瓣下的纤维隔膜样结构阻塞左室流出道。纤维肌型为主动脉瓣下出现肥厚的心肌纤维肌肉，造成局限性狭窄。

血流动力学改变与狭窄程度相关。轻度狭窄时无明显改变。重度狭窄时左室收缩压显著升高，瓣口两端压差进一步加大，此时可出现左室向心性肥厚。

临床表现 与主动脉瓣狭窄相近。

超声影像学表现 包括以下

方面。

二维超声 ①隔膜性狭窄：主动脉瓣下见膜样回声伸向左室流出道内，使流出道变窄。纤维隔膜样组织可以在左室流出道前缘或者后缘，多数呈偏心型，随心脏的舒张和收缩可以活动。左室流出道短轴切面可显示该纤维隔膜为半月形或环形隔膜（图1）。②纤维肌性狭窄：动脉瓣下有纤维肌性组织突向左室流出道。左室流出道前缘或者后缘可见弓状向心腔突起的对称性的管状狭窄，不随心脏舒张与收缩活动。继发性左室肥厚及升主动脉增宽。

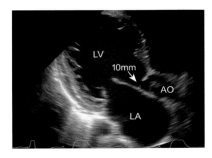

图1 主动脉瓣下狭窄二维超声图像

注：左室长轴切面显示主动脉瓣下膜性结构（箭头所示）。

彩色多普勒超声 收缩期左室流出道内出现高速紊乱的血流信号（图2）。

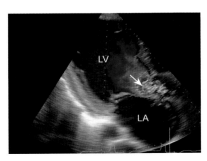

图2 主动脉瓣下狭窄彩色多普勒超声图像

注：左室长轴切面显示主动脉瓣下高速血流信号（箭头所示）。

频谱多普勒超声 连续多普勒主动脉瓣下探及高速湍流频谱（图3）。

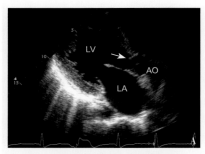

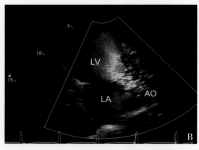

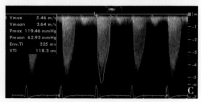

图3 主动脉瓣下狭窄超声图像

注：A. 心尖左心长轴切面显示主动脉瓣下膜性结构（箭头所示）；B. 彩色多普勒显示主动脉瓣下五彩镶嵌血流信号；C. 连续多普勒探及主动脉瓣下隔膜处高速湍流频谱。

超声影像学鉴别诊断 狭窄部位的鉴别：通过二维超声和多普勒超声明确狭窄部位。还需与肥厚型心肌病及高血压病导致的室间隔肥厚相鉴别。①肥厚型心肌病：主要为明显增厚的室间隔导致左室流出道狭窄。彩色多普勒表现为左室流出道出现收缩期高速血流信号。连续多普勒于左室流出道内探及高速血流频谱，峰值后移。②高血压病：有高血压病史。室间隔肥厚凸向左室流出道使流出道变窄。

（杨婭）

主动脉瓣上狭窄（supravalvular aortic stenosis, Sup-AS） 胚胎时期主动脉根部发育异常导致主动脉内径变窄的先天性心脏病。威廉（Williams）综合征的患者常合并主动脉瓣上狭窄。

病理生理基础 主动脉瓣上方的主动脉壁局限性或弥漫性狭窄造成血流梗阻。根据形态可分为3型。①隔膜型：主动脉窦上缘的主动脉壁上可见局限环状纤维隔膜，隔膜中部有一孔，此处主动脉管腔略变细。②沙漏型：即主动脉窦管与主动脉连接处，管腔节段性狭窄，血管内膜普遍增厚，由于没有狭窄后扩张，使正常与狭窄处的主动脉外观呈漏斗型。③弥漫性狭窄：整个升主动脉的均匀性狭窄，动脉内膜可增生。

血流动力学改变与狭窄程度相关。轻度狭窄时无明显改变。重度狭窄时左室收缩压显著升高，瓣口两端压差进一步加大，此时可出现左室向心性肥厚。

临床表现 与主动脉瓣狭窄相近。威廉综合征的患者有特殊的面容特征。

超声影像学表现 包括以下方面。

二维超声 隔膜性狭窄主动脉窦上缘可见一线状回声，中间可见交通口。沙漏样狭窄主动脉窦管处有环状狭窄，同时有一段升主动脉变细，主动脉内膜增厚。弥漫性狭窄升主动脉均匀性狭窄，病变可累及主动脉弓（图1）。

彩色多普勒超声 收缩期主动脉瓣上可以出现五彩镶嵌射流信号。

频谱多普勒超声 连续多普勒主动脉瓣上探及高速湍流频谱（图2）。

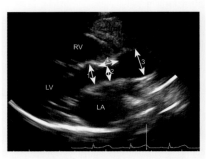

图1 主动脉瓣上狭窄二维超声图像

注：主动脉根部内径变窄（1：主动脉窦部内径；2：主动脉瓣上狭窄处内径；3：升主动脉中段内径；4：主动脉瓣上狭窄的长度）。

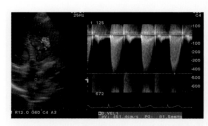

图2 主动脉瓣上狭窄频谱多普勒超声图像

注：显示主动脉血流速度明显加快。

超声影像学鉴别诊断 判断主动脉瓣上狭窄是否合并威廉综合征。并与遗传性疾病家族性高胆固醇血症导致的主动脉瓣上狭窄相鉴别。①威廉综合征：遗传性疾病，患者有特殊面容。通过染色体检查确诊。超声表现主要为主动脉局限型狭窄。②家族性高胆固醇血症：遗传性疾病，有家族史。患者胆固醇明显增高。皮肤有黄色瘤表现。超声表现主要为升主动脉近端局限型狭窄，同时伴有管壁增厚、斑块形成。

（杨婭）

左室流入道病变（malformation of left ventricular inflow） 主要包括三房心和二尖瓣畸形。左室流入道即左室的流入途径，包括左房及二尖瓣。

（杨婭）

三房心（cor triatriatum, CTA）

sānfángxīn

胚胎时期心脏发育障碍所致左心房或右心房被纤维肌性膜隔成两个腔导致房内血液回流受阻的先天性心脏病。男性多于女性，为1.5：1。可分别发生于左、右心房，典型三房心一般是指左房三房心，右房三房心非常罕见。

病理生理基础 左心房被纤维肌性隔膜分隔，形成一个真性左房（或称近侧左房）和另一个附房（或称远侧左房）。真性左房与二尖瓣口及左心耳相连，附房位于左房的后上方，接收两侧肺静脉的血流，经隔膜上一个或多个大小不等的孔道与真性左房相交通。三房心多合并其他心内畸形，最常见为肺静脉的连接异常及房间隔缺损。根据肺静脉的回流和左房内的交通情况分为三大类。①附房接收所有肺静脉血，通过隔膜上的开口与真房相通。分为三型：A型为典型三房心，房间隔完整，临床表现近似二尖瓣狭窄；B型为附房通过房间隔缺损与右房交通；C型为附房血经垂直静脉、左无名静脉、上腔静脉流入右房。②附房接收所有肺静脉回流，但与真房间没有直接交通，隔膜完整无开口。分为两型：D型为附房经高位房间隔缺损与右房相通，附房内血分流到右房，右房血再经低位房间隔缺损或未闭卵圆孔流入真房；E型为附房内血液通过共同肺静脉向下引流入门静脉、下腔静脉流入右房，再经房间隔缺损或未闭卵圆孔流入真性左房，此型与下腔型完全性肺静脉畸形引流类似。③部分肺静脉开口附房，其血液经狭窄开口与真性左房或右房相通，其余肺静脉正常回流入真性左房或异位引流入右房。分为三型：F型

为右肺静脉回流入附房，经狭窄开口进入真性左房，左肺静脉正常回流入真性左房；G型为右肺静脉回流入附房，再经狭窄开口进入真性左房，左肺静脉经垂直静脉、左无名静脉、上腔静脉异位引流入右房；H型：右肺静脉回流入附房，附房血经房间隔缺损进入右房，左肺静脉正常流入真性左房。前两类附房接收所有肺静脉回流，为完全三房心，第三类附房只接收部分肺静脉回流，为部分三房心。

三房心按其分类和是否伴有其他畸形，而表现为不同的血流动力学状态。血流动力学改变主要取决于附房与真性左房间交通口的大小、肺静脉引流情况以及房间隔缺损的有无、大小和部位。当隔膜开口小时，附房内的血流通过隔膜上狭窄开口进入真性左房，常引起肺静脉回流受阻，血流动力学改变与二尖瓣狭窄相同，可引起肺静脉回流淤滞、肺淤血、肺水肿和肺动脉高压。附房血直接或间接分流到右房，则其血流动力学改变类似房间隔缺损或肺静脉畸形引流，即右心负荷增加。房间隔缺损位于右房与真性左房之间，存在右向左分流，临床上可出现发绀。

临床表现 患者的主要症状为活动后心悸、气急、咳嗽甚至咯血，症状出现时间和严重程度与左心房血液回流受限程度有密切关系。A型三房心患者的症状与真、附房间隔膜开口大小有关，开口越小，症状出现越早、越重，开口大者可终生无症状。婴幼儿患儿多合并其他畸形较早就诊，常出现喂养困难，呼吸浅快；孔道狭小的严重病例，生后不久即可出现重度肺充血和呼吸急促，随之发生严重的肺炎及充血性心

力衰竭。成年患者如果隔膜开口较大，合并畸形少，则症状轻、出现症状晚。随着年龄增长，钙化致隔膜开口变小，使附房血液排空受阻加重；心房增大，可出现心房纤颤，右心衰竭时可有肝大、腹水、下肢水肿；合并房间隔缺损或肺静脉畸形引流，则可出现相应症状。多数病例在心底部可闻及喷射性收缩期杂音和舒张期杂音，梗阻程度严重时，孔道近远端压力阶差高，可闻及连续性杂音，P_2亢进。

超声影像学表现 包括以下方面。

二维超声 多切面扫查可见左房内线样隔膜回声，隔膜上有开口的病例可在线样回声上看到细小连续中断，隔膜开口可位于隔膜中部或一侧边缘。隔膜位于肺静脉与左心耳之间，在心动周期中可发生摆动，即舒张早期移向二尖瓣，晚期背离二尖瓣。真房内径多小于附房（图1）。伴有房间隔缺损，可见房间隔连续中断。伴有肺静脉异位引流，肺静脉可直接开口于右心房或经垂直静脉引流入右心房。

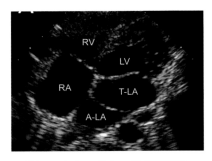

图1 完全三房心二维超声图像

注：四腔心切面于左房内见一隔膜样回声将左房分为上下两个腔。

彩色多普勒超声 典型三房心，心尖四腔心切面于隔膜回声中断处观察到彩色血流束穿过，

由血流束的宽窄程度可推测隔膜开口的大小（图2）。合并二尖瓣关闭不全，反流束可被隔膜阻挡而不会流至附房。偏心性反流束在隔膜与心房壁连续处发生偏折，形成沿着左房壁和异常隔膜的血流束，偏折时彩色血流可由蓝色为主变为红色为主的涡流信号。合并房间隔缺损，于房间隔水平可见分流。

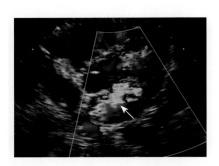

图2　完全三房心彩色多普勒超声图像
注：不典型五腔心切面见左房内隔膜可见连续中断，彩色多普勒超声可见连续中断处较为快速的血流信号（箭头所示）。

频谱多普勒超声　脉冲多普勒于隔膜上彩色血流穿过处探及以舒张期为主的连续性血流频谱（图3）。

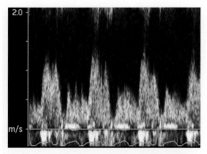

图3　完全三房心频谱多普勒超声图像
注：脉冲多普勒超声于隔膜上彩色血流穿过处探及以舒张期为主的连续性血流频谱。

超声造影　右心造影有利于观察心房间的分流。

经食管超声和实时三维超声更为清楚地显示心房内的隔膜、房间隔缺损及肺静脉的回流情况。

超声影像学鉴别诊断　主要与左房内异常隔膜样回声的二尖瓣瓣上环相鉴别，还需与完全型肺静脉异位引流相鉴别。①二尖瓣瓣上环：异常隔膜样回声邻近二尖瓣瓣环，左心耳被分隔在隔膜的上方。可导致流出道狭窄。②完全型肺静脉异位引流：左右肺静脉均开口于左房后上方的共同肺静脉腔，左房内血流无阻碍。

（杨娅）

èrjiānbàn jīxíng

二尖瓣畸形（malformation of mitral valve）

胚胎时期二尖瓣装置中一个或多个部分发育异常，包括瓣上、瓣环、瓣叶、瓣下结构（腱索或乳头肌）等周围组织发生先天性病变，导致二尖瓣功能障碍，发生狭窄、关闭不全或两者同时存在的先天性心脏病。单纯先天性二尖瓣畸形很少见，常合并房室管畸形、左心室发育不良、大血管转位等。

（杨娅）

xiāntiān xìng èrjiānbàn xiázhǎi

先天性二尖瓣狭窄（mitral stenosis in congenital heart disease）

二尖瓣瓣口面积减小致左心室在舒张期血流充盈受阻的心脏病。二尖瓣装置异常导致二尖瓣口狭窄。

凡累及瓣环、瓣叶、腱索和乳头肌结构的先天性病变均可导致二尖瓣狭窄（mitral stenosis，MS）。先天性二尖瓣狭窄十分少见。多数合并主动脉狭窄、动脉导管未闭等其他心脏畸形，极少数孤立存在。

病理生理基础　①瓣上狭窄环：瓣上环通常为坚韧的纤维组织环，紧邻二尖瓣，其上有大小不等的孔洞，孔洞狭小可造成梗阻；部分瓣上纤维环也可形成较大膜片，突入瓣口形成狭窄，引起血流障碍。瓣叶结构多正常。②瓣环畸形：瓣环发育细小，导致流入道狭窄。③瓣叶畸形：瓣叶交界融合或瓣叶发育不完全，仅为狭窄的偏心瓣口，瓣叶常显著畸形，呈倒圆锥状，活动度降低，导致瓣口缩小，常伴腱索或乳头肌异常。④腱索畸形：腱索缩短、增粗、融合导致瓣下狭窄，为先天性二尖瓣狭窄的重要原因。⑤乳头肌畸形：如乳头肌附着位置异常、发育不良或异常肥大及乳头肌缺如等造成的左室流入道梗阻。

血流动力学障碍与后天性二尖瓣狭窄相似，主要为舒张期左房血液充盈左室受阻，血流动力学改变程度取决二尖瓣狭窄的程度。舒张期左房内血液不易通过狭窄的二尖瓣，左房内血容量增加，左房压升高，依次后传引起肺静脉和肺毛细血管压力升高，造成肺淤血和肺水肿。肺动脉压力增高，右室压力负荷增大，使右室壁肥厚。最终导致右室功能受损。

临床表现　症状与后天性二尖瓣狭窄相似，由于为先天性病变，症状出现较早。症状与瓣口狭窄程度及合并畸形有关，临床表现差异很大。突出的症状是活动后心悸、气短、呼吸困难。活动耐量与狭窄程度密切相关。左心衰竭时，可出现阵发性呼吸困难，发生急性肺水肿时咳泡沫样痰、咯血；并发心房纤颤后心功能明显降级。病变后期肺动脉高压可造成右心衰竭，可逐渐出现颈静脉怒张、肝大，甚至腹水及下肢水肿等症状。

超声影像学表现　包括以下方面。

二维超声　主要从左室长轴、

二尖瓣短轴和四腔心切面全面观察二尖瓣装置。瓣环病变表现为瓣环发育不良，细小。瓣叶病变表现为瓣叶增厚，或者交界融合，甚至瓣叶仅发育为狭窄的偏心瓣口；瓣叶活动度减低，二尖瓣开放受限，但瓣膜回声增强不显著，交界粘连不显著，多数可见后叶发育不良（图1）。腱索病变表现为腱索挛缩、增粗、融合及附着异常。乳头肌病变表现为附着位置异常、发育不良、异常肥大或者缺如。

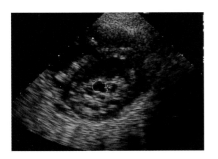

图1　先天性二尖瓣狭窄二维超声图像
注：二尖瓣短轴见瓣膜增厚，开口减小。

彩色多普勒超声　二尖瓣口血流加快，表现为彩色镶嵌的高速血流信号（图2）。

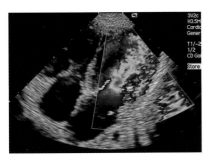

图2　先天性二尖瓣狭窄彩色多普勒超声图像
注：四腔心切面彩色多普勒见二尖瓣口血流速度加快。

频谱多普勒超声　频谱多普勒主要表现为E峰、A峰血流速度增快，E峰下降速度减慢。

经食管超声和实时三维超声对二尖瓣进行形态学观察和定量分析有重要价值。

超声影像学鉴别诊断　与功能性二尖瓣狭窄和后天性二尖瓣狭窄相鉴别。①功能性二尖瓣狭窄：指二尖瓣结构正常而血流动力学表现为狭窄。主动脉瓣反流冲击二尖瓣前叶时可导致二尖瓣开放受限从而产生狭窄。②后天性二尖瓣狭窄：主要为风湿性。发病年龄多较大。

（杨　娅）

jiàngluòsǎn xíng èrjiānbàn

降落伞型二尖瓣（parachute mitral valve, PMV）

二尖瓣下腱索附着于左室底部同一组乳头肌上，形如降落伞的先天性心脏病。较罕见。降落伞型二尖瓣如合并瓣上环、主动脉瓣狭窄和主动脉缩窄，称为肖恩（Shone）综合征。

病理生理基础　瓣膜病变不重，二尖瓣瓣叶及联合发育正常，阻塞主要在瓣下。乳头肌肥厚，前后乳头肌融合，腱索融合缩短附着在单一乳头肌上，呈筛孔状。单一乳头肌可以是两个乳头肌融合，也可以本身就是一组乳头肌，而另一组发育不良或直接与肌性室壁相连而没有任何腱索连接。腱索短粗，故瓣叶活动受限，有效瓣口面积减小，并形成一种漏斗状左室流入道，血流通过腱索之间的缝隙到达左心室。常合并左室流出道梗阻或主动脉缩窄，或二者均有。

血流动力学改变与后天性二尖瓣狭窄类似，取决于二尖瓣开放受限程度。单纯降落伞型二尖瓣患者婴幼儿期即可出现显著的血流动力学改变。

临床表现　临床表现与二尖瓣狭窄相似，与狭窄程度及伴发的先天性心脏畸形有关。单纯降落伞型二尖瓣患者婴幼儿期临床症状出现早，预后很差，常常在1年内死亡，很少存活至两岁。狭窄程度轻者可存活至成年。

超声影像学表现　包括以下方面。

二维超声　二尖瓣瓣叶形态异常，舒张期开放受限呈穹隆样。左室短轴切面显示二尖瓣口可偏向左室一侧。瓣下腱索增粗、缩短，融合形成筛孔状结构，二尖瓣前后叶腱索均汇聚到左室腔单个巨大的乳头肌上，或附着于部分融合的两组乳头肌之上，二尖瓣开放时形如降落伞（图1）。心腔扩大，左心房明显扩大，左心室相对缩小，右心房、右心室扩大，肺动脉扩张。

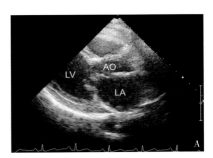

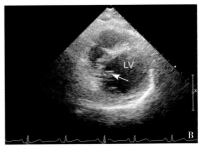

图1　降落伞型二尖瓣二维超声图像
注：A.左室长轴切面见二尖瓣开放受限；B.乳头肌水平左室短轴切面仅可见一组乳头肌。

彩色多普勒超声　舒张期二尖瓣口前向血流加速，呈五彩镶嵌状血流，加速血流信号起自腱索水平（图2）。可伴有二尖瓣反流。

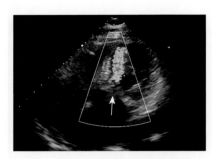

图2 降落伞型二尖瓣彩色多普勒超声图像

注：四腔心切面彩色多普勒超声见二尖瓣口血流速度加快。

频谱多普勒超声 二尖瓣口血流速度加快，与二尖瓣狭窄相似（图3）。

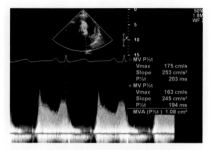

图3 降落伞型二尖瓣连续多普勒超声图像

注：二尖瓣口狭窄的血流频频。

经食管超声和实时三维超声对二尖瓣进行形态学观察和定量分析有重要价值。

超声影像学鉴别诊断 主要与获得性二尖瓣疾病如风湿性心脏病二尖瓣狭窄鉴别。风湿性心脏病二尖瓣狭窄：发病年龄较大。乳头肌无异常，主要为二尖瓣瓣叶增厚，回声增强，开口减小。

（杨娅）

èrjiānbàn liè

二尖瓣裂（mitral valve cleft, MVC）

胚胎时期二尖瓣发育缺陷所致的二尖瓣瓣叶裂缺的先天

性心脏病。可分别发生于前、后叶，以前瓣叶裂缺多见。单独存在较少见，常合并房室隔缺损。

病理生理基础 前叶裂瓣叶裂可部分或完全将前叶垂直分为两个瓣叶，裂缘可以卷曲、纤维化及回缩形成关闭不全。单纯后叶裂十分少见。血流动力学表现与二尖瓣关闭不全相同。

临床表现 患儿发育迟缓。可出现活动后心悸、气短，易发生呼吸道感染。严重二尖瓣关闭不全者，早期可出现心力衰竭及肺动脉高压等症状。心脏扩大，心前区隆起。胸骨左缘及心尖区可听到响亮的收缩期杂音，肺动脉瓣区第2音亢进和分裂。

超声影像学表现 包括以下方面。

二维超声 裂隙多发生于二尖瓣瓣体，可以从多个切面观察到裂隙部位回声减弱或者中断。左心室短轴和四腔心切面于心室收缩期显示二尖瓣瓣口形似双口

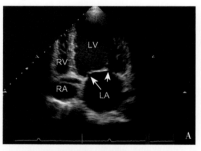

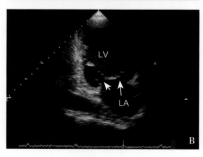

图1 二尖瓣裂二维超声图像

注：A.心尖四腔心切面于二尖瓣前叶近根部见连续中断；B.心尖二心腔切面亦见二尖瓣前叶近根部的连续中断。

（图1）。

彩色多普勒超声 舒张期二尖瓣口可见两束血流信号由左房进入左室；收缩期反流信号经瓣叶裂隙处进入左心房，多为两束（图2）。

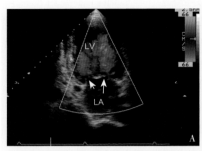

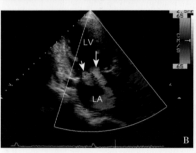

图2 二尖瓣裂彩色多普勒超声图像

注：A.舒张期可见两束血流信号由左房进入左室；B.收缩期二尖瓣见两束反流信号。大箭头所示为二尖瓣前叶的裂隙，小箭头所示为正常二尖瓣口。

频谱多普勒超声 二尖瓣左房侧探及反流频谱。

经食管超声和实时三维超声 对二尖瓣进行形态学观察和定量分析有重要价值。

超声影像学鉴别诊断 主要与后天性感染性心内膜炎所致的二尖瓣穿孔相鉴别。感染性心内膜炎：感染史、发热病史。二尖瓣可以因赘生物，瓣膜穿孔而出现明显反流信号。

（杨娅）

shuāngkǒng èrjiānbàn

双孔二尖瓣（double orifice mitral valve, DOMV）

胚胎时期二尖瓣瓣膜多余组织吸收不良所致，左心房和左心室之间出现两组二

尖瓣，各有瓣环、瓣叶、腱索和乳头肌，形成两个瓣口的先天性心脏病。又称双二尖瓣口。其临床较少见。

病理生理基础 包括完全桥型、不完全桥型、孔型三个类型。①完全桥型：一束纤维组织从二尖瓣瓣缘至瓣环将二尖瓣口完全分成两部分。②不完全桥型：此型仅在二尖瓣瓣缘水平由一束纤维组织将二尖瓣前后叶连接形成。③孔型：在二尖瓣外侧连合存在一个具有瓣下装置的附加孔，此时，两个乳头肌的位置多正常，前外侧瓣口的腱索连至前外侧乳头肌，后内侧瓣口的腱索连至后内侧乳头肌，可以使二尖瓣病变形成类似两个降落伞型二尖瓣。

血流动力学改变取决于二尖瓣是否同时合并狭窄和/或反流，以及心脏伴发的其他畸形。瓣膜发生器质性改变，导致瓣膜狭窄和/或关闭不全，产生血流动力学改变合并其他心脏畸形，如房室通道畸形等可产生相应血流动力学改变。

临床表现 症状不取决于双孔二尖瓣的类型，而与二尖瓣狭窄或反流的程度相关。

超声影像学表现 包括以下方面。

二维超声 二尖瓣部位出现两个瓣口，左心室长轴瓣叶开放形态如同汉字"三"字。胸骨旁或剑突下二尖瓣水平短轴切面舒张期二尖瓣呈现两个瓣口，呈左右或者左前右后并列，酷似"眼镜"状或者"∞"形排列。两个瓣口几乎同等大小时，呈现左右并列或前后位的两个圆形或椭圆形开口，类似"眼镜"状孔口；瓣口大小不等时，开放程度不对称，类似"蝴蝶结状"（图1）。心尖四腔心切面：瓣口并列排列

时，图像呈现"海鸥征"（图2）。瓣膜的开放情况取决于是否存在瓣膜狭窄，对于无瓣膜狭窄的患者，瓣膜开放正常。伴有瓣膜狭窄者，可见二尖瓣瓣叶增厚，回声增强。

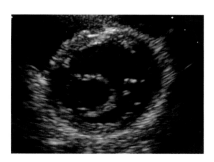

图1 双孔二尖瓣水平短轴切面二维超声图像

注：二尖瓣水平短轴切面显示二尖瓣两个瓣口不等大。

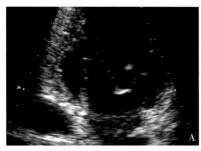

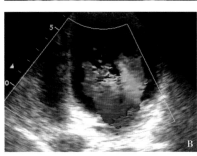

图2 双孔二尖瓣四腔心切面二维超声图像

注：A.心尖四腔心切面显示二尖瓣呈现两个瓣口，开放呈"海鸥征"；B.彩色多普勒超声显示经二尖瓣口的血流束为两束。

彩色多普勒超声 舒张期左室短轴切面二尖瓣水平、心尖四腔心切面及左室长轴切面均可见两束血流信号，分别从两个瓣口

由左心房进入左心室。瓣膜狭窄时血流信号呈现五彩镶嵌的加速血流信号。瓣膜关闭不全时表现为收缩期血流信号从两个瓣口进入左心房。

频谱多普勒超声 瓣口狭窄时表现为E峰、A峰血流速度增快，E峰下降速度减慢。

经食管超声和实时三维超声 对二尖瓣进行形态学观察和定量分析有重要价值。

超声影像学鉴别诊断 与二尖瓣瓣裂"双口"征相鉴别。二尖瓣脱垂行镜式二尖瓣成形术后二尖瓣可形成两个瓣口。主要需了解二尖瓣成形手术病史。

（杨 娅）

èrjiānbàn bàn shàng huán

二尖瓣瓣上环（supravalvular ring of mitral valve，SRMV）

二尖瓣瓣上纤维环较宽时可遮盖一部分二尖瓣瓣口，形成二尖瓣狭窄的左心室流入道梗阻的少见的先天性心脏病。二尖瓣瓣环处出现环状纤维组织，纤维环可不影响二尖瓣瓣口血流。

病理生理基础 瓣上环通常为坚韧的纤维组织环，异常隔膜的根部与二尖瓣瓣环相连，于左房内二尖瓣瓣环上方数毫米处形成一纤维隔膜，将左房分为两部分。肺静脉口及左心耳均位于隔膜上方。膜上有1~2个开口，隔膜开口大小决定了左心房与左心室之间血流梗阻的程度。瓣上环可能是非梗阻性，也可能突入瓣口形成狭窄，引起血流障碍，瓣膜可正常。血流动力学改变取决于狭窄环的大小和有无合并其他畸形。

临床表现 较轻的无任何临床表现。严重可成类似二尖瓣狭窄的临床表现。

超声影像学表现 包括以下

方面。

二维超声　左室长轴和四腔心切面于左房内二尖瓣瓣上可见一光带，与二尖瓣之间仅有很小的距离，肺静脉口及左心耳均位于隔膜上方（图1）。瓣叶一般无明显纤维性增厚，瓣叶的柔顺性较好，活动幅度较大，少数二尖瓣亦可有增厚和狭窄的改变。左房明显增大。

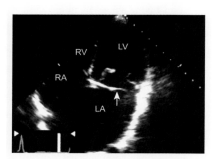

图1　二尖瓣瓣上环二维超声图像

注：四腔心切面二尖瓣环处见一膜性结构（箭头所示）。

彩色多普勒超声　在异常隔膜开口下游左室流入道内出现多色镶嵌的湍流束（图2）。

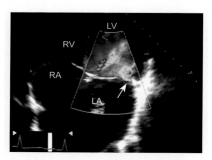

图2　二尖瓣瓣上环彩色多普勒超声图像

注：在异常隔膜开口处出现多色镶嵌的湍流束。

频谱多普勒超声　多普勒超声在异常隔膜开口侧下游可探及舒张期正向湍流频谱。

经食管超声和实时三维超声对二尖瓣进行形态学观察和定量分析有重要价值。

超声影像学鉴别诊断　主要与三房心相鉴别。三房心：隔膜位于心房腔内，左心耳被隔膜分隔在下方。

（杨娅）

yòushì liúrù dào bìngbiàn

右室流入道病变（malformation of right ventricular inflow）　主要是三尖瓣畸形，包括三尖瓣下移畸形和三尖瓣闭锁。右室流入道即右室的流入途径，包括右房及三尖瓣。

（杨娅）

sānjiānbàn xiàyí jīxíng

三尖瓣下移畸形（downward displacement of the malformed tricuspid valve, DDMTV）　胚胎时期三尖瓣发育异常致三尖瓣解剖结构异常的罕见先天性心脏病。1866年由埃布斯坦（Ebstein）首次报道，又称埃布斯坦畸形。主要累及三尖瓣和右心系统，其解剖形态及临床表现多变。

病理生理基础　主要表现为三尖瓣隔瓣和后瓣下移。隔瓣和后瓣附着点离开三尖瓣环下移至右室壁的心内膜上。前瓣附着点多正常，极少数下移。下移的瓣膜将右室分为位于瓣膜上方的房化右室和瓣膜下方的功能右室。房化右室明显扩大，可呈瘤样改变；功能右室变小。瓣膜发育不全：下移的瓣膜短小、粘连融合、变形或部分缺如，前叶冗长如"篷帆"状，导致狭窄与关闭不全。

病理解剖分型：A型为三尖瓣隔叶和后叶轻度下移，三尖瓣前叶活动尚好。即房化右室较小，功能右室尚可。B型为三尖瓣隔叶和后叶明显下移，右室的房化部分较大，功能右室较小。C型为三尖瓣隔叶和后叶明显下移且前叶不运动，前叶因与右室壁粘连而

活动受限，引起漏斗部的狭窄。D型为三尖瓣极度下移或者三个瓣叶交界粘连闭锁，整个右室几乎完全右房化。三尖瓣下移畸形常合并卵圆孔未闭或继发孔房间隔缺损，其他可有室间隔缺损、动脉导管未闭、肺动脉瓣狭窄或闭锁等。

三尖瓣下移，功能右室变小，右室收缩性减低，右心排血量减少，右房压力升高，常造成卵圆孔开放。三尖瓣下移及瓣环扩大产生关闭不全，右房压力升高，也导致卵圆孔开放。卵圆孔开放或合并房间隔缺损产生心房水平右向左为主双向分流，出现发绀。

临床表现　患者临床症状轻重不一，轻者下移不明显可终生无症状，重者可幼年出现青紫、活动受限，心律失常。听诊胸骨左缘有不典型收缩、舒张期杂音。

超声影像学表现　包括以下方面。

二维超声　重点观察切面为四腔心切面、右室流入道切面和心底短轴切面。①四腔心切面可清楚显示三尖瓣的发育情况、隔叶附着位置，并能准确测量房化右室、功能右室大小（图1A）。正常情况下，三尖瓣隔叶附着点略低于二尖瓣前叶附着点，但二者相距不会大于10mm。埃布斯坦畸形患者，三尖瓣隔叶与二尖瓣前叶附着点距离>15mm。房化右室扩大，功能右室变小。②右室流入道切面可清楚显示三尖瓣前叶和后叶的附着点及运动情况。三尖瓣后叶下移，前叶附着点多正常，极少数下移。房化右室扩大，功能右室变小。③心底短轴切面显示三尖瓣隔叶下移。房化右室扩大，右室流出道扩张。左室长轴切面；观察左右心的比例

（图1B）。

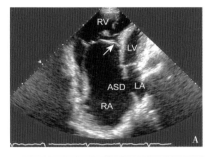

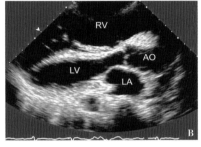

图1 三尖瓣下移畸形二维超声图像

注：A.四腔心切面显示三尖瓣隔瓣明显下移（箭头所示），房化右室明显扩大；B.左室长轴切面见右心明显扩大。

彩色多普勒超声 主要表现为重度三尖瓣反流。彩色多普勒超声于四腔心切面、心底短轴切面和右室流入道切面均可见三尖瓣反流信号，反流程度多较重。反流束起始于房化右室处，位置较低（图2）。房间隔缺损或卵圆孔开放显示心房水平出现右向左分流。

频谱多普勒超声 连续多普勒探及明显的三尖瓣反流频谱。

经食管超声和实时三维超声更为清晰地显示三尖瓣和房间隔的结构。

超声造影 右心造影因三尖瓣的反流，右心排空时间延迟，造影剂在收缩期和舒张期在三尖瓣口往返穿梭，反流使右房压升高，导致上、下腔静脉可见造影剂。合并房间隔缺损或卵圆孔未闭使心房水平出现右向左分流，见造影剂由右房进入左房。

超声影像学鉴别诊断 与右心容量负荷过重的疾病相鉴别，包括房间隔缺损、肺静脉畸形引流等。①房间隔缺损：房间隔连续中断。彩色多普勒于房间隔连续中断处见由左房进入右房的分流信号。②肺静脉畸形引流：肺静脉部分或全部未正常连接于左房，血液回流入右房导致右心扩大。主要观察肺静脉与心房的连接关系。

（杨 娅）

sānjiānbàn bìsuǒ
三尖瓣闭锁（tricuspid atresia, TA）

胚胎时期三尖瓣口完全没有发育，右房与右室间没有直接交通的发绀型复杂先天性心脏病。较为罕见。

病理生理基础 三尖瓣闭锁分为以下几种。①纤维肌型闭锁：三尖瓣区无瓣膜组织而为纤维性肌组织分隔右房和右室。最为常见。②膜型和瓣膜型闭锁：前者指右房室之间有纤维瓣膜样组织，并有纤维凹陷。③房室通道型闭锁：罕见，共同房室瓣的一叶封堵在右房室孔。④三尖瓣下移型闭锁：罕见，闭锁区为薄膜样组织，右室明显变小，有腱索附着在其内。

三尖瓣闭锁，血流不能从右房进入右室，一定伴有其他畸形。

合并畸形较多，包括房间隔缺损、室间隔缺损、肺动脉狭窄、肺动脉闭锁、动脉导管未闭、大动脉转位等。

临床表现 肺血流量减少的类型有不同程度发绀，占三尖瓣闭锁患者的70%以上。肺血流量增多的类型容易发生心力衰竭。①主要表现为发绀，心房水平的右向左分流，加之肺动脉狭窄，发绀较明显。少数患者的肺动脉血流未受阻，发绀较轻微。②多数患者发育差。③心功能不全：因右心和左心心功能不全出现呼吸困难、畏食和反复的呼吸道感染等。④矛盾栓塞：右心回流缓慢，静脉系统易形成血栓。血栓回流入右房通过房间隔缺损进入左房，产生体循环栓塞。

超声影像学表现 包括以下方面。

二维超声 三尖瓣位置探查不到正常的三尖瓣叶及其活动，而是一纤维肌性组织的增厚强光带，或薄膜样结构封闭三尖瓣口（图1）。几乎都有房间隔缺损或卵圆孔未闭。多数有室间隔缺损。右室变小，严重时仅为一潜在的腔隙；室间隔缺损较大时右室可接近正常。大动脉可正常起源也可转位，应仔细辨别大动脉起源

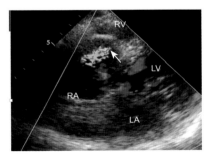

图2 三尖瓣下移畸形彩色多普勒超声图像

注：胸骨旁四腔心切面显示三尖瓣反流，反流束起始位置近右室心尖部。

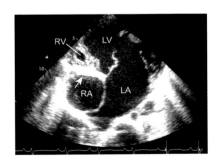

图1 三尖瓣闭锁二维超声图像

注：四腔心切面三尖瓣位置为一纤维肌性组织，无瓣叶活动（箭头所示），右室明显变小。

及位置关系进行分型。多数有肺动脉狭窄，少数不伴肺动脉狭窄或有主动脉瓣下狭窄。部分有动脉导管未闭。左心负荷增加，左房室均扩大。

彩色多普勒超声 三尖瓣瓣口无正常血流信号，彩色和脉冲多普勒在三尖瓣处均探及不到血流信号。合并房间隔缺损可见心房水平右向左分流；合并室间隔缺损可见心室水平左向右分流信号；合并肺动脉狭窄右室流出系统高速血流信号，右室流出道、肺动脉瓣和肺动脉狭窄时彩色多普勒在相应部位可出现高速血流信号；合并动脉导管未闭可见大动脉水平的分流（图2）。

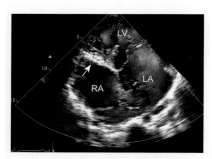

图2 三尖瓣闭锁彩色多普勒超声图像
注：在三尖瓣处无血流信号（箭头所示）。

频谱多普勒超声 脉冲多普勒在三尖瓣处均探及不到血流频谱。合并肺动脉狭窄右室流出系统高速血流频谱。

超声造影 右心造影有特殊价值，主要从四腔心切面观察心房和心室水平的右向左分流。

经食管和实时三维超声 主要观察三尖瓣和房间隔的结构。

超声影像学鉴别诊断 主要与重度三尖瓣狭窄相鉴别。重度三尖瓣狭窄：三尖瓣开放严重受限。彩色多普勒超声可显示由右房进入右室的血流信号。

（杨 娅）

法洛四联症（tetralogy of Fallot, TOF） 胚胎时期右室漏斗部或肺动脉圆锥发育异常，形成肺动脉狭窄、主动脉骑跨、室间隔缺损、右室继发肥厚的先天性心脏病。1888年法洛（Fallot）归纳了四种病理变化，故命名为法洛四联征（Fallot四联症）。是最常见的发绀型先天性心脏病之一。

病理生理基础 主要包括如下畸形。①肺动脉狭窄：右室流出系统的任何部位均可发生，包括右室腔内、漏斗部、肺动脉瓣环、肺动脉瓣、主肺动脉及其分支。②室间隔缺损：由漏斗间隔前移、左移与窦部间隔未对合所致。大部分为嵴下型，通常较大，位于主动脉瓣下。③主动脉骑跨：圆锥室间隔向右前移位，致主动脉增宽前移骑跨于室间隔之上，多伴顺钟向转位。主动脉后壁与二尖瓣前叶间仍然为纤维连接。④右室继发肥厚。⑤其他伴发畸形：最常见为卵圆孔未闭或继发孔房间隔缺损，亦可合并右位主动脉弓、左位上腔静脉。

血流动力学改变主要影响因素为肺动脉和/或右室流出道狭窄程度与室间隔缺损大小。肺动脉狭窄较轻，室间隔缺损较小，心室水平以左向右分流为主，肺血偏多，左房及左室增大。右室流出道及肺动脉狭窄较重，室间隔缺损较大，导致右心压力增高，右室继发性扩大，右室肥厚，心室水平以右向左分流为主，右心室血流经室间隔缺损及骑跨的主动脉流入左心室和主动脉，肺血减少，左室内径缩小。

临床表现 患儿多发育迟缓，运动力减低。轻型者可无明显发绀，典型及重型者由于右向左分流，体循环血氧饱和度降低，可出现明显发绀及杵状指（趾），严重者出现昏厥。患者喜蹲踞，因为该姿势可使体循环阻力增加，肺血流量增多从而提高血氧饱和度。体征为胸骨左缘第3~4肋间可闻及2~4/6级收缩期杂音并可扪及震颤。

超声影像学表现 包括以下方面。

二维超声 主要表现为右室流出系统狭窄、室间隔缺损、主动脉骑跨和右室肥厚。胸骨旁左室长轴切面显示主动脉前壁与室间隔连续中断，缺损常较大；主动脉明显增宽前移，骑跨于室间隔之上。主动脉后壁与二尖瓣前叶为纤维连接（图1A）。骑跨率=主动脉前壁外侧缘至室间隔右室面距离/主动脉根部内径，<25%为轻度，25%~50%为中度，>50%为重度。右室前后径扩大，右室前壁增厚。胸骨旁心底短轴切面显示室间隔9点至1点方向可见连续中断，为嵴下型，靠近肺动脉瓣者为干下型。漏斗部狭窄、肺动脉、肺动脉瓣及瓣环狭窄、肺动脉主干及分支内径狭窄，且狭窄较重（图1B）。四腔心切面显示室间隔近心十字交叉处可见明显回声中断，残端回声增强。

彩色多普勒超声 显示室间隔缺损的双向分流信号和右室流出系统高速血流信号（图2）。

频谱多普勒超声 脉冲多普勒与室间隔缺损处可获得低速双向频谱，连续多普勒于右室流出系统高速血流频谱。

超声造影 右心造影造影剂先进入右房、右室，右心显影后可见舒张期造影剂气泡经室间隔缺损流向左室，左室内可以见较浓密造影剂回声。收缩期左室内造影剂并不返回右室，而是与右室内含造影剂的血流同时进入主

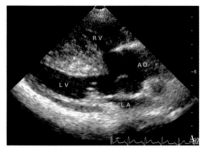

图1　法洛四联症二维超声图像

注：A.左室长轴切面见室间隔缺损、主动脉骑跨、右室肥厚；B.心底短轴切面显示右室流出道和肺动脉狭窄。

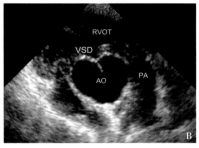

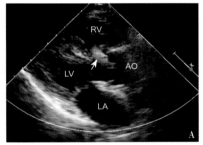

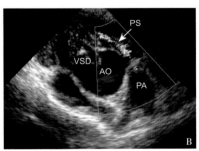

图2　法洛四联症彩色多普勒超声图像

注：A.左室长轴切面彩色多普勒超声显示室间隔缺损处右向左分流信号（箭头）；B.心底短轴切面彩色多普勒超声显示右室流出道内高速血流信号（箭头）。

动脉。

　　经食管超声和实时三维超声有利于观察肺动脉狭窄、主动脉骑跨、室间隔缺损。

超声影像学鉴别诊断　主要与右室双出口、巨大室间隔缺损合并肺动脉狭窄和法洛三联症相鉴别。①右室双出口：应注意与伴有肺动脉狭窄的右室双出口鉴别。主动脉和肺动脉均连接于右室，二者平行走向。②巨大室间隔缺损合并肺动脉狭窄：主要观察主动脉是否有骑跨。有骑跨者为法洛四联症。③法洛三联症：主要畸形包括肺动脉狭窄、房间隔缺损或卵圆孔未闭以及右室壁肥厚。

（杨　娅）

Fǎluò sānliánzhèng

法洛三联症（trilogy of Fallot）

　　胚胎时期肺动脉和房间隔发育异常，形成肺动脉狭窄和继发孔型房间隔缺损或卵圆孔未闭、右室继发肥厚的先天性心脏病。法洛（Fallot）归纳了这三种病理变化，故命名为法洛三联症（Fallot三联症）。是少见的发绀型先天性心脏病。

　　病理生理基础　①肺动脉狭窄：多为肺动脉瓣狭窄（瓣膜型），偶有混合型（瓣膜狭窄合并漏斗部狭窄）。②卵圆孔开放或继发孔型房间隔缺损，以卵圆孔开放较常见。③右室肥厚：为继发性的改变。右室游离壁、隔束和壁束肥厚增粗，室上嵴和右室流出道的室壁肥厚可导致右室流出道狭窄。

　　血流动力学改变的主导作用是肺动脉狭窄，引起右心压力增高。长期的右室压力负荷过重导致右室壁向心性肥厚。同时，经肺静脉回流入左房的血液减少使左房压力减低。由于右房压力高于左房，在卵圆孔未闭和房间隔缺损存在的情况下，心房水平出现右向左分流或双向分流而导致中央型发绀。随着病程延长，出现右心衰竭，使右室扩大和三尖瓣反流，静脉血向右房回流受阻而出现周围型发绀。

　　临床表现　迟发的青紫常在出生后数年或儿童、青少年期才出现。由于肺动脉狭窄和右室肥大，心前区隆起，心脏搏动有抬举感，伴收缩期喷射性杂音，以胸骨左缘第2、第3肋间最响。P₂减弱或消失。杵状指（趾）出现较四联症晚而且较轻。

　　超声影像学表现　包括以下方面。

　　二维超声　肺动脉狭窄是法洛三联症的特征之一，是确立诊断的必要条件之一，多为肺动脉瓣狭窄（瓣膜型）。少数患者亦可合并有右室漏斗部的狭窄（图1）。卵圆孔未闭卵圆孔开放时为房间隔原发隔和继发隔分离，二者间有较大的缝隙。房间隔缺损时房间隔回声连续中断，左右心房相通。其他表现包括右室肥厚、右房增大。

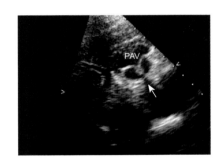

图1　法洛三联症二维超声图像

注：心底短轴切面显示肺动脉主干明显。

　　彩色多普勒超声　肺动脉狭窄表现为肺动脉内收缩期出现过瓣后呈喷射状的、以蓝色为主的五色镶嵌的射流束。射流束宽度取决于狭窄程度，瓣口面积越小，射流束越细。卵圆孔未闭和房间隔缺损心房水平见右向左为主的分流信号（图2）。

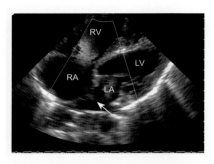

图2 法洛三联症彩色多普勒超声图像

注：胸骨旁四腔心切面显示房间隔连续中断，右心扩大；彩色多普勒超声示房间隔连续中断处见右向左的蓝色分流信号。

频谱多普勒超声 脉冲及连续多普勒均可获得高速湍流频谱，根据流速及压差可估测肺动脉瓣狭窄程度（图3）。

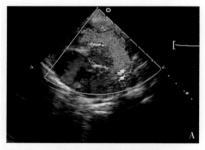

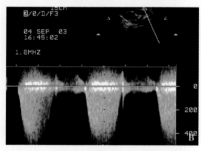

图3 法洛三联症频谱多普勒超声图像

注：A.彩色多普勒超声显示右室流出道和肺动脉内高速血流信号；B.连续多普勒超声探及肺动脉内高速血流频谱。

超声造影 右心造影造影剂首先出现于右房，其后一部分经三尖瓣进入右室，另一部分经房间隔缺损或卵圆孔未闭处进入左房，再经二尖瓣口到达左室。该特点在诊断与鉴别诊断上有重要意义。

经食管超声和实时三维超声清晰显示肺动脉狭窄和房间隔的结构，区分卵圆孔未闭与房间隔缺损。

超声影像学鉴别诊断 主要与轻度肺动脉瓣狭窄合并房间隔缺损、法洛四联症相鉴别。①轻度肺动脉瓣狭窄合并房间隔缺损：肺动脉狭窄程度轻，心房水平的分流为左向右分流。②法洛四联症：主要畸形包括肺动脉狭窄、主动脉骑跨、室间隔缺损和右室壁肥厚。

(杨 娅)

dà dòngmài zhuǎnwèi

大动脉转位（transposition of the great arteries, TGA）
胚胎时期圆锥部发育异常，位于左侧的肺动脉瓣下的圆锥部被吸收，右侧的主动脉瓣下圆锥部继续成长，从而导致大动脉与形态学心室连接关系不一致，大动脉相互位置关系异常的复杂先天性心脏病。包括完全型大动脉转位和矫正型大动脉转位。

(杨 娅)

wánquán xíng dà dòngmài zhuǎnwèi

完全型大动脉转位（complete transposition of the great arteries）
心房与心室连接顺序一致，而心室与大动脉连接顺序不一致，即主动脉起自右心室，而肺动脉起自左心室的先天性心脏病。居发绀类先心病的第二位。

病理生理基础 心脏多位于左侧，心房多为正位，少数反位；心室多右袢，少数左袢。静脉系统与心房连接多一致，心房与心室连接一致。心室与动脉连接不一致，主动脉连接右心室，肺动脉连接左心室，主、肺动脉位置互换，患者存活需要借助心脏不同水平的交通分流。大多数患者伴有主动脉瓣下肌性圆锥，少数

患者伴有双动脉下圆锥，极少数患者不伴有圆锥或者伴有肺动脉下圆锥。其合并畸形包括室间隔缺损、右心室流出道狭窄、动脉导管未闭、肺动脉瓣狭窄、主动脉缩窄、左心室发育不良、冠状动脉畸形等。根据是否伴有室间隔缺损分为室间隔完整的大动脉转位和伴有室间隔缺损的大动脉转位。

由于体、肺循环系统完全隔离，需要借助房间隔缺损、室间隔缺损、动脉导管未闭、肺动脉与支气管动脉之间的侧支循环交通分流存活，且这两个循环的交换血量又必须相等。体、肺循环动脉血均为血氧饱和度较低的混合血，由于动脉血氧饱和度较低，患者常表现为严重发绀、酸中毒、心力衰竭。体循环缺氧、肺循环血流量增加等原因可导致肺血管梗阻性病变和肺动脉高压，显著肺动脉高压可导致心脏扩大和心力衰竭。血氧饱和度过低，可致心肌缺血缺氧。合并左心室流出道梗阻患者，可出现肺血流量减少，患者严重缺氧。

临床表现 自然预后不佳，由于严重缺氧，不经治疗50%的患儿在生后一个月之内死亡，90%于1岁内死亡。不伴有室间隔缺损或仅有小的室间隔缺损时，体－肺循环之间缺少足够的交通，表现为严重的发绀、呼吸困难、哭闹、不能睡眠，吸氧不能改善症状。伴有大的室间隔缺损和无肺动脉狭窄时，早期症状较轻，以后逐渐出现肺动脉高压的临床症状，活动后心悸、易感冒、发绀较轻。胸骨左缘第3、4肋间可闻及喷射性杂音。完全型大动脉转位合并室间隔缺损及肺动脉或右室流出道狭窄时，临床表现颇似法洛四联症，有明显发绀、杵状

指（趾），一般情况及心功能均较差。合并心脏的其他畸形，如动脉导管未闭、主动脉弓离断、主动脉缩窄等也会出现更为复杂的症状及体征。

超声影像学表现 包括以下方面。

二维超声 主动脉和肺动脉与心室的连接异常和空间位置关系异常。①左心长轴切面显示两大动脉根部沿其纵轴在心底平行排列，失去正常交叉关系，主动脉连接右心室，肺动脉连接左心室（图1）；心底短轴切面同时显示主动脉和肺动脉的短轴，二者空间位置关系多异常（图2）。心尖五腔心切面见两条大动脉常平行排列。左、右心房的空间位置采用剑突下腔静脉长轴观可显示下腔静脉相连接的右房位置，判断心房是否转位。②左、右心室的空间位置关系判断主要以房室瓣为标志，与二尖瓣连接者为解剖左心室，与三尖瓣连接者为解剖右心室。其合并畸形包括房间隔缺损、室间隔缺损、肺动脉狭窄、动脉导管未闭以及冠状动脉畸形等。

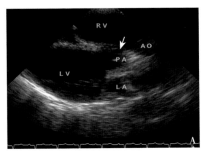

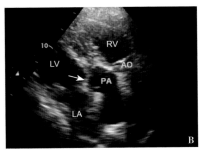

图1 完全型大动脉转位左室长轴切面二维超声图像

注：A.显示主动脉起自右心室，肺动脉起自左心室，二者并行排列；同时见室间隔连续中断（箭头）；B.显示主动脉起自右心室，肺动脉起自左心室，二者并行排列；左室流出道见膜性结构导致狭窄（箭头）。

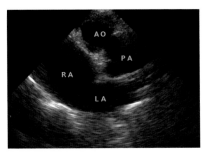

图2 完全型大动脉转位心底短轴切面二维超声图像

注：同时显示主动脉和肺动脉的短轴，主动脉位于肺动脉的右前方。

彩色多普勒超声 伴有房间隔缺损或者卵圆孔未闭时，可观察到心房水平分流。伴有室间隔缺损，可见心室水平分流，分流多呈双向层流状态。伴有动脉导管未闭，可见主、肺动脉间的连续分流信号。合并肺动脉狭窄者，瓣口处为五彩镶嵌的高速血流信号。

频谱多普勒超声 主要显示伴发畸形的血流频谱。

超声造影 观察心房、心室水平分流情况。

经食管超声和实时三维超声 判断两个大动脉与心室的连接关系及伴发畸形。

超声影像学鉴别诊断 主要与矫正型大动脉转位和右室双出口相鉴别。①矫正型大动脉转位：包括房室连接关系和心室与大动脉连接关系的双重畸形，从而在血流动力学方面得到矫正。②右室双出口：主动脉和肺动脉均连接于右室。

（杨娅）

jiǎozhèng xíng dà dòngmài zhuǎnwèi

矫正型大动脉转位（corrected transposition of the great arteries, CTGA） 解剖学心房与心室连接不一致，即右心房通过二尖瓣与解剖左心室相连，并连接到肺动脉；而左心房通过三尖瓣与解剖右心室相连，连接到主动脉的较少见的先天性心脏病。如心脏无其他畸形可以维持正常生理循环。

病理生理基础 心房可正位或者反位。心房、心室连接不一致，右心房与形态学左心室相连，左心房与形态学右心室相连。心室与大动脉连接不一致，主动脉从形态学右心室发出，肺动脉从形态学左心室发出。左、右心室并列，室间隔位于正中位，主动脉与肺动脉相互平行，分别从两侧心室发出。主动脉根部位于二尖瓣与室间隔之间，肺动脉位于二尖瓣与三尖瓣之间，肺动脉位于主动脉后方，主动脉瓣下有肌性圆锥。可合并其他心脏畸形，如室间隔缺损、肺动脉狭窄等。

血流状态在功能上得到矫正，若不合并心脏畸形，血流动力学可正常。体循环静脉血进入右心房、二尖瓣、左心室、肺动脉、肺静脉、左心房、右心室、主动脉。若合并畸形，血流动力学状态与其相应畸形对应。

临床表现 单纯矫正型大动脉转位可以没有异常表现，随着年龄增长，合并房室瓣反流严重者，可逐渐出现心力衰竭等表现。合并心脏畸形者，则可出现相应临床症状。

超声影像学表现 包括以下方面。

二维超声 左室长轴切面可见主动脉多位于正前方，主、肺动脉位于正后方。心尖四腔心切面可见心房与心室连接情况，心房正位者，右心房连接的房室瓣高于左侧房室瓣，连接的心室内膜面光滑（图1A）。大动脉短轴切面主动脉、肺动脉失去正常环绕关系。心尖五腔心切面和左室长轴切面可见心室与大动脉连接情况，主动脉起源于解剖右室，肺动脉起源于解剖左室（图1B）。伴有室间隔缺损等畸形可出现相应超声心动图表现。

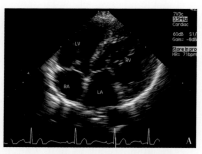
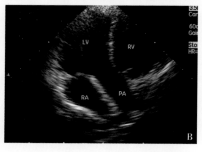

图1 矫正型大动脉转位二维超声图像

注：A. 四腔心切面显示心房正位，心室左袢，右房通过二尖瓣与解剖左心室相连，左房通过三尖瓣与解剖右室相连；B. 心尖左室长轴切面显示肺动脉与右侧的解剖左室相连接。

彩色多普勒超声 合并室间隔缺损可观察到相应分流信号，伴有三尖瓣关闭不全患者可见反流的血流信号。

频谱多普勒超声 主要为合并畸形血流频谱改变。

超声造影 对于无法判断左、右心房者，可行右心声学造影帮助识别心房。合并室间隔缺损无法判断分流情况，可注入造影剂显示分流方向和分流量。

经食管超声和实时三维超声观察大动脉的结构和起源，判断合并畸形。

超声影像学鉴别诊断 主要与完全性大动脉转位、右室双出口、法洛四联症等疾病相鉴别。①完全性大动脉转位：心房与心室的连接关系正常，大动脉与心室的连接关系相反。②右室双出口：主动脉和肺动脉均连接于右室。③法洛四联症：主要包括肺动脉狭窄、主动脉骑跨、室间隔缺损和右室壁肥厚四种畸形。

(杨娅)

jìngmài liánjiē yìcháng

静脉连接异常（malformation of vein）

胚胎时期回流入心房的静脉系统发育异常的先天性心脏病。包括体静脉和肺静脉的连接异常，体静脉部分或全部未正常连接于右房，肺静脉部分或全部未正常连接于左房即肺静脉异位引流。体静脉包括上腔静脉和下腔静脉。正常情况下上腔静脉和下腔静脉连接于右房，回流体静脉系统的血流。肺静脉为四支，分别连接于左房，回流肺静脉系统的血流。

(杨娅)

qiāng jìngmài liánjiē yìcháng

腔静脉连接异常（malformation of vena cava）

胚胎时期体静脉即上腔静脉和下腔静脉未与右房相连接的异位连接畸形。包括右上腔静脉畸形、右下腔静脉畸形、左上腔静脉残留、冠状静脉窦畸形和肝静脉畸形连接。主要包括永存左位上腔静脉和下腔静脉近心段缺如。

(杨娅)

yǒngcún zuǒwèi shàngqiāng jìngmài

永存左位上腔静脉（persistent left superior vena cava, PLSVC）

胚胎时期左位上腔静脉未退化而持续存在的先天性心脏病。如最终回流入右房则无血流动力学改变。常合并其他类型先天性心脏病。

病理生理基础 左颈总静脉与左锁骨下静脉汇总到左位上腔静脉，无名静脉约半数缺如。左位上腔静脉回流部位多样，但大多数都回流入冠状静脉窦，最终回流入右房，无血流动力学改变，多伴有冠状静脉窦扩张。也可直接开口于右房。左位上腔静脉也可回流左肺静脉，或当冠状静脉窦发育不良或闭锁时，冠状循环的静脉血也可经左位上腔静脉、无名静脉，回流入右侧的上腔静脉。在冠状静脉窦无顶综合征中，常伴有左位上腔静脉。

左位上腔静脉经冠状静脉窦回流入右房，冠状静脉窦扩张，无血流动力学改变。但在心内直视手术中，建立体外循环时需加以阻断。左位上腔静脉回流至左房、左肺静脉，或者冠状静脉窦无顶时左位上腔静脉经冠状静脉窦与左房间的短路而流入左房，产生右向左分流，需要手术处理。

临床表现 如不伴有其他心血管疾病，则回流至冠状静脉窦、右房的左位上腔静脉没有明显临床症状。如果产生右向左分流，则可导致患者发绀、杵状指（趾），可出现不同程度的心悸、气短等症状。如伴有其他心血管疾病，则有相应疾病的临床症状和体征。

超声影像学表现 包括以下方面。

二维超声 左室长轴、四腔心切面可观察扩张冠状静脉窦的短轴。在四腔心基础上后压探头显示扩张的管形冠状静脉窦长轴（图1）。胸骨旁或心尖部位显示冠状静脉窦短轴后，可顺时针旋转探头，沿其走行调整探头，可显示左位上腔静脉汇入冠状静脉窦的超声图像。胸骨上窝切面，在主动脉弓长轴切面基础上顺时针旋转探头，可找到位于主动脉弓左侧走行的左位上腔静脉长轴。其引流位置决定其血流方向（图1）。

彩色多普勒超声　可显示左位上腔静脉和扩张冠状静脉窦内的血流信号。

频谱多普勒超声　可显示左位上腔静脉和扩张冠状静脉窦内的静脉血流频谱。

超声造影　左位上腔静脉回流至冠状静脉窦，经左上肢静脉进行超声造影剂见冠状静脉窦内

造影剂的出现早于右房。左位上腔静脉回流至左房，经左上肢静脉进行声学造影显示左房显影早于右房。注意合并其他心内畸形的判断（图2）。

经食管超声和实时三维超声主要用于合并畸形的观察。

超声影像学鉴别诊断　主要与心脏左侧出现静脉血管的疾病相鉴别，如下腔静脉肝段缺如、肺静脉畸形引流等。①下腔静脉肝段缺如：远端下腔静脉的血流经奇静脉回流至右上腔静脉至右房或经半奇静脉回流至左位上腔静脉至右房，心脏左侧出现血流

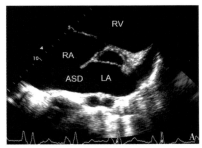

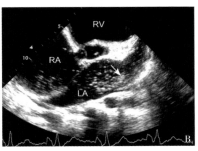

图2　永存左位上腔静脉合并冠状静脉窦型房间隔缺损超声造影图像

注：A.四腔心与心底短轴的过渡切面显示房间隔缺损和左心耳；B.经左上肢注入造影剂，左房近左心耳左位上腔静脉入口处首先显影（箭头所示），然后左房、右房顺序显影。

方向向上的静脉血管。主要通过观察下腔静脉的表现相鉴别。②肺静脉畸形引流：心上型肺静脉畸形引流心脏左侧出现血流方向向上的静脉血管。主要通过观察肺静脉的表现相鉴别。

（杨　娅）

xiàqiāng jìngmài quērú

下腔静脉缺如（absent inferior vena cava, AIVC）　胚胎时期下腔静脉与其肝段及肾前段未能连接或肝段缺如的先天性畸形。又称下腔静脉近心段离断。

病理生理基础　下腔静脉缺如导致肾段以下的血流需经过与下腔静脉异位连接的奇静脉引流到右上腔静脉，或经半奇静脉引流到永存左位上腔静脉。上腔静脉连接右房。肝静脉直接连接右房。按下腔静脉缺如的部位分为4型。A型：右下腔静脉近端缺如，经奇静脉回流至右上腔静脉至右

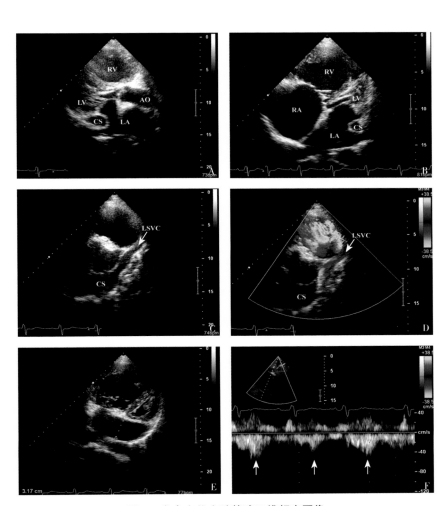

图1　永存左位上腔静脉二维超声图像

注：A.左室长轴切面显示左房室环后方、扩张的冠状静脉窦短轴；B.胸骨旁四腔心切面显示左房外侧壁、扩张的冠状静脉窦短轴；C.胸骨旁非标准切面，显示左上腔静脉汇入冠状静脉窦；D.C图对应的彩色多普勒超声血流图，左上腔静脉蓝色的血流信号流向冠状静脉窦；E.胸骨旁显示扩张的冠状静脉窦长轴；F.左上腔静脉内负向、低速的静脉频谱。CS：冠状静脉窦；LSVC：LA：左上腔静脉；左房；LV：左室；RA：右房；RV：右室；AO：主动脉。

房。B 型：右下腔静脉远端缺如，经半奇静脉回流至左位上腔静脉至右房。C 型：右下腔静脉缺如，经奇静脉回流至右上腔静脉至右房。D 型：右下腔静脉回流至左心房，罕见。

多属生理性异常连接，即体静脉的畸形连接没有造成左、右心血流分流，体静脉血流最终还是汇入右房，无血流动力学意义。合并其他畸形者手术治疗时不需下腔插管，而要保障上腔静脉插管的匹配和完全的回流，明确诊断有利于术前准备的完备。D 型汇入左房者形成右向左分流则需手术矫治。

临床表现　不合并其他心内畸形时患者多无明显特殊临床表现。D 型可有发绀。合并其他畸形时会表现相应症状和体征。

超声影像学表现　包括以下方面。

二维超声　剑突下横切面和矢状纵切面、胸骨旁和胸骨上窝多切面扫查，明确下腔静脉与腹主动脉、脊柱的位置关系及确定下腔静脉近心段与心房连接关系。下腔静脉末端未与右房直接连接，远端血经右侧升主动脉旁的奇静脉或左侧降主动脉旁半奇静脉汇入右上腔静脉或左位上腔静脉后进入右房。肝静脉直接连接右房（图 1）。上腔静脉显著增宽。经半奇静脉、左位上腔静脉回流者，剑突下和胸骨旁切面显示冠状静脉窦口可能增宽。合并其他心血管畸形。

彩色多普勒超声　显示肝静脉血流直接进入右房。在右上腔静脉附近或左位上腔静脉附近可能有奇静脉或半奇静脉的向上引流的静脉血流显像。

频谱多普勒超声　在疑似奇静脉或半奇静脉的静脉血流处取

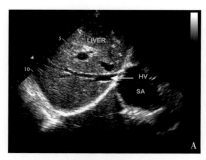
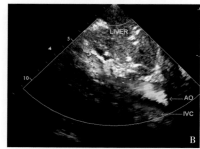
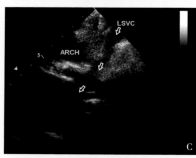
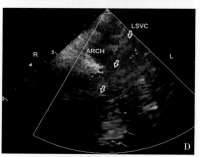

图 1　下腔静脉肝段缺如合并半奇静脉引流入左上腔静脉超声图像

注：A. 胸骨上窝切面显示主动脉弓左侧下行的永存左上腔静脉；B. 胸骨上窝切面彩色多普勒超声显示半奇静脉（细箭头）由左侧汇入左上腔静脉（粗箭头）；C. 剑突下切面显示肝静脉直接汇入单心房；D. 剑突下切面彩色多普勒超声显示下腔静脉沿腹主动脉后方上行。

样得到静脉频谱波形，区别动脉血流信号。

超声造影　经下肢静脉进行超声造影检查。下肢静脉血经右上腔静脉至右房：下腔静脉远段

显影后，造影剂不直接进入右房，而是经奇静脉或半奇静脉进入上腔静脉，再进入右房。下肢静脉血经左位上腔静脉至右房：下腔静脉远段显影后左位上腔静脉显影，继而冠状静脉窦、右房显影。右下腔静脉回流至左心房：下腔静脉远段显影后，左房迅速显影。

超声影像学鉴别诊断　与下腔静脉回流异常、永存左位上腔静脉等疾病相鉴别。①下腔静脉回流异常：其他类型的下腔静脉回流异常指下腔静脉异常回流入左房。主要观察下腔静脉与心房的回流关系。②永存左位上腔静脉：左位上腔静脉的血流向下，多经冠状静脉窦回流入右房。

（杨　娅）

fèi jìngmài jīxíng yǐnliú

肺静脉畸形引流（anomalous pulmonary venous drainage, AP-VD）　因胚胎发育异常，导致部分或全部肺静脉未能正常回流入左房，直接或间接通过体静脉回流入右房的先天性畸形。亦称肺静脉异位连接。

病理生理基础　分为部分型肺静脉异位引流和完全型肺静脉异位引流两类。①部分型肺静脉异位引流：指支肺静脉中 1~3 支未能与左房连接，形成异位引流。异位引流部位为右房、冠状静脉窦、上腔静脉、下腔静脉等处，多合并房间隔缺损或卵圆孔未闭。右上肺静脉异位引流常与上腔静脉型房间隔缺损合并出现，右下肺静脉异位引流常与下腔静脉型房间隔缺损合并出现。②完全型肺静脉异位引流：指 4 条肺静脉在左房外侧汇合成一个肺静脉总干，不回流入左房。肺静脉总干异位引流入心脏内、上、下各处静脉。几乎必合并房间隔缺损，房间隔缺损处必有右向左分流；

房间隔缺损是患者维持生存的重要通道。罕见的房间隔完整型完全型肺静脉异位引流，通常会有动脉导管未闭或多发性室间隔缺损保证左心来血。

根据肺静脉引流部位分4型。①心上型：肺静脉垂直静脉回流左无名静脉而后入右上腔静脉，形成主动脉弓上静脉环；或直接汇入右上腔静脉回右房。②心内型：肺静脉通过冠状静脉窦或直接引流入右房。③心下型：肺静脉通过下腔静脉、门静脉、肝静脉回流入右房。④混合型：肺静脉分别经两个或多个引流部位回流入右房。

血流动力学改变取决于肺静脉异位的数目、位置和合并畸形的情况如房间隔缺损大小。肺静脉异位引流到右房的血流超过总量的50%，可产生明显后果。肺静脉异位引流，导致右心容量负荷增大，肺循环血流量增多，引起右心扩大和肺动脉高压。如合并房间隔缺损，则其右心扩大程度与肺动脉高压出现早晚及程度常与房间隔缺损大小不匹配，高度提示肺静脉异位引流的存在。有肺静脉狭窄者，导致肺淤血甚至肺水肿，进而导致肺动脉高压和右心衰。

临床表现 ①部分型肺静脉异位引流：临床症状轻，出现类似继发孔型房间隔缺损的症状，如呼吸困难、心悸、咳嗽、心前区不适、疲劳等，严重者可发绀。体征上亦类似继发孔型房间隔缺损，可在肺动脉瓣听诊区闻及收缩期杂音。②完全型肺静脉异位引流：症状出现早且重。呼吸急促、喂养困难、体重不增，常有呼吸道感染；半岁左右心衰明显，青紫多不明显。肺静脉狭窄者，肺淤血、肺水肿、呼吸困难。体

征表现为明显的发绀，在肺动脉瓣听诊区闻及收缩期杂音，或三尖瓣听诊区有舒张期杂音。

超声影像学表现 包括以下方面。

二维超声 运用胸骨旁左室长轴切面、左心耳－大动脉短轴切面、心尖四腔心和五腔心切面、剑突下双房切面及胸骨上窝切面等探查肺静脉在左房的开口位置是否正常。部分型肺静脉异位引流者左房有1~3支肺静脉开口。完全型肺静脉异位引流左房没有肺静脉开口，左房后上方可见一

无回声腔，为肺静脉总干（共同肺静脉腔），与左房无沟通；肺静脉总干内可见肺静脉开口；左房内径较小，可能有变形。探查左房后方是否有共同肺静脉腔，并显示右房、冠状静脉窦、胸骨上窝的降主动脉旁和左无名静脉附近、剑突下切面的上下腔静脉、肝静脉、门静脉附近是否存在异常引流的肺静脉，明确肺静脉异常引流途径和引流部位。常合并房间隔缺损或卵圆孔未闭，可能伴有室间隔缺损、法洛四联症及其他复杂畸形（图1~3）。

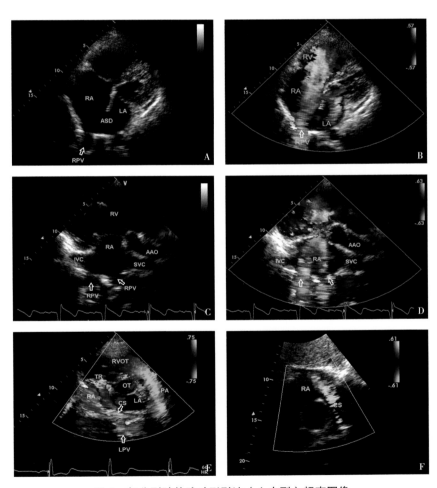

图1 部分型肺静脉畸形引流（心内型）超声图像

注：A.单支右肺静脉直接开口于右房，合并下腔静脉型房间隔缺损；B.A图对应的彩色多普勒超声血流图，显示单支右肺静脉回流入右房；C.两支右肺静脉分别直接开口于右房，同时显示其与上腔静脉及下腔静脉的位置关系；D.C图对应的彩色多普勒超声血流图，显示两支右肺静脉均回流入右房；E.彩色多普勒超声显示一支左肺静脉回流入冠状静脉窦后回流入右房；F.剑突下图像显示冠状静脉窦内血流信号丰沛。ASD：房间隔缺损；RPV：右肺静脉；RA：右房；RV：右室；LA：左房；AAO：升主动脉；IVC：下腔静脉；SVC：上腔静脉；CS：冠状静脉窦；LPV：左肺静脉；OT：流出道（左室）；PA：肺动脉；TR：三尖瓣反流。

彩色多普勒超声 ①心内型异位引流：可见右房内异常血流束和冠状静脉窦口的血流量增加。②心上型异位引流，可见胸骨上窝降主动脉旁的向上的红色双期血流束（垂直静脉）。右上腔静脉内血流丰沛。③心下型异位引流：可见膈肌下方引流部位的血流量增大。④混合型异位引流：至少包括以上三种类型中的两型。异位肺静脉如有狭窄，则狭窄处呈前向的五彩镶嵌的湍流束。合并房间隔缺损者，在缺损处可见分流信号，注意分流方向。如有肺动脉高压，三尖瓣反流及肺动脉瓣反流速度增快（图1～3）。

频谱多普勒超声 观察异位引流的肺静脉内血流频谱、肺静脉口狭窄的高速血流及合并畸形

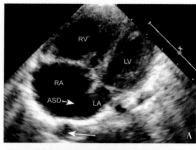
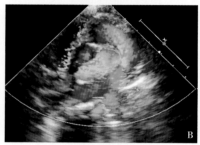

图3 完全型肺静脉畸形引流（心上型）超声图像

A.四腔心切面显示4支肺静脉汇成共同肺静脉腔（长箭头所示），房间隔连续中断；B.彩色多普勒超声于胸骨上窝见共同肺静脉腔向上进入垂直静脉经无名静脉引流入右上腔静脉。

的相应血流频谱改变。

超声造影 观察心内畸形导致的右向左分流。

经食管超声和实时三维超声显示肺静脉与左房的连接关系，观察异位引流的途径以及合并的畸形。

超声影像学鉴别诊断 异常回流的肺静脉需与永存左位上腔静脉、冠状动脉－右房瘘和冠状动脉－冠状静脉窦瘘、下腔静脉缺如相鉴别。完全型肺静脉异位引流与左房三房心相鉴别。

（杨娅）

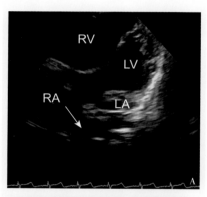
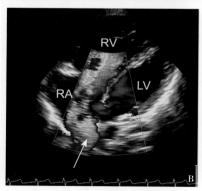

图2 完全型肺静脉畸形引流（心内型）超声图像

注：A.心尖四腔心切面向后压探头，心尖非标准切面显示肺静脉汇入冠状静脉窦；B.彩色血流显示肺静脉汇入冠状静脉窦后入右心房。

xīnshì shuāng chūkǒu

心室双出口（double-outlet ventricle）

由于胚胎时期动脉圆锥发育异常导致主动脉和肺动脉均起源于同一心室的先天性畸形。包括左室双出口和右室双出口。均较少见，左室双出口更为罕见。

（杨娅）

yòushì shuāng chūkǒu

右室双出口（double-outlet right ventricle, DORV）

胚胎时期主动脉和肺动脉均起源于右心室，或一根大动脉起源于右心室而另一根大动脉大部分起源于右心室的先天性畸形。室间隔缺损为左心室的唯一出口。

病理生理基础 肺动脉和主动脉皆起源于右室。多数主动脉与肺动脉开口并排于同一平面，主动脉位于右侧。少数主动脉开口位于肺动脉开口的右后方或右前方。主动脉瓣和肺动脉瓣在同一水平上（正常时肺动脉瓣位置高于主动脉瓣），两者的下方都有圆锥部，故左、右房室瓣与两组半月瓣间都无纤维连续。多数病例房室关系一致。室间隔缺损是左室的唯一出口途径。缺损通常比主动脉口内径大，仅少数病例心室间隔缺损的直径比主动脉开口小。根据室间隔缺损与大动脉的位置关系分型。①主动脉瓣下室间隔缺损：室间隔缺损约60%位于主动脉瓣下方。②肺动脉瓣下室间隔缺损：30%位于肺动脉瓣下方。③两大动脉开口相关的室间隔缺损：少数病例心室间隔缺损位置在主动脉和肺动脉开口下方的中间部位。④与两大动脉开口无关的室间隔缺损：极少数病例心室间隔缺损位于心室间隔的中下部与大动脉开口相距较远。⑤肺动脉狭窄：根据肺动脉狭窄进一步分为伴肺动脉狭窄和不伴肺动脉狭窄的右室双出口。⑥其他畸形：主动脉瓣下狭窄、房室瓣畸形、心室发育不良、房间隔缺损、冠状动脉开口异常、肺静脉异位引流、共同房室通道、二尖瓣闭锁等。

右心室双出口的血流动力学变化主要取决于室间隔缺损的位

置和大小，以及是否合并肺动脉狭窄及其程度。室间隔缺损位于主动脉瓣下而无肺动脉狭窄时，左心室血流大部分经缺损直接进入主动脉，而右心室血液主要进入肺动脉，肺血流量增多，与单纯性室间隔缺损合并肺动脉高压相似。在室间隔缺损位于肺动脉瓣下而无肺动脉狭窄时，左心室血液主要经缺损直接进入肺动脉，而右心室血液主要进入主动脉，与完全性大动脉转位合并室间隔缺损相似，有肺充血和严重发绀。室间隔缺损大，左心室排血无阻碍，左、右心室内压力相等。室间隔缺损小，左心室排血受阻，左、右心室间存在压力阶差，左心室压力高于右心室。无论室间隔缺损位置和大小，若有肺动脉狭窄时，临床类似严重的法洛四联症，有肺缺血和严重发绀。

临床表现 右心室双出口临床表现多样，视病变类型、心室间隔缺损的大小及其与主动脉、肺动脉的关系，通过室间隔缺损，左心室血流方向，肺循环血流量以及是否伴有其他心脏畸形而异。最常见的是发绀和充血性心力衰竭，病情严重的新生儿未经治疗常早期死亡。

超声影像学表现 包括以下方面。

二维超声 主要表现是主动脉和肺动脉均起源于右室。左心室长轴切面或其他多个切面显示两根大动脉皆由右室发出，一个动脉起源于右心室，另一根大动脉的大部分起源于右心室（图1A）；两支大动脉平行走向，主动脉多位于肺动脉前方，可在肺动脉右方或左方（图1B）。左心长轴切面上显示大动脉后壁与二尖瓣前叶间有一浓密的光团状反射，即圆锥肌组织。室间隔有较

大回声连续中断，左室流出道呈一盲端，未与大动脉连接。多有其他畸形同时存在。

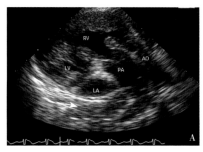
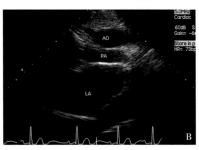

图1 右室双出口二维超声图像

注：A.左心长轴切面见主动脉和肺动脉均开口于右室，主动脉位于肺动脉的左前方，二者平行走行；B.心底短轴切面同时显示主动脉和肺动脉短轴，主动脉位于前方。

彩色多普勒超声 心室水平双向分流，收缩期右室和左室内血流束共同进入主动脉和肺动脉。伴肺动脉狭窄时，在肺动脉内可见五色相嵌的湍流束。

频谱多普勒超声 心室水平见双向分流频谱。肺动脉狭窄时在肺动脉内探及高速血流频谱。

超声造影 右房、右室内出现浓密的云雾状反射影，主、肺动脉二者皆有造影剂。右室有大量造影剂，左室亦可出现少量造影剂反射。

经食管超声和实时三维超声 观察主动脉和肺动脉的起源及合并畸形。

超声影像学鉴别诊断 与法洛四联症、完全型大动脉转位相鉴别。①法洛四联症：主要包括肺动脉狭窄、主动脉骑跨、室间

隔缺损和右室壁肥厚。严重的主动脉骑跨血流动力学与右室双出口相似，解剖上主动脉和肺动脉的交叉关系尚存。②完全型大动脉转位：主动脉与右室连接，肺动脉与左室联系，与正常的连接关系相反。

（杨　娅）

xiāntiān xìng zhǔ dòngmài bìngbiàn

先天性主动脉病变（congenital anomalies of aorta） 胚胎时期主动脉发育过程中出现异常交通、缺如、中断、缩窄等的先天性畸形。主要包括主动脉缩窄和主动脉离断。

（杨　娅）

zhǔ dòngmài suōzhǎi

主动脉缩窄（coarctation of aorta, CA） 胚胎时期主动脉管腔出现局限性束腰样缩窄或较长段的管样缩窄的先天性畸形。男性高于女性2~5倍，常伴有其他心脏畸形。

病理生理基础 主动脉缩窄可发生于主动脉任何部位，大多发生在主动脉弓降部（峡部）。主动脉管腔呈现局限缩窄；缩窄可呈隔膜样或嵴样突入主动脉腔内，缩窄处内径一般为2~5mm。缩窄可为中心型或偏心型，可伴有缩窄后主动脉扩张。多数伴有左室壁肥厚。缩窄部位近端与远端动脉之间可形成动脉瘤和广泛的侧支循环。病理分两型。①导管前型：缩窄位于动脉导管开口前，即主动脉峡部，常累及主动脉弓，可合并动脉导管未闭或/和室间隔缺损。多见于婴幼儿，缩窄程度多较重。②导管后型：缩窄位于动脉导管之后，动脉导管多已闭合，较少合并其他心脏畸形。多见于大龄儿童及成年人，缩窄程度多较轻。

胎儿时期因有开放的动脉导

管，降主动脉的血供不受影响。出生后缩窄近端主动脉压升高，远端压力降低。缩窄近端高血压，使左心室负荷加重、肥厚、顺应性减低，最终出现心脏扩张及心力衰竭。缩窄远端低血压，血供少，相关脏器灌注少，可引起缺氧和差异性发绀。导管前型病理生理表现较典型，导管后型影响较严重，可导致心功能不全。动脉导管早期、快速和完全闭合时，主动脉缩窄症状就越严重、侧支循环越少，对血流动力学影响就越大。

临床表现 导管前型早期可出现明显的心力衰竭，多伴呼吸困难和发绀。导管后型早期无明显症状，逐渐出现头痛、气短、下肢乏力及间歇性跛行等。主动脉缩窄患者上半身血压高、脉搏洪大，下半身血压低、脉搏细弱。听诊时前胸、背部、侧胸部可闻及连续性收缩中期杂音，并可触及震颤。心导管显示升主动脉压力高，降主动脉压力低。CT和MRI可以精确确定主动脉缩窄部位。

超声影像学表现 包括以下方面。

二维超声 胸骨上窝主动脉长轴切面可显示主动脉弓和降主动脉起始处有无缩窄、缩窄的部位及范围。缩窄常发生于主动脉峡部（图1）。高位左室长轴切面显示升主动脉，沿人体纵轴扫查在心脏后方可显示降主动脉中、下部，明确缩窄程度及类型。主动脉缩窄后可有扩张。可见左室壁肥厚。

彩色多普勒超声 显示缩窄部位五彩高速血流信号及狭窄近端的血流汇聚（图2）。

频谱多普勒超声 连续多普勒超声可探及缩窄处高速血流频

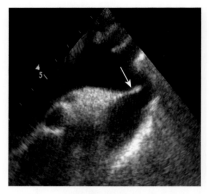

图1 主动脉缩窄二维超声图像

注：降主动脉起始处内侧见一膜样结构突入主动脉腔内使之变窄（箭头所示）。

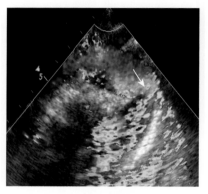

图2 主动脉缩窄彩色多普勒超声图像

注：显示降主动脉缩窄处血流明显加快呈五彩镶嵌状（箭头所示）。

谱（图3）。

超声造影 用于观察合并畸形，如间隔缺损导致的心内分流。

经食管超声和实时三维超声 更为清晰地显示缩窄的主动脉，有利于分型的判断。

诊断标准 缩窄的判断标准：缩窄内径/腹主动脉内径＜0.5提示重度狭窄。连续多普勒测量缩窄部位最大瞬时压差≥40mmHg。舒张期缩窄部位血流峰值速度减半时间＞100ms。腹主动脉最大流速/缩窄处最大流速（缩窄指数）≤0.25。

鉴别诊断 ①主动脉弓中断：主动脉弓与降主动脉之间连续性中断；于胸骨上窝主动脉弓长轴

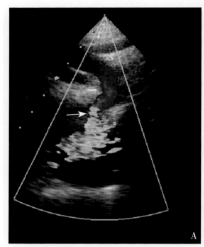
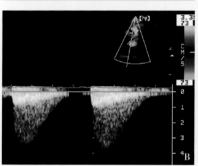

图3 主动脉缩窄频谱多普勒超声图像

注：A.降主动脉距左锁骨下动脉约10mm处明显变窄，彩色多普勒超声显示降主动脉缩窄处血流明显加快呈五彩镶嵌状（箭头所示）；B.连续多普勒超声探及收缩期高速血流频谱，最大峰值速度达360cm/s。

切面可显示中断位置；彩色血流显像及多普勒超声示主动脉弓中断处无血流信号及高速血流频谱。②主动脉瘤及瘤样扩张：主动脉某一节段局部显著扩张；扩张的主动脉近端内径无明显缩窄；彩色血流显像及多普勒超声无五彩血流及高速湍流信号。③主动脉夹层：在扩张的主动脉中可见剥脱内膜回声及破口。④双主动脉弓：升主动脉分为前后两个弓，包绕气管走行，前弓常有缩窄或闭塞。二维及三维超声显示升主动脉分为前后两支。彩色血流显像可见前、后双主动脉弓的血流信号，包绕气管然后汇成一支降主动脉或直接延续为两支降主动脉。

（杨　娅）

zhǔ dòngmài líduàn

主动脉离断（interruption of the aortic arch, IAO）

胚胎时期主动脉弓的两个节段之间或主动脉弓与降主动脉之间的管腔完全失去解剖上的连续性，或仅由闭锁的纤维束条相连，而无直接的血液流通的先天性畸形。又称主动脉弓中断。

病理生理基础 主动脉弓离断为两个主动脉节段之间无解剖连接，主动脉弓闭锁则两个主动脉节段之间有残留的纤维束。大多数合并其他心脏畸形，如较大的室间隔缺损及复杂畸形。分为3型。A型：离断位于左锁骨下动脉起始部远端。B型：离断位于左颈总动脉与左锁骨下动脉之间。C型：离断位于无名动脉与左颈总动脉之间。

如未合并动脉导管未闭、室间隔缺损患者无法生存，常很快出现心力衰竭、肾衰竭而死亡。合并动脉导管未闭、室间隔缺损患者肺静脉血和体循环血混合，血氧饱和度降低，可产生离断动脉所供组织器官缺氧和发绀。氧饱和度取决于动脉导管未闭、室间隔缺损的分流量和侧支循环。动脉导管未闭的闭合将严重影响降主动脉的血流供应。大量左向右分流使肺血管发生改变，引起肺动脉高压及心力衰竭。

临床表现 患儿常发育不良，较早出现症状严重的心力衰竭。离断远端降主动脉供血的部位出现发绀。成年患者可出现上半身高血压，下半身低灌注的症状。体征为差异性发绀、肺动脉高压、充血性心力衰竭等症状。

超声影像学表现 包括以下方面。

二维超声 主要表现为主动脉弓缺如或离断。离断部位可位于左锁骨下动脉起始部远端、左颈总动脉与左锁骨下动脉之间或位于无名动脉与左颈总动脉之间。可见较粗大的未闭的动脉导管。降主动脉起始端可为一盲端或仅为条索结构与弓部连接，并可见动脉导管与降主动脉相连（图1）。室间隔与左室壁肥厚。可见其他心内畸形如房间隔缺损、室间隔缺损、二叶式主动脉瓣等。

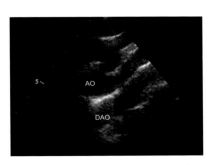

图1 主动脉弓离断二维超声图像

注：胸骨上窝显示弓部在左锁骨下动脉开口远端中断。

彩色多普勒超声 升主动脉与降主动脉连续性中断，彩色血流显像无血流通过（图2）。动脉导管血流直接进入降主动脉，彩色血流显像呈蓝色。

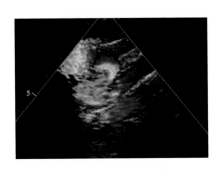

图2 主动脉弓离断彩色多普勒超声图像

注：显示主动脉弓的血流信号较明亮，未与远端血管相交通。

频谱多普勒超声 中断处的主动脉无血流信号通过，观察动脉导管和其他心脏畸形的异常血流频谱。

超声造影 右心造影可见造影剂回声首先出现在右心系统，之后经动脉导管进入降主动脉，左心房、左心室及升主动脉内一般不出现造影剂显影，此种右心及降主动脉出现浓密造影剂的现象为该病特征性造影表现。

经食管超声和实时三维超声主要观察主动脉和合并畸形。

鉴别诊断 主要与主动脉缩窄、双主动脉弓相鉴别。①主动脉缩窄：主动脉缩窄时主动脉峡部与降主动脉为局限性或管性缩窄，未完全中断。彩色血流显像示高速血流经缩窄处由主动脉弓射入降主动脉。②双主动脉弓：双主动脉弓在有左前弓狭窄或闭塞的情况下，可见升主动脉起始部有分叉现象，需与主动脉弓离断鉴别。

（杨 娅）

yǒngcún dòngmài gàn

永存动脉干（truncus arteriosus, TA）

胚胎时期左、右心室均向一根共同的动脉干射血，肺动脉和主动脉在根部未分化，仅具有一组半月瓣的先天性畸形。性别差别不大。

病理生理基础 共同动脉干为肺动脉与主动脉共干，仅为一组半月瓣。总干的瓣叶数目多呈三叶，亦可有四叶或五叶，二叶较少，极少数可为单叶甚至六叶。总干的开口大多骑跨于左、右心室之上，少数偏向右室或左室。大多数永存动脉干房室关系一致，二尖瓣与总干瓣叶间有纤维连续。大部分为巨大漏斗部室间隔缺损，也称为漏斗部干下型室间隔缺损。心脏位置及心脏分段多正常。伴发畸形包括右位主动脉弓、主动脉弓离断、一侧肺动脉缺如、房间隔缺损、部分型肺静脉异位引流等。病理分四型。Ⅰ型：动脉干近端左后壁起始处发出较短的主肺动脉，然后再分为左、右肺动脉。Ⅱ型：左右肺动脉起始于动脉干中部的后壁。Ⅲ型：左右肺动脉分别起始于动脉干的侧壁。Ⅳ型：左右肺动脉缺如，肺循环由起自降主动脉的支气管动脉供应。此型属于肺动脉闭锁，不应称为永存动脉干或称为假性共干。

来自左、右心室的血液全部进入动脉干。静脉血液和左心室喷射的来自肺循环的氧合血和右心室喷射的来自体循环的血液混同进入动脉干，产生的血氧饱和度降低的程度取决于肺循环血流量。Ⅰ、Ⅱ、Ⅲ型患者肺部血流来自不同位置的肺动脉，即左、右心室血流均通过室间隔缺损混合后进入总动脉干和肺动脉，致使肺血流量增多，肺动脉压力增高，形成所谓的肺充血型永存动脉干，发绀可不明显，但心脏负荷加重伴有动脉干瓣膜关闭不全者易造成心力衰竭，左心房压力升高可发生肺水肿。Ⅳ型肺血由支气管动脉供应，故肺循环量不足，发绀明显。另外由于左、右心室混合血进入体循环也引起发绀。若肺血管阻力明显增高或伴有肺动脉口狭窄，则肺血流减少，发绀更严重。

临床表现 婴儿出生后数周内由于肺血管床阻力高，肺血流量少，临床症状不明显，随着肺血管床阻力降低后即可出现心力衰竭和肺部感染症状。出生后早期可出现呼吸急促、心动过速、易激惹及喂养困难等心力衰竭症状。肺血流量增多者常出现呼吸困难、心力衰竭和心动过速。肺血流量减少则出现发绀和杵状指（趾）。并发总动脉干瓣膜关闭不全，新生儿早期即出现严重心力

衰竭。总动脉干半月瓣关闭不全时胸骨左缘第2、3、4肋间可闻及全收缩期杂音和叹息样舒张期杂音。

超声影像学表现 包括以下方面。

二维超声 左室长轴切面见总动脉干明显增粗，骑跨于室间隔上，后壁与二尖瓣前叶仍相连（图1）。前壁紧贴胸壁无右室流出道。室间隔连续中断。心底大动脉短轴切面仅见单一增宽的圆形动脉干。半月瓣可有1～6叶畸形。动脉干前方没有右室流出道、肺动脉瓣和肺动脉干及其分支。心尖四腔心切面见室间隔上部连续中断。五腔心切面及剑突下总动脉干长轴切面见总动脉干骑跨于室间隔上。肺动脉发自总动脉干根部（图2）。

彩色多普勒超声 心室水平见双向分流信号，左、右室血流射入总动脉干内血流速度较快。瓣膜关闭不全时可见反流信号。

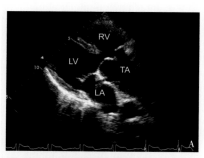

图1 永存动脉干Ⅰ型左室长轴切面二维超声图像

注：A. 见总动脉干明显增粗，骑跨于室间隔上；B. 肺动脉发自总动脉干根部。

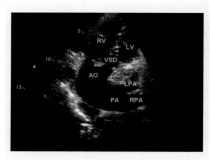

图2 永存动脉干Ⅰ型非典型五腔心切面二维超声图像

注：显示肺动脉发自总动脉干根部。

频谱多普勒超声 可探及心室水平的分流频谱，瓣膜反流频谱。

超声造影 经周围静脉注射造影剂后，左、右心系统均有造影剂反射。周围静脉注入造影剂后，右心房、右心室内可见造影剂充盈，造影剂可通过室间隔缺损进入左心室及总动脉干。

经食管超声和实时三维超声 观察室间隔缺损、肺动脉起源及合并畸形。

超声影像学鉴别诊断 与主动脉－肺动脉间隔缺损、严重法洛四联症相鉴别。①主动脉－肺动脉间隔缺损：主动脉与肺动脉间隔连续中断。彩色多普勒显示由主动脉进入肺动脉的连续性分流信号。肺动脉高压时为双向分流信号。②严重法洛四联症：主要表现肺动脉狭窄及主动脉骑跨明显。肺动脉与右室相连接。

（杨 娅）

xiāntiān xìng guānzhuàng dòngmài bìngbiàn

先天性冠状动脉病变（congenital anomalies of the coronary artery） 一组以冠状动脉起源、行程、回流及血管壁本身发育异常为特征的先天性畸形。先天性冠状动脉疾病较为少见。主要包括冠状动脉瘘和冠状动脉起源异常。

（杨 娅）

guànzhuàng dòngmài lòu

冠状动脉瘘（coronary artery fistula, CAF）

由于胚胎时期心肌中血管窦状间隙的发育障碍导致冠状动脉和心腔间出现异常交通的先天性畸形。正常起源的左、右冠状动脉的主支或分支与心脏或大血管之间相交通。外伤、心肌梗死和医源性损伤亦可引起冠状动脉瘘。

病理生理基础 冠状动脉瘘可发生于右冠状动脉瘘、左冠状动脉瘘、双侧冠状动脉瘘和单支冠状动脉瘘。冠状动脉瘘的引流部位包括右室、右房（包括冠状静脉窦、上腔静脉）、肺动脉、左房和左室。异常交通的冠状动脉显著扩张、粗大或扭曲，壁薄如静脉，可形成动脉瘤，瘤内可形成血栓。合并畸形多为孤立性，可合并肺动脉瓣闭锁、主动脉瓣

闭锁、动脉导管未闭、室间隔缺损等。

血流动力学改变取决于瘘口的大小和瘘入的部位及有无合并其他畸形。瘘入右侧心腔产生左向右分流，增加右心负荷和肺血流量。瘘入左侧心腔产生动脉 - 动脉分流，加重左心负荷。因分流使远端的冠状动脉血流量减少，可造成冠状动脉"窃血"现象而使心肌血流灌注减少，导致相应区域心肌缺血。

临床表现 冠状动脉瘘的临床表现多不典型，多没有任何不适症状，较大的冠状动脉瘘可伴有临床症状，如心悸、胸闷、呼吸困难等。随着年龄增长，症状逐渐加重，并可出现充血性心力衰竭。冠状动脉瘘可并发心肌缺血（较少发生心肌梗死）、感染性心内膜炎，冠状动脉瘤内可形

成血栓，血栓脱落可致冠状动脉远端栓塞，冠状动脉瘤还可压迫邻近的冠状动脉使之供血不足，冠状动脉瘤甚至可破裂而产生严重的并发症。冠状动脉瘘的杂音多为连续性，舒张期最响。瘘入左室者为舒张期杂音。

超声影像学表现 包括以下方面。

二维超声 病变的冠状动脉近端明显扩张，内径多在 6 mm 以上。主动脉根部短轴切面可显示左冠状动脉主干和左前降支、回旋支的起始段；心尖五腔心切面可显示回旋支近端。主动脉根部短轴切面、左室长轴切面、心尖五腔心切面可显示右冠状动脉起始段。冠状动脉瘘的血管走行复杂多变，依病变类型的不同走行各异，在超声探查时应由起源处的冠状动脉开始观察，并且不

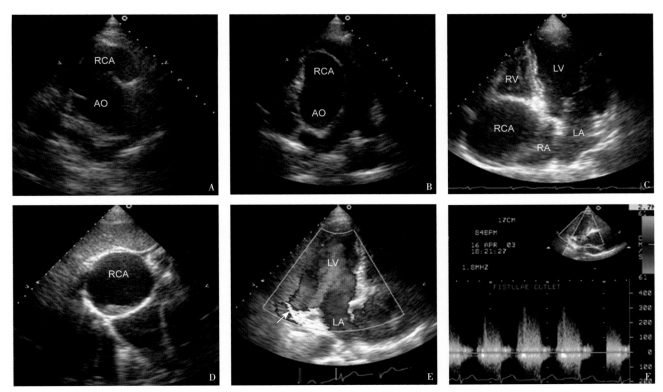

图1 右冠状动脉 - 左室瘘彩色多普勒超声图像

注：A.非标准的主动脉根部的长轴见右冠状动脉明显迂曲扩张；B.心底短轴切面见右冠状动脉明显扩张；C.四腔心切面于右房右后侧见一明显扩张的血管；D.剑突下切面见右冠状动脉呈瘤样扩张，腔内可见团块样血栓回声；E.心尖位左心长轴切面于左室后方近房室环处见五彩镶嵌的血流信号由扩张的右冠状动脉进入左室（箭头所示）；F.连续多普勒超声探及瘘口处的血流为舒张期频谱。

断改变探头的角度和方位，追踪显示迂曲增宽的冠状动脉直至瘘口。

冠状动脉瘘与心腔和大血管连接处瘘口的类型：单发瘘，此为冠状动脉主支或分支末端瘘，此种类型最为多见；多发瘘或网状血管丛样交通；旁侧瘘，瘘口位于冠状动脉主支的侧面与心腔形成一侧壁交通。常见引流进入部位的顺序为：右室（40%）、右房（25%）、肺动脉（17%）、冠状静脉窦（7%）、左房（5%）、左室（3%）、下腔静脉（1%）。显著扩张而形成冠状动脉瘤，瘤内可形成血栓。主动脉可扩张，瘘口引流部位的房室腔可以扩大。

彩色多普勒超声　冠状动脉瘘起始处血流速度稍快，频谱多普勒主要表现为舒张期血流信号。扩张的瘘管内血流速度多较快，可有多彩镶嵌的表现，频谱多普勒主要表现为连续性血流信号。冠状动脉瘘口处为多彩镶嵌的高速血流信号。频谱多普勒除瘘入左室为舒张期血流外，瘘入其他部位均为连续性血流信号（图1～3）。其他表现可有半月瓣和房室瓣反流。

频谱多普勒超声　主要观察瘘口的血流频谱。

经食管超声和实时三维超声　观察冠状动脉的起源、走行及瘘口。回旋支扩张迂曲，回旋支向右走行开口于右心室。

超声影像学鉴别诊断　主要与冠状动脉瘤、川崎病以及左、右冠状动脉起源于肺动脉、主动脉－肺动脉间隔缺损等相鉴别。

①冠状动脉瘤：冠状动脉局限型呈瘤样扩张，与心腔和血管间无交通。②川崎病：儿童常见。临床表现包括发热、结膜充血、皮疹、口腔黏膜病变和淋巴结肿大。可出现冠状动脉扩张、冠状动脉瘤形成等并发症。③左、右冠状动脉起源于肺动脉：左、右冠状动脉异常起源于肺动脉时在肺动脉内可显示冠状动脉的开口。彩色多普勒表现为由冠状动脉流向肺动脉的血流信号，多为舒张期血流；成人型心肌内可见丰富的侧支循环信号。④主动脉－肺动脉间隔缺损：主动脉与肺动脉间隔连续中断。彩色多普勒超声显示由主动脉进入肺动脉的连续性分流信号。肺动脉高压时为双向分流信号。

（杨　娅）

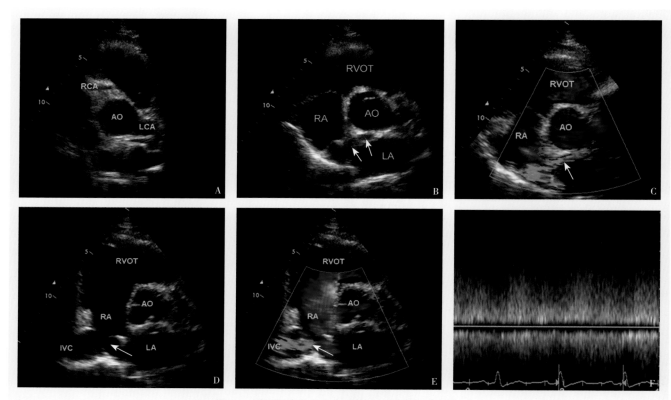

图2　左冠状动脉－右房瘘彩色多普勒超声图像

注：A.心底短轴切面见左冠状动脉主干增宽，内径为12mm，右冠状动脉内径正常；B.心底短轴切面于主动脉根部和左房之间可见一扩张的血管（箭头所示）；C.彩色多普勒超声显示其内有紊乱的血流信号；D.心底短轴切面于右房内近下腔静脉入口处见一环形结构（箭头所示）；E.彩色多普勒超声见有紊乱的血流信号由该环形结构流向下腔静脉入口处（箭头所示）；F.连续多普勒超声显示其血流为连续性湍流。

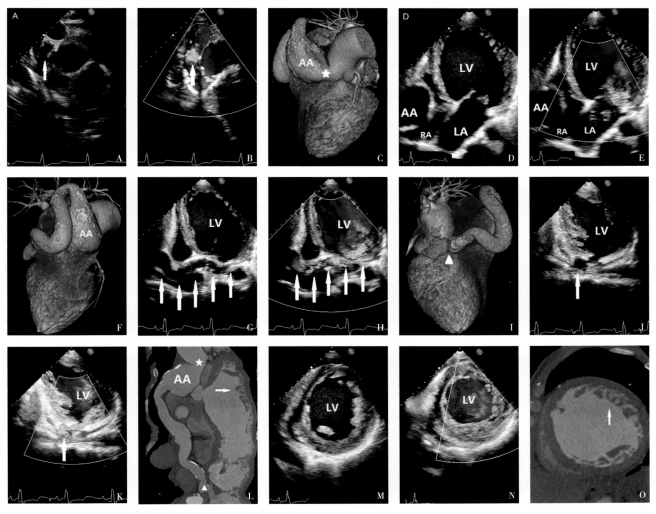

图 3　右冠状动脉 – 左室瘘合并冠状动脉瘤彩色多普勒超声图像

注：A.2D：右冠状动脉（RCA）起源处内径增宽（15mm）；B.CDFI：增宽的 RCA；C.CT：增宽的 RCA 稍远段形成动脉瘤（AA）；D.2D：RCA 走行在右房处形成冠状动脉瘤（AA）；E.CDFI：动脉瘤形成（AA）；F.CT：动脉瘤形成（AA）；G.2D：迂曲增宽走行于右房室沟处的 RCA（箭头所示）；H.CDFI：迂曲增宽走行于右房室沟处的 RCA（箭头所示）；I.CT：迂曲增宽走行于右房室沟处的 RCA（箭头所示）；J.2D：右冠状动脉瘘入左室处瘘口（13mm）（箭头所示）；K.CDFI：瘘口（箭头所示）；L.CT：显示冠状动脉瘘的起始、走行及瘘口。

guànzhuàng dòngmài qǐyuán yìcháng

冠状动脉起源异常（anomalous origin of coronary artery, AOCA）

胚胎时期动脉干内螺旋间隔发育发生偏差，导致一支或多支冠状动脉不从其正常部位发出、冠状动脉开口于肺动脉的较为罕见的冠状动脉先天性畸形。冠状动脉起源异常的形式复杂多样，主要分为以下两类：冠状动脉起源于主动脉和冠状动脉起源于肺动脉。①冠状动脉起源于主动脉：其包括无病理意义的冠状动脉起源变异，左、右冠状动脉起源于

相应的主动脉窦畸形，左、右冠状动脉起源于非对应的主动脉窦。也包括冠状动脉开口的形态和角度的改变。②左、右冠状动脉起源于肺动脉：左冠状动脉主干和分支起源于肺动脉，右冠状动脉起源于肺动脉，双侧冠状动脉起源于肺动脉。③冠状动脉闭锁。冠状动脉起源异常可以导致猝死、冠状动脉供血不足等临床表现。以下条目主要介绍左冠状动脉起源于肺动脉、右冠状动脉起源于肺动脉。

（杨　娅）

zuǒ guànzhuàng dòngmài qǐyuán yú fèi dòngmài

左冠状动脉起源于肺动脉（anomalous origin of the left coronary artery from the pulmonary artery, ALCAPA）

胚胎时期左冠状动脉从肺动脉发出的先天性畸形。临床较为罕见。

病理生理基础　左冠状动脉起源于肺动脉，多数仅为开口部位的异常，其行程和分布仍然正常。起源于肺动脉的左冠状动脉开口多位于肺动脉的左窦内紧靠肺动脉瓣之上的左肺动脉窦。左、

右冠状动脉扩张、迂曲，管壁变薄。左冠状动脉起源异常多独立存在，亦可合并其他畸形，如动脉导管未闭、室间隔缺损、法洛四联症、房室通道、大动脉转位及主动脉缩窄等。

血流动力学改变取决于体循环和肺循环间的压差以及左、右冠状动脉系统之间有无侧支循环。由于肺动脉的压力及血氧饱和度均明显低于体循环压力，起源于肺动脉的左冠状动脉无法满足氧消耗较大的左室，导致心肌缺血甚至心肌梗死。婴儿期左、右冠状动脉间的侧支循环发育不良，导致左室心肌缺血，发生坏死、纤维化，左室扩大，乳头肌功能失调而导致二尖瓣关闭不全，出现心绞痛、心肌梗死或心力衰竭而死亡。少数侧支循环建立较好的患者可存活至成年，右冠状动脉和异常的左冠状动脉之间的血管明显扩张，血流量增加。血流由右冠状动脉经侧支循环进入左冠状动脉，再流入肺动脉，形成左向右分流。左冠状动脉与压力较低的肺动脉相连接，侧支循环的血流流向肺动脉而不流入阻力较高的心肌内血管，产生冠状动脉－肺动脉"窃血"。

临床表现 临床表现差异较大，有的出生后有明显的症状，甚至迅速死亡。极少数几乎没有症状，仅于体检时偶然发现。婴儿期于吃奶、哭叫时发生心肌缺血，重者发生心肌梗死和充血性心力衰竭而死亡。成人因心肌缺血发生心绞痛、心肌梗死、心力衰竭，甚至猝死。心脏可扩大，出现第三心音、第四心音和奔马律。胸骨旁可闻及收缩期或连续性杂音。出现瓣膜反流时可出现相应的杂音。

超声影像学表现 包括以下方面。

二维超声 心底短轴切面肺动脉内见异常血管开口，左冠状动脉多起源于肺动脉的左后侧（图1）。左冠状动脉窦内冠状动脉开口。左冠状动脉和正常起源的右冠状动脉均代偿性扩张。其他表现有心肌缺血使相应心室腔扩大，室壁运动减弱。严重者可出现心内膜增厚、乳头肌缩小、回声增强和心肌梗死的相关表现。

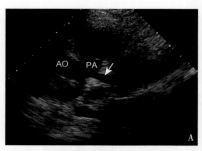
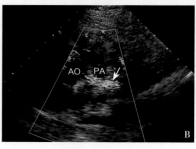

**图1 左冠状动脉起源于肺动脉
二维超声图像**

注：A.左冠状动脉开口于肺动脉的左侧（箭头所示）；B.彩色多普勒超声显示由左冠状动脉流入肺动脉的血流信号（箭头所示）。

彩色多普勒超声 肺动脉内左冠状动脉开口处可见经异常起源的冠状动脉进入肺动脉内的反流信号（图1）。异常起源的冠状动脉内血流方向为由远端流向近端。在左右冠状动脉交汇区显示明显的心肌内广泛血流交通信号，以室间隔内血流信号最为明显。室间隔内血流方向由后向前，即由右冠状动脉的血流分布区流向左冠状动脉的血流分布区（图2）。其他表现可有瓣膜反流等。

频谱多普勒超声 脉冲多普勒在肺动脉冠状动脉开口处探及连续性血流信号，以舒张期为主，血流速度多较低。室间隔心肌内血流脉冲多普勒表现为连续性正向湍流频谱（图2）。

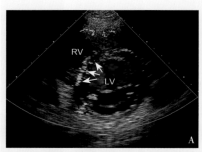
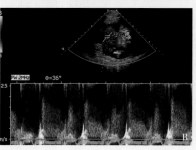

**图2 左冠状动脉起源于肺动脉
彩色多普勒超声图像**

注：A.心室短轴切面彩色多普勒超声显示室间隔心肌内由后向前的正向血流信号；B.室间隔心肌内血流为正向连续性频谱。

经食管超声和实时三维超声观察肺动脉内异常的冠状动脉开口及心肌内交通的血流信号。

超声影像学鉴别诊断 其主要与右冠状动脉起源于肺动脉相鉴别，还应该与冠状动脉瘘、左冠状动脉主干闭锁、冠状动脉瘤、川崎病、主动脉－左室隧道、主动脉－肺动脉间隔缺损等疾病相鉴别。

右冠状动脉起源于肺动脉：右冠状动脉窦内无冠状动脉开口，肺动脉内可见右冠状动脉开口。彩色多普勒显示血流由右冠状动脉流向肺动脉。成人型心肌内见丰富的侧支循环信号，血流方向由左冠状动脉供血区域流向右冠状动脉供血区域。

（杨 娅）

yòu guànzhuàng dòngmài qǐyuán yú fèi dòngmài

右冠状动脉起源于肺动脉
（anomalous origin of the right coronary artery from the pulmonary artery, ARCAPA） 胚胎时期左冠状动脉从肺动脉发出的先天性畸形。临床更为罕见。

病理生理基础 右冠状动脉起源于肺动脉，多数仅为开口部位的异常，其行程和分布仍然正常。起源于肺动脉的右冠状动脉开口多位于肺动脉的右窦内肺动脉根部的右侧。左、右冠状动脉扩张、迂曲，管壁变薄。右冠状动脉起源异常多独立存在，亦可合并其他畸形。

血流动力学改变取决于体循环和肺循环间的压差以及左、右冠状动脉系统之间有无侧支循环。患者预后多良好。由于右室壁张力低，虽然右冠状动脉起源于肺动脉，尚能使心肌获得一定的血液供应。侧支循环建立后右室的血液由左冠状动脉经侧支循环供应。血流由左冠状动脉经侧支循环流向右冠状动脉，进入肺动脉，在大动脉水平产生左向右分流。丰富的侧支循环可产生冠状动脉"窃血"现象，使左冠状动脉分布的区域供血不足。

临床表现 部分患者没有症状，仅于体检时偶然发现。成人因心肌缺血发生心绞痛、心肌梗死、心力衰竭，甚至猝死。胸骨旁可闻及收缩期或连续性杂音。出现瓣膜反流时可出现相应的杂音。

超声影像学表现 包括以下方面。

二维超声 心底短轴切面肺动脉内见异常血管开口，右冠状动脉多起源于肺动脉根部的右侧（图1）。正常右冠状动脉窦内处未见冠状动脉开口。右冠状动脉和左冠状动脉均代偿性扩张。其他表现有心肌缺血使相应心室腔扩大，室壁运动减弱。

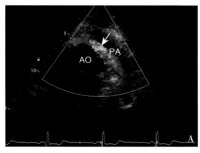

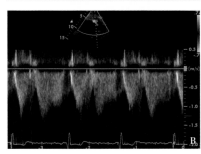

图1 右冠状动脉起源于肺动脉冠状动脉开口处血流超声图像
注：A.右冠状动脉开口于肺动脉的右侧（箭头所示）；B.由右冠状动脉流入肺动脉的血流频谱。

彩色多普勒超声 肺动脉内左冠状动脉开口处可见经异常起源的冠状动脉进入肺动脉内的反流信号（图1）。异常起源的冠状动脉内血流方向为由远端流向近端。在左右冠状动脉交汇区显示明显的心肌内广泛血流交通信号，以室间隔内血流信号最为明显。室间隔内血流方向由前向后，即由左冠状动脉的血流分布区流向右冠状动脉的血流分布区（图2）。

频谱多普勒超声 脉冲多普勒在肺动脉内冠状动脉开口处探及连续性血流信号，以舒张期为主，血流速度多较低。室间隔心肌内血流脉冲多普勒表现为连续性负向湍流频谱（图2）。

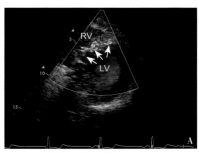

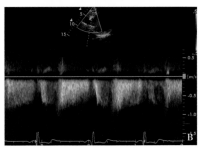

图2 右冠状动脉起源于肺动脉室间隔心肌内血流彩色多普勒超声图像
注：A.心室短轴切面彩色多普勒超声显示室间隔心肌内由前向后的负向血流信号；B.室间隔心肌内血流为负向连续性频谱。

经食管超声和实时三维超声观察肺动脉内异常的冠状动脉开口及心肌内交通的血流信号。

超声影像学鉴别诊断 其主要与左冠状动脉起源于肺动脉相鉴别，还应该与冠状动脉瘘、左冠状动脉主干闭锁、冠状动脉瘤、川崎病、主动脉-左室隧道、主动脉-肺动脉间隔缺损等疾病相鉴别。

左冠状动脉起源于肺动脉：左冠状动脉窦内无冠状动脉开口，肺动脉内可见左冠状动脉开口。彩色多普勒显示血流由右冠状动脉流向肺动脉。成人型心肌内见丰富的侧支循环信号，血流方向由右冠状动脉供血区域流向左冠状动脉供血区域。

（杨 娅）

fèi dòngjìngmài lòu

肺动静脉瘘（pulmonary arteriovenous fistulas, PAVF） 胚胎时期在肺动脉分支和肺静脉之间有一个或多个交通，部分血液不

经过肺毛细血管床而直接经肺静脉回流入左房的少见的先天性畸形。又称肺动静脉畸形。

病理生理基础 该病大多数为先天性血管发育畸形引起，少数也可由后天病变或创伤累及肺血管引起。由于瘘口存在，大量未经肺毛细血管进行氧交换的血液直接流入肺静脉，造成心外右向左分流。根据病变发生的血管部位及形态，可分为弥漫性肺小动静脉瘘和局限性肺动静脉瘘两型。弥漫性肺小动静脉瘘在靠近毛细血管的终末小动静脉间呈弥漫多发瘘孔样吻合，范围可满布一侧全肺，甚至两侧肺都有病变。局限性肺动静脉瘘发生在近心侧较粗的肺动、静脉分支，有时可形成血管瘤样的囊腔。

临床表现 该病临床表现与分流量多少有关。分流量少的肺动静脉瘘可无症状和体征。分流量大的患者则可出现乏力、活动后气短、头晕等缺氧症状。病史较长者可有发绀、杵状指和红细胞增多，继发红细胞增多易形成肺血管血栓，并出现脑血管栓塞及脑脓肿。如合并遗传性出血性毛细血管扩张症，可反复出现鼻出血、血尿和咯血。

超声影像学表现 包括以下方面。

二维超声 多数情况下心脏房室腔结构和大小正常（图1）。位于肺表面的肺动静脉瘘可于体表病灶处探及形态不规则的低回声或无回声区。分流量大时可出现相应的肺静脉扩张，甚至呈瘤样扩张。

彩色多普勒超声 心内无特殊表现，肺静脉内也很难以显示分流信号。位于肺表面的肺动静脉瘘则可在病灶处见五彩镶嵌的湍流信号。

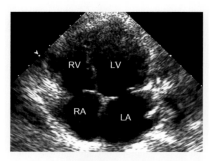

图1 肺动静脉瘘二维超声图像

注：心尖四腔心切面显示各心腔大小基本正常。

频谱多普勒超声 于病灶五彩镶嵌的湍流信号处可探及连续性的血流频谱。

超声造影 右心声学造影对该病诊断具有决定性作用。经周围静脉注射造影剂后，右房和右室首先显影，而左心并不显影。经过3～5个（或4～6个）心动周期后左房和左室可见依次显影。M型超声可清晰显示右心与左心显影的时间顺序（图2）。

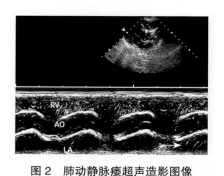

图2 肺动静脉瘘超声造影图像

注：经肘静脉注入造影剂后，心底M型超声右室首先显影，3个心动周期后左房也显影（箭头所示）。

超声影像学鉴别诊断 主要与右向左分流的疾病鉴别，如房间隔缺损、卵圆孔未闭等。此外还需与单纯肺静脉扩张或肺动脉扩张鉴别。①房间隔缺损：房间隔连续中断，右心扩大。肺动脉高压时出现右向左分流。右心超声造影时见造影剂由右房进入左

房，右房显影后左房随即显影，无明显时间间隔。②卵圆孔未闭：房间隔无连续中断，心腔大小正常。右心超声造影时见造影剂由右房进入左房，右房显影后左房随即显影，无明显时间间隔。由于卵圆孔较小，右向左分流量少。必要时经食管超声观察。

（杨娅 谢谨捷）

dān xīnshì

单心室（single ventricle, SV）

心脏只有一个有功能的主心室腔，左右心房或共同心房通常经房室瓣口与主心室腔相通，可伴有或不伴有残余心腔的罕见的发绀型先天性心血管复杂畸形。大多数合并有大动脉转位等房室和大动脉的连接关系异常以及肺动脉狭窄等其他畸形。

病理生理基础 单心室多数有主心室腔与残余心腔两个"心室腔"；极少数不伴残余心腔，仅有一个心室腔者称为孤立心室。主心室腔有两个房室瓣口或一个共同房室瓣口与之相连接，双侧心房的血流均进入主心室腔。残余心腔则没有心房和房室瓣口与之相连接。主心室腔与残余心腔间的交通口为球室孔。根据主心室腔的形态学特征可将单心室分为左室型、右室型、混合型和未分化型四型。

主心室腔同时接受左右心房血液，在心腔内混合后再进入体循环和肺循环。根据流出道梗阻程度可分为3种类型：①严重肺动脉口狭窄，肺血减少，缺氧严重。②轻中度肺动脉口狭窄，肺血减少较轻，中度发绀，一般不出现心力衰竭。③无肺动脉口狭窄，肺血增多，发绀轻，但心力衰竭症状明显。

临床表现 肺循环无梗阻的新生儿出生后可表现正常，但随

后可出现充血性心力衰竭症状，有气促、多汗、易疲劳、喂养困难等表现而发绀相对较轻，体格检查有生长发育迟缓，肺充血，心脏增大，心率快，胸骨左缘收缩期杂音，P_2亢进。如存在肺循环梗阻，则以发绀为主要表现，出生后即明显发绀，哭闹和活动后加重。体格检查有中央型青紫，杵状指（趾），胸骨左缘收缩期杂音，P_2减弱。

超声影像学表现 包括以下方面。

二维超声 各切面均可显示室间隔缺如，心内十字交叉结构消失，两组房室瓣或共同房室瓣开向单一心腔。左室型单心室内壁因肌小梁细小而较光滑；右室型单心室则因肌小梁粗大而内壁粗糙，可见漏斗腔。有时在主心室腔一侧可见发育不良的残余心腔，该残余腔可与大动脉相连接，并有一球室孔与主心室腔相通（图1）。形态混合型单心室内壁具有前述两者的特点。未分化型单心室则共同室腔内壁结构难以归入上述三种类型。根据心室与大动脉的连接关系以及大动脉的排列方位可进一步判断大动脉转位的类型。

彩色多普勒超声 在心尖四腔心切面见左右心房的红色血流信号通过两组房室瓣或共同房室瓣流入共同室腔；如存在房室瓣关闭不全，则可见蓝色信号从共同室腔反流入心房。

频谱多普勒超声 脉冲多普勒超声和连续多普勒超声结合二维超声心动图，可以判断主动脉及肺动脉口处有无狭窄并进行定量分析。

超声影像学鉴别诊断 三尖瓣闭锁右室发育不良时应与单心室相鉴别，巨大室间隔缺损时也易误诊为单心室。此外还应注意与心内其他畸形区别，如大动脉转位、右室双出口、永存动脉干等。①巨大室间隔缺损：左右心室间有室间隔存在，其上连续中断较大。②大动脉转位：主要观察主动脉与肺动脉的连接关系。大动脉转位时主动脉连接右室，肺动脉连接左室。③右室双出口：主动脉和肺动脉均连接右室，二者平行走行。④永存动脉干：仅有单一的动脉干。动脉干较宽，骑跨于室间隔之上，伴有较大的室间隔缺损。

（杨 娅 谢谨捷）

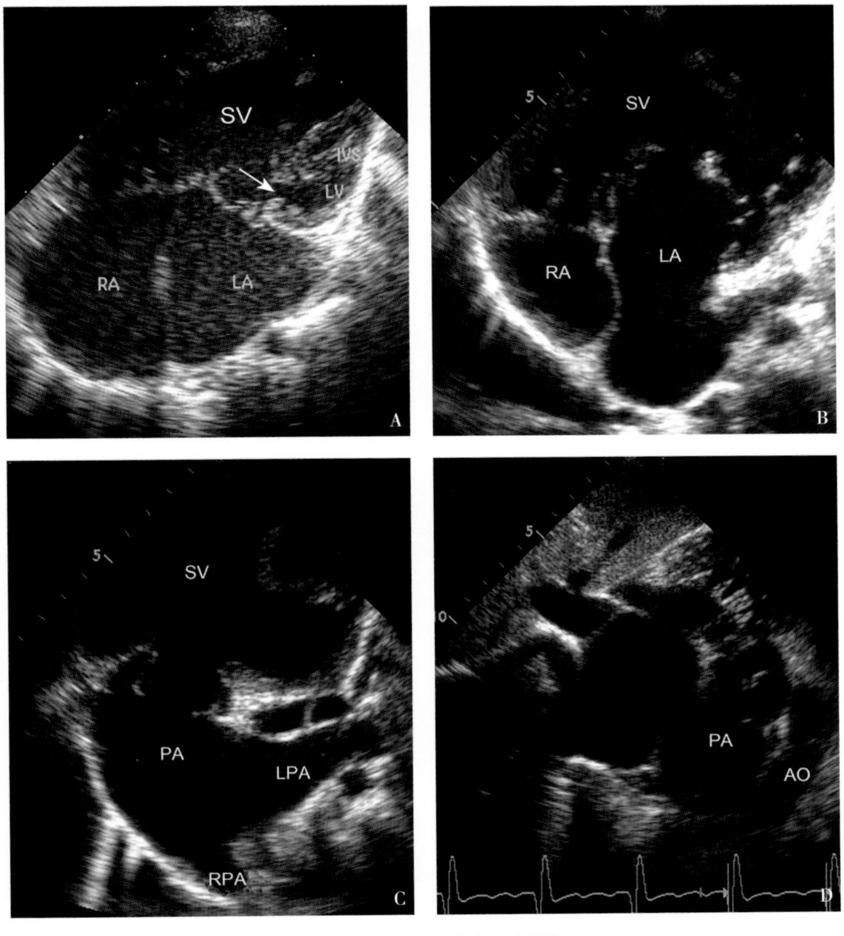

zhǔ dòngmài-fèi dòngmài jiàngé quēsǔn

主动脉-肺动脉间隔缺损（aortic pulmonary septal defect, AP-SD）

胚胎时期主动脉和肺动脉之间间隔分隔异常的较少见的先天性大血管畸形。又称主-肺动脉窗。

病理生理基础 主要病理表现为升主动脉左侧壁与肺动脉干右侧壁之间存在的一圆形或椭圆形的交通。缺损多为一个，极少数为两个。缺损可发生在升主动脉与肺动脉之间的任何部位。根据缺损部位不同可以分为三型。Ⅰ型：主动脉—肺动脉近端缺损；Ⅱ型：主动脉—肺动脉远端缺损；Ⅲ型：主动脉—肺动脉完全缺损。多数为独立病变，亦合并有其他

图1　单心室二维超声图像

注：A. 四腔心切面显示：心室呈单一心室腔，左侧见一较小的残余心腔（LV），残余心腔与单心室间见球室孔（箭头）；B. 四腔心切面显示：心室呈单一心室腔，其内无室间隔结构；C. 肺动脉较宽，开口单心室的右侧；D. 主动脉开口单心室的左侧，与肺动脉平行。

心内畸形，如动脉导管未闭、室间隔缺损、A型主动脉弓离断、右位主动脉弓、肺动脉或主动脉瓣闭锁、三尖瓣闭锁、法洛四联症等，且通常为两种或两种以上的病变同时存在。

血流动力学改变与动脉导管未闭相似，其病理变化的进程取决于缺损口径大小与肺血管的阻力。缺损口一般较大，与主动脉口接近，故分流量较大。主动脉－肺动脉间隔缺损使主动脉血液大量向肺动脉分流，致肺血增加，从而左心回流血量增加，导致左心扩大。长期肺循环充血，致肺小动脉痉挛，内膜增厚，中层及纤维增生，肺阻力增加，形成肺动脉高压，出现右向左分流，患者出现发绀。

临床表现　由于缺损一般较动脉导管大，因此主动脉－肺动脉间隔缺损的临床表现及预后较动脉导管未闭者更迅速、更严重。患儿较早出现心悸、气短、乏力等心力衰竭症状，容易出现肺动脉高压。体检胸前区可闻及连续性机器样杂音并有震颤。心电图提示左心室肥大，胸片示心脏扩大，肺动脉段凸出，升主动脉扩张等。

超声影像学表现　包括以下方面。

二维超声　主动脉短轴切面显示主动脉左侧壁与肺动脉干内侧之间的动脉壁回声中断，断端回声稍强（图1）。根据回声中断的大小与部位不同，可对主动脉－肺动脉间隔缺损做出分型诊断。Ⅰ型患者回声中断位于肺动脉瓣与肺动脉分叉之间，Ⅱ型患者回声中断则靠近肺动脉分叉，Ⅲ型患者则为升主动脉与肺动脉之间的动脉壁回声全部缺如。结合其他切面可显示左房室增大，右室

肥大，主动脉、肺动脉增宽等间接征象。

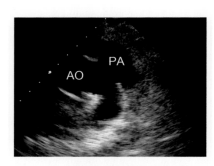

图1　主动脉－肺动脉间隔缺损二维超声图像

注：主动脉短轴切面显示主动脉左侧壁与肺动脉干间回声中断。

彩色多普勒超声　显示升主动脉与肺动脉间经缺损口血流相交通。如缺损较小，主动脉压大于肺动脉压，主要存在左向右的分流，则可见明亮的彩色分流信号从主动脉进入肺动脉。如为中等大小的缺损，二者之间压差不大，分流速度较低，彩色信号暗淡，收缩期为左向右分流，舒张期为右向左分流。如缺损为Ⅲ型，主动脉腔与肺动脉腔完全相通，二者之间压力相等，主动脉与肺动脉血流混杂一起，彩色多普勒显示无明显分流信号（图2）。

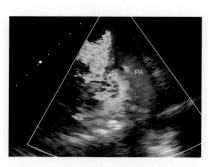

图2　主动脉－肺动脉间隔缺损彩色多普勒超声图像

注：示升主动脉与肺动脉间血流相交通。

频谱多普勒超声　脉冲多普勒可准确显示分流的部位、速度、

时相与方向。

超声造影　主动脉－肺动脉间隔缺损作为单独病变时，如只存在左向右分流时，右心系统充满造影剂回声，同时于充满造影剂回声的肺动脉腔内出现负性造影区。如为双向分流，依据分流量的大小不同，主动脉腔内出现浓度不等的造影剂回声，而左心房、左心室内无造影剂回声出现。如为间隔完全缺如，肺动脉显影后，则于主动脉腔内立即出现与肺动脉腔内相同浓度的造影剂回声，但左房室腔内无造影剂回声。

经食管超声和实时三维超声显示大动脉间的间隔缺损及合并畸形。

超声影像学鉴别诊断　与动脉导管未闭、永存动脉干等先心病相鉴别。①动脉导管未闭：降主动脉与肺动脉间的通道，血流由降主动脉流向肺动脉。②永存动脉干：仅有单一动脉干，肺动脉不正常连接于右室，而是与动脉干相连接。

（杨　娅　谢谨捷）

fèi dòngmài qǐyuán yìcháng

肺动脉起源异常（anomalous origin of pulmonary artery, AOPA）

胚胎时期肺动脉起源于非正常部位的先天性畸形。包括单侧肺动脉异常起源于升主动脉、左肺动脉异常起源于右肺动脉、单侧肺动脉缺如和极为少见的双侧肺动脉均起源于主动脉。其中单侧肺动脉（右肺动脉多见）异常起源于主动脉最多见。是较少见的心血管畸形。现主要介绍右肺动脉异常起源于升主动脉。

病理生理基础　右肺动脉异常起源于升主动脉，主动脉和肺动脉各自存在独立的半月瓣。常见合并的心血管畸形有主动脉－肺动脉窗、主动脉缩窄、法洛四

联症、动脉导管未闭、室间隔缺损等。血流动力学改变类似于共同动脉干或粗大动脉导管未闭。由于右肺动脉起源于主动脉，右肺动脉直接接受主动脉血流，肺血流量显著增多，致肺动脉压力增加。

临床表现 患儿较早出现气短、呼吸困难，多数体弱、发育不良并出现充血性心力衰竭和重度肺动脉高压表现。

超声影像学表现 包括以下方面。

二维超声 胸骨旁左室长轴切面显示升主动脉长轴，通常在主动脉瓣上近端升主动脉后壁或侧壁发出一管腔，追踪扫查其走向可判定为右肺动脉（图1）。心底短轴切面可见右室流出道、肺动脉瓣结构和肺动脉主干，而肺动脉主干无右侧肺动脉分支，仅显示左肺动脉。多切面观察其合并畸形（图2）。

彩色多普勒超声 收缩期血

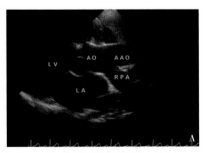
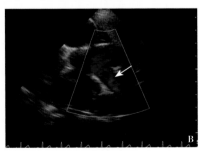

图1 右肺动脉起源于升主动脉二维超声图像

注：A.左室长轴切面显示右肺动脉起源于升主动脉；B.彩色多普勒超声显示血流由升主动脉进入右肺动脉（箭头所示）。

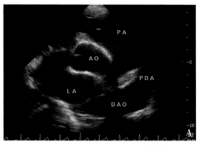
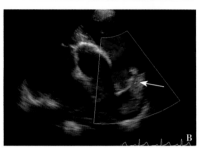

图2 右肺动脉起源于升主动脉合并动脉导管未闭二维超声图像

注：A.心底短轴切面于降主动脉与肺动脉间异常通道（PDA）；B.彩色多普勒超声显示由降主动脉与肺动脉间经过异常通道的血流信号（箭头所示）。

流自升主动脉流向右肺动脉（图1）。显示合并畸形的血流信号（图2）。

频谱多普勒超声 收缩期可见由升主动脉流向右肺动脉的血流频谱。

超声造影 主要观察合并畸形的异常分流。

经食管超声和实时三维超声 观察异常起源的肺动脉及合并畸形。

超声影像学鉴别诊断 与共同动脉干、动脉导管未闭相鉴别。①共同动脉干：仅有单一动脉干，肺动脉不正常连接于右室，而是与动脉干相连接。②动脉导管未闭：降主动脉与肺动脉间的通道，血流由降主动脉流向肺动脉。

（杨 娅 谢谨捷）

shízì jiāochā xīn

十字交叉心（criss-cross heart, CCT） 胚胎时期心室异常旋转，导致房室连接区空间位置异常，

房、室间隔扭转形成的极为罕见的复杂心脏畸形。又称上、下心室或楼上、楼下心室，指左、右心室呈上、下的位置关系，右室在上，左室在下，室间隔宛如楼板。临床上罕见。

病理生理基础 体、肺静脉血流轴在心脏房室瓣水平发生空间位置上的左右交叉，在心脏前后投影平面上成"十字"形。两组房室瓣呈前后排列，多数患者室间隔水平位，左右心室呈上下排列，即所谓"楼上楼下心"。右房进三尖瓣口，再进入位于左上部的右室，出左侧的主动脉；而左房进二尖瓣口，再入位于右下部的左室，出右侧的肺动脉（完全性大动脉转位）。亦可能有其他的节段组合。一般心脏多位于左胸，内脏心房位置正常，右室转上多伴发育不全，但漏斗部发育良好。常伴有室间隔缺损、大动脉转位、右心室双出口、肺动脉狭窄及右心室发育不良等。

十字交叉心病变复杂，包括心脏、房室位置异常，房室及心室与大动脉的连接关系异常，还有其他心脏畸形，血流动力学改变也极为复杂。

临床表现 由于病理解剖和血流动力学改变复杂，临床表现也多样。主要有生长发育迟缓、发绀和心脏杂音等。

超声影像学表现 包括以下方面。

二维超声 ①四腔心切面，无论剑突下还是胸骨旁常规四腔观均难以完整显示四个心腔及两组房室瓣，而呈现三个心腔或者四个心腔和一组房室瓣。动态倾斜探头可发现心房与心室的连接在两组房室瓣水平发生空间位置上的左右交叉（图1）。②心室短轴切面观，与正常人室间隔多呈

倾斜排列不同，十字交叉心左右心室位置排列具有特征性，多呈右心室位于左心室前上方，呈"楼上楼下"心室（图2），少数与左心室水平平行排列。伴发畸形：大动脉转位、右心室双出口、室间隔缺损、右室流出道梗阻及右心室发育不良等。

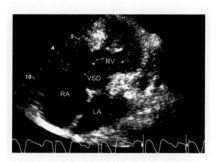

图1 十字交叉心常规四腔心切面观二维超声图像

注：难以完整显示四个心腔及两组房室瓣，而呈三个心腔或者四个心腔和一组房室瓣，体静脉血流轴与左房内的肺静脉血流轴在房室瓣水平出现左右交叉。

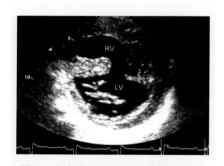

图2 十字交叉心左心室短轴切面观二维超声图像

注：室间隔水平位，右心室位于左心室前上方，呈"楼上楼下"心室。

彩色多普勒超声 显示右房内的体静脉血流轴与左房内的肺静脉血流轴在房室瓣水平出现左右交叉。其他主要是合并畸形的表现。

频谱多普勒超声 主要显示异常分流及狭窄的血流频谱。

超声造影 右心造影有助于体静脉血流轴走向的判断。

经食管超声和实时三维超声显示十字交叉的心脏结构和血流及合并畸形。

超声影像学鉴别诊断 十字交叉心常合并大动脉转位、右心室双出口，临床上应采用系统分段诊断法逐一鉴别。

（杨 娅 房 芳）

zuǒxīn fāyù bùliáng zōnghézhēng

左心发育不良综合征（hypoplastic left heart syndrome, HLHS）

胚胎时期左室流出系统和流入系统重度狭窄或闭锁使左心明显发育不良的一组复合心血管畸形。十分罕见。

病理生理基础 左室流出系统病变包括主动脉瓣严重狭窄或闭锁、升主动脉和主动脉弓发育不良。左室流入系统病变包括二尖瓣严重狭窄或闭锁。伴发畸形包括降主动脉近端缩窄、动脉导管未闭。

根据主动脉瓣和二尖瓣状况可分为四型。Ⅰ型：主动脉瓣狭窄、二尖瓣狭窄；Ⅱ型：主动脉瓣闭锁、二尖瓣闭锁；Ⅲ型：主动脉瓣闭锁、二尖瓣狭窄；Ⅳ型：主动脉瓣狭窄、二尖瓣闭锁。

多数为左室变小、功能明显减低或无功能，左房和肺静脉压力显著增高。左房血液经卵圆孔进入右房。肺动脉的阻力上升，右心室的收缩压升高。肺动脉血液经未闭的动脉导管到达降主动脉。右心系统负荷过重，明显扩大。少数表现为左心扩大。

临床表现 该病是新生儿期最严重的先天性心脏病，病变严重者新生儿期死亡。狭窄程度较轻或左右心间有较好的交通者患者可存活一段时间。患者发育差，呼吸急促，四肢末梢发绀。

超声影像学表现 包括以下方面。

二维超声 左室腔多明显变小，严重者仅为一狭小的腔隙。室壁肥厚。主动脉瓣重度狭窄或闭锁；主动脉根部明显缩小，升主动脉细小（图1）；降主动脉缩窄。二尖瓣重度狭窄或闭锁。右心明显扩大，肺动脉扩张。

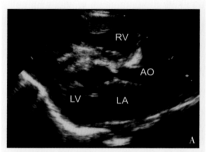

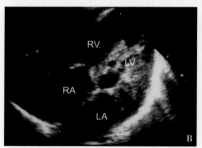

图1 左室发育不良二维超声图像

注：A.左室长轴切面见左室流出道及主动脉明显狭窄；B.四腔心切面见左室腔明显变小。

彩色多普勒超声 主动脉瓣口和/或二尖瓣口无明显血流信号通过。心房水平左向右分流，动脉导管右向左分流。

频谱多普勒超声 示主动脉瓣口和/或二尖瓣口无明显的血流频谱。

超声造影 右心显影，动脉导管未闭时降主动脉显影。左心无造影剂。

经食管超声和实时三维超声观察主动脉瓣和二尖瓣病变及合并畸形。

超声影像学鉴别诊断 主要与肥厚型心肌病相鉴别。左心扩大时与扩张型心肌病、心内膜弹力纤维增生症相鉴别。

肥厚型心肌病：表现为心肌明显肥厚，主要为左室心肌肥厚。心尖的构成仍为左室。无流入道或流出道的先天性畸形。

（杨　娅　谢谨捷）

yòushì shuāngqiāngxīn
右室双腔心（double-chambered right ventricle, DCRV）

胚胎时期一条或多条异常肌束横穿右室腔，将右室分为靠近流入道的高压腔及靠近流出道的低压腔两个部分的先天性畸形。又称双腔右心室。

病理生理基础　异常肌束可以位于从右室心尖起到漏斗部以下的任意位置，多位于小梁部，极少位于窦部，不位于漏斗部。肌束的一端多起于室上嵴下方，另一端多附于右室前游离壁或三尖瓣前乳头肌。不属于右室流出系统病变。分为肌束型和肌隔型。常合并室间隔缺损、肺动脉瓣膜狭窄、主动脉瓣下膜性狭窄、动脉导管未闭等。

血流在肌束处受到阻挡，高压腔靠近三尖瓣，亦称近端室腔；低压腔远离心室腔压力可不升高或低于正常。两腔在肌束的交通孔处产生压力阶差，血流在此处加速，进入低压腔内形成湍流。右室异常肌束有进行性肥厚的倾向，梗阻会越来越重，引起右室肥厚，右室扩大直至右心衰竭。

临床表现　轻度无明显症状，严重时有右心衰竭的表现。体征主要为胸骨右缘收缩期杂音。

超声影像学表现　包括以下方面。

二维超声　主动脉根部短轴、右室流出道长轴及心尖四腔心切面等切面可清晰显示右室内异常肌束或肌隔样回声分隔右室腔，将右室分为高压腔和低压腔（图

1）。右室扩大，右室肥厚。合并畸形包括室间隔缺损、肺动脉瓣膜狭窄等。

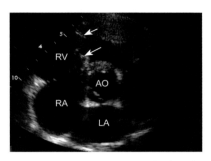

图1　右室两腔心切面二维超声图像
注：右室内异常肌束延伸至右室前壁形成狭窄口，将右室分为两个腔室（箭头所示）。

彩色多普勒超声　在右室内肌束或肌隔样回声形成的狭窄孔处加速，产生血流汇聚现象，至狭窄孔低压腔侧血流转变为五彩镶嵌的湍流，并可一直延至流出道内。合并室间隔缺损时心室水平见左向右或双向或右向左的分流（图2）。

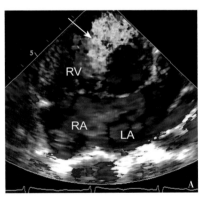

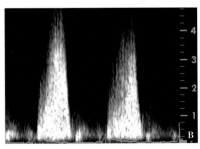

图2　右室双腔心彩色多普勒超声图像
注：A.彩色多普勒超声于狭窄口见高速血流信号；B.狭窄口处高速血流频谱。

频谱多普勒超声　连续多普勒探及高速的收缩期湍流频谱，频谱形态类似漏斗部狭窄。

超声造影　主要观察心腔内右向左的分流。

经食管超声和实时三维超声　观察右室腔内的狭窄情况及合并畸形。

超声影像学鉴别诊断　主要与肺动脉瓣下狭窄、法洛四联症相鉴别。①肺动脉瓣下狭窄：狭窄部位位于右室流出道。②法洛四联症：为右室流出系统的狭窄。同时伴有其他畸形。

（杨　娅　谢谨捷）

hòutiān huòdé xìng xīnzàng bìng
后天获得性心脏病（acquired heart disease）

由于各种原因如风湿性、退行性、感染等引起的心脏病。又称获得性心脏病。与先天性心脏病相对应。中国常见的获得性心脏病主要有风湿性心脏病；其次是由于年龄、饮食及生活习惯引起的冠心病，同时还有其他的心脏病如心肌病、主动脉疾病和心包疾病等。

获得性心脏病主要包括以下方面。①心脏瓣膜病：由于各种获得性病变（如风湿性、退行性、感染等）引起心脏瓣膜发生解剖结构或功能上的异常。风湿性瓣膜病在中国的发病率仍较高；但随着老龄化的到来，退行性瓣膜病日渐增多。②冠心病：由于冠状动脉发生粥样硬化而引起冠状血管腔狭窄或阻塞，造成心肌缺血、缺氧或坏死的缺血性心脏病。发病急骤、进展快、死亡率较高并趋向年轻化；表现为急性冠脉综合征、心肌梗死及其并发症等，超声都会有相应的改变。③心肌病：指伴有心功能障碍的心肌疾病，是一组由不同病因（常为遗传性病因）引起的异质性心肌疾

病，与心脏机械和／或电活动的异常相关，多表现为心室不适当的肥厚或扩张。原发性心肌病分为扩张型心肌病（表现为心腔进行性增大及充血性心力衰竭）、肥厚型心肌病（表现为心肌不同程度的明显增厚，根据左室流出道有无梗阻又可分为肥厚梗阻性和非梗阻性）。获得性心肌病中常见的有心肌炎、围生期心肌病、乙醇性心肌病、应激性心肌病等。④主动脉疾病：包括主动脉扩张、主动脉夹层、主动脉瘤（真性动脉瘤和假性动脉瘤）等。⑤心包疾病：由于感染、结核及肿瘤等引起的心包疾病，表现为不同程度的心包积液（超声心动图诊断该病最为特异）、缩窄性心包炎及化脓性心包炎等。还有心包本身发生肿瘤及恶性肿瘤转移到心包等。

利用经胸超声心动图或经食管超声心动图的各种检查技术（如二维超声、彩色多普勒超声、频谱多普勒超声、三维超声心动图超声、心肌声学造影等）可以显示出以上不同疾病的相应的超声特征。超声心动图通过观察不同节段的心肌、各个瓣膜及大血管的解剖结构、解剖位置及运动情况，评估血流动力学状态，了解左心室或右心室功能，不仅能够做出准确诊断，还可以作为疗效观察和预后评估的好方法。例如大量心包积液的患者可以在超声引导下进行准确的心包穿刺引流，从而挽救患者生命。

(田家玮)

xīnzàng bànmó bìng

心脏瓣膜病（valvular heart disease）

由于先天性发育畸形或各种获得性病变（如风湿性、退行性、感染等）引起心脏瓣膜（瓣叶、腱索及乳头肌）和／或周围组织发生解剖结构或功能上的异常，造成单个或多个瓣膜急性或慢性病变（狭窄和／或关闭不全），导致心脏血流动力学发生显著变化，并出现一系列临床表现的心脏病。

心脏瓣膜病在工业化国家主要原因是退行性改变，而中国的心脏瓣膜病病因仍主要是风湿性瓣膜病，但近些年老年性退行性瓣膜病，特别是钙化引起的主动脉瓣狭窄和二尖瓣反流的发病率明显增加。

二维超声心动图主要观察心脏瓣膜的形态、厚度、回声强度、活动及瓣口大小等，M型超声心动图主要观察瓣膜运动的幅度，彩色多普勒超声观察各瓣口的血流动力学变化，频谱多普勒用于定量测量瓣膜的前向血流或反流情况。如果经胸超声心动图的图像欠佳或需要进一步了解有无左房及左心耳血栓时，可以进行经食管超声心动图检查。

2017年欧洲心脏病学会心脏瓣膜病指南中建议：①应采用超声心动图多种测量方法（定性、定量及半定量）评估瓣口狭窄或反流的程度，而不是参考单一的测量方法。②超声心动图对瓣膜形态和功能的评估对临床适应证和介入或手术治疗方案的选择都具有关键的作用。

2019年欧洲心脏病学会认为心脏瓣膜病已经在心血管疾病中占有重要位置。社会人口结构的变化和人口老龄化（退行性疾病的发病率日益增加）、成像技术的进步及经导管介入技术的成熟使临床对心脏瓣膜病的治疗方法有所改变。但是对心脏瓣膜病的初始诊断、疾病进展的监测（瓣膜的病变和相关的心肌重建）及经导管和外科干预后的恢复情况，超声心动图仍是临床首选的影像学方法。

(田家玮)

èrjiānbàn bìngbiàn

二尖瓣病变（mitral valve disease）

由于炎症、退行性改变、黏液变性或缺血坏死等原因引起二尖瓣装置（瓣环、瓣叶、腱索和乳头肌）解剖结构或功能的异常，导致瓣口狭窄或关闭不全的心脏病。

二尖瓣病变包括二尖瓣狭窄、二尖瓣关闭不全或两者联合病变、二尖瓣脱垂以及感染性心内膜炎赘生物导致的二尖瓣反流等。临床上最常见的二尖瓣病变是风湿性二尖瓣狭窄、二尖瓣脱垂；其他获得性二尖瓣膜疾病包括退行性改变、缺血性乳头肌功能障碍以及扩张型心肌病和肥厚型心肌病的相对性反流等。

2017年欧洲心脏病学会指出超声心动图是诊断二尖瓣病变并评估其严重程度和血流动力学的首选方法。对于二尖瓣狭窄者，经胸超声心动图需要评估二尖瓣瓣叶钙化及损伤情况；测量瓣口面积、瓣口处血流流速评估瓣叶狭窄程度；测量左室功能及射血分数等。对于二尖瓣关闭不全者，经胸超声心动图需要根据卡彭蒂耶（Carpentier）分类，精准地描述损伤瓣叶的解剖部位并评估修复的可行性；同时需要根据多种方法（定性、定量和半定量方法）评估反流程度；通过测量左室体积和射血分数评估二尖瓣反流对心室功能的影响。对于常规二尖瓣疾病的诊断，经胸超声心动图可以提供充分的信息，但是对于需要进行外科治疗的二尖瓣疾病，术前应进行经食管超声心动图检查，除评估二尖瓣形态、功能、病变程度，还可确定有无左房或左心耳血栓。对二尖瓣膜置换术的患者超声心动图可在术中或术后进行近、中、远期疗效观察、评价人工瓣膜的功能、及时检出并发症，必要时则需要经食管超声心动图来进行评估。

目前超声心动图是评估已知或疑似二尖瓣病变患者的主要诊断工具。临床可疑二尖瓣疾病的评估范围较为广泛，那些具有不确定意义杂音的患者，以及充血性心力衰竭、缺血性心脏病、扩张型心肌病和肥厚型心肌病患者都需要经过超声心动图检查对二尖瓣状况进行评估。

（田家玮）

èrjiānbàn xiázhǎi

二尖瓣狭窄（mitral stenosis, MS）

由于二尖瓣功能异常导致血液自左心房流入左心室受阻的心脏病。成人二尖瓣狭窄的病因多为风湿性心脏病，不少人会缺乏风湿热病史。单纯二尖瓣狭窄占风湿性心脏病的25%，狭窄合并关闭不全约占45%。女性多于男性，男女比例为1:2。

病理生理基础 风湿性二尖瓣狭窄的病理基础为二尖瓣瓣膜交界区和基底部炎症、水肿，并随着病程的发展出现瓣叶增厚、纤维化、钙化和破损等，逐步导致二尖瓣瓣口开放受限。老年退行性二尖瓣狭窄病理基础为二尖瓣叶、瓣环、乳头肌的钙化。正常人二尖瓣瓣口面积（mitral valve area，MVA）为 $4\sim6cm^2$；当MVA减小至 $1.5\sim2.0cm^2$ 时为轻度狭窄；MVA为 $1.0\sim1.5cm^2$ 时为中度狭窄；MVA<$1.0cm^2$ 时为重度狭窄。狭窄会导致左心房压力增高，左房压增高会引起肺动脉高压。后者又会导致右室扩大，引起三尖瓣相对性反流。

临床表现 临床症状的轻重主要取决于瓣口狭窄的程度。轻度狭窄时，静息时可无症状。中至重度狭窄时可出现气促、咳嗽、咯血等症状；严重者出现端坐呼吸或急性肺水肿。患者常有面颊与口唇发绀，即二尖瓣面容、肝大、下肢水肿等；听诊可闻及典型的心尖区第一心音亢进和舒张期隆隆样杂音。

超声影像学表现 包括以下方面。

二维超声 ①风湿性二尖瓣狭窄的典型改变是瓣叶边缘、连合和腱索的增厚粘连、回声增强。左室长轴切面见二尖瓣开放时的特征性"圆顶样"运动，二尖瓣前叶的这种运动也曾被描述为"曲棍球棍"外观（图1A）。二尖瓣短轴切面能清晰显示二尖瓣叶增厚、交界处粘连，开放时可见二尖瓣瓣口呈"鱼口状"（图1B）；严重者可伴钙化。②老年退行性改变者则表现为二尖瓣环或瓣叶以钙化为著，短轴切面可见瓣环钙化呈条状或弧形，后方可见声影。

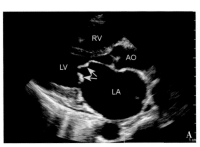

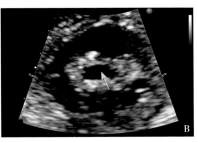

图1 二尖瓣狭窄二维超声图像

注：A.左心室长轴切面，二尖瓣增厚、回声强，开放受限，呈"圆顶"样（箭头示）；B.左心室二尖瓣口短轴切面，二尖瓣增厚，开放受限，呈"鱼口"状（箭头示）。

M型超声 二尖瓣前叶曲线运动表现瓣叶增厚，舒张期瓣EF斜率减低甚至消失，曲线呈"城墙"样改变，二尖瓣后叶与前叶呈同向运动（图2）。

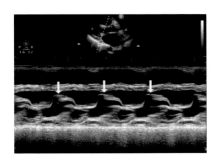

图2 二尖瓣狭窄M型超声图像

注：白色箭头所示为"城墙"样改变。

彩色多普勒超声 通常于心尖四腔心见舒张期二尖瓣口狭窄处细窄红色为主的血流束，若狭窄严重血流束呈五彩镶嵌状，色彩鲜艳（图3）。

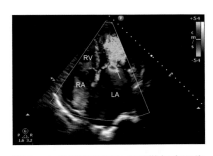

图3 二尖瓣狭窄彩色多普勒超声图像

注：显示舒张期二尖瓣口五彩镶嵌的细窄红色为主五色镶嵌射流束（箭头示）。

频谱多普勒超声 于心尖四腔心切面，将取样容积置于狭窄的二尖瓣口左室侧，可测得瓣口血流峰值速度通常大于1.8m/s，峰值速度随瓣口的狭窄程度加重而增加。频谱形态呈全舒张期正向双峰充填频谱，E峰上升支陡直，而E峰下降支的减速度则缓慢。多数患者的E峰高于A峰，或E、A峰融合（图4）。

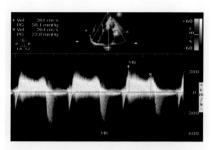

图4 二尖瓣狭窄频谱多普勒超声图像

注：显示舒张期二尖瓣口血流E、A峰重叠，呈正向高速充填频谱。

二尖瓣狭窄程度的定量评价临床工作中较为常用的是瓣口面积法和跨瓣压差法。主要采用瓣口面积法。①二维超声直接测量法：在左心室短轴二尖瓣水平切面，直接测量二尖瓣口面积（图5）。②压差减半时间测量法：利用公式 MVA=220/PHT 测量二尖瓣口面积，但不能用于计算人工瓣瓣口面积，该方法的优点为不受心排出量及二尖瓣反流程度影响。

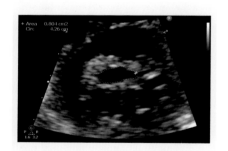

图5 二维超声直接测量法

注：测量瓣口面积，定量评价二尖瓣狭窄程度。

超声影像学鉴别诊断 后天性二尖瓣狭窄需要与先天性、左心室容量负荷过重引起的相对二尖瓣狭窄（主动脉瓣反流、动脉导管未闭）等进行鉴别诊断。左心功能不全时，如扩张型心肌病、心肌梗死等也需要进行有效鉴别诊断。左心室容量负荷过重、心肌炎、扩张型心肌病和其他继发

性心肌病等都因左室收缩功能明显减低，二尖瓣开口幅度减小，瓣口有类似开放受限的表现。但是二维超声鉴别要点是二尖瓣前后叶瓣膜没有明显增厚和粘连，彩色多普勒超声显示瓣口血流仍为层流，且血流颜色暗淡。结合患者相关病史，容易与二尖瓣狭窄相鉴别。

（田家玮）

èrjiānbàn guānbì bùquán

二尖瓣关闭不全（mitral regurgitation, MR） 由于二尖瓣装置异常或心脏功能异常引起左心室向左心房血液反流的心脏病。二尖瓣脱垂是 MR 最常见的原因，其次为冠心病、风湿性心脏瓣膜病、老年退行性改变、感染性心内膜炎、先天性二尖瓣畸形、结缔组织病等。

病理生理基础 根据病程，可分为急性 MR 和慢性 MR。急性者导致左心容量负荷急剧增加，左心室急性代偿扩张能力有限，左心室舒张末压急骤上升，导致左心房压力急速上升，引起进行性肺淤血、肺水肿、肺动脉高压和右心衰竭。

慢性者早期通过左室扩大及离心性肥厚来代偿。代偿期前负荷的增加及左室舒张末期容积增加导致心肌收缩增强，左室射血分数增加或维持正常，临床可无症状。失代偿期，心功能损害将不可逆，左室显著扩张，左心功能明显降低，临床上出现肺淤血和体循环灌注低下等左心衰竭症状，晚期出现肺高压和全心衰竭。

临床表现 轻度 MR 时心脏功能代偿好的患者可无明显症状。重度者可出现心悸、乏力、劳累后呼吸困难、咯血等。心尖区可闻及全收缩期杂音，高调、吹风样、粗糙，尤见于瓣膜脱垂者。

晚期病例可出现右心衰竭、肝大及腹水等。

超声影像学表现 包括以下方面。

二维超声 ①风湿性 MR：可以表现为瓣叶不同程度增厚，纤维化或钙化，可伴有腱索、乳头肌的增粗融合，前后叶对合不良，多合并不同程度的二尖瓣狭窄；另一种表现形式是单纯二尖瓣前后叶挛缩，以瓣尖为主，增厚，回声增强，收缩期前后叶有明显对合缝隙，以关闭不全为主（图1）。②二尖瓣脱垂。③二尖瓣腱

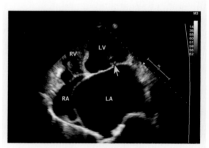

图1 风湿性二尖瓣关闭不全与狭窄二维超声图像

注：心尖四腔心切面。箭头所示二尖瓣瓣尖增厚、闭合不严（箭头示）。

索或乳头肌断裂：二尖瓣腱索断裂是急性 MR 的最常见原因。其典型的超声特征是受损的瓣叶以瓣环附着处为支点成180°或更大幅度的"挥鞭"样运动，又称连枷样运动，此时病变瓣膜称为连枷瓣。舒张期瓣尖进入左室腔，收缩期则全部瓣叶脱入左房内（瓣环水平以上），体部凹面朝向左室（图2）。

彩色多普勒超声 左心房内收缩期出现源于二尖瓣口的异常蓝色为主血流信号，反流束起源处位于二尖瓣对合不良处。反流束可以是中心性，也可以是偏心性的；可以是单束或是多束。一般来说，偏心性的反流提示有二

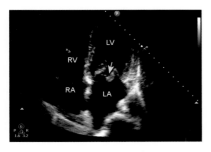

**图 2　二尖瓣后叶腱索断裂
二维超声图像**

注：心尖四腔心切面。箭头示二尖瓣后叶
腱索断裂。

尖瓣脱垂，反流束的方向与脱垂
的瓣叶是相反的，例如前叶脱垂，
其反流束是向左房后壁走行；后
叶脱垂则反流束向前走行（即左
室长轴切面向沿左房前壁走行、
四腔心切面朝向房间隔方向或沿
二尖瓣前叶后方走行）（图 3）。

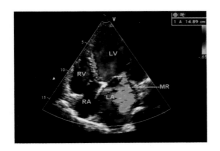

**图 3　二尖瓣关闭不全彩色多普勒
超声图像**

注：心尖四腔心切面，收缩期于左房内见
源于二尖瓣口的蓝色为主多色镶嵌反流束，
反流面积越大，程度越重；MR 示二尖瓣反
流。

　　频谱多普勒超声　①在左心
房侧可探及由左心室至左心房的
负向高速湍流频谱。②脉冲多普
勒主要用于判定二尖瓣反流的起
始点，反流束的走行和峰值流速。
③二尖瓣反流速度一般 > 4m/s，
采用连续多普勒方式能获得完整
的反流频谱，频谱为单峰，峰值
位于中央，顶峰圆钝，上升支和
下降支基本对称，时间占据等容

收缩期、收缩期以及等容舒张期
（图 4）。

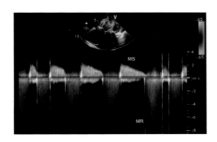

**图 4　二尖瓣关闭不全频谱多普勒
超声图像**

注：于左房内录及源于二尖瓣口的收缩期
负向高速反流频谱（MR）。

　　经食管超声和实时三维超声
三维超声可实时显示二尖瓣装置
的三维整体结构和活动状态，并
能清晰地显示二尖瓣前后叶的三
个分区。目前已经逐步应用于 MR
的诊断（有助于评价 MR 的病因
及程度）、术中监控和术后随访
中（图 5）。

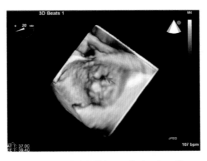

**图 5　二尖瓣关闭不全实时三维
超声图像**

注：实时显示二尖瓣收缩期关闭残留的孔
隙（箭头示）。

　　二尖瓣反流程度判定　①反
流束面积法：反流束面积／左心
房面积（图 6），< 20% 为轻
度二尖瓣反流，20% ~ 40% 为中
度，> 40% 为重度。能半定量评
价二尖瓣反流程度。②反流束最
窄部位宽度（vena contracta width,
VCW）：VCW < 0.3cm 为轻度反

流，VCW > 0.7cm 为重度反流，
VCW 为 0.3 ~ 0.7cm 需要结合其他
方法判断反流程度。

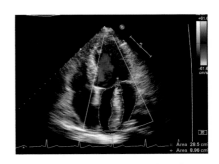

图 6　反流束面积法超声图像

注：用反流束面积法评估反流程度。图中
计算方法为 8.96/28.5×100%=31.4%，为中
度反流。

　　超声影像学鉴别诊断　①生
理性反流：通常不伴有二尖瓣及
瓣下结构异常，无左心腔增大；
彩色反流信号以蓝色为主，色彩
暗淡，反流发生在收缩早期，速
度较低，反流束长度通常小于
1cm。②冠状动脉左房瘘和主动脉
窦瘤破入左房：彩色多普勒均在
两者的左房内可探及反流束，但
反流束是以双期或舒张期为主，
频谱多普勒有助于鉴别。同时二
维超声可探及相应的冠状动脉扩
张或主动脉窦部形态异常。

（田家玮）

èrjiānbàn tuōchuí

二尖瓣脱垂（mitral valve prola-
pse, MVP）　二尖瓣和／或瓣下
装置病变，使二尖瓣瓣叶在收缩
期越过二尖瓣瓣环突入左房，瓣
环连线超过瓣环 2mm 以上的心脏
病。以后叶脱垂多见。瓣叶可增
厚或正常，但是认为瓣叶增厚与
瓣叶脱垂密切相关且最易产生并
发症，如二尖瓣反流、腱索断裂、
感染性心内膜炎等。如脱垂的瓣
叶不伴有增厚、形态学正常，则
发生并发症的风险明显降低。其

确切病因不明，以年轻女性多见。

病理生理基础 正常情况下，心室收缩时室内压力上升，二尖瓣瓣口关闭，此时瓣叶不超过瓣环水平。当二尖瓣的瓣叶、腱索、乳头肌或瓣环发生病变时，松弛的瓣叶在瓣口关闭后进一步脱向左房，可导致慢性的二尖瓣反流。如出现自发性或继发于感染后的腱索断裂，可出现急性重度的二尖瓣反流。

临床表现 根据瓣叶结构异常的程度，有无合并二尖瓣反流及其程度，不同二尖瓣脱垂患者的临床表现和预后具有广泛差异。多数无明显症状。少数患者出现一过性症状，包括非典型胸痛、心悸、呼吸困难、疲乏、头晕以及惊恐发作等精神症状。可具有的体征有直背、脊柱侧弯或漏斗胸等。典型听诊为心尖区或其内侧的收缩中晚期非喷射性喀喇音，为腱索突然拉紧，瓣叶脱垂突然中止所致。二尖瓣反流越严重，收缩期杂音出现越早，持续时间越长。

超声影像学表现 包括以下方面。

二维超声 对于二尖瓣脱垂的诊断胸骨旁左室长轴心切面和心尖两腔心切面较心尖四腔心切面的特异性高。二尖瓣叶冗长，瓣叶活动幅度增大，收缩期瓣体达到或超过瓣环连线膨向左心房（图1）。

彩色多普勒超声 左房内可见起自二尖瓣环的以蓝色为主的多彩反流束，多呈偏心性。彩色反流束的形态与走向有助于判断脱垂的部位。反流束的方向与脱垂的瓣叶是相反的，例如前叶脱垂，其反流束是向后走行，后叶脱垂则反流束向前走行。另外不同的切面，不同的反流方向决定

了反流色彩的不同（图2）。

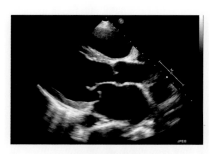

图1 二尖瓣脱垂二维超声图像
注：胸骨旁左室长轴切面显示二尖瓣瓣体收缩期脱入左房，呈"吊床"状。

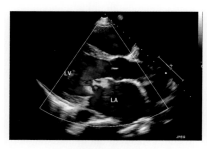

图2 二尖瓣脱垂彩色多普勒超声图像
注：收缩期于左房内可见源于二尖瓣口的花彩偏心性反流束。

频谱多普勒超声 图像特征与二尖瓣关闭不全时的图像特征相同（图3）。

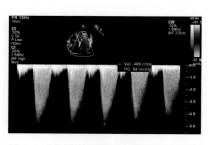

图3 二尖瓣脱垂频谱多普勒超声图像
注：收缩期可探及二尖瓣负向高速反流频谱，频带增宽。

经食管超声和实时三维超声 经食管超声心动图可以精确评价反流程度、瓣膜的结构、脱垂的范围和分区、修复的可能、有助于术前制订手术方案。实时三维

超声心动图能够实时、动态地显示出正常二尖瓣的三维立体解剖结构，能清晰显示二尖瓣脱垂时瓣叶增厚和粘连、脱垂范围等三维的病理解剖改变（图4）。

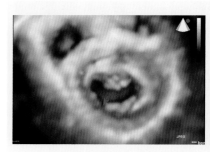

图4 二尖瓣脱垂实时三维超声图像
注：显示二尖瓣后叶（P₂区）脱垂（箭头示）伴瓣叶增厚卷曲。

超声影像学鉴别诊断 高敏感、高清晰的彩色多普勒超声心动图明显提高了二尖瓣脱垂的检出率。但注意与假性二尖瓣脱垂相鉴别。部分正常人在左心长轴切面，特别是心尖四腔心，表现为收缩期瓣叶位置超过二尖瓣瓣环连线位置左房侧，易误判断二尖瓣脱垂。如其他各项检查无异常发现，说明被检查者无二尖瓣脱垂，应定期复查，观察瓣叶位移程度有无加重。

（田家玮）

zhǔ dòngmàibàn bìngbiàn

主动脉瓣病变（aortic valve disease） 由于先天性、炎症、退行性改变或主动脉根部异常等原因引起主动脉瓣解剖结构或功能的异常，导致瓣口狭窄或关闭不全的心脏病。是最常见的心脏瓣膜疾病之一。随着人口老龄化加剧，全球范围内以瓣叶纤维增生、钙化和黏液样变为代表的退行性主动脉瓣病变比例逐年升高。在中国，风湿性主动脉瓣膜病仍占有很大比例。

主动脉瓣增厚、钙化、粘连

或缺血坏死等病变引起解剖或功能的异常，导致主动脉瓣狭窄、主动脉瓣关闭不全、主动脉瓣脱垂和感染性心内膜炎致主动脉瓣反流或穿孔等疾病。主动脉瓣的相关病变会引起相应的心脏形态结构改变（如左室心肌肥厚、心腔扩大和左心功能受损等）和主动脉根部血流动力学改变，严重时可导致猝死。

2017年欧洲心脏病学会心脏瓣膜病指南指出：①对于主动脉瓣疾病，超声心动图需要评估主动脉瓣瓣叶数目。②对于主动脉瓣关闭不全者，需要通过胸骨旁左室长轴切面观察反流方向（呈中心性或偏心性）、主动脉根部短轴切面观察反流来源、多种测量方法综合评估反流程度（定性、定量和半定量方法）及是否具有瓣叶脱垂。③对于主动脉瓣狭窄者，需要评估瓣叶钙化程度、瓣口面积、瓣口处血流流速（2019年该学会补充指出主动脉瓣口处血流峰值流速是观察主动脉瓣狭窄进展的首选指标）、跨瓣压差、左室功能、左室壁厚度、主动脉根部及升主动脉内径。如需要进行主动脉瓣置换或带主动脉瓣人工血管升主动脉替换术（Bentall手术）时，术前需要经食管超声心动图详细评估主动脉瓣情况，术后需要经胸超声或经食管超声心动图评估手术效果、及时发现并发症。目前对于临床已知或怀疑患有主动脉瓣病变的患者，超声心动图是评估和诊断主动脉瓣病变的首选影像学检查方法。

（田家玮）

zhǔdòngmàibàn xiázhǎi

主动脉瓣狭窄（aortic stenosis, AS）

由于先天性、炎症或退行性改变等原因导致的主动脉瓣开放受限的心脏病。是临床常见的心脏瓣膜病之一，亦是左室流出道梗阻的最常见原因。中国成人主动脉瓣狭窄最常见原因是风湿性主动脉瓣狭窄，近年来由老年性退行性变引起的主动脉瓣狭窄比例增加；儿童主动脉瓣狭窄以瓣叶发育异常，如二瓣化多见。单纯性主动脉瓣狭窄较少见，多合并主动脉瓣关闭不全。超声心动图能够及时准确、定量评价其狭窄程度。对于指导临床治疗和估测预后具有重要意义。

病理生理 早期表现为主动脉瓣增厚，不伴有流出道梗阻，此阶段称为主动脉瓣硬化。主动脉瓣口面积正常值为 $3 \sim 4\text{cm}^2$，当病情进一步发展，使主动脉瓣口面积减少至 1.0cm^2 时，为重度狭窄。左心室压力负荷增加，代偿性肥厚，心肌顺应性降低，舒张功能受损。左室肥厚及收缩末期室壁张力升高增加了心肌耗氧，室壁肥厚降低了冠脉血流储备，导致心内膜下缺血。晚期左室扩大，收缩功能下降，跨瓣压差降低，左房压、肺动脉压及右心室压力升高。

临床表现 主动脉瓣狭窄患者经历相当长的无症状期，早期表现多不典型，特别是老年人和不能运动的患者症状极易被忽视。一旦出现症状，临床情况急转直下。主要有三大症状：劳力性呼吸困难、心绞痛、晕厥。胸骨右缘第2肋间可闻及低调、粗糙、响亮的喷射性收缩期杂音，呈递增递减型。

超声影像学表现 包括以下方面。

二维超声 ①胸骨旁左室长轴切面：主动脉瓣增厚、回声增强、瓣膜开放受限，开放时可以为圆拱形、瓣口形状不规则（正常瓣口形状略呈三角形），左室

向心性肥厚或在晚期扩大，左房可增大（图1A）。升主动脉可出现瘤样扩张（图1B）。②胸骨旁主动脉根部短轴切面：首先能够明确主动脉瓣的瓣膜数，瓣叶有无增厚、瓣环钙化更利于判断病因。风湿病变常常累及瓣叶边缘，表现为瓣叶交界处的增厚和粘连（图1C）。老年性瓣膜退行性改变常常累及瓣叶根部和瓣环，表现为该处的回声显著增强，但主动脉瓣的钙化由于声影不明显，只能根据回声强度来判断，诊断可出现假阳性。

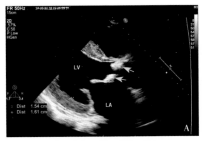
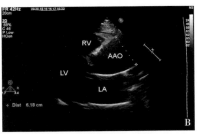
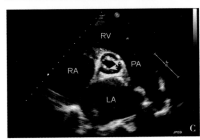

图1 主动脉瓣狭窄二维超声图像

注：A.左室长轴切面显示主动脉瓣增厚、回声增强，开放受限（箭头示）；左室壁肥厚，左房扩大。B.左室长轴切面显示升主动脉（AAO）呈瘤样扩张。C.主动脉根部短轴切面显示收缩期主动脉瓣增厚、回声强、开放明显受限（箭头示）。

M型超声 可用于测量左心室厚度及测量心脏功能。可以观

察到主动脉瓣回声增强，瓣叶增厚，开放幅度减小，并根据主动脉瓣的开放幅度，初步判断狭窄程度（图2）。

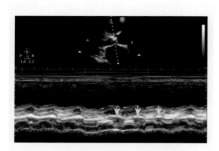

图2　主动脉瓣狭窄M型超声图像

注：示主动脉右冠瓣与无冠瓣明显增厚、钙化、开放幅度减小（箭头示）。

彩色多普勒超声　收缩期于主动脉瓣口可探及五彩镶嵌的射流束通过（图3），射流束的宽度与狭窄程度成反比，即狭窄程度越重，射流束越细。射流束进入升主动脉后逐渐增宽，呈喷泉状。

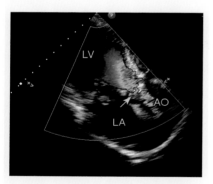

图3　主动脉瓣狭窄彩色多普勒超声图像

注：收缩期于主动脉瓣口可见五彩镶嵌射流束（箭头示）。

频谱多普勒超声　主动脉瓣口狭窄呈高速射流湍流频谱，连续多普勒可测量跨瓣血流速度及压差，来估测主动脉瓣狭窄程度。主动脉瓣口狭窄频谱特点是负向、单峰、高速、抛物线形频带增宽的湍流频谱（图4）。

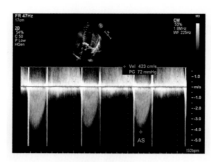

图4　主动脉瓣狭窄频谱多普勒超声图像

注：CW可录及主动脉瓣狭窄的高速射流频谱。

经食管超声　作为经胸超声心动图的重要补充手段，经食管超声能够清晰地显示主动脉瓣叶、增厚、回声增强与否、瓣环情况以及评估狭窄程度，可以帮助明确瓣叶数目、瓣环和瓣周的情况。

主动脉瓣狭窄程度的定量评价　见表1。

超声影像学鉴别诊断　大量主动脉瓣反流、动脉导管未闭、主动脉窦瘤破裂等左室容量负荷增加，可导致主动脉瓣口血流量增加出现相对性主动脉瓣狭窄，但主动脉瓣形态、开放和关闭正常。

主动脉瓣下狭窄分为瓣下肌性狭窄和瓣下膜性狭窄，多为先天发育异常所致。瓣下肌性狭窄主要表现为主动脉瓣下左室流出道内径变窄。瓣下膜性狭窄主要表现主动脉瓣环左室流出道下方可见一条隔膜样结构，导致左室流出道狭窄。常规超声心动图能进行有效的鉴别诊断。

（田家玮）

主动脉瓣关闭不全（aortic regurgitation, AR）　由于先天性、炎症、退行性改变或主动脉根部异常等原因所导致的主动脉瓣闭合不严的心脏病。主要原因包括风湿性、退行性改变、感染性心内膜炎、人工瓣膜撕脱、主动脉夹层分离、主动脉瓣脱垂、主动脉瓣先天畸形或缺如及结缔组织疾病等。

病理生理基础　急性主动脉瓣关闭不全，左室无充足时间代偿骤增的容量负荷，则引起急性左心功能不全。慢性主动脉瓣关闭不全导致左室舒张末期容量负荷加重，早期左室舒张末期容积代偿性增大伴心肌肥厚，心腔顺应性增加。当失代偿期时，左室功能明显下降，患者在运动后出现呼吸困难或心绞痛等症状。

临床表现　急性主动脉瓣关闭不全可表现为急性左心衰竭或肺水肿、心源性休克甚至猝死。慢性主动脉瓣关闭不全可存在较长的无症状期，常见症状为劳力性呼吸困难、心悸、胸痛、晕厥等。晚期可出现左心衰竭及右心衰竭症状。可出现周围血管体征（水冲脉、毛细血管搏动等），在胸骨左缘第3肋间可闻及舒张期叹气样杂音。

超声影像学表现　包括以下方面。

二维超声　①主动脉瓣膜增厚，尤以瓣缘为著，回声增强，可有钙化，舒张期瓣口对合不严

表1　主动脉瓣狭窄程度分级

	轻度	中度	重度
主动脉瓣口最大流速（m/s）	2.6～2.9	3.0～4.0	≥4.0
主动脉瓣平均跨瓣压差（mmHg）	<20	20～40	≥40
主动脉瓣瓣口面积（连续方程法）（cm²）	>1.5	1.0～1.5	<1.0
体表面积化的主动脉瓣口面积（cm²/m²）	>0.85	0.6～0.85	<0.6

（图1）；左心室呈不同程度增大，代偿期左室壁运动幅度增强，失代偿期运动幅度减低。②退行性变者表现以瓣环或瓣尖钙化成团块状，致对合不严。③见主动脉脱垂。

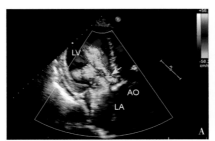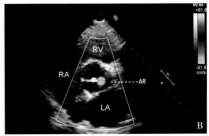

图2　主动脉瓣关闭不全彩色多普勒超声图像

注：A.心尖左室长轴切面，舒张期见源于主动脉瓣口的五彩镶嵌反流束（箭头示）；B.主动脉根部短轴切面，舒张期见主动脉瓣闭合不严间隙内五彩镶嵌的反流（AR）。

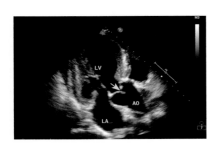

图1　主动脉瓣关闭不全二维超声图像

注：左心室长轴切面示主动脉瓣增厚，尤以瓣缘为著，瓣口舒张期对合不严（箭头指示）。

M型超声　主动脉波群显示主动脉瓣口运动曲线回声增强，主动脉瓣关闭时呈双线。二尖瓣前叶波群可显示因主动脉瓣反流冲击二尖瓣前叶而出现舒张期震颤波。

彩色多普勒超声　舒张期左室流出道内可见源于主动脉瓣口的五彩镶嵌的反流束（图2A）。轻度反流时，反流束呈细条样，仅占据左室流出道的一部分；重度反流时，反流束呈喷泉状，可填充整个左室流出道（图2B）。

频谱多普勒超声　于左室流出道内可录及源于主动脉瓣的舒张期高速宽带反流频谱，连续多普勒可以测量反流频谱的流速与压差。

经食管超声和实时三维超声清晰地显示病变主动脉瓣叶及其与主动脉窦、主动脉壁及左室流出道的空间三维结构。实时三维彩色多普勒可清晰地显示主动脉瓣反流的范围和立体分布。

主动脉瓣关闭不全的定量评价见表1。

鉴别诊断　详见表2。

（田家玮）

zhǔdòngmàibàn tuōchuí

主动脉瓣脱垂（aortic valve prolapse, AVP）　因不同病因导致主动脉瓣改变，使主动脉瓣在舒张期向左室流出道脱入，超过主动脉瓣附着点的连线，从而造成主动脉瓣关闭不全的心脏病。是主动脉瓣关闭不全的一种特殊类型。主动脉瓣脱垂的病因包括瓣叶黏液样变性、主动脉根部病变

表1　主动脉反流程度定量评价一览表

	轻度	中度	重度
反流束宽度／左室流出道（%）	<25	25～65	>65
反流束流颈（cm）	<0.3	0.3～0.6	>0.6
压力降半时间（ms）	>500	200～500	<200
反流量（毫升／搏）	<30	30～60	>60
反流分数（%）	<30	30～50	>50
反流口面积（cm²）	<0.10	0.10～0.30	>0.30

表2　5种主动脉瓣反流疾病鉴别一览表

	风湿性	感染性心内膜炎	主动脉瓣脱垂	先天性	老年退行性改变
病史	风湿热病史	发热、寒战、全身不适病史	无	无	动脉硬化病史
主动脉瓣形态	增厚，纤维化和钙化	团块状、蓬草状或绒絮状赘生物	无增厚、钙化，瓣叶脱入左室流出道	瓣叶数量改变，发育不良	纤维化、钙化常位于瓣根部或瓣环
连枷样运动	无	多有	可有	无	无
其他瓣膜	二尖瓣增厚、钙化、粘连	其他瓣膜可有赘生物形成	多无变化	无变化	其他瓣膜及瓣环可累及
彩色多普勒血流图	反流束源于瓣口，多伴狭窄	其反流束可偏心、可多束	反流束偏心、反流程度较重	源于瓣口或瓣口边缘	源于瓣口，其反流程度较轻

及瓣环扩张。

病理生理基础 20%主动脉瓣脱垂的患者仅有瓣叶脱垂，瓣叶对合线移向左室流出道，但瓣叶对合严密，无主动脉瓣反流。而大部分患者伴有不同程度主动脉瓣反流，其血流动力学改变和临床表现类似主动脉瓣关闭不全。

临床表现 单纯主动脉瓣脱垂者或伴轻度反流者多无明显症状和体征。当反流比较明显出现血流动力学改变者会出现主动脉瓣关闭不全的临床表现。严重者出现呼吸困难、胸痛、晕厥、猝死等。主动脉瓣听诊区可闻及特征性的舒张早中期高频、叹气样递减性杂音，一般向心尖区传导，可伴震颤。体征可有水冲脉、脉压增大、颈动脉明显搏动、毛细血管搏动及周围动脉枪击音等。

超声影像学表现 包括以下方面。

二维超声 ①左心室长轴及心尖五腔心切面，舒张期见主动脉瓣呈吊床样脱向左室流出道，超过主动脉瓣根部附着点的连线（图1）。②主动脉根部内径增宽，主动脉瓣活动度增大，闭合线偏心、变形、失去正常的"Y"形，瓣膜不能完全闭合。③左心室扩大，左室流出道增宽。

M型超声 主动脉波群见主

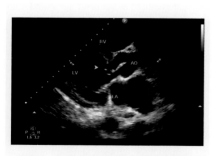

图1 主动脉右冠瓣脱垂二维超声
注：舒张期见主动脉右冠瓣呈"吊床"样脱向左室流出道（箭头示），超过主动脉瓣根部附着点的连线。

动脉瓣开闭幅度增大，舒张期关闭时出现双重关闭线。

彩色多普勒超声 舒张期左心室流出道内可见源于主动脉瓣口的五彩镶嵌反流束。反流束为偏心性走行。右冠瓣脱垂时，反流束沿二尖瓣前叶方向走行（图2），无冠瓣脱垂时反流束沿室间隔方向走行。

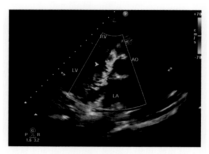

图2 右冠瓣脱垂彩色多普勒超声图像
注：舒张期可见源于主动脉瓣口的五彩镶嵌反流束沿二尖瓣前叶方向偏心性走行（箭头所示）。

频谱多普勒超声 在左心室长轴切面及心尖五腔心切面，于左心室流出道内可录及全舒张期的反流频谱。

超声影像学鉴别诊断 先天性主动脉瓣脱垂是主动脉瓣先天性病变导致主动脉瓣叶脱向左室流出道，产生主动脉瓣关闭不全。这种畸形常继发于高位室间隔缺损或主动脉窦瘤破入右室的病例。

（田家玮）

sānjiānbàn bìngbiàn

三尖瓣病变（tricuspid valve disease）

由于先天性、炎症、退行性改变、黏液变性或继发性（如左室功能不全、右室容量/压力负荷过重、肺动脉高压及房颤）等原因引起三尖瓣装置（瓣环、瓣叶和腱索）解剖结构或功能的异常，导致瓣口狭窄或关闭不全的心脏病。是较为常见的心脏瓣膜

疾病之一，常单独发生或合并其他部位瓣膜病变。

病理改变为瓣叶增厚、交界融合、腱索融合挛缩等。三尖瓣病变主要以关闭不全为主（约超过90%），其余病变还包括狭窄和脱垂等。

三尖瓣病变中以继发于右心室扩大，三尖瓣环扩张的功能性三尖瓣关闭不全最常见，常见于慢性肺源性心脏病、侵犯右心的心肌病、先天性心脏病、三尖瓣脱垂及各种左心病变的晚期。器质性的三尖瓣病变较少见。风湿热可导致三尖瓣狭窄和三尖瓣关闭不全，几乎均伴有二尖瓣病变。由于右心室对增加的后负荷有较好耐受性，右心系统病变进行性加重相对缓慢，这使得三尖瓣病变长期被忽视。随着临床对患者远期预后管理的认知逐渐深入，解除三尖瓣病变后右心系统可以长期获益，临床开始重视尽早处理三尖瓣反流，预防右心衰发生。

2017年欧洲心脏病学会心脏瓣膜病指南指出：①对于三尖瓣关闭不全者，需要超声心动图评估三尖瓣瓣叶形态、右心室大小及右心室功能；根据定性及定量参数评估三尖瓣反流的程度；评估肺动脉压力。②对于三尖瓣狭窄者，超声心动图应评估瓣膜及瓣膜装置的解剖结构，用于指导临床判定瓣膜是否可以修复。目前对于三尖瓣狭窄没有明确的分级，但是跨瓣压差≥5mmHg时，可以认为存在三尖瓣狭窄。

三尖瓣疾病对血流动力学影响较大，但因其缺少特异的临床症状及体征，所以必须依赖超声心动图检查。超声心动图诊断三尖瓣病变具有极高的敏感性与特异性，可正确地判断病因和病变程度，为三尖瓣病变的临床治疗

与评估提供重要依据。

（田家玮）

sānjiānbàn xiázhǎi

三尖瓣狭窄（tricuspid stenosis, TS）

由于先天性、炎症、退行性改变或黏液变性等原因引起三尖瓣装置（瓣环、瓣叶和腱索）解剖结构或功能的异常，导致三尖瓣开放受限的心脏病。较少见，主要病因为风湿性心脏瓣膜病，常合并有二尖瓣或主动脉瓣病变。病理解剖发现器质性三尖瓣病变占慢性风心病的 10%~15%。真菌性心内膜炎所致的较大赘生物也可能导致瓣膜狭窄。

病理生理基础 可导致右房扩大，右房压力升高，而左房压、肺动脉压力和右心室压力可无明显升高，右室大小和功能可正常。舒张期右房和右室间的平均压差超过 4mmHg 时，即可引起体静脉淤血。

临床表现 早期可出现体静脉淤血表现，如颈静脉充盈和搏动、顽固性水肿和腹水、增大的肝脏可触及明显的收缩期搏动。导致心输出量减低可引起疲乏。心脏听诊胸骨左下缘有低调隆隆样舒张中晚期杂音，吸气时增强。

超声影像学表现 包括以下方面。

二维超声 风湿性三尖瓣狭窄可见三尖瓣增厚、回声增强、开放受限。其右房呈球形扩大（图1）。

彩色多普勒超声 舒张期见通过三尖瓣口的五彩镶嵌的射流束（图2）。

频谱多普勒超声 舒张期可探及射流频谱，峰值流速>1.0m/s（图3）。正常情况下三尖瓣血流速度在吸气时增强，吸气时舒张期跨瓣流速可达 2.0m/s。

超声影像学鉴别诊断 ①右

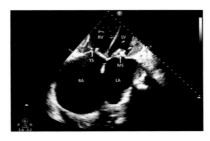

图1 三尖瓣狭窄二维超声图像

注：心尖四腔心切面显示三尖瓣增厚、回声增强、开放受限（TS 箭头示）；合并二尖瓣增厚、回声增强、开放受限（MS 箭头示）；右房呈球形扩大。

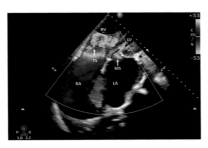

图2 三尖瓣狭窄彩色多普勒超声图像

注：心尖四腔心切面舒张期见通过狭窄三尖瓣口的五彩镶嵌的射流束（TS 箭头示），和通过狭窄二尖瓣口的五彩镶嵌的射流束（MS 箭头示）。

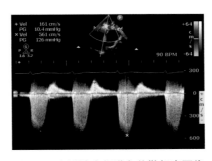

图3 三尖瓣狭窄频谱多普勒超声图像

注：舒张期可探及 TS 的射流频谱，峰值流速达 1.61m/s。

心功能不全时会形成相对性三尖瓣狭窄，显示三尖瓣活动幅度可减小，EF 斜率减低，但无瓣叶的增厚、粘连，三尖瓣口不会探及高速射流信号。②房间隔缺损伴三尖瓣反流时，因三尖瓣口流量增大，舒张期瓣口血流速度可增

快，通过瓣口的彩色血流束增宽但并不局限于三尖瓣口，而是贯穿整个右室流出道。E 波的下降斜率正常或仅轻度延长。

（田家玮）

sānjiānbàn guānbì bùquán

三尖瓣关闭不全（tricuspid regurgitation, TR）

由于原发性或继发性原因引起三尖瓣装置（瓣环、瓣叶和腱索）解剖结构或功能的异常，导致三尖瓣闭合不严的心脏病。三尖瓣关闭不全远较三尖瓣狭窄多见。原发性病因主要包括埃布斯坦（Ebstein）畸形、风湿性三尖瓣关闭不全、三尖瓣脱垂、三尖瓣腱索断裂、感染性心内膜炎等。继发性（功能性）三尖瓣关闭不全主要见于各种原因导致的右心扩大，如左心瓣膜疾病、肺源性心脏病、特发性肺动脉高压等。

病理生理基础 可导致右房及右室扩大，晚期导致右心室衰竭，出现体循环淤血的表现；但其代偿期较二尖瓣关闭不全长。继发于严重肺高压的三尖瓣反流发展较快。

临床表现 具有较长的无症状期；合并二尖瓣病变者，肺淤血症状可因三尖瓣关闭不全的发展而减轻，但乏力和其他低排症状可以更重。听诊可闻及胸骨左下缘全收缩期杂音，吸气压迫肝脏后杂音可增强；三尖瓣脱垂可以在三尖瓣区闻及非喷射性喀喇音。

超声影像学表现 包括以下方面。

二维超声 ①风湿性三尖瓣关闭不全时，三尖瓣瓣叶增厚、回声增强、关闭不严（图1A）。②感染性心内膜炎累及三尖瓣时，可见三尖瓣上有赘生物附着或三尖瓣腱索断裂伴连枷样运动（图

1B）。③三尖瓣脱垂引起的关闭不全时，可见脱垂的瓣膜收缩期超越三尖瓣环连线水平。

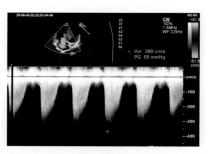

图3　三尖瓣关闭不全频谱多普勒超声图像

注：右房内收缩期可录及源于三尖瓣口的反流频谱。

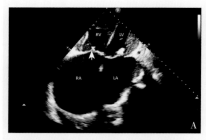

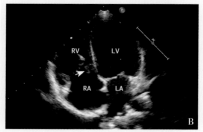

图1　三尖瓣关闭不全二维超声图像

注：A.心尖四腔切面所示风湿性三尖瓣关闭不全的瓣叶增厚、回声增强（箭头示）；B.心尖四腔切面所示感染性心内膜炎时三尖瓣隔叶腱索断裂伴瓣膜脱垂（箭头示）。

M型超声　三尖瓣E峰幅度增大，与关闭速度增快。

彩色多普勒超声　收缩期可见源于三尖瓣口的五彩镶嵌反流束（图2）。

频谱多普勒超声　右房内收缩期可以录及源于三尖瓣反流信号，频谱特点为负向、单峰的湍流（图3）。

超声影像学鉴别诊断　①生理性与病理性三尖瓣反流：最重要鉴别点是生理性反流时二维超声显示右心腔大小及瓣膜结构未见异常。②器质性与功能性三尖瓣反流：前者可由于三尖瓣增厚、脱垂、附着点下移等原因，而后者三尖瓣本身无形态学改变，仅由于右心扩大、瓣环扩张所致。

（田家玮）

gǎnrǎn xìng xīnnèimó yán

感染性心内膜炎（infective en-docarditis, IE）　细菌、真菌和其他病原微生物经血流直接侵犯心瓣膜、心内膜或大动脉内膜所引起感染性炎症的疾病。其特征性的损害为赘生物形成。

近年来IE的流行病学特点发生了明显变化，风湿性心脏瓣膜病患者减少，人工瓣膜、老年退行性瓣膜病变和经静脉吸毒更多地成为IE的促发因素，器械相关

性IE发生率增高。按照感染部位以及是否存在心内异物将IE分为左心自体瓣膜IE、左心人工瓣膜IE、右心IE、器械相关性IE。

超声心动图是确诊IE的重要辅助检查，对临床疑为IE的患者能及早发现赘生物，确定是否有赘生物形成，评估受累瓣膜功能，是否有IE并发症，有助于IE的早期诊断和及时治疗。

病理生理基础　赘生物黏附在瓣膜、腱索、心内膜或大动脉内膜表面，其形态多变，可呈团块状或条带状，引起瓣膜变形或穿孔、瓣环破坏，导致瓣膜反流，心脏增大。赘生物容易脱落并造成栓塞，以脾、肾和脑血管栓塞最为常见。

临床表现　发热是IE最常见的症状，其他临床表现可有心脏杂音、贫血、栓塞、皮肤病损、脾大等。

超声影像学表现　包括以下方面。

二维超声　观察赘生物附着的位置、大小及形态、活动度和数目，有无瓣周脓肿、瓣膜穿孔、腱索断裂和连枷状瓣叶等并发症。赘生物可呈团块状或条带状，大小不等、活动度较大、变化较快。主动脉瓣赘生物多附着于主动脉瓣的心室面（图1A）；二尖瓣赘生物多附着于二尖瓣心房面，合并二尖瓣穿孔者，瓣体可见裂隙甚至瓣体瘤形成；合并腱索断裂者，瓣膜呈"连枷"样运动。右心系统的赘生物主要发生于新生儿或静脉注射毒品成瘾的成年人，其中大多数为三尖瓣受累。器械相关性IE患者有明确的器械植入史，赘生物除附着于瓣膜上，也可附着于心腔内导线上。经有效抗感染治疗，二维超声可见赘生物逐渐缩小。赘生物的突然消失，

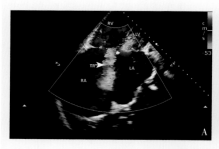

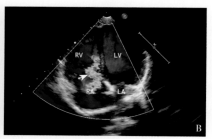

图2　三尖瓣关闭不全彩色多普勒超声图像

注：收缩期右房内可见源于三尖瓣口五彩镶嵌反流束。A.心尖四腔切面所示风湿性三尖瓣关闭不全反流（TR箭头示）；B.心尖四腔切面所示感染性心内膜炎时三尖瓣反流（箭头示）。

多提示赘生物脱落。

彩色多普勒超声 主要用于确定有无瓣膜反流、反流束的起源，评估反流程度。主动脉瓣赘生物显示源于主动脉瓣口的反流束（图1B）；二尖瓣赘生物合并瓣叶穿孔时，反流束同时起源于瓣口和穿孔部位（图2A）。感染性心内膜炎致二尖瓣前叶瓣体瘤形成伴穿孔（图2B）。

经食管超声 对于经胸超声检查困难的患者，或因人工瓣膜伪影的干扰影响瓣膜观察的患者，

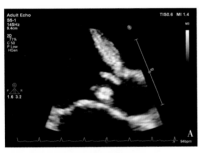

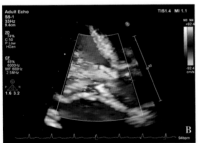

图1 感染性心内膜炎示主动脉瓣赘生物超声图像

注：A. 二维超声示主动脉右冠瓣和无冠瓣赘生物；B. CDFI示主动脉瓣大量反流。

经食管超声可清楚显示赘生物，尤其适用于小的赘生物或人工瓣膜赘生物的识别。

超声影像学鉴别诊断 赘生物形成是IE最重要的诊断依据。瓣膜赘生物主要需与下列疾病鉴别。①瓣膜黏液样变性：瓣叶不均匀性增厚，当二尖瓣黏液样变性伴脱垂或腱索断裂时与赘生物相似。二者的鉴别点在于前者病变呈弥漫性，瓣叶冗长；后者多局限，常常发生在二尖瓣瓣尖。②风湿性心脏病：患者也可出现类似IE的临床和超声表现，但风湿性赘生物多呈小节结状，而IE赘生物呈团块状或条带状，活动度较大。③心脏肿瘤：大的赘生物与小的瓣膜黏液瘤、乳头状纤维弹性组织瘤等有时很难鉴别。左房黏液瘤偶也可发生于二尖瓣，其活动度与二尖瓣赘生物相似，结合病史、临床表现和其他影像学方法进行鉴别。④老年瓣膜退行性变：附着于瓣膜的钙化团块多同时伴有瓣环钙化，活动度小，与陈旧性机化赘生物有时较难区别，可结合年龄、病史、临床表现进行鉴别。

（唐 红）

réngōng xīnzàng bànmó

人工心脏瓣膜（prosthetic heart valve, PHV） 可通过外科手

术或介入手术植入心脏内代替病变的心脏瓣膜，能使血液单向流动，具有天然心脏瓣膜功能的人工器官。自1960年人工心脏瓣膜首次应用于临床，目前已成为心血管治疗领域一种非常重要的医疗器材。

分类 根据使用材料大致分为生物瓣和机械瓣两类。①生物瓣：全部或部分采用生物组织制成，带支架生物瓣由缝合环、支架和三个大小相等的瓣叶组成（图1）。生物瓣以牛心包最为常用，优点是血栓形成、栓塞发生率低，无须终生抗凝，可避免抗凝相关并发症，术后不易发生感染性心内膜炎；缺点是耐久性较差，易老化、瓣膜平均寿命8年左右。②机械瓣：全部采用人工材料制成，包括缝合环、瓣架和瓣阀3部分，按其结构分为球笼瓣、侧倾碟瓣、双叶瓣3种。球笼瓣早已弃用；侧倾碟瓣属于第二代机械瓣；双叶瓣属于第三代机械瓣，瓣阀（叶片）由两个对称的半圆形金属盘构成（图2）。机械瓣的优点是耐久性较好；缺点是致血栓形成作用明显，栓塞发生率较高，术后需终生抗凝治疗，而抗凝治疗不当将会导致出血。

超声影像学表现 心脏瓣膜置换术是治疗心脏瓣膜病的有效手段，超声心动图是评价人工瓣膜功能的首选无创诊断方法。人工心脏瓣膜在超声心动图上的表现不尽相同，首先应根据超声回声特点识别瓣膜类型及其具体种类，如生物瓣或机械瓣、侧倾碟瓣或双叶瓣。还应包括心腔大小、左室心肌厚度和心肌质量，左室收缩和舒张功能。

二维超声 观察人工瓣膜活动部分（生物瓣瓣叶/机械瓣叶片）的启闭活动；判断瓣叶/叶

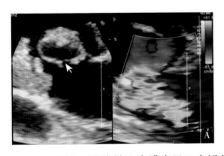
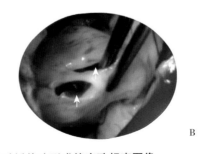

图2 感染性心内膜炎示二尖瓣前叶瓣体瘤形成伴穿孔超声图像

注：A.（左）二维超声箭头所指为二尖瓣前叶瓣体瘤形成伴穿孔；（右）CDFI示二尖瓣大量反流。B. 术中见二尖瓣前叶水肿，两处穿孔。

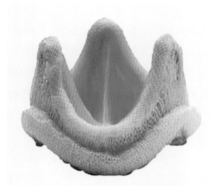

图 1 人工生物瓣（侧面观）

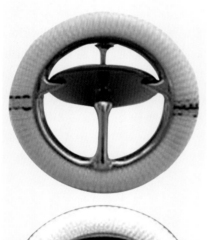

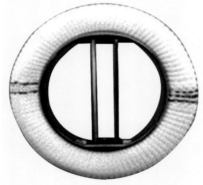

图 2 人工机械瓣

注：上为侧倾碟瓣；下为双叶瓣。

片、瓣架、缝合环表面是否存在异常回声，有无赘生物或血栓形成；评价瓣架稳定性，是否发生异常摆动。人工生物瓣瓣架在长轴切面上表现为两个强回声带，两个强回声带之间可见纤细的生物瓣瓣叶，活动状态近似自然瓣膜（图 3）；在短轴切面上可见支架回声。正常生物瓣瓣叶的厚度＜ 3mm。二尖瓣位侧倾碟瓣在

左室长轴切面上表现为舒张期线样强回声，最大开放角度约 70°，并指向室间隔；在心尖四腔心切面上舒张期叶片开放呈现一大一小两个孔口。双叶瓣在心尖四腔心切面上表现为舒张期两条平行的线样强回声，收缩期表现为瓣架间的线样强回声（图 4A）。主动脉瓣位机械瓣在左室长轴或心尖五腔心切面显示瓣架稳定，叶片启闭活动正常。

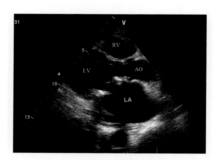

图 3 二维超声示二尖瓣位生物瓣瓣架及瓣叶

彩色多普勒超声 观察瓣口的血流形式；显示反流束起源部位，以帮助判断有无瓣口反流和瓣周漏。二尖瓣位舒张期侧倾碟瓣有两束过瓣血流分别通过大孔和小孔，双叶瓣有三束过瓣血流（图 4B）；主动脉瓣位收缩期跨瓣血流束。人工生物瓣口血流与自然瓣膜基本一致。所有机械瓣和部分生物瓣都存在轻微反流。

频谱多普勒超声 测量血流通过人工瓣膜时的最大速度（vmax）、峰值跨瓣压差（PG）、平均跨瓣压差（mPG）和有效瓣口面积（EOA），帮助判断是否存在人工瓣膜狭窄。机械瓣血流频谱二尖瓣位呈舒张期正向、双峰型，峰值血流速度 ≤ 2.5m/s，平均跨瓣压差＜ 8mmHg，压力减半时间＜ 150ms，有效瓣口面积 ≥ 1.8cm^2（图 4C）。主动脉瓣位

血流频谱呈收缩期负向、单峰，峰值血流速度一般＜ 3.5m/s，峰值跨瓣压差＜ 45mmHg，平均跨瓣压差＜ 25mmHg。生物瓣血流频谱二尖瓣位呈舒张期正向、双峰型，峰值血流速度一般＜ 2m/s，平均跨瓣压差＜ 5mmHg；主动脉瓣位呈收缩期负向、单峰，峰值血流速度一般＜ 3m/s，平均跨瓣压差＜ 20mmHg。由于右心的血流速度低于左心，为了防止出现瓣膜功能障碍，三尖瓣位以置换生物瓣为主或行三尖瓣修复术。呈舒张期正向、双峰型，峰值血流速度一般＜ 2m/s，平均跨瓣压差＜ 5mmHg。几乎所有人工瓣膜相对于自体瓣膜，均有因设计而造

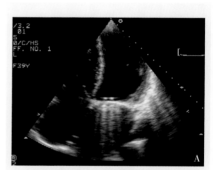

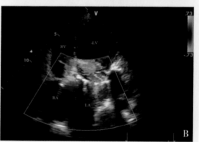

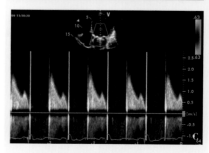

图 4 二尖瓣位机械瓣超声图像

注：A. 二尖瓣位机械瓣（双叶瓣）二维图；
B. 二尖瓣位机械瓣（双叶瓣）彩色血流图；
C. 二尖瓣位机械瓣血流频谱图。

成的梗阻。

经食管超声和三维超声　在评价人工瓣膜结构以及相关并发症时较自体瓣膜应用更为广泛。由于二尖瓣位机械瓣强回声的干扰，经胸超声图像难以分辨瓣架和叶片上的异常回声，从而影响对二尖瓣位机械瓣功能的准确评价。经食管超声从左心房面对二尖叶片和瓣架进行观察，避免了人工机械瓣强回声对二尖瓣反流束的遮挡，提高了超声评价人工

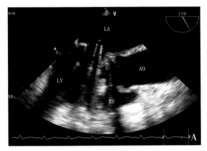
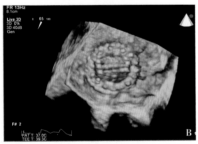

图 5　二尖瓣位机械瓣经食管超声图像

注：A.经食管超声示二尖瓣位双叶瓣；B.三维经食管超声显示二尖瓣位双叶瓣（左房侧观）。

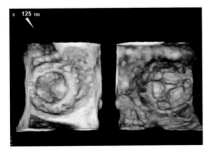

图 6　三维经食管超声示主动脉瓣位生物瓣

注：左图为主动脉侧观，右图为左室侧观。

瓣膜的临床价值（图 5）。三维超声经食管超声心动图为人工瓣膜的功能评价提供了一个全新的手段（图 6）。

（唐　红）

shēngwùbàn yìcháng

生物瓣异常（bioprosthetic valve disorder）　包括瓣周漏、生物瓣膜衰败、感染性心内膜炎和血栓形成。生物瓣膜衰败为人工生物瓣膜增厚、钙化、撕裂、毁损致瓣膜狭窄或反流，多发生在换瓣术后 8 年以上。超声心动图是评价人工生物瓣膜功能异常的主要手段。

病理生理基础　生物瓣狭窄常由瓣叶退变、纤维化、钙化等因素造成。生物瓣和机械瓣的瓣周漏发生率无明显差别，严重瓣周漏多数出现于术后半年内。跨瓣反流常见于生物瓣瓣叶撕裂、穿孔。感染性心内膜炎以人工主动脉瓣较为常见，病变一般出现在缝合环部位，可造成瓣周漏、瓣环脓肿、生物瓣撕裂或穿孔等并发症，继发反流。血栓形成是人工瓣植入后最常见、最严重的并发症之一，生物瓣发生率低于机械瓣。生物瓣术后早期抗凝不够，凝血功能指标国际标准化比率（INR）未达标，则可以形成血栓。

临床表现　根据生物瓣病变类型和程度，可出现不同的临床表现，常见症状有心悸、气促、发热等。若血栓或赘生物脱落，可以引起肺动脉或周围血管栓塞症状。

超声影像学表现　包括以下方面。

瓣周漏　①二维超声表现为缝合环与周围组织之间有细小缝隙；若裂隙较宽，则是瓣环撕裂的特征，可见随心动周期出现明

显的摆动现象。②彩色多普勒超声瓣周漏通常呈偏心性。主动脉瓣位人工生物瓣，舒张期反流束出现在缝合环外侧与主动脉根部之间（图 1）。二尖瓣位人工生物瓣，收缩期反流束出现在心房内侧壁或外侧壁，源于缝合环以外。

生物瓣膜衰败　①跨瓣反流：彩色多普勒超声显示源于瓣口的反流束（图 2A）。主动脉瓣生物

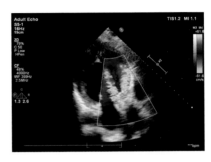

图 1　彩色多普勒超声示瓣周漏

注：经导管主动脉瓣置换术后 3 个月，彩色多普勒超声示两股五色镶嵌血流。

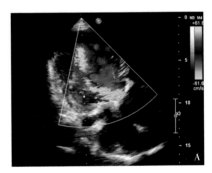
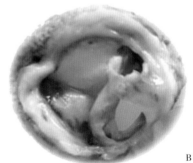

图 2　主动脉瓣生物瓣瓣膜衰败超声图像

注：主动脉瓣生物瓣置换术后 13 年。A.彩色多普勒超声示大量跨瓣反流；B.术中见原生物瓣无冠瓣位置撕裂穿孔。

瓣置换术后瓣膜衰败术中所见如图2B。②瓣膜狭窄：二维超声显示生物瓣瓣叶增厚＞3mm，开放幅度减小＜7mm，开放面积明显减小（图3A）。彩色多普勒超声和频谱多普勒超声显示跨瓣血流加速。主动脉瓣位生物瓣峰值跨瓣压差≥45mmHg，平均跨瓣压差≥25mmHg。二尖瓣位生物瓣峰值血流速度＞2.5m/s，压差降半时间＞180ms，其平均跨瓣压差≥10mmHg（图3B）。三尖瓣位

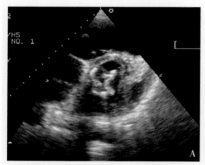

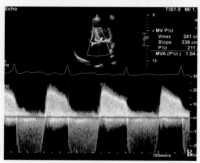

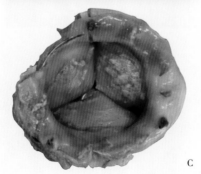

图3　二尖瓣生物瓣瓣膜衰败超声图像

注：二尖瓣生物瓣置换术后15年。A.二维超声示瓣叶增厚、钙化伴狭窄；B.频谱多普勒超声示跨瓣血流加速，有效瓣口面积减小；C.术中见原生物瓣瓣体僵硬、增厚、钙盐沉积。

生物瓣跨瓣峰值流速＞1.5m/s。二尖瓣生物瓣置换术后瓣膜衰败见图3C。

人工瓣感染性心内膜炎　①二维超声可以显示赘生物、瓣周裂隙、瓣架不稳定呈异样摆动，赘生物表现为附着于瓣膜上的不规则形或条索样回声，随瓣叶活动。②彩色多普勒显示瓣叶撕裂、穿孔或瓣周脓肿引起的偏心性反流（图4）。③经食管超声在评价人工瓣赘生物方面明显优于经胸超声，可以大大提高对感染性心内膜炎的诊断率。但是经食管超声心动图结果呈阴性，也不能轻易排除。

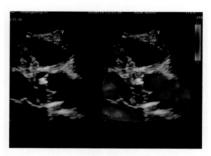

图4　人工瓣感染性心内膜炎彩色多普勒超声图像

注：主动脉瓣生物置换术后7个月，感染性心内膜炎。左图为二维超声示前瓣周窦道；右图为彩色多普勒超声，示瓣周偏心反流。

血栓形成　①二维超声显示生物瓣叶增厚或异常团状回声附着，活动受限。②彩色多普勒和频谱多普勒超声显示跨瓣血流加速，平均跨瓣压差增大，有效瓣口面积明显减小（图5）。

超声影像学鉴别诊断　经胸超声显示和区别生物瓣血栓形成以及感染性心内膜炎赘生物有一定的困难，经食管超声可以大大提高诊断率。即使经食管超声检查结果呈阴性，亦不能轻易排除感染性心内膜炎。

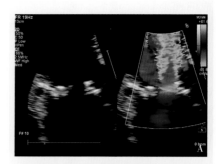

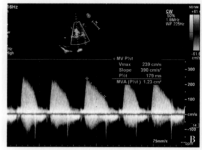

图5　二尖瓣生物瓣血栓形成超声图像

注：二尖瓣生物置换术后10天，血栓形成。A.二维超声示生物瓣叶增厚，活动受限；彩色多普勒示跨瓣血流加速；B.频谱多普勒超声示有效瓣口面积明显减小（经调整抗凝策略，3天后有效瓣口面积恢复正常）。

（唐　红）

jīxièbàn yìcháng

机械瓣异常（mechanical valve disorder）　包括人工瓣狭窄、人工瓣反流、人工瓣血栓与血管翳和感染性心内膜炎。人工瓣置换术后近期持续发热者，须重点明确或除外感染性心内膜炎。超声心动图是评价人工机械瓣功能障碍的主要手段。

病理生理基础　机械瓣狭窄可能的原因包括人工瓣-患者不匹配，组织过度增生（血管翳）、血栓形成或赘生物。人工主动脉瓣和二尖瓣均可发生人工瓣-患者不匹配。人工瓣反流包括跨瓣反流和瓣周漏，瓣周漏指存在于缝合环和周围组织之间的反流，机械瓣和生物瓣的瓣周漏发生率无明显差别，严重瓣周漏多数出现于术后半年内。血栓形成是人

工瓣植入后常见的并发症之一，主要见于机械瓣，与术后抗凝不足及心房颤动有关。人工二尖瓣血栓形成的发生率高于主动脉瓣，人工主动脉瓣更易出现血管翳。血管翳和血栓形成可能同时存在。

临床表现 可有活动后心悸、气促等症状，若人工瓣严重狭窄或急性卡瓣，可出现端坐呼吸。血栓或赘生物脱落，可引起肺动脉或周围血管栓塞症状。

超声影像学表现 包括以下方面。

人工瓣狭窄 二维超声可以见人工瓣叶片开放受限，二尖瓣位侧倾碟瓣的叶片开放角度小于60°，双叶瓣的叶片开放幅度减小不能达到相互平行；彩色多普勒显示跨瓣血流束变细，色彩明亮呈五色镶嵌状。频谱多普勒超声显示二尖瓣跨瓣峰值血流速度 > 2.5m/s，平均跨瓣压差 > 10mmHg，压差降半时间明显延长 > 200ms 及有效瓣口面积进行性减小 < 1.8cm^2。跨瓣VTI和左室流出道VTI之比（DVI）> 2.5。主动脉瓣收缩期跨瓣峰值血流速度 > 4m/s，平均跨瓣压差 > 35mmHg；有效瓣口面积 < 0.8cm^2，左室流出道VTI与跨瓣VTI之比（DVI）< 0.25 高度提示瓣膜梗阻。三维经食管超声评价二尖瓣位人工机械瓣狭窄明显优于经胸超声（图1A）。二尖瓣机械瓣置换术后，纤维组织增生致狭窄术中所见见图1B。

人工瓣反流 分为跨瓣反流和瓣周漏，超声评价人工瓣反流严重程度的参数同自体瓣。①跨瓣反流：所有机械瓣都存在轻微反流以促使叶片关闭，称为闭合流，属生理性反流。经胸超声检查，仅主动脉瓣位生理性反流在

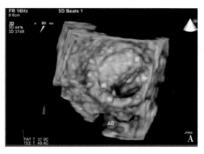

图 1 二尖瓣机械瓣狭窄超声图像
注：二尖瓣机械瓣置换术后6个月。A.三维经食管超声示机械瓣一侧叶片无活动（左房面观）；B.术中见二尖瓣缝合环完全被纤维组织包埋，导致狭窄。

瓣下可能被发现，二尖瓣位生理性反流因受机械瓣声影的遮挡常不易发现。经食管超声检查则很容易发现。双叶瓣多束细微反流位于缝合环内侧的叶片与瓣架交接处，以及在中心两个叶片关闭处。机械瓣的病理性反流多数表现为偏心性。②瓣周漏：二维超声表现为缝合环与周围组织之间有细小缝隙；若缝隙较宽，可见随心动周期出现明显的摆动现象。彩色多普勒显示收缩期心房内侧壁或外侧壁见源于缝合环以外的蓝色为主的花色血流信号。主动脉瓣位瓣周漏表现为来自缝合环外的沿室间隔或二尖瓣侧舒张期的反流信号（图2）。

人工瓣血栓与血管翳 二维超声示血管翳较为困难，通常表现为较小的强回声团块。血栓形

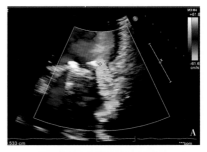

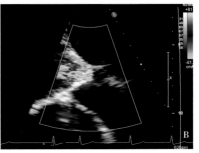

图 2 瓣周漏彩色多普勒超声图像
注：A.二尖瓣机械瓣置换术后3年，彩色多普勒超声示瓣周漏；B.主动脉瓣机械瓣置换术后1年，彩色多普勒超声示瓣周漏。

成的直接征象是人工瓣叶片、瓣架或缝合环厚度明显增加，表面不光滑，其上出现大小不一的团块样异常回声。叶片活动受限。彩色多普勒超声显示跨瓣血流束变细，色彩明亮呈五色镶嵌状（图3A）。频谱多普勒超声示跨瓣压差显著增加，压差降半时间明显延长，有效瓣口面积减小（图3B）。血管翳及血栓形成致瓣膜狭窄术中所见见图3C。

感染性心内膜炎 人工瓣感染性心内膜炎同自体瓣一样，表现为赘生物或瓣周脓肿，人工瓣的赘生物常位于缝合环区域，并可能蔓延到叶片、瓣架，影响瓣膜的开闭。二维超声赘生物表现为附着于叶片上的不规则团块或条索样回声，大小不等，随叶片活动（图4）。瓣周脓肿表现为人工瓣周围异常低回声或无回声区。瓣周裂隙甚至缝合环松脱表现为人工瓣不稳定呈异样摆动。脓肿

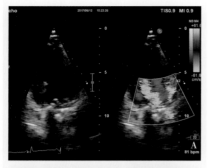

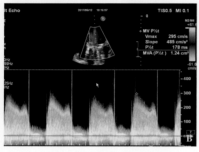

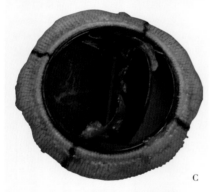

图 3 二尖瓣机械瓣置换术后 6 个月超声图像

注：A.二维超声显示二尖瓣团块样异常回声，彩色多普勒超声示二尖瓣血流梗阻；B.连续多普勒超声示有效瓣口面积减小；C.术中见二尖瓣叶片血管翳及血栓形成致瓣膜狭窄。

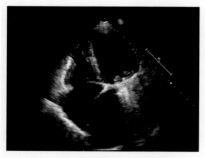

图 4 人工瓣感染性心内膜炎二维超声图像

注：二尖瓣位机械瓣置换术后1月余，感染性心内膜炎，人工瓣心室面见异常团块样回声。

破溃后，脓腔与心腔相贯通形成瘘管，彩色多普勒超声可观察到血流往返于心腔与脓腔之间。经食管超声能准确判定二尖瓣位人工瓣赘生物，主动脉根部后方的脓肿。

超声影像学鉴别诊断 经胸超声显示和区别机械瓣血栓形成和/或血管翳，以及感染性心内膜炎赘生物有一定的困难，经食管超声可以大大提高诊断率。如经食管超声检查结果呈阴性，也不能轻易排除感染性心内膜炎。

（唐 红）

guànzhuàng dòngmài zhōuyàng yìnghuà xìng xīnzàngbìng

冠状动脉粥样硬化性心脏病

（coronary atherosclerotic heart disease） 冠状动脉血管发生动脉粥样硬化病变而引起血管腔狭窄或阻塞，造成心肌缺血、缺氧或坏死的缺血性心脏病。简称冠心病。严重时出现心律失常、心力衰竭、心脏瓣膜反流、室壁瘤、室间隔穿孔、心脏破裂等并发症。冠心病通常还包括炎症、栓塞等导致的冠状动脉管腔狭窄或闭塞。冠心病多发于 40 岁以上成人，男性发病早于女性，近年来呈年轻化趋势。

心电图、动态心电图、超声心动图、运动或药物负荷试验、放射性核素检查、冠脉 CT 血管成像等都有助于冠心病的检查评估，经皮冠状动脉导管造影是诊断冠心病的"金标准"检查。

超声心动图包括二维超声、频谱多普勒超声、彩色多普勒超声、组织多普勒超声、负荷超声心动图、心肌声学造影等技术，主要用于观察缺血区或坏死区心室壁的运动异常和心肌灌注，尤其是收缩期室壁增厚率和心内膜运动，以及心肌梗死并发症等情

况，并有助于了解左心室功能，还可以用于排除其他心脏病。

建议使用左室 16 节段划分模式及半定量评价法对节段室壁运动进行分析。从室间隔与右心室游离壁的结合部开始连续逆钟向划分，左室壁基底段和中间段水平分为 6 个节段（前间隔、下间隔、下壁、下侧壁、前侧壁、前壁），心尖段分为 4 个节段（室间隔、下壁、侧壁和前壁）。使用 4 级半定量评估左室节段收缩功能。具体如下：1 级正常或运动增强；2 级运动减弱（室壁增厚减少）；3 级运动消失（室壁增厚消失）；4 级反向运动（收缩期心肌变薄或伸长）。对每个室壁节段运动都要在多个切面进行评估。超声观察到的局部室壁运动障碍与冠脉分支血供有着密切对应关系。左前降支发出间隔支供应前间隔，对角支供应前壁，回旋支供应前侧壁，后降支供应下间隔、下壁、下侧壁区域。右冠近段病变可导致右室游离壁缺血梗死。存在侧支循环或冠脉搭桥的情形下会影响心肌血供平衡，室壁运动无法准确反映相对应的冠脉病变。

稳定性心绞痛患者的节段室壁运动功能可以正常或减弱。急性心肌梗死时，室壁厚度可以正常，静息状态下可出现室壁运动异常，表现为收缩期室壁增厚率和心内膜运动会减弱或消失。陈旧性心肌梗死除了运动和增厚率的消失，其特点是受损节段由于瘢痕和纤维化而出现室壁变薄和回声增强。二维及彩色多普勒超声可以显示心肌梗死常见并发症包括二尖瓣反流、附壁血栓、室间隔穿孔、假性室壁瘤等。

负荷超声心动图是指应用超声心动图比较负荷状态与静息状态下的心肌节段变化，以了解受

检者心脏对负荷的反应状况。常用的有运动负荷与药物负荷。对怀疑冠心病患者，而运动负荷心电图无法诊断者，负荷超声心动图若发现新的室壁运动异常，则提示相应的冠状动脉狭窄。负荷超声心动图还可以对已知的冠心病患者进行危险度分层和非心脏手术的术前评估，以判断患者疾病危险性的高低。

心肌声学造影应用能通过肺毛细血管床的声学造影剂微泡，在特定的造影成像技术下，使灌注正常的心肌组织回声增强，缺血的心肌回声低下，梗死的心肌无回声，从而协助诊断冠心病、判断心肌存活性，以及评价冠状动脉再血管化后的心肌灌注，判断其疗效。

（舒先红）

xīnjī gěngsǐ

心肌梗死（myocardial infarction, MI）

心冠状动脉急性阻塞、持续性缺血缺氧所引起的心肌坏死，使得心脏功能受损并可能危及生命的急性疾病。属于急性冠状动脉综合征范畴。

病理生理基础 急性心肌梗死的基本病因，就是心脏自身供血因各种原因阻塞，而心肌仍旧工作，耗氧不断增加，导致供氧和需氧失衡，造成心肌坏死。任何诱发血栓形成、血管内斑块脱落、冠状动脉痉挛或狭窄的因素均可致病。初期，心肌灌注量减少，供氧不足，心肌缺血。后期，持续性缺血缺氧引起心肌坏死，随着坏死心肌数量的增加，心脏功能逐渐下降，全身血液循环出现障碍，伴随胸痛、大汗淋漓、呼吸困难、头晕、意识不清甚至休克等表现。

临床表现 急性心肌梗死患者主要症状为突然发作的、持续时间超过30分钟的心前区压榨性疼痛或憋闷感，患者常有濒死的感觉。疼痛或憋闷部位主要指胸骨后方，向左下方可延伸到左侧肋骨、上腹部，向上可到左侧肩、背，甚至口腔、头部。疼痛持续时间较长，多超过30分钟以上，安静休息或应用硝酸甘油等药物并不能很快减轻症状。急性心肌梗死发生后，血压、心率、心律等均可能出现不同程度的变化。初期，心肌灌注量减少，供氧不足，心脏通过增加全身供血改善缺氧，故患者有心跳加快、血压升高等表现。后期，因失代偿而无法有效地改善心肌供氧，导致缺血坏死的心肌数量增加，心脏功能逐渐下降，心脏及全身血液循环出现障碍，伴随心率减慢、大汗淋漓、呼吸困难、头晕、意识不清甚至休克等表现。

超声影像学表现 包括以下方面。

二维超声 静息状态下病变冠状动脉供应的室壁运动绝大多数出现异常，表现为受累节段收缩期运动减弱、消失或反常运动，室壁增厚率减低或消失，未受累节段室壁代偿性运动增强。急性心肌梗死时病变节段室壁厚度和回声无明显变化，而陈旧性心肌梗死除了运动和增厚率的消失，其特点是受损节段由于瘢痕和纤维化而出现室壁变薄和回声增强（图1）。大面积或透壁性心肌梗死后，梗死区域出现室壁扩张、变薄、向外膨出，心脏收缩时丧失活动能力或呈现反常运动，形成室壁瘤。梗死节段内壁常见血栓附着，多见于心尖部位，新鲜血栓回声较低，陈旧性血栓回声强度高于邻近心肌。室间隔远端1/3处常发生穿孔，多为单发。透壁性梗死后3~7天常见心包积液，表现为心包腔内局限的液性暗区。假性室壁瘤为心室游离壁破裂后由心包及血栓包裹部分血液形成一个与左心室腔相交通的囊腔，多见于左室后壁及侧壁，瘤颈较窄，收缩期左室缩小而室壁瘤假腔常扩大。

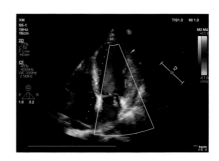

图1 心肌梗死二维超声图像

注：心尖四腔心切面观察到心肌梗死后心尖部室壁变薄、收缩活动减弱及少量心包积液。

彩色多普勒超声 可以显示心肌梗死常见并发症包括二尖瓣反流、室间隔穿孔的异常过隔血流、假性室壁瘤的穿通性血流等（图2）。

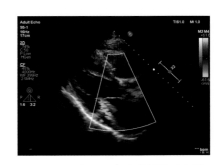

图2 心肌梗死彩色多普勒超声图像

注：胸骨旁左室长轴切面观察到心肌梗死后下侧壁基底段室壁变薄、收缩活动减弱合并二尖瓣反流。

声学造影 经胸二维超声图像质量不佳者，可行左心室腔声学造影来清晰显示心内膜，便于心功能、室壁瘤和血栓的判断。心肌声学造影可通过声学造影剂回声强度及血流灌注速度评价心肌灌注情况，以明确心肌缺血或梗死。

超声影像学鉴别诊断 一些临床常见的引起左室运动异常的情况需要注意鉴别：①右室容量负荷过重时室间隔会呈现矛盾运动；心脏手术后室间隔运动减低，甚至为矛盾运动；完全性左束支传导阻滞，室间隔收缩延迟或为矛盾运动。这些室间隔虽然运动异常但收缩期增厚率多为正常。②扩张型心肌病患者左室扩大，多表现为弥漫性室壁运动减弱，冠状动脉造影可予以鉴别。③急性心肌炎时可见节段性室壁运动异常，心肌酶谱升高，但其运动异常的室壁节段与冠脉灌注的对应节段无相关性。

（舒先红）

xīnjī gěngsǐ bìngfāzhèng

心肌梗死并发症（myocardial infarction complications）

心肌梗死特别是大面积透壁性梗死可以导致很多并发症。常见的并发症包括急性心力衰竭、心律失常、心源性休克、二尖瓣反流、室壁瘤、室间隔穿孔、心脏破裂、左室附壁血栓、心包积液等。

病理生理基础 室壁瘤是心肌梗死最常见的并发症，主要见于左心室，是由于心肌坏死纤维化以后，梗死区薄弱的瘢痕组织心肌进一步扩张变薄，在心腔内压力作用下逐渐向外膨出而形成的，常累及心肌各层，多位于左室心尖部位。室壁瘤可以影响心功能，并且容易形成血栓。心肌梗死时发生于室间隔的心肌破裂形成室间隔穿孔。乳头肌缺血移位及附着处室壁收缩活动减弱、腱索断裂、心室扩大可以导致二尖瓣反流。室间隔穿孔可出现新的收缩期杂音及心功能不全，心脏破裂会导致心源性休克。

临床表现 不同的心肌梗死并发症会有不同的临床表现，心衰时会表现为明显的心悸、胸闷、腹胀、不能平卧、低位性水肿，甚至会出现胸腔积液或腹水。心律失常表现为心悸、乏力、晕厥，甚至有可能会出现猝死。室壁瘤可以影响到心功能，并且容易形成血栓。

超声影像学表现 包括以下方面。

室壁瘤 室壁瘤分为真性室壁瘤和假性室壁瘤。超声心动图是其主要检测手段，可以测量室壁瘤的位置、大小、瘤腔内血栓及室壁运动，鉴别真、假性室壁瘤。①真性室壁瘤：超声表现为局部瘢痕形成并变薄扩张，在收缩期及舒张期均向外膨出，收缩期无向心性收缩或呈反向矛盾运动，与正常心肌交界部位见宽大瘤口，局部常见血流自发显影。彩色多普勒超声可见瘤内血流缓慢（图1）。②假性室壁瘤：是因为左心室游离壁破裂，局部心包和血栓包裹血液形成一个与左心室相通的囊腔。二维超声心动图可显示心室壁回声中断，形成瘤口，瘤口直径小于瘤体最大径，瘤壁没有心肌成分（图2）。彩色多普勒超声可见左室腔与瘤腔之间血流信号相沟通。

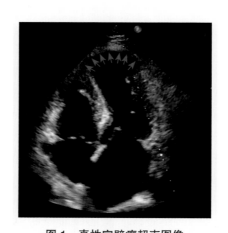

图1 真性室壁瘤超声图像
注：心尖四腔心切面。图中箭头所示左心室心尖部室壁瘤。

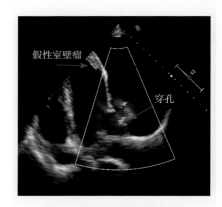

图2 假性室壁瘤超声图像
注：二维和彩色多普勒超声显示左室侧壁破裂穿孔和假性室壁瘤。

左室附壁血栓 附壁血栓常附着于矛盾运动的室壁瘤扩张部位，大多发生于前壁心肌梗死后的左室心尖部。二维超声心动图显示左心室腔内不规则团块状回声，附着于左室内膜面，凸向心室腔，也可呈薄片状附着，位置固定，其形态通常不随附着区心肌收缩活动而改变。回声强度及密度不均匀，表示有不同程度的机化，回声较弱的通常较为新鲜。诊断时需注意与心尖部肌束和近场伪像相鉴别（图3，图4）。

室间隔穿孔 二维超声心动图可以直接观察到破裂的室间隔，多见于心尖部。彩色多普勒超声可观察到室间隔穿孔处的异常左向右分流，通常血流速度较快，彩色信号呈明显的五彩镶嵌分流束。连续多普勒超声可以测及高速湍流频谱（图5）。需与先天性心脏病室间隔缺损相鉴别，后者

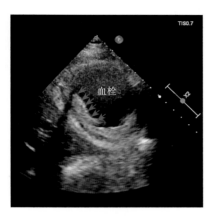

图3　左心室下壁血栓二维超声图像

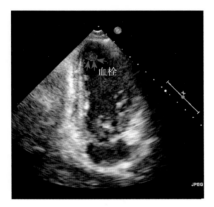

图4　左室心尖部小血栓
二维超声图像

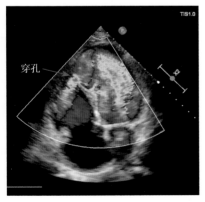

图5　室间隔穿孔二维超声图像

注：四腔心切面显示室间隔穿孔所在。

自出生就存在，缺损多见于室间隔膜部。

心肌梗死后二尖瓣反流　心肌梗死后左室扩大，二尖瓣瓣环扩张，乳头肌及其附属的游离壁心肌收缩活动异常及乳头肌位置下移会导致二尖瓣相对关闭不全。乳头肌或腱索断裂会导致二尖瓣脱垂伴大量二尖瓣反流。二维及彩色多普勒超声可以准确观察心肌梗死后二尖瓣及其附属装置的形态结构变化以及二尖瓣反流情况。

（舒先红）

xīnjībìng

心肌病（cardiomyopathy）　由不同病因（常为遗传性病因）引起的，伴有心功能障碍的一组心肌异质性疾病。与心脏机械和/或电活动的异常相关，多表现为心室不适当的肥厚或扩张，病变可局限于心脏本身，亦可为全身系统性疾病的心脏表现，严重心肌病可导致心血管性死亡或进行性心力衰竭。

1995年世界卫生组织根据心肌病的解剖病理学特征将其分成扩张型心肌病、肥厚型心肌病、限制型心肌病、特发性心肌病及未定型心肌病5大类。

2006年美国心脏病学会临床心脏病、心力衰竭和移植委员会参考心肌病的发病机制及遗传特性，将其分为原发性心肌病（主要累及心脏）和继发性心肌病（伴有其他器官系统受累）两类。其中原发性心肌病又可以进一步分为遗传性、混合性（以非遗传性心肌病为主）或获得性心肌病。遗传性心肌病包括肥厚型心肌病、致心律失常右心室心肌病、左心室心肌致密化不全、糖原贮积症、传导缺陷、线粒体肌病及离子通道病等。混合性心肌病包括扩张型心肌病和限制型心肌病。获得性心肌病包括心肌炎、应激性心肌病、围生期心肌病、心动过速型心肌病、胰岛素依赖型糖尿病母亲的婴儿所患的心肌病。继发性心肌病指伴有其他器官系统受累的心肌病，如浸润性疾病、贮积性疾病、中毒性疾病、内膜性疾病、炎症性疾病、内分泌疾病、神经肌肉性疾病、营养缺乏性疾病、自身免疫性疾病、癌症治疗并发症等累及心肌等。

2008年欧洲心脏病学会为了方便临床诊断和治疗，根据心室的结构与功能将心肌病分为扩张型心肌病、肥厚型心肌病、致心律失常右心室心肌病、限制型心肌病和未定型心肌病（心肌致密化不全和心尖球囊样综合征）5类，每一类又分为家族性/遗传性和非家族性/非遗传性两种，进而继续分为已知突变基因或明确病因的疾病亚型与基因缺陷未明或特发性心肌病。该分类方法重视心肌病的遗传决定因素，提倡寻找积极的、有逻辑性的心肌病诊断指标，在心肌病的临床评估上具有较高的实用价值。

2013年世界心脏联盟提出了心肌病的MOGE（S）分类方法，基于表型和基因型从5个方面进行分类，包括形态功能特性（M）、累及的器官（O）、遗传模式（G）、病因（E），按照ACC/AHA分期和NYHA心功能进行功能状态分级（S, 可选项）。例如，MD就表示扩张型心肌病；OH+K，其中H是心脏，K是Kidney（肾脏），OH+K指同时累及心脏和肾脏；GAD表示常染色体显性遗传；EGMYH7［p. Arg403Glu］表示基因MYH7［p. Arg403Glu］异常；SC-Ⅱ表示纽约心功能分级Ⅱ级或者C期疾病。该分类能够表达出心肌病类型以及患者和家族成员的基本信息，还可以附加家系图，但是整个命名比较复杂。

超声心动图包括二维超声、频谱多普勒超声、彩色多普勒超声、组织多普勒超声等技术，主要用于定量心腔大小、室壁厚度和回声，评价室壁运动及心室舒张和收缩功能，评估瓣膜功能、左室流出道压差和肺动脉压力，还可用于排除其他心血管疾病。

（舒先红）

kuòzhāngxíng xīnjībìng

扩张型心肌病（dilated cardiomyopathy, DCM） 出现左心室或者双心室扩大、收缩功能障碍，并且除外因高血压、瓣膜病及冠状动脉病变所致收缩功能异常的心肌病。DCM 的病因可分为遗传性和非遗传性，发病年龄通常是 20 ~ 50 岁，超过 75% 的 DCM 患者最初表现为心功能不全。DCM 的一年死亡率为 20% ~ 25%，5 年死亡率为 20% ~ 50%。

病理生理基础 心肌收缩力减弱，心脏泵血功能障碍。早期通过加速心率以维持足够的心输出量。后期左心室排空受限，左心室舒张和收缩末期容量增多，射血分数减少，心脏逐渐增大，产生相对性二尖瓣与三尖瓣关闭不全，心室舒张压和心房压力增高，肺循环和体循环静脉压升高，导致充血性心力衰竭。晚期由于肺小动脉病变和反复肺小动脉血栓栓塞而出现肺动脉压力明显增高，右心衰竭更为明显，可出现各种心律失常。

临床表现 以充血性心力衰竭为主，其中以乏力、活动后气急、水肿、夜间阵发性呼吸困难最为常见。晚期可有胸腔积液、腹水，出现各种心律失常，包括高度房室传导阻滞、心室颤动、窦房阻滞，可导致阿-斯综合征。此外，还可出现脑、肾、肺等器官的栓塞。

超声影像学表现 包括以下方面。

二维超声 全心扩大，以左心室扩大更为显著（图 1）；心脏呈球形扩大，心腔扩大，瓣口相对减小；室壁整体收缩活动减弱，左室射血分数（LVEF）小于 50%，左室短轴缩短率小于 25%；心腔内可有附壁血栓形成；乳头肌功能不全致二尖瓣不能完全退至瓣环水平，从而导致瓣膜反流；肺动脉常增宽；可合并心包积液。

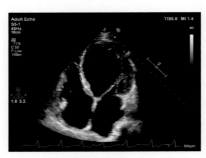

图 1 扩张型心肌病二维超声图像
注：示 DCM 左心室呈球形扩大，收缩活动减弱。

M 型超声 心腔扩大、室壁变薄、室壁运动幅度弥漫性减低（图 2）；室壁增厚率降低、左室短轴缩短率减小；舒张早期二尖

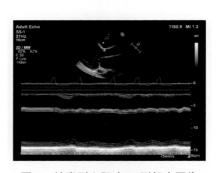

图 2 扩张型心肌病 M 型超声图像
注：示 DCM 左室内径扩大、室壁变薄、室壁运动幅度弥漫性减低。

瓣前叶 E 峰与室间隔之间的距离（EPSS）变大，大于 10mm。

彩色多普勒超声 各个瓣口血流显示暗淡，二尖瓣反流及三尖瓣反流（图 3）。

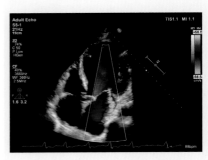

图 3 扩张型心肌病彩色多普勒超声图像
注：示 DCM 心腔扩大，收缩活动减弱，二尖瓣轻度反流。

频谱多普勒超声 各个瓣口血流速度降低；录及二尖瓣及三尖瓣收缩期血流反向频谱；疾病早期二尖瓣血流频谱 E 峰降低，A 峰增高；之后 E 峰明显升高，A 峰降低，E/A > 2。

超声影像学鉴别诊断 需要与冠状动脉粥样硬化性心脏病、瓣膜病变、先天性心脏病等相鉴别。①冠状动脉粥样硬化性心脏病尤其是多支冠脉病变，可导致左室扩大及左室多壁段收缩活动减弱，可结合心电图、冠脉 CT 及冠状动脉造影结果以鉴别。②瓣膜病变如重度主动脉瓣反流导致左室扩大、左室壁收缩活动减弱，往往存在较为严重的瓣膜形态功能异常。③先天性心脏病如室间隔缺损、动脉导管未闭等，可以导致左室扩大、左室壁收缩活动减弱，可以结合二维超声及彩色多普勒超声异常分流等征象加以鉴别。

（舒先红）

féihòuxíng xīnjībìng

肥厚型心肌病（hypertrophic cardiomyopathy, HCM）

以心肌肥厚为特征的心肌疾病。通常指二维超声心动图测量的室间隔或左心室壁厚度≥15mm，或者有明确家族史者厚度≥13mm，并且除外因高血压、主动脉瓣狭窄及运动员等原因导致的左室壁增厚。肥厚型心肌病主要特点是左心室壁增厚，以室间隔为甚，常呈不对称性肥厚，左心室容积正常或缩小，病变可累及右心室。肥厚型心肌病绝大部分呈常染色体显性遗传，基因突变是绝大部分肥厚型心肌病的根本原因。

病理生理基础 根据超声心动图检查时测定的左心室流出道压力阶差可将肥厚型心肌病患者分为梗阻性与非梗阻性两种类型。梗阻性肥厚型心肌病在心室收缩时，肥厚的室间隔凸入左心室腔，使处于流出道的二尖瓣前叶向前移位（SAM）并与室间隔靠近，左心室流出道压力阶差增大，引起左心室流出道梗阻与二尖瓣关闭不全。肥厚的心肌顺应性减低，可导致心室舒张功能异常，舒张末期压升高。舒张期心肌僵硬度增加，左心室扩张度减低，充盈速率及充盈量减小，可导致心搏量减小。

临床表现 肥厚型心肌病常有家族史。轻者可以无症状，也可以有心悸、胸闷、乏力，重者出现劳力性呼吸困难、胸痛、晕厥甚至猝死，晚期出现左心衰表现。

超声影像学表现 包括以下方面。

二维超声 左室壁非对称性肥厚（图1），左室壁节段心肌增厚≥15mm；室间隔异常增厚，室间隔与左室后壁厚度比值>1.5；肥厚心肌回声增强且欠均匀；左心室内径减小；二尖瓣前叶收缩期前移（SAM），加重左室流出道的梗阻（图1A）；室间隔收缩活动减弱。

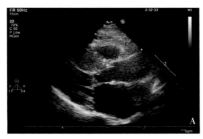

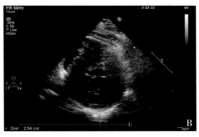

图1 肥厚型心肌病二维超声图像

注：A.胸骨旁左心室长轴切面示室间隔明显增厚，左室后壁厚度正常，二尖瓣前叶在收缩期的前向运动（SAM）；B.胸骨旁左室短轴切面示左心室非对称性肥厚。

M型超声 二尖瓣前叶收缩期前向运动；收缩中期主动脉瓣关闭，主动脉瓣曲线呈"M"形。

彩色多普勒超声 梗阻性HCM左室流出道内可见收缩期高速血流信号充满，可伴收缩期二尖瓣反流信号（图2）。

频谱多普勒超声 梗阻性

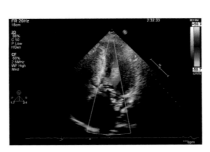

图2 肥厚型心肌病合并二尖瓣反流彩色多普勒超声图像

HCM左室流出道内径减小，可测及收缩期高速射流频谱，呈"倒匕首状"（图3）；静息状态或负荷状态时左心室流出道压差≥30mmHg为梗阻性，静息状态及负荷状态时左心室流出道压力阶差均<30mmHg为非梗阻性。可测及二尖瓣收缩期血流反向频谱。

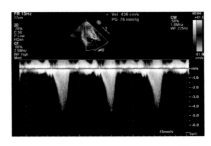

图3 肥厚型心肌病连续多普勒超声图像

注：示梗阻性肥厚型心肌病左室流出道频谱呈"倒匕首状"。

超声影像学鉴别诊断 需要与主动脉瓣及瓣上狭窄、瓣下狭窄、主动脉缩窄、高血压等相关疾病所导致的心肌肥厚相鉴别。①主动脉瓣及瓣上狭窄、瓣下狭窄时，由于左室压力负荷增加导致左室壁继发性增厚，但常为对称性肥厚，一般无SAM及左室流出道梗阻征象，需要仔细观察原发病变。②长期高血压患者左室壁增厚，常为向心性对称性肥厚，合并左房增大和升主动脉增宽，一般无二尖瓣前叶收缩期前移（SAM）及左室流出道梗阻征象。③先天性心脏病如室间隔缺损、动脉导管未闭、法洛四联症、肺动脉瓣狭窄等会引起右室壁增厚，仔细观察原发病变可以鉴别。

（舒先红）

xiànzhìxíng xīnjībìng

限制型心肌病（restrictive cardiomyopathy, RCM）

以心内膜或心内膜下心肌纤维化导致左心

室容积缩小和左心室充盈受限为主要表现，且舒张功能损害较收缩功能损害出现得更早和更严重的心肌病。又称闭塞性心肌病。约有50%的RCM继发于各种临床疾病，心肌淀粉样变、嗜酸性粒细胞增多症、结节病、血色素沉着症、硬皮病、阿霉素心脏毒性、肺结核和炎症均可导致RCM发生。

病理生理基础 心内膜或心肌纤维化使心室舒张发生障碍，可伴有不同程度的收缩功能障碍。心室腔减小，心室充盈受限，心室顺应性降低，心输出量减小。心房压力升高，体、肺循环淤血。房室瓣受累时可出现二尖瓣或三尖瓣关闭不全。

临床表现 酷似缩窄性心包炎。左心室病变者，因舒张受限，尤其当合并二尖瓣关闭不全时，可出现明显的呼吸困难及心绞痛。右心室病变者，常合并三尖瓣反流，可出现肝脾大、腹水、下肢水肿。左右心室均累及者，则出现全心衰表现。

超声影像学表现 包括以下方面。

二维超声 心内膜回声增强、钙化；室壁增厚，心肌内斑点状、颗粒样强回声；心室腔缩小，心尖部心室闭合；室壁运动幅度减弱；双房增大，下腔静脉增宽；心尖部可有附壁血栓形成；可有心包积液（图1）。

彩色多普勒超声 可出现二尖瓣反流及三尖瓣反流之蓝色为主彩色血流。

频谱多普勒超声 二尖瓣及三尖瓣收缩期血流反向频谱；各个瓣口血流速度降低；二尖瓣血流图呈限制型充盈，E峰/A峰＞2，左室等容舒张时间（IVRT）＜50ms，二尖瓣DT＜150ms。二尖瓣环组织多普勒舒张期峰值速度e'下降（图2）。

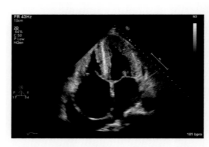

图1 限制型心肌病二维超声图像

注：心尖四腔心切面示室壁增厚，回声增强，心肌内斑点状颗粒样强回声，心室腔缩小，双房增大，少量心包积液。

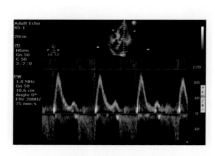

图2 限制型心肌病频谱多普勒超声图像

注：二尖瓣血流频谱呈限制型充盈，E峰/A峰＞2。

超声影像学鉴别诊断 限制型心肌病通常需要与缩窄性心包炎进行鉴别。二者均可表现为双房明显增大，心室相对较小，可伴有心包积液、下腔静脉增宽等，二尖瓣血流多普勒频谱均可呈限制性充盈障碍。缩窄性心包炎多伴有室间隔舒张期抖动，二尖瓣血流频谱随呼吸运动变化幅度较大，二尖瓣环组织多普勒舒张期峰值速度e'多属正常范围，X线检查或CT可以显示心包增厚钙化。

（舒先红）

zhì xīnlǜ shīcháng xíng yòushì xīnjībìng

致心律失常型右室心肌病（arrhythmogenic right ventricular cardiomyopathy，ARVC） 右心室心肌被纤维脂肪组织所替代，表现为右心室扩大、心律失常和猝死的心肌病。又称致心律失常型右室发育不良。

发病主要与基因相关，还与炎症反应、凋亡机制相关。病变主要位于右心室心尖段、右心室基底段和右心室流出道，也可累及左心室。

病理生理基础 该病主要病理改变集中于心外膜和心室肌，多发于右心室漏斗部、心尖部和下后壁，通常称为"发育不良三角"或"危险三角"。如果病变广泛，则右心室整体扩大。主要病理特点是心肌被脂肪及纤维组织替代，孤立的残存心肌纤维发生传导延缓，易与邻近的正常心肌间产生折返现象，导致右心室源性心动过速。右心室心肌纤维病理改变使右心室壁变薄，引起右心室形态异常和机械收缩活动减低，导致一系列右心衰竭的临床表现。

临床表现 主要表现为充血性心力衰竭和/或心律失常。早期可以无症状，部分患者以心搏骤停、猝死为首发症状。通常随着病情进展，患者逐渐出现劳力性呼吸困难等肺循环淤血症状，以及肝大、下肢水肿等体循环淤血症状，且进行性加重。常出现恶性心律失常，如左束支传导阻滞型室性心动过速、心室扑动、心室颤动，这是右室心肌病导致青年人猝死的重要原因。

超声影像学表现 包括以下方面。

二维超声 右心室扩大、右室壁变薄；右室壁节段收缩活动减弱、无运动或室壁瘤形成；右室调节束结构异常；舒张末期胸骨旁长轴切面右心室流出道（RVOT）内径≥32mm，据体表面积（BSA）标化PLAX/BSA

$\geq 19mm/m^2$；舒张末期胸骨旁短轴切面 RVOT 内径 $\geq 36mm$，根据 BSA 标化 PSAX/BSA $\geq 21mm/m^2$；右室面积变化率（FAC）$\leq 33\%$；右心室纵向应变绝对值 $< 18\%$；右心房增大；下腔静脉增宽（图1）。

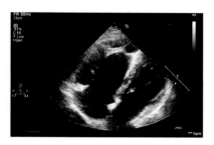

图1 致心律失常型右室心肌病二维超声图像

注：心尖四腔心切面示右心室和右心房扩大、右室壁变薄。

M 型超声 右心腔扩大、右室壁变薄、右室壁运动幅度减低（图2）；胸骨旁长轴切面可见右室流出道增宽。

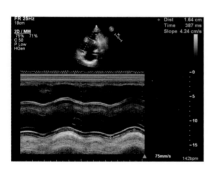

图2 致心律失常型右室心肌病 M 型超声图像

注：右心室收缩活动减弱，右室壁运动幅度减低。

彩色多普勒超声 右心室内血流显示暗淡；可伴有中度以上三尖瓣反流。

频谱多普勒超声 右房内可录及源于三尖瓣的收缩期反向血流频谱。

超声影像学鉴别诊断 需与右心室心肌梗死、累及右心室的扩张型心肌病等相鉴别。右心室心肌梗死可表现为右心室增大伴节段收缩活动异常，常伴有右胸导联心电图动态改变，结合心肌损伤标志物及冠脉造影结果可与之鉴别。扩张型心肌病累及右心室可见右心室增大伴收缩活动减弱，但多以左心室扩大及功能损害为主，通常不伴 ARVC 特征性的心电图改变，结合病史及家族史有助于鉴别。

（舒先红）

Láifùlè xīnnèimóyán

莱夫勒心内膜炎（Loeffler endocarditis）

局部或广泛嗜酸性粒细胞浸润和心内膜受累，心内膜和心内膜下心肌纤维化，导致心室舒张功能障碍，可伴附壁血栓形成的心肌病。又称嗜酸性粒细胞增多性心内膜炎或嗜酸性粒细胞性心内膜病、嗜酸性粒细胞心肌炎。是一种罕见的嗜酸性粒细胞增多症的主要并发症。

病理生理基础 根据病理特点可分为3期。①坏死期：主要表现为心内膜及心内膜下心肌嗜酸性粒细胞浸润及炎性改变，心内膜下心肌损伤与坏死，心肌间质水肿、室壁厚度增加。②血栓形成期：随心内膜及心内膜下心肌炎症消退，心腔附壁血栓形成，血栓脱落可引起动脉栓塞。③纤维化期：嗜酸性粒细胞等炎症细胞消失，胶原纤维广泛增生，可累及心内膜、瓣膜和腱索，可导致限制型舒张功能不全。

临床表现 取决于受累心脏及病变严重程度。右心受累为主者，酷似缩窄性心包炎及三尖瓣关闭不全表现，可在三尖瓣听诊区闻及收缩期反流性杂音及体循环淤血征。左心受累为主者，可出现二尖瓣关闭不全和肺淤血征象。双心室同时受累可产生全心衰表现。附壁血栓脱落可产生动脉栓塞的症状。

超声影像学表现 包括以下方面。

二维超声 主要累及左心室或左右心室心尖部的心内膜，心尖部心内膜增厚、回声增强，心尖部心腔变小甚至闭塞，心肌收缩活动多正常，可伴局部钙化灶及附壁血栓形成，累及瓣膜时可见瓣叶增厚回声增强（图1）。

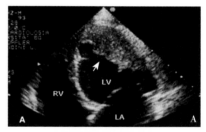

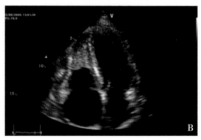

图1 莱夫勒心内膜炎二维超声图像

注：A. 心尖四腔心切面示左心室心内膜增厚，回声增强，心尖部心室腔变小；B. 心尖四腔心切面示右心室心内膜增厚，回声增强，心尖部心室腔闭塞。

彩色多普勒超声 可测及二尖瓣反流及三尖瓣反流。

频谱多普勒超声 二尖瓣频谱可显示左心室舒张功能障碍，可呈限制型舒张功能不全，E峰/A峰 > 2，左室等容舒张时间（IVRT）$< 50ms$，二尖瓣 DT $< 150ms$。

超声影像学鉴别诊断 需与心肌梗死伴附壁血栓形成、心尖肥厚型心肌病等相鉴别。莱夫勒心内膜炎外周血嗜酸性粒细胞增多，常伴多器官系统受累，心内膜心肌活检可明确诊断。心肌梗死伴附壁血栓形成通常伴有心肌节段运动障碍，冠状动脉造影可明确诊断。心尖肥厚型心肌病表现为心尖部室壁增厚，多伴有心电图胸前导联T波倒置，结合病史可与莱夫勒心内膜炎相鉴别。

（舒先红）

xīnjī diànfěn yàng biànxìng

心肌淀粉样变性（myocardial amyloidosis）

心肌组织内沉积有能被苏木紫－伊红均匀染色的淀粉样蛋白质的心肌病。该病分为原发性和继发性。继发性发生于结核、类风湿关节炎、溃疡性结肠炎、慢性骨髓炎、慢性化脓性和消耗性疾病、多发性骨髓瘤患者；没有明确病因的则为原发性病变，多数和遗传有关。淀粉样物质实为由不同成分组成的蛋白质，主要蛋白成分为免疫性轻链蛋白、非免疫性淀粉蛋白等。

病理生理基础 淀粉样蛋白沉积于心肌细胞间，随其范围的扩大可造成心肌细胞的萎缩。间质内沉积的淀粉样蛋白增多可导致室壁僵硬、心室顺应性减低、限制性充盈障碍和瓣膜关闭不全。随着淀粉样物质聚集增多，晚期可出现收缩功能下降。

临床表现 心血管表现常有头晕、乏力、劳累后心悸、气急等，随着病变进展，可出现右心功能不全症状，例如肝大、腹水、下肢水肿。后期也可出现左心衰竭表现，发生夜间呼吸困难。还可出现各种心律失常如房颤、各种房室传导阻滞和束支传导阻滞以及血压下降、心绞痛等。全身表现有巨舌征、皮肤病变、关节病和骨质损害。

超声影像学表现 包括以下方面。

二维超声 主要表现为双心房增大，心室通常不扩大，室壁对称性增厚，心肌内有斑点状、颗粒样强回声（图1）。房室瓣或乳头肌也可因病变累及而增厚或增粗，可见附壁血栓、心包积液和胸腔积液。收缩功能正常或下降。

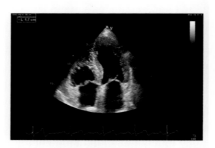

图1 心肌淀粉样变性二维超声图像
注：示左室壁均匀性肥厚，心肌回声增强，呈散在颗粒样斑点强回声，双房增大。

彩色多普勒超声 双房内显示二尖瓣和三尖瓣反流（图2）。

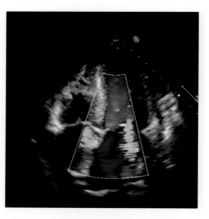

图2 心肌淀粉样变性彩色多普勒超声图像
注：示二尖瓣反流和三尖瓣反流。

频谱多普勒超声 二尖瓣血流图显示E/A比值≥2.0，DT时间缩短≤150ms（图3A）。组织多普勒见左室壁瓣环e'显著减低，E/e'显著升高（图3B）。

斑点追踪显像 显示左心室

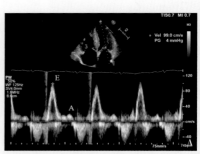

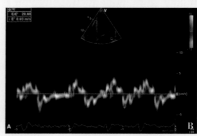

图3 心肌淀粉样变性组织多普勒超声图像
注：A.二尖瓣血流频谱为限制性充盈，E/A比值＞2.0；B.心脏淀粉样变患者左室侧壁显著减低的e'，E/e'=20.8显著升高。

基底段和中间段的纵向应变减低，而心尖段的纵向应变基本正常（图4）。

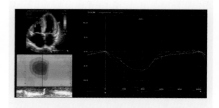

图4 心肌淀粉样变性斑点追踪显像
注：示心脏淀粉样变患者的左心室心尖段纵向应变没有受累，而基底段和中间段纵向应变显著减低。

超声影像学鉴别诊断 ①需要与高血压心脏病引起的心肌肥厚相鉴别，后者较少引起左心室限制性充盈障碍，左心室基底段和中间段的纵向应变无显著减低。②需要与缩窄性心包炎相鉴别，两者都会出现左心室限制性充盈改变，但缩窄性心包炎患者心肌应变一般正常，室壁不增厚，室间隔可见舒张期抖动，CT显示心包增厚钙化。

（舒先红）

xīnjī zhìmìhuā bùquán

心肌致密化不全（noncompaction of ventricular myocardium, NVM）

由于胚胎发育过程中心肌致密化失败导致心肌内膜表面出现丰富的与心室相通的小梁间隙以及大量异常粗大的肌小梁的心肌病。曾称海绵状心肌、心肌窦状隙持续状态、胚胎样心肌等。病变多累及左心室，伴或不伴右心室受累。可以与其他先天性心脏畸形并存。

病理生理基础 心力衰竭、心律失常、血栓形成是 NVM 病理生理的三大特点，导致相关的临床表现。舒张功能减退是由于粗大的肌小梁引起的室壁主动弛张障碍和室壁僵硬度增加、顺应性下降所致。小梁化心肌导致室壁内灌注异常，血流供需间的不匹配造成的慢性缺血可能是收缩功能障碍的主要原因，其血流动力学变化类似于扩张型心肌病。该病心律失常表现以室性心律失常、心房颤动和传导阻滞多见，可能与肌束极其不规则的分支和连接，等容收缩时室壁张力增加，局部的冠状动脉灌注减低引起组织损伤和激动延迟等潜在的致心律失常原因有关。心脏血栓形成和系统循环血栓栓塞事件，是由于心房颤动和深陷隐窝中的缓慢血流引起血栓形成、栓子脱落进入系统循环血流而造成。

临床表现 缺乏特异性，主要表现为心力衰竭、心律失常和心腔血栓形成。心力衰竭出现的时间和轻重程度与心肌受累范围有关。可出现心肌收缩功能下降和舒张功能不全症状。心律失常可出现室性心动过速、心房颤动、房室传导阻滞等。患者可表现反复心悸，甚至晕厥、猝死。致密化不全心室的小梁隐窝易于形成壁内血栓。血栓可以脱落引起体循环栓塞。

超声影像学表现 包括以下方面。

二维超声 具有特征性改变，主要表现有：心室腔内多发、过度隆突的肌小梁和深陷其中的隐窝，形成网状结构；病变区域室壁外层的致密化心肌明显变薄呈中低回声、局部运动减低，而内层强回声的非致密化心肌疏松增厚，肌小梁组织丰富；累及范围以心尖部最为明显（图1A），可波及中间段，一般不累及基底段；多累及后外侧游离壁，很少累及室间隔；彩色多普勒可测及隐窝间隙之间有低速血流与心腔相通（图1B，1C）；晚期受累心腔扩大，心功能下降；少数患者可于病变区域的心腔内发现附壁血栓（图1D）。

左心室造影 可提高对心内膜边界的识别，增强对肌小梁与隐窝的显示。注射造影剂后心室显影，患者心室舒张期心内膜边界不清，呈羽毛状，收缩期可见造影剂残留在隐窝内。

三维超声 能多角度、清晰地显示心室腔内肌小梁和交织成网的隐窝，评估心肌致密化不全累及范围及病变程度，为诊断、鉴别诊断提供重要的临床信息（图2）。

超声影像学鉴别诊断 ①扩张型心肌病：心室腔扩大，但室

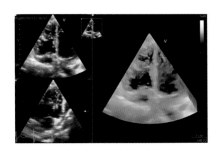

图2 心肌致密化不全三维超声图像

注：示左、右室心尖部丰富肌小梁及小梁间隐窝。

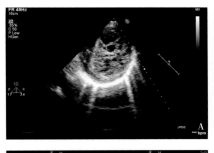
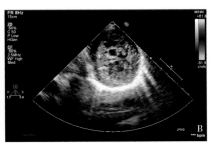
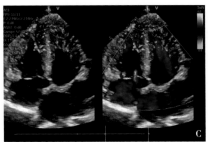
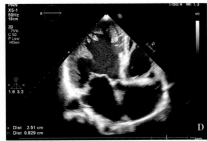

图1 心肌致密化不全二维超声图像

注：A. 左室心尖短轴切面示左室心尖部丰富肌小梁交织成网状；B. 同一切面彩色多普勒超声示左室心尖部小梁，见隐窝内低速穿梭血流；C. 心尖四腔心切面显示左、右室心尖部丰富肌小梁，彩色多普勒超声见隐窝内低速穿梭血流；D. 心尖长轴切面显示心尖部附壁血栓（箭头所示）。

壁多均匀变薄、心内膜光滑，有时扩张型心肌病也可见轻度增粗的肌小梁，但数量与 NVM 相差甚远。而 NVM 受累的心室腔内有多发、异常粗大的肌小梁和交错深陷的隐窝，可达外 1/3 心肌，室壁厚度不均。②肥厚型心肌病：室壁增厚，可以有粗大的肌小梁，但缺乏深陷的隐窝。③缺血性心肌病：可见节段性室壁运动减弱，部分可有室壁瘤形成，冠状动脉造影或 CTA 可见冠脉病变。而 NVM 患者冠状动脉检查多正常。

(舒先红)

zhǔ dòngmài jíbìng

主动脉疾病（aortic disease, AD） 病变既可以局限于主动脉及其主要分支，也可以是全身性疾病或其他心血管病变的一部分。其起病隐匿，为高度致死性疾病。其中主动脉瘤和主动脉夹层是两种常见且病因相近的主动脉疾病。前者主要表现为主动脉壁局部变薄，向外膨出，呈瘤样改变；后者系主动脉内膜撕裂，血液经撕裂的破裂口进入主动脉壁中层形成夹层血肿。超声心动图在主动脉疾病的诊断和鉴别诊断中具有重要价值。

经胸超声心动图检查主动脉常用的切面如下。①胸骨旁左心室长轴切面：显示主动脉瓣、主动脉窦、升主动脉起始段和升主动脉。②心尖左心室长轴切面：显示主动脉瓣、主动脉窦和升主动脉起始段。③右胸长轴切面：显示升主动脉。④胸骨上窝长轴和短轴切面：显示主动脉弓的全貌和降主动脉起始段。

超声心动图检查的要点如下。①通过不同切面显示主动脉升、弓、降部的形态、内径大小。②主动脉壁形态、完整性、内膜是否连续。③彩色多普勒血流显像评估主动脉内血流动力学情况，主动脉夹层时可以显示内膜破裂的入口及其撕脱范围；若是多破口还可依次扫查检出；频谱多普勒超声可探及破口处异常快速血流频谱。④相邻组织结构的形态、血流动力学情况，如主动脉窦和主动脉瓣病变等。⑤主动脉管腔内或夹层内有无血栓形成。

(许迪)

zhǔ dòngmài liú

主动脉瘤（aortic aneurysm） 由于主动脉壁局部病变引起主动脉管腔局限性显著扩张，超过正常血管直径 50% 的主动脉疾病。其病因主要包括动脉粥样硬化、感染、先天性缺陷、外伤、胶原血管疾病等。其中动脉粥样硬化和主动脉退行性病变是其最常见的原因。

一般认为，如果升主动脉内径大于 40mm，主动脉弓部和降主动脉内径大于 35mm，即可考虑主动脉扩张，但往往其扩张程度超过其近心端正常血管内径的 30% 才考虑动脉瘤的诊断。国际常以升主动脉内径大于 50mm，降主动脉内径大于 40mm，作为超声诊断动脉瘤的标准。中国将主动脉根部长轴及短轴切面在 42mm 以上定为升主动脉瘤。

病理生理基础 动脉瘤的病损主要是动脉壁中层受损退化所致，正常动脉壁中层富有弹力纤维，随每次心搏进行舒缩而传送血液。中层受损，弹力纤维断裂，代之以纤维瘢痕组织，动脉壁即失去弹性，不能耐受血流冲击，动脉在病变段逐渐膨大，形成动脉瘤。动脉内压力升高有助于形成动脉瘤。

分类 包括以下方面。

按结构，主动脉瘤可分为以下几类。①真性主动脉瘤：动脉瘤的囊由动脉壁的一层或多层构成。②假性主动脉瘤：是由主动脉壁部分破裂，血液溢出血管外被局部周围组织纤维化包裹形成的囊性搏动性血肿，因其非真性动脉扩张所致，故称假性动脉瘤。多因胸部外伤、导管检查创伤或心脏手术等原因引起。

按形态，主动脉瘤可以分为以下几类。①囊性动脉瘤：表现为主动脉的某一部位管壁局限性向外突出，呈囊袋状瘤体可为单个或多个，瘤体与正常主动脉分界清楚。瘤体内常有附壁血栓。②梭形动脉瘤：表现为主动脉的某一段形成弥漫性扩张，基底较宽，凸出度较小，与正常主动脉分界不甚清楚（图 1）。

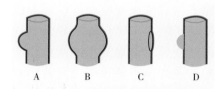

图 1 各类型动脉瘤示意图
注：A.囊性动脉瘤 B.梭形动脉瘤 C.夹层动脉瘤 D.假性动脉瘤。

按发生部位，主动脉瘤可分为以下几类。①升主动脉瘤：以梅毒性和中层囊性坏死型主动脉瘤多见。②弓部主动脉动脉瘤：瘤体局限于弓部或为升主动脉瘤的延伸，以梅毒性和中层囊性坏死型主动脉瘤多见。③降主动脉瘤或胸主动脉瘤：起点在左锁骨下动脉的远端。④腹主动脉瘤：常在肾动脉的远端。

病因 涉及主动脉窦的近端升主动脉瘤常为先天性，其次为马方综合征、梅毒与感染所致；升主动脉瘤主要由动脉粥样硬化、囊性中层坏死、梅毒引起；降主动脉瘤、腹主动脉瘤以粥样硬化为主要原因。主动脉瘤大多为单个，极少数为两个或多个。

临床表现　随病程发展，主动脉瘤可以发生以下情况。①破裂：动脉瘤薄弱的瘤壁受血流不断冲击而逐渐膨大，最后穿破而引起出血。②附壁血栓形成：瘤体膨大处血流缓慢，形成涡流，如果瘤壁内面粗糙，易有血栓形成，血栓脱落可致栓塞。③继发感染：继发感染使瘤壁更为薄弱，容易破裂。有时动脉瘤反复向周围小量出血，在瘤的周围积累多量纤维组织，形成包囊，如此则可能起保护作用不致破溃。

超声心动图检查要点　①主动脉壁的形态及完整性。②主动脉内径及血流动力学状况。③相邻组织结构的形态、血流动力学状况，如主动脉窦、主动脉瓣等。

（许迪）

zhēnxìng zhǔ dòngmài liú

真性主动脉瘤（true aortic aneurysm）　主动脉管壁因各种原因的损伤和破坏导致主动脉壁薄弱，从而引起管腔内径的增宽或瘤样扩大的主动脉疾病。其病因主要包括动脉粥样硬化、感染、先天性缺陷、外伤、胶原血管疾病等。其中动脉粥样硬化是其最常见的原因。

病理生理基础　主动脉瘤的病理生理变化取决于其发生的病因、病变部位以及有无并发症等情况。主动脉瓣环以及升主动脉的瘤样扩张会使主动脉瓣叶交界处闭合时无法合拢，造成主动脉瓣关闭不全。若冠状动脉受累、心肌供血会受到影响。瘤体较大时，特别是位于主动脉弓部和弓降部者，可压迫周围组织。瘤体内血流异常、缓慢，可形成附壁血栓，血栓脱落则可造成相关动脉栓塞。瘤体扩张显著时可发生破裂，出现严重的血流动力学障碍，迅速导致循环衰竭和死亡。

临床表现　多数主动脉瘤患者没有明显的症状，常在体检或影像学检查或瘤体破裂时发现。胸主动脉瘤患者可出现胸部或背部疼痛，腹主动脉瘤患者可有上腹部饱满感或下腹部、下腰部和背部疼痛，症状多呈持续性或进行性加重，不受体位、运动等影响。主动脉瘤压迫周围组织可出现相应症状。主动脉瘤即将破裂或已经有部分破裂时，通常会突然出现持续性的剧烈疼痛。主动脉瘤破裂者，可伴有出血性休克。瘤体大、位置表浅者，可在局部触及搏动性肿块。

超声影像学表现　包括以下方面。

二维超声　表现为主动脉内径呈瘤样扩大，或呈梭形或囊性扩张。升主动脉瘤在胸骨旁左室长轴切面上，升主动脉多呈梭形增宽（图 1），病变累及主动脉根部时，可见主动脉右冠窦和无冠窦向外膨出；胸骨旁大动脉短轴切面上，可更加直观地显示主动脉窦部扩张情况和主动脉瓣关闭不全时瓣膜对合不良；心尖五腔心切面，可见主动脉窦部及升主动脉均增宽。合并严重主动脉瓣关闭不全的患者，在多个切面均可显示左心室内径增大。主动脉瘤体较大时，由于瘤腔内血流缓慢，常见云雾状自发显影回声。存在附壁血栓时，瘤腔内可见回声较低或不均匀团块回声。在胸骨上窝切面可探及主动脉弓部及胸降主动脉扩张呈瘤样扩大。腹主动脉瘤表现为腹主动脉明显扩张呈瘤样改变，其内可见因血流缓慢而导致的自发显影。

彩色多普勒超声　可见瘤体内血流信号的色彩暗淡。部分瘤体内血流可显示涡流现象；如有

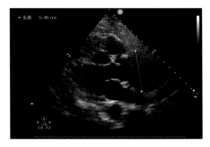

图 1　真性主动脉瘤二维超声图像
注：胸骨旁长轴切面显示主动脉根呈瘤样扩张，内径明显增大，管壁变薄。

血栓，可见血流充盈缺损。如主动脉瘤位于主动脉根部，常可观察到不同程度的主动脉瓣反流征象（图 2）。

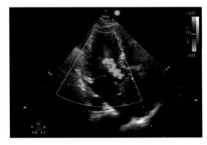

图 2　真性主动脉瘤彩色多普勒超声图像
注：心尖三腔心切面显示主动脉瓣反流征象。

频谱多普勒超声　将脉冲多普勒取样容积置于扩张的主动脉瘤体内，可记录到比正常主动脉血流缓慢的血流信号或湍流频谱。合并主动脉瓣关闭不全时，可于左室流出道内记录到舒张期高速湍流频谱。

超声影像学鉴别诊断　①假性动脉瘤：瘤壁由血栓及周围软组织构成，内部多呈无回声区，瘤壁的破口小于瘤腔的最大内径，彩色多普勒超声可见假性动脉瘤内呈涡流信号，破口处血流由于往返于动脉与瘤腔之间，呈双向血流，流速较快。②主动脉夹层：二维超声特征为增宽的主动脉腔

内可见撕裂的内膜带状回声，容易与单纯的主动脉瘤相鉴别。若主动脉夹层假腔内充满血栓，其血栓与撕裂的内膜融为一体时，其超声影像表现与主动脉瘤伴附壁血栓形成类似，应该特别注意鉴别。

（许　迪）

jiǎxìng zhǔ dòngmài liú

假性主动脉瘤（pseudoaneurysm, PSA）

主动脉壁部分破裂，血液溢出血管外被局部周围组织纤维化包裹形成囊性搏动性血肿的主动脉疾病。多因胸部外伤、导管检查创伤或心脏手术等原因所致。

病理生理基础　由于血管周围有较厚的软组织，主动脉破裂后，血液经破口进入周围组织在血管破口周围形成与动脉管腔持续相通的血肿，继而由周围纤维组织包裹形成瘤腔。

临床表现　缺乏特异性，可出现胸痛、胸闷、呼吸困难等症状，动脉瘤压迫邻近器官、组织可引起相应的临床表现。若发生在腹主动脉，局部可触及肿块，并有膨胀性搏动。瘤体一旦破裂，常迅速出现急性失血性循环衰竭的表现。

超声影像学表现　包括以下方面。

二维超声　主动脉局限性瘤样扩张，瘤体边缘与主动脉壁不连续，瘤体与血管交通口较小，瘤体部较大，多呈葫芦样改变，内部多呈无回声区，周边可探及与之相连的搏动性血管（图1）。伴有血栓形成时内可探及实性回声。

彩色多普勒超声　可显示假性动脉瘤壁破口处，血流往返于主动脉与瘤腔之间（图2）。

频谱多普勒超声　于破口处可探及双向湍流频谱。

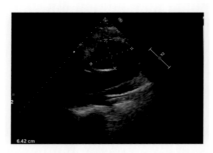

图1　假性主动脉瘤二维超声图像

注：主动脉短轴局限性瘤样扩张，瘤体边缘与主动脉壁不连续。

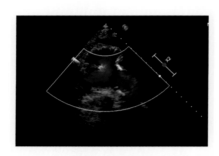

图2　假性主动脉瘤彩色多普勒超声图像

注：假性动脉瘤壁破口处彩色血流往返于主动脉与瘤腔之间。

超声影像学鉴别诊断　①真性动脉瘤：主动脉瘤的瘤壁由血管壁构成，瘤体边缘与主动脉壁相连，且与瘤体相连的主动脉壁有被动脉瘤牵引而随之向外伸展的现象。②主动脉夹层：二维超声特征为增宽的主动脉腔内可以探及撕裂的内膜带状回声，较易鉴别。

（许　迪）

zhǔ dòngmài jiācéng

主动脉夹层（aortic dissection, AD）

主动脉血管壁内层剥离，主动脉内血液渗入血管壁中层形成夹层血肿，并且此剥离性血肿可沿着主动脉壁延伸一定距离的主动脉疾病。高血压伴主动脉粥样硬化是最常见的病因。

病理生理基础　当主动脉壁滋养血管破裂出血或内膜撕裂、血液进入主动脉中层出现血肿，进而导致内膜和中层剥离并形成真腔和假腔，二者之间可形成单个或多个交通口。夹层可沿着主动脉壁纵向、环向扩展，范围较大者可自升主动脉延伸至腹主动脉分叉处。

分型　根据内膜撕裂部位和夹层血肿所波及范围，可将主动脉夹层进行分型，临床上常用的有德贝基（DeBakey）分型和斯坦福（Stanford）分型。

德贝基分型　①Ⅰ型：起源于升主动脉近端，夹层广泛，可累及升主动脉、主动脉弓、胸降主动脉、腹主动脉及其分支，亦可累及冠状动脉和主动脉瓣。②Ⅱ型：起源于升主动脉，其夹层局限于升主动脉，少数累及部分主动脉弓，亦可累及冠状动脉和主动脉瓣，未累及胸降主动脉、腹主动脉及其分支。③Ⅲ型：由主动脉的左锁骨下动脉起源处开始形成血肿，向下扩展至胸降主动脉（Ⅲa）或腹主动脉（Ⅲb）。

斯坦福分型　分型的关键在于夹层是否累及升主动脉。①A型：夹层起源于升主动脉或从较远端向近端扩展而累及升主动脉，无论远端范围如何。②B型：夹层起源于左锁骨下动脉开口以远的降主动脉，升主动脉不受病变累及。

临床表现　最常见的症状为突发的、剧烈的胸背部或腹部撕裂样疼痛，一般呈持续性，夹层累及主动脉瓣和瓣环会导致主动脉瓣关闭不全，表现为主动脉瓣区可闻及舒张期杂音、心界扩大和充血性心力衰竭表现。夹层破裂可导致心脏压塞或大量胸腔积液、迅速死亡。

超声影像学表现　包括以下方面。

二维超声 病变部位主动脉内径显著增宽，其内可见纤细、菲薄的膜状回声（图1A），剥脱样内膜回声将主动脉腔分成两个腔，真正的主动脉腔称为真腔，血肿腔为假腔（图1B）。内膜破口处可见主动脉内膜的连续中断。夹层内可探及血栓回声，其范围和回声强弱通常与内膜撕脱的程度和病程长短有关。

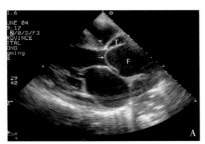

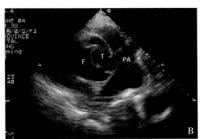

图1 主动脉夹层二维超声图像
注：A.主动脉内径显著增宽，其内可见纤细、菲薄的膜状回声；T示真腔，F示假腔。B.主动脉短轴切面示剥脱样内膜回声将主动脉腔分成真假两个腔，PA示肺动脉。

彩色多普勒超声 显示真腔内血流颜色明亮、流速较快，假腔血流颜色微暗、血流缓慢，形成血栓时其内可无血流信号；夹层破口处收缩期血流由真腔流向假腔，舒张期血流由假腔流入真腔，形成双相双向往返血流（图2）。累及主动脉瓣时，可显示主动脉瓣关闭不全的超声征象。

频谱多普勒超声 将脉冲多普勒的取样容积置于夹层真假腔破口处，在收缩期和舒张期可探及截然不同的正负双向湍流频谱。

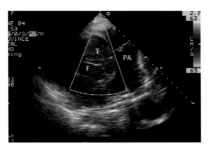

图2 主动脉夹层彩色多普勒超声图像
注：示夹层破口处形成双相双向往返血流。

累及主动脉瓣时，于左室流出道可探及舒张期主动脉瓣湍流频谱。

超声影像学鉴别诊断 包括以下方面。

主动脉瘤 主动脉夹层主要表现为增宽的主动脉腔内见撕裂的内膜反射，故一般情况下易与主动脉瘤鉴别，如果主动脉夹层内充满血栓，其血栓与撕裂的内膜融为一体时，其声像图与主动脉瘤伴附壁血栓类似，应注意鉴别。主动脉瘤可以合并主动脉夹层。二者鉴别要点在于主动脉瘤为血管局限性扩张，主动脉壁组成成分及内层、中层和外膜保持完整。

假性主动脉瘤 ①主动脉夹层内膜沿主动脉长轴剥离，其回声纤细、冗长，并随血管舒缩而相应活动；而假性动脉瘤动脉壁破口局限，瘤体外凸呈口小底大的坛子状，其残段短小，不随血管舒缩而活动，无剥离内膜的带状回声反射。②主动脉夹层假腔沿主动脉长轴走行，波及范围较广，假性动脉瘤范围局限。③主动脉夹层假腔血流借入口及出口与真腔相通，假性动脉瘤腔内血流仅借破口与主动脉腔相通。

（许 迪）

zhǔ dòngmài dòu liú

主动脉窦瘤（aortic sinus aneurysm） 主动脉窦部瘤样扩张，窦壁变薄，从而形成动脉瘤，瘤体突入邻近心腔内的主动脉疾病。又称瓦尔萨尔瓦（Valsava）窦瘤。瘤壁可发生破裂，破入右心房、右心室、肺动脉、左心室或心包腔，后者可发生心脏压塞。临床上以右主动脉窦瘤破入右心（尤其是右心室）最为常见。该病常伴有室间隔缺损。

病理生理基础 主动脉窦瘤在未破裂之前，一般不产生明显的血流动力学影响。一旦窦瘤破裂，由于主动脉内压力通常高于所破入心腔（如右心）的压力，故会产生主动脉向破入心腔的显著左向右分流，导致肺循环血流增多和心脏容量负荷增加，最终引起肺动脉高压和心力衰竭。

临床表现 瘤体未破裂，患者一般无临床症状或体征。瘤体破裂，患者可出现突发的心悸、胸痛，同时可伴呼吸困难、发绀、咳嗽甚至晕厥等。胸骨左缘第3、4肋间扪及震颤，听诊破入右心时可闻及连续性响亮而粗糙的机器声样杂音。

超声影像学表现 包括以下方面。

二维超声 探及受累的主动脉窦呈瘤样向外局限性扩张，瘤体可呈囊袋状、乳头状或指状，瘤体根部位于主动脉瓣环水平以上；若窦瘤破裂，一般可在瘤壁上探及连续性中断形成破口（图1）；主动脉根部增宽，升主动脉内径多正常。瘤体破入右室者，右室腔增大，右室流出道增宽，左心亦见扩大。破入右房者，右房室腔可以增大。合并室间隔缺损时，可以见室间隔膜周部连续中断。

彩色多普勒超声 主动脉窦瘤破裂时，可显示主动脉-心腔或心包连续性五彩镶嵌之分流。合并室间隔缺损时可见室间隔膜

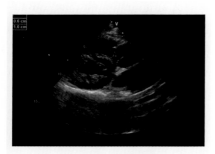

图1 主动脉窦瘤二维超声图像

注：窦瘤瘤体呈囊袋状（测量处示窦瘤的大小），并见瘤壁连续性中断。

周部出现左向右之收缩期五彩镶嵌分流束（图2）。

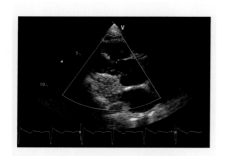

图2 主动脉窦瘤彩色多普勒超声图像

注：主动脉窦瘤－右室腔间见连续性五色镶嵌分流束。

频谱多普勒超声 除破入左室者仅呈现舒张期频谱外，于破口处探及高速的双期连续性湍流频谱。由于主动脉压力在舒张期和收缩期均高于其他腔室所致。

超声影像学鉴别诊断 ①主动脉窦瘤破裂导致主动脉向心腔的分流，需要与冠状动脉瘘入相应心腔相鉴别，后者可显示病变血管有冠状动脉瘤形成，并且多数可以延续追踪其走向及瘘口。②主动脉窦瘤合并主动脉瓣脱垂需要和室间隔缺损合并主动脉瓣脱垂相鉴别。③主动脉窦瘤突向右室流出道导致右室流出道狭窄、阻塞时需要与先天性右室流出道梗阻相鉴别。

（许　迪）

Mǎfāng zōnghézhēng

马方综合征（Marfan syndrome, MS）　病变主要累及全身结缔组织，逐渐导致骨骼畸形、眼部和心血管病变的常染色体显性遗传性疾病。心血管系统主要病变包括主动脉中层弹力纤维组织发育异常、二尖瓣黏液样变性、合并其他心脏畸形。

病理生理基础 主动脉中层弹力纤维组织发育异常甚至消失、平滑肌破坏和胶原纤维增生，导致中层囊性坏死、主动脉壁变薄而形成动脉瘤。在此基础上容易形成主动脉夹层；二尖瓣黏液样变性导致瓣叶冗长、增厚、皱褶，收缩期瓣叶向左房侧脱垂，导致二尖瓣关闭不全。升主动脉瘤样扩张常导致主动脉瓣关闭不全，二者均导致左心容量负荷过重，从而引起左心扩大，严重者导致左心衰竭。如果合并主动脉夹层或夹层动脉瘤破裂，可迅速导致循环衰竭和死亡。

临床表现 常有明显的家族史，同时具有典型的临床体征，如蜘蛛指（趾）、脊柱畸形和眼部异常等。合并二尖瓣脱垂时，可于心尖区闻及收缩中晚期喀喇音；合并主动脉瓣关闭不全时，于主动脉瓣听诊区可闻及舒张期叹气样杂音。

超声影像学表现 包括以下方面。

二维超声 ①主动脉瘤样扩张；主动脉增宽，内径大于40mm以上（图1）；当儿童左心房/主动脉比例≤0.7，提示主动脉增宽。②主动脉瓣关闭不全：主动脉瓣不同程度的对合不良；如合并主动脉瓣黏液样变性，则瓣膜变薄、冗长、松弛而脱垂。③二尖瓣脱垂：二尖瓣因黏液样变性而冗长、松弛，收缩期呈"吊床"样脱向

左房。④左房、左室扩大：由于二尖瓣、主动脉瓣反流导致左心容量负荷过重，左心腔明显扩大。

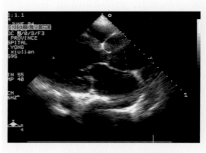

图1 马方综合征二维超声图像

注：左室长轴二维图像示主动脉根部及升主动脉瘤样扩张。

彩色多普勒超声 合并主动脉瓣关闭不全时左室流出道内可见舒张期主动脉瓣反流（图2）；合并二尖瓣脱垂时，左房内可显示收缩期源于二尖瓣口的偏心性反流。

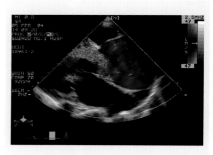

图2 马方综合征彩色多普勒超声图像

注：示合并主动脉瓣关闭不全时左室流出道内舒张期主动脉瓣反流束。

频谱多普勒超声 合并主动脉瓣关闭不全时于左室流出道可录及舒张期源于主动脉瓣口的高速负向湍流频谱。合并二尖瓣脱垂时，于二尖瓣左心房侧可录及收缩期源于二尖瓣口的偏心性负向反流频谱。

超声影像学鉴别诊断 马方综合征导致的主动脉扩张和二尖瓣脱垂需要和其他原因引起的相

应改变进行鉴别，如单纯性主动脉扩张或主动脉瘤、原发性二尖瓣脱垂等。

（许 迪）

高血压性心脏病（hypertensive heart disease）

由于长期血压升高致使左心室压力负荷加重，左室心肌代偿而逐渐肥厚和扩张形成的器质性心脏病。高血压病可分为原发性和继发性两种。

病理生理基础 高血压性心脏病的心脏结构和功能的改变。①左室肥厚，是一种心肌对血压升高的代偿性改变，多呈向心性肥厚。②早期左室舒张功能减退，由于心室肌松弛性和顺应性减低，使心室舒张末压升高，充盈减少，左房充盈压升高。③晚期出现心肌收缩功能减退，最终导致心力衰竭。

临床表现 血压升高时可有神经系统症状，如头痛、头晕、注意力不集中、记忆力减退、烦躁、失眠、易激动等；心血管系统症状，如心悸、胸闷、心绞痛等；运动系统症状，如肢体麻木、乏力等；泌尿系统症状，如夜尿增多、蛋白尿等；以及眼底血管病变导致的相应症状。

超声影像学表现 包括以下方面。

二维超声 左心室长轴切面及乳头肌短轴切面均显示左心室壁对称性肥厚，以向心性肥厚多见（图 1），室壁运动幅度增强，左心室腔可正常，左心房增大。当心脏收缩功能减退时，可见左心房和左心室腔扩大，射血分数降低。

M 型超声 室间隔与左心室后壁对称性增厚，室壁运动幅度增强。可按照美国超声心动图学会推荐应用德弗罗（Devereux）校

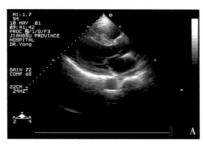

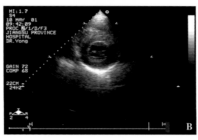

图 1 高血压性心脏病二维超声图像

注：左室长轴和短轴二维超声图像：左室壁呈对称性肥厚。A.左心室长轴切面：室间隔及左室后壁增厚；B.左室短轴乳头肌短轴切面：显示左心室各壁对称性肥厚，呈向心性肥厚。

正公式，计算的心肌重量和心肌重量指数增高。

彩色多普勒超声 当累及主动脉瓣和 / 或二尖瓣时，可探及主动脉瓣反流和 / 或二尖瓣反流征象。

频谱多普勒超声 早期心脏收缩呈高动力型，主动脉血流峰值速度可增快；左心室舒张功能受损时，二尖瓣血流频谱示 E 峰峰值速度降低，A 峰峰值速度增加，E/A 比值降低（图 2）。

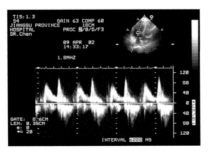

图 2 高血压性心脏病频谱多普勒超声图像

注：二尖瓣血流频谱示 E 峰峰值速度降低，A 峰峰值速度增加，E/A 比值降低。

组织多普勒超声 左室舒张功能减退时，二尖瓣瓣环速度测定表现为二尖瓣环舒张早期速度（e'）减低，当 E/e' ≥ 14 可诊断左室舒张功能不全。

超声影像学鉴别诊断 主要与引起心肌肥厚的疾病相鉴别。①肥厚型心肌病：其特征为心室壁呈不对称性肥厚，常侵及室间隔，心室内腔变小，左心室血液充盈受阻，左心室舒张期顺应性下降。②主动脉瓣狭窄：其主要的声像图特征为主动脉瓣瓣叶增厚、变形、钙化，瓣膜开放受限。③其他系统性疾病等引起的继发性心肌肥厚：注重寻找病因及相应的实验室检查结果。

（许 迪）

肺动脉高压（pulmonary hypertension, PH）

右心导管检测肺动脉平均压 ≥ 25mmHg 的血流动力学异常，可导致右心负荷增大和右心功能不全的疾病。病因分原发性及继发性两种，原发性肺动脉高压较为少见；继发性肺动脉高压多见于心肺疾病，如先天性心脏病、肺栓塞及慢性阻塞性肺病等，也可为全身系统性疾病的一种表现。

病理生理基础 肺动脉高压状态下，各级肺动脉均可发生病理学改变，弹性肺动脉以及微细动脉内膜粥样硬化、中膜增厚以及弹性肺动脉扩张；小动脉内膜和外膜增厚，发生闭塞以及丛状损伤。由于肺动脉血管阻力增加而造成的肺动脉压力升高以及右心负荷增大，最终导致患者右心衰竭。

分类 依据病理改变、血流动力学特征以及临床诊治策略可将肺动脉高压分为动脉性肺动脉高压、左心疾病所致肺动脉高压、

缺氧和/或肺部疾病引起的肺动脉高压、慢性血栓栓塞性肺动脉高压、多种机制和/或不明机制引起的肺动脉高压5大类。

临床表现　症状非特异，早期可无症状，随病情进展可现呼吸困难、疲劳、乏力、运动耐量下降、晕厥、心绞痛或胸痛、咯血、声音嘶哑、右心衰以及引起肺动脉高压原发病的症状。

超声影像学表现　包括以下方面。

二维超声　左室短轴二尖瓣水平切面显示右心室内径增大，右心室游离壁明显增厚，室间隔位置发生左移，室间隔形状扁平化，在舒张末期和收缩末期向左心室方向运动；乳头肌短轴切面见左室心肌形态由"O"形变成"D"形（图1），左心室离散指数（LV Ecclx）>1。右心房亦增大。主肺动脉明显增宽，动脉搏动增强。同时可见相应的原发病的超声心动图改变，如先天性心脏病、二尖瓣狭窄等相应超声征象。

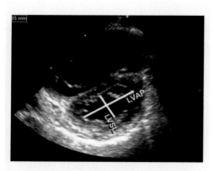

图1　肺动脉高压二维超声图像
注：LV Ecclx 示左心室离散指数，LVAP 示左心室前后壁距离，LVSL 示室间隔至左心室侧壁距离。LV Ecclx =LVAP/LVSL）>1。

彩色多普勒超声　肺动脉瓣相对反流时，右室流出道内出现舒张期红色为主反流束；三尖瓣反流时，右房内出现收缩期蓝色为主反流束。

频谱多普勒超声　脉冲多普勒示肺动脉血流频谱呈"匕首"状波形（图2），收缩早期流速迅速增快至峰值，加速时间明显缩短，频谱宽度变窄。采用连续多普勒检测三尖瓣口反流压差可定量估测肺动脉收缩压（图3）。

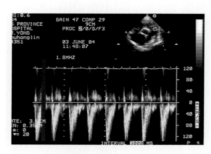

图2　肺动脉高压脉冲多普勒超声图像
注：肺动脉血流频谱呈"匕首"状波形。

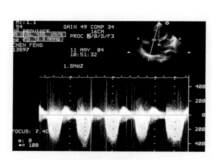

图3　肺动脉高压连续多普勒频谱超声图像
注：三尖瓣反流呈负向、两肢对称高速频谱，利用跨瓣压差可定量估测肺动脉收缩压。

超声影像学鉴别诊断　需要与肺源性心脏病、侵犯右室心肌病、先心病、红斑狼疮等结缔组织病等相鉴别，根据病史、体征及超声心动图其他相应的声像图特征，判断、分析引起肺动脉压力升高的病因可资鉴别。

（许　迪）

fèi shuānsè

肺栓塞（pulmonary embolism）

由内源或外源性栓子阻塞肺动脉引起肺循环和右心功能障碍的疾病。大多系血栓栓塞，其中90%继发于下肢、盆腔等深静脉的血栓形成，往往与术后或长期卧床有关。少数系外伤造成的脂肪、骨髓、空气栓塞，产科的羊水栓塞，心血管内脱落的赘生物栓塞，肿瘤等其他栓子栓塞。

病理生理基础　肺栓塞导致肺动脉管腔阻塞，血流减少或中断，引起不同程度的血流动力学和气体交换障碍。轻者几乎无症状，重者因肺血管阻力突然增加，肺动脉压升高，压力超负荷导致右心室功能衰竭，甚至猝死。

临床表现　临床症状取决于栓子的大小、数量、栓塞的部位及患者是否存在心、肺等器官的基础疾病。多数患者表现为呼吸困难、胸痛、咯血，严重者出现先兆晕厥、晕厥。

超声影像学表现　包括以下方面。

二维超声　可提供肺栓塞的直接和间接征象。直接征象为发现肺动脉近端或右心腔血栓（图1A），但阳性率低。间接征象表现为右房、右室增大；右心室游离壁基底段和中间段运动减弱而心尖段搏动亢进（McConell征）；左室短轴切面见室间隔异常运动，向左室膨突，使左室呈"D"字形改变（图1B），导致 RV 横径/LV 横径比值增大，主肺动脉及左右肺动脉内径增宽。

彩色多普勒超声　肺动脉主干或分支内可探及栓塞者彩色血流可出现充盈缺损，右房内出现三尖瓣反流征象。

频谱多普勒超声　脉冲多普勒取样容积置于主肺动脉内可探及"匕首"状肺动脉高压频谱，即收缩早期流速迅速增快至峰值，加速时间明显缩短，频谱宽度变窄。连续多普勒测得三尖瓣反流压差明显增高。

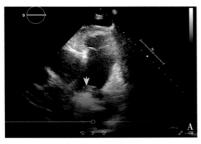
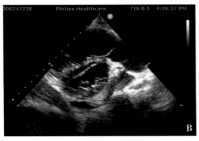

图1　肺栓塞二维超声图像

注：A.大血管短轴切面。增宽的肺动脉分叉处见团块状低回声（箭头指处为血栓）；B.左室短轴切面观室间隔异常运动，向左室膨突，使左室呈"D"字形改变。

超声影像学鉴别诊断　主要与引起肺动脉压力升高及右心增大的其他病因相鉴别，需结合病史、体征和超声心动图相应的声像图特征进行综合分析、判断。

（许　迪）

xīnzàng zhànwèixìng bìngbiàn

心脏占位性病变（cardiac occupying lesion）

常见心脏占位性病变包括心腔血栓、心脏肿瘤、转移瘤及癌栓等。心腔血栓形成以左心房最多见，其次为左心室、右心房及右心室。风湿性心瓣膜病、心房颤动、恶性肿瘤、心肌梗死、感染性心内膜炎及心肌病等是产生心腔血栓的主要疾病。心脏肿瘤比较少见，但种类很多。超声心动图对于心脏占位性病变的早期发现和准确识别具有重要的作用。

超声影像学检查　包括以下方面。

二维超声　心腔内占位附着位置、数量、大小，回声特点，是否阻塞瓣膜口并引起梗阻，有无心包积液。

彩色多普勒超声　观察心腔内占位有无血流信号，各瓣口前向血流有无加速及反流。

超声造影　观察心腔内占位有无造影剂微泡充填，初步判断肿块的良恶性。

超声影像学鉴别诊断　需了解左室假腱索、左上肺静脉嵴、心耳梳状肌、右室调节束和右房欧氏瓣等正常心脏结构变异，注意与心脏黏液瘤区别。多切面观察、识别同一解剖区域的心脏占位，以尽量避免超声伪像。超声鉴别诊断应结合其他影像学检查和临床资料。

（唐　红）

xīnqiāng xuèshuān

心腔血栓（thrombi of cardiac cavity）

心腔内发生主要由析出的纤维素、中性粒细胞、红细胞和淋巴细胞构成的血栓的疾病。多为混合性血栓。是较常见的、对预后有重大影响的疾病。

病理生理基础　左房血栓最常见，当左房内血流减慢、淤滞时易形成血栓，其常见病因为二尖瓣狭窄、心房颤动、人工二尖瓣置换术等；二尖瓣狭窄合并心房颤动患者左房血栓发生率最高，左房血栓最多见于左心耳。左室血栓易发生于血流停滞或低速血流区域，常见病因为心肌梗死、室壁瘤、扩张型心肌病、心肌炎等；左室血栓主要出现于心尖部或室壁瘤内。左心腔内血栓是心源性栓塞最常见的栓子来源。左房、左室血栓脱落后常引起肾、脾、脑、肠系膜、肢体等部位的栓塞。动脉栓塞可导致80%的患者发生卒中或短暂性脑缺血发作，15%的患者发生肢体缺血，≤5%的患者发生内脏缺血或梗死。右心系统血栓比较少见，由于心腔扩大、室壁运动减弱，血液流动缓慢，淤滞而形成右心血栓。右室血栓易患因素包括右室心肌梗死、严重的右室收缩功能减低、右室内置入导管和来源于外周静脉的迁移性血栓。右房血栓的易患因素包括心房颤动、右房内置入的导管或导丝或附着在欧氏瓣上的迁移性血栓以及长期卧床等。右心腔内血栓主要导致肺栓塞，若存在心内分流（房间隔缺损、卵圆孔未闭）或肺动静脉瘘，可发生反常栓塞。

临床表现　主要为栓塞症状。左心血栓脱落后可突然出现腹痛、跛行、偏瘫、失语，甚至昏迷等；右心血栓脱落后可出现呼吸困难或矛盾栓塞的相应表现。

超声影像学表现　包括以下方面。

二维超声　血栓形态各异，大致可分为长条形、椭圆形、圆形及长蠕虫形等。血栓回声强弱可分为高回声型、等回声型和烟雾状回声型。按活动度分成固定型及游离型，绝大多数血栓为固定型，血栓附着部位基底部宽，不活动或活动度极小。少数游离血栓可呈乒乓球样在房室内随心动周期有规律的漂动。新鲜血栓形状不规则，回声中等偏低与心肌相似，中心回声稍弱，周边回声较强。陈旧性机化血栓则回声较高、不均匀且边界清晰。左房血栓表现为形态不规则、大小不等的团块回声（图1A）。当左房血栓有蒂并且飘动时，提示此类患者具有较高的心源性栓塞风险。经胸超声对左心耳较小的血栓通常难以清晰显示，容易漏诊，而经食管超声通常能够清晰显示（图1B）。左室血栓多为突入左室腔的边界清晰的团块，团块可能较小、无蒂、扁平状，也可能较大、形态不规则，多呈丘状或柱状突向心腔（图1C）。有时左室血栓也表现为活动的、卵圆形或有蒂的团块。右房血栓多附于右房顶，血栓形态、大小、内部回声、基底情况等与左房血栓类似（图1D）；也可见于右心房内导管及起搏电极上。发生于右心室者可见于心室体部及右室远端。

彩色多普勒超声 显示血栓内无血流信号。

超声造影 心腔内血栓表现为充盈缺损区（图2）。

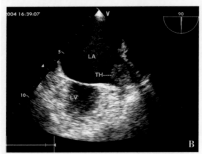

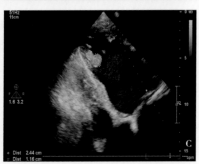

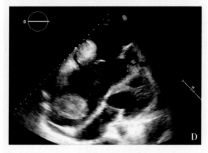

图1 心腔血栓二维超声图像

A.风湿性二尖瓣重度狭窄患者，二维超声示左房巨大附壁血栓；B.风湿性二尖瓣重度狭窄患者，经食管超声显示左房（LA）明显增大，左心耳附壁血栓（TH）；C.扩张型心肌病患者，二维超声示左室附壁血栓（强回声团处）；D.右室心肌病患者，二维超声示右室和右房血栓（强回声团处）。

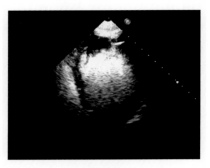

图2 心腔血栓超声造影图像

注：扩张型心肌病患者，左室心尖部附壁血栓，超声造影表现为充盈缺损区。

超声影像学鉴别诊断 心腔血栓应与心脏肿瘤相鉴别。根据患者病史、占位的部位、回声、附着部位、活动度、其他影像学方法进行鉴别诊断。例如左心房血栓常附着于左心耳部或左房后壁，基底宽，无活动；但带蒂血栓鉴别诊断有一定困难，应结合患者病史和其他影像学检查。

（唐 红）

xīnzàng zhǒngliú

心脏肿瘤（cardiac tumor） 发生于心腔或心肌内的肿瘤。比较少见，但种类很多。依据心脏肿瘤的起源可以分为原发性和继发性两类，原发性心脏肿瘤起源于心脏本身；后者来源于人体其他部位的恶性肿瘤，通过直接蔓延，或者经血液、淋巴等途径转移至心脏。

原发性心脏肿瘤的发病率低，依据肿瘤的性质可以分为良性和恶性。

原发性心脏良性肿瘤 约占75%，可发生于任何年龄。主要包括黏液瘤、横纹肌瘤、纤维瘤、脂肪瘤、心脏瓣膜乳头状瘤、血管瘤以及良性囊性肿瘤等。

心脏黏液瘤 是最常见的原发性良性心脏肿瘤，女性多见，任何年龄均可发生，以30~50岁最为常见；可发生于心脏任何部位，95%发生于心房，以左心房黏液瘤最为多见，占75%~90%；其次为右心房（20%）、右心室和左心室（5%），多数为单发，偶见黏液瘤发生在房室瓣。

病理生理基础 黏液瘤是来源于心内膜下层有分化潜能的原始间充质细胞的真性肿瘤。外形多样，可呈团块状、息肉状或分叶状。肿瘤多有完整的包膜，表面多有血栓附着。瘤体内多呈灰黄白色黏液胶冻状，质脆、易破裂出血，瘤内可伴有囊性变、出血、纤维化、钙化。左心房黏液瘤多数有蒂，其中90%瘤蒂位于卵圆窝处，其次位于左心房顶部、卵圆窝下方及二尖瓣瓣根部等。右心房黏液瘤的瘤蒂附着部位依次为卵圆窝处、上腔静脉开口处和右心房后壁等。

较大带蒂的左房黏液瘤，舒张期可堵塞二尖瓣口，形成与二尖瓣狭窄相似的血流动力学改变和临床症状，但其杂音性质可随体位而发生改变；右房黏液瘤因肿瘤阻塞三尖瓣口，可造成腔静脉回流受阻。黏液瘤的组织碎片或其表面附着的血栓脱落，可引起体循环、肺循环栓塞。

临床表现 缺乏特异性，可有全身反应症状如发热、乏力、贫血等。左房黏液瘤在舒张期阻塞于二尖瓣口时，可出现类似二尖瓣狭窄的表现，心尖部听诊可闻及舒张期杂音，可有一过性晕厥等；发生脑动脉栓塞者可出现偏瘫、失语等。右房黏液瘤则可引起类似三尖瓣狭窄和体循环回流障碍的相应症状和体征，可出现下肢水肿、肝大等。

超声影像学表现　①二维超声：观察瘤体大小、形态、数量、回声、活动度，瘤体附着部位，有无瘤蒂。黏液瘤在心腔内呈圆形、椭圆形或分叶状，大小不一，边界清楚，大部分瘤体内部呈中等强度回声，较大的黏液瘤内部伴有坏死、出血或钙化时回声不均匀。左房黏液瘤通常有蒂，多于附着卵圆窝或其附近；左房内瘤体较大、蒂较长的黏液瘤可随心脏舒缩往返于二尖瓣口，舒张期阻塞瓣口引起狭窄，收缩期回到左房内（图1）。②三维超声：立体显示瘤体形态、大小及活动度（图2）。③彩色多普勒超声：血流沿肿瘤周围流动，黏液瘤内部一般不能检出血流信号。当肿瘤阻塞房室瓣口时，心房血液进入心室受到阻碍，血流变细、速度加快（图3A），部分合并瓣膜反流。左心房黏液瘤术中所见见图3B。④超声造影：黏液瘤造影剂微泡充填多数表现为中低强度（图4）。

超声影像学鉴别诊断　黏液瘤应与心腔内血栓相鉴别。左心房血栓多继发于风湿性心脏病二

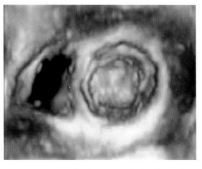

图2　左心房黏液瘤三维超声图像

注：左室侧面观，舒张期肿块阻塞二尖瓣口（术后病理证实）。

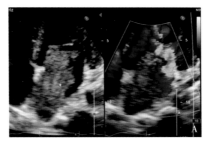

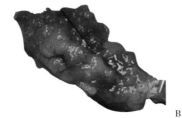

图3　左心房黏液瘤彩色多普勒超声图像

注：A.（左）二维超声示肿块呈分叶状，舒张期向左室运动并阻塞流加速，二尖瓣口；（右）彩色多普勒超声示左房黏液瘤阻塞二尖瓣口致血。B.术中见肿块呈暗红色，质地较松软（术后病理证实）。

尖瓣狭窄患者，二维超声血栓表现为基底部较宽、形态不规则，大多不活动或活动度较小，左心房血栓常位于左心耳、心房后上部及肺静脉入口附近；而黏液瘤基底部较窄，以圆形、椭圆形居多，活动度大，随心脏舒缩运动而往返活动，多附着于房间隔上。左心室血栓多见于扩张型心肌病或冠心病心肌梗死后，血栓多见于心尖部，大多基底部较宽，无活动或活动度小，附着部室壁出现运动减弱、无运动或反常运动；但是黏液瘤附着处的室壁运动正常。

其他原发性良性心脏肿瘤　包括乳头状弹力纤维瘤、纤维瘤、脂肪瘤、横纹肌瘤、血管瘤等。

病理生理基础　①心脏横纹肌瘤：是婴幼儿期最常见的心脏原发性良性肿瘤，50%的患者伴有结节性硬化症。可单发或多发。最常累及左心室，其次为右心室和室间隔。瘤组织多呈结节状深埋于室间隔及左室后壁之中，向室腔内生长，还可向外生长。瘤体无真正包膜，但与正常心肌间分界清楚。②脂肪瘤：是较常见的心脏原发性良性肿瘤。由成熟脂肪细胞、少数纤维细胞、小血管及淋巴管组成，有薄层纤维组织包膜。瘤体可发生于心内膜下、心肌层或心外膜，在心外膜下者多数较大，表面光滑，生长于心内膜下者大多数无蒂，部分可呈息肉状，约25%的脂肪瘤完全生长于心肌层。瘤体体积可达10cm以上，可产生局部压迫，影响传导系统，引起心律失常或造成心腔阻塞；心外膜下肿瘤可压迫心脏，引起心包积液。③纤维瘤：属于良性的结缔组织瘤，各年龄段均可发生，主要见于10岁以下的儿童。几乎均发生于心室肌，

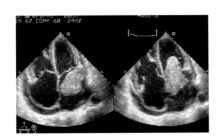

图1　左心房黏液瘤二维超声图像

注：左图示肿块收缩期退回左房；右图示舒张期肿块向左室运动并阻塞二尖瓣口。

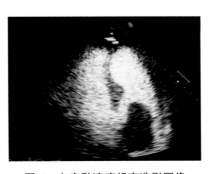

图4　左房黏液瘤超声造影图像

注：左心造影示肿块造影剂低增强（术后病理证实）。

少数见于右心室。心脏纤维瘤呈单个结节状，质地多硬，圆形，类似于其他部位的纤维瘤，瘤体中心部位常有钙化。可引起流入/流出道梗阻，影响心脏的收缩功能，损伤传导系统。④乳头状纤维弹性组织瘤：是一种罕见的心脏原发性良性肿瘤，以主动脉瓣多见。常发生在老年人，瘤体较小，外形似绒球，位于主动脉瓣的乳头状纤维弹性组织瘤可能阻塞冠状动脉口，肿瘤偶有脱落造成栓塞。⑤心脏血管瘤：为少见的原发性心脏良性肿瘤，多发生在心室。

临床表现　当肿瘤较大时出现心腔受压，突向流入道和流出道时可引起梗阻。可表现为心功能不全或心律失常等。

超声影像学表现　①二维超声和三维超声：横纹肌瘤表现为位于心肌内的较强回声，边界清晰，多数形态较规整，与正常心肌有边界，病变向心腔内或向心外突起，局部心肌可明显增厚，无活动性或活动性很小（图5）。脂肪瘤多呈类圆形的高回声肿块，大小不等（图6）。纤维瘤表现为与心肌回声接近、边界清晰的实质性肿瘤（图7），受累室壁可出现节段运动减弱。乳头状纤维弹性组织瘤形态多呈圆球形高回声，瘤体较小，通常附着于主动脉瓣体中部，多有蒂，活动度大，经食管超声显示更佳（图8A），性质需手术病理确定（图8B）。血管瘤边界清楚，呈强回声，内部回声较弱，可呈分叶状，肿块可以有蒂，貌似黏液瘤。发生在右室的血管瘤可以引起右室流出道梗阻（图9）。②彩色多普勒超声：部分横纹肌瘤可显示有血流信号。脂肪瘤在肿瘤周边及内部检测不出血流信号。③超声造影：

纤维瘤表现为团块状充盈缺损，肿块内造影剂稀疏，再灌注无增强（图7B）。

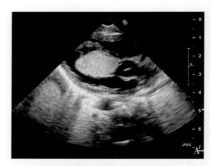

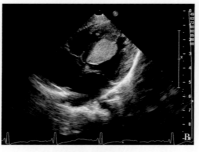

图5　左室横纹肌瘤二维超声图像（高回声团）

注：A.患儿出生后2天；B.6个月随访，肿块变小。

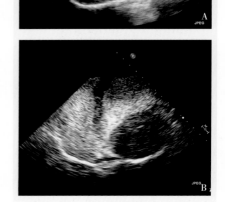

图7　左室纤维瘤二维超声及超声造影图像

注：A.二维超声示左室后壁边界清晰肿块；B.左心造影示肿块低灌注（术后病理证实为纤维瘤）。

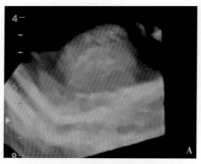

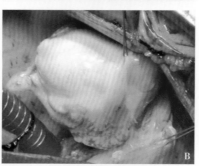

图6　右房脂肪瘤三维超声图像及术中所见

注：A.三维超声显示凸起部分为肿瘤；B.术中所见肿瘤呈黄白色团块（病理证实为脂肪瘤）。

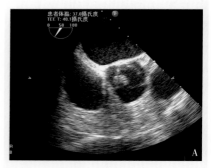

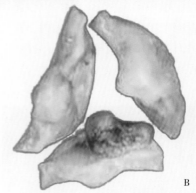

图8　主动脉瓣乳头状纤维弹性组织瘤经食管超声图像

注：A.经食管超声示无冠瓣类圆形团块；B.手术切除无冠瓣肿物（术后病理主动脉瓣乳头状纤维弹性组织瘤）。

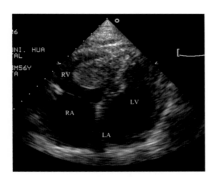

图 9　右室血管瘤二维超声图像

注：右室椭圆形等回声团块，有蒂，边界清楚（病理证实为右室血管瘤）。

超声影像学鉴别诊断　①纤维瘤：多见于 10 岁以内儿童，单发，位于室壁心肌内，与结节性硬化无关，超声表现为与心肌回声接近、边界清晰的实质性肿瘤。②横纹肌瘤：多见于婴幼儿，超声表现为位于心肌内的较强回声，边界清晰，多数形态较规整，与正常心肌有边界。

原发性心脏恶性肿瘤　少见，占原发性心脏肿瘤的 1/4 左右，80% 为肉瘤。包括血管肉瘤、恶性间皮瘤、骨肉瘤、淋巴肉瘤及黏液肉瘤等，其中以血管肉瘤最常见，占 30%，多见于男性，多数发生于右侧房室及心包。原发性心脏恶性肿瘤外科手术完全切除几乎不可能，除非肿瘤小而局限，故早期发现、精确诊治非常重要。

病理生理基础　①血管肉瘤：起源于血管内皮细胞，通常发生于年轻患者，以右心房常见，肿瘤向心腔内突入，瘤组织广泛侵犯心房壁。肿瘤褐红色鱼肉状，质软，病理形态多样，主要由梭形、卵圆形细胞构成，局部呈大小不规则的血窦样结构。预后差，中位生存时间小于 1 年。②恶性淋巴瘤：大多出现在免疫功能低下的患者，最常见的亚型是弥漫性大 B 细胞淋巴瘤，约占非霍奇金淋巴瘤的 1/3，以右心房多见，恶性程度高，预后差。③心脏骨肉瘤：是起源于心脏、产生骨样或骨组织的肉瘤，心脏肉瘤中骨肉瘤发生率为 3%~9%，最常见于左心房。大体上肿瘤钙化或骨化部分坚硬，而质软部分呈鱼肉样。镜下肉瘤细胞直接形成金属丝样或花边状均质而粉染的骨样基质。若肿瘤不能完全手术切除，1 年内死亡率高达 90%。早期诊断困难，其恶性程度高，易转移，预后差。

临床表现　临床症状和体征主要决定于肿瘤的部位和心腔内阻塞程度。心脏肿瘤本身所致的症状和体征，如心悸、气促、心律失常。恶性间皮瘤常有血性心包积液、心脏压塞或缩窄表现。

超声影像学表现　包括以下方面。

二维超声　心腔内肿块呈实质不均质回声，边界不规整，广泛附壁在心内膜，病变累及心房、心室和房室瓣，常见为血管肉瘤。心腔内肿块形态不规整，内部回声明显不均质，特别是伴有钙化回声，常见为骨肉瘤。伴有程度不同的心包积液。

超声造影　心腔内血管瘤的肿块在左心造影时多显示为高灌注（图 10）。

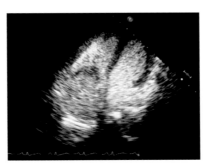

图 10　右房原发性血管肉瘤超声造影图像

注：右房内肿块呈高灌注（术后病理证实）。

超声影像学鉴别诊断　超声心动图是诊断心脏肿瘤的重要工具，必要时需结合其他影像学手段判断肿瘤的良恶性。心脏超声造影可通过占位病变内造影剂增强状况判断血供状态，造影剂显著增强时多为恶性肿瘤，少数为富血供的良性肿瘤。多模态影像有助于明确心脏肿瘤诊断及治疗决策。

继发性心脏恶性肿瘤　继发性心脏恶性肿瘤为原发性恶性肿瘤的 20~40 倍，大多为晚期恶性肿瘤转移所致，其中以肺癌转移多见，女性多为乳腺癌转移，其次为肝癌、肾癌、白血病、淋巴瘤等。通常心肌、心包常同时受累，累及右侧心脏多于左侧。

病理生理基础　继发性心脏恶性肿瘤对血流动力学和心功能的影响取决于肿瘤的组织学特征和肿瘤侵犯的部位、范围等。

临床表现　可有低热、贫血、消瘦、血沉加快及恶病质表现。心脏肿瘤本身所致的症状和体征，如心悸、气促、心律失常、血性心包积液或心脏压塞。右心受累患者可有双下肢水肿。

超声影像学表现　包括以下方面。

二维超声　肿瘤附着处与正常心肌界限不清晰，多见于左房及右房后壁，基底部较宽（图 11左）。肿瘤形态多不规则，边界不整，无蒂，活动性差。多伴有血性心包积液。

彩色多普勒超声　部分肿块内可以显示点状血流信号；肿块较大时，可显示血流绕行（图 11右图）。

超声影像鉴别诊断　心脏肿瘤除黏液瘤以外，超声心动图多数不易做出明确诊断，但是可以根据超声特征做出良性和恶性肿

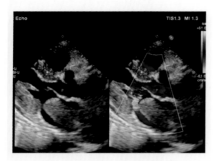

图 11　肺癌左房转移超声图像

注：（左图）二维超声示左房内实性团块，来源于右肺静脉，无活动；（右图）彩色多普勒超声示血流绕行。

（唐　红）

瘤的初步定性诊断。转移性恶性肿瘤，应结合病史和其他影像学检查。

（唐　红）

xīnbāo jíbìng

心包疾病（pericardial disease）

由感染、肿瘤、代谢性疾病、自身免疫病、外伤等引起心包病理性改变的疾病。主要包括急性心包炎、心包积液、缩窄性心包炎、心包肿瘤以及先天性发育异常如心包囊肿。

心包为双层囊袋结构，从结构上分为浆膜层和纤维层，浆膜层分为脏层和壁层，两层心包膜间有心包腔，内含 15～50 ml 的液体，起润滑作用，减少心脏运动时的摩擦。心包壁层厚约 2mm。心包具有保护心脏的作用，可帮助固定心脏，减少心脏搏动时与周围组织的摩擦和对肺脏的撞击，还可防止周围组织器官的感染或肿瘤病变侵犯心脏。心包膜较坚韧，不易扩张，积液量较多时易发生心脏压塞。

超声影像学检查包括二维超声、频谱多普勒超声、彩色多普勒超声、组织多普勒超声等技术，主要用于观察是否存在心包积液并半定量心包积液量，观察心包厚度和回声强度，有无心包占位

性病变，评价心室舒张功能，鉴别诊断缩窄性心包炎与限制型心肌病。

（唐　红）

jíxìng xīnbāo yán

急性心包炎（acute pericarditis）

心包脏层和壁层的急性炎症性疾病。可以单独存在，也可以是某种全身疾病累及心包的表现。

病理生理基础　临床上按病因分为感染性、非感染性、过敏性或免疫性。最常见病因为病毒感染，其他包括细菌、自身免疫病、肿瘤侵犯心包、尿毒症、急性心肌梗死后心包炎、主动脉夹层、胸壁外伤及心脏手术后。根据病理变化，可以分为纤维素性和渗出性两种。结核性多见于儿童和青年，常伴有心包渗液。急性心包炎可以单独发生，也可以和心肌炎并存。当心包炎明确，引起心肌受累时，称为心肌心包炎。而由心肌炎引起的心包受累，则称为心包心肌炎。

临床表现　急性起病，胸骨后、心前区疼痛为其特征，与呼吸运动相关。部分患者可以因心脏压塞出现心动过速、发绀、呼吸困难等症状。典型体征为心包摩擦音。其具有特征性的心电图表现。

超声影像学表现　当心包积液超过 50ml 时，M 型超声即显示收缩期左室后壁与后心包壁层间有液性无回声区（图 1）；二维超声可显示纤维素性急性心包炎液性无回声区内纤维条索状物漂浮，以判断心包积液量（图 2）。发生心包心肌炎时可见节段性或弥漫性左心室功能减低。

超声影像学鉴别诊断　急性心包炎应注意与其他可引起急性胸痛的某些疾病鉴别，如急性心肌梗死、急性主动脉夹层、急性

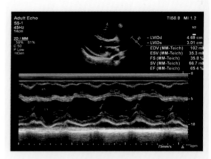

图 1　急性心包炎 M 型超声图像

注：左室后壁与后心包壁层间可见液性无回声区。

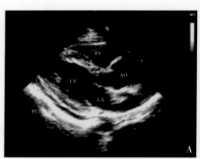

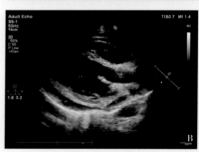

图 2　急性心包炎二维超声图像

注：A. 心包微量积液；B. 心包少量积液。

肺栓塞。超声心动图检查有助于鉴别引起急性胸痛的原因、急性心包炎治疗后随访。

（唐　红）

xīnbāo nángzhǒng

心包囊肿（pericardial cyst）

胚胎期心包发生时多个腔隙之一不能与其他腔隙融合，且与心包腔隔绝的心包先天性发育异常。常附着于心包外壁。最常见的部位为右侧心膈角处，少数位于左侧心旁，常附着于心包外壁，囊壁与心包腔不相通。

病理　囊壁薄，囊内含有液

体，囊壁内为一层内皮细胞组织。

临床表现 多数患者无自觉症状，多为其他原因行胸部 X 线检查偶然发现。

超声影像学表现 二维超声可见囊肿样回声，紧贴心包，壁薄，边缘光滑，内部以无回声为主，随心尖搏动有轻微摆动，心脏各结构未见明显异常（图 1）。彩色多普勒超声显示各心腔与囊性肿块无血流相通。

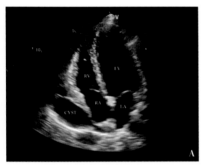

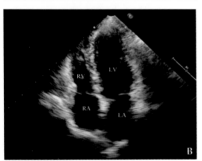

图 1 心包囊肿二维超声图像
注：A. 右室侧壁心包壁层外囊肿样回声（经手术证实）；B. 术后随访，囊肿样回声消失（LV）。

超声影像学鉴别诊断 心包囊肿需与包裹性心包积液相鉴别。包裹性心包积液心包壁多呈不均匀增厚。

（唐 红）

xīnbāo jīyè

心包积液（pericardial effusion, PE） 心包疾病或其他病因累及心包造成心包渗出和心包腔内液体超过 50ml 的疾病。感染、自身免疫病、恶性肿瘤转移浸润、手术或非手术创伤、纵隔放射治疗等都是心包积液最常见的原因。

病理生理基础 少量心包积液通常不会引起血流动力学改变。如果积液量急剧增加达到一定程度时，心包腔内压力急骤上升，心脏受压导致左、右心腔充盈量减少，可造成心输出量和回心血量明显下降而产生临床症状，即心脏压塞。常发生于心脏外伤、心脏或大血管根部破裂、心包恶性肿瘤等。

临床表现 主要取决于心包积液量的多少以及心包积液起病的快慢。少量心包积液临床上可以没有明显的症状。大量心包积液，可出现活动后胸闷、气短、呼吸困难，严重者不能平卧，双下肢水肿、心动过速、奇脉、脉压减小、颈静脉怒张、心尖搏动减弱、心音低钝、肝大等。心脏压塞的临床特征为贝克（Beck）三联征：低血压、心音低弱、颈静脉怒张。常伴有恶心、焦虑、谵妄，甚至发生休克和意识丧失。

超声影像学表现 心包积液的诊断主要依赖于超声心动图，同时可半定量判断积液量。超声检查时危重患者可采用半坐位。

M 型超声 心室波群可观察到右室前壁和左室后壁心包腔内出现液性无回声区，并可判断心包积液量。心包积液间距在心脏收缩期增大、舒张期减小，评估积液程度时以舒张末期作为参考标准。

二维超声 左室长轴切面可观察到左室后壁、右室前壁及心尖区周围的心包积液。左心室短轴切面可显示左心室周围不同平面的心包积液，包括前壁、侧壁和下壁等，同时还可显示右室游离壁心包积液。心尖四腔心切面可观察左室侧壁、右室侧壁及心尖区心包积液。剑突下四腔心切面可显示右室膈面心包积液，同时评估行剑突下心包穿刺是否可行，心包穿刺引流是解除心脏压塞最简单有效的手段（图 1A）。总之，超声可以明确判断有无心包积液、积液的分布范围及程度、积液内部回声、心脏运动特征，是否存在心脏压塞、定位心包穿刺途径。心包积液伴有心包增厚时，提示心包炎的存在。纤维素性或脓性积液，液性暗区内通常可出现纤维条索或絮状回声，心包膜可增厚、回声增强（图 1B）。心脏压塞时，心脏摆动征明显，可见舒张晚期或收缩早期右房壁

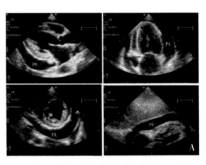

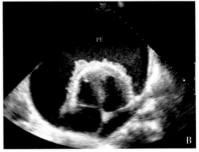

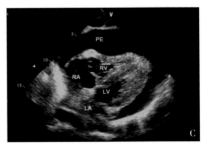

图 1 心包积液二维超声图像
注：A. 多切面示心包积液（PE）；B. 示大量心包积液（PE）环绕心脏伴纤维条索；C. 示心包腔大量积液（PE），压迫心脏致舒张期右室充盈受限（LA：左心房；LV：左心室；RA：右心房；RV：右心室）。

塌陷、舒张早期和中期右室壁塌陷（图1C）。

频谱多普勒超声 心脏压塞时，二、三尖瓣前向血流发生变化。二尖瓣前向血流E峰在吸气相显著减少＞30%。而三尖瓣前向血流在吸气相显著增加，舒张早期（E峰）＞35%，舒张晚期（A峰）＞25%。

半定量心包积液 ①少量心包积液（＜100ml）仅在左室后壁及后房室沟的心包腔可见，左室后壁心包分离＜1.0cm。②中量心包积液（100～500ml）为液体积聚在心脏周围，延伸至左房后壁，左室后壁心包分离1.0～2.0cm。③大量心包积液（＞500ml）为液体积聚在心脏周围，左室后壁心包分离＞2.0cm，心脏在心包腔内摆动。

超声影像学鉴别诊断 主要鉴别引起呼吸困难的临床情况，尤其是与心力衰竭，心脏超声有助于明确。其次需与以下疾病鉴别。①心包积液与心包脂肪垫：肥胖者或老年人，其心包膜下脂肪增多，二维超声显示为环绕心脏的低回声，易被误诊为心包积液，其鉴别要点：心包膜下脂肪多出现于右室表面和右房室沟内，位于心包壁层表面，而非心包腔内；心包积液通常在后心包更为

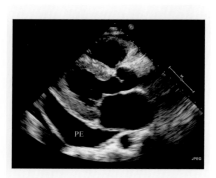

图2 心包积液二维超声图像
注：胸骨旁左室长轴切面示心包积液位于降主动脉前方。

明显。②左侧胸腔积液：左侧胸腔积液可能会类似于心包积液，两者鉴别的关键点在于积液位置，在胸骨旁左室长轴切面，心包积液位于降主动脉短轴前方（图2），而胸腔积液则位于降主动脉短轴的后方；其次，心包积液时液性暗区内可见心脏搏动征象，而后者无。

（唐 红）

suōzhǎi xìng xīnbāo yán

缩窄性心包炎（constrictive pericarditis, CP）

由于心包的炎性病变导致心脏被致密厚实的纤维化心包所包围，使心脏的舒张充盈受限而产生的一系列循环障碍的心包疾病。多为慢性。最常见的病因为结核性心包炎（约占50%），其次为非特异性心包炎、化脓性心包炎。

病理生理基础 心包炎性病变后，纤维组织显著增生，心脏脏层和壁层增厚、粘连，心包腔闭塞，并形成坚厚的瘢痕组织乃至钙化呈盔甲样改变，压迫心脏及大血管根部。心包膜增厚到3～5mm，严重者可达10mm以上。由于心包膜的增厚、缩窄限制了心室在舒张期的扩张，心室舒张期血容量降低，致使心排出量减少，出现心率增快。同时，右心室的舒张充盈受限，导致体循环淤血。左心室舒张充盈受限，肺循环回心受阻，肺循环淤血。

临床表现 患者多有急性心包炎病史，临床表现为发热、咳嗽、乏力、食欲缺乏、胸痛、呼吸困难、腹胀、咯血、下肢水肿、消瘦等；体格检查可发现下肢水肿、颈静脉怒张、腹水、肝大、奇脉、心包叩击音等。

超声影像学表现 包括以下方面。

M型超声 胸骨旁左室长轴切面显示心室波群左室后壁中晚期活动平坦，运动幅度减小（＜0.2cm）；左室后壁心包增厚，回声增强；室间隔常见舒张早期切迹"弹跳征"，随呼吸而交替运动，吸气时朝向左室，呼气时相反，此现象是缩窄性心包炎特征之一（图1）。剑突下切面，M型取样于下腔静脉，可观察到下腔静脉随呼吸变化幅度减弱，随呼吸变化率＜50%。

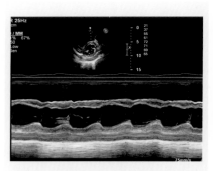

图1 缩窄性心包炎M型超声图像
注：左室后壁中晚期活动平坦，室间隔见舒张早期切迹"弹跳征"。

二维超声 胸骨旁及心尖四腔心切面，主要观察心室两侧心包回声强度及心包厚度变化、心室与心房比例变化；胸骨旁左室长轴切面，主要观察心室壁及二尖瓣运动情况；剑突下切面主要观察右房及腔静脉入口改变、腔静脉随呼吸的变化情况。可见心包增厚，回声增强，有时见少量积液，脏壁层心包间粘连带（图2A）。当伴有心包钙化时，可见带状或团状强回声；舒张中晚期室间隔可出现抖动现象；心室腔相对小、心房增大呈"小心室大心房"改变，房室沟凹陷；随着病情的进展，部分心脏呈"葫芦样"改变（图2B）。下腔静脉明显扩张，同时肝静脉扩张（图2C）。

彩色多普勒超声 双心房内有时可见源于二、三尖瓣口的蓝

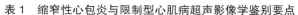

表 1　缩窄性心包炎与限制型心肌病超声影像学鉴别要点

	缩窄性心包炎	限制型心肌病
心包回声	明显增厚，回声增强甚至钙化	正常
心房大小	轻至中度增大，呈现"小心室大心房"	显著增大
心内膜增厚	无	常有
心尖部心腔闭塞	无	常有
室间隔运动	常见舒张早期切迹"弹跳征"，随呼吸而交替运动，吸气时朝向左室，呼气时相反	正常
肺动脉高压	少见	常见
房室瓣反流	相对少见	多有
房室瓣 E 峰随呼吸变化	二尖瓣口 E 峰幅度变化超过 25%，三尖瓣口 E 峰幅度变化超过 40%	不变
组织多普勒超声示二尖瓣环运动速度	Ea ≥ 8cm/s	Ea<8cm/s
肺静脉回流	随呼吸显著改变，呼气时显著上升，吸气时显著下降	随呼吸稍有改变

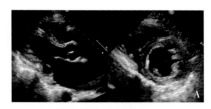

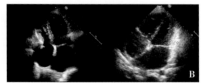

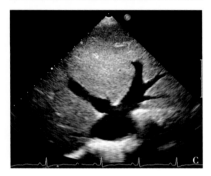

图 2　缩窄性心包炎二维超声图像

注：A. 左图示后心包增厚；右图示后心包及膈面增厚。B. 左图示右侧房室沟处心包增厚，呈带状强回声；右图示左侧房室沟处心包增厚，呈带状强回声（箭头所示）。C. 缩窄性心包炎所致下腔静脉明显扩张，同时肝静脉扩张。

色反流束；增宽的下腔静脉和肝静脉内常可见红色的逆向血流。

　　频谱多普勒超声　二尖瓣口 E 峰呼气时流速较吸气时增高大于 25%（图 3A）；三尖瓣口 E 峰吸气时流较呼气时增加大于 40%（图 3B）；肺静脉频谱呼气时舒张期血流速度及收缩期血流速度均显著上升，而吸气时舒张期血流速度及收缩期血流速度显著下降；肝静脉频谱出现"缩窄型充盈频谱"，即肝静脉舒张期倒流频谱在呼气开始后增加，其幅度不小于舒张期前向血流的 25%。组织多普勒检测，二尖瓣环 e 速度大于 8cm/s。

　　超声影像学鉴别诊断　缩窄性心包炎主要应与限制型心肌病鉴别，两者超声影像学鉴别要点见表 1。

　　　　　　　　　　（唐　红）

xīnbāo zhǒngliú

心包肿瘤（pericardial tumor）

发生于心包的肿瘤。原发性心包肿瘤罕见，分为良性和恶性两类。原发性良性肿瘤有脂肪瘤、纤维瘤、血管瘤、畸胎瘤等。原发性恶性肿瘤有间皮瘤、血管肉瘤、淋巴肉瘤等。继发性心包恶性肿瘤远较原发性心包肿瘤多见，来自肺癌、乳腺癌、淋巴瘤等转移或侵袭心包所致。

　　病理生理基础　心脏脂肪瘤 25% 发生于心腔外，来源于心外膜，大多数有完整包膜，内含成熟脂肪细胞。恶性心包间皮瘤主要侵犯心包壁层及脏层，弥漫覆盖心包表面，心包广泛增厚，合并心包积液，极少侵犯心肌。

　　临床表现　心包良性肿瘤一般无明显症状，心包恶性肿瘤主要有心悸、胸痛、气促等。恶性肿瘤晚期，肿瘤增大伴大量心包积液，可以出现心脏压塞和心力衰竭。

　　超声影像学表现　包括以下方面。

　　二维超声　观察心包肿瘤部位、大小、肿瘤边界是否光整，肿瘤内部回声，心包肿瘤与局部心脏或大血管的关系，对心脏舒张功能的影响，有无向心肌浸润。心包脂肪瘤表现为类圆形的高回

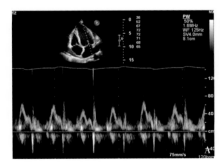

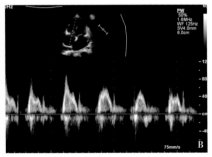

图 3　缩窄性心包炎频谱多普勒超声图像

注：A. 二尖瓣口舒张期 E 峰速度随呼吸变化幅度大于 25%；B. 三尖瓣口舒张期 E 峰速度随呼吸变化幅度大于 40%。

声肿块，边界清楚，包膜完整，随心脏活动（图1）。恶性肿瘤超声发现心包积液应该高度怀疑心包转移，应该仔细观察心包腔内有无占位性病变。继发性心包恶性肿瘤多以血性心包积液为首发表现，肿瘤呈结节性或弥漫性，大小不一，从数毫米到数厘米不等（图2）。

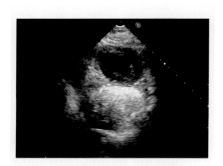

图1　心包脂肪瘤二维超声图像

注：后心包类圆形的高回声肿块（术后病理证实）。

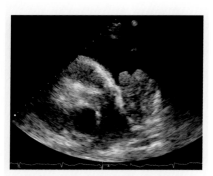

图2　恶性胸腺瘤二维超声图像

注：心包肿瘤伴大量心包积液。术后病理为恶性胸腺瘤。

彩色多普勒超声　心包良性肿瘤，团块内无血流信号。

超声影像学鉴别诊断　心包肿瘤的诊断有一定的困难。心包外肿物可侵犯或压迫心脏而形似心脏或心包肿瘤，如纵隔肿瘤，需注意鉴别（图3）。反复发作心包积液，特别是血性渗液，但缺乏炎性病变的病史和症状；无明显原因，难以控制的心力衰竭，

特别是有显著静脉压升高、颈静脉怒张、肝大、腹水者，应高度怀疑心包恶性肿瘤。心包穿刺抽液，检出肿瘤细胞则可确诊。

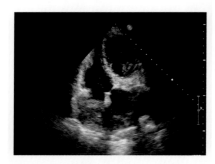

图3　前纵隔畸胎瘤二维超声图像

注：一实性肿块推挤右心房。术后病理为前纵隔畸胎瘤。

（唐　红）

xiōngqiāng chāoshēng

胸腔超声（thoracic ultrasound）　利用超声检查仪对胸膜腔情况进行评估的检查。主要包括胸腔积液、胸膜增厚及占位性病变等。

解剖　胸膜腔为壁层胸膜和脏层胸膜间的潜在腔隙，内含微量液体（3～15ml），在呼吸时起润滑作用。脏层胸膜被覆于肺表面，呼吸时随肺脏上下移动，壁层胸膜贴附于胸壁内侧、肋骨及肋间肌后方，不随呼吸运动。

正常超声表现　正常胸膜呈两条细而光滑的中等回声线，壁层胸膜位于胸壁最内层、肋骨及肋间肌后方，不随呼吸运动；脏层胸膜紧贴于强回声肺脏表面，呼吸时脏层胸膜随肺脏上下移动，与静止的壁层胸膜之间的相对运动称为滑动征。正常胸膜腔内无明显液性无回声、游离气体或其他异常回声。肋骨后方的脏胸膜受肋骨声影影响不能显示（图1）。

临床应用　胸腔超声可观察胸壁、胸膜及胸膜腔情况，通过观察胸壁各层结构的回声特点和

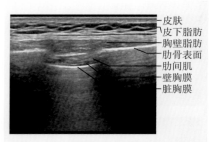

图1　正常胸壁及肺二维超声图像

皮肤
皮下脂肪
胸壁脂肪
肋骨表面
肋间肌
壁胸膜
脏胸膜

血流分布情况，初步判断胸壁病变的累及范围和病变性质。通过逐个肋间观察胸膜的连续性、厚度、回声特点、脏层胸膜随呼吸运动的活动度等，对胸膜病变的范围及性质进行初步判断。通过逐个肋间的检查判断胸腔积液的范围、深度并对其内部回声特征进行判断。可通过体表定位或超声引导提高胸腔积液穿刺引流的准确性和成功率。

（徐钟慧）

xiōngqiāng chāoshēng jiǎnchá jìshù

胸腔超声检查技术（ultrasound examination of thoracic）　胸腔超声检查应在患者条件允许的情况下尽可能全面评价胸膜腔范围内有无异常，并根据病变的具体情况进行仪器条件的调节，对相应病变进行鉴别。

准备事项　检查前患者无须特殊准备。

检查体位　可坐位或卧位。对于活动无障碍者，常规采取坐位检查，患者背对检查者而坐，身体略前倾，与胸腔穿刺体位相同，便于多切面扫查。病重、体弱或活动不便者，可采取仰卧、侧卧位检查，此条件下胸腔检查范围往往不同程度受限。

检查方法　①仪器采用彩色多普勒超声诊断仪，根据病变位置、形态及大小等具体情况进行仪器调节。胸壁和壁胸膜的检查首选高频线阵探头（5～10MHz），

胸腔积液或深部病变应用3.5~10MHz凸阵或线阵探头。经胸骨上窝、锁骨上窝、胸骨旁及肋下等位置探查胸膜时，宜选用3.5~5MHz凸阵探头。②坐位检查时，操作者先将探头置于背部肩胛下角线及腋后线之间纵切面观察，如发现液性无回声区，再将探头向两侧及上方扫查，了解液体分布的范围，结合逐个肋间的斜切面确定液体最大深度的位置和距离体表的距离。胸膜位置表浅，易于超声观察，可在肩胛下角线至腋中线范围内经肋间探查。③卧位检查时，患者宜将双臂上抬，探头置于腋中线至腋前线间纵切观察，然后横切观察，从肝脏上缘向上逐个肋间观察至液体消失、出现肺强回声处。积液较少时探头可置于腋中线至腋后线之间第8~10肋间处观察，探头置于肋下向上斜切面检查时也可探及胸腔内积液。卧位患者经肋下、胸骨旁区均可进行胸膜探查，经胸骨上窝、锁骨上窝可探查胸膜顶部。

测量方法　测量胸腔积液时，沿各肋间逐一扫查后，选择积液深度最大的肋间测量积液与胸壁垂直方向的深度。为胸腔积液盲穿进行体表定位时，应测量定位处胸壁的厚度，积液内如有漂浮肺叶或分隔，应予以说明，作为胸腔积液盲穿的参考。

（徐钟慧）

xiōngqiāng jīyè

胸腔积液（hydrothorax）　正常胸腔内含有少量液体，其产生与吸收处于动态平衡状态，当产生量超过吸收量时，产生胸腔积液。

病理生理基础　胸腔积液的产生及吸收均与胸膜毛细血管内渗透压和静水压相关。胸膜炎症、肺周炎症、胸膜肿瘤等可使胸膜毛细血管通透性增加，产生胸腔渗出液。充血性心衰、缩窄性心包炎、血容量增加等可使胸膜毛细血管内静水压增高，产生胸腔漏出液。壁层胸膜淋巴引流障碍、胸腔外伤等多种原因也可引起胸腔积液。

临床表现　患者一般有胸痛、胸闷、进行性呼吸困难等症状，并可能伴有发热、咳嗽等其他原发病表现。

超声影像学表现　肋间检查时在膈肌、胸壁和肺脏强回声之间见条带状无回声区，使脏、壁胸膜表面分离，积液量较小时仅肋膈角处可见，积液量较大时纵切呈上窄下宽的类三角形无回声区，大量胸腔积液时整个胸腔呈大片无回声区，膈肌下移，心脏可受压移位，不张的肺叶呈中等回声漂浮于积液中。积液如有分隔，表现为线、条状中等回声，浮动于无回声区内。因积液性质不同，无回声区可见不同程度的点状回声（图1）。

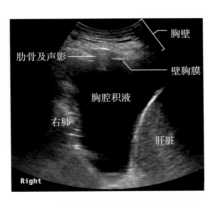

图1　右侧胸腔积液二维超声图像

包裹性胸腔积液多为大量积液局限、吸收后形成，可位于胸膜腔任意位置，其位置和形态不随患者体位变化而改变，纵切面上常显示为肺脏强回声与胸壁之间半圆形或条状无回声，近胸壁侧较宽，与肺相邻侧边界较平滑，内部常见厚薄不一的分隔，分隔较多时呈网状或蜂窝状（图2）。

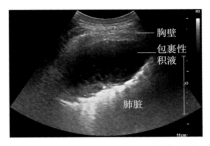

图2　包裹性胸腔积液二维超声图像

超声影像学鉴别诊断　积液性质的鉴别：漏出液多继发于全身性疾病，声像图显示为透声良好的无回声区；渗出液多由于胸膜本身病变导致，声像图表现多样，显示为液体无回声区内散在或弥漫分布的点状回声，也可有分隔或胸膜增厚。部分渗出液也可呈单纯无回声，此时仅依据声像图不能鉴别漏出液还是渗出液。血胸、脓胸、乳糜胸等胸腔积液内均含有大量微粒成分（如红细胞、炎症细胞、脂肪微粒等），声像图上均可显示为液性无回声区内的密集点状回声，并可合并胸膜增厚，仅凭声像图表现难以鉴别其积液性质。

（徐钟慧）

xiōngmó zhǒngliú

胸膜肿瘤（pleural neoplasm）　原发性胸膜肿瘤主要为胸膜间皮瘤，可分为弥漫性和局限性。继发性肿瘤主要为肺癌、恶性胸腺癌等的直接种植转移或全身其他部位原发肿瘤的胸膜转移，常见的有乳腺癌、肝癌、恶性淋巴瘤等。

病理生理基础　①弥漫性间皮瘤：多原发于胸膜间皮细胞，几乎均为高度恶性。肿瘤侵犯胸壁后可出现"冰冻胸",晚期多出现血性胸腔积液,增长迅速。②局限性间皮瘤:多来源于胸膜下结缔组织,多数为良性或低度恶性。起病隐匿,早期多无症状,常为查体时发现。

临床表现 弥漫性间皮瘤常有持续性胸痛及进行性气促,胸壁受累时,胸廓扩张运动受限。局限性间皮瘤瘤体较大时可有压迫症状,出现胸部钝痛、干咳、气促、乏力等症状,几乎不合并胸腔积液。

超声影像学表现 包括以下方面。

二维超声 ①弥漫性间皮瘤(图1):常表现为胸膜弥漫性增厚或不规则结节样增厚,突向胸膜腔内,内部为不均匀低或等回声,严重者可侵犯心包或纵隔处胸膜,并可穿透膈肌侵及腹腔;常合并血性胸腔积液,积液无回声区透声欠佳。②局限性间皮瘤:多为单发,声像图表现为胸壁内侧类圆形中低回声,多边界清晰,内部回声均匀,病变较大者可因囊性变出现内部不规则无回声区。③胸膜继发性肿瘤:与原发灶的声像图表现相似,多为形态不规则的低或中等回声,常累及胸壁,仅从声像图表现难以确定肿瘤性质,需结合原发病或穿刺活检来

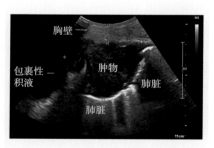

图1 恶性间皮瘤二维超声图像

注:肿物形态不规则,与胸壁分界不清,肿物突向胸腔内,压迫肺脏,其上方无回声区为包裹性积液。

明确诊断。

彩色多普勒超声 弥漫性间皮瘤病变内部常可探及较丰富血流信号,分布杂乱。

超声影像学鉴别诊断 局限性胸膜间皮瘤合并内部囊性变时应与分隔较多的包裹性积液鉴别。前者多有包膜,边界清晰,内部多可见血流信号;后者无包膜,与胸壁相连处多分界不清并呈锐角,内部及分隔一般无血流信号。

(徐钟慧)

xiōngmó yánxìng jíbìng

胸膜炎性疾病(pleurisy) 由各种致病因素刺激胸膜导致胸膜炎症的疾病。可以分为感染性和非感染性胸膜炎。感染性胸膜炎以结核性胸膜炎最为常见。胸膜炎可以导致胸膜炎症性增生及胸腔积液。

病理生理基础 在各种致病因素刺激下,胸膜充血,毛细血管通透性增加,胸腔积液增多,形成渗出性胸膜炎。随病情进展,在胸膜病变基础上,出现纤维蛋白沉着和肉芽组织增生及纤维化,使胸膜增厚。

临床表现 患者一般有胸痛、咳嗽、胸闷及发热等症状,伴有大量胸腔积液时可出现呼吸困难,因病因不同还伴有相应原发病的临床表现。

超声影像学表现 胸膜炎性增生可导致胸膜局限性或弥漫性增厚,声像图表现为胸壁与肺组织之间低回声或等回声区,内部回声多较均匀,如不合并积液,轻度胸膜增厚易漏诊;合并胸腔积液时,胸膜的厚度和边缘都可清晰显示,积液内部有时可见纤维条索样或絮状中低回声(图1)。如发生局部或广泛胸膜粘连,脏层胸膜呼吸时随肺脏的上下运动消失,膈肌活动也可受限。

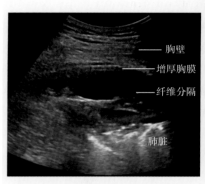

图1 结核性胸膜炎二维超声图像

注:包裹性积液,壁胸膜增厚,呈带状低回声,积液内可见较多纤维分隔。

超声影像学鉴别诊断 胸膜增厚不合并胸腔积液时需与少量胸腔积液鉴别,后者可因部分容积效应导致近胸壁侧出现条状低回声,此外积液透声不佳时可以显示为低回声,与胸膜增厚回声相似。

(徐钟慧)

fèi chāoshēng

肺超声(lung ultrasound) 正常肺组织内充满气体,超声仅能显示肺表面情况,不能显示其内部结构,某些病理情况下,肺内气体减少或消失,间质增厚,超声可对肺脏病变进行评估。

解剖 左肺分为上、下两叶,右肺分为上、中、下三叶,肺叶表面被覆脏层胸膜。肺是以支气管反复分支形成的支气管树为基础构成的,终末支气管末端膨大成囊,囊周突起的小囊泡即为肺泡。支气管各级分支之间以及肺泡之间的结缔组织为肺间质,内含血管、淋巴管、神经等,随支气管的分支分布。

正常超声表现 肺表面脏层胸膜呈平滑强回声线,无局限性或弥漫性增厚。脏胸膜下方肺泡内气体影响声波传播,整个肺野为气体强回声后方的伪像掩盖,无法显示肺脏内部结构。呼吸时

可见肺脏在壁胸膜下方上下滑动，称为"滑动征"，声束垂直于肺表面时，因混响伪像，远场可见等距离排列（间距为体表到肺表面距离）、强度减弱的平行线样回声，称为"A线"（图1）。

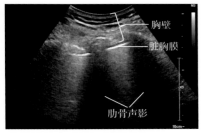

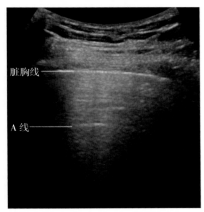

图1 正常肺超声图像（纵切面）

临床应用 贴近胸膜的肿瘤，在表面没有正常肺组织时，超声多可较好显示，同时可初步判断瘤体是否侵犯胸膜及胸壁。各种病因导致肺泡内气体减少或消失（如肺实变）时，超声可判断病变肺叶大小和范围，可显示萎陷或实变肺叶的内部结构，如支气管和血管。对危重及行动不便患者超声可定性判断气胸的有无。超声有助于判断是否存在肺水肿，并对其严重程度进行初步评估。

（徐钟慧）

fèi chāoshēng jiǎnchá jìshù

肺超声检查技术（ultrasound examination of lung） 肺超声检查应用较为有限，仅适用于某些

特定肺脏病变的检测。

准备事项 无须特殊准备。

检查体位、检查方法 通常与胸膜腔检查同时进行，根据患者情况，尽可能对肺脏进行全面检查，具体方法见胸腔超声检查技术。

（徐钟慧）

fèi shíbiàn

肺实变（pulmonary consolidation） 因大量渗出物充塞于肺泡内，肺泡内气体减少甚至消失，病变肺组织呈实质样改变的疾病。

病理生理基础 肺实变多由肺炎导致，可见于细菌、病毒和真菌引起的感染，炎症导致气道黏膜上皮分泌过多，堵塞小气道或充塞肺泡，肺泡内气体减少，肺泡萎陷。

临床表现 主要为肺炎表现，典型临床特征为发热、咳嗽、咳痰；部分患者伴有胸痛，疼痛可放射至肩部或腹部；严重者可有嗜睡、意识障碍、惊厥等神经系统症状。

超声影像学表现 包括以下方面（图1）。

二维超声 部分肺组织发生实变时，可显示为楔形低回声或等回声，肺叶呈实性，内部为均匀细点状低回声，与肝脏回声相似，其中可见支气管结构，表现为平行强回声带。呼吸时病变与壁胸膜间有相对运动。

彩色多普勒超声 实变肺组织内血供正常存在，彩色多普勒超声显示病变内部血流较丰富，呈"树枝"状分布，与支气管走行方向一致。

超声影像学鉴别诊断 ①肺实变需与肺脏表面的周围型肿瘤相鉴别：实变肺叶形态与正常肺叶相似，切面呈楔形，回声均匀，

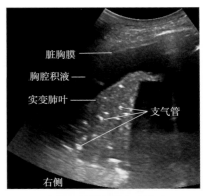

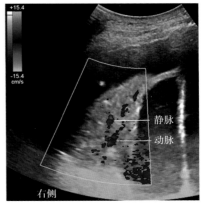

图1 肺实变二维超声及彩色多普勒超声图像

内部可见支气管回声，血管分布及走行与正常肺血管一致，多有发热或近期上呼吸道感染病史，上述声像图及临床表现均与肿瘤不同。②肺实变与胸膜病变的鉴别：实变肺组织呼吸时随肺脏活动，与壁胸膜之间"滑动征"存在，内部回声均匀并可见支气管样回声；胸膜病变呼吸时与壁胸膜无相对运动，内部回声无特征性表现。

（徐钟慧）

fèi shuǐzhǒng

肺水肿（pulmonary edema） 因血流动力学改变或炎性反应所致肺间质水肿的疾病。

病理生理基础 肺水肿可分为心源性肺水肿和非心源性肺水肿。导致肺毛细血管静脉压升高、通透性增加、肺组织间隔负压增高等的多种病因均可使肺间质内

液体量明显增加，造成肺通气和换气功能严重障碍。

临床表现 患者常有咳嗽、胸闷、呼吸浅促，严重时呼吸困难，咳大量白色或血性泡沫痰，双肺弥漫湿啰音。同时伴有原发病的临床表现。

超声影像学表现 发生肺水肿时，小叶间隔内液体与肺泡内气体形成高声阻抗气–液界面，超声波在界面间多次反射，形成自近场肺表面向远场传播的细条状强回声，垂直于脏胸膜，声像图表现为条带状高回声，称为振铃伪像，也称B线（图1）。一般认为B线是肺间质性疾病的特异性表现，B线的数量与间质性肺水肿患者的胸膜下小叶间隔厚度以及肺纤维化的增厚程度高度相关。

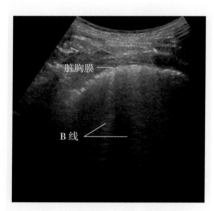

图1 肺水肿二维超声图像

超声影像学鉴别诊断 部分正常人在肺下野肋膈角处检查时也可出现振铃伪像，但中上肺野无此表现。间质性肺水肿的B线通常出现在整个肺野，根据B线分布的范围可与正常人鉴别。

（徐钟慧）

qìxiōng

气胸（pneumothorax） 气体进入胸膜腔造成积气状态的疾病。

病理生理基础 因胸壁或肺部创伤引起者称为创伤性气胸，气体自胸壁创口或肺组织和脏胸膜破口进入胸膜腔。因各种疾病致肺组织自行破裂引起者称为自发性气胸，诱发因素为剧烈运动、用力咳嗽等，使肺泡内压力升高，导致已有病变的肺组织破裂。轻微气胸可自愈，严重时大量气体可压缩肺组织导致肺通气、换气功能障碍。

临床表现 典型症状为突发胸痛，伴有胸闷、呼吸困难、刺激性咳嗽等。症状严重程度与肺压缩程度和原发病相关。影像学检查首选立位X线检查，危重患者仅能卧位检查时，超声检查有助于诊断。

超声影像学表现 平卧位检查时，应从胸骨旁线至腋中线逐肋间全面扫查。壁胸膜和脏胸膜之间存在的游离气体影响声波传导，经前胸壁检查时，声像图显示为胸壁下方弥漫气体强回声，呼吸时观察不到肺的"滑动征"和"彗星尾"征，"滑动征"消失是气胸特异性表现。气体与肺组织交界位置，可示肺"滑动征"和"彗星尾"征随呼吸活动周期性出现及消失，该处称为肺点。

超声影像学鉴别诊断 如肺广泛纤维化、胸膜粘连和某些急性呼吸窘迫综合征患者的肺"滑动征"可消失，需与气胸鉴别，气胸时胸膜腔内游离气体随体位变化处于胸腔最高处，与正常肺的交界处可见随呼吸运动周期出现的肺"滑动征"，可资鉴别。

（徐钟慧）

zhōuwéixíng fèi ái

周围型肺癌（peripheral lung carcinoma） 起自三级支气管（肺段支气管）以下、呼吸性细支气管以上的肺癌。

病理生理基础 只有表面靠近胸壁的周围型肺癌，或胸膜与瘤体之间肺组织无气体时（如肺实变），才能为超声显示。

临床表现 常见症状为肿瘤刺激支气管黏膜引起呛咳，无痰或有少量白色黏痰；阻塞支气管腔可引起阻塞性咳嗽及哮鸣音，咯血常见，可继发感染出现相应症状。

超声影像学表现 肺脏内低回声区，近胸膜侧边界清晰，边界常不规则，病变呈团块状或类圆形，因周边肺内气体后方衰减导致肿瘤的大部分边缘显示不清晰。瘤体较大时内部回声不均匀，可见不规则强回声或无回声区。如肿瘤侵犯胸壁，声像图表现为胸壁或脏层胸膜回声连续性中断，瘤体凸向胸壁内或呼吸时瘤体周边胸膜及相邻含气肺组织活动受限。病变内部多可探及血流信号，分布不规则（图1）。

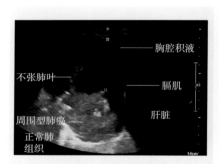

图1 周围型肺癌二维超声图像
注：肿瘤形态不规则，其旁可见不张肺叶，与肿瘤分界不清，胸腔积液为血性，无回声区内见较多点状回声。

（徐钟慧）

fùbù chāoshēng

腹部超声（abdominal ultrasound） 观察腹部器官及血管等基于超声波的影像学检查。主要包括肝脏、胆囊、脾脏、胰腺、肾脏等腹部器官超声，以及下腔静脉、腹主动脉等腹部血管超声。

（吕　珂　陈天娇）

gānzàng chāoshēng

肝脏超声（hepatic ultrasound）

通过超声检查，了解肝脏大小、形态，肝实质回声强度、均匀性，是否有局限性异常回声，以及肝内管道结构等情况。

解剖 ①肝脏位于右上腹的膈下，形态近似于楔状。②以肝裂、肝静脉及门静脉的分布为基础，将肝脏分为五叶八段。五叶即尾状叶、左外叶、左内叶、右前叶、右后叶；Couinaud 分段即Ⅰ段尾状叶、Ⅱ段左外叶上段、Ⅲ段左外叶下段、Ⅳ段左内叶、Ⅴ段右前叶下段、Ⅵ段右后叶下段、Ⅶ段右后叶上段、Ⅷ段右前叶上段。③肝脏接受来自门静脉和肝动脉的双重血液供应。

正常超声影像学表现 ①肝脏表面光滑，包膜呈线状强回声。②肝实质呈均匀分布的点状中等回声，通常略低于胰腺、略高于肾皮质。③肝内管道系统呈树状分布，血管管腔内为无回声：门静脉系统管壁较厚、回声较强，可显示至三级分支；肝静脉系统管壁薄、回声弱，可显示一级至二级分支；肝内胆管与门静脉分支伴行，二级以下胆管一般不易显示；肝固有动脉在肝门附近分为左、右两支入肝，肝内分支较细，通常难以在灰阶图像上显示。

临床应用 ①了解肝脏大小、形态、位置。②诊断肝脏弥漫性病变、肝脏局灶性病变、肝脏血管病变。③肝脏介入超声诊断及治疗。④肝移植围手术期评估。⑤其他：腹部不适、包块、外伤诊断，以及肝脏术中超声等。

（吕　珂　陈天娇）

gānzàng chāoshēng jiǎnchá jìshù

肝脏超声检查技术（ultrasound technique of liver）

通过灰阶超声及彩色多普勒超声、频谱多普勒超声、超声造影、弹性成像等技术，为肝脏疾病的诊疗提供有价值的信息。

准备事项 检查前一般需禁食 8～12 小时。

检查体位 检查时平卧位或左侧卧位。

检查方法 ①常用探头频率 2～5MHz。②检查顺序：剑突下扫查，右肋缘下扫查，右肋间及右胸壁扫查。

测量方法 包括以下方面。

肝左叶前后径及上下径　剑突下纵切，探头纵置于正中线偏左，显示腹主动脉长轴并尽可能显示膈肌，在该切面测量以下径线。①肝左叶前后径：测量点置于肝左叶前后缘最厚处的肝包膜，测量最大前后距离（正常值 ≤6cm）。②肝左叶上下径：测量点置于肝左叶的上下缘包膜处，与人体中线平行，测量最大上下距离（正常值 ≤9cm）。

肝右叶最大斜径　右肋缘下斜切，探头置于右肋缘下，声束指向右肩，显示肝右静脉和肝中静脉汇入下腔静脉，在该切面测量：肝右叶最大斜径，测量点分别置于肝右叶前、后缘之肝包膜处，测量其最大垂直距离（正常值 10～14mm）。

门静脉及胆总管　右肋缘下纵切，探头斜置于右肋弓中点，声束指向后方，显示肝总管并行于门脉主干右前方，肝右动脉从门静脉主干和肝外胆管间穿过，在该切面测量以下径。①门静脉内径：测量点位于距第一肝门 1～2cm 处。②胆总管内径：测量点位于肝右动脉下方，胆总管最宽处。

注意事项 ①扫查应为连续性滑行或扇形扫查，避免跳跃扫查；②注意被检者呼吸及体位的配合；③针对超声检查比较困难的区域及易漏区域，进行有目的的补充扫查。

（吕　珂　陈天娇）

gān nángzhǒng

肝囊肿（liver cyst）

覆有上皮层的肝脏含液性病变。脓肿、寄生虫性囊肿和外伤后囊肿不是真正的囊肿。

病理生理基础 单纯性肝囊肿内常有柱状上皮。

临床表现 一般生长缓慢，通常无症状，如对周围组织产生压迫可出现相应症状，囊内出血可引起疼痛。

超声影像学表现 包括以下方面。

二维超声　多为圆形或椭圆形，部分囊肿内可见分隔，单发或多发，囊肿内部呈无回声，囊壁薄，边界清，后方回声增强，常伴侧方回声失落（图 1A）。合并出血或感染时，囊内可以出现弥漫性低回声，或分层、液平等表现，囊壁可不均匀增厚，边界模糊不清。

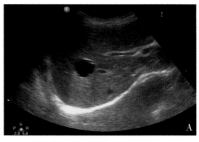
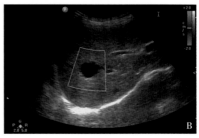

图 1　肝囊肿超声图像

注：A. 肝内无回声，边界清，透声好，后方回声增强；B. 囊内无血流信号。

彩色多普勒超声 囊内无血流信号，囊壁偶见短线状静脉血流（图1B）。

超声影像学鉴别诊断 ①肝脏实性占位性病变：无囊壁回声，病灶内部有回声，内部有血流信号。②部分转移癌：有原发病的相应表现，病灶内可有不同程度的回声。③肝脓肿：囊壁厚而不均，内壁不光滑，内部回声较杂乱，患者常有炎症表现。④包虫囊肿：可呈"囊中囊"征"葡萄串"征。⑤先天性肝内胆管扩张（Caroli病）：与胆道系统相通，患者可有腹痛、黄疸、腹部包块三联征。

（吕　珂　陈天娇）

gān nóngzhǒng

肝脓肿（liver abscess） 炎症组织坏死、分解等产生的脓液在肝脏局部积聚形成的肿块。可以分为细菌性肝脓肿和阿米巴性肝脓肿。

病理生理基础 细菌性肝脓肿，可继发于胆道感染，或通过门静脉、肝动脉、淋巴系统等途径感染。阿米巴滋养体通过肠道经由门静脉入肝，可形成阿米巴肝脓肿。

临床表现 细菌性肝脓肿可表现为寒战、高热、右上腹痛、肝大、局部压痛、白细胞计数升高等。阿米巴性肝脓肿多继发于阿米巴痢疾，以肝右叶单发多见，临床上可有右上腹痛、发热、肝大等，可伴有脓血便。

超声影像学表现 肝脓肿的超声表现多样（图1）。病变早期与周围肝组织分界不清，内部呈不均匀的中低回声。随后出现液化并逐渐增大，囊壁较厚，内缘不平整，呈"虫蚀"状，周边纤维组织包裹可见较清晰的回声增强带。脓肿吸收期，液性无回声

区逐渐缩小。可伴有肝大，膈肌运动受限，以及右侧胸腔积液。

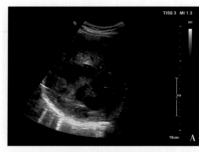

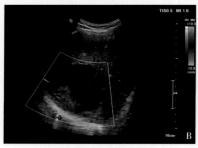

图1 肝脓肿超声图像

注：A. 肝内可见混合回声；B. 未见明确血流信号。

超声影像学鉴别诊断 ①肝内实性占位性病变：肝脓肿早期不易与肝脏实性占位性病变相鉴别，但随诊肝脓肿内部发生明显液化，结合病史、临床表现、诊断性穿刺等可加以鉴别。②肝囊肿继发囊内出血、感染：肝囊肿囊内出血时，囊壁仍薄且光滑，前后壁回声增强；肝囊肿伴感染时，如囊壁回声模糊，则较难与肝脓肿鉴别。

（吕　珂　陈天娇）

duōnánggān

多囊肝（polycystic liver） 常染色体显性遗传的先天性多发性肝囊肿。部分病例合并肾、脾、胰腺等器官的多囊性改变。

病理生理基础 肝内多余胆管未退化吸收而呈囊状和分节状扩张。

临床表现 患者可长时间无症状，后期可出现肝大、腹痛、肝功能异常等。

超声影像学表现 包括以下方面。

二维超声 肝脏体积增大，表面不规则，形态失常。肝内弥漫性分布大小不等的无回声区，病灶间可见部分肝组织，因囊肿后方回声增强和侧边声影的影响，囊肿之间的肝实质回声明显不均（图1）。

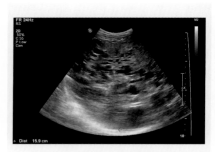

图1 多囊肝二维超声图像

注：肝脏体积增大，肝内弥漫性分布大小不等的无回声。

彩色多普勒超声 肝内管道系统可受压变形，难以分辨正常的走行。

超声影像学鉴别诊断 ①单纯性多发性肝囊肿：肝脏形态通常无异常，囊肿的数量有限，囊肿间可见正常的肝组织，不伴有其他器官的多囊性改变。②先天性肝内胆管扩张症：无回声区与胆管相通。

（吕　珂　陈天娇）

gān xuèguǎnliú

肝血管瘤（hepatic hemangioma） 肝脏间叶组织肿瘤的一种。肝血管瘤为健康人群中最常见的良性肿瘤，多为海绵状血管瘤。

病理生理基础 胚胎发育过程中由于血管发育异常、扩张的血管和血窦所致；后天各种原因引起肝内局限性小血管充血、淤滞也可形成。

临床表现 肿瘤大小不一，

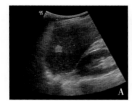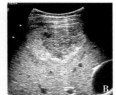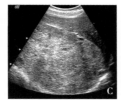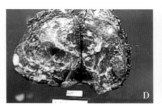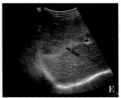

图1 肝血管瘤超声图像及病理对照

注：A.右肝强回声结节，边界清楚，回声均匀；B.右肝被膜下肿物，中间呈网格状，周边为高回声；C.二维超声示右肝肿物边界清楚，包膜回声高，内回声尚均匀；D.术后标本；E.弱回声血管瘤，边界清楚，周边有强回声带。

60%为单发，40%为多发，右肝多见（图1）。肿瘤较小时无症状，较大时可出现压迫症状，患者有不适感。位于肝表面大的血管瘤易破裂。

超声影像学表现 包括以下方面。

二维超声 小于2cm的血管瘤多呈圆形、椭圆形致密强回声，界限极分明（图1A）；2～5cm中等大血管瘤多为强回声，内部呈筛网状，可见强回声包膜，后方回声轻度增强（图1B）。当肿瘤大于5cm时多为混合回声，可有出血、囊变、纤维化，肿瘤呈圆形、边界清楚。若肿瘤巨大位于剑突下探头加压后可有压缩变形，周围无低回声晕环，肿瘤后方有不同程度增强（图1C，图1D）。弱回声血管瘤较少见，其周边强回声带是重要特征（图1E），此类是鉴别良恶性的一个要点，若能结合CT、MRI等其他的影像检查，可提高诊断率。

彩色多普勒超声 肝血管瘤内血流丰富，但由于瘤体内血流速度较低，彩色多普勒不易测及血流信号，血流检出率较低，多以静脉血流为主，血流多在肿瘤边缘，有时可测及动脉血流，阻力指数多小于0.55（图2）。

超声造影 典型表现为动脉期不强化或周边轻度强化，进入门脉期和延迟期，病灶周边明显强化并呈渐进性、向心性充填强化（图3）。不典型表现可见病灶内部先出现斑点状强化，逐渐扩大直至整个病灶充填；小于2cm的血管瘤，动脉期可出现明显强化，但是强化持续时间长。

超声影像学鉴别诊断 典型血管瘤容易诊断，不典型血管瘤应与高回声肝细胞肝癌、肝局灶性脂肪增生鉴别；肝细胞小肝癌多为低回声，高回声表现不多，其病灶回声不均，有肝硬化病史。低回声或弱回声血管瘤需与局灶性结节增生、肝细胞肝癌鉴别。局灶性结节增生好发青年女性，经典型肝局灶性结节增生，大部分病灶内可见一个或多个肉眼可

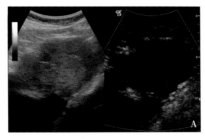
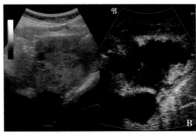
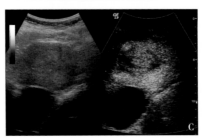

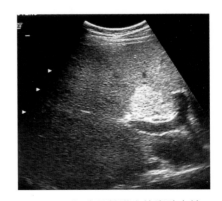

图2 右肝血管瘤彩色多普勒超声图像

注：右肝低回声肿物，圆形、回声均匀，周边为高回声。CDFI为周边环绕血流。

图3 肝血管瘤超声造影图像

注：A.动脉期病灶无强化；B.门脉期病灶周边环状强化；C.延迟期病灶内完全强化。

图4 肝细胞局灶增生伴脂肪变性超声图像

注：门静脉旁高回声肿物，回声均匀，边界清楚。

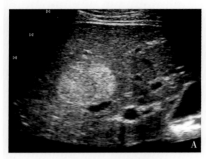

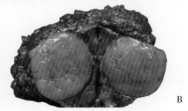

图 5　肝细胞肝癌超声图像

注：A. 右肝肿物回声偏高，内回声不均，边界清楚。余肝呈肝硬化表现；B. 术后标本，肿物灰白色。

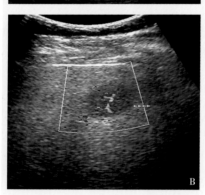

图 6　局灶性结节增生超声图像

注：A. 右肝低回声结节，边界欠清，病灶后方略有回声增强；B. 彩色多普勒超声显示以病灶中心为主血流。

见的中心瘢痕，CDFI 可见中心丰富血流信号。肝细胞肝癌，多有乙肝、肝硬化病史，肿物周边有细晕环（图 4～6）。

（吕　珂）

yuánfāxìng gān'ái

原发性肝癌（primary hepatic carcinoma）　肝脏原发性恶性上皮性肿瘤。为中国常见的恶性肿瘤。

病理　原发性肝癌组织学类型上主要包括肝细胞癌、胆管细胞癌、混合型肝细胞癌-胆管细胞癌，其中最常见的类型为起源于肝细胞的肝细胞癌；大体类型上包括巨块型、结节型及弥漫型。

临床表现　可能出现右上腹痛、腹胀、食欲缺乏、乏力、消瘦、肝大、黄疸等。早期常缺乏典型表现。

超声影像学表现　包括以下方面。

二维超声　①超声表现多样（图 1A），均质性肿瘤呈低回声；血管和间质成分增多或有变性、坏死、机化等改变时肿瘤内部呈强回声；病灶内部液化坏死时表现为混合性回声；病灶常见明显声晕；常伴有肝硬化。有时病灶周围可见较小的低回声卫星灶。弥漫型原发性肝癌肝脏形态似肝硬化、包膜不规整，肝实质弥漫性回声增粗、紊乱，部分呈结节样和不规则斑块样，肝内血管走行扭曲、管腔变细。②肿瘤的占位效应：肝脏外形改变；肿瘤压迫周围组织使肝内管道结构受压变形或绕行；肿瘤压迫和炎症反应引起周边出现低回声晕；肿瘤压迫邻近器官引起相应的表现。③肿瘤转移征象：门静脉、肝静脉和下腔静脉内癌栓形成，肝门和腹腔淋巴结肿大。

彩色多普勒超声　可呈提篮状包绕肿物，也可伸向瘤内，或在瘤内呈散在分布。常可检测出高速动脉血流。

超声造影　典型表现为动脉期病灶快速整体高增强，门脉期及延迟期病灶减退呈低增强（图 1B～1D）。

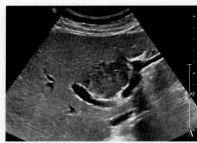

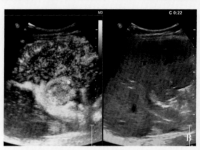

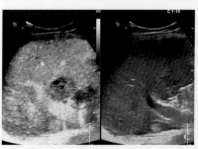

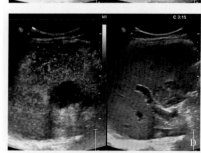

图 1　肝细胞癌超声图像

注：A 肝内中低回声；B. 超声造影动脉期快速增强；C. 门脉期减退；D. 延迟期呈低增强。

超声影像学鉴别诊断　①肝血管瘤：肝小血管瘤多呈边界清晰的中强回声区，内部呈网状；小肝癌多呈低回声区，无网状结构。较大的海绵状血管瘤一般为边界清晰的低回声，常见内部有大小不一的不规则无回声区，内部为静脉血流；较大的肝癌边界不规则，内部为不均匀的强回声，液化坏死区多在中心部位，常可检测到动脉血流，并伴有其他间接征象。可结合超声造影、放射性核素血池扫描或细针抽吸活检鉴别。②肝局灶性结节增生：形态常不规则，回声常不均匀，与肝癌不易鉴别，具有典型表现者内部可见星状强回声，中央血流呈放射状向四周分布。③肝脓肿：早期未完全液化或脓液稠厚的肝脓肿，内部常呈不均匀分布的低至中等回声，但常有较清楚的边界，周边回声多增强，在变动体位或加压拍击肝区时病灶内部回声可有漂浮、移动征象。超声引导下针吸细胞学检查可明确诊断。④局限性脂肪肝或脂肪分布不均匀：无占位效应，回声均匀。⑤肝尾状叶增大：一般为椭圆形或厚楔形，包膜光滑，内部回声与正常肝组织相同并密切相连，内部管道回声及走行正常。⑥转移癌：原发性肝癌周边晕环较窄，多伴有肝硬化，可伴有癌栓；转移癌晕环较宽，多不伴肝硬化，伴有癌栓者少见。⑦肝硬化：结节性肝硬化肝内回声强度不一、分布不均，与弥漫型肝癌不易鉴别，结合肝癌肝内血管的改变、血管内瘤栓等间接表现可鉴别。肝内再生结节也易误诊为肝癌，但再生结节回声低，内部结构与周围肝组织类似。血吸虫病肝硬化有些网状结构较厚，所包围的区域常呈类圆形低回声区，易误诊为肝癌，但其肝区网状结构回声清晰，内部低回声区也较规则，脾脏常增大，结合病史和实验室检查可鉴别。

（吕　珂　陈天娇）

zhuǎnyíxìng gān'ái

转移性肝癌（metastatic hepatic carcinoma）

肝外原发肿瘤转移至肝脏的恶性肿瘤。常见的原发肿瘤包括乳腺癌、结直肠癌、胃癌等。

病理　转移性肝癌的组织学表现通常与其原发肿瘤相似。很少伴有肝硬化。

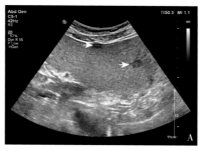
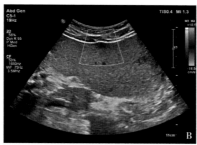
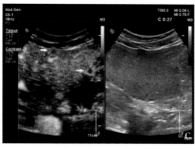
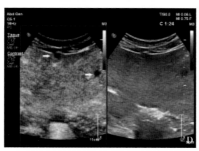

图 1　胰腺癌肝转移超声图像
注：A. 肝内多发低回声；B. 未探及明确血流信号；C. 超声造影动脉期呈快速环状增强；D. 门脉期快速减退。

临床表现　肿瘤较小时可无症状；随着肿瘤增大，可出现上腹不适或疼痛，发热、乏力、体重下降等；晚期可出现贫血、黄疸、腹水等。

超声影像学表现　包括以下方面。

常规超声　常为多发。以高回声型（其中"牛眼征"为典型征象，晕环宽度常大于原发性肝癌）及低回声型（可向周围组织呈伪足样伸展）较多见（图1A），也可表现为混合回声型（多见于胃肠道、卵巢等的囊腺癌或平滑肌肉瘤等的肝转移，肿瘤内部有囊性、实性成分），无回声型（提高增益后可出现微弱回声，内部可见血流信号），以及等回声型（易漏诊，超声造影有助检出）。如压迫或侵犯周围组织或脏器等可出现继发征象，癌栓少见。

超声造影　动脉期呈快速环状增强或整体增强，"快进快出"（图1B～1D）。

超声影像学鉴别诊断　①原发性肝癌：多伴有肝硬化、周边晕环较窄、可伴有癌栓。②其他：肝血管瘤、肝硬化结节等。

（吕　珂　陈天娇）

gān júzào xìng jiéjié zēngshēng

肝局灶性结节增生（focal nodular hyperplasia, FNH）

继发于局部血管异常的增生性反应的良性肿瘤样病变。发病率仅次于血管瘤的肝脏良性疾病，好发于30～50岁的女性。

病理　大体标本，FNH边界清楚，无包膜，多为单发，其特征是放射状伸展的中央或偏心的星状瘢痕。组织学表现，FNH由良性的肝细胞组成，中央瘢痕含有发育不良的大血管以及许多小动脉。

临床表现　多无明显症状和

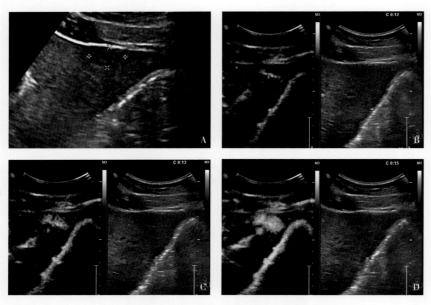

图1　肝局灶性结节增生超声图像

注：A. 左肝中低回声；B~D. 超声造影动脉期呈离心性增强。

体征。

超声影像学表现　包括以下方面。

二维超声　形态多呈（类）圆形或不规则，边界通常清晰，无包膜回声。病灶内部回声常不均匀，多呈中等或低回声（图1A），亦少有高回声。中央瘢痕可表现为病灶中央线状或星形的低回声或高回声区。

彩色多普勒超声　病灶血流较丰富，结节中央可有放射状或星芒状血流信号向边缘延伸，走行略迂曲。

超声造影　动脉期（图1B~1D）早期呈离心性轮辐状增强，或从中央向周围呈泉涌状增强，随后整体高增强。也有部分病例动脉期整体高增强。门脉期及延迟期呈高增强或等增强，少数病例延迟期轻度消退。

超声影像学鉴别诊断　常不易与肝癌鉴别，典型的超声造影表现可能有助于鉴别。

（吕　珂　陈天娇）

gān bāochóng bìng

肝包虫病（hepatic hydatid disease）

棘球绦虫的幼虫寄生于人体所致的寄生虫病。为畜牧区常见的人畜共患病。其中细粒棘球绦虫感染所致的棘球蚴病（包虫囊肿、包虫病），以及多房棘球绦虫感染所致的泡球蚴病（泡型包虫病）最常见。

病理生理基础　①肝棘球蚴病：人误食细粒棘球绦虫的虫卵后，卵内六钩蚴在肠内孵出后钻入肠壁，随血液循环至肝，其周围逐渐形成纤维性外囊，囊壁分两层，囊内六钩蚴缓慢发育成棘球蚴。②肝泡球蚴病：人泡球蚴病通常比细粒棘球蚴病更严重，病死率较高，因误食虫卵而感染。泡球蚴在肝内呈弥漫性浸润生长，直接破坏并取代肝组织，产生的毒素也可进一步损害肝实质，肝功能严重受损。若胆管受压迫及侵蚀，可引起黄疸；若侵入门脉分支，可在肝内广泛播散，形成多发寄生虫结节，甚至诱发肝硬

化及胆管细胞型肝癌；若侵入肝静脉，可转移至肺、脑等器官。

临床表现　①肝棘球蚴病：患者多来自牧区或有接触史。早期可无明显症状，病灶长大后可出现压迫症状，如上腹不适、食欲缺乏、肝区胀痛等，若合并破裂或感染则有相应的症状和体征。包块表面光滑，压之有弹性感，叩之有震颤感，即包虫囊震颤征。②肝泡球蚴病：流行地区生活史或犬、狐接触史，主要表现为右上腹缓慢增大的肿块或肝大、肝功能损害、食欲缺乏等，可有肝区疼痛、压迫及坠胀感，另可有腹痛、黄疸、门脉高压、消化道大出血、中毒性休克、恶病质等，触诊时肿块较坚硬并有结节感，病灶转移可引起相应症状，如咯血、气胸、癫痫、偏瘫等。

超声影像学表现　包括以下方面。

肝棘球蚴病　①单发囊肿型：多见，囊壁较厚回声增强，特征性表现为囊壁为双层，呈"双壁征"，外层光滑，内层不整齐。有时可在囊腔底部见点状低回声沉积。②多发囊肿型：两个以上孤立囊肿，各个囊肿可有明显差别，形如车轮样、花瓣样。③子囊孙囊型：母囊内大小不一、数目不等的小囊肿及子囊较规律地排列在母囊周围，表现为包虫特有的"囊中囊"征象，可呈蜂窝样。④内囊破裂分离型：内囊破裂后与外囊有不同程度的分离，内外两层间隙增宽且宽窄不一，或内囊壁塌陷于囊液中、囊壁增厚，或见卷曲或不规则光带在囊液内漂动。⑤囊壁钙化型：囊壁粗糙增厚，如"蛋壳"或"瓦缸边"。⑥囊肿实变型：包虫退化坏死，囊壁增厚、粗糙，囊液吸收，囊内回声不均，似实性肿物，可

呈脑回状或洋葱状。⑦感染坏死型：其囊壁不均匀增厚，囊液透声差，内囊分离破裂，子囊张力减弱。

肝泡球蚴病 实性肿块为基本特征，可有液化、坏死、钙化等改变。①实性结节型：病灶内呈现多数点片状钙化，病灶小而局限。②实性肿块型：常为单发巨大实性肿块，形态不规则，边界不清，病灶无包膜，内部回声不均，呈地图样改变，大小不等的沙粒状、点状、斑状强回声并存，形如"年轮征"。③肿块钙化型：钙化后方衰减，形如"帘状"。④坏死液化型：多在肿块中心有较大范围的坏死液化区，后方回声增强呈"空腔征"，呈虫蚀样或熔岩洞样改变。

超声影像学鉴别诊断 ①囊型肝包虫囊肿和肝囊肿的鉴别：前者囊壁增厚回声增强，呈双层；后者囊壁薄而光滑。②多发型肝包虫囊肿与多囊肝的鉴别：前者囊壁结构和囊内回声差异明显，常有子囊、孙囊等典型表现，不伴有其他器官的多囊性改变；后者则可伴有其他器官的多囊性改变。③实变型肝包虫囊肿与肝癌的鉴别：前者囊壁增厚，病灶内部回声杂乱，病灶周边内部无血流信号；后者多可探及血流信号。④局灶型肝泡球蚴病和肝血管瘤鉴别：前者界限不清，内呈粗颗粒样强回声；后者体积较小时多表现为界限清楚的中强回声区，内部呈网状结构。⑤巨块型、弥漫结节型肝泡球蚴病与肝癌：前者内部回声常极为杂乱，内见不规则点状、斑块状钙化和后方声影，内部无血流信号；后者病灶周边多有声晕，内部钙化较小而局限，内部可检测到血流信号，可有癌栓等间接征象；结合流行

病学、实验室检查等可以鉴别。⑥坏死液化型肝泡球蚴病和肝脓肿的鉴别：前者的液化区极不规则，呈虫蚀样或溶洞样改变；后者病灶区见不均匀低回声，部分中心可见液性暗区，但与前者的特征表现明显不同。

（吕　珂　陈天娇）

zhīfáng gān

脂肪肝（fatty liver） 甘油三酯在肝细胞内积累的后天的、可逆的代谢紊乱的疾病。最常见的原因可能为肥胖。

病理 肝内脂肪含量异常增加，可以呈弥漫性或局限性脂质积累。

临床表现 多数患者无明显症状，可由体检发现，或因自觉肝区不适、高血脂、肝功能异常、合并其他疾病等原因就诊。

超声影像学表现 ①均匀性脂肪肝：肝实质回声增强；随着严重程度的增加，可出现肝脏增大、远场回声衰减、肝内管道结

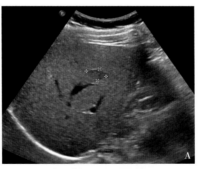

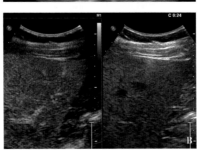

图1　非均匀性脂肪肝超声图像

注：A. 肝内低回声，占位感不明显 B. 超声造影增强程度与周围肝实质一致。

构及膈肌显示不清。②局限性脂肪肝和非均匀性脂肪肝：病变区回声同弥漫性脂肪肝。病变常局限于部分肝叶或肝段，少数呈团块状，对周围组织无挤压，内部血管走行正常。有时仅少部分肝组织未被脂肪浸润，多见于肝脏边缘部分和胆囊周围，表现为弥漫性回声增强区内出现低回声区，边界一般清晰，但不规则，无占位效应（图1）。

超声影像学鉴别诊断 局限性或非均匀性脂肪肝和肝实性占位性病变的鉴别：前者无占位效应，异常回声区内部及周边血管走行正常；而肝实性占位性病变有占位效应。

（吕　珂　陈天娇）

gān yìnghuà

肝硬化（cirrhosis） 以纤维化以及正常肝脏结构转变为结构异常的结节为特征的肝脏弥漫性病变的疾病。

病理 细胞死亡、纤维化和再生，这三种主要的病理机制共同导致肝硬化。按病理形态学可分为小结节性肝硬化（即门静脉性肝硬化，最常见）、大结节性肝硬化、混合性肝硬化，以及再生结节不明显性肝硬化（如血吸虫性肝硬化）。

临床表现 肝功能代偿期，大部分患者无症状或症状较轻。肝功能失代偿期，症状较明显。①肝功能减退：消化吸收不良、营养不良、黄疸、出血和贫血、内分泌失调、不规则低热、低蛋白血症等；②门脉高压：食管胃底静脉曲张等门腔侧支循环形成、脾大及脾功能亢进、腹水、肝肾综合征、肝肺综合征等。

超声影像学表现 典型表现如下。①肝脏的大小、形态：肝脏早期可增大，后期常萎缩，尾

状叶或/和左叶相对增大，肝表面凹凸不平，可呈锯齿状、波浪状等。②肝脏实质回声：早期改变不显著，中晚期改变较明显，肝内回声弥漫性增强、增粗，可有结节感（图1）。③肝内血管回声：门静脉主干和左、右支可有扩张。肝静脉系统走行僵直、狭窄甚至闭塞。可有门静脉高压征象。

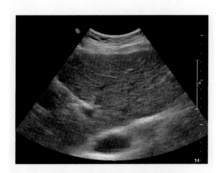

图1 肝硬化超声图像
注：肝表面不规整，肝实质回声不均。

超声影像学鉴别诊断 ①早期或不典型肝硬化：需与弥漫型肝癌、肝纤维化等鉴别。②再生结节或异型增生结节：需与血管瘤、肝癌等鉴别。

（吕 珂 陈天娇）

gān xuèxīchóng bìng

肝血吸虫病（hepatic schistosomiasis）

血吸虫寄生在门静脉系统所引起的肝脏疾病。

病理生理基础 人通过皮肤接触含尾蚴的疫水感染，虫卵为主要的致病虫期。当沉积的虫卵发育成熟后，卵内毛蚴释放可溶性虫卵抗原，引起超敏反应，形成虫卵肉芽肿（虫卵结节）。当卵内毛蚴死亡后，逐渐停止释放抗原，肉芽肿开始缩小，虫卵逐渐消失，代之以纤维化。门静脉分支的广泛阻塞可导致门脉高压。

临床表现 急性期表现为发热、肝大、腹泻等，嗜酸性粒细胞显著增多。慢性期以肝硬化、脾大等为主。晚期以门静脉周围纤维化为主，可有门脉高压表现。

超声影像学表现 ①急性期：肝脏轻度增大，肝实质回声稍增高、不均匀，可见散在分布、边界模糊的小低回声，脾可增大。②慢性期：早期肝脏体积可轻度增大，晚期常出现右叶萎缩，左叶较大，肝表面不平整，呈锯齿状或波浪状，肝内可见鳞片状回声增强、网格状回声增强使肝脏呈地图样表现，或粗网状高回声。门静脉管壁明显增厚。③晚期：门脉高压、脾大、腹水等。

超声影像学鉴别诊断 肝脏病变不显著者，图像上难与慢性肝炎等相鉴别，注意肝血吸虫病有疫水接触史。

（吕 珂 陈天娇）

yūxuèxìng gānbìng

淤血性肝病（congestive liver disease）

肝脏血液回流受阻，肝内血液长期淤滞引起的肝脏病变。

病理生理基础 ①心源性肝淤血：由于风湿性心脏病、慢性缩窄性心包炎等疾病，导致右心衰竭，静脉回流受阻，引起肝淤血。②布-加综合征：由于先天性膜状畸形、血栓形成、肿瘤压迫或侵犯、静脉管壁病变等，造成肝与右心房之间的肝静脉和/或下腔静脉部分或完全阻塞，引起肝静脉回流受阻，继发门脉高压和/或下腔静脉淤血等一系列表现。

临床表现 ①心源性肝淤血：可有腹胀、食欲缺乏、恶心、呕吐等消化道症状，肝大伴压痛，水肿、劳力性呼吸困难等。②布-加综合征：可表现为肝脾大、门脉高压、胸腹壁静脉曲张、腹水、下肢水肿等。

超声影像学表现 ①心源性肝淤血：典型表现为下腔静脉及肝静脉扩张，生理性搏动减弱或消失（图1）。早期常出现肝脏体积增大、回声减低。随着疾病进展，逐渐向肝硬化发展。②布-加综合征：由于隔膜、血栓或癌栓、外压性等因素，导致下腔静脉或/和肝静脉狭窄、闭塞，侧支循环形成。急性或亚急性期呈淤血肝大表现，晚期呈肝硬化表现。

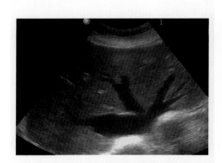

图1 心源性肝淤血超声图像
注：肝静脉扩张。

超声影像学鉴别诊断 肝静脉开口远心段的下腔静脉梗阻：肝静脉回流不受阻。

（吕 珂 陈天娇）

gān yízhí shùhòu bìngfāzhèng

肝移植术后并发症（complications after liver transplantation）

肝移植是治疗终末期肝病的有效手段，其术后并发症是影响移植肝及患者存活率的主要因素。

病理生理基础 肝移植术后的常见并发症包括：①术后早期的腹腔出血及血管并发症，包括术后腹腔出血、肝动脉血栓形成、门静脉狭窄或血栓、肝静脉流出道梗阻等。②术后感染。③胆道并发症，如狭窄、胆漏等。④排斥反应。⑤原发病复发。⑥免疫抑制剂相关并发症。

临床表现 术后腹腔出血为受者死亡的主要原因之一；肝动脉并发症为最严重的并发症之一，早期可引起肝缺血性坏死、缺血性胆管炎、胆漏、腹膜炎、菌血症、肝功能异常等，甚至死亡；门静脉并发症可出现门脉高压、肝功能异常等；肝静脉流出道梗阻的常见症状为腹水、双下肢水肿、消化道出血等。急性排斥反应常表现为发热、腹痛、肝区不适、胆汁分泌减少及颜色变淡、肝酶及胆红素水平升高；慢性排斥反应临床症状可能不典型，以胆红素水平升高较常见。免疫抑制剂相关并发症主要包括高血压、高脂血症、高尿酸血症、肾功能不全、糖尿病、骨质疏松等。

超声影像学表现 包括以下方面。

血管并发症 ①肝动脉栓塞：肝门部及肝内动脉血流信号消失。②肝动脉狭窄：狭窄处流速明显增高（＞200cm/s），肝内动脉频谱呈"小慢波"改变。③门静脉栓塞：门静脉管腔内有异常回声充填，血流信号充盈缺损或消失。④门静脉狭窄：狭窄处直径＜2.5mm；狭窄处血流紊乱，最大流速＞150cm/s，或狭窄段两侧血流速度比值≥4；可伴门静脉高压、腹水等表现。⑤肝静脉狭窄：灰阶超声可见明显的狭窄，或狭窄处血流高速紊乱，狭窄处与狭窄前的流速比值＞（3～4）：1，远心端血流频谱平直、流速减慢甚至反向。

胆道并发症 ①胆漏：局限性液性无回声区，与胆道相通。②胆道狭窄：如出现在吻合口，可见吻合口之上胆管及肝内胆管弥漫性均匀性扩张，胆管壁通常不增厚；如为胆管缺血所致，可见胆管节段性、不均匀扩张，管壁不均匀增厚。

超声影像学鉴别诊断 有肝移植手术史，必要时结合超声造影、血管造影、磁共振胰胆管成像、经内镜逆行性胰胆管造影、穿刺等可有助于鉴别。

（吕 珂 陈天娇）

dǎndào chāoshēng

胆道超声（ultrasound of biliary tract） 通过超声检查，了解胆囊大小、胆囊壁厚度、囊壁或囊腔内是否有异常回声，以及肝内外胆管有无扩张或异常回声等情况。

解剖 ①胆道系统由胆囊和胆管组成。②胆囊的主要功能是存储并浓缩胆汁，调节胆汁的排泄。胆囊一般位于肝脏面的胆囊窝内，可分为底、体、颈三部分，颈部狭长，颈、体部连接处膨大形成一个漏斗状囊，称为哈特曼（Hartmann）囊，结石易嵌顿其内。③胆囊血供来源于胆囊动脉，多发自肝右动脉。④胆管分为肝内胆管和肝外胆管两部分。肝内胆管由毛细胆管、小叶间胆管以及逐渐汇合成的左、右肝管组成。肝外胆管分为上、下两段，由左右肝管汇合成肝总管，下行与胆囊管汇合成胆总管。⑤胆总管内径0.4～0.6cm（老年人可达0.8cm），管壁厚0.2～0.3mm，可分四段：十二指肠上段，位于门静脉右前方，肝固有动脉右侧；十二指肠后段，位于门静脉前右侧，下腔静脉前方；胰腺段，位于下腔静脉的前方，该段管腔较窄，结石容易嵌顿于此；十二指肠壁内段。

正常超声表现 正常胆囊呈典型的囊性结构。纵切面呈梨形，横切面呈圆形或椭圆形，轮廓清晰，囊壁光滑呈强回声，囊腔内为无回声。

一般情况下，超声检查只能显示一、二级肝内胆管，即肝总管和左右肝管，二级以上的分支往往难以显示。左右肝管位于相应门静脉的前方，内径约为2mm或小于伴行门静脉内径的1/3。

肝外胆管分为肝总管和胆总管，以肝动脉为标志区分两段，上段与门静脉伴行，下段与下腔静脉伴行。肝总管内径不超过4mm，胆总管内径不超过6mm，老年人可达0.8cm。

临床应用 应用广泛，是胆道系统疾病有效的首选影像学检查手段。①临床症状、体征、血清学检查、其他影像学检查提示胆道系统疾病者均可进行胆道超声检查。超声可显示胆囊壁的壁内结构、肿瘤与胆囊壁的关系，测量胆囊壁及肿瘤的血流频谱参数，显示胆管下段病变，对于鉴别胆道的良恶性病变有较高的临床应用价值。超声技术的应用将有助于提高胆道疾病的诊断水平。②胆道手术的术后评估及随诊。③脂餐试验了解胆囊的收缩功能。

（吕 珂 谭 莉）

dǎndào chāoshēng jiǎnchá jìshù

胆道超声检查技术（ultrasound examination of biliary tract） 胆道超声检查无创、无痛苦、无须依靠造影剂，能迅速、灵敏地显示胆囊腔内数毫米的病变，显示肝内外胆管的扩张、结石、肿瘤及囊性病变。超声在中国不仅是胆道疾病的首选检查方法，而且成为鉴别胆道肿瘤及其他疾病的重要手段。

准备事项 ①常规检查前需空腹8小时以上，若需饮水时则只能饮白水。②婴儿需空腹3小时以上。

检查体位 常规应用仰卧位，

必要时可以采用左、右侧卧位、坐立位及胸膝位等。

检查方法 探头频率：成人一般使用 3.5MHz，腹壁较厚者可选用 2～2.5MHz，体型瘦者或儿童可选用 5 MHz。

胆囊 嘱患者深吸气后屏气，先显示胆囊的纵切面，然后将探头旋转 90°，显示胆囊横切面。充分观察胆囊的底部、体部及颈部，特别要注意胆囊的底部及颈部是最容易遗漏的部位。

肝内外胆管 ①肝内胆管：观察左肝管时，于剑突下横切，探头指向患者头侧，于左肝内"工"字形的门脉矢状部旁显示左肝管。观察右肝管时，沿肋间斜切可于门脉右支旁显示右肝管。②胆总管：右肋缘下或右上腹斜切，显示胆总管长轴切面。上段位于门静脉前方，下段位于下腔静脉前方，二者之间可见小圆形的肝动脉横断面，胰头后方显示胰头段胆总管。在肝动脉左侧进行测量，测量最大内径，不包括管壁。

测量方法 ①胆囊大小：胆囊长轴切面测量长径（正常值 ≤ 9cm）和前后径；旋转探头 90°，横切时测量胆囊左右径（正常值 < 4cm）。②胆囊壁：胆囊长轴切面，声束垂直于胆囊壁，测量前壁厚度，其正常值 ≤ 0.3cm。③胆总管：长轴切面测量可显示的最大内径，不包括管壁，正常值为 0.4～0.6cm，老年人可以达 0.8cm。④胆囊功能测量方法：嘱患者空腹 10 小时以上，计算空腹胆囊体积（FV）。于脂餐后第 45～60 分钟内重复上述测量，计算残余体积（RV）。根据椭圆体公式计算，胆囊体积 $V=\pi/6 \times$ 长径 $\times$ 左右径 $\times$ 前后径，计算胆囊排空率（EF％）=（FV－RV）/

FV × 100%。

（吕 珂 谭 莉）

xiāntiān xìng dǎnnáng yìcháng

先天性胆囊异常（congenital gallbladder abnormality）

胆囊的先天性发育畸形。如缺如、增大等。种类较多，但均少见。

病理 可大致分为 4 类：位置异常；数目异常，如先天性胆囊缺如、双胆囊；形态异常，如双房胆囊、胆囊憩室等；体积异常，如巨胆囊。可以单独或同时存在。

临床表现 无症状。

超声影像学表现 ①双胆囊：少见。胆囊窝显示两个独立分离、完整的胆囊腔，不相通。②胆囊憩室：胆囊壁局部向外膨出形成一个囊腔，与胆囊腔相通，憩室内常见结石。③胆囊缺如：胆囊窝及周围均未探及胆囊，确诊有赖于 X 线胆道造影。④双房胆囊：胆囊窝显示两个独立分离、完整的胆囊，其间的分隔在胆囊颈部有缺损，两侧胆囊腔可相通。

超声影像学鉴别诊断 ①双胆囊和双房胆囊相鉴别：两者均显示两个独立分离、完整的胆囊腔，中间有分隔。前者分隔完整，两腔不相通；后者分隔在胆囊颈部有缺损，两腔相通。②胆囊憩室与双房胆囊相鉴别：前者是胆囊壁局部外突形成一个囊腔，与胆囊腔相通，通常较小；后者的两腔均较大。

（吕 珂 谭 莉）

dǎnnáng jiéshí

胆囊结石（gallstone）

发生于胆囊内的结石。是最常见的胆囊疾病，近年来发病率逐渐增加。

病理生理基础 结石的形成与胆囊的功能相关，分为三个阶段：胆汁过饱和，初始核心形成，结石形成。胆囊结石常合并胆囊

炎，并互为因果，最终导致胆囊缩小、囊壁增厚，最终充满结石。由于胆囊结石对囊壁的刺激，结石合并胆囊癌的发生率较高。

临床表现 临床症状无特异性，胆绞痛是胆囊结石发作的典型症状，可放射至后背和右肩胛下角。

超声影像学表现 包括以下方面。

典型表现 胆囊腔内可见一个或多个强回声，后方伴有声影，可随体位变化而移位（图 1）。

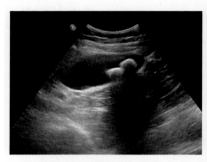

图 1　胆囊结石超声图像
注：胆囊腔内多个强回声，后方伴声影。

非典型表现 ①泥沙样结石：可见多数细小强回声堆积，形成沉积于胆囊后壁的强回声带，后方伴有声影，随体位改变而移动。②充满型结石：胆囊腔不显示，仅见强回声胆囊壁（W），与壁走行一致的强回声带（E），宽大的声影（S），即囊壁－结石－声影三合征，WES 征。

超声影像学鉴别诊断 ①泥沙样结石与淤积浓缩的胆汁或炎性沉积物相鉴别：泥沙样结石回声强，声影明显，随体位移动速度较快。②充满型结石与肠腔内积气相鉴别：结石后方为明显声影，而气体后方为彗星尾征，气体形态可随时间而变化。

（吕 珂 谭 莉）

急性胆囊炎 (acute cholecystitis)

jíxìng dǎnnáng yán

由梗阻、感染引起的胆囊急性炎症。是常见的急腹症之一。

病理生理基础 是由胆囊管梗阻、细菌感染或胰液反流等原因引起的化脓性炎症。大多由结石嵌顿引起。根据炎症程度不同，可分为单纯性、化脓性、坏疽性胆囊炎。

临床表现 主要临床特征是右上腹部持续性疼痛，深压胆囊区同时让患者深吸气，可有触痛反应，即墨菲 (Murphy) 征阳性。

超声影像学表现 ①胆囊体积增大，横径大于 4cm，张力高。②胆囊壁增厚，大于 3mm，呈"双边征"。③胆囊内透声差，可见胆汁淤积形成的弥漫细点状低回声（图 1）。④超声墨菲征阳性。⑤常可于胆囊颈部或胆囊管处探及结石回声。⑥发生胆囊穿孔时，最特异性的征象是"洞征"，即胆囊壁的局部缺损或膨出。其他征象包括结石外漏、胆囊周围可见局限性积液。

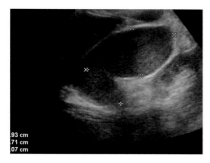

图 1　急性胆囊炎超声图像

注：胆囊体积增大，其内充满细密点状低回声。

超声影像学鉴别诊断 需与表现为胆囊壁增厚或胆囊肿大的其他疾病进行鉴别。①某些慢性胆囊炎：也可出现胆囊壁增厚，但胆囊不大，张力不高，超声墨菲征阴性。②病毒性肝炎、低蛋白血症等：也可引起胆囊壁增厚，但胆囊不大，超声墨菲征阴性。病史有助于鉴别。③长期无法进食或胃切除术后：可出现胆汁淤积，胆囊增大，但囊壁无改变，超声墨菲征阴性，进食后可改善。

（吕　珂　谭　莉）

慢性胆囊炎 (chronic cholecystitis)

mànxìng dǎnnáng yán

由急性或亚急性胆囊炎反复发作导致慢性炎症的疾病。是最常见的胆囊疾病，常合并胆道结石。

病理生理基础 可由急性胆囊炎反复发作演变而来，也可能由胆囊结石的长期慢性刺激造成。炎症反复发作使胆囊壁增厚、纤维组织增生、慢性炎性细胞浸润，引起胆囊收缩功能减退，最终胆囊萎缩变小。

临床表现 部分曾有急性胆囊炎发作病史，多数无特异性症状，超声检查时偶尔发现，临床表现与病理改变程度可以不一致。

超声影像学表现 ①早期，可仅见胆囊壁稍增厚，欠光滑，超声难以做出诊断；后期，胆囊腔明显缩小，透声差，囊腔内出

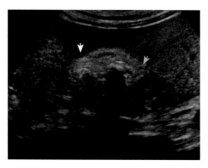

图 1　慢性胆囊炎伴胆囊多发结石超声图像

注：胆囊无回声腔几乎消失，胆囊壁毛糙，内充满细密中强回声及多个强回声，后伴声影。

现沉积物，胆囊壁毛糙增厚，不光滑。胆囊萎缩严重者，无回声囊腔完全消失（图 1）。②胆囊腔内充满结石时，表现为"WES"征。③脂餐试验显示胆囊收缩功能差或无功能。

超声影像学鉴别诊断 需与表现为胆囊壁增厚的其他疾病相鉴别。①胆囊腺肌症：增厚的胆囊壁内有小囊腔是其特征性表现。②厚壁型胆囊癌：增厚的胆囊壁表面不规则。

（吕　珂　谭　莉）

胆囊癌 (carcinoma of the gallbladder)

dǎnnáng ái

胆囊的恶性上皮性肿瘤。为胆道系统中常见的恶性肿瘤。好发年龄在 50 岁以上，女性多见，恶性度较高，早期无症状，就诊时常晚期，预后差。病因不明，可能与结石、慢性炎症、感染、寄生虫等疾病相关。

病理 胆囊腺瘤和腺肌瘤样增生可能是癌前病变。胆囊癌多发生在颈部或底部，80% 左右为腺癌。转移主要途径有局部浸润和淋巴转移。

临床表现 早期无特殊症状和体征，多体检发现。晚期表现为持续的右上腹疼痛、恶心、呕吐等非特异性症状。

超声影像学表现 超声表现可分为结节型、浸润型、实块型等，彩色多普勒显示病灶内血流信号丰富（图 1）。①结节型：胆囊腔内实性肿物，息肉样或块状，基底较宽，表面不规则，浸润囊壁和周围组织。②浸润型：胆囊壁局限性或弥漫性不规则增厚，呈中等回声，为肿瘤浸润胆囊壁的表现。③混合型：较多见。胆囊壁增厚伴结节状肿物突入胆囊腔。④实块型：正常无回声的胆囊腔消失，胆囊区见一中低回声

实性肿块，与周围肝脏分界不清，常为晚期胆囊癌伴周围肝实质浸润转移的表现。

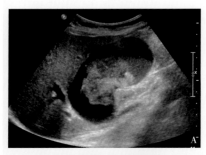

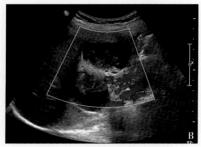

图 1　胆囊癌超声图像

注：胆囊壁上实性肿物，突入腔内，形态不规则，基底较宽。CDFI：其内见条状血流信号。

超声影像学鉴别诊断　①小的结节型需与胆囊息肉样病变鉴别：前者基底宽，表面不规则，体积大，内部可探及血流信号；后者带细蒂，直径多小于 1cm。②厚壁型胆囊癌应与弥漫型腺肌症鉴别：前者胆囊壁增厚不均匀，呈不规则实性或囊实性回声；后者可见特征性的壁内蜂窝状小囊。③肿块型胆囊癌需与肝癌相鉴别：在胆囊区未探及胆囊而发现肿块，应考虑为肿块型胆囊癌。肝癌即使侵犯胆囊，也能寻找到胆囊。

（吕　珂　谭　莉）

dǎnnáng xīròu yàng bìngbiàn

胆囊息肉样病变（polypoid lesions of the gallbladder）　胆囊壁上直径 2cm 以下的凸起性病变的总称。又称胆囊隆起样病变。是一个影像学术语，并不是病理学分类。

病理　其不是一个独立的疾病，既包括胆囊的炎症性或代谢性增生疾病，如炎性或胆固醇性息肉、腺肌增生症等；也包括胆囊肿瘤，如腺瘤等。该病变的大小与良恶性有密切关系，直径小于 10mm 的多发结节以胆固醇性息肉可能性大，直径 10～13mm 倾向于腺瘤，直径大于 13mm 要考虑癌的可能。

临床表现　可无明显临床症状，多体检发现。少数可出现右上腹不适等非特异性症状。

超声影像学表现　包括以下方面。

胆囊息肉　为自囊壁向腔内突起的乳头状或桑葚状中强回声，不移动（图 1）。①以胆固醇性息肉居多。常多发，通常不超过 1.0cm，基底窄或有细蒂。小的仅呈现为强回声点，可伴彗星尾征。②炎性息肉，少见。常多发，基底宽，无蒂，多合并胆囊炎。

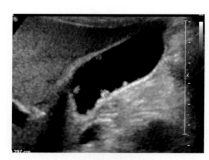

图 1　胆囊息肉超声图像

注：胆囊壁上多个中等回声，不移动，基底窄。

胆囊腺肌增生症（图 2）　胆囊壁增厚，向腔内隆起，分为弥漫型、节段型和局限型增厚 3 类。增厚的囊壁内有蜂窝状无回声囊腔。常合并壁内小强回声点，伴"彗星尾"征。脂餐试验显示胆囊收缩功能亢进。

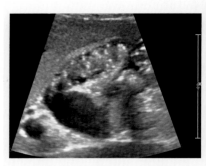

图 2　胆囊腺肌增生症超声图像

注：底侧胆囊壁弥漫增厚，可见蜂窝状无回声，内见多个强光点伴"彗星尾"征。

胆囊腺瘤　①自囊壁向囊腔内突出的类圆形中等回声或强回声，不移动，偶有蒂，基底较宽，内可探及血流信号。②多单发，颈部、底部较多见。③体积较胆固醇性息肉大，但不超过 15mm。④直径大于 13mm 者应警惕恶变可能，已被公认是癌前病变，癌变率在 10% 左右，若合并胆囊结石则癌变危险性增加。

超声影像学鉴别诊断　①胆固醇性息肉与腺瘤鉴别：前者常多发，体积小，多有蒂或基底窄；后者体积相对较大，基底宽，偶有蒂。②局灶性腺肌增生症与早期胆囊癌鉴别：不易鉴别。前者好发于胆囊底部，特异性表现为增厚的胆囊壁内见小囊样结构。

（吕　珂　谭　莉）

dǎndào huíchóng zhèng

胆道蛔虫症（ascariasis of biliary tract）　原来寄生于空回肠的蛔虫钻入胆道的疾病。包括胆囊蛔虫和胆管蛔虫，可单独存在，也可同时存在。是肠蛔虫症的常见并发症。

病理生理基础　肠蛔虫通过十二指肠乳头的开口钻入胆道，引起胆道口奥迪括约肌痉挛而发生腹部阵发性绞痛。胆道蛔虫大多停留在胆总管，少数可钻入肝管。由于虫体将细菌带入胆管，可引起胆道机械性梗阻和胆道细菌感染。

临床表现 阵发或持续上腹剧烈绞痛而但是征不明显。黄疸少见。

超声影像学表现（图1） 虫体纵切面为双线样高回声，中心呈线状低回声腔；横切面呈同心圆状。若观察到虫体蠕动，则可确诊。虫体死亡后裂解，可碎裂成数段，为条索状或碎片样回声。当蛔虫位于胆总管内，可见胆总管扩张，蛔虫与扩张的胆总管长轴切面形成"管中管"征。当蛔虫位于胆囊内，可见腔内虫体的双线条状回声，甚至呈团状。蛔虫死亡后，如位于胆总管内回声与虫体存活时相似，但双线样回声可不连续；如位于胆囊内，常见多段双线样回声重叠在一起，堆积于胆囊内，改变体位时可移动，但无声影。

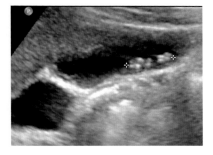

图1 胆囊蛔虫症超声图像

注：示胆囊蛔虫残体，胆囊内双线样回声，不连续。

超声影像学鉴别诊断 依据典型的蛔虫表现，不难诊断。对于不典型的胆道蛔虫，如被黏稠胆汁或胆泥包裹的蛔虫或死后的蛔虫残体需与结石、沉积物相鉴别：结石常伴声影，另结合病史可助诊断，如伴有上腹部剧烈绞痛的病史，应考虑该病。

（吕 珂 谭 莉）

xiāntiān xìng dǎn'guǎn nángzhuàng kuòzhāngzhèng

先天性胆管囊状扩张症（congenital cystic dilatation of bile duct）

先天性肝内、外胆管发生扩张的疾病。可累及胆囊外肝内、外胆管的任何部位。按发生部位的不同可分为3种：发生在肝外胆管者，称为先天性胆总管囊状扩张症；发生于肝内胆管者，为先天性肝内胆管囊状扩张症，也称 Caroli 病；肝内外胆管同时合并囊状扩张者为复合型。以先天性胆总管囊状扩张症最多见，女性多见，多见于儿童。

病理生理基础 由胆管壁先天性薄弱所致，好发于胆总管上部和中部，也可发生于肝内胆管，或同时累及肝内外胆管，胆囊一般不扩张。囊状大小不等，内含胆汁，囊壁为纤维结缔组织。

临床表现 以肿块、腹痛、黄疸为其主要临床症状，常间歇发作。

超声影像学表现 ①先天性胆总管囊状扩张症（图1）：胆总管部位出现囊肿，呈球状、梭形或椭圆形，常在1.0cm以上，壁光滑，内回声清亮。囊状扩张的两端与胆管相通，为特征性表现。可合并结石。②先天性肝内胆管

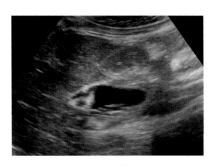

图1 胆总管囊状扩张症超声图像

注：胆总管局部扩张呈椭圆形，可见近心端与胆管相通（白箭头），壁光，内透声清亮。

扩张症：又称卡罗利（Caroli）病。肝内出现多发囊肿，与门脉走行一致，沿着左右肝管分布，呈椭圆形或梭形，囊腔间相互连通，边缘清晰光滑。③复合型：同时具有上述两种声像图表现。

超声影像学鉴别诊断 ①肝内胆管囊状扩张症与肝多发囊肿、多囊肝相鉴别：后者的囊肿彼此之间互不相通；前者囊肿两端与胆管相连。②胆总管囊状扩张症与肝门部的肝囊肿、小网膜囊肿相鉴别：前者与胆管相通，易于鉴别。③胆总管囊状扩张症与胆道肿瘤、结石导致的胆道扩张相鉴别：后者仔细探查可发现引起胆道扩张的原发病因，有助于鉴别。

（吕 珂 谭 莉）

xiāntiān xìng dǎndào bìsuǒ

先天性胆道闭锁（congenital biliary atresia）

肝内、外胆管先天性发生闭锁的疾病。根据发生部位不同可分为两型：肝内胆管闭锁，手术难以矫正；肝外胆管发生闭锁，可发生于肝外胆管的任何部位，肝内胆管继发扩张，可以通过手术矫正。

病理生理基础 肝内外胆管发生闭塞，严重者可导致肝硬化，甚至肝衰竭。根据发生部位不同可分为：肝内胆管闭锁；肝外胆管发生闭锁，肝内胆管继发扩张。

临床表现 患儿出生时正常，1~2周后全身黄疸逐渐加重，大便如陶土色。如不及时治疗，可迅速发展为肝硬化，甚至死亡。

超声影像学表现 ①肝内型：肝内外胆管均不显示，胆囊仅为胆囊窝内的带状高回声。肝大，回声增强。晚期可出现脾大、脾静脉增宽、腹水等。②肝外型：若闭锁发生在胆囊管汇合处以上，胆囊和近端肝外胆管都不显示，肝内胆管扩张，肝大。若闭锁发

生在胆囊管汇合处以下，胆囊和近端肝外胆管显示，胆囊大，肝内胆管扩张，肝大。

超声影像学鉴别诊断　与新生儿肝炎相鉴别：该病肝外胆管不显示，胆囊小或不显示；后者肝内外胆管、胆囊为正常表现。

（吕珂谭莉）

gān wài dǎn'guǎn ái

肝外胆管癌（extrahepatic cholangiocarcinoma）　发生在肝外胆管的原发性恶性肿瘤。多见于60岁以上人群，是引起胆道梗阻的常见原因。

病理生理基础　好发于左右肝管汇合处、胆囊管与肝总管汇合处、胰头壶腹部。80%为腺癌，表现为胆管壁增厚，纤维增生，或呈结节状肿物突入管腔，使胆管部分或完全堵塞。

临床表现　主要症状为进行性加重的无痛性黄疸，体重下降，腹痛。

超声影像学表现（图1）　①扩张的胆管远端探及肿物，形态不规则，边缘不整齐，与管壁分界不清，管壁回声中断。②胆管壁局限性不规则增厚，致管腔狭窄或堵塞，近端胆管扩张。③扩张的胆管远端突然中断或狭窄，未见明显肿物。肝门部胆管癌多为此类声像图表现。④晚期，可见肝内转移灶、周围淋巴结肿大、门脉受侵等。

超声影像学鉴别诊断　①与胆管结石相鉴别：结石表现为强回声，后方伴声影，与周围胆管壁分界清晰。②与肝癌、胰头癌、壶腹癌相鉴别：主要依据是了解局部的解剖结构。③与引起胆管狭窄的良性病变相鉴别：良性狭窄主要见于胆道炎症、硬化性胆管炎等。胆管癌引起的狭窄表现为胆管的突然截断，肿瘤与周围

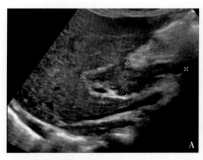
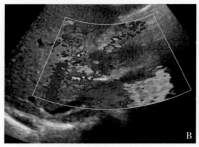

图1　胆总管癌超声图像

注：胆总管增宽，内充满低回声，边缘不规整。CDFI：低回声内可见少许短条状血流信号。

组织分界不清。硬化性胆管炎为肝内外胆管普遍狭窄，管壁厚，管腔外径不缩小。

（吕珂谭莉）

dǎn'guǎn yánzhèng

胆管炎症（cholangitis）　肝内、外胆管发生急、慢性炎症。包括原发性硬化性胆管炎和化脓性胆管炎。

病理生理基础　原发性硬化性胆管炎病因不明，可能与自身免疫性功能异常有关。是以肝内外胆管进行性炎症、纤维化、狭窄、梗阻为特征的慢性疾病，最终可导致胆汁性肝硬化。化脓性胆管炎是由急性胆管梗阻和急性化脓性炎症引起，多由胆道结石或蛔虫引起。

临床表现　原发性硬化性胆管炎多为青年男性，临床表现为间歇发作、进行性加重的黄疸。化脓性胆管炎临床发病较急，腹痛、高热、寒战、恶心、呕吐，甚至昏迷。

超声影像学表现（图1）　①原发性硬化性胆管炎：肝内外胆管壁节段性增厚，回声增强，局部胆管内径狭窄，外径不增宽，上端肝内胆管轻度扩张。肝大，脾大。②化脓性胆管炎：胆总管扩张，胆管壁增厚，回声增强模糊，管腔内可见异常回声或胆泥。部分可显示引起胆管梗阻的结石或蛔虫。

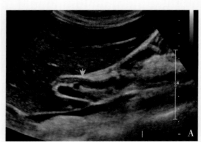
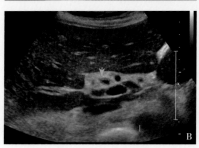

图1　胆管炎超声图像

注：示胆总管外径正常，管壁增厚，内径减小。

超声影像学鉴别诊断　原发性硬化性胆管炎与胆管癌相鉴别：胆管癌多发生于肝外胆管，可探及肿瘤，肿瘤近端胆管扩张明显；前者可发生于肝内、肝外胆管，胆管扩张程度轻，但黄疸很重，两者不一致。

（吕珂谭莉）

dǎn'guǎn jīqì

胆管积气（pneumobilia）　气体聚集于肝右前叶和左内叶胆管内的疾病。

病因　产生原因很多，包括胆道手术后、胃肠吻合术后、置管引流、胆道造瘘、外伤、胆道

产气菌感染、肝肿瘤微波治疗后，及其他引起奥迪括约肌松弛者。气体较多者，多数合并反流性胆管炎。

临床表现 可无临床症状或表现为上腹痛、发热。

超声影像学表现（图1） 沿胆管分布的细条状或串珠样强回声，位置和形态不固定，可随呼吸、体位而改变，后方伴或不伴声影、彗星尾。胆管不扩张。

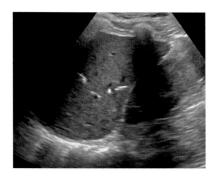

图1 肝内胆管积气超声图像
注：肝内沿胆管分布的细条状强回声。

超声影像学鉴别诊断 孤立、散在的胆管积气与肝内胆管结石、肝内钙化灶相鉴别：后两者的强回声位置固定，后方声影清晰，动态观察不会发生变化。肝内胆管结石多伴有肝内胆管扩张。

（吕 珂 谭 莉）

pízàng chāoshēng

脾脏超声（spleen ultrasound）

超声检查主要是对脾大小、形态、位置、实质回声和脾血管进行评估。

解剖 脾脏位于腹膜腔内左季肋部后外侧，胃的左侧，膈肌下方，紧贴膈肌。有脏、膈两面，上下两缘。膈面光滑隆凸，对向膈肌；脏面凹陷，朝向内前，中央处有脾门，为脾的血管、淋巴管和神经出入之处，脏面与胃、胰尾、结肠、左肾上腺、左肾上部相毗邻。脾是富含血管的腹腔实质性脏器，呈半月形，外有包膜，质地柔软而脆，为人体内最大的淋巴器官，具有造血、储血、滤血、免疫等功能。正常脾脏长径一般＜11cm，宽径6～8cm，厚径3～4cm，重110～300g。

正常超声表现 二维超声正常脾脏膈面呈弧形，光滑而整齐，脏面凹陷，可见脾门切迹，实质为均匀低回声，包膜呈细的强回声线，与肾皮质回声相比，脾实质回声稍强。彩色多普勒超声脾实质内见自脾门放射状分布的、丰富的动静脉血流信号。

临床应用 脾脏超声已广泛用于临床各个科室及健康体检，成为常规检查项目。

（齐振红）

pízàng chāoshēng jiǎnchá jìshù

脾脏超声检查技术（spleen ultrasound examination）

超声检查能够明确脾脏大小、形态和位置是否正常，实质回声是否均匀，有无占位性病变，脾门血管是否通畅，血流速度有无异常，并可以观察其病变有无浸润周围脏器，或周围脏器病变对其是否有浸润等。脾脏占位性病变超声很容易检出，多数能明确诊断，但有些超声很难做出定性诊断，需要结合其他影像学检查。

准备事项 超声检查前一般不需要特殊准备。

检查体位 常采用右侧卧位，上举左上肢使肋间隙增宽，也可采取仰卧位，在仰卧位及右侧卧位显示不满意时，可辅以俯卧位。

检查方法 通常使用2～5MHz探头，婴幼儿可使用高频探头，采用肋间斜切或冠状纵切。

测量方法 肋间斜切面显示脾门及脾静脉，测量脾门至对侧缘的距离为脾脏厚度，脾下极最低点到上极最高点间的距离为脾脏长径。正常脾脏厚度＜4.0cm，长径＜11cm。

（齐振红）

fù pí

副脾（accessory spleen）

存在于正常的脾脏以外，与脾脏结构相似、功能相同的先天性异位脾组织。可发生于人体的不同部位，以单发多见，也可以多发。是一种较为多见、无症状的先天发育异常。

病理生理基础 副脾是一种较为常见的脾发育异常，主要是由于胚胎时期胃背系膜中原始脾芽融合失败所致。

临床表现 副脾最常见于脾门，其次为胰尾，少数出现于脾胃、脾结肠韧带内或大网膜、输尿管、卵巢、腹膜后及盆腔内，甚至胸腔、阴囊等。副脾一般无明显的症状，多在体检或检查其他病变时偶然发现，当其发生坏死、梗死、破裂时，或病变较大出现压迫症状时，或发生占位性病变时才出现相应的临床症状。副脾的发生率与年龄有关，小于10岁者的发生率约为50%，11～20岁者约为30%，成人约为11%，是因有的副脾随年龄增长而萎缩。

超声影像学表现 包括以下方面。

二维超声 副脾多为圆形或椭圆形，边缘清晰，包膜光整，内部回声均匀，回声强度与脾脏相同或相似。副脾数量不等，大多数为单发，少数为多发，最多可达11个；副脾一般小于4.0cm，多在0.5～2.0cm，个别可达20cm（图1A）。

彩色多普勒超声 脾脏周围的副脾，部分可探查到来自脾动脉或脾脏的条状血流信号进入其内

（图1B），此点有助于副脾与脾脏周围肿瘤或肿大淋巴结鉴别。

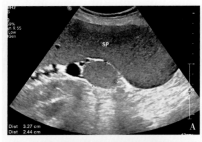
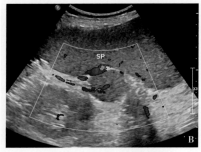

图1 副脾超声图像

注：患者戈谢病，脾大，副脾。A.二维超声：副脾表现为脾脏下部内侧3.3cm×2.4cm低回声（光标所示），形态规则，边界清，与脾脏回声相同；B.多普勒超声：可见来自脾动脉的条状血流信号进入其内。SP示脾脏。

超声影像学鉴别诊断 副脾需与脾周肿大淋巴结和肿瘤鉴别，副脾回声与脾脏相同或相似，以及血流信号特点，可以与其鉴别，且复查副脾长期无变化。但对于发生于左侧肾上腺、胰腺内、腹膜后、盆腔等部位的副脾，超声难于与相应部位的肿瘤鉴别，超声引导下穿刺活检有助于鉴别。

（齐振红）

pí dà

脾大（splenomegaly） 脾脏厚度或/和长度大于正常范围的疾病。可分为原发性和继发性。

病理生理基础 引起脾大的病因众多，每种疾病引起脾大的机制不尽相同，有时一种病因引起脾大的机制亦可能是多种。引起脾大主要原因如下：①各种原因造成的脾脏血液回流受阻，均可造成脾脏淤血性增大，如肝硬化门脉高压症、门脉及下腔静脉血栓形成、肿瘤栓子、先天或后天的血管畸形；各种原因引起的右心衰竭、缩窄性心包炎或心包大量积液均可致脾脏淤血而增大。②细胞浸润引起的脾大见于各种炎性细胞浸润、嗜酸性粒细胞浸润、白血病细胞浸润等，如白血病、淋巴瘤及多发性骨髓瘤等疾病。③由于脂类代谢酶缺乏或功能障碍，引起脂质代谢障碍，脂类在组织中沉积造成脾大，如戈谢病、尼曼-匹克病等。④由于组织细胞异常增生，累及全身多个脏器，包括脾脏，引起脾大，如勒-雪症、韩-雪-柯症。慢性感染性疾病、黑热病、结缔组织病、费尔蒂（Felty）综合征、斯蒂尔（Still）病等。

临床表现 多数脾大是继发性，病因涉及各种血液性疾病、自身免疫系统疾病、结缔组织病、感染性疾病、代谢性疾病、充血性及淤血性疾病等。脾大通常没有症状，继发性脾大有原发性疾病的症状，巨脾者可有腹胀。

超声影像学表现 包括以下方面。

二维超声 表现为脾脏厚度或/和长度的增加，通常脾脏厚度>4.0cm，长度>11cm，即诊断脾大（图1）。血液病（淋巴瘤、

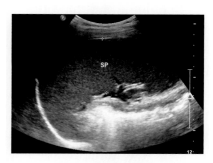

图1 脾大超声图像

注：脾大，脾厚5.1cm，回声均匀。

白血病等）所致脾大，脾脏回声一般低于正常脾脏回声；肝硬化晚期和慢性感染性疾病所致脾大，脾脏回声可增高、增粗。

彩色多普勒超声 脾大通常伴有脾动静脉增宽，脾内血流信号丰富，但仍呈放射状分布。

超声影像学鉴别诊断 超声诊断脾大很容易，但部分病例超声难以判断出脾大为原发还是继发，需结合临床表现和其他影像学检查。

（齐振红）

pí pòliè

脾破裂（rupture of spleen） 脾实质或/和脾被膜损伤的疾病。被膜破裂可引起腹腔内出血。脾破裂分为外伤性破裂和自发性破裂，以前者多见。

病理生理基础 脾脏是一个质地脆弱、血供丰富的实质性器官，因其解剖位置表浅且固定，因而容易在交通事故、坠落伤、跌打伤等外力作用下受到损伤，导致脾实质或/和被膜的损伤。另外，在因各种病因所致脾大的患者，少数可自发破裂。

临床表现 脾破裂居腹部实质性脏器闭合性损伤的首位。表现为左上腹疼痛，疼痛可伴有左肩背部放射痛[凯尔（Kehr）征]；左上腹压痛或叩击痛。腹腔有出血者可有肌紧张，出现心悸、口渴、四肢冰冷、出冷汗等休克征象。腹部外伤48小时以后才表现脾破裂症状者为迟发性脾破裂，占脾破裂的14%~20%，是外伤性脾破裂中的一种特殊类型，死亡率明显高于一般的脾破裂，可高达50%。

超声声像图表现 包括以下方面。

二维超声 脾破裂可以分为真性脾破裂、中央型脾破裂和包

膜下脾破裂3种类型。①中央型脾破裂：包膜连续性完好，脾实质内见片状或团块状回声增强或强弱不均区，这代表新鲜出血或血肿，这种异常回声可发展成局限性无回声或低回声（局限性血肿）。②包膜下脾破裂：脾外形可失常，大小正常或增大。包膜尚光滑、完整、局部可隆起，脾包膜下见呈梭形、新月形或不规则形无回声区或低回声区，血肿通常位于脾的隔面或外侧，使脾实质受压移位，陈旧性血肿内可见斑点状或索条状回声（图1）。③真性脾破裂：常可见脾实质出现破裂口与裂隙甚至大部分断裂，严重者脾脏失去正常轮廓，少数脾上极破裂或由于疼痛等原因超声扫查困难，看不到脾包膜撕裂的原发征象。脾脏周围或腹盆腔可见无回声区，排除其他脏器损伤，

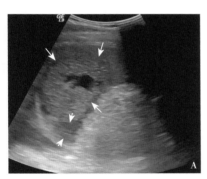

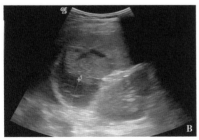

图1 脾破裂超声图像

注：外伤后脾实质破裂及被膜下血肿。A.脾中上部见稍高回声区（长箭头所示），边界不清，回声不均匀，其内见短条状中高回声及无回声区，上极被膜下形态不规则无回声区（短箭头所示），内见点状回声；B.光标示示上极被膜下较大范围的无回声区，内见点状低回声及条状中高回声。

为真性脾脏破裂的重要间接征象，有重要的临床意义。常规超声检查是创伤性脾破裂患者诊断和动态监测首选的方法，但有局限性，对脾内微小损伤、包膜裂口较小及出血量少的病例诊断率低。

彩色多普勒超声 包膜下血肿内探及不到血流信号，中央型脾破裂及真性脾脏破裂病变处无血流信号或见少许血流信号。

超声造影 ①真性脾破裂：包膜连续性中断，脾实质内可见不规则的造影剂缺损区或低填充区，部分可见造影剂自破裂包膜溢出到脾周。②包膜下脾破裂：包膜连续性完好，包膜下可见梭形或新月形造影剂缺损区或低填充区。③中央型脾破裂：包膜连续性完好，脾实质内部可见单个或多个不规则形的造影剂缺损区或低填充区，缺损范围大于常规超声发现的异常回声区范围。

超声影像学鉴别诊断 中央型脾破裂形成的局限性回声增高或减低区有时酷似脾肿瘤，应注意询问病史，另外，脾破裂的特点是病变的多样性和易变性，隔日复查可见病变明显改变，如回声由强变弱、病灶增大等，结合有外伤史能够明确诊断。

（齐振红）

pí nóngzhǒng

脾脓肿（splenic abscess） 脾脏的化脓性感染。最常见的病原菌为葡萄球菌、链球菌、厌氧菌和需氧革兰阴性杆菌，包括沙门菌属；念珠菌属常可感染免疫受损的宿主。脾脏是血液中微生物的高选过滤器和吞噬活动中心，具有抵抗局部感染的免疫能力，一般不易发生感染。脾脏脓肿常继发于全身感染后，患者多数有基础疾病，如癌症、糖尿病、免疫性疾病、脾外伤等。

病理生理基础 脾脏脓肿多由带菌栓子在脾脏内引起病变，因此所形成的脓肿常是多发性的。脾脏脓肿也可由外伤性血肿继发感染形成，一般为单发，少见。脾脏脓肿的结构与一般脓肿相似，只是脓腔内含有破碎的脾组织，故脓液常呈棕褐色，且较一般脓液黏稠。

临床表现 临床表现多样，缺乏特异性症状，容易延误诊断和治疗。主要症状有高热、畏寒、寒战、左上腹痛，少见的症状有左胸痛、左肩痛、腹胀、畏食等；主要体征有脾大、左季肋部叩痛、中腹部压痛等。血常规绝大多数有白细胞计数和中性粒细胞比例升高。文献报道脾脓肿病死率在5%～50%。

超声影像学表现 包括以下方面。

二维超声 多数患者有脾大，脾内病变在不同时期声像图表现不同，可表现为脾内单个或多个低回声，边界不清；或脾回声增强增密，内见低回声；或表现为脾内"类牛眼征"，即周边为较宽晕环，中间为圆形稍强回声区，随着病程的进展，稍强回声区变为低回声。部分病灶逐渐液化形成无回声区（图1A），内见点状回声，少数病灶内可见气体强回声后伴彗星尾征。脾脓肿的超声改变可出现在发热后数天至数月，故反复的超声检查很有必要。

彩色多普勒超声 病变未液化者其内部及周边探及丰富的血流信号；病灶液化者，液化无回声或低回声内无血流信号，周边血流信号丰富（图1B）。

超声影像学鉴别诊断 脾脓肿早期没有液化时，应注意与脾肿瘤鉴别。①脾淋巴瘤：是脾脏较常见的恶性肿瘤，它可以是全

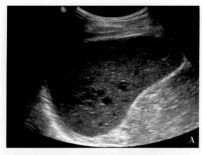

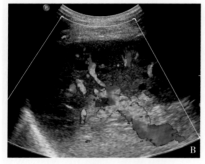

图 1　脾脓肿超声图像

注：A. 二维超声：脾内见散在小无回声，边界清；B. 彩色多普勒超声：无回声内未见血流信号。

身淋巴瘤的晚期脾脏受累，也可以是脾脏原发淋巴瘤，以前者较为多见。声像图可表现为脾大，实质回声低于正常脾脏，或脾实质内出现单发或多发的低回声，边界不规则，无包膜回声。若是全身淋巴瘤，则腹股沟、腋下或锁骨上区超声均可探及肿大的淋巴结，易于鉴别。脾实质内出现单发或多发低回声的淋巴瘤，与早期未液化的低回声脓肿声像图不易鉴别，需结合病史及动态观察予以鉴别。②脾转移瘤：脾脓肿早期可表现为脾内“类牛眼征”，即周边为较宽晕环，中间为圆形稍强回声区，与脾转移瘤声像图特点相似，易误诊，但多数脾转移瘤有原发灶的临床表现，检查时询问病史有助于鉴别诊断。③脾脏原发肿瘤：除恶性淋巴瘤外，常见的为肉瘤，如纤维肉瘤、血管肉瘤、平滑肌肉瘤等，均少见，临床可表现为发热、左上腹痛。脾大，声像图多呈低回声，

部分有囊性变者内可见无回声区，仅从声像图与脓肿不易鉴别，需结合临床表现和血象检查。④脾淋巴管瘤：绝大多数无发热，声像图囊壁薄，容易鉴别。

此外，超声引导下针吸活组织检查在诊断脾疾病上是一种安全、准确的方法，对不典型及鉴别困难的病例可进行超声引导下细针穿刺活检，可为早期诊断提供重要依据，同时超声引导下抽出脓汁可大大缩短疗程。

（齐振红）

pí nángzhǒng

脾囊肿（splenic cyst）　发生于脾脏组织内的囊性病变。并非真性肿瘤。脾囊肿临床少见，依据囊肿内壁有无内衬细胞分为真性脾囊肿和假性脾囊肿两大类，以假性脾囊肿最为多见。真性囊肿再根据病因分为寄生虫性和非寄生虫性。

病理生理基础　真性非寄生虫脾囊肿病因尚未明确，可能起源于胚胎时期的间皮细胞残留经增生并化生形成，或腹膜上皮侵入脾组织形成所致，囊壁覆有内皮或上皮细胞。寄生虫囊肿少见，主要是包虫囊肿，是由于感染包虫卵所致，感染途径主要是吞食的虫卵，在胃、十二指肠消化液的作用下，六钩蚴脱壳而出，穿破肠壁进入门脉系统，经肝、肺双重过滤后，极少部分经体循环进入脾脏，未被免疫吞噬细胞吞噬时可发育呈包囊，即脾包虫囊肿。假性囊肿的囊壁有纤维组织构成，内壁无内皮细胞被覆，常继发于外伤、炎症、脾梗死等。

临床表现　其临床表现与囊肿的大小、部位有关。囊肿较小时无症状，囊肿较大时可压迫周围脏器而出现恶心、呕吐、上腹胀痛等；脾上极较大囊肿可致隔

肌上升，出现呼吸困难、咳嗽、心动过速等。若囊肿合并感染可出现畏寒、发热、左上腹痛等类似脾周围炎症表现。

超声影像学表现　包括以下方面。

二维超声　典型脾囊肿表现为脾内无回声，边界清，后壁及后方回声增强（图 1）。部分囊肿内可见纤细分隔；合并感染者，无回声内可见点状回声。寄生虫性囊肿以包虫囊肿最常见，特征性的表现：①囊壁较厚，呈双层，囊壁上不规则的点片状强回声是重要的特点。②大囊肿中见小囊肿，呈“囊中囊”的特征性改变。③内囊破裂时可见内外囊分离，内囊壁卷缩漂浮在外囊内，呈“水上浮莲征”改变。④囊内可见囊砂。

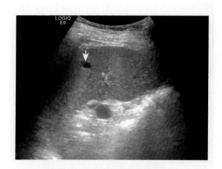

图 1　脾囊肿超声图像

注：脾脏内见 1.1cm×0.8cm 无回声（箭头所示），边界清，后壁及后方回声增强。

彩色多普勒超声　囊肿内部无血流信号。

（齐振红）

pízàng zhǒngliú

脾脏肿瘤（splenic tumors）　发生于脾脏的肿瘤。脾脏肿瘤较为罕见，其发病率仅占全身肿瘤的 0.03‰，包括原发性及继发性。原发性脾脏肿瘤可发生于各年龄段，中青年发病率高，以良性多见，占 60%～76%，主要包括血管瘤、淋巴管瘤、错构瘤等，以

血管瘤最多见。恶性肿瘤包括恶性淋巴瘤、血管肉瘤、淋巴管肉瘤、纤维肉瘤等，以恶性淋巴瘤最多见。脾脏原发肿瘤往往起病隐匿，且临床症状缺乏特异性，特别是小的良性肿瘤几乎毫无症状，多数是体检或手术中意外发现，脾脏肿瘤无特异性肿瘤标志物。近年来随着影像学技术的发展，脾脏肿瘤的检出率和诊断准确率不断提高，超声是公认的首选诊断方法，其灵敏度较高，但是，仍有部分病例超声难以定性。脾脏转移瘤主要来源于乳腺癌、肺癌、卵巢癌、胰腺癌等，转移途径包括血行转移、淋巴管转移、腹腔种植转移以及邻近器官直接侵犯。

（齐振红）

pízàng línbā liú

脾脏淋巴瘤 （splenic lymphoma）

起源于脾脏淋巴组织和残留造血组织的少见恶性肿瘤。是脾脏最常见的恶性肿瘤，可分为原发性和继发性两类，以继发性多见。原发性脾脏淋巴瘤指以脾大或病变为主，病变并不是完全孤立局限在脾脏，也可能涉及外周血和骨髓，但无浅表或周围淋巴结的肿大。原发性脾脏淋巴瘤临床发病率低，占所有恶性淋巴瘤的1%，好发于中老年人，由于不伴有淋巴结病变，早期诊断十分困难。继发性脾脏淋巴瘤是由全身淋巴瘤侵犯脾脏所致，是全身性淋巴瘤的一部分，主要有血行播散而致。

病理生理基础 研究证实其病理基础为淋巴细胞（T/B）或自然杀伤细胞的单克隆增生，包括霍奇金淋巴瘤与非霍奇金淋巴瘤，临床以非霍奇金淋巴瘤多见。

临床表现 患者可有消瘦、乏力、低热、盗汗和与脾大相关的左上腹疼痛或不适等，75%以上患者出现血细胞减少。

超声影像学表现 包括以下方面。

二维超声 淋巴瘤可分霍奇金淋巴瘤与非霍奇金淋巴瘤两型，单从超声图像上两者无法区别。依据脾内有无病灶、病灶数目、病灶大小，脾淋巴瘤声像图可以分为4种类型。①弥漫型：脾脏显著增大，实质回声减低，分布不均，脾内无明显结节（图1A）。②粟粒型：脾脏增大，其内弥漫分布十数枚乃至数十枚低回声结节，呈圆形或片状，直径小于1cm，密集处呈蜂窝状，边界清或不清。③结节型：脾脏不大或局限性增大，形态不规则，内见低回声甚至极低回声实质性肿块，少数可呈中等回声（图2A）。肿块直径大于1cm，形态规则，边界清。④混合型：脾脏增大，内见多个大小不等，形态不一的肿块，呈低回声或极低回声，边界清或不清。

彩色多普勒超声 弥漫型和粟粒型脾内可见丰富血流信号，结节型病灶内可见丰富或少许血流信号（图1B，图2B）。

超声影像学鉴别诊断 ①弥漫肿大型脾淋巴瘤：应与感染性脾大与充血性脾大鉴别，感染引起的脾大多有相应的原发症状，且感染控制后脾声像图可恢复正常，充血性脾大则常有肝硬化、心源性疾病等病史，可伴有脾静脉的增宽。②结节型与混合型脾淋巴瘤：应与脾原发性或转移性

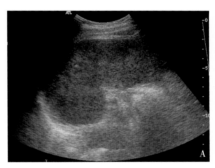
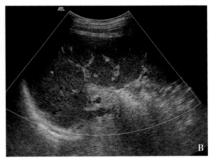

图 1 非霍奇金淋巴瘤超声图像

注：A.二维超声：脾脏呈弥漫性改变伴肿大（厚5.1cm），内见散在小片状低回声，呈筛网样；B.彩色多普勒超声：脾内血流信号走行未见明显异常。

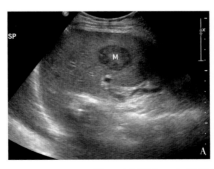
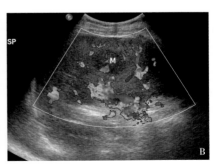

图 2 弥漫大 B 细胞性非霍奇金淋巴瘤超声图像

注：A.二维超声：脾内病灶呈中等回声（M），周边为低回声，边界清；B.彩色多普勒超声：病灶内可见点状及短条状血流信号。

恶性肿瘤相鉴别,仅从超声图像难以鉴别,结合病史利于鉴别诊断。③中高回声脾淋巴瘤:亦应与脾血管瘤相鉴别,血管瘤可见周边回声增强,内有筛网样或管道样结构,而淋巴瘤无此特征;放大图像有利于血管瘤内部结构的观察。④极低回声的脾淋巴瘤:易被误诊为脾囊肿,脾囊肿周边可见薄的高回声壁,后壁及后方回声增强,而脾淋巴瘤周边无高回声薄壁,调高增益后淋巴瘤病灶内有密集细小点状回声,有助于与脾内单纯性囊肿鉴别。

(齐振红)

pízàng xuèguǎn liú

脾脏血管瘤(splenic hemangioma)

胚胎发育时期脾脏血管组织发育异常所致的疾病。脾血管瘤的自然病程通常是瘤体缓慢生长,极少数恶变。可以单发或多发,或是伴发于其他系统血管瘤,患者往往在体检或其他检查时意外发现。发生率为0.02%~0.16%。

病理 脾脏血管瘤起源于脾脏窦状内皮,组织学上由毛细血管或海绵样血管构成,无包膜。病理类型可分为毛细血管瘤、海绵状血管瘤和混合性血管瘤,其中以海绵状血管瘤最多见。

临床表现 无特异性,常因体检或其他疾病检查时偶然发现,可单发或多发,较小者无症状,感觉胀痛不适或触及包块者多为较大血管瘤,压迫胃肠道可有恶心、呕吐等伴随症状。偶有合并贫血、腹水、血小板减少等。有报道认为脾脏血管瘤有自发破裂的危险。

超声影像学表现 包括以下方面。

二维超声 多数表现为边界清晰、边缘不规则的高回声(图1),内部回声分布稍不均匀,可有圆点状及短管状无回区,特征为内部呈"筛网状";少数呈低回声或等回声,大的血管瘤内可见无回声区,呈囊实性。

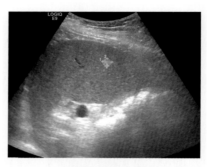

图1 脾脏血管瘤超声图像

注:患者体检发现脾脏病变,增强CT诊断血管瘤。二维超声:脾内见中高回声(光标所示),边界清。

彩色多普勒超声 小于2cm的血管瘤内一般探及不到血流信号,只在较大肿瘤内有暗淡的星点状血流,多普勒频谱一般为静脉血流信号。

超声造影 ①增强早期周边环状或结节状高增强,此后增强范围向心性扩大,至增强晚期全瘤均匀高或等增强。②增强早期周边环状或结节状高增强,此后增强范围向心性扩大,至增强晚期呈高或等增强,仍有部分瘤体无增强。③增强早期即可达到全瘤均匀高增强。至增强晚期仍为高增强。④增强早期呈高增强,此后增强开始消退,增强晚期为低增强。

超声影像学鉴别诊断 见脾脏转移性肿瘤。

(齐振红)

pízàng línbā guǎn liú

脾脏淋巴管瘤(splenic lymphangioma)

脾内淋巴管先天发育不全、错构或继发淋巴管损伤致淋巴引流梗阻,引起管腔异常扩张或呈瘤样增大而形成的脾脏淋巴管畸形。并非真正肿瘤,是一种罕见的良性病变。

病理 组织学上分为毛细淋巴管瘤、海绵状淋巴管瘤和囊状淋巴管瘤。

临床表现 早期多无任何症状,随着病变体积的增大,可压迫邻近脏器而出现腹部胀痛不适,可伴发热、恶心、呕吐、体重减轻、脾功能亢进等临床表现。

超声影像学表现 包括以下方面。

二维超声 典型的表现为脾内见散在大小不等无回声,部分可连通(图1),少数呈蜂窝样;也可表现为脾内见单个无回声,形态规则或不规则;或表现为脾内一个大的无回声,周围见多个小的无回声。上述无回声边缘均不光滑。

彩色多普勒超声 无回声壁及分隔上可见少许点状及短条状血流信号,无回声内无血流信号(图1)。

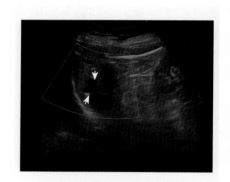

图1 脾脏淋巴管瘤超声图像

注:脾内多个无回声,部分无回声相互连通,CDFI:内未见血流信号。箭头所示为两个相通的无回声。

超声影像学鉴别诊断 ①单发、单房形态规则的淋巴管瘤与单发真性囊肿鉴别,两者均可表现为壁薄无回声,真性囊肿壁光滑,淋巴管瘤壁不光滑。CDFI:

淋巴管瘤壁上可见少许点状及短条状血流信号，真性囊肿壁上无血流信号。②多发淋巴管瘤需与多囊脾鉴别，多囊脾超声表现为互不相通的大小不等的无回声，多数患者合并多囊肝、多囊肾。多发淋巴管瘤大小不等的无回声，部分相连通，一般不合并多囊肝、多囊肾。③脾脏包虫囊肿超声表现为大囊内可见子囊，囊壁可见钙化强回声，典型表现为双边征、囊砂征及水上浮莲征。并且脾脏包虫囊肿多伴有肝脏包虫囊肿。

（齐振红）

pízàng zhuǎnyí xìng zhǒngliú

脾脏转移性肿瘤（splenic metastasis）

一般指来源于上皮系统的恶性肿瘤转移至脾脏，如卵巢癌、胰腺癌、肾癌等，而不包括来源于造血系统的恶性肿瘤，如白血病等。脾脏转移瘤少见。

病理生理基础 脾是人体内最大的外周淋巴器官，又是血液的滤过系统，且脾脏组织输入淋巴管稀少，自身具有免疫监视及抗肿瘤活性等因素，因此其转移瘤较少见。多数学者认为脾转移瘤的发生是机体免疫力低下，原发灶体积大、肿瘤分化差或在肿瘤晚期已发生多脏器转移时出现，孤立性脾脏转移少见。脾转移瘤以血行转移为主，少数也可为淋巴管转移和种植性转移。

临床表现 大多数病例无特异症状，或仅表现为原发病症状，多数病例在检查原发病或随诊中发现。病变大者可有左上腹痛、左上腹肿块及腹胀、呕吐等胃肠道受压症状。

超声影像学表现 包括以下方面。

二维超声 脾转移瘤可单发或多发，可呈高回声、中等回声、低回声或无回声内有分隔或/和团块回声（多房囊性或囊实性），部分高回声和中等回声周边可见低回声晕（图1）。脾转移瘤大部分形态不规则，边界清或不清，有的病变和周围组织如胰尾、肠管粘连分界不清；多房囊性的转移瘤多来源于卵巢，内分隔厚薄不均，声像图与卵巢肿瘤相似。部分体积大的转移瘤挤压脾实质，使脾脏体积增大，形态失常。

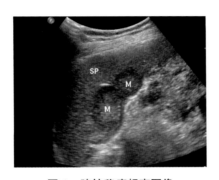

图 1　脾转移瘤超声图像

注：患者右卵巢低分化浆液性乳头状囊腺瘤，Ⅳ期，脾转移瘤。二维超声：脾内见两个紧邻的中等回声，周边见低回声，与脾实质分界欠清晰。

彩色多普勒超声 实性、囊实性者内部多可见血流信号，血流信号丰富或少许。多房囊性者分隔上可见少许血流信号。

超声影像学鉴别诊断 ①脾血管瘤：二维超声可呈高回声和低回声，但仔细观察或放大图像，可见血管瘤内部呈"筛网状"，高回声者周边无低回声晕。另外，血管瘤多数无症状，转移瘤多数有原发肿瘤症状。②脾淋巴管瘤：呈多房囊性的脾转移瘤需要与多房的淋巴管瘤鉴别，转移瘤的分隔常厚薄不均，而淋巴管瘤的分隔多纤细，且转移瘤可有原发病临床和声像图表现，超声应能够鉴别。③结节型脾恶性淋巴瘤和脾原发恶性肿瘤：仅声像图通常难以鉴别，需结合临床表现和其他影像学检查，必要时行超声引导下穿刺活检。

（齐振红）

pí gěngsǐ

脾梗死（splenic infarction）

脾动脉或其分支阻塞造成相应部位的脾实质缺血坏死的疾病。梗死常并发于血液、循环、消化系统等病变基础上，如白血病、胰腺炎、糖尿病、冠心病和风湿性心脏病等，部分病例原因不明。60岁以上男性发病率高。

病理生理基础 脾动脉分支没有相互交通的终末动脉，因而发生栓塞易引起脾梗死。能导致栓塞的原因引起疾病很多，其机制不完全相同，包括如下原因：①各种疾病引起血液高凝状态，如骨髓增生性疾病、原发性血小板增多症、地中海贫血和白血病等。②脱落的栓子引起脾动脉栓塞，如细菌性心内膜炎、房颤、风湿性心脏病等。③脾血管病变引起脾动脉栓塞，如脾动脉瘤、门脉高压及系统性疾病如血管炎、淀粉样变、系统性红斑狼疮等累及脾脏血管。④医源性、外伤性继发脾梗死，少见。

临床表现 无特异性表现，主要症状有左上腹或上腹疼痛、恶心、呕吐、发热、呼吸困难等，部分伴有左肩部放射痛。体征有左上腹压痛、部分有反跳痛及肌紧张，脾大。少部分病例无任何症状。

超声影像学表现 包括以下方面。

二维超声 多数患者有脾大，脾内见底部朝向被膜、尖端指向脾门的楔形或三角形低回声，边界清或欠清，内部回声不均匀，可见点状或短条状强回声（图1A，图2A），发生液化坏死时，低回声内可见散在无回声。梗死时间长者，可呈高回声。

彩色多普勒超声 梗死区探及不到血流信号，其周围可见分布正常的血流信号（图1B，图2B）。

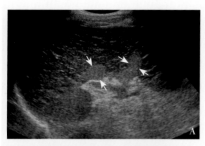
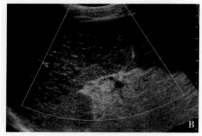

图1 脾梗死超声图像

注：患者肝硬化，脾大，行脾动脉栓塞术致脾梗死。A.二维超声：脾脏回声减低，内见散在点状及短条强回声，箭头所示为残存正常脾实质；B.彩色多普勒超声：正常脾实质部位可见血流信号，余脾实质内未见血流信号。

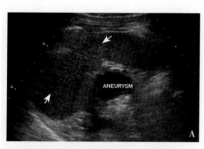
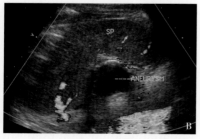

图2 脾动脉瘤伴部分脾梗死超声图像

注：A.二维超声：箭头所示部位为梗死区，边界不清，内可见点状及短条状中等回声；B.彩色多普勒超声：梗死区内未探及血流信号。

超声造影 特征性表现为病变部位无增强。

超声影像学鉴别诊断 脾梗死有特异性声像图，即脾实质内见楔形或三角形低回声，内可见指向脾门的短条状强回声。CDFI：内部无血流信号，超声造影病变部位无增强，可以明确诊断。有个别误诊为脾脓肿及脾肿瘤的报道。

（齐振红）

胰腺超声（pancrea ultrasound）

对胰腺大小、形态、位置、实质回声及胰管宽度进行评估的检查。超声检查能够明确胰腺大小、形态和位置是否正常，实质回声是否均匀，有无占位性病变，胰管有无扩张，并可以观察其占位性病变有无浸润周围脏器，或周围脏器病变对其是否有浸润等。胰腺位置较深，且胃内气体影响对其探查，因此，胰腺小的病变易漏诊，需要仔细检查，必要时可饮水500~800ml后或变换体位检查。有些胰腺病变超声虽能检出，但难以做出定性诊断，需要结合其他影像学检查。近年来，超声造影技术在胰腺的应用，使得超声对胰腺病变的定性诊断有了较大的提高。

解剖 胰腺是人体内仅次于肝脏的大腺体。成人胰腺为扁长三角形器官，长12~20cm。其位置较深，在胃的后方，相当于第1、2腰椎水平，在十二指肠降部和脾门间横位于腹后壁。无真正的包膜，周边仅有纤细的纤维组织包绕。成人胰腺重85~95g。可分为胰头、胰颈、胰体、胰尾四个部分。胰头部位于脊柱右侧，第2腰椎水平的十二指肠"C"字形弯曲内；胰尾位于脊柱左侧第1腰椎椎体至12胸椎的水平。十二

指肠降部和横部紧紧围绕胰头。胰腺后方为脾静脉，在胰头后方，胰管与胆总管汇合入十二指肠乳头部（图1）。

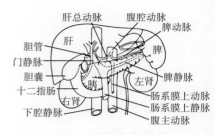

图1 胰腺解剖示意图

正常超声表现 胰腺正常大小见胰腺超声检查技术的表，正常胰腺边界整齐、光滑，与周围组织分界清，呈均匀低回声，通常较肝脏实质回声稍高，胰管可显示或不显示，正常胰管内径小于0.2cm。

临床应用 胰腺超声已广泛用于临床各个科室及健康体检，成为常规检查项目。

（齐振红）

胰腺超声检查技术（pancreas ultrasound examination）

对胰腺进行全面评估的超声检查技术。

仪器条件 常规检查胰腺，对超声仪器无特殊要求，但是高分辨率的仪器能获得质量更好的断面图像，便于详尽分析与诊断。检查成人需用3~5MHz凸阵、线阵或扇形探头，肥胖者可用2.5MHz探头。检查儿童和婴儿选用5~10MHz凸阵或线阵探头。

检查前准备 检查前一天晚吃清淡少渣食品，禁食豆、奶等易产气食品。检查前禁食8~12小时，在上午空腹情况下做检查。超声检查应在当日所有其他影像学检查前优先施行。避免强回声性的钡剂等干扰胰腺的显示。

检查体位 ①仰卧位：为超声检查胰腺最常用和首选的体位。患者深吸气，使横膈向下，通过尽可能下移的左肝作为声窗检查胰腺。②坐位或半坐位：当胃和结肠内气体较多时，取坐位或半卧位，使肝脏下移，覆盖胰腺，以肝脏作声窗，并推移充气的胃和结肠，避免胃肠气体干扰，常能改善对胰腺的显示效果。特别是饮水后坐位，使胃体部下降，能为扫查胰腺提供良好的声窗。③侧卧位：当胃和结肠内气体较多，胰尾部显示不清时，饮水后取左侧卧位，使气体向胃幽门或十二指肠及肝曲移动，便于显示胰尾。同样，向右侧卧位使气体向胃底及脾曲移动，便于显示胰头、胰体。

检查方法 腹部横向和纵向（矢状）扫查方法最常用，加压扫查是显示胰腺最有用的方法。对于加压扫查胰腺仍显示不佳的患者，饮水或用口服声学造影剂500~800ml后检查，能够改善检查效果，特别是能够明显增加左上腹和胰尾部病变的检出率。左侧腹斜冠状扫查利用脾脏和左肾为声窗，对于胰尾及其病变显示可能非常有帮助。

测量方法 目前公认的测量方法：以胰腺的厚径为准。于下腔静脉前测量胰头；于肠系膜上静脉和脾静脉汇合处前方测量胰颈；于腹主动脉前测量胰体；于脊柱或腹主动脉左缘左肾前测量胰尾。

由于胰腺的形态个体差异，胰腺不同部位测值的正常范围变化较大。此外，不同年龄段的胰腺大小也有一定差别，老年人胰腺有不同程度萎缩。胰腺的上下径大于前后径。临床习惯以前后径，即厚度判别胰腺是否肿大。

综合国内外诸多位学者的测值报道，胰腺前后径正常值参考值如表1。

表1　成人胰腺正常值

部位	正常（cm）	可疑肿大（cm）	异常（cm）
胰头	< 2.0	2.1~2.5	> 2.6
胰体	< 1.5	1.6~2.0	> 2.1
胰尾	< 1.2	1.2~2.3	> 2.3
胰管	< 0.2	0.2~0.3	> 0.3

（齐振红）

jíxìng yíxiàn yán

急性胰腺炎（acute pancreatitis）

一般认为是由胰腺消化酶被激活后对胰腺组织自身消化所引起化学炎症的疾病。以胰腺组织炎症反应为主要特征，伴或不伴有其他器官功能改变的疾病，是临床上常见的急腹症。

病理生理基础 急性胰腺炎的发病机制非常复杂，其发生发展受多种因素影响，早期胰酶活化、炎性介质、细胞因子和氧自由基大量产生引发机体超强的炎症反应是造成急性胰腺炎早期病理损害的主要机制，随后由肠源性细菌移位引起的严重感染、内毒素血症和细胞因子的诱生及弥散性血管内凝血的发生造成了后期病理生理的恶性循环，引发严重的多脏器衰竭。

临床表现 患者在发病前常有饮酒、饱食或高脂餐史，有些患者既往有胆石症发作史。急性腹痛是急性胰腺炎最突出的症状，也是最先出现的症状。疼痛为持续性，逐渐加重，伴有胆石发作者，则兼有右上腹绞痛，占5%~20%。40%~50%的急性胰腺炎患者有后背及腰部牵涉痛。消化道症状有恶心、呕吐、腹胀、肠麻痹。此外有黄疸、发热、腹水、胸腔积液、电解质紊乱、出血、皮下淤血与瘀斑及休克，甚至猝死。伴有血清淀粉酶、尿淀粉酶增高。

超声影像学表现 包括以下方面。

二维超声 ①胰腺弥漫性肿大，以前后径增加为主。②形态和边缘的变化：比大小能够更客观地反映胰腺的病理变化，轻型炎症时，边缘整齐，形态规则，重型时边缘不整齐，形态不规则，与周围组织分界不清（图1）。③内部回声：水肿型胰腺炎实质多呈较均一的低回声，但也有实质回声略高于正常的。出血坏死型胰腺炎实质回声明显的不均匀，呈低回声和高（强）回声相间的混合回声（图1），部分内可见片状无回声。④胰管轻度扩张或不扩张，当胰液外漏时扩张胰管可消失或减轻。⑤胰腺周围病变：发生比例较高，超声表现为于病变处见低回声，主要见于胰腺腹侧、背侧，双肾旁间隙或肾周围，胰腺后方血管周围等。⑥积液：胰腺炎时无回声积液常见于胰周、小网膜囊、肾前旁间隙，部分可见腹腔、盆腔，甚至可以见胸腔积液。

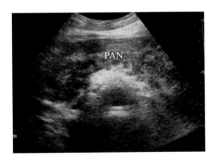

图1　急性出血坏死性胰腺炎二维超声图像

注：胰腺弥漫性增大，形态不规则，内回声强弱不均匀，背侧边缘不光滑，其后方脾静脉显示不清。胰管未见扩张。PAN示胰腺。

不典型的急性胰腺炎表现为：①胰腺无肿大，仅见腺体内局限性回声减低，有或无肿块效应，多见于胰头和胰尾。②胰腺回声无明显异常，仅胰周组织回声减低，模糊不清。③胰腺脓肿，胰腺正常结构消失，内部呈不均匀混合回声。是最严重的局部并发症之一。

彩色多普勒超声 由于急性炎症的渗出和肠气干扰，胰腺内部血流显示困难。脓肿坏死区血流完全消失。

超声影像学鉴别诊断 有明显声像图改变的病例，结合临床表现和血清淀粉酶检查，超声可准确诊断。报道超声对急性水肿型胰腺炎诊断率可达 78%～92%，坏死型胰腺炎诊断率达 89%～92%。①急性胰腺炎和慢性发作性胰腺炎：慢性胰腺炎急性发作超声表现可与急性胰腺炎的出血坏死性相似，根据声像图很难鉴别。必须动态观察并结合临床表现，一般可以鉴别。②局限性胰腺炎与胰腺癌：胰腺癌边缘不规则、内部回声不均、后方回声衰减、向外突起或向周围浸润、肿块内无贯通胰管、胰外无积液等超声表现，需结合病史、CA19-9、胰淀粉酶检查等，必要时行超声引导下活检。③弥漫性肿大的急性胰腺炎与弥漫性胰腺癌：均可显示高回声或混合回声，边缘不规则。胰腺癌有向周围呈蟹足样或锯齿样浸润性生长、周围器官移位、周围血管受压或受侵、胰周淋巴结肿大等表现。根据声像图动态变化，结合临床资料鉴别。

(齐振红)

mànxìng yíxiàn yán

慢性胰腺炎（chronic pancreatitis）

各种病因引起胰腺组织和功能不可逆慢性炎症性的疾病。其病理特征为胰腺腺泡萎缩、破坏和间质纤维化。

病理生理基础 引起慢性胰腺炎的原因有多种，在西方国家大量的乙醇摄入被认为是主要病因，胆道系统疾病则在中国最为常见，此外高脂血症、遗传、自身免疫、营养、外伤等也与之有关。不同病因所致的慢性胰腺炎虽然起始阶段各异，但病理学改变相似，即持续进展的慢性炎症刺激最终导致胰腺腺泡和胰岛细胞出现不可逆性损害（腺泡的萎缩及破坏）、并逐渐被纤维组织所取代，致使胰腺内、外分泌功能显著障碍。胰腺纤维化已被视为各种原因所致慢性胰腺炎的共同病理学特征，是慢性胰腺炎病程中重要的改变，其本质是胰腺组织反复发作的炎症、坏死修复过程中以胶原纤维为主的细胞外基质过度沉积的结果。

临床表现 ①腹痛：是慢性胰腺炎最突出的症状，75%～90% 患者都有程度不等的腹痛。腹痛多呈反复发作的上腹部疼痛，饮酒、饱餐可诱发。慢性胰腺炎的腹痛常有胰腺疼痛体位特点，即患者喜坐位或前倾，平卧位时或进食后疼痛加重；前倾俯坐或屈腹时可使疼痛缓解。②体重减轻：为仅次于腹痛的一种较常见的症状，约 75% 患者有此表现。③腹泻：是慢性胰腺炎的典型表现，约 30% 的患者可有腹泻，典型的可为脂肪泻。此外，有黄疸、糖尿病等。

超声影像学表现 包括以下方面。

二维超声 ①胰腺大小：慢性胰腺炎时，胰腺大小变化无一定规律，可以缩小、正常、弥漫性肿大或局限性肿大，其大小变化主要取决于胰腺炎的病理类型。

局限性胰腺炎，又称肿块型胰腺炎（图1）。②形态和边缘：胰腺形态僵硬，边缘不规则，这是大部分慢性胰腺炎的重要超声表现，在胰腺大小正常的病例有此超声图像特征有重要的诊断意义。③内部回声：大部分病例有不同程度的胰腺内部回声粗糙、回声增高或内见斑点状强回声超声表现，是胰腺实质钙化的标志，为诊断慢性胰腺炎的重要指标（图2）。部分病例胰腺呈低回声，有极少数病例的胰腺内部回声无改变。④胰腺结石：对慢性胰腺炎有确诊价值，常见于钙化型慢性胰腺炎，为点块状强回声，后方伴声影。⑤胰管扩张：为不均匀性扩张，粗细不均，典型的为"串珠"样改变，管壁增厚毛糙，回声增强。钙化型胰腺炎常伴有胰管内结石形成，胰管扩张较明显（图2）；梗阻型以轻中度扩张较常见。⑥胰腺假性囊肿：可以发生在胰腺内和胰周，囊壁较厚而不规则，边界模糊，囊内可见点状弱回声。

彩色多普勒超声 胰腺内血

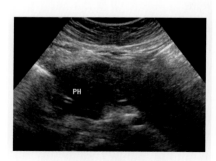

图 1 慢性肿块型胰腺炎二维超声图像

注：胰腺增大，回声减低，以胰头明显，与胰体有分界，胰头厚 4.4cm，胰体厚 2.6cm，胰尾厚 3.0cm，胰腺边界不清，边缘不光滑，胰腺后方脾静脉显示不清。PH 示胰头。

注意：患者胰头增大明显，与胰体有分界，且胆总管明显扩张，胰管稍宽 0.26cm，出院诊断自身免疫性胰腺炎可能性大，胰头癌不除外，随诊证实为胰腺炎。

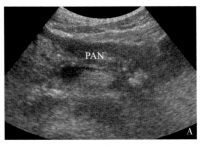
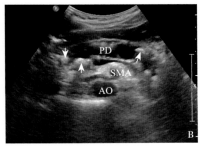

图2　慢性胰腺炎二维超声图像

注：A.胰腺回声不均匀，内散在点状强回声（钙化），胰腺边缘不光滑，胰尾部边界不清晰，胰管未见扩张。PAN示胰腺；B.胰管扩张，壁增厚、壁上见小强回声（钙化），胰管内见强回声后伴声影（胰管结石，箭头所示），PD示胰管，SMA示肠系膜上动脉，AO示腹主动脉。

流信号减少。

超声影像学鉴别诊断　长期以来胰腺钙化、胰腺回声不均匀、胰管结石、胰管不规则扩张、胰腺假性囊肿为临床上诊断慢性胰腺炎最有价值的诊断指标。超声对慢性胰腺炎的胰腺异常检出率与CT较为接近，分别为80.3%与83.3%，为疑诊患者的首选检查方法。需与之相鉴别的疾病如下。

肿块型胰腺炎与胰腺癌　两者均以胰头多见。①肿块型胰腺炎的肿块特征：内部为低回声，典型者肿块内有强回声钙化灶，后方回声衰减不明显，肿块边界不清，肿块内有胰管贯穿，胰管呈囊状、串珠状扩张，有时伴有结石，管壁增厚毛糙，回声增强，随症状的减轻和加重，肿块大小可发生变化。②胰腺癌特点为呈低回声，后方回声多数衰减，与周围组织分界清或向周围组织呈蟹足样或锯齿样浸润生长，胰管均匀性扩张，管壁光滑，见胰管中断现象，即肿块内无胰管贯通，胰周可见肿大淋巴结，并可见肿瘤压迫血管。实际工作中有时两者鉴别困难，必要时行超声引导下穿刺活检术。

慢性胰腺炎与弥漫性胰腺癌　全胰腺癌的超声特点为：①胰腺呈弥漫性不规则肿大，边缘不规整，呈膨胀性生长状态。②内部回声减低，不均。③后方回声可有衰减。④弥漫性胰腺癌的肿块在生长过程中压迫主胰管引起张力性扩张，胰管形态规则，管壁光滑，并可见到胰管中断现象。⑤可伴有胰周淋巴结肿大。⑥周围血管受压或被侵犯。必要时行超声引导下穿刺活检术。

（齐振红）

yíxiàn nángzhǒng

胰腺囊肿（pancreatic cyst）

胰腺外分泌腺的囊性病变。较为罕见，且多位于胰体和/或胰尾。胰腺囊肿根据其内壁有无上皮细胞覆盖，分为真性和假性囊肿。真性囊肿内壁有一层上皮衬托，而假性囊肿壁是由炎性纤维结缔组织构成。临床以假性囊肿最多见。真性囊肿又分为先天性囊肿、潴留性囊肿、寄生虫性囊肿及肿瘤性囊肿。胰腺肿瘤性囊肿属于胰腺真性囊肿的范围，但其临床表现、治疗和预后与一般良性的真性胰腺囊肿截然不同。

病理生理基础　潴留性囊肿系胰管逐渐狭窄梗阻，胰液排泄障碍所致。寄生虫囊肿少见，主要是包虫囊肿，是由于感染包虫卵所致。急性胰腺炎或胰腺外伤时，胰腺组织破坏、损伤或胰管破裂，胰液外溢，胰液、血液、渗出液及坏死组织积聚于胰腺周围，刺激胰周组织纤维素性渗出，纤维组织增生包裹形成假性囊肿。慢性胰腺炎症导致胰腺组织破坏、溃损、纤维组织增生，胰管引流受阻，胰管内压增高致末梢细小胰管或腺泡破裂，胰液外溢，纤维包裹亦可形成假性囊肿。

临床表现　真性囊肿症状与囊肿的种类、部位及大小有关，无特异性，多数无症状，大的囊肿可出现上腹部胀痛不适等压迫症状。假性囊肿可表现为上腹痛和消化道症状。

超声影像学表现　包括以下方面。

二维超声　①先天性囊肿：胰腺实质内单发或多发的无回声，圆形或椭圆形，壁薄，后壁回声增强，体积小（图1），常合并肝、肾、脾等囊肿。②潴留性囊肿：由于胰管梗阻，胰液在胰管内滞留所致，囊肿一般较小，单房，超声可见胰管与囊肿相通。有时可见胰腺边缘不平整，胰腺结石、钙化等慢性胰腺炎的表现。③寄生虫性囊肿：多发生于肝脏，偶见于胰腺内。表现为囊壁较厚，呈双层，囊壁上不规则的点片状强回声是重要的特点；囊肿中见小囊肿，呈"囊中囊"的特征性改变；内囊破裂时可见内外囊分离，内囊壁卷缩漂浮在外囊内，呈"水上浮莲"征改变；囊内可见囊砂。④肿瘤性囊肿：见胰腺囊腺瘤和胰腺囊腺癌。⑤假性囊肿：单个或2~3个，大小不等，呈类圆形，或不规则形，囊壁较厚，可有分隔，囊液清晰，坏死或继发感染者内部可见点片状中低回声，壁上可见钙化灶，呈强回声（图2）。囊肿常挤压周围器官，使其受压或移位，并与周围器官粘连。

彩色多普勒超声　囊肿内部无血流信号。

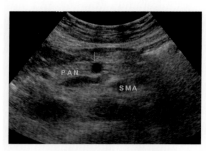

图 1 胰腺囊肿二维超声图像

注：患者体检发现，复查三年无明显变化。声像图显示：胰体部见 0.8cm×0.7cm 的无回声（箭头所示），边界清，后壁回声增强。PAN 示胰腺，SMA 示肠系膜上动脉。

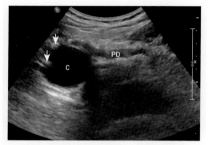

图 2 胰腺假性囊肿二维超声图像

注：胰头部见 4.0cm×3.8cm 无回声，壁厚薄不均，壁上见强回声，胰管扩张，胰腺回声增强，内见点状强回声。病理示慢性胰腺炎。C 示囊肿，PD 示胰管，箭头示囊壁钙化灶。

超声影像学鉴别诊断 ①胰腺假性囊肿与真性囊肿的鉴别：前者壁较厚，囊液欠清晰，有急性炎症发作、外伤或手术史。后者一般较小、壁薄、囊液清，无急性胰腺炎的发作史，无手术、外伤病史。②胰外囊肿：囊肿包膜与胰腺被膜不相连，深呼吸时囊肿运动与胰腺运动不一致。如胰头部囊肿，应与胆总管囊肿、肝囊肿及右肾囊肿相鉴别。胰体部囊肿应与胃内积液、网膜囊积液相鉴别。③胰腺脓肿：无回声内可见随体位改变浮动的低、中、高强度的点片状回声，其壁增厚、粗糙、不规则、透声性较差。与典型的单纯胰腺囊肿不难鉴别。

与合并感染的胰腺囊肿很难鉴别，超声引导下穿刺有助于明确诊断。④胰腺囊腺瘤：囊壁厚而不规则，可见肿瘤的实质成分，囊液透声性较差，有较丰富的血流信号。

（齐振红）

yíxiàn nángxiàn liú

胰腺囊腺瘤（pancreatic cystadenoma） 起源于胰腺腺管上皮的良性肿瘤。为良性病变，属于少见胰腺肿瘤，约占胰腺肿瘤的 1%，多发生于中老年女性，包括浆液性囊腺瘤和黏液性囊腺瘤，后者被认为有潜在恶性倾向，容易发展成黏液性囊腺癌。

病理生理基础 胰腺囊腺瘤被认为其起源于胰腺大导管的上皮细胞，浆液性囊腺瘤由多数小囊构成，典型呈"蜂窝"状，囊内充满清凉的液体，镜下可见囊壁被覆扁平或立方上皮细胞，富含糖原，不含或含很少的黏液成分。PAS 染色阳性，核小圆形，核仁不明显，小梁之间的纤维梁索内有大量的朗格汉斯细胞。病灶内有时可见中央瘢痕，偶有钙化。黏液性囊腺瘤肿块一般较大，其平均直径大于浆液性囊腺瘤，囊腔直径多＞2cm，由多房或单房的大囊构成，数量常＜6个，囊内含有黏液成分，镜下可见囊壁为高柱状细胞构成，分泌黏液，常形成乳头状结构，当镜下见明显异型细胞构成的瘤巢时，可以做出胰腺黏液性囊腺癌的诊断，但这两者之间常无截然的区别，黏液性囊腺瘤易发展为黏液性囊腺癌。

临床表现 多见于女性，平均年龄为 35～50 岁，肿瘤生长缓慢，早期多无症状；最早出现的症状为疼痛、闷胀或不适，轻重不一，常不引起患者注意，随着时间推移，腹痛、闷胀症状亦逐渐加重，往往在餐后加重，服药无效。

超声影像学表现 包括以下方面。

二维超声 胰腺囊腺瘤一般体积较大，多发生于胰体、尾部。①大囊腔的囊腺瘤表现为以囊性为主的肿物，内部呈无回声，可有分隔。囊壁及分隔回声增强，菲薄或厚薄不均（图 1），囊内壁光滑或有乳头状结构突向囊腔。壁上可以有点状强回声钙化。肿瘤边界清，囊腔与胰管不相连。②囊腔小的胰腺囊腺瘤呈多房或蜂窝状无回声，囊壁回声增强，部分微囊肿瘤，超声难以分辨其小的囊腔，表现为类似实性肿瘤或呈囊实性，声像图呈高回声或混合回声，边界清，其透声性好，瘤体后方回声增强（图 2）。

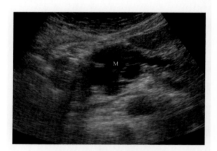

图 1 胰腺浆液性囊腺瘤二维超声图像

注：肿瘤呈多房囊性。胰头部见无回声，边界清，内有分隔，隔较厚，M 示肿瘤。

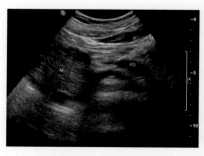

图 2 胰腺浆液性囊腺瘤二维超声图像

注：肿瘤呈囊实性。胰头部见 5.5cm×5.1cm 中低回声（M），周边见多个小无回声，边界清，胰管扩张（PD）为 0.8cm。

彩色多普勒超声 囊壁、分隔或肿瘤内可探及点状、短条状血流信号（图3）。

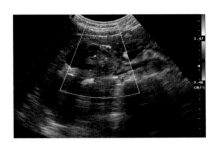

图3 胰腺浆液性囊腺瘤彩色多普勒超声图像

注：囊实性肿瘤内部及周边见点状和短条状血流信号。

超声影像学鉴别诊断 胰腺内多房状囊性或囊实混合回声肿块，与胰管不相通，首先考虑为胰腺囊腺瘤，需与下列疾病鉴别。①胰腺假性囊肿：主要特点是囊壁相对厚薄均匀，囊液透声性好，内部无乳头状突起，有胰腺炎、外伤、手术病史。②胰腺包虫囊肿：包虫囊肿以肝脏多见，囊内可见囊砂或子囊，无乳头状突起。③胰腺导管内乳头状黏液性肿瘤：病变声像图可表现为多房囊性、囊性为主的囊实性或者实性内见小囊腔，仔细扫除可见病变与胰管相连，且胰管扩张较明显。

（齐振红）

yíxiàn nángxiàn ái

胰腺囊腺癌（pancreatic cystadenocarcinoma）

起源于胰腺导管上皮，或由黏液性囊腺瘤恶变所致的恶性肿瘤。临床较少见，占原发性胰腺恶性肿瘤的1%，囊腺癌中黏液性囊腺癌占绝大多数。胰腺囊腺癌恶性程度相对较低，生长较缓慢，且有完整的纤维包膜，预后好。其病因尚不清楚。主要从胰腺黏液性囊腺瘤恶变而来，最近大量研究表明，胰腺囊腺癌的发生可能与吸烟、饮酒、糖尿病、慢性胰腺炎、幽门螺杆菌感染等有关。

病理 镜下见：①腺癌癌巢扩大成多数囊腔；②多有分泌黏液的被覆上皮；③可见腔壁细胞呈乳头增生入腔内，甚至充满囊腔。腺腔内可含有黏液。部分患者有癌胚抗原（CEA）和/或CA199升高。

临床表现 多见于女性，平均年龄为35～50岁，肿瘤生长缓慢，早期多无症状。晚期主要表现有上腹部疼痛或腰背痛、闷胀不适、食欲缺乏、体重下降、上腹部肿块等，少数有黄疸。

超声影像学表现 包括以下方面。

二维超声 声像图表现可与部分囊腺瘤十分相似（见胰腺囊腺瘤），超声常难以鉴别。但典型的囊腺癌可显示边缘模糊、不整齐，囊壁或分隔厚薄不均匀，内部回声杂乱，实性成分增

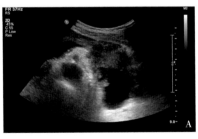
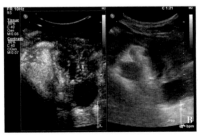

图1 胰腺囊腺癌超声图像

注：A.二维超声：肿瘤呈囊实性，边界模糊，边缘不整齐，向周围组织浸润；B.超声造影：肿瘤边缘不整齐，实性部分呈不均匀性低增强（图像由中国医学科学院北京协和医院吕珂提供）。

多，向邻近器官浸润性生长（图1A），周围淋巴结肿大。部分胰管有轻度扩张，多数无明显变化。个别可表现为整个胰腺呈囊泡状，胰腺实质回声完全消失。

彩色多普勒超声 表现为肿瘤血流信号较丰富，尤其周边血流信号丰富，囊壁、乳头及实性成分内可见血流信号。

超声造影 表现为实性成分呈不均匀性增强，囊性成分内无增强（图1B）。

超声影像学鉴别诊断 见胰腺囊腺瘤。

（齐振红）

yíxiàn dǎoguǎn nèi rǔtóu zhuàng niányè xìng zhǒngliú

胰腺导管内乳头状黏液性肿瘤（intraductal papillary mucinous neoplasms, IPMN）

发生于主胰管或分支胰管内由上皮细胞瘤性生长形成大体可见的乳头状（偶见扁平状）、产生黏蛋白，并伴随有不同程度的胰管扩张，病变中包含多种类型细胞，并伴有不同程度的细胞及组织结构异型性的肿瘤。IPMN是新近被认识的一种胰腺囊性肿瘤。

病理 以胰腺导管内上皮乳头状异常增生并产生大量黏液为特点，伴有主胰管和/或分支胰管扩张。依照病灶发生的部位将其分为主胰管型、分支胰管型、混合型3型。病理学上包括腺瘤、交界性肿瘤、原位癌及浸润性癌4种类型。根据细胞异型增生的程度，IPMN可分为伴低级别异型增生、伴中级别异型增生、伴高级别异型增生和原位癌、伴浸润性癌。依据不同的被覆上皮和黏蛋白的表达，可分为胃型、肠型、胰胆管型及嗜酸型。

临床表现 常见于老年男性，胰头多见。患者可有上腹不适、

腹痛或腰背痛等，有的有急性胰腺炎发作或慢性胰腺炎史。若侵及或压迫胆管时可出现黄疸；部分病例无任何临床症状，仅在体检或因其他疾病行影像学检查时意外发现。

超声影像学表现 包括以下方面。

二维超声 病灶均与扩张的胰管相连或位于其内，绝大多数胰管扩张明显，但不是所有病灶超声均能显示其与导管相连。病变可表现：呈多房囊性或囊性为主的囊实性病灶突出于胰腺实质；扩张胰管内见中等回声或低回声；病灶呈中等回声或低回声，内见少许不规则小无回声（图1）。

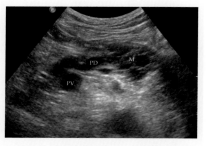

图1 胰腺导管内乳头状黏液腺癌二维超声图像

注：胰腺体尾部见中等回声，内见大小不等无回声，主胰管明显扩张0.7cm，病变与主胰管相连。PD示主胰管，M示肿瘤，PV示门静脉。

彩色多普勒超声 恶性病灶内可探及较丰富的血流信号，良性病灶内绝大多数探及不到血流信号。

超声影像学鉴别诊断 需要与胰腺囊腺瘤和胰腺囊腺癌鉴别，胰腺导管内乳头状黏液性肿瘤的特征性表现为病变与胰管相通，而胰腺囊腺瘤和胰腺囊腺癌不与胰管相通，为两者的鉴别点。

（齐振红）

胰腺实性假乳头状瘤（solid-pseudopapillary tumor of the pancreas, SPTP） 少见的具有低度恶性倾向的胰腺外分泌性肿瘤。曾称胰腺乳头状囊性肿瘤、胰腺乳头状上皮肿瘤等。2000年世界卫生组织肿瘤病理学分类中将其统一命名为实性假乳头状瘤。占胰腺肿瘤的1%～2%。多见于年轻女性，手术切除后预后良好。

病理生理基础 组织来源目前尚无明确定论，学者纷纷提出胰腺导管细胞、腺泡细胞、多潜能干细胞及生殖腺嵴等起源学说。目前多数学者认为该肿瘤起源于胰腺的多潜能干细胞，具有多向分化的能力。肿瘤细胞圆形或卵圆形，形态较一致，其间小血管丰富，瘤细胞围绕小血管形成假乳头状，并见出血、坏死、黏液变性及胆固醇沉积。

临床表现 好发于年轻女性，主要临床症状有中上腹不适、隐痛者，有的伴有恶心、呕吐，多数无症状于体检时发现腹部包块。

超声影像学表现 包括以下方面。

二维超声 ①肿瘤体积小者多为实性，呈低回声，边界清，向外凸，一般不伴有胰管扩张（图1）。②肿瘤大者多为囊实性，部分可呈高度囊性变，仅在囊壁上残余薄层肿瘤组织。③局部可伴有钙化。④引起胰管及胆管扩张比例小且程度相对轻。脾静脉、门静脉、肠系膜上静脉常被肿瘤包绕，并可能被侵及。

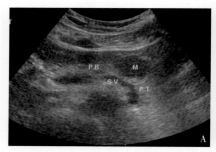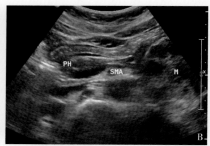

图1 胰腺实性假乳头状瘤二维超声图像

注：A.胰腺体尾部可见2.3cm×1.8cm的低回声（M），边界清，向外凸。PB示胰体，PT示胰尾，SV示脾静脉，M示肿瘤。B.胰腺尾部见低回声，内回声不均匀，将胰尾组织向前推移，与胰尾分界尚清。PH示胰头，SMA示肠系膜上动脉，M示肿瘤。

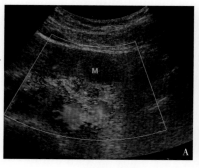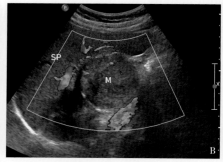

图2 胰腺实性假乳头状瘤彩色多普勒超声图像

注：A与图1A为同一患者，肿瘤周边及内部未见血流信号。B与图1B为同一患者，肿瘤内见少许点状血流信号；SP示脾脏，M示肿瘤。

彩色多普勒超声 肿瘤较小或高度囊性变时，探及不到血流信号；较大实性肿瘤和囊实性肿瘤实性成分内可探及少许血流信号（图2）。

（齐振红）

yíxiàn ái

胰腺癌（pancreatic carcinoma）

胰腺外分泌原发上皮性恶性肿瘤。胰腺外分泌部肿瘤占胰腺肿瘤的90%以上。胰腺癌为恶性程度极高的消化系统肿瘤。由于胰腺解剖位置隐匿，早期症状不明显，而且缺乏敏感性高的早期诊断标志物，大部分患者就诊时已为中晚期，平均5年生存率小于5%。胰腺癌具有发现晚、转移早、进展快、预后差等特点。

病理生理基础 胰腺癌大多数来自导管上皮，少数来自腺泡上皮，故导管腺癌及其特殊类型（腺鳞癌、未分化癌、胶样癌等）是胰腺癌的主要类型，占胰腺癌的80%～90%。胰腺癌发病的具体机制目前尚未阐明，但是其发病与众多危险因素有关（吸烟、年龄、基因突变等），概括为环境因素和遗传因素两个方面，其发生是多基因病变、多步骤、多阶段的演变过程。

临床表现 早期症状隐匿，缺乏特异性的临床表现，诊断十分困难。常见的症状为腹痛、食欲缺乏、消瘦、上腹饱胀不适等，胰头癌出现黄疸。也可出现胃肠功能紊乱、皮肤瘙痒、抑郁、血糖升高等。晚期部分患者可触及腹部包块。

超声影像学表现 包括以下方面。

二维超声 ①胰腺大小的改变：常见为胰腺局限性肿大，胰头前后径＞2.5cm，胰体尾前后径＞2.0cm。肿瘤＜2cm时，胰腺增大可不明显。全胰腺癌者胰腺呈弥漫性增大或无增大。②肿瘤回声：＜2cm的肿瘤多为均匀低回声，圆形，与正常组织无明显界线，无包膜，后方回声衰减或衰减不明显（图1）。随肿瘤增大肿块内回声不均匀，部分可有钙化、液化或呈高回声改变，肿物边界不清，呈浸润状生长，形态不规则，后方回声衰减。③胰腺轮廓和边缘的改变：肿瘤较小时胰腺轮廓改变不明显，较大时胰腺形态异常，轮廓不清。④胰管改变：肿瘤位于胰头者可致胰管全程均匀性扩张，内壁平滑。当肿瘤侵犯胰管时胰管可闭塞。胰体尾肿瘤胰管可无扩张。如肿瘤位于胰头部，且副胰管通畅，胰管内径可正常。⑤胆管扩张：胰腺癌和肿大的淋巴结浸润或压迫胆总管，引起胆道梗阻，胆管扩张。超声可见扩张的胆总管中断于胰腺肿物内。⑥胰周血管的压迫和侵犯：胰腺周围大血管较多。肿瘤较大时附近的血管被推移、挤压变形，或管腔内见实性回声，或被肿瘤包绕（图2）。⑦周围器官的侵犯：常侵犯的器官有十二指肠、胃、脾、胆囊等，器官表面的正常浆膜界面消失。⑧淋巴结转移：胰周淋巴结肿大，呈低回声。一般认为1cm以上的淋巴结转移性

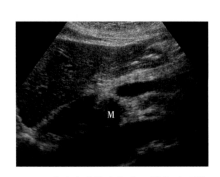

图1 胰腺癌（钩突部）二维超声图像
注：纵切面见肿瘤呈低回声，边界尚清，边缘不整，后方衰减。M示肿瘤

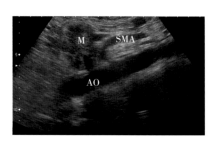

图2 胰体部胰腺癌超声图像
注：肿瘤位于腹主动脉前方，其大小为5.5cm×3.9cm，为中等回声，呈浸润性生长，侵犯腹腔干及肠系膜上动脉。血管造影示腹腔干、脾动脉及肠系膜上动脉狭窄。M示肿瘤，AO示腹主动脉，SMA示肠系膜上动脉。

可能性大。

彩色多普勒超声 胰腺癌远比肝癌、壶腹癌、肾癌和胰腺的其他类型的癌肿血流稀少。肿瘤对周围大血管有无压迫和侵犯是检查的重点。血管可被推移、挤压、变形，或管腔内癌栓形成，或血管壁高回声层断裂，或被肿瘤包绕。血流频谱可出现湍流、速度加快或减慢或消失等改变。

超声影像学鉴别诊断 胰腺内回声不均，见低回声肿物，边界不清、后方回声衰减、内部血供贫乏的肿物，是诊断胰腺癌最直接的证据。肿瘤不明显，以胰胆管扩张或胰腺局部肿大为主时，需进行进一步检查。

下列疾病需与胰腺癌相鉴别。①肿块型胰腺炎：见慢性胰腺炎。②胰腺囊腺癌：肿瘤以实性回声为主者，需与胰腺癌鉴别，以实性为主的囊腺癌多呈高回声，且透声性好，后方回声无衰减或增强。胰管扩张较少见。肿瘤内血流信号较胰腺癌丰富。③胰岛细胞瘤：有明确的低血糖病史，肿瘤多数较小，边界光滑清晰，内部血流信号丰富，两者容易鉴别。无功能胰岛细胞瘤多数为良性，表现边界清，肿瘤较大时对周围

组织有挤压，但非浸润性生长，可与胰腺癌鉴别。但恶性无功能胰岛细胞瘤不易与胰腺癌鉴别。④壶腹周围癌：病灶较小即出现黄疸、胆管扩张；肿瘤发生在管腔内，而非外压性；肿瘤多呈等回声或高回声；胰腺肿大不明显。⑤腹膜后肿瘤：位于脾静脉的后方，与胰腺有一定的边界。胰管及胆管扩张较少见。⑥胰腺原发淋巴瘤：为胰腺罕见肿瘤，约占胰腺肿瘤的1%，声像图表现为胰腺的极低回声肿物，个别可累及整个胰腺，胰腺原发淋巴瘤很少引起胰管扩张，多数病例声像图表现与胰腺癌难以鉴别，需穿刺活检明确诊断。

（齐振红）

húfù ái

壶腹癌（ampullary carcinoma）

发生于壶腹部位的恶性肿瘤。壶腹部位于胆总管与主胰管汇合处、十二指肠乳头部。

病理 壶腹部癌的病理特点：癌肿部位主要是在胆胰管壶腹，占60%～80%。故于早期其十二指肠乳头黏膜是正常的；其他为位于胆总管末端十二指肠壁内段、胰管口十二指肠壁内段、奥迪括约肌及十二指肠乳头等。组织学上的表现主要是腺癌，镜下可见大多数为乳头状腺癌和一部分的管状腺癌，其分化程度较好。

临床表现 患者的起始症状常有上腹饱胀、隐痛不适及食欲缺乏等症状，可能是胰胆管排泄不畅、胰管内压增高所致。无痛性黄疸是壶腹部癌的主要症状，也是多数患者就诊的原因。其黄疸可呈波动性，主要是在肿瘤生长增大的过程中发生坏死脱落使胆管又暂时恢复部分通畅所致。

肿瘤引起胆道末端部分狭窄或完全梗阻，除因胆汁排出受阻

导致血清总胆红素和直接胆红素升高外，在出现黄疸之前可能有血清碱性磷酸酶、谷氨酰胺转肽酶的升高，这是发现胆道梗阻最灵敏的指标。2/3患者出现谷丙转氨酶升高，而1/3患者有血清淀粉酶升高。肿瘤生长过程中直接或间接产生物质，有70%的患者CEA为阳性，但是假阳性率可达20%～30%。还可有CA199、CA242、CA50和CA125的升高，4种肿瘤标志物联合应用对肿瘤的良恶性鉴别有重要作用。

超声影像学表现 包括以下方面。

二维超声 ①一般瘤体较小，直径多小于3cm，位于胰头及下腔静脉的右侧。②可呈等回声、高回声或低回声。③胆管扩张：肝内外胆管均匀、平滑的扩张，扩张的胆管在肿物处中断（图1）。胆管内可有胆泥沉积，有时合并结石，此时，极易遗漏壶腹癌的诊断。④胰管扩张：主胰管扩张，在胰腺长轴断面上，严重扩张的主胰管从胰头到胰尾贯穿整个胰腺，管壁平滑，内径大于0.3cm。⑤较晚期壶腹癌出现周围血管如下腔静脉、门静脉等受累，胰头直接受侵，周围淋巴结以及肝脏转移征象。

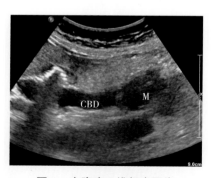

图1 壶腹癌二维超声图像
注：壶腹部可见4.7cm×3.4cm×2.2cm低回声，形态不规则，边界不清，胆总管明显增宽为1.4cm，末端胆总管壁显示不清。CBD示胆总管，M示肿瘤。

彩色多普勒超声 部分肿瘤内见点状或短条状血流信号。CDFI检出血流信号对壶腹癌诊断的意义较大。

超声影像学鉴别诊断 根据超声检查胆管、胰管全程扩张，胆管末端实性占位性病变，胰腺回声正常可以做出壶腹部癌的诊断。如未能发现占位性病变，胆胰管扩张明显，胰腺正常，也应该高度怀疑壶腹癌，行超声内镜或内镜下逆行胰胆管造影检查。①胰头癌：胰头癌早期位于胰头腺体内，当发展到一定程度会压迫胆总管或主胰管而导致阻塞性黄疸，扩张的胆总管远端呈截断改变或者有外压迹象有助于鉴别。②胆管结石：结石常常嵌顿于壶腹部，为强回声，伴声影。部分声影不明显的结石与肿瘤的鉴别困难，需行超声内镜检查或内镜下逆行胰胆管造影检查。③壶腹部炎性狭窄：体外超声鉴别较困难，超声内镜检查也难以做出正确诊断，内镜下逆行胰胆管造影与活检有帮助。

（齐振红）

yídǎo xìbāo liú

胰岛细胞瘤（islet cell tumor）

发生在胰岛细胞的肿瘤。又称胰腺内分泌肿瘤。是相对少见的一种胰腺肿瘤，占胰腺肿瘤的1%～2%。胰岛细胞瘤分为功能性与无功能性两种，80%～90%属良性。功能性胰岛细胞瘤有明显的临床内分泌症状，包括胰岛素瘤、胃泌素瘤、胰高血糖素瘤、血管活性肠肽瘤（VIP瘤）和生长抑素瘤等，其中以胰岛素瘤最常见。无功能性胰岛细胞瘤不产生或产生很少的激素或激素相互抵抗，不致以引起临床症状，占全部胰岛细胞瘤的15%～52%。

病理生理基础 胰岛细胞瘤

起源于胰腺胰岛组织，成人胰岛内含有多种细胞，即分泌胰岛素的 B 细胞、分泌高血糖素的 A 细胞、分泌促胃液素的 G 细胞、分泌生长抑素的 D 细胞和分泌胰多肽的 PP 细胞，各种胰岛细胞均可发生肿瘤。胰岛素瘤分泌过多的胰岛素，是器质性低血糖的常见病因。胰高血糖素瘤分泌过多的胰高血糖素而引起症状。胃泌素瘤主要分泌过多的促胃液素，另 50% 胃泌素瘤分泌多种激素，包括生长抑素、胰多肽、促肾上腺皮质激素和血管活性肠肽等。

临床表现 主要特点为引起低血糖，表现为心悸、头晕、多汗等交感神经兴奋症状，也可表现为抽搐、晕厥、昏迷或嗜睡、定向力下降。低血糖的确诊根据惠普尔（Whipple）三联征：低血糖症状，发作时血糖 < 2.8mmol/L，进食或静脉注射葡萄糖后症状可迅速缓解。无功能胰岛细胞瘤因不产生或产生很少的激素，患者常无症状，瘤体较大时出现上腹痛、上腹部不适、恶心呕吐、发热、消瘦及黄疸等，腹部可触及包块。胰高血糖素瘤主要表现为坏死溶解性游走性红斑、糖尿病、消瘦、口腔炎、腹泻、贫血等症状。胃泌素瘤临床主要表现为严重的消化性溃疡、腹泻以及顽固性糜烂性食管炎等。

超声影像学表现 包括以下方面。

二维超声 ①胰岛素瘤：一般较小，平均直径为 1～2cm，经腹超声有时难以发现，漏诊率较高。超声显示多数表现为边界清晰、圆形、均匀低回声（图 1A）。少数为强回声或高回声。肿瘤常位于胰腺的体尾部。②无功能胰岛细胞瘤：因不产生胰岛素，患者常无症状，检出时一般瘤体较

大，大者超过 10cm。直径小于 5cm 的肿瘤多为圆形，均匀低回声，边界清晰。大的肿瘤呈类圆形、分叶状或不规则形，呈低回声或低回声内出现不规则无回声（为坏死液化），部分内可见强回声（钙化），形态不规则，边界清或不清。胰腺变形，并挤压邻近血管、脏器。恶性胰岛细胞瘤一般体积较大，形态不规则，常有局部浸润或肝、脾、淋巴结转移声像图表现。

彩色多普勒超声 肿瘤内部血流信号丰富（图 1B）。

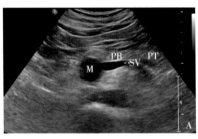
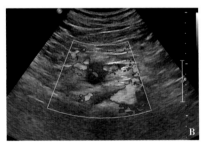

图 1　胰岛素瘤超声图像

注：患者出现反复低血糖症状。A.胰头部见 2.3cm×2.4cm 低回声，内部回声均匀，边界清。B.彩色多普勒超声：肿瘤内部可见条状血流信号。M 示肿瘤，SV 示脾静脉，PB 示胰体，PT 示胰尾。

超声影像学鉴别诊断 胰岛素瘤有惠普尔三联征，容易诊断；无功能性胰岛细胞瘤需与胰腺癌等鉴别。

（齐振红）

gěngzǔ xìng huángdǎn

梗阻性黄疸（obstructive jaundice）

由于胆汁在肝内至十二指肠乳头之间的任何部位发生胆道狭窄或阻塞造成胆汁通过障碍的疾病。分为肝内梗阻性黄疸和肝外梗阻性黄疸。

梗阻有恶性与良性之分，良性梗阻性黄疸主要以寄生虫、胆管炎性狭窄、结石嵌顿、胆管损伤、胆管先天畸形、自身免疫性胰腺炎等为主；恶性梗阻性黄疸主要以肝内外胆管癌、壶腹癌、胰头癌、胆囊癌、肝门部肝癌、十二指肠乳头癌等为主。

病理生理基础 各种原因致胆道梗阻时，肝脏血流量减少，肝细胞缺血缺氧，线粒体呼吸功能受到影响，腺苷三磷酸合成减少，糖异生及酮体生成减少，蛋白合成亦减少，但肝组织内胶原含量及合成能力上升，游离脂肪酸升高。肝脏组织维生素 E 含量和过氧化氢酶活性降低，线粒体谷胱甘肽和辅酶 Q 水平下降，氧自由基和脂质过氧化物的产生增加。血清胆红素、总胆汁酸、胆固醇及磷脂等迅速升高，这是由于肝细胞紧密连接减少和破坏，膜通透性改变，胆管内压升高，胆汁反流导致胆红素、胆汁酸、胆固醇磷脂等通过受损的相邻的肝细胞间连接，经狄氏腔反流入血，导致血清胆红素升高，引起黄疸。

临床表现 右上腹闷胀、疼痛，皮肤、巩膜黄染，食欲缺乏为主要表现。部分患者有发热、无症状消瘦、皮肤瘙痒；胆道蛔虫和结石嵌顿者有胆绞痛。

超声影像学表现 包括以下方面。

二维超声 梗阻性黄疸共同的声像图表现为胆管的扩张，梗阻部位和原因不同，引起的胆管扩张范围和程度不同，对胆囊的影响不同。①肝内胆管的梗阻：仅引起梗阻部位上游的胆管扩张，

其他部位胆管无扩张，胆囊无异常改变。②左右肝管汇合处及肝总管的梗阻：肝内胆管扩张，肝外胆管无扩张，胆囊不充盈。③胆总管的梗阻（胆总管末端癌、壶腹癌、胰头癌）：肝内外胆管均扩张，胆囊增大，并伴有胰管扩张。④胆囊管的完全梗阻：仅表现为胆囊不充盈，肝内外胆管无扩张。

常见良性梗阻性黄疸 ①胆管结石：表现为胆管内强回声后伴声影，或中等回声伴淡声影，结石与胆管壁界限清晰。②胆总管狭窄：狭窄多位于胆总管下段，声像图表现为中上段胆总管及肝内胆管扩张，下段胆总管管腔逐渐变细，呈"鸟嘴"样，管壁强回声连续，管腔内无异常回声，胆管的扩张常较肿瘤引起者轻。③胆总管蛔虫：表现为胆管内平行的条状强回声，与胆管壁平行，分界清，胆管壁连续。

常见恶性梗阻性黄疸 ①胆管癌：表现为胆管内低回声或中等回声肿块，肿块与胆管壁分界不清，胆管壁线状强回声不连续；管壁增厚型胆管癌，表现为管壁不均匀增厚，管腔逐渐变细或完全阻断。②壶腹癌：壶腹部的肿块位于胆总管末端，胰头的右侧呈低回声。肿块边缘不规则，后方无明显衰减，较早出现黄疸，肿瘤体积多大于3cm。③胰头癌：胰头局限性增大，内见低回声，边界不清，可呈"蟹足样"，可有后方回声衰减，伴主胰管、胆管扩张，肿瘤体积多大于3cm（图1）。④肝门部肝癌：肝门部肝内见低回声或中等回声，向一侧挤压浸润胆管，胆管壁中断，管腔阻断。

彩色多普勒超声 结石后方可见闪烁伪像；胆管癌、壶腹癌、

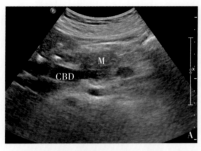

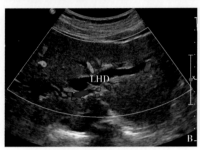

图1 胰头癌致梗阻性黄疸超声图像
注：A. 胰头部可见 3.4cm×2.3cm 的低回声，边界不清晰，胆总管明显扩张，为1.2cm。B. 彩色多普勒超声：扩张的左肝管内未见血流信号。CBD 示胆总管，M 示胰头肿瘤，LHD 示左肝管。

胰头癌肿瘤内部可见少许星点状血流信号或无血流信号；肝癌内可见少许点条状血流信号或丰富血流信号。

超声影像学鉴别诊断 结合病史及声像图表现胆管结石与肿瘤容易鉴别；胆管蛔虫和狭窄有特征声像图表现，容易诊断。壶腹癌与胰头癌常相互误诊，通常壶腹癌体积小、位于胰头右侧，常突入胆总管内，胆管扩张明显，胰管扩张相对轻；胰头癌一般体积较大、后方衰减，压迫胆总管很少突入其内，胰管扩张明显。

（齐振红）

wèi chángdào chāoshēng

胃肠道超声（ultrasound of the gastrointestinal tract） 通过超声检查，对胃肠病变进行评估。胃肠道是消化系统的重要器官，主要功能是分解、吸收和排便。

解剖 胃是消化管的膨大囊状部分，上连食管，下接十二指

肠，将胃分为贲门部、胃底部、胃体部及幽门部。胃分前后壁、胃小弯、胃大弯，胃壁由内到外分为黏膜层、黏膜肌层、黏膜下层、肌层及浆膜层。胃的幽门部向下延续为十二指肠，分为上部（球部）、降部、水平部及升部。

十二指肠呈C形包绕胰头，成人长约25cm，紧贴腹后壁，位于第12胸椎与第3腰椎体之间，是小肠中长度最短、管径最大、位置最深且最为固定的部分。上部常3~5cm，上行至肝门下方、胆囊颈，急转向下移形成十二指肠上曲，移行为降部。降部长7~8cm，内侧为胰头，沿第1、2腰椎体右侧垂直下行，外侧紧邻右肾内侧缘，至第3腰椎体水平，急转向左，形成十二指肠下曲，移行为水平部。水平部10~12cm，横过下腔静脉和第3腰椎体的前方，其前方为肠系膜上动脉、静脉。升部最短，自第3腰椎体左侧斜向左上方，急转向前下连接空肠。空肠、回肠位于脐周，升结肠位于右侧腹，横结肠位于上腹部，降结肠、乙状结肠位于左侧壁，之后连于直肠，位于小骨盆、骶骨的前方。

正常超声表现 胃壁及肠壁结构由内到外依次为强回声（黏膜层）、低回声（黏膜肌层）、强回声（黏膜下层）、低回声（肌层）、强回声（浆膜层），层次分明，分布均匀，黏膜面光整。

胃 空腹胃随潴留液多少、蠕动状态及切面位置不同而各异，腔内呈混合回声，含有强回声（气体）、黏液及内容物等。中心强回声与胃浆膜层强回声之间的低回声为胃壁回声。口服造影或饮水后，胃腔充盈呈等回声或无回声区，内见散在微小气泡及黏液形成的光点浮动，此时可显

示 5 层胃壁结构。但是受探头声束与胃壁垂直程度的影响，胃底部与胃体前壁显示欠佳。胃壁厚 3 ~ 6mm。

口服充盈剂时，超声动态观察食管下段及贲门部有无狭窄及滞留现象。至胃底充盈后，变换体位观察膈面及脾面。经胃体部长、短轴切面观察胃体前后壁及胃大小弯，胃壁结构清楚，厚度均匀。胃角部多呈"∞"形。另外可以观察到蠕动波，起自胃底部，常以 1cm/s 的速度向幽门方向推进，蠕动波为节律性、对称性，一般 1 ~ 3 个蠕动波。

十二指肠 主要检查球部，呈三角形或椭圆形，有蠕动呈间歇充盈，边界清晰，肠壁层次结构规整、均匀。正常球部充盈时面积 3 ~ 5cm²，内径 < 3cm。

空肠、回肠 肠腔充盈后，空肠位于左上腹和脐部，表现为"琴键"状；回肠位于右下腹及中下腹，表现为内膜较空肠平整。空肠管腔内气体或液体多为低回声。内径 < 2cm。

大肠 肠腔充盈后，纵切面表现均匀的长管状，横切面呈圆形或椭圆形，黏膜面光滑，肠壁层次清晰，内径 < 4cm。肠管充盈时，肠壁厚 3.5 ~ 4.5mm。

适应证 包括以下方面。

胃 ①胃肿瘤：胃良性肿瘤包括胃腺瘤、平滑肌瘤、血管瘤等。胃恶性肿瘤包括贲门癌、胃癌、胃平滑肌肉瘤、胃恶性淋巴瘤、胃网织细胞肉瘤和胃转移瘤等。②胃黏膜病变：胃巨皱襞症、胃黏膜脱垂等。③梗阻性疾病：贲门失弛缓症、先天性肥厚性幽门狭窄以及其他原因的幽门梗阻。④其他疾病：胃溃疡、胃下垂、胃内异物、胃底静脉曲张。⑤急症：急性胃扩张、胃穿孔。

肠道 ①肠道肿瘤：良性肿瘤有十二指肠腺瘤、小肠平滑肌瘤、结肠平滑肌瘤、脂肪瘤等。恶性肿瘤有十二指肠腺癌、小肠平滑肌肉瘤、小肠恶性淋巴瘤、结肠恶性淋巴瘤、结肠癌、直肠癌、结肠平滑肌肉瘤等。②肠道炎症性疾病：急性阑尾炎、克罗恩病、肠结核、十二指肠球炎、缺血性肠炎、慢性溃疡性结肠炎等。③肠道梗阻性疾病：肠梗阻、肠套叠、肠扭转、肠系膜压迫综合征等。④肠道先天性疾病：十二指肠急性肥厚、梅克尔憩室巨结肠等。⑤肠道其他疾病：十二指肠溃疡、十二指肠淤滞症、肠道蛔虫病等。

（王 勇 张 萱）

wèi chángdào chāoshēng jiǎnchá jìshù

胃肠道超声检查技术（ultrasound examination of gastrointestinal trac）

胃肠道属于空腔脏器，移动性大，腔内含有气体及消化液等内容物，空腹时与进食后充盈时形态、壁厚、内径均有不同，受患者体胖、病灶深度的影响，所以检查前准备工作很重要，尽量减少肠气和食物残渣的干扰，同时应选择不同频率的探头配合检查。

准备事项 检查胃肠道需空腹 8 ~ 12 小时，另外肠道检查需在前一天晚餐进食流食，睡前服用泻剂，检查当日再行清洁灌肠。乙状结肠及直肠检查时，可充盈膀胱利于经腹超声检查。探头一般选用 3 ~ 5MHz，而内镜超声采用 5 ~ 17MHz 或更高频率。

体位准备 胃部检查采用半卧位，然后左侧卧位，再右侧卧位。肠道检查常采取仰卧位或膀胱截石位。

检查方法 胃肠道超声检查一般先常规空腹检查，再饮用充盈剂检查。连续饮下已准备好的温开水 500 ~ 800ml，饮水后需尽快检查。冲服搅拌好的胃超声造影剂 500 ~ 800ml，连续饮下，10 分钟左右图像显示较清晰。结直肠采用 1500ml 左右温水或造影剂经直肠连续灌注。

胃 ①食管下段及贲门断面：显示长轴切面将探头斜置于左季肋下近剑突，声束偏后上方，口服温水可显示液体通过情况。显示短轴切面将探头置于剑突下，垂直于长轴切面，由上向下扫查，于肝左叶后方近膈顶处显示食管，向下逐渐增宽显示贲门。对于贲门显示不清的肥胖患者，可采取仰卧位及左侧肋间扫查。腹腔明显胀气的患者，嘱其左侧卧位，饮水的同时观察贲门。②胃底断面：将探头斜置于左肋弓下，偏左后上方 45° 扫查。③胃体断面：显示长轴将探头置于左上腹，移动探头观察胃体前后壁、胃大弯等。显示短轴将探头垂直于长轴切面，显示胃体短轴，呈椭圆形，左侧为胃大弯，右侧为胃小弯。④胃角横断面：将探头置于上腹正中部横向连续扫查，显示类似"∞"形状。⑤胃窦断面：显示长轴将探头斜切于右上腹，调整斜切面，显示最长胃腔即为胃窦长轴切面。显示短轴将探头在长轴切面基础上旋转 90°，上下、左右连续扫查。⑥胃冠状斜断面：将探头斜置于左上腹，偏向右侧连续扫查，此断面能较好地显示胃小弯及胃角。

肠道 ①十二指肠检查：口服温水或造影剂 500 ~ 800ml 后，探头纵切于右上腹探查胃窦及幽门，然后向右移动扫查 60°、向左移动扫查 30°，可显示球部、降部和水平部，升部不易显示。均显示不清时，可结合瓦尔萨尔瓦动作获得图像。②空肠、回肠超声检查：空肠多位于右上腹和脐部，回肠多位于中下腹和右下腹，探查断面无特殊要求。口服温水或造影剂 500～800ml 半小时后小肠充盈，分区扫查，以脐部为主，向上下腹、左右腹连续扫查，发现局限性病灶，可结合呼吸运动鉴别。③结肠检查：通常进行灌肠检查，左侧卧位经肛门置管，后仰卧位灌注生理盐水，由下到上的解剖关系经腹部扫查，纵切、横切、斜切根据扫查观察情况而定。结肠脾曲、肝曲可通过脾脏、肝脏或肾脏做声窗探查。④直肠检查：经腹探查需充盈膀胱，于耻骨联合上方扫查前列腺或整个后方的直肠。经直肠扫查时，需排便，先左侧卧位屈膝，直肠探头经肛门缓慢进入直肠扫查。⑤阑尾检查：先用 3.0～3.5MHz 凸阵探头于阑尾区扫查，发现可疑病灶或最大压痛点后选用 5MHz 以上的高频线阵探头。急性阑尾炎检查时采用逐渐加压方法扫查，消除肠气干扰，显示右髂血管，再次加压显示阑尾，可通过加压观察阑尾是否肿胀。注意加压需缓慢轻柔。

测量方法 ①胃壁厚度测量：胃适度充盈（600～1000ml），声束垂直于胃壁，显示清晰胃壁结构，测量黏膜层最内侧至浆膜层最外侧之间的距离。成人正常胃壁＜5mm，幽门部厚度＜6mm，新生儿和婴儿＜4mm。测量胃下界时采取坐位或立位，扫查到胃下界的最低部位，测量胃下界与脐孔的距离。测量幽门管径时，幽门开放的长轴切面，测量其内径，一般 0.5～0.6cm，有时超过 1.0cm。②十二指肠球面积测量：在其充盈最大时，底边为球部近幽门端的最长短轴径，高为底边与球部顶端垂直的径线，计算公式：底 × 高 /2= 球部面积。③肠壁厚度测量：同胃壁厚度的测量方法，测量肠壁黏膜面最内侧与浆膜面最外侧之间的距离。④肠腔内径测量：探头不加压的情况下，测量横切面管腔内径即黏膜面至黏膜面。

（王 勇 张 萱）

wèi xīròu

胃息肉（gastric polyp） 胃黏膜过度生长形成肿物突入腔内的增生性疾病。分为增生性息肉、炎性息肉及腺瘤性息肉，炎性息肉为良性，增生性息肉癌变率低，腺瘤性息肉为癌前病变。

病理生理基础 腺瘤性息肉来自肠上皮化生的腺上皮，腺瘤上皮显示了不同程度的上皮内瘤变，直径在 2cm 以上者易发生癌变；增生性息肉起源于增生的腺窝上皮，不会发生癌变。

临床表现 发病年龄平均为 54 岁，女性多于男性。好发于胃窦及胃体。临床表现缺乏特异性，单纯性息肉早期无明显临床症状，息肉表面出现糜烂、溃疡时出现消化道症状，如腹痛、饱胀感、恶心呕吐及消化道出血。位于幽门或贲门处易出现不完全梗阻。

超声影像学表现 包括以下方面。

二维超声 病变起自胃黏膜，胃壁无增厚，连续性良好（图1）。一般为圆形或类圆形的略低回声、中等回声及略高回声，边界清晰，内部回声均匀（图2），大小为 1～2cm，肿块基底部较窄，一般带蒂的息肉呈水滴状，部分为豆芽状，当表现为半球形时与胃黏膜分界不清。

彩色多普勒超声 病变内可见丰富短棒状血流信号。

超声影像学鉴别诊断 起自

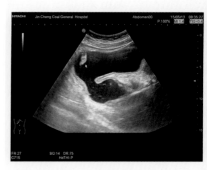

图1 胃息肉二维超声图像（例1）

注：饮水后，息肉基底部较窄，周边胃壁光滑、无增厚（图像由山西晋城大医院超声医学科张晓林提供）。

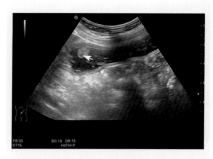

图2 胃息肉二维超声图像（例2）

注：饮水后，胃体胃壁见中等回声结节，边界清楚，内部回声均匀（图像由山西晋城大医院超声医学科张晓林提供）。

胃黏膜表面突向胃腔的带蒂窄基底的肿块，一般可提示为胃息肉，但应注意与较小蕈伞型胃癌、向腔内生长的胃间质瘤及胃巨皱襞症鉴别。蕈伞型胃癌生长速度较息肉快，胃壁连续性部分中断。胃间质瘤多为低回声，内部常伴

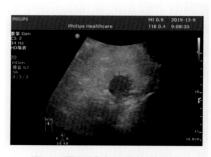

图3 胃间质瘤二维超声图像

注：口服造影剂，胃壁见低回声结节，部分边界不清楚（图像由山西晋城大医院张晓林提供）。

液化坏死,内见粗大血流信号(图3)。胃巨皱襞症呈宽基底,黏膜皱襞回声增粗,呈"琴键"状,随胃对比剂的填充,皱襞形态可发生改变。

(王　勇　张　萱)

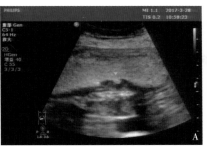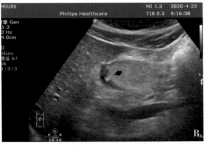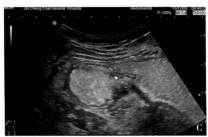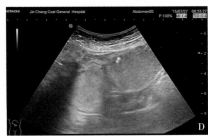

图 1　胃溃疡二维超声图像

注:A.口服造影剂,胃体部胃壁见凹陷区被造影剂填充,底部光滑;B.口服造影剂,胃溃疡凹陷区见造影剂填充,周边胃壁局限性增厚;C.口服造影剂,胃窦部胃壁连续性中断,表面见强回声斑;D.口服造影剂,胃体部胃壁连续性中断,表面见回声斑,凹陷边缘对称(图像由山西晋城大医院超声医学科张晓林提供)。

wèi kuìyáng

胃溃疡(gastric ulcer)　各种致病因子的作用下,黏膜发生的炎症与坏死性病变深达或穿透胃黏膜肌层的疾病。是消化性溃疡中最常见的疾病之一。

病理生理基础　正常情况下胃表面具有一层黏液覆盖,胃液的消化作用与黏膜屏障功能处于动态平衡状态,当各种原因打破平衡后就导致溃疡的形成。好发于胃小弯或胃窦部,多为单发,直径小于2cm,典型的溃疡呈圆形或椭圆形,周边增厚隆起,溃疡基底部光整,富含血管的肉芽组织和陈旧瘢痕组织,表面呈灰白或灰黄色。

临床表现　可发生于任何年龄,男女比例为3.6∶1,发病因素较多,目前主要为胃酸分泌过多、幽门螺杆菌感染和服用非甾体抗炎药。临床表现为反复发作节律性上腹痛,伴有反酸、嗳气等症状,严重者呕血、穿孔等。

超声影像学表现　包括以下方面。

二维超声　病变区胃壁局限性增厚呈低回声,增厚胃壁表面出现凹陷,凹陷底部光滑,其表面呈强回声,凹陷边缘区形态规整,边缘对称,不随胃蠕动变化而消失(图1);溃疡凹陷较大时,黏膜呈纠集征。凹陷区胃壁黏膜层甚至肌层消失,其余胃壁结构清晰。

彩色多普勒超声　部分病变区边缘可见少许血流信号。

超声影像学鉴别诊断　胃超声造影应用较为广泛,对于鉴别典型的胃溃疡具有较好的临床价值,但是对于不典型者临床诊断困难,仍需结合胃镜及镜下活检。恶性溃疡呈低回声,胃壁不规则增厚,凹陷表面不光整,甚至呈毛刺状,病变区胃壁连续性中断,胃壁僵硬,彩色多普勒超声内见不规则丰富血流信号。

(王　勇　张　萱)

shíèrzhǐcháng kuìyáng

十二指肠溃疡(duodenal ulcer)　各种致病因子的作用下,黏膜发生的炎症与坏死性病变深达或穿透十二指肠黏膜肌层的疾病。好发于球部。

病理生理基础　十二指肠溃疡形态与胃溃疡相似,直径多在1cm以内,深度较浅,严重时可穿孔,形成包裹,是溃疡的严重并发症之一。若反复发作易形成瘢痕,导致球部严重变形,甚至幽门梗阻。

临床表现　好发于青壮年,男性多于女性,90%发生于球部,球部好发于前、后壁。发生于后壁呈球后溃疡,前后壁同时发生呈对吻性溃疡。临床表现为上腹部周期性、节律性疼痛,空腹疼痛,进食后缓解,伴有反酸、嗳气等,严重时呕吐咖啡样物、梗阻、穿孔等。

超声影像学表现　二维超声:十二指肠形态不规则,面积缩小3cm²以内。内壁表面出现凹陷,凹陷表面呈强回声,凹陷处肠壁层次不清,周边肠壁增厚0.4～1.0cm,回声减低(图1)。常可见球部激惹征,表现为造影剂快速排出。瘢痕收缩造影剂显示球部管腔狭窄变形,呈山字形、三叶形等。

超声影像学鉴别诊断　十二指肠溃疡超声诊断仍存在一定困难,仍需结合其他影像学检查,该病应与十二指肠炎、十二指肠癌相鉴别。十二指肠炎是弥漫性病变,黏膜增粗增厚,但无凹陷,

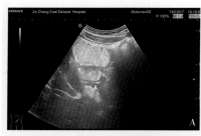

图1 十二指肠溃疡二维超声图像

注：A. 口服造影剂，球部肠壁连续性中断，表面见强回声斑；B. 口服造影剂，球部溃疡表面呈强回声，周边肠壁增厚，层次不清（图像由山西晋城大医院超声医学科张晓林提供）。

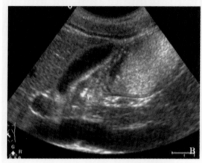

球部不变形。十二指肠癌好发于降部，管壁局限性增厚，通常大于1.0cm，可见凹陷，但表面不规整，当伴发转移更易鉴别。

（王 勇 张 萱）

lánwěi yán

阑尾炎（appendicitis） 梗阻等多种原因导致阑尾血液循环障碍，使阑尾黏膜受损继而出现炎性病变的疾病。分为急性单纯性阑尾炎、急性化脓性阑尾炎、急性坏疽性阑尾炎及慢性阑尾炎。

病理生理基础 急性单纯性阑尾炎以阑尾黏膜及黏膜下层较为严重，阑尾轻度肿胀，浆膜面充血，伴有中性粒细胞浸润及纤维素渗出；急性化脓性阑尾炎多由单纯性发展而来，阑尾肿胀明显，大量中性粒细胞浸润直达肌层和浆膜层；急性坏疽性阑尾炎的阑尾坏死，常出现穿孔，引起阑尾周围脓肿及腹膜炎。

临床表现 可发生于任何年龄，以青年最多见，男性多于女性。典型的临床表现为转移性右下腹痛、麦氏点压痛和反跳痛、白细胞计数升高等。急性阑尾炎多见。

超声影像学表现 包括以下方面。

二维超声 包括急性阑尾炎和慢性阑尾炎。

急性阑尾炎 根据病理改变分为单纯性、化脓性和坏疽性。①单纯性阑尾炎：系急性阑尾炎的早期病变，仅限于黏膜层及黏膜下层。不典型者超声诊断困难；典型者阑尾轻度肿胀，内径＞6mm者可疑，腔内可见强回声粪石，后伴声影（图1）。②化脓性阑尾炎：系单纯性阑尾炎的继续发展，阑尾壁全层受累形成脓肿，超声表现为混合回声，阑尾明显增粗，管壁增厚呈低回声，层次多不清，管腔扩张或显示不清，部分管腔内可见强回声粪石，外周由炎症渗出形成的片状高回声（图2）。③坏疽性阑尾炎：是前两者的进一步加剧，阑尾缺血坏死，甚至穿孔，表现为管壁连续性中断，可伴有局限性积液及肠系膜淋巴结肿大。此类多伴有腹膜炎。

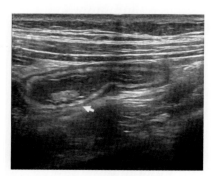

图1 急性单纯性阑尾炎二维超声图像

注：阑尾内径增宽，管壁增厚，管腔内见强回声粪石（图像由山西晋城大医院超声医学科张晓林提供）。

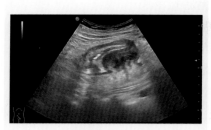

图2 急性化脓性阑尾炎二维超声图像

注：肿大阑尾部分管壁层次不清，周围见炎性渗出物（图像由山西晋城大医院超声医学科张晓林提供）。

慢性阑尾炎 黏膜层及黏膜下层炎症反复发作引起的管壁轻度增厚，走行迂曲，管腔扩张亦不明显，超声表现不典型。

彩色多普勒超声 增厚的肠壁内可见条状血流信号，脓肿部分可见杂乱血流信号。

超声影像学鉴别诊断 急性阑尾炎需与其他急腹症相鉴别。①异位妊娠或黄体囊肿破裂多为育龄女性，结合病史不难鉴别，腹水穿刺也有助于鉴别。②胆囊或胃穿孔，疼痛部位可能有重复，但胆囊或胃穿孔膈下可见游离气体，且右下腹无包块。③当阑尾炎形成包块时需与回盲部肿瘤鉴别，需结合其他影像学检查。回盲部肿瘤缺乏特异性，且因压迫阑尾易伴发阑尾炎形成脓肿而发病。

（王 勇 张 萱）

wèi chángdào jiānzhì liú

胃肠道间质瘤（gastrointestinal stromal tumor, GIST） 起源于胃肠道间质卡哈尔（Cajal）细胞，由特异的酪氨酸激酶受体（c-Kit）或血小板衍生生长因子突变而引起的间叶源性肿瘤。95%以上的GIST表达c-Kit蛋白（CD117），60%~70%的GIST表达CD34。

病理生理基础 肿瘤由梭形细胞构成，部分呈上皮样细胞特征，体积较大的肿瘤常伴出血、坏死及囊性变。GIST 的侵袭性与肿瘤部位、大小和核分裂象有关。2008 年美国国立卫生院共识会议将 GIST 的危险级别分为极低危、低危、中危和高危，以便于评估患者的预后。

临床表现 胃肠道间质瘤具有一定的恶性潜能，是最常见的间质来源肿瘤，占胃肠道恶性肿瘤的 1% ~ 3%。最常见部位为胃（60%），其次为小肠（30%）及十二指肠（5%）。好发于中老年人，男女发病比例相近，患者常无明显的临床症状，多体检时偶然发现，部分患者伴有腹痛、黑便及压迫梗阻等症状。

超声影像学表现 包括以下方面。

二维超声 圆形或分叶形低回声肿物，GIST 不同危险度分级超声表现不同：低危 GIST 体积 ≤ 5cm，边界清楚，内部回声多均匀（图 1）；中高危 GIST 边界欠清晰，呈不规则分叶状，内部回声不均匀，可见囊性变区（图 2）、坏死区或多发小片状线状气体强回声后伴声影或气液平（图 3）。恶性 GIST 可侵犯周围组织，也可伴腹腔淋巴结和 / 或实质脏器的转移。

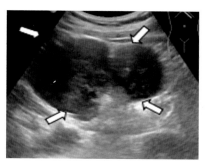

图 2 中危胃肠道间质瘤二维超声图像
注：上腹部见低回声肿物，分叶状，内见小片状无回声区。

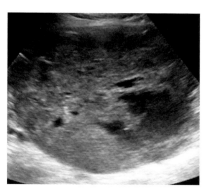

图 3 高危胃肠道间质瘤二维超声图像
注：上腹部见混合回声肿物，形态不规则，内见多发不规则无回声区以及线状气体强回声。

彩色多普勒超声 低危 GIST 内无明显血流信号或少许点状血流信号（图 4），中高危 GIST 内多血流信号丰富，可见粗大不规则分布肿瘤血管（图 5）。

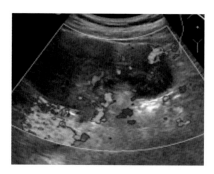

图 5 高危胃间质瘤彩色多普勒超声图像
注：CDFI 周边内部见丰富血流信号，内部见不规则粗大血流。

超声造影 低危 GIST 多弥漫性均匀增强（图 6）；中危 GIST 多弥漫性均匀增强，可见造影未强化区及肿瘤血管（图 7）；高危 GIST 多向心性 / 离心性不均匀增强，多见造影未强化区及粗大肿瘤血管（图 8）。

超声影像学鉴别诊断 当超声检查发现腹部向腔外生长的低回声分叶状、伴囊变坏死、不伴有淋巴结肿大的肿物时，需考虑

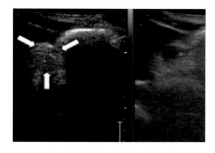

图 6 低危胃间质瘤超声造影图像
注：肿瘤弥漫性均匀增强。

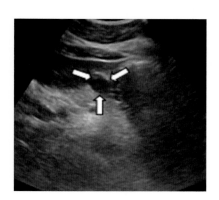

图 1 低危胃肠道间质瘤二维超声图像
注：胃小弯见低回声结节，边界清楚，回声均匀。

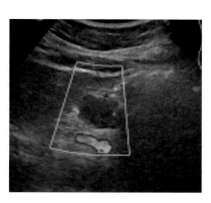

图 4 低危胃小弯间质瘤彩色多普勒超声图像
注：内部见点状血流信号。

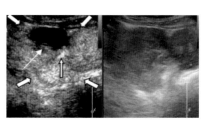

图 7 中危胃间质瘤超声造影图像
注：不均匀增强，见无强化区。

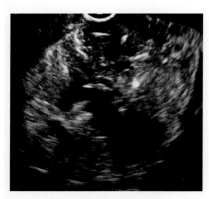

图8　高危直肠间质瘤超声造影图像

注：不均匀增强，见不规则无强化区及粗大肿瘤血管。

GIST。但需要与胃肠道淋巴瘤、胃肠道转移瘤及腹腔肿大淋巴结相鉴别。胃肠道淋巴瘤多表现为肠壁增厚或回声均匀的肿块，少见囊变坏死，常伴胃周、腹膜后多发淋巴结肿大，体积较大，但不易侵犯邻近组织（图9）。胃肠道转移瘤表现为低回声内可见气体样强回声，同时需结合患者其他恶性肿瘤病史。腹腔肿大淋巴结多表现为回声均匀/不均匀低回声结节或肿物，可相互融合，临床有其他恶性肿瘤病史。

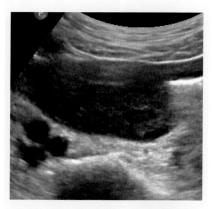

图9　小肠B边缘区细胞淋巴瘤二维超声图像

注：腹腔见稍低回声肿物，边界清，内部回声均匀。

（王　勇　龚萱桐）

wèi ái

胃癌（gastric carcinoma）　源于胃黏膜上皮细胞的恶性肿瘤。是我国消化道的最常见恶性肿瘤，在全部恶性肿瘤中位于第三位，位于肿瘤死亡率第二位。

病理生理基础　胃癌发病机制复杂，与环境因素、遗传因素、饮食习惯及幽门螺杆菌感染等有关。按胃癌的病理变化分为早期胃癌和进展期胃癌。早期胃癌的病变局限于黏膜层或黏膜下层，不论肿瘤面积大小以及有无周围淋巴结转移，分为隆起型、表浅型及凹陷型；当病变浸润达到肌层或更深即为进展期胃癌，分为蕈伞型、溃疡型及浸润型。以腺癌最常见，此外还有黏液癌、印戒细胞癌、低分化癌、未分化癌等。胃癌的扩散途径包括直接浸润、淋巴转移、血行播散及种植转移。

临床表现　可发生于任何部位，好发部位依次是胃窦、胃小弯、贲门、胃底和胃体。早期症状不明显，当出现溃疡或梗阻时可出现临床症状，如上腹痛、恶心呕吐、食欲缺乏、消瘦、黑便等；晚期腹部可触及质硬肿块，出现腹水、淋巴结转移及远处转移等。

超声影像学表现　包括以下方面。

二维超声　胃癌分为3型。①肿块型：胃壁局限性低回声（或混合回声）隆起，突向胃腔，可呈菜花状或蕈伞状（图1）。②溃疡型：隆起的胃壁表面见不规则凹陷，凹陷底部不光滑且壁僵硬，周缘厚度不一（图2）。③弥漫型：胃壁弥漫性增厚，呈低回声，厚度大于15mm，腔内表面出现溃疡时呈强回声。空腹长轴切面"线状"，短轴呈"假肾征"（图3）。

包括早期胃癌、进展期胃癌表现和胃癌的转移表现。

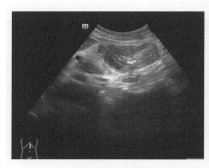

图1　早期胃癌二维超声图像

注：胃体区前壁及右侧壁可见低回声肿物，边界不清，中心部呈强回声。

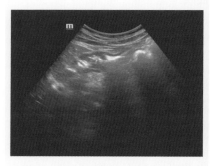

图2　溃疡型胃癌二维超声图像

注：胃窦部局部胃壁增厚，内部可见不规则凹陷，边界欠清。

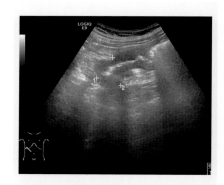

图3　弥漫型胃癌二维超声图像

注：胃壁弥漫性增厚，呈低回声，中心部可见强回声，边界不清。

早期胃癌　仅限于黏膜层及黏膜下层，黏膜层局限性隆起或增厚呈低回声，侵及黏膜下层时，局部回声连续性中断，但超声检查显示困难（图 1）。

进展期胃癌　侵及肌层甚至浆膜层，胃壁正常层次消失，结构紊乱，浆膜层连续性中断，胃壁局限性或弥漫性增厚，呈低回声，大于 15mm，正常胃壁结构消失，呈不规则低回声，胃蠕动消失（图 4）。

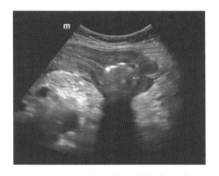

图 4　进展期胃癌二维超声图像
注：胃壁弥漫性增厚，呈低回声，中心部可见强回声，边界不清。

胃癌的转移表现　淋巴转移是胃癌转移的主要途径，先是胃周淋巴结转移（图 5A），晚期转移到腹主动脉旁淋巴结。其次直接扩散，表现为胃壁全层中断，侵及周围器官及组织。血行转移多发生在晚期，常转移至肝脏、肺、骨骼与脑等，其中肝转移瘤表现为类圆形低回声，呈"牛眼"征（图 5B）。还有种植性转移，是癌肿浸润至胃浆膜后，癌细胞种植于腹壁、腹膜及盆腔器官，女性易转移至卵巢，称库肯勃（Krukenberg）瘤。

彩色多普勒超声　增厚胃壁内见较丰富条状血流信号（图 6）。

超声造影　显示"快进快出"的特征，动脉期均匀或不均匀的快速增强，静脉期呈快速退出。

超声影像学鉴别诊断　进展期胃癌不难诊断，早期胃癌需与胃溃疡、胃炎鉴别。进展期胃癌

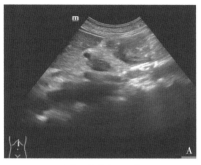

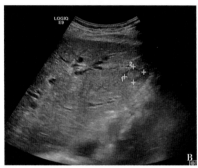

图 5　胃癌转移二维超声图像
注：A.胃周淋巴结肿大；B.肝右叶转移结节，稍高回声，周边见低回声晕环。

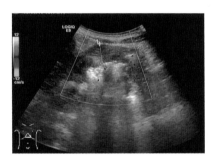

图 6　胃癌彩色多普勒超声图像
注：增厚的胃壁内见杂乱点条状血流信号。

壁层次被破坏；早期胃癌胃壁层次清晰；胃溃疡胃壁局限性增厚，呈火山口状；而胃炎胃壁为弥漫性均匀增厚。另外，肿块型胃癌较小时需与胃息肉、胃间质瘤的鉴别，超声诊断困难，需结合胃镜下活检。

（王　勇　张萱）

jiécháng ái hé zhícháng ái

结肠癌和直肠癌（colorectal carcinoma）　起自肠道上皮细胞的恶性肿瘤。呈浸润性生长，是

中国消化道的最常见恶性肿瘤，在全部恶性肿瘤中第二位。发病因素与环境和遗传有关，前者主要是饮食因素，尤其是脂肪和动物蛋白；后者好发于家族性腺瘤性息肉病。男女发病比例为 1：1，发病年龄平均 62 岁，40 岁以下的病例发病部位通常位于远端结肠和直肠。好发部位为直肠、乙状结肠和直肠乙状结肠曲部。

病理生理基础　当结直肠肿瘤穿透黏膜肌层到达黏膜下层时称为癌，大体分为隆起型、溃疡型和浸润型。晚期结直肠癌可向周围组织浸润、血行播散、淋巴及种植转移。

临床表现　主要临床症状是便血、腹痛，排便习惯改变，其中便血最常见于直肠癌患者，而腹痛、腹部包块等多见于结肠癌患者。此外，结肠癌主为腹泻与便秘交替出现，乙状结肠和直肠癌以排便次数增加、大便变细、里急后重为主。

超声影像学表现　包括以下方面。

二维超声　肠壁不均匀增厚 1.0～4.5cm，呈低回声或强弱不等，突向腔内或腔外，进展期不规则浸润全层，呈"假肾"征，肠腔狭窄中央部呈线状高回声。病变管壁僵硬，蠕动消失。其他表现有梗阻和转移征象，梗阻表现为近端肠管扩张，内容物滞留或反流。转移表现为淋巴结肿大，肝转移瘤多呈高回声或强回声，伴或不伴声晕。

根据形态及肿瘤特征分为以下 4 型。①肠内肿块型：肿瘤向腔内生长，不规则或呈菜花状，周围肠壁未见侵及（图 1）。②肠壁增厚型：横断面检查，肠壁局限性增厚，向腔内隆起，呈低回声并包绕肠气，形成"假肾"征

（图2）。③肠外肿块型：肿瘤向腔外生长浸润，肠腔变化不明显（图3）。④混合型：肿瘤既向腔内生长，也向腔外浸润，侵犯肠壁全层，无包膜（图4）。

彩色多普勒超声 病灶内部及周边可见丰富条状及分支状血

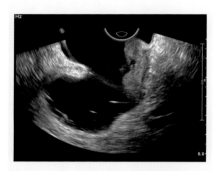

图1 肠内肿块型直肠癌二维超声图像

注：直肠中下段低回声肿物，局部黏膜下层、肌层、纤维膜连续性中断。

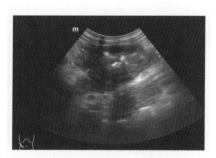

图2 肠壁增厚型结肠癌二维超声图像

注："假肾征"，升结肠区低回声肿物，中心部呈强回声，形态不规则，边界不清。

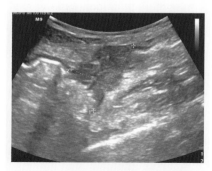

图3 肠外肿块型结肠癌二维超声图像

注：降结肠区低回声肿物，向外突，肠腔未见变形，边界不清。

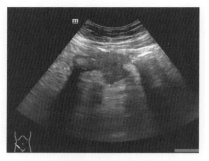

图4 混合型结肠癌二维超声图像

注：升结肠区低回声肿物，边界不清，肠腔受压变形狭窄。

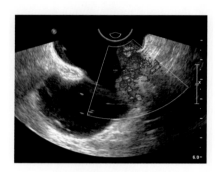

图5 结直肠癌彩色多普勒超声图像

注：内可见丰富杂乱血流信号。

流信号（图5）。

超声造影 显示"快进慢出"的特征，动脉期均匀或不均匀的快速增强，静脉期呈缓慢退出。

超声影像学鉴别诊断 该病应与结肠平滑肌肉瘤、结肠恶性淋巴瘤、肠结核相鉴别。结肠平滑肌肉瘤通常体积较大，大于5cm，瘤体内部易出现液化坏死区。结肠恶性淋巴瘤好发于回盲部，肠壁局限性增厚，呈弱回声，透声较好，后方回声多增强。肠结核好发于回盲部，易误诊为肿瘤，需结合病史及临床表现。

（王勇 张萱）

yuánfā xìng xiǎocháng línbā liú

原发性小肠淋巴瘤（primary small intestinal lymphoma, PSIL） 起源于消化道黏膜下层或固有层淋巴组织的恶性肿瘤。

绝大多数为非霍奇金淋巴瘤。

发病机制 不明，免疫抑制剂、幽门螺杆菌感染、人乳头状瘤病毒感染、EB病毒感染等可以增加患病风险。

病理 淋巴瘤体积大小不等，可以表现为局限性隆起或肠壁局限性/弥漫性增厚，质地软，黏膜可发生溃疡。高度恶性的淋巴瘤肿瘤细胞的多形性显著，具有明显的核分裂象。

临床表现 无特异性临床表现，早期漏诊率高。患者可表现为腹痛、腹胀、恶心呕吐、黑便、消瘦等非特异性表现，肿瘤体积较大时，常以腹部包块就诊。严重者可引起急性肠套叠、肠梗阻及穿孔等表现。小肠淋巴瘤最常见发生部位为回肠（60%~65%），其次是空肠（20%~25%）、十二指肠（6%~8%）及其他部位（8%~9%）。

超声影像学表现 包括以下方面。

二维超声 小肠淋巴瘤可表现为肠壁局限性或弥漫性增厚，内部呈均匀性低回声，中心可见条状气体反射（图1）。当形成低回声肿块时，多向腔外生长，边界清晰，内部回声多均匀，少见出血坏死，加大增益可见内部呈多结节状（图2），黏膜表面溃疡形成时可见单发或多发不规则斑片状强回声。当小肠淋巴瘤体积较大时，常引起管腔动脉瘤样扩张。小肠淋巴常伴周围及腹腔多发淋巴结肿大，但少见侵犯周围组织。

彩色多普勒超声 内部可探及稀疏条状血流信号，部分血流信号丰富（图3）。

超声造影 小肠淋巴瘤动脉期表现为增厚的肠壁或肿块不同程度快速弥漫性增强，多均匀增

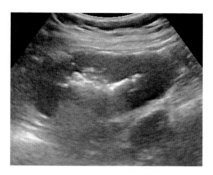

**图 1　弥漫大 B 细胞淋巴瘤
二维超声图像**

注：空肠肠壁弥漫性增厚，呈均匀性低回声。

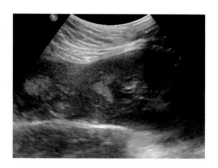

**图 2　小肠滤泡细胞淋巴瘤
二维超声图像**

注：右下腹部见低回声肿物，边界清，内可见多发高回声结节。

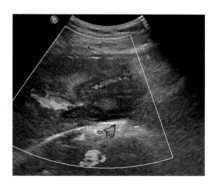

**图 3　小肠滤泡细胞淋巴瘤
彩色多普勒超声图像**

注：CDFI 内部见条状丰富血流信号。

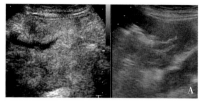

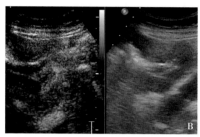

图 4　小肠淋巴瘤超声造影图像

注：A. 动脉期肿瘤弥漫性均匀性高增强；B. 静脉期肿瘤内造影剂逐渐廓清。

常伴周围淋巴结肿大。小肠淋巴瘤好发于回肠末端，需要与升结肠肿瘤相鉴别，升结肠肿瘤位置较固定，活动小，体积较大者内部可伴出血、坏死。此外，还需要与小肠间质瘤（图 5）、克罗恩病相鉴别，体积较大的间质瘤常

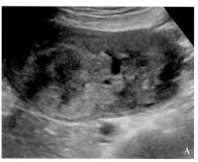

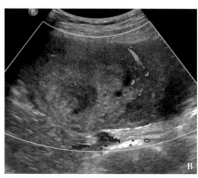

图 5　小肠间质瘤超声图像

注：A. 呈囊实性，内部回声不均二维超声；B.CDFI 周边及内部见血流信号彩色多普勒超声。

强（图 4），静脉期逐渐廓清，内部可见粗大肿瘤血管。

超声影像学鉴别诊断　小肠淋巴瘤在病程不同时期表现为肠壁局限性或弥漫性增厚，进而形成软组织肿块，可见肠管蠕动，

呈分叶状，内部回声不均匀，见不规则坏死区，彩色多普勒超声可探及粗大不规则肿瘤血管，多无周围淋巴结肿大。淋巴瘤的诊断需要结合 PET-CT 等其他影像学检查，可以发现其他部位异常肿大淋巴结。克罗恩病表现为肠壁节段性不规则增厚，管壁僵硬，炎症活动时探及丰富血流信号，需结合病史及临床表现进一步鉴别诊断。

（王　勇　龚萱桐）

cháng gěngzǔ
肠梗阻（intestinal obstruction）
任何原因引起的肠内容物通过障碍的疾病。肠梗阻是临床常见急腹症之一。

病理生理基础　根据病因分为机械性、动力性和血运性肠梗阻，按照梗阻程度分为不完全性和完全性梗阻。根据肠壁血液循环分为单纯性和绞窄性。而闭袢性肠梗阻是一种特殊类型，常为手术所致的粘连引起。最常见的原因是肠粘连，而肿瘤是结肠肠梗阻最常见的原因。机械性肠梗阻是肠管有狭窄，且近端肠管蠕动亢进，麻痹性肠梗阻无明显狭窄且蠕动波消失。均表现为肠管扩张、积液和积气。

临床表现　腹痛、腹胀是肠梗阻最早、最常见的症状，可伴肠鸣音亢进、呕吐，而麻痹性肠梗阻无腹痛，完全性肠梗阻无排便排气。严重时乏力、眼窝深陷、呼吸加快、水电解质紊乱，甚至休克。

超声影像学表现　二维超声表现如下。①机械性肠梗阻：梗阻部位以上的肠管扩张，小肠内径超过 3cm，结肠超过 5cm。肠管内可见"气液平面"，上部为气体，下部为液体。对于早期梗阻者，积气量少，肠腔内显示为斑

片状强回声的肠内容物。扩张的肠管壁黏膜显示清晰，皱襞水肿增厚，呈"琴键"征、"乳头"状等改变（图1）。蠕动波幅度增大，肠内容物反流以及"气过水征"。②绞窄性肠梗阻：肠管扩张及肠壁改变同机械性肠梗阻，但蠕动波不同，早期蠕动波幅度增大，发生缺血坏死时蠕动波幅度变小或消失，肠间隙产生无回声积液征象，晚期肠穿孔，蠕动波消失，肠管空虚合并游离气体。③麻痹性肠梗阻：肠管扩张及肠壁改变同机械性肠梗阻，但肠蠕动减弱或消失。

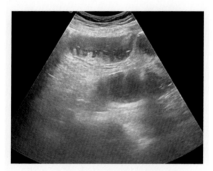

图1 肠梗阻二维超声图像

注：腹腔内见大量扩张肠管，黏膜皱襞呈"乳头状"（图像由山西晋城大医院超声医学科张晓林提供）。

超声影像学鉴别诊断 根据声像图超声不难诊断肠梗阻，部分梗阻病因的诊断有一定难度，对于有特殊征象的肠套叠、结肠癌引起的梗阻较容易诊断。

（王 勇 张 萱）

fùmó hòu jiānxì chāoshēng

腹膜后间隙超声（ultrasound of retroperitoneal space）

利用超声检查对腹膜后间隙进行探查，主要包括其内脏器和大血管，同时需要注意是否存在异常肿大的淋巴结及占位性病变。

腹膜后间隙为横膈以下和盆膈以上，壁层腹膜与腹后壁之间的间隙，常简称为腹膜后。主要包括肾前间隙（主要包含部分十二指肠、升结肠、降结肠、胰腺、肝动脉、脾动脉等）、肾周间隙（主要包含肾、肾上腺、输尿管等）和肾后间隙（主要包含腰交感干、淋巴结等）。腹膜后为潜在间隙，超声无法直接显示，需要通过探查腹膜后脏器及大血管等组织间接显示。

（王 勇）

fùmó hòu jiānxì chāoshēng jiǎnchá jìshù

腹膜后间隙超声检查技术（ultrasound examination of retroperitoneal space）

腹膜后超声检查应在患者条件允许的情况下尽可能全面评价腹膜后有无异常，对相应病变进行鉴别。

准备事项 ①患者检查前准备：空腹8~12个小时，减少胃肠内气体干扰；对于肠道气体较多者需服用缓泻剂清洁肠道。必要时饮水，辅助观察胰腺及其周围结构。②超声仪器：通常采用3.0~5.0MHz的凸阵探头。

检查体位 ①经胰腺长轴切面（图1）：探头长轴与患者长轴垂直放置于剑突下，显示胰腺长轴，即肾前间隙。主要显示肝左叶、胃、胰腺、脾静脉、肠系膜上动脉、腹主动脉、下腔静脉等结构。②经肾门横断面（图2）：探头置于季肋部经肾门做横断面，显示肾周间隙。主要显示肾脏、输尿管、肾动静脉、腹主动脉、下腔静脉等结构。③经腹主动脉长轴纵断面（图3）：探头长轴与患者长轴平行放置于剑突下，显示肾后间隙。主要显示腹主动脉、肠系膜上动脉、十二指肠横部、胰体等结构。

检查方法 由于腹膜后间隙受肠道气体干扰大，扫查时需适

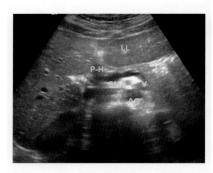

图1 肾前间隙超声图像

注：经胰腺长轴切面，显示肾前间隙。

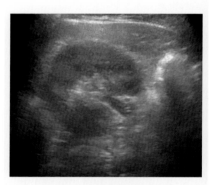

图2 肾周间隙超声图像

注：经肾门横断面，显示肾周间隙。

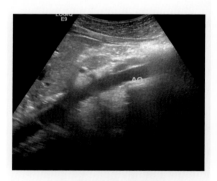

图3 肾后间隙超声图像

注：经腹主动脉长轴纵断面，可显示肾后间隙。

当加压推挤气体，但对于临床怀疑肾上腺嗜铬细胞瘤的患者，为避免诱发高血压危象应尽量轻柔。探头应多角度、多切面连续扫查肾前间隙、肾周间隙、肾后间隙及其内脏器，探查范围尽量全面。

（王 勇）

fùmó hòu zhǒngliú
腹膜后肿瘤（retroperitoneal tumors）

分为原发性腹膜后肿瘤和继发性腹膜后肿瘤。原发性腹膜后肿瘤较罕见，占全身所有肿瘤的0.1%～0.2%，其中80%～90%为恶性。

病理生理基础 腹膜后原发性肿瘤组织来源复杂，可发生于腹膜后间隙脂肪、结缔组织、肌肉、筋膜、血管、神经、淋巴管以及胚胎残留组织（不包括腹膜后间隙各器官的肿瘤），根据来源不同分为间叶源性肿瘤、神经源性肿瘤、胚胎残留组织来源肿瘤及其他原发肿瘤及瘤样病变。继发性肿瘤主要为腹膜后脏器直接浸润或恶性肿瘤通过不同的淋巴途径转移而来。

临床表现 由于腹膜后间隙位置深，早期一般无明显临床症状，随着肿瘤生长，常以腹部包块、腹痛、腰背痛及黄疸、肢体肿胀等压迫症状就诊。继发性腹膜后肿瘤可表现为原发肿瘤所引起的症状，常伴有消瘦、腹水等表现。

超声影像学表现 包括以下方面。

二维超声 ①原发性腹膜后囊性肿瘤：包括淋巴管囊肿、囊性畸胎瘤。淋巴管囊肿：圆形或椭圆形无回声，壁薄，单房或多房，可有分隔。继发感染时，无回声内可见絮状回声漂浮。囊性畸胎瘤：呈圆形或类圆形，无回声为主，内可见毛发、牙齿、皮质等实性成分，脂-液交界处可见水平分界线，形成脂液分层征。脂质和毛发可形成高回声团块漂浮于囊肿内，形成面团征。囊肿壁可见单发或多发强回声结节，形成壁立结节征。②原发性腹膜后实性肿瘤（图1～3）：绝

大多数为恶性肿瘤，其中以脂肪肉瘤最常见，还包括纤维肉瘤、平滑肌肉瘤、血管内皮肉瘤、淋巴瘤等，位于脊柱前方、腰大肌旁，多体积巨大，内部回声根据肿瘤组织来源存在差异，脂肪瘤及脂肪肉瘤呈高回声，其余肿瘤多呈低回声，形态不规则，边界不清晰，易出血、坏死而呈不均质回声。可伴周围浸润及转移征象。腹膜后淋巴瘤据有较特异性超声表现，多为腹膜后多发低回声肿物，相互融合，内部坏死少见。③继发性腹膜后肿瘤：脊柱及大血管周围的多发低回声结节/肿物，圆形或不规则形，可以相互融合，体积较大者内部回声不

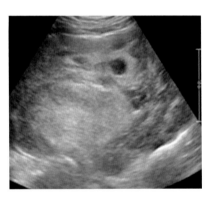

图1 腹膜后脂肪肉瘤二维超声图像
注：腹膜后巨大高回声肿物，边界不清，内回声不均。

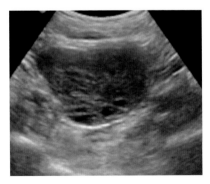

图2 腹膜后孤立性纤维瘤二维超声图像
注：腹膜后低回声肿物，内可见多发无声区。

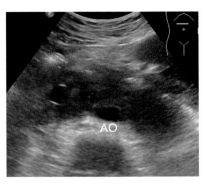

图3 腹膜后低级别滤泡型非霍奇金淋巴瘤二维超声图像
注：腹膜后见多发低回声肿物，相互融合。

均匀，并且对周围组织产生压迫现象。

彩色多普勒超声 恶性腹膜后肿瘤内部及周边多见较丰富低阻血流信号（图4），可见杂乱分布粗大肿瘤血管，而良性腹膜后肿瘤，内部多探及不到明显血流信号。

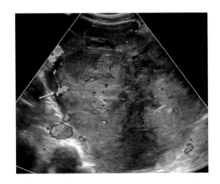

图4 腹膜后脂肪肉瘤彩色多普勒超声图像
注：周边及内部见丰富血流信号，可见粗大血管。

超声造影 腹膜后恶性肿瘤血供丰富，超声造影多表现为快速不均质高增强（图5），可见不规则造影剂未强化坏死囊变区。腹膜后淋巴瘤多表现为弥漫性高增强（图6），少见囊变坏死区。

超声影像学鉴别诊断 包括以下方面。

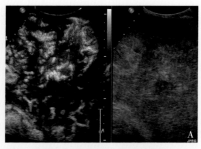

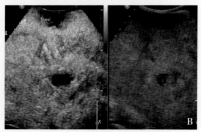

图5 腹膜后脂肪肉瘤超声造影图像

注：A.造影剂自多支肿瘤血管进入；B.肿瘤呈快速高增强，见坏死未强化区。

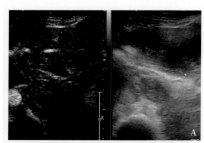

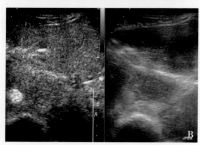

图6 腹膜后非霍奇金淋巴瘤超声造影图像

注：A.动脉期呈弥漫性增强模式；B.肿瘤呈弥漫性高增强。

定位诊断 超声首先需确定病变位于腹膜后，与腹腔肿瘤相鉴别。①越峰征：由于腹膜后肿瘤位置较深、相对位置固定，嘱患者做腹式深吸气时，将肿瘤置于图像中央纵切观察可见腹腔实质脏器随呼吸向足侧移动。②肿瘤悬吊征：患者采膝－肘俯卧位，探头置于腹侧探查，腹腔肿瘤多因重力作用压向腹壁，而腹膜后肿瘤因位置局限不能向腹壁移动。③腹膜后肿瘤距前腹壁较远，而常贴近脊柱前缘、腰大肌，可包绕腹主动脉及下腔静脉等腹膜后大血管生长。④肝肾或脾肾分离征：位于肝、脾后方的腹膜后肿瘤可将其向前方推压，使其与肾脏见的距离增加。

定性诊断 腹膜后肿瘤肿瘤首先考虑为恶性，一般体积巨大，边界不清，内部回声不均匀，与良性肿瘤鉴别较容易。但腹膜后肿瘤种类繁多，各类型肿瘤超声表现缺乏特异性，彼此鉴别诊断困难，仍需进一步研究。

（王 勇）

fùmó hòu nóngzhǒng

腹膜后脓肿（retroperitoneal abscess）

常继发于腹膜后脏器的感染和穿孔、败血症及结核感染等，于腹膜后间隙内形成局限性脓肿。

病理生理基础 化脓性感染多由出血坏死性胰腺炎、肾盂肾炎以及阑尾炎蔓延而来。由于腹膜后间隙空间大且组织疏松，因此感染扩散迅速。除此之外，结核导致的纤维素性渗出物常引起组织不同形式的粘连，进而形成冷脓肿。

临床表现 患者多有手术史或结核病史。典型临床表现为腹痛、腰痛，疼痛部位与脓肿部位相关，常伴发热、畏寒，可有腰大肌及髂腰肌刺激征。

超声影像学表现 包括以下方面。

二维超声 ①一般感染性脓肿：多为位于肾周、髂窝处的无回声区，边界清晰，壁厚，内透声差，可见细密点状回声漂浮，可见分隔，脓肿吸收后可呈混合回声或低回声区。②结核性冷脓肿：多位于腰大肌后方，呈梭形无回声或低回声，边界清晰，形态规则。

彩色多普勒超声 腹膜后脓肿多无法探及明显血流信号，部分囊壁及分隔处可见少许点状血流信号。

超声造影 脓肿表现不典型时，需与肿瘤相鉴别，超声造影脓肿壁可呈低增强，而脓腔内容物无强化。

超声影像学鉴别诊断 ①胰腺假性囊肿：多发生于急性胰腺炎发病后4~6周，呈圆形或不规则形无回声，透声好，继发感染时内可见点片状中低回声。②卵巢囊肿：多随月经周期而发生变化，并且多数可在病变周围见卵巢组织回声。

（王 勇）

fùmó hòu xuèzhǒng

腹膜后血肿（retroperitoneal hematoma）

腹膜后器官受创伤后局部出血所形成肿块的疾病。是腰腹部损伤常见的并发症，最常见的原因是骨盆骨折和腰椎骨折。随着腹腔镜及介入手术的发展，医源性损伤也成为腹膜后血肿的常见原因。

病理生理基础 腹膜后间隙空间大且组织疏松，其内器官受创伤后出血常形成体积较大的血肿，而且由于腹膜后间隙位置深，常在剖腹探查时才发现。

临床表现 多有外伤或手术病史，患者缺乏特异性临床表现，常被脏器损伤的表现所掩盖，常见的表现为腹痛，同时伴有不同程度失血性表现。

超声影像学表现 包括以下方面。

二维超声 类圆形或不规则

形低回声或混合回声区，边界多欠清晰，内回声不均匀。

彩色多普勒超声 腹膜后血肿内多无法探及明显信号，由于腹膜后位置深，肠气干扰重，彩色多普勒超声判断活动性出血困难。

超声造影 可用于判断是否存在活动性出血，造影后可见造影剂自脏器受损处进入血肿内，即为活动性出血。陈旧性出血血肿内无造影剂填充，造影后血肿边界较二维超声显示清楚。

超声影像学鉴别诊断 ①其他部位血肿：定位诊断详见腹膜后肿瘤。②腹膜后脓肿：多呈不规则厚壁无回声或混合回声，需结合病史以及实验室检查进一步诊断。

（王 勇）

shènshàngxiàn chāoshēng

肾上腺超声（ultrasound of adrenal gland）

利用超声检查仪，对肾上腺进行评估的检查。肾上腺是腹膜后器官，位置深且体积小，正常超声不易显示。

解剖 位于脊柱两旁，相当于 11 或 12 胸椎平面。肾上腺与肾脏一起包裹于肾筋膜内，其间脂肪组织随年龄增长而增厚。右肾上腺呈三角形，位于右肾上极的内上方，其内侧部分在下腔静脉的后面。左肾上腺呈月牙形在左肾上极的内前方，胰尾的后上方和腹主动脉的外侧。肾上腺外包被膜，实质外层为皮质，占体积的 90%，由外及内分为球状带、束状带和网状带，分别分泌盐皮质激素、糖皮质激素和性激素。内层为髓质，占体积的 10%，可分泌肾上腺素和去甲肾上腺素。肾上腺由肾上腺上、中、下动脉供血，一般三支动脉分别起源于膈下动脉、腹主动脉和肾动脉，

血供丰富。肾上腺静脉不与动脉伴行，常为一条中央静脉，右侧多直接汇入下腔静脉，左侧多汇入左肾静脉。

正常超声表现 肾上腺大小受年龄影响大，新生儿容易探查，成年人显示困难，尤其是左侧肾上腺。正常肾上腺的形态各异，多呈"V"字和"Y"字形，髓质为中心部线状高回声，周边为低回声的皮质，成年人皮髓质结构不易区分。

临床应用 肾上腺皮质增生、原发性肾上腺皮质及髓质肿瘤、继发性肾上腺肿瘤的诊断与鉴别诊断。

（王 勇 龚萱桐）

shènshàngxiàn chāoshēng jiǎnchá jìshù

肾上腺超声检查技术（ultrasound examination of adrenal gland）

超声探查双侧肾上腺时，受检查者体型、超声仪器图像分辨率等因素影响，需要注意调节仪器深度、增益、聚焦深度等以更好地显示肾上腺图像。由于肾上腺彩色多普勒超声显像困难，还应注意调节彩色总增益、多普勒取样容积及取样角度等以提高其检测灵敏度。

准备事项 ①患者检查前准备：空腹 6~8 个小时，减少胃肠内气体干扰；对于便秘或腹胀患者必要时服用缓泻剂清洁肠道。②超声仪器：成人常规采用 3.5MHz 凸阵探头，肥胖者可选用 2.5MHz 凸阵探头，儿童或体瘦者可选用 5MHz 凸阵探头。

检查体位 ①仰卧位或侧卧位经右侧肋间斜切面（图 1）：探头置于右侧腋后线，沿第 7、8、9 肋间做斜行扫查，显示右肾上极上方右肾上腺，右肾上腺病灶位于膈肌、肝脏和下腔静脉三者之

间。②仰卧位经左侧肋间斜切面（图 2）：探头置于左侧腋前线，沿第 7、8、9 肋间以脾脏为透声窗做斜行扫查，声束指向内后方，显示左肾上极上方左肾上腺，左肾上腺病灶位于脾脏与腹主动脉之间。③仰卧位经侧腰部冠状切面：探头置于腋后线做冠状切，声束经过肝、肾或脾、肾指向内侧，先探到肾脏图像，然后把声束从后方转向前方做连续切面观察。④俯卧位经背部纵切面：俯卧位将探头沿着肾长轴纵切探测双侧肾上腺。⑤仰卧位右肋缘下斜向切面：探头置于右肋缘下，在肝脏后方右肾上极和下腔静脉之间的区域寻找右肾上腺。⑥仰卧位右肋下纵切面：探头置于右肋缘下并沿锁骨中线纵切，显示右肾纵切面及其上方内测的右肾上腺。⑦上腹部横切面：探头置于剑突下横切，在胰腺的后上方

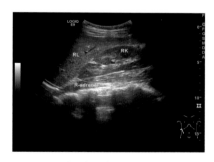

图 1 仰卧位或侧卧位经右侧肋间斜切面

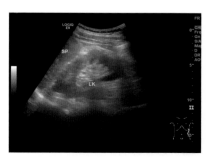

图 2 仰卧位经左侧肋间斜切面

以肝脏或充盈的胃为声窗寻找肾上腺。

检查方法　由于肾上腺位深且体积小，需采取多种体位探查，以获得满意的超声图像，减少肾上腺疾病的漏诊率。右侧肾上腺可以肝脏为声窗探查，左侧肾上腺可以充盈的胃为声窗探查。超声探查正常肾上腺儿童显示率高于成人，正常肾上腺声像图由外周低回声的皮质及中央髓质构成。

（王　勇　龚萱桐）

pízhìchún zēngduōzhèng

皮质醇增多症（hypercortisolism）　由各种原因所致肾上腺皮质分泌糖皮质激素过多所引起的一类疾病。又称库欣综合征（Cushing syndrome）。皮质醇增多症的主要病因为肾上腺皮质增生，其次为肾上腺皮质腺瘤和肾上腺皮质腺癌。

病理生理基础　由于长期分泌过多的糖皮质激素促进蛋白质异化及脂肪沉淀，导致一系列的临床表现。病因包括垂体性、肾上腺性、异位性以及医源性，超声检查可发现部分肾上腺性病因，主要包括肾上腺增生以及肿瘤。

临床表现　典型的临床表现为满月脸、水牛背、向心性肥胖、多血质外貌、多毛、紫纹等症状。同时，患者会出现高皮质醇血症。

超声影像学表现　包括以下方面。

二维超声　①肾上腺皮质增生：多数超声探查肾上腺区无异常改变，少数肾上腺呈弥漫性或结节样增生，多为双侧，表现为肾上腺低回声区，回声均匀，增生结节无包膜回声，与周围肾上腺组织无明显分界。②有功能性肾上腺腺瘤（图1）：多为单侧单发，圆形或类圆形低回声结节，直径多为2～3cm，边界清晰，内

部回声均匀，包膜完整，可见包膜样强回声。③有功能性皮脂腺癌（图2）：多为单侧单发，分叶状低回声肿物，直径多＞3cm，边界不清，偶可见不完整包膜回声，内部回声不均，常见出血、坏死、囊变，可伴肾静脉／下腔静脉癌栓形成、腹膜后淋巴结肿大等转移征象。除此之外，超声探查可见肾周脂肪层增厚。

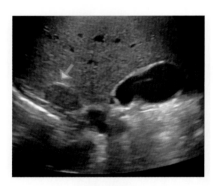

图1　有功能性肾上腺腺瘤二维超声图像

注：右肾上腺区见低回声结节，边界清。内部回声均匀，可见包膜样强回声（箭头所指）。

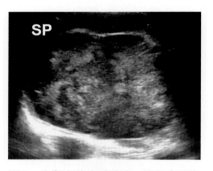

图2　左肾上腺皮质腺癌二维超声图像

注：左肾上腺区见巨大低回声肿物，分叶状，内部回声不均，可见高回声团块。

彩色多普勒超声　肾上腺皮质增及皮质腺瘤多无明显血流信号（图3）。肾上腺皮质腺癌部分肿瘤内部可见较丰富血流信号，部分内部见少许血流信号（图4）。

超声造影　肾上腺皮质增生

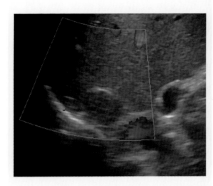

图3　右肾上腺皮质腺瘤彩色多普勒超声图像

注：CDFI未探及血流信号。

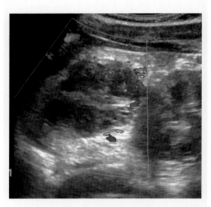

图4　左肾上腺皮质腺癌彩色多普勒超声图像

注：CDFI周边及内部探及条状血流信号。

及皮质腺瘤表现为动脉期弥漫性低增强或无明显增强（图5）；肾上腺皮质腺癌则多表现为动脉期不均匀高／低增强，可以见灌注缺损区。

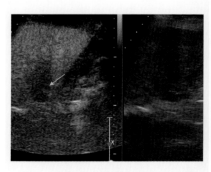

图5　右肾上腺腺瘤超声造影图像

注：CEUS表现为弥漫性均匀低增强。

超声影像学鉴别诊断 包括以下方面。

定位诊断 超声首先需确定病变为肾上腺来源，右肾上腺病变应注意与肝右叶及右肾上极病变鉴别，左肾上腺病变应注意与胰尾部、左肾上极病变及副脾鉴别（图6，图7）。肾上腺病变与肝、肾分界清楚，形成"海鸥征"，但体积巨大的病变及侵袭性强的恶性病变不易鉴别。此外，患者深呼吸时肾上腺病变与周围脏器呈矛盾运动，同时还需多切面扫查判断病变来源。

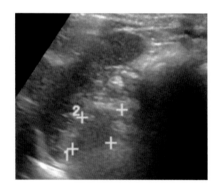

图6 左肾上腺腺瘤二维超声图像

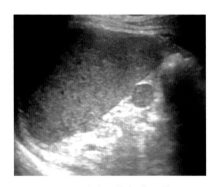

图7 副脾二维超声图像

定性诊断 ①肾上腺皮质腺瘤需与醛固酮瘤鉴别，前者直径一般2~3cm，后者体积较小，直径一般1~2cm，此外还需结合临床表现及实验室检查进一步诊断。②肾上腺皮质腺瘤与嗜铬细胞瘤

（图8）鉴别：后者体积较大，直径多3~5cm，多呈等回声，易囊变，见无回声区，CDFI内多可探及血流信号。

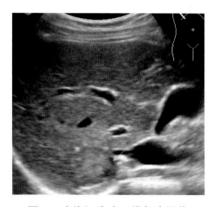

图8 嗜铬细胞瘤二维超声图像

注：右肾上腺区等回声结节，内部回声不均，箭头所指见小无回声区。

（王 勇 龚萱桐）

yuánfā xìng quángùtóng zēngduōzhèng

原发性醛固酮增多症（primary aldosteronism） 由肾上腺皮质病变引起醛固酮分泌增多，导致潴钠排钾、体液容量扩增、肾素－血管紧张素系统受抑制，表现为高血压和低血钾的临床综合征。是引起内分泌性高血压最常见的原因。原发性醛固酮增多症病因包括分泌醛固酮的肾上腺皮质腺瘤即醛固酮瘤、特发性醛固酮增多症、单侧肾上腺皮质增生及分泌醛固酮的肾上腺皮质癌，其中醛固酮瘤最常见，为60%~80%。

病理生理基础 原发性醛固酮增多症多数由肾上腺肿瘤引起，其次为肾上腺皮质增生。主要的病理表现为肾上腺球状带细胞增生，少数可存在束状带细胞，进而引起醛固酮分泌增多。

临床表现 ①持续性高血压：多为1~2级，常规高血压药物治疗效果不明显。②低血钾表现：

肌无力、肢端麻痹，严重者可出现吞咽和呼吸困难，肾功能减低出现口渴、多尿等表现。严重者可出现心、脑等重要器官并发症。

超声影像学表现 包括以下方面。

二维超声 ①肾上腺皮质增生：超声表现见皮质醇增多症。②醛固酮瘤（图1）：多为单侧单发，左侧多见，圆形或类圆形低回声结节，直径为1~2cm，边界清晰，内部回声均匀，周边可见包膜样强回声。③有功能性皮脂腺癌：超声表现见皮质醇增多症。

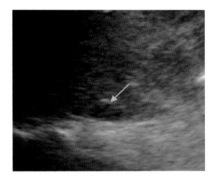

图1 右肾上腺醛固酮瘤二维超声图像

注：右肾上腺区见低回声结节，边界清，内部回声均匀。

彩色多普勒超声 由于肾上腺位置深且醛固酮瘤体积小，CDFI常无法探查到血流信号（图2）。

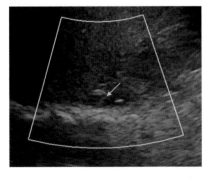

图2 右肾上腺醛固酮瘤彩色多普勒超声图像

注：右肾上腺区见低回声结节，CDFI未探及血流信号。

肾上腺皮质腺癌部分肿瘤内部可见较丰富血流信号，部分内部见少许血流信号。

超声造影 醛固酮瘤表现为动脉期弥漫性低增强或无明显增强。

超声影像学鉴别诊断 醛固酮瘤与肾上腺皮质结节样增生鉴别，后者体积较小，直径约 1cm 左右，且无明显包膜样强回声。由于二者体积均较小，超声鉴别诊断困难。

（王　勇　龚萱桐）

wú nèi fēnmì gōngnéng de shènshàngxiàn pízhìxiàn liú

无内分泌功能的肾上腺皮质腺瘤（adrenocortical adenoma without endocrine function）

来源于肾上腺皮质细胞的良性肿瘤。是无内分泌功能性肾上腺皮质肿瘤的一种，较功能性肾上腺皮质腺瘤少见。

病理 一般直径 1~5cm，具有完整的包膜，主要由富含类脂质的透明细胞构成，与正常的皮质细胞相近，瘤细胞排列成团，由少量间质分隔。

临床表现 由于无内分泌功能的皮质腺瘤不产生激素，无特异性临床表现，多于体检时偶然发现，当肿瘤体积较大时，患者可因腰部肿块就诊。

超声影像学表现 包括以下方面。

二维超声 大多数为单侧孤立性结节，呈圆形或类圆形低回声，直径多＜3cm，边界清晰，形态规则，球体感，内部回声均匀，包膜完整，与周围组织分界清晰（图 1）。

彩色多普勒超声 多无法探查到明显血流信号（图 2）。

超声造影 多表现为动脉期弥漫性低增强或无明显增强。

超声影像学鉴别诊断 ①肾

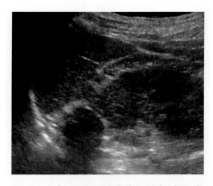

图 1　左肾上腺皮质腺瘤二维超声图像
注：左肾上腺区见低回声结节，边界清，周边见高回声，回声均匀。

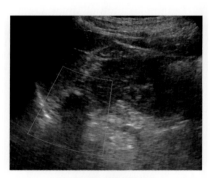

图 2　左肾上腺皮质腺瘤彩色多普勒超声图像
注：左肾上腺区见低回声结节，CDFI 未探及明显血流信号。

上腺皮质腺癌：肾上腺皮质腺瘤少数体积较大，呈不典型分叶状（图 3），需与皮质腺癌相鉴别。皮质腺癌边界不清，浸润周围组织，可伴腹膜后淋巴结肿大；

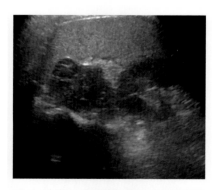

图 3　右肾上腺皮质腺瘤二维超声图像
注：右肾上腺区见低回声结节，分叶状，边界清晰。

而皮质腺瘤边界清晰，无其他恶性转移征象。②嗜铬细胞瘤（图 4）：体积较大的皮质腺瘤还需与嗜铬细胞瘤相鉴别，嗜铬细胞瘤多为等回声且囊性变多见，而皮质腺瘤以低回声多见，内部回声多较均匀。

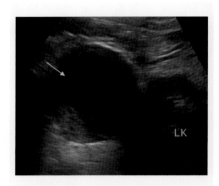

图 4　左肾上腺嗜铬细胞瘤二维超声图像
注：左肾上腺区混合回声肿物，边界清，内见大片无回声囊变区。

（王　勇　龚萱桐）

wú nèi fēnmì gōngnéng de shènshàngxiàn pízhìxiàn ái

无内分泌功能的肾上腺皮质腺癌（adenocarcinoma without endocrine function）

来源于肾上腺皮质细胞的高度恶性肿瘤。是无内分泌功能性肾上腺皮质肿瘤的一种，较功能性肾上腺皮质腺癌少见，预后差，易发生局部浸润和转移。

病理 肿瘤体积一般较大，呈侵袭性生长，质地软，内部常见出血、坏死及囊性变。分化差的肿瘤细胞异型性大，可见多核瘤巨细胞及核分裂象。

临床表现 好发于老年男性，临床表现无特异性，常因腰痛、腹痛、腰部包块或其他肿瘤转移症状就诊。

超声影像学表现 包括以下方面。

二维超声 多为单侧单发，

直径多＞3cm，直径为3~5cm的皮质腺癌呈类圆形或分叶状，偶可见包膜样强回声但多不完整（图1A）；直径＞5cm的皮质腺癌多成分叶状，边界不清，内部回声不均，常见出血、坏死、囊变形成不规则高回声及无回声区（图1B），部分内可见钙化，可伴肾静脉/下腔静脉癌栓形成、腹膜后淋巴结肿大以及周围脏器浸润、转移。

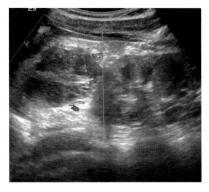

图2 左肾上腺皮质腺癌彩色多普勒超声图像

注：左肾上腺区见低回声结节，CDFI探及条状血流信号。

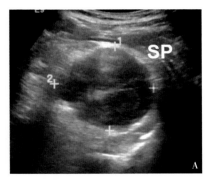

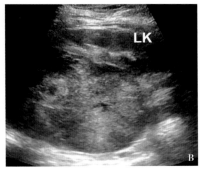

图1 左肾上腺皮质腺癌二维超声图像

注：A.左肾上腺区见低回声肿物，周边见不完整高回声，部分边界不清；B.左肾上腺区见低回声肿物，边界不清，内部回声不均。

彩色多普勒超声 肾上腺皮质腺癌内部血流信号可以丰富/欠丰富，由于彩色多普勒超声对肾上腺肿瘤的敏感性较差，肿瘤内也可探及不到明显血流信号（图2）。

超声造影 肾上腺皮质腺癌多表现为动脉期不均匀高/低增强，常见灌注缺损区。

超声影像学鉴别诊断 ①非

肾上腺恶性肿瘤（图3）：由于皮质腺癌体积较大，且常侵犯周围组织，定位诊断十分重要。多切面扫查判断肿瘤是否与周围组织分界清楚，患者深呼吸时皮质腺癌与周围脏器可呈矛盾运动，但浸润性强的皮质腺癌与周围组织分界不清，定位区分困难。②嗜铬细胞瘤：多为等回声且囊性变

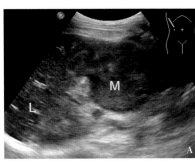

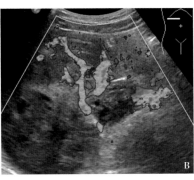

图3 右肾癌超声图像

注：A.二维超声：与肝右叶分界不清；B.CDFI：肿瘤周边探及丰富血流信号。

多见，边界清楚，无转移征象，此外可以结合临床表现及实验室检查综合诊断。

（王 勇 龚萱桐）

shìgè xìbāo liú

嗜铬细胞瘤（pheochromocytoma） 起源于肾上腺髓质、交感神经节或其他部位嗜铬组织的肿瘤。约90%发生于肾上腺髓质，可分泌大量去甲肾上腺素及肾上腺素，导致外周血管收缩，阻力增加，进而导致高血压、多器官功能紊乱及代谢紊乱。包括良性嗜铬细胞瘤及恶性嗜铬细胞瘤，其中约90%为良性。

病理 肿瘤多为单发，右侧多于左侧，一般直径为2~6cm，具有完整的包膜，瘤体常伴出血、坏死及囊性变。瘤细胞多数为大多角形细胞，具有多形性，可见瘤巨细胞，间质为血窦。

临床表现 典型的临床表现为阵发性或持续性高血压，患者常伴代谢亢进症状，如心悸、头痛、多汗、烦躁、心律失常等表现。少数患者可无明显临床表现，仅在体检时偶然发现。实验室检查示儿茶酚胺及其代谢产物增加。

超声影像学表现 包括以下方面。

二维超声 约90%嗜铬细胞瘤为单侧、单发。①良性嗜铬细胞瘤：肾上腺区圆形、类圆形肿物，直径多为3~5cm，肿瘤内部回声根据细胞、血管、纤维组织含量不同而不同，多呈中等回声，边界清晰，周边可见包膜样高回声（图1A），形态规则，肿瘤常见囊变、出血、坏死，内部见不规则无回声区（图1B）。②恶性嗜铬细胞瘤（图2）：一般体积较大，边界不清，形态不规则，常伴周围组织浸润及远处转移征象，超声随诊肿瘤生长速度快。肾上

腺以外的嗜铬细胞瘤常见于肾门旁、膀胱内壁、腹主动脉及下腔静脉旁，临床症状典型的患者应注意多部位扫查，以排除异位嗜铬细胞瘤（图 3）。

彩色多普勒超声 嗜铬细胞瘤的血流信号多较丰富，部分肿瘤内也可探及少许点状血流信号（图 4）。

超声造影 嗜铬细胞瘤表现

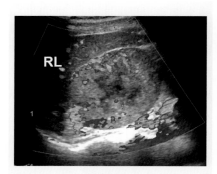

图 4 右肾上腺嗜铬细胞瘤彩色多普勒超声图像

注：CDFI 探及周边为主丰富血流信号。

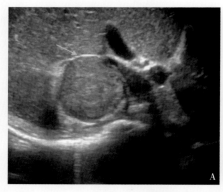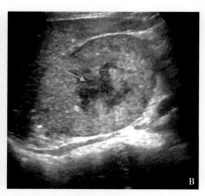

图 1 右肾上腺良性嗜铬细胞瘤二维超声图像

注：A. 右肾上腺区等回声结节，周边见包膜样高回声；B. 右肾上腺区等回声肿物，内见不规则无回声。

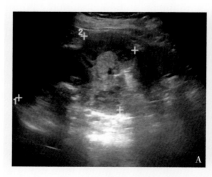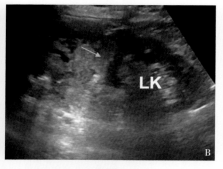

图 2 左肾上腺恶性嗜铬细胞瘤二维超声图像

注：A. 左肾上腺区见巨大低回声肿物，分叶状，内回声不均；B. 肿瘤侵犯左肾。

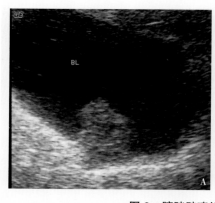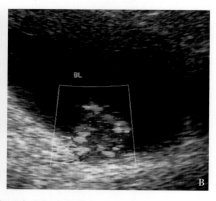

图 3 膀胱壁嗜铬细胞瘤超声图像

注：A. 二维超声：膀胱壁见等回声肿物，分叶状，内回声欠均；B.CDFI：肿瘤内可见丰富血流信号。

为动脉期弥漫性 / 向心性低增强 / 高增强，肿瘤内部囊变、坏死时，可见灌注缺损区。

超声影像学鉴别诊断 ①邻近器官肿瘤：首先根据定位诊断方法确定肿瘤为肾上腺来源，其次根据临床是否具有儿茶酚胺分泌过多的症状做进一步鉴别。②与无内分泌功能的肾上腺皮质腺瘤与无内分泌功能的肾上腺皮质腺癌鉴别。

（王 勇 龚萱桐）

shènshàngxiàn shénjīng mǔ xìbāo liú

肾上腺神经母细胞瘤（adrenal neuroblastoma） 起源于节后交感神经系统的胚胎性恶性肿瘤。多见于婴幼儿，约 70% 以上的肿瘤发生于腹膜后（主要为肾上腺），为高度恶性肿瘤，发病率居婴幼儿恶性肿瘤第三位。

病理 肿瘤体积较大，质地软，瘤体常伴出血、坏死以及钙化。肿瘤生长迅速，常在短时间内突破包膜，并侵犯周围器官，发生转移。

临床表现 早期无特异性临床表现，随着肿瘤的生长，临床常表现为腹部包块、腹痛、发热、消瘦，部分肿瘤可引起内分泌功能紊乱。

超声影像学表现 包括以下方面。

二维超声 肾上腺区体积较大的实性肿瘤（图1），形态不规则，可呈分叶状，肿瘤内部常伴出血、坏死、囊变呈不均质改变。肿瘤常推压侵犯肾脏、腹主动脉及下腔静脉等周围组织器官，可伴远处转移，以肝脏及眼部多见。

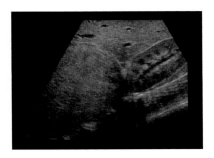

图1 肾上腺神经母细胞瘤二维超声图像
注：右肾上腺区见巨大等回声肿物，边界欠清，推压右肾及肝右叶。

彩色多普勒超声 血流信号多较丰富，可见粗大肿瘤血管。

超声影像学鉴别诊断 主要与肾母细胞瘤相鉴别，二者多见于婴幼儿，且多数因腹部包块就诊。肾母细胞瘤常推压肾脏，超声探查可以见完整肾脏回声；肾母细胞瘤来源于肾脏，与肾脏分界不清，超声多探查不到完整肾脏回声。

（王　勇　龚萱桐）

jié xìbāo shénjīng liú

节细胞神经瘤（ganglioneuro-ma） 起源于外周交感神经系统的良性肿瘤。多发生于后纵隔和脊柱两侧的神经节，发生于肾上腺者少见。大多数节细胞神经瘤为无功能性肾上腺肿瘤。

病理 肿瘤具有完整的包膜，瘤体可发生囊变、钙化及脂肪变，但很少出现坏死。

临床表现 多见于成年人，一般无特异性临床表现，患者可出现腹部不适、腹痛、腹泻等症状，或因偶然发现腹膜后肿物而就诊。少数节细胞神经瘤可释放儿茶酚胺，引起高血压、心悸、多汗等高代谢表现。

超声影像学表现 包括以下方面。

二维超声 多单发，呈圆形或类圆形低回声，边界清晰，内部回声多均匀（图1），当肿瘤内出现钙化（图2）、囊变时呈不均质改变。

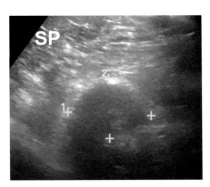

图1 左肾上腺节细胞神经瘤二维超声图像
注：左肾上腺区低回声结节，边界清晰，内部回声均匀。

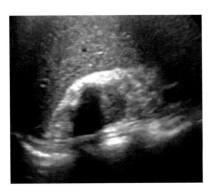

图2 右肾上腺节细胞神经瘤二维超声图像
注：右肾上腺区低回声结节，内回声不均，见多发粗大强回声后伴声影。

彩色多普勒超声 多无法探及明显血流信号，内部也可探及少许血流信号。

超声造影 可表现为动脉期弥漫性低增强（图3），或无明显增强。

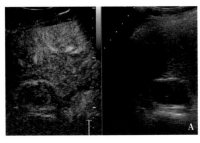

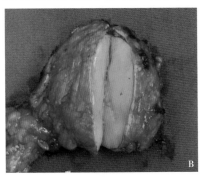

图3 肾上腺节细胞神经瘤超声造影图像
注：A.动脉期肿瘤呈弥漫性低增强；B.该节细胞神经瘤术后大体标本。

超声影像学鉴别诊断 ①肾上腺皮质腺瘤：体积一般较小，内部为均匀低回声，少见钙化、囊变等表现。②嗜铬细胞瘤：详见。

（王　勇　龚萱桐）

shènshàngxiàn suǐyàng zhīfáng liú

肾上腺髓样脂肪瘤（adrenal myelolipoma，AML） 髓样脂肪瘤是由成熟的脂肪组织和骨髓样组织以不同比例所构成的无内分泌功能的良性肿瘤。

病理 肿瘤体积一般较大，主要由脂肪空泡及髓样组织构成，具有完整的包膜，单侧发病多见。

临床表现 好发于40～60岁，多无特异性临床表现，常因体检偶然发现腹膜后肿物而就诊，当肿瘤体积较大，压迫邻近组织时，可引起相应的临床症状。

超声影像学表现 包括以下方面。

二维超声 多单发，表现为肾上腺区不规则形肿块，内部回声依肿瘤内成熟脂肪和骨髓成分比例决定，多数以脂肪成分为主而呈高回声（图1），部分肿瘤有包膜而边界清晰，内部回声多较均匀，部分内可见小灶性低回声，呈网状改变，少数肿瘤中心部可因缺血发生坏死，形成无回声区。肿瘤质地较软，随呼吸运动或探头挤压可发生变形。

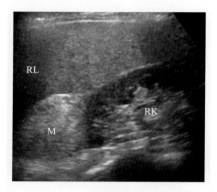

图1 右肾上腺髓样脂肪瘤二维超声图像

注：右肾上腺区高回声结节，边界尚清，内部回声均匀。

彩色多普勒超声 多数AML内成分以成熟脂肪为主，血管含量少，超声不易探查到血流信号（图2），少数肿瘤内可探及少许血流信号。

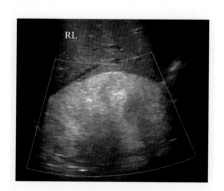

图2 右肾上腺髓样脂肪瘤彩色多普勒超声图像

注：右肾上腺区高回声肿物，CDFI未见明显血流信号。

超声造影 髓样脂肪瘤超声造影可无明显增强，也可表现为弥漫性增强模式。

超声影像学鉴别诊断 ①肾上极错构瘤：需与肾上极体积较大的错构瘤相鉴别。AML与肾脏分界较清楚，患者深呼吸与周围脏器呈矛盾运动且易发生变形。②腹膜后脂肪肉瘤（图3）：为恶性肿瘤，生长迅速，体积多巨大，边界不清，常因出血坏死而呈不均匀回声，CDFI血流信号多较丰富。可见周边浸润及转移征象。③嗜铬细胞瘤：多呈中等回声，常伴囊性变，CDFI内部多可探及血流信号。结合临床表现及实验室检查不难鉴别。

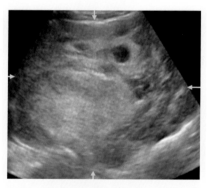

图3 腹膜后脂肪肉瘤二维超声图像

注：腹膜后巨大高回声肿物，边界不清，形态不规则，内回声不均。

（王 勇 龚萱桐）

shènshàngxiàn zhuǎnyí xìng zhǒngliú

肾上腺转移性肿瘤（adrenal metastatic tumor）

由原发肿瘤通过血液播散、淋巴播散或直接侵犯肾上腺所形成的继发性恶性肿瘤。肾上腺是继肺、肝、骨之后第四位肿瘤常见转移部位，其中最常见的原发肿瘤为肺癌，其次为乳腺癌。

病理生理基础 肾上腺由于血供较丰富，是恶性肿瘤的好发转移器官，通常为血行转移到肾上腺，根据原发肿瘤的不同，其形状及内部表现也不同。

临床表现 ①原发肿瘤引起的临床表现。②由于肾上腺转移性肿瘤大多数为无功能性肿瘤，临床表现无特异性，可出现消瘦、乏力等表现，随着肿瘤体积的增长，可出现腰痛、压迫症状等表现。当肿瘤侵犯肾上腺皮质时，出现皮质功能不全的表现。

超声影像学表现 包括以下方面。

二维超声 转移性肿瘤可累及单侧肾上腺，也可累及双侧肾上腺。①体积小者（图1）：呈圆形、类圆形低回声，边界较清楚，内部回声多均匀。②体积大者（图2）：呈分叶状或不规则形不均质回声，边界不清，可伴出血、坏死，内见不规则无回声区。

彩色多普勒超声 体积较小

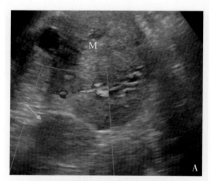

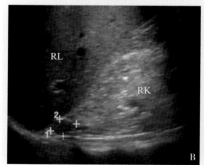

图1 左肾癌伴双肾上腺转移瘤二维超声图像

注：A.左肾癌（M），左肾上腺区低回声结节，回声均匀；B.同一患者，右肾上腺区低回声小结节，边界清，回声均匀。

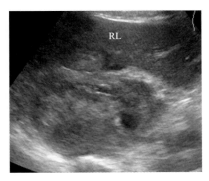

图 2　肺癌伴右肾上腺转移瘤二维超声图像

注：右肾上腺区不均质回声，边界不清，形态不规则，内见无回声区。

的肾上腺转移瘤，多无法探及明显血流信号；体积较大的肾上腺转移瘤，肿瘤内部多探及较丰富血流信号。

超声造影　可表现为不均匀低增强（图 3），也可表现为动脉期均匀性低 / 等增强（图 4），静脉期造影剂退出，无明显特征性，需进一步研究。

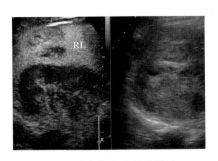

图 3　肺癌肾上腺转移肿瘤超声造影图像

注：CEUS 呈不均匀低增强。

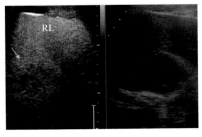

图 4　喉癌肾上腺转移瘤超声造影图像

注：CEUS 呈均匀性稍低增强。

超声影像学鉴别诊断　体积较小的肾上腺转移瘤与肾上腺皮脂腺瘤超声表现类似，而体积较大的肾上腺转移瘤与肾上腺皮质腺癌等原发恶性肿瘤鉴别困难，诊断肾上腺转移性肿瘤时，必须紧密结合病史，明确其他部位是否存在原发肿瘤。除此之外，在发现其他部位恶性肿瘤，也需要排除肾上腺转移的可能性。

（王　勇　龚萱桐）

shènshàngxiàn xìngzhēng

yìchángzhèng

肾上腺性征异常症（adrenogenital syndrome）

由于肾上腺先天性或后天性病变导致机体性器官形态和功能病变为主的综合征。主要病因为肾上腺皮质增生及肾上腺肿瘤，儿童期以肾上腺皮质增生多见，成人期以肾上腺肿瘤多见。

病理生理基础　主要由雄激素分泌过量引起。

临床表现　该病女性表现为多毛、喉结增大等男性化征象，男性表现为性早熟、肌肉发达等临床表现。由于大量的雌激素分泌抑制垂体分泌促性腺激素，患者可伴性腺萎缩，出现女性闭经、男性性欲减退等表现。

超声影像学表现　根据病因不同，超声表现不同，见肾上腺皮质醇增多症和肾上腺肿瘤的超声表现。

超声影像学鉴别诊断　不同的病因其鉴别诊断不同，见肾上腺皮质醇增多症。

（王　勇　龚萱桐）

mìniào shēngzhí xìtǒng chāoshēng

泌尿生殖系统超声（urogenital ultrasound）

观察泌尿系统器官及血管等的基于超声波的影像学检查。主要包括肾脏、膀胱、前列腺、输尿管、阴囊、睾丸等

器官超声，以及肾血管超声。

（杨　萌　薛军）

shènzàng chāoshēng

肾脏超声（renal ultrasound）

超声可以清楚显示肾脏结构及其血管情况，可以全面评估肾脏及肾血管疾病。

解剖　肾脏属于腹膜后脏器，位于腰部脊柱两侧。左肾前方有胃、脾、胰尾及结肠脾曲；右肾前方有肝右叶、十二指肠及结肠肝曲（图 1）。

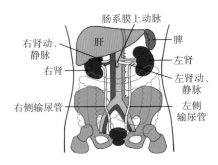

图 1　肾脏位置及比邻关系示意图

内部结构　①肾实质由皮质与髓质组成，其厚度为 1.5～5cm。②肾皮质位于外层，厚度为 0.8～1.0cm，髓质位于内层，由 10～12 个肾锥体组成。皮质伸入髓质的部分称为肾柱，肾锥体的尖端与肾小盏的相接处称为肾乳头。③肾中部内侧有一肾门结构，是血管、输尿管、神经及淋巴管的出入之处。④肾门向肾内延续为肾窦，肾窦内含有肾动脉、肾静脉以及肾小盏、肾大盏、肾盂和脂肪组织等（图 2）。

血管分支　①双侧肾动脉起源于腹主动脉，位于肠系膜上动脉下方。肾动脉行至肾门附近处分为前后两支经肾门进入肾窦。②前后支肾动脉在肾窦内分出多支段动脉，而后段动脉进一步分支为叶间动脉进入肾柱，沿肾锥

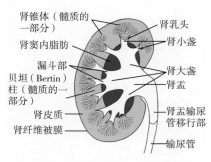

图2 肾脏内部结构示意图

体周围向肾表面伸展，达到髓质与皮质交界处时，叶间动脉呈弓状转弯称为弓状动脉，弓状动脉远端呈直角向肾皮质分出小叶间动脉，再从小叶间动脉分出入球小动脉进入肾小球（图3）。

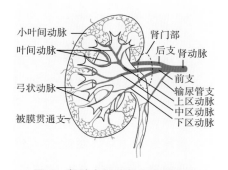

图3 肾脏内部动脉分支示意图

正常超声表现 标准的肾冠状断面，肾外形呈"蚕豆"状。肾门部横断面，声像图所见肾外形类似"马蹄"状，肾蒂结构位于图像内侧，肾门部上方与下方的横断面，肾呈"卵圆"形。

临床应用 肾超声可以鉴别肾内囊性、实性及良恶性占位病变，鉴别肾内结石及肾积水的原因并能观察与毗邻脏器和血管的关系。

（杨 萌 薛 军）

shènzàng chāoshēng jiǎnchá jìshù

肾脏超声检查技术（ultrasound examination of kidney） 对肾脏全面评估的超声技术。

准备事项 检查前一般不需做特殊的准备。

检查体位 扫查时患者可取平卧、侧卧或俯卧位。

扫查方法 主要切面的图像获取、解剖结构及正常值（图1）。常用超声探头频率为2～5MHz。①仰卧位冠状切面扫查：为最常用扫查体位。优点是侧腰部肌肉层薄，可以肝、脾为声窗清晰显示双肾结构及内部血流；缺点是左上腹因有胃肠气体干扰，左肾上极观察效果欠满意。②侧卧位经侧腰部检查：侧卧位检查可使肠管移向对侧，有利于减少肠道气体的影响。③俯卧位背部扫查：该扫查途径受肋骨影响少，容易获得整个肾的声像图；缺点是背肌发达者，声衰减明显图像不清晰，有时肾上极受肺气声影遮盖亦可能显示不清。④正常肾超声测值：男性正常肾脏长径10～12cm，宽径4.5～5.5cm，厚径4～5cm。女性正常肾超声测量值略小于男性。

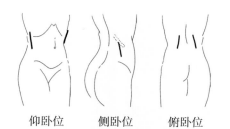

图1 肾脏扫查部位示意图

注意事项 ①双侧肾脏上极扫查时常常受到肋骨声影遮挡干扰，此时可嘱患者深吸气，使肾脏位置下移以便清晰显示。②双侧肾脏下极扫查时有时会受到肠气声影遮挡干扰，此时可嘱患者俯卧位，从背部扫查而避免肠气干扰。

（杨 萌 薛 军）

shèn jīshuǐ

肾积水（hydronephrosis） 因尿路梗阻引起肾盂肾盏尿液滞留，从而导致肾盂肾盏扩张，并最终可造成肾萎缩的病理过程。

病理生理基础 肾积水只是一种临床表现，肾积水的梗阻原因和梗阻部位的判断对临床诊治更为重要。肾积水的病因复杂，从不同角度可以进行多种分类，例如生理性与病理性、先天性与后天性、机械性与功能性等。此外，在纵向上根据病变位置可以分为肾脏、输尿管、膀胱、前列腺等来源；在轴向上根据病变位置又可分为腔内、管壁和腔外等来源。最常见的病因包括尿路结石、尿路肿瘤、先天性畸形等。

超声影像学表现（图1，图2） ①轻度肾积水：肾的大小、形态没有改变，肾窦前后分离超过1.5cm，肾盂肾盏均有轻度扩张，但肾实质厚度和肾内彩色血流不受影响。②中度肾积水：肾盂肾盏前后分离，肾盏扩张较为明显，积水的各个肾盏彼此分开，

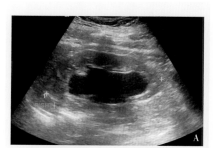

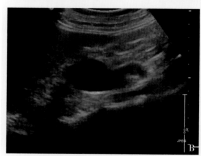

图1 肾积水超声图像
注：A. 右肾积水；B. 肾积水。

呈花朵样或烟斗样无回声区，肾实质回声正常。③重度肾积水：肾体积增大，形态失常，肾盂肾盏明显扩大，肾窦回声被调色板样或巨大囊肿样的无回声区所取代，肾实质厚度明显变薄，肾实质内彩色血流明显减少或消失。

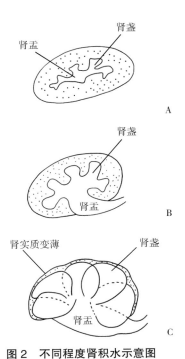

图2 不同程度肾积水示意图

注：A.轻度肾积水，CEC略分离，肾盏扩张（+），肾实质几乎正常，肿大（±）；B.中度肾积水，CEC明显分离，肾盏扩张（++），肾实质略薄，肿大（+）；C.重度肾积水，肾盏重度扩张呈囊状，肾实质明显薄，肿大（++）。

超声影像学鉴别诊断　①一般肾盂前后分离超过1.5cm的可诊断为肾积水；而1.0cm以下可能为生理性的。②在生理情况下，膀胱过分充盈、大量饮水或利尿药、解痉剂的应用，可使肾盂内存有少量尿液，声像图出现肾窦回声分离，不同于尿路梗阻而引起的肾积水，在排尿后或利尿期过后，肾窦回声分离现象可消失。③妊娠妇女常因增大子宫的压迫或激素作用出现单侧或双侧的轻度肾盂分离，此属于生理现象。

注意事项　①对于肾盂分离范围的测量可包括厚径（前后径）、长径（上下径）、宽径（左右径），后两者由于其形态特殊往往测量误差较大，随访时宜用厚径进行比较。②除肾积水之外，肾窦区域出现无回声还可能是肾外肾盂、肾静脉、肾盂旁囊肿、肾动脉瘤、肾动静脉瘘等。对病灶形态、与肾盏关系及彩色多普勒血流成像的观察有助于鉴别。③肾积水的超声诊断思路详见表1。然而需要特别注意的是，任何流程图都旨在便于初学者对相关临床问题有一个整体性的了解，却并非是最终的解决方案。临床实践的复杂性，使得任何流程图，不管多么精致，都不可能完全涵盖并符合所有临床实际情况。因此初学者应切忌简单、机械性的使用流程图，而应在临床中逐渐锻炼自己独立、辩证的临床思考能力。

（杨萌 薛军）

shèn nángxìng jíbìng

肾囊性疾病（renal cystic disease）　肾脏囊性改变为特征的疾病。其中包括了先天性、遗传性、获得性等肾皮质和肾髓质疾病。

病理生理基础　其病理病因基础复杂；根据病变发生部位、数量、来源、性质可进行多种不同角度的分类。临床上较常见的类型包括单纯性囊肿、多房性/复杂性囊肿、肾盂源性囊肿、肾盂旁囊肿和多囊肾等。肾盂源性囊肿是指位于肾实质内与肾盂或肾盏相通的囊肿；肾盂旁囊肿又称肾盂周围囊肿，一般是指肾窦内或位于肾盂旁向肾窦内扩展的肾囊肿，不与肾盂肾盏相通。

临床表现　孤立性的肾囊性病变一般无临床症状，囊肿过分巨大可出现腹胀和腹部肿块，因外伤等原因容易发生血尿。

超声影像学表现　①单纯性肾囊肿：超声表现为圆形或椭圆

表1　肾积水超声诊断思路

流程步骤	扫查内容	临床意义	注意事项
第一步：除外生理	了解病情概况：侧向性：单侧 vs 双侧 严重性：肾盂分离前后径<10mm vs ≥10mm	双侧/<10mm：生理性>病理性 单侧/<10mm：生理性≈病理性 双侧/≥10mm：病理性>生理性 单侧/≥10mm：病理性>生理性	考虑生理性时，需进一步明确患者是否伴有相关生理性因素，如膀胱过度充盈、妊娠等；如无明确相关生理性因素，仍需考虑病理性可能
第二步：定位诊断	明确梗阻部位：纵向追踪，判断尿路积水的范围	肾盏扩张：肾盂梗阻 肾盏/肾盂扩张：肾盂－输尿管移行部梗阻 肾盏/肾盂/输尿管部分扩张：输尿管梗阻 肾盏/肾盂/输尿管全程扩张：膀胱/前列腺/尿道梗阻	超声在扫查输尿管时常受消化道气体干扰，对于困难病例应结合其他影像学检查。由于各种技术性的困难，在有些病例中超声并不能给出最后的定性诊断，此时仅需给出定位诊断，并建议患者行进一步检查即可
第三部：定性诊断	分析梗阻病因：轴向分析，观察梗阻病变的特征	腔内病变：结石、血块等 管壁病变：肿瘤、感染、炎症等 腔外病变：肿瘤、腹膜后纤维化、先天异常等	机械性梗阻：并非所有病因都能在超声上确定出来，因此必要时需结合其他影像学检查。功能性梗阻：临床上常作为除外性诊断，此时超声检查的意义在于帮助临床除外可见的机械性梗阻病因

形的无回声区，边界清晰，囊壁薄而光滑，内部回声均匀，后方回声增强，可伴有侧壁声影（图1）。②多房性肾囊肿：超声表现

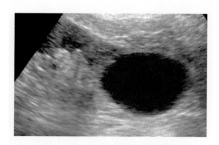

图1 单纯性肾囊肿超声

为肾内圆形或椭圆形无回声区，边界清晰，后方回声增强，可伴有侧壁声影；与单纯性肾囊肿相比，囊肿内部成分复杂可见分隔，分隔数量、薄厚各异，分隔上伴或不伴有乳头状突起，彩色血流显像可用于显示上述分隔和乳头内是否有血流信号（图2）。③肾盂旁囊肿：超声表现为位于肾窦或紧贴肾窦的囊性无回声区；由于囊肿位于肾窦回声内，可以压迫肾盂肾盏造成肾积水（图3）。

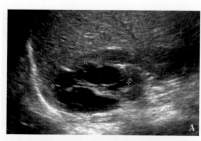

图2 多房性肾囊肿超声图像
注：A.二维超声表现；B.彩色多普勒超声表现。

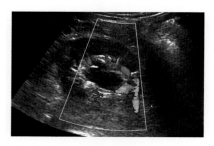

图3 肾盂旁囊肿超声图像

④肾盂源性囊肿：超声表现为囊壁光滑的无回声区，后方回声增强，一般体积不大，不向肾表面凸起；当此类囊肿腔内伴有钙质沉积物时称为肾钙乳症，其超声表现为囊性无回声区内强回声后伴声影，随着体位改变可移动。
⑤多囊肾：超声表现为两肾增大，肾实质密布大小不等的囊肿，肾内结构紊乱，严重时不能显示正常肾结构，肾实质回声与肾窦回声分界不清。双侧肾发病，可伴发多囊肝、多囊脾、多囊胰等病变（图4）。

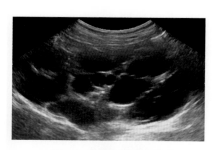

图4 多囊肾超声图像

超声影像学鉴别诊断 多囊肾与肾多发性囊肿的鉴别：多囊肾为双肾发病，双肾体积增大，表面不规则，全肾布满大小不等的囊肿，甚至肾实质回声与肾窦回声都分不清楚；而肾多发性囊肿多为单侧，囊肿数目较多囊肾少，囊肿以外肾实质回声正常。

注意事项 超声在诊断肾囊肿有其独到之处，根据声像图容

易与实质性肿块鉴别。但是当囊肿很小的时候，其超声表现并非无回声，而是呈现为小等号样高回声后伴彗星尾，其成像机制是囊肿前后壁之间的内部多重反射伪像。虽然超声在肾脏囊性病变的检出中具有一定优势，但是对于评价复杂性/多房性肾囊肿恶性风险方面，目前仍缺乏客观、量化的超声分级系统。相比之下，基于增强CT的肾囊性病变博斯尼亚克（Bosniak）分级已经得到了临床认可。因此对于困难病例可建议行增强CT检查。

（杨萌 薛军）

shèn zhǒngliú

肾肿瘤（renal tumor） 发生于肾脏的肿瘤。包括良性肿瘤和恶性肿瘤。

病理 肾肿瘤分为肾实质肿瘤和肾盂肿瘤两类。约90%以上为恶性。肾实质的恶性肿瘤中，最常见的在成人为肾细胞癌，在儿童为肾母细胞瘤。其他恶性肿瘤有纤维肉瘤、脂肪肉瘤、平滑肌肉瘤、横纹肌肉瘤等，均极少见。肾良性肿瘤有血管平滑肌脂肪瘤、血管瘤、纤维瘤、脂肪瘤和腺瘤等，均少见，其中血管平滑肌脂肪瘤较多见。肾盂肿瘤主要为移行上皮乳头状癌。

临床表现 早期肾癌不出现症状，无痛性肉眼血尿往往是最早的信号，晚期有发热、恶病质等症状。

超声影像学表现 包括以下方面。

肾癌 ①超声表现为肾内实质性占位性病灶，呈圆形或椭圆形，少数肿块也可呈不规则形。②较小肿块多呈高回声，而较大肿块多呈低回声。③肿瘤较大时内部回声不均匀，可出现散在无回声区，系因肿瘤内出血或液化

所致。肾癌 CDFI 显示有"抱球样"表现，具有一定特征性，其表现多样，肿瘤内部彩色血流信号可以丰富，也可以稀少，甚至没有血流信号（图1）。

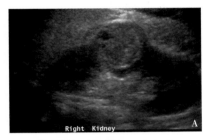
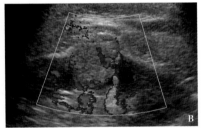

图1　肾透明细胞癌超声图像

注：A.二维超声表现（高回声＋囊性变）；B.彩色多普勒超声表现。

肾恶性肿瘤侵犯周围结构时
①肾包膜连续性中断，肾活动度受限。②肾癌向内侵犯肾盂肾盏可造成肾盂积水。③肿瘤淋巴转移时，肾门或腹主动脉旁出现低回声肿块。④肿瘤血行转移时，肾静脉与下腔静脉会出现低回声癌栓（图2）。

肾血管平滑肌脂肪瘤　①超声表现为肾实质内高回声或强回声团块，无声影，形态规则，边界清晰。②肿块内部回声分布均匀，当肿块较大且发生出血时，内部回声不均匀，高回声与低回声层层交错，呈"洋葱"样改变。③小的血管平滑肌脂肪瘤一般没有彩色血流信号，大者可有少量的彩色血流信号（图3）。

肾盂肿瘤　表现为肾盏或肾盂内低回声肿块；当肿瘤大于

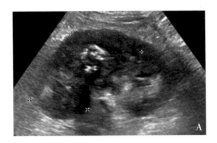
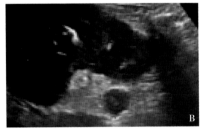
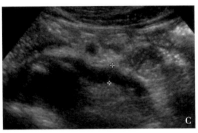
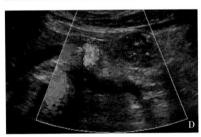

图2　肾透明细胞癌及伴发征象超声图像

注：A.左肾内实性包块（低回声＋钙化）；B.左肾门周肿大淋巴结（转移性）；C.左肾静脉内癌栓（二维超声）；D.左肾静脉内癌栓（彩色多普勒超声）。

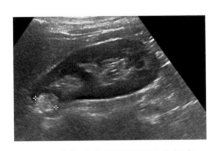

图3　右肾血管平滑肌脂肪瘤超声

1cm 时可出现肾盂分离；肿瘤内彩色血流信号一般较稀少；当肿

瘤发生尿路种植转移时，同侧输尿管及膀胱内会发现肿瘤转移的表现（图4）。

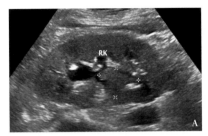
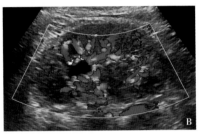

图4　肾盂移行上皮乳头状癌超声图像

注：A.二维超声表现；B.彩色多普勒超声表现。

超声影像学鉴别诊断　①肥大肾柱：二维超声，肥大肾柱回声水平与肾皮质相同且与肾皮质相延续；彩色血流显像上，肥大肾柱内的血流分布正常，无血管受压移位表现；此外，肥大肾柱多为位于肾中上部，左侧发生率多于右侧，且肾柱肥大不会引起肾形态改变或压迫肾盂引起积水。②肾结核肉芽肿：肾结核可出现肾外形增大及团块样回声，易与肾肿瘤混淆。两者声像图的区别是肾内结核肉芽肿缺乏球体感，低回声区边界不清晰，无包膜回声，内部多呈强回声或较强回声而不均匀；而肾肿瘤边界清楚，球体感明显，内部较少出现强回声。此外，肾结核破坏肾盂及输尿管会引起肾盂结构挛缩，输尿管壁增粗、管腔扩大及肾积水等改变，而肾肿瘤中这些表现则较少见。③肾脓肿：肾癌超声表现为肾实质内椭圆形肿块，边界清晰，肾的活动度不受限；肾脓肿超声表现边界不如肾癌清晰，肾活动度一般明显受限；肾脓肿临床表现有高热、寒战、乏力的感染症状和腰部叩击痛的体征，肾癌多没有这些症状和体征。④肾盂肿瘤需要与肾窦内的脂肪组织相鉴别：随着年龄增长或肥胖等因素，脂肪组织会在肾窦内的肾盂肾盏周围堆积，超声表现为集合系统内的团块状低回声区。与肾盂肿瘤不同的是，这种脂肪堆积呈双侧性，且不伴有肾盂变形、扩张及肾内血管走行异常。但是在鉴别困难时，建议结合其他影像学检查。

注意事项 肾癌病灶较小时回声水平常呈高回声，而乏脂型肾血管平滑肌脂肪瘤的回声水平较常见类型偏低（肾内病变的回声强度是以肾皮质回声为参考）。因此肾内病灶回声水平的高低，并非鉴别肾癌与肾血管平滑肌脂肪瘤的有效标准。此时，彩色血流成像可能有助于鉴别，但是困难病例中仍需结合其他影像学检查，如增强CT。肾盂肿瘤如果合并肾盂积水则肿瘤较易被发现；如果不伴有肾盂积水或肿瘤较小、肿瘤沿着肾盂地毯状浸润性生长时，则难以被发现。

（杨萌 薛军）

shèn jiéshí

肾结石（renal calculus） 尿中一些有形成分在肾脏形成结石的疾病。是肾脏常见病，且在一部分地区更为常见。可单发或多发于肾脏。大部分结石为草酸钙、磷酸镁和磷酸钙结石（95%），其在X线平片上可以显示；然而尿酸结石（5%）可以透过X线因而不能在腹部平片中显示；请注意X线阴性结石仅限于腹部平片，其在腹部CT上仍可清晰显示。

临床表现 结石多位于肾盂肾盏，常见临床表现为肾绞痛和血尿，但是肾盂肾盏结石也可无明显症状。

超声影像学表现 典型的超声表现为肾内强回声后伴声影（图1）；然而由于结石的大小、成分及形态各不相同，其声像图也有不同：质地坚硬的结石比质地疏松的结石回声偏强；而小结石及结构疏松的结石后方可无声影、较淡声影或呈彗星尾征表现；当结石引起梗阻时，可出现肾盏或肾盂积水的改变（图2）。

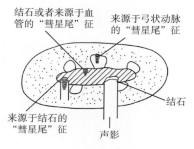

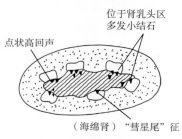

图1 肾结石示意图

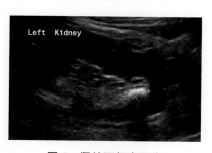

图2 肾结石超声图像

超声影像学鉴别诊断 ①肾内钙化灶：呈强回声，但通常位于肾皮质或肾包膜下，呈不规则斑片状强回声。②肾窦内灶性纤维化或管壁回声增强：两者可表现为肾窦内点状或短线状强回声，改变探头的探测角度后可转变成长线状或等号状可资鉴别。

注意事项 肾结石的典型表现是强回声后伴声影，但是小结石的后方声影常不明显，且还需与肾窦内灶性纤维化、肾盏管壁回声增强、血管管壁钙化等相鉴别，因此对于肾窦内出现的强回声病灶，应避免机械性的思考而造成肾结石的过度诊断。

（杨萌 薛军）

shèn jiéhé

肾结核（nephrophthisis） 由结核分枝杆菌引起的肾特异性感染疾病。是全身结核的一部分，主要经过血行播散传播，肾结核多为泌尿系结核的起始部位，可逐步蔓延到输尿管、膀胱、尿道。

病理生理基础 在病理上有硬化性、干酪空洞型和钙化型，病理上往往混合存在，变化很多，硬化型以纤维化为主。干酪空洞型是最常见的一种病理类型，钙化型是指整个病变范围都有大量钙盐沉积，肾结核发展到临床阶段后，较短时间内即波及输尿管和膀胱，甚至累及附睾和前列腺。

临床表现 肾结核本身症状不明显。累及膀胱后，出现尿频、尿急、尿痛等症状。肾结核患者均有不等程度的脓尿。

超声影像学表现 肾结核声像图具有多样性和复杂性，它取决于肾脏的病理改变。最早期肾结核多为5～15mm局灶性的小病变，绝大多数自愈，超声表现可能完全正常。部分肾结核病变继续发展。①结节型：双肾对称型体积增大，横断面形态饱满可呈圆形。肾实质局部肿胀，多呈单发或多发性低回声结节，边界模糊，可似肾肿瘤，代表早期干酪样结核结节伴有坏死。但是，此型病变纵断面上肾实质增厚、皮质回声稍增强、正常或偏低，肾锥体回声正常。肾窦区相对变窄。肾动脉阻力指数可增高。经过治疗，肾脏大小和回声等恢复正常。CDFI 很少出现血流信号。②空洞型：干酪样结核结节进一步坏死液化，肾乳头和肾盏进一步破坏，形成结核空洞，与肾盏相通。常伴有纤维化、钙化时，出现多样性和复杂的回声异常。皮质变薄或消失。结核性空洞似囊肿，呈无回声或低回声，但与扩张的肾盏相通。以上病变区内可出现强回声团块，也可伴有声影。③肾积水型轻者局部肾盂肾盏显著扩张；重度肾积水，体积增大，外形不规则，断面呈多房囊性改变。此型与肾积水不同之处在于，肾盂肾盏壁不均匀增厚，肾盂输尿管结合部管壁不规则增厚甚至管腔狭窄，代表结核性肾积脓或脓肾。④纤维硬化型和钙化型：纤维硬化型结核的肾外形不规则，包膜不规则增厚或结节状，肾内回声增强、结构不清，其中可见团块状或弧形强回声、伴有大片声影，也称"似结石型"。此型代表"油灰肾"或自截肾。

超声影像学鉴别诊断　多数肾结核均可由 X 线检查和实验室检查得到确诊，轻型肾结核肾脏无明显破坏，声像图无改变。对于重型肾结核超声检查才有诊断价值。

临床意义　超声检查对肾结核的早期诊断未必有很大帮助，一般可根据 X 线逆行尿路造影和尿的抗酸杆菌检验，以及血清酶联免疫吸附试验等做出诊断。但是超声对于中至重度肾结核和 X 线不显影的重型肾结核颇有诊断价值，还可协助探测对侧肾有无受累或合并肾积水、肾积脓。对于年轻血尿患者声像图发现肾实质低回声性肿物时，应更多考虑肾结核的可能。对于既不像典型的肾肿瘤和肾积水，又不像典型的肾结石和肾囊肿的"四不像"声像图，应该多想到肾结核的可能性。

（杨　萌　薛军）

shèn gōngnéng bùquán

肾功能不全（renal insufficiency）　各种原因导致的肾小球滤过率下降，水电解质、酸碱平衡等紊乱的综合征。分为急性肾功能不全和慢性肾功能不全。

病理生理基础　①急性肾功能不全：分为肾前性和肾性。肾前性原因包括血容量不足或血压过低引起的肾供血不足，肾性包括各种原因引起的肾小球、肾小管及间质性疾病引起的急性肾功能不全。②慢性肾功能不全：各种原因造成的肾脏慢性损害，肾实质严重损坏导致肾不能维持基本功能从而出现氮质血症和一系列临床症状。

临床表现　少尿、无尿为急性肾功能不全常见临床表现，多尿、贫血和较明显的消化道症状为慢性肾功能不全临床表现。

超声影像学表现　包括以下方面。

急性肾功能不全（图1）　分为肾前性、肾性和肾后性。①肾前性和肾性急性肾衰竭共同的声像图特点：双肾轻度增大，皮质增厚，回声轻度增强，皮质与髓质界线清晰，髓质轮廓明显增大，锥体形变成圆形或椭圆形。②肾后性急性肾衰竭：多表现为双肾轮廓明显增大，肾窦分离扩张积水，肾后性急性肾衰竭多可找到病因，如膀胱、前列腺、双侧输尿管、肾盂等有关梗阻性病变。③CDFI：肾血流信号明显减少，RI、PI 升高。

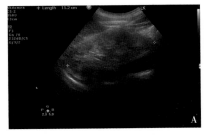
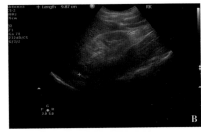

图1　急性肾功能不全超声图像
注：肾脏弥漫性肿大。

慢性肾功能不全（图2）　①肾脏大小的改变：早期肾病综合征和隐匿性肾炎声像图所见肾大小多无明显异常改变。病情加重，如急性肾小球肾炎、急性肾病综合征等，肾轮廓增大，主要以肾宽径和厚径增大为主。随着病史延长，肾轮廓逐渐缩小，较正常肾体积缩小 1/3 左右。②实质回声改变：早期实质厚度可正常，随着病情加重，实质轻度增厚 - 中度增厚 - 轻度增厚 - 萎缩变薄 - 明显萎缩。肾实质回声强度随之增高。肾皮质由低回声逐渐转变为高回声。③肾髓质改变：患病早期肾髓质轮廓大小正常，回声略低；病情加重后，肾轮廓逐渐缩小，髓质轮廓随之缩小，内部回声较弱，与肾实质回声分界不清。④肾窦改变：患病早期肾窦回声多无明显改变，晚期肾轮廓缩小，肾实质明显萎缩，肾窦轮廓也随之缩小，回声减弱，与肾实质分界显示不清。⑤彩色多普勒超声：早期血流动力学检测多无明显改变，急性肾实质损害时，肾动脉血流轻度加速，阻力指数、搏动指数增大，慢性肾实质损害、肾功能不全时，血流动力学可出现明显改变，RI>0.70，PI>1.0。CDFI：小叶间动脉、弓形动脉血流信号明显减少，显示不清，甚至血流信号消失。

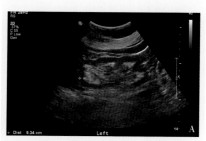
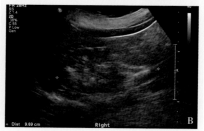

图2　慢性肾功能不全超声图像
注：皮质变薄，皮髓分界欠清。

超声影像学鉴别诊断　许多疾病以相同的方式侵犯肾脏，使肾脏的声学图表现雷同，故超声对肾功能不全的鉴别能力有限，特别是对肾炎的类型诊断能力有限，仍需超声引导下肾穿刺活检。

（杨萌薛军）

shèn fēi tèyì xìng gǎnrǎn jíbìng

肾非特异性感染疾病（renal nonspecific infection diseases）

由非特性致病菌感染尿路进而导致肾脏发生感染的一组疾病。包括肾盂肾炎、脓肾、肾周围脓肿等疾病。根据局部叩痛、压痛，白细胞计数增多及尿常规检验，临床一般不难做出诊断。但是遇到抗菌治疗反应不佳甚至病情恶化时，有必要明确诊断并除外并发症（如肾脓肿和肾周围脓肿），需要进一步影像学检查。

超声影像学表现　包括以下方面。

肾盂肾炎　急性细菌性泌尿系统感染，多为上行性，以大肠埃希菌感染为主（85%），其次为血源性金黄色葡萄球菌引起。成年女性多见。常有发热、腰痛、泌尿系感染症状。全身性感染和任何部位局灶性感染伴有菌血症时均可以并发血行性急性肾盂肾炎，急性肾盂肾炎超声检查多数表现"正常"，尽管敏感性不及CT、MR，但对于孕妇患者宜首选超声。CDFI可能提高超声检查的敏感性。

超声影像学表现如下。①通常一侧肾脏弥漫性肿大，或者肾脏局灶性病变，即肿胀、局部肾实质形态饱满、隆起。②肾实质回声减低，透声性增加，提示炎性水肿。③局灶性病变可对肾窦区产生压迹。④有效充分的抗菌治疗，上述征象有迅速恢复趋势。以肾盂炎症为主的患者，超声表现肾盏肾盂壁回声增多、增厚，边界模糊，肾盂内回声增多，可合并肾盏、肾盂轻度扩张。结合病史，提示符合肾盂炎症。

肾脓肿　是急性肾盂肾炎未经治疗或治疗不当引起。糖尿病、尿路梗阻、肾结石是严重泌尿系感染难以控制的因素。超声影像学（图1）表现患肾肿大，肾实质局部肿胀畸形，肾实质回声异常减低并出现不规则无回声区，边界清楚。有时可见脓腔内细点状回声浮动现象。结合病史有助于诊断。

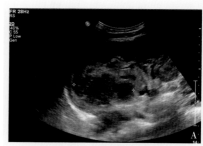
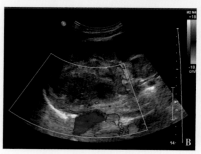

图1　肾脓肿超声图像
注：A.二维超声表现；B.彩色多普勒超声表现。

肾周围脓肿　断面图像主要表现为环绕肾脏周围的"新月"状或"条带"状无回声区或低回声区；带区的宽度和形态依积脓的量而不同。

脓肾　肾积水合并化脓性感染产生的肾盂积脓。该病可导致菌血症和脓毒败血症，据报道病死率可高达25%。因此及早诊断和处理极为重要。超声表现如下：①具有肾积水的典型声像图特点；②在积液区内出现迷雾般细点状低水平回声或伴有絮状细线及沉渣样分层平面。

超声影像学鉴别诊断　急性化脓性肾脏疾病有时很难做出临床诊断，特别在泌尿系症状不明显和尿常规阴性时更是如此。急性化脓性肾脏疾病的临床鉴别诊断，区别急性肾盂肾炎、肾脓肿、脓肾和肾周围脓肿十分重要。由于此时 X 线检查的作用有限，超声检查比较实用，必要时才做 CT、MR。超声引导穿刺术对于肾脓肿、肾周围脓肿的病因诊断和进一步治疗可以提供很大的帮助。

（杨 萌 薛 军）

yízhí shèn

移植肾（renal transplation）

移植肾术后并发症相当多见。超声检查作为影像学监护手段，对于发现移植肾有无输尿管阻塞、肾周围积液（如血肿、脓肿、尿液囊肿），有无肾血管并发症，以及对于肾排异的诊断和鉴别诊断等，均能发挥积极作用，有助于临床正确、及时的处理。

检查方法　采用 5 ~ 7.5MHz 探头甚至 6 ~ 12MHz 线阵探头，以提高图像的分辨力。检查前仍需保持膀胱适当充盈。先后进行纵断和横断扫查。冠状扫查能够全面显示集合管系统和肾实质回声改变。彩色多普勒超声用于肾血管检查、肾血流灌注和肾排异的血流动力学研究。首次超声检查一般主张在术后即刻或 24 小时内尽快进行，以后每隔 1 ~ 3 天复查一次。查时应分别测量移植肾的长、宽、厚各径，体积测定按公式 $V = L \times W \times H \times \pi / 0.6$（$L$ 为肾最大纵断面长径，W 为肾最大纵断面宽径，H 为肾最大横断面的厚径）。此外，还需观察肾动脉、段动脉和叶间动脉血流状况，并测其血流频谱，对肾内回声结构摄影记录，以便在出现术后并发症时进行客观比较。

超声影像学表现　包括以下方面。

正常移植肾　与正常肾基本一致。肾锥体呈低回声，皮髓质界限比正常肾更清楚。由于移植肾位置表浅，且使用了高频探头，

因而切面更清晰。输尿管开口部存在暂时轻微梗阻，使得肾盏结构显示也更清晰。移植肾动脉脉冲多普勒超声与正常肾相似，表现为收缩期快速上升及舒张期逐渐下降。正常主肾动脉血流速度为 20 ~ 52cm/s（平均 32cm/s）。搏动指数（PI）是反映血流阻力的指标，正常人肾动脉及分支的搏动指数是 0.7 ~ 1.4。如果 PI > 1.5 提示可能存在肾功能障碍。阻力指数用于测量肾血管床动脉血流的阻力，正常值 < 0.7，> 0.9 提示移植肾功能异常。

异常超声表现（图 1）　①急性肾小管坏死：肾脏形态可正常，但常有肿胀、水肿，肾窦呈低回声（肾窦强回声消失或肾实质肿胀压迫所致）及皮髓质界限消失。脉冲多普勒检查峰值流速通常高

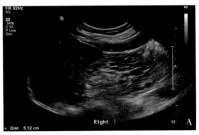

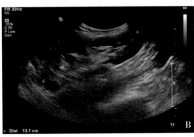

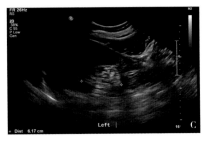

图 1　移植肾超声图像

注：双肾萎缩伴弥漫性病变。

于正常。②急性排异反应：急性排异反应可出现多种超声表现，正常肾脏的前后径小于横径，肾脏肿大时前后径等于或大于横径。急性排斥反应时移植肾截面积增大 > 10%，如果移植肾的体积在 5 天内增大 > 20%、14 天 > 25% 和 21 天 > 30%，提示发生排异反应。肾锥体表现为无回声并且变大，皮髓质分界明显；肾实质回声减低，肾窦回声也减低，两者之间的分界模糊。严重病例的脉冲多普勒检查示舒张期血流逐渐减低，舒张期血流缺失或反向。③肾静脉血栓：肾静脉阻塞时，肾动脉舒张期血流消失，甚至出现反向血流，收缩期血流减少。彩色多普勒超声显示肾静脉血流缺失，脉冲多普勒超声显示肾动脉 RI 增高。④肾动脉狭窄：移植肾回声正常，脉冲多普勒超声显示狭窄近端收缩期血流速度减小，狭窄段收缩期和舒张期流速增高并出现湍流，狭窄远端收缩期流速减低。在狭窄段及其近端 PI 值可正常或增高，在狭窄段远端 PI 值正常或减低。⑤肾周积液：积液增多可导致梗阻，如压迫输尿管并发肾盂扩张。

（杨 萌 薛 军）

xiāntiān xìng shèn yìcháng

先天性肾异常（congenital renal dysplasia）

胚胎时期肾脏发育出现异常的一组疾病。肾先天性异常种类甚多，有数目、大小、形态、位置、轴向、血管、肾盂的异常。

病理生理基础　肾的胚胎发育过程大体可以分成两个步骤，即后肾的发生与肾脏的上升。而后肾的发生又需要两个要素，即生后肾组织输尿管芽的形成和正常发育（图 1）。生后肾组织的形成异常（图 2），可导致先天性肾

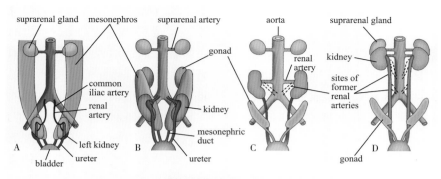

图1　肾、输尿管胚胎发生示意图

注：suprarenal gland, 肾上腺；common iliac artery 髂总动脉；renal artery, 肾动脉；left kidney, 左肾；ureter, 输尿管；bladder, 膀胱；suprarenal artery 肾上腺动脉；mesonephros, 中肾；gonad, 性腺；kidney, 肾；mesonephric duct, 中肾管；aorta renal artery, 主动脉肾动脉；aorta, 主动脉；sites of former renal arteries, 前肾动脉部位。

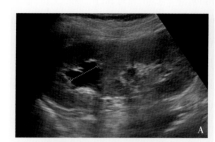

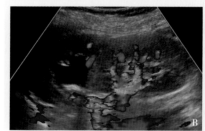

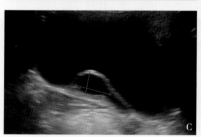

图4　重复肾超声图像

注：A.重复肾伴积水（二维超声）；B.重复肾伴积水（彩色多普勒超声血流成像）；C.输尿管囊肿形成。

脏发育不良；输尿管芽的形成异常，可导致肾缺如、重复肾、肾盂输尿管连接部梗阻；肾脏上升过程的异常，可导致异位肾、交叉异位肾、融合肾（图2）。

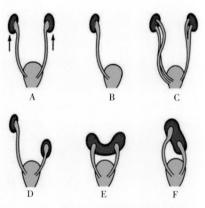

图2　常见肾、输尿管先天异常示意图

注：A.正常；B.肾缺如（左侧）；C.重复肾（左侧为不完全型，右侧为完全型）；D.异位肾（左侧）；E/F.融合肾。

临床表现　少尿、无尿、尿失禁为该病的特点。

超声影像学表现　①肾缺如：又称肾不发育，系由输尿管芽不发育，不能诱导后肾原基使其分化为后肾，从而导致肾缺如。先天性双侧肾缺如常是致死性的；单侧肾缺如时常合并对侧肾脏代

偿性增大。②异位肾：系胚胎发育中肾脏上升过程异常所致，盆腔和髂窝是最常见的部位；异位肾常不合并肾脏形态结构异常，但也可同时合并有因融合肾导致的肾脏形态异常。③融合肾：马蹄肾是最常见的类型。超声特点为侧腹部纵向扫查时双肾下极显示不清，而双肾下极于腹主动脉前方融合（峡部）；因输尿管走行于峡部前方，因而可并发肾积水或输尿管结石（图3）。④重复肾：肾内可见两个肾窦高回声区，其间由肾实质完全分隔开；两个肾盂各自与其输尿管相连（常难以显示）；在完全型重复肾中，由于异位输尿管的膀胱壁内段发育异常，常合并梗阻与反流等问题，因此会造成输尿管囊肿和肾盂扩张（上部肾盂）（图4）。

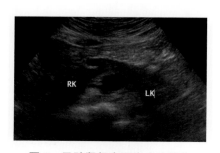

图3　马蹄肾超声图像（峡部）

⑤肾盂输尿管连接部梗阻：左侧较右侧常见，双侧受累的病例占10%～30%；受累肾脏的肾盂不规则扩张，下端呈漏斗状为其特征性表现；此时输尿管上、中、下段均无扩张。

超声影像学鉴别诊断　单侧肾缺如、异位肾和重度肾发育不良，均可表现为单侧肾区内正常肾脏回声未显示，但是肾缺如和肾发育不良常伴对侧肾脏代偿性增大，而此时异位肾不具备此征象且在同侧盆腔/髂窝可发现肾脏回声。但是，肾缺如和重度肾发育不良有时鉴别困难。

注意事项　①肾脏下极显示不清时需要考虑到马蹄肾的可能，此时应在腹主动脉前方找寻是否存在肾实质样低回声（峡部），

再探寻其与双肾的连接关系，以便明确诊断。②正常肾脏纵向扫查时，由于入射角度不同，有时肾窦高回声也会显示分成两部分，此时需同时在横断面扫查，以避免误诊为重复肾。

（杨 萌 薛 军）

shèn zhōuwéi xuèzhǒng

肾周围血肿（perirenal hematoma）
各种原因导致肾周围出现血肿的疾病。

病理生理基础 按病因分为外伤性、医源性和自发性。外伤性多由闭合性和开放性肾外伤引起；医源性常因肾穿刺手术导致；自发性肾周围血肿发病原因较多，如凝血功能障碍、抗凝剂的应用、血管畸形等。

临床表现 患者常无明显症状或有腰痛、低热，血尿是肾损伤重要症状之一。

超声影像学表现（图1，图2）新鲜血肿多数呈无回声，而血凝块则为强回声。血肿液化则呈很低回声或无回声，或混杂回声。

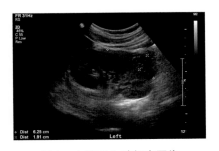

图1 左肾周血肿超声图像

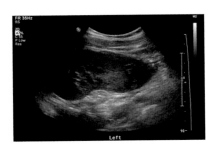

图2 左肾周血肿穿刺后超声图像

肾实质裂伤超声表现为从外周到肾的放射状强回声线，彩色血流多普勒可排除血管破裂。被膜下血肿表现为肾周、肾被膜深面的无回声区，如果形成血凝块，则呈强回声，超声较难发现。肾内血肿表现为局灶性低回声区，位于集合系统内的血肿如回声增高，则容易漏诊。肾周血肿在检查时常有反射回声，可向肾周前、后间隙扩展。如果血肿很大，内部可含有血液和尿液，并可以形成分隔。

超声影像学鉴别诊断 外伤性血肿和医学性血肿均可以根据各自病史结合图像做出诊断，自发性周围血肿因找不到原因，往往诊断较为困难，自发性肾周围血肿形态呈梭形或新月形，且肾脏本身仅为受压变形，无缺损、破坏现象，可以与肾肿瘤区别，必要时可加用彩色多普勒超声更易于鉴别。

（杨 萌 薛 军）

mímàn xìng shèn pízhì jíbìng

弥漫性肾皮质疾病（diffuse renal cortical disease）
多种原因引起肾实质广泛损害的疾病。

弥漫性肾皮质疾病是个内涵复杂的病理学概念，而超声医师看到的其实是"肾弥漫性实质回声改变"，但是我们需要清楚两者之间并没有简单的对应关系，并非所有肾弥漫性病变都伴有肾弥漫性实质回声改变（例如各种肾脏疾病的早期阶段），另一方面肾弥漫性实质回声改变也不一定具有肾弥漫性病变的病理基础（例如胎儿和新生儿一过性的肾皮质回声增强）。

肾皮质弥漫性病变中超声检查的临床积极含义包括以下几点：①在怀疑存在原发性或继发性因素损害肾脏的情况下，协助临床

明确诊断肾脏是否受累；②在肾脏疾病病因明确的情况下，协助评价肾脏受累程度；③在少数情况下，提示肾弥漫性病变背后可能的病因。

病理生理基础 肾弥漫性病变背后的病因复杂，除了常见的炎性、因素免疫因素之外，代谢性疾病、感染性疾病甚至是肿瘤性疾病均可以造成肾脏实质回声的弥漫性改变，如非霍奇金淋巴瘤和白血病。

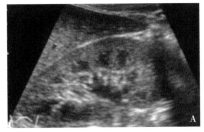

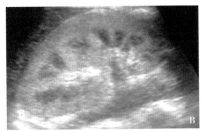

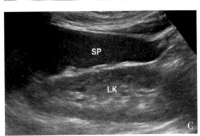

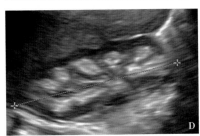

图1 肾弥漫性病变超声图像

注：A.正常肾脏超声表现；B.Ⅰ类改变（皮质回声增强、皮髓质分界存在）；C.Ⅱ类改变（皮髓质回声均增强、皮髓质分界消失）；D.Ⅲ类改变（髓质回声增强、皮髓质分界存在）。

临床表现 血尿、蛋白尿、高血压、水肿。

超声影像学表现 肾弥漫性病变的超声评价应该包含肾皮质回声、肾髓质回声、肾皮髓质分界3个方面。基于以上评价方法，常见的肾弥漫性实质回声改变包含以下三种类型：I型，肾皮质回声增强，即皮质回声增强、髓质回声正常、皮髓质分界存在；II型，肾皮髓质分界不清，即皮质回声增强、髓质回声增强、皮髓质分界消失；III型，肾髓质回声增强，即皮质回声正常、髓质回声增强、皮髓质分界存在（图1）。需要注意的是，I型在疾病进展过程中可以发展为II型，如慢性肾脏疾病；III型相对少见，且常常与代谢性和遗传性因素相关。除了上述常见类型之外，理论上还可能出现肾皮质回声减低这种少见情况，但是由于超声难以发现且多为一过性改变，因此这里就不做过多介绍。

肾弥漫性病变除具有上述肾实质回声的改变之外，还可以伴有肾脏各径线测值以及肾血管频谱测值的改变，如肾脏长径、肾皮质/实质厚度、肾叶间动脉阻力指数等。

超声影像学鉴别诊断 肾弥漫性病变的病理基础十分复杂，超声检查很难准确地鉴别出其背后具体的病因。超声引导下肾组织活检术，因能得到直接的病理证据，因此是临床上十分倚重的检查手段。

（杨萌 薛军）

shèn gàiyán chénzhuó zhèng

肾钙盐沉着症（nephrocalcinosis） 钙盐沉积在肾实质的病理改变。

病理生理基础 发病原因如甲状旁腺功能亢进症、类肉瘤症、高钙血症、多发性骨髓瘤等疾病，因过多的钙质沉积在肾脏引起；也可由肾外伤、肾感染、肾中毒所致的肾脏损害，使过多的坏死组织的钙质沉积，引起肾脏的钙质沉着。先天性疾病如海绵肾，应用过多的药物如肾上腺皮质激素、呋塞米引起的肾脏钙盐沉着症也有报道。从解剖学及影像学划分，该病有皮质型、髓质型及混合型三种类型，主要由钙质沉着部位决定。儿童发病还与肾结石有关，但常单独发病，其原因可能有摄入钙量过多、甲状旁腺功能亢进症、高钙血症、多发性骨髓瘤等疾病。

临床表现 表现为高钙血症、甲状旁腺功能亢进和高氯血症、酸中毒。

超声影像学表现（图1） ①成人：肾脏内显示强回声斑块，呈点状或条状，后方声影不明显，可以出现在皮质或髓质内，肾脏无其他明显变化。②儿童：肾实质回声弥漫性增高，超过正常肝回声水平；肾实质与肾窦界限模糊，集合系统不清晰；可合并肾结石。由于超声显示典型、明确，诊断该病一般并不困难。

超声影像学鉴别诊断 在成人，由于其声像图特点突出，诊断不难，但需要除外痛风肾。在儿童，需要与弥漫性肾疾病的慢性肾小球肾炎鉴别：要点是该病肾脏大小、形态无明显变化，而间质性肾小球肾炎肾脏缩小，表面不平，常有结节样改变。肾钙质沉着 X 线平片可显影，也可以不显影。

（杨萌 薛军）

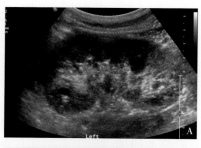
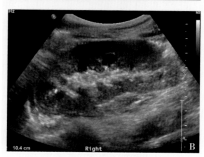

图1 肾钙盐沉着症超声图像
注：A.左肾钙质沉积；B.右肾钙质沉积。

shūniàoguǎn chāoshēng

输尿管超声（ureteral ultrasound） 超声可以清楚显示扩张的输尿管情况，可以全面评估输尿管疾病。

解剖 输尿管位于腹膜后，起自肾盂，终于膀胱三角。输尿管分为上、中、下三段。跨越髂动脉处以上为上段，中段自跨越髂动脉处到膀胱壁入口，下段为膀胱壁内段。

正常超声表现 大量饮水后，输尿管呈两条平行带状回声，之间夹有一条无回声带，内径2～4mm，有蠕动。彩色多普勒超声在输尿管膀胱出口可探及瞬间出现的锥状的排尿彩色喷射现象，而阻塞侧彩色柱细小，完全阻塞者消失。

临床应用 超声检查可以协助诊断输尿管积水、输尿管结石、输尿管肿瘤和输尿管先天发育异常等疾病。

（杨萌 薛军）

shūniàoguǎn chāoshēng jiǎnchá jìshù

输尿管超声检查技术（ultrasound examination of ureteral） 了解输尿管情况，对有无积水、结石可做出判断。

准备事项 检查前应做肠道

准备，以减少肠气和粪便，并充盈膀胱。

检查体位 仰卧位侧腰部做冠状切面扫查，俯卧位经背部肾区纵向扫查，仰卧位下腹部探测，仰卧位下腹部经膀胱探测。

检查方法 ①侧腰部冠状切面扫查：沿肾门积水的肾盂寻找到输尿管，然后往下追踪扫查可以显示积水的输尿管上段。正常的无充盈输尿管超声图像上不易识别。②经背部肾区纵向扫查：经肾找到积水肾盂后往下追踪积水输尿管，可以显示上段输尿管，直到髂嵴。③下腹部探测：首先找到髂血管，在髂血管前方寻找积水的输尿管横断面。输尿管不显示彩色血流可以与血管区别。④下腹部经膀胱探测：膀胱充盈下探头横断扫查，在膀胱后方两侧可以显示积水的输尿管，呈圆球状。纵向扫查，先找到输尿管出口，向上追踪扫查，可以显示膀胱壁间段输尿管和膀胱后方的输尿管。

注意事项 膀胱充盈后，检查过程中一定要按顺序追踪，分段探查。

（杨 萌 薛 军）

shūniàoguǎn xiāntiān xìng fāyù yìcháng

输尿管先天性发育异常（ureteral dysplasia）

胚胎时期输尿管先天性发育异常引起的一组疾病。

病理生理基础 输尿管的胚胎发育过程大体可以分成两个步骤，即后肾的发生与肾脏的上升。而后肾的发生又需要两个要素，即生后肾组织与输尿管芽的形成和正常发育。生后肾组织的形成异常，可导致先天性肾脏发育不良；输尿管芽的形成异常，可导致肾缺如、重复肾、肾盂输尿管连接部梗阻；肾脏上升过程的异常，可导致异位肾、交叉异位肾、融合肾。

超声影像学表现 包括以下方面。

输尿管先天狭窄 常继发于肾结核、炎症、肿瘤等。先天性肾盂输尿管连接部狭窄最为多见，以新生儿、儿童多见，其引发狭窄以上水平的肾盂扩张（见肾积水）。

超声影像学表现（图1）：①狭窄段以上肾盂扩张征象；②肾盏、肾盂病变如肾结核、肾肿瘤（如移行细胞癌、乳头状癌）征象；③输尿管狭窄段病变为输尿管壁增厚、不规则（结核多见），输尿管肿物所致输尿管增粗、管腔内充满实性团块；④其他：输尿管口及膀胱黏膜因结核、肿瘤等引起的继发性病变。

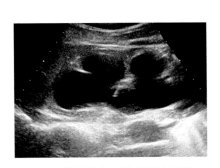

图1 输尿管先天狭窄超声图像

注：肾脏重度积水，输尿管无扩张。

输尿管囊肿 为膀胱内输尿管开口处的圆形无回声结构。形状特殊，为膀胱内的囊状结构且与扩张的输尿管相连，常被描述为"眼镜蛇头"征。输尿管囊肿通常与扩张的上尿路相连，特别是重复集合系统的上半部。因此应仔细扫描肾脏，以排除部分或完全性重复肾尿路梗阻的可能。通过彩色多普勒超声可以观察尿液喷射情况或B型超声检查排除狭窄。

超声影像学表现（图2）：下腹部横断时，在膀胱三角区相当于一侧或双侧输尿管开口处出现圆形囊肿，囊壁极薄，有时可见呈弧形线；纵断时可见末端输尿管扩张并向膀胱腔内膨出。该"囊肿"大小随输尿管喷尿有规律地发生胀—缩变化，亦称"胀缩"征。该征具有诊断意义。

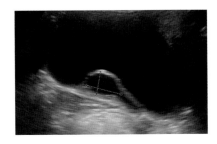

图2 输尿管囊肿形成超声图像

巨输尿管症 其是一种先天性疾病，由输尿管末端功能性梗阻所引起，但实际上并无机械性梗阻。

超声影像学表现：超声所见为肾盂和输尿管积水，盆段输尿管积水尤为严重，迂回扭曲，内径可以达2cm或以上，而输尿管膀胱壁间段不扩张，输尿管有蠕动，蠕动波到膀胱壁间段中止。巨输尿管症可以单侧发生或双侧发生。

巨输尿管症与输尿管反流的鉴别点如下：①前者不一定是双侧性，后者多为双侧性。②前者输尿管有蠕动；后者已失去代偿，无蠕动或蠕动很差。③前者膀胱及下尿路无异常；后者有下尿路梗阻，膀胱一般有小梁小房和残余尿。④前者在膀胱内注射正性造影剂后，超声探测不能发现造影剂进入扩张的输尿管，而后者可以见到。

（杨萌 薛军）

shūniàoguǎn jiéshí

输尿管结石（ureteral calculi）

尿液中的一些有形成分在输尿管形成结石的疾病。大部分结石为草酸钙、磷酸镁和磷酸钙结石（95%），其在 X 线平片上可以显示；然而尿酸结石（5%）可以透过 X 线，因而不能在腹部平片中显示；X 线阴性结石仅限于腹部平片，其在腹部 CT 上仍可清晰显示。原发输尿管结石很少见，多数继发于肾结石（90%），常位于输尿管的三个生理性狭窄处，即肾盂–输尿管移行部、与髂血管交叉部和输尿管–膀胱移行部（图1，图2）。

病理生理基础 ①直接损害：尿道结石可以引起尿路黏膜充血、水肿、破溃、出血，结石长期的慢性刺激有时还可以引起尿路上皮癌变的可能。②尿道梗阻：上尿路结石常造成尿流梗阻，导致肾积水及输尿管扩张，损害肾组织及其功能。膀胱和尿道结石可以引起排尿困难或尿潴留，久而久之也可以引起双侧输尿管扩张、肾脏积水，损害肾功能。③尿道

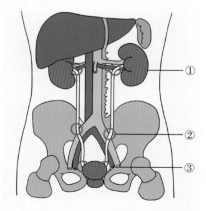

○为生理性狭窄部位

图1 输尿管结石好发部位示意图

感染：尿结石对尿路上皮的直接损害多伴有感染，特别是引起尿路梗阻时，感染则更易发生，感染严重者可以导致肾盂肾炎、肾积脓及肾周围炎。结石、梗阻和感染三者互为因果，促使病变发展。结石引起梗阻，梗阻又诱发感染，感染又促成结石，再加重梗阻，最终破坏肾组织、损害肾功能。

临床表现 常见临床表现为肾绞痛和血尿。

超声影像学表现 患侧肾盂出现不同程度的扩张；扩张的输尿管末端可见结石呈强回声后伴声影；结石常见于输尿管的三个生理性狭窄部位（图3）。

超声影像学鉴别诊断 ①肾内钙化灶：病灶呈强回声，但是通常位于肾皮质或肾包膜下，呈不规则斑片状强回声。②肾窦内灶性纤维化或管壁回声增强：两者可以表现为肾窦内点状或短线状强回声，改变探头的探测角度后可以转变成长线状或等号状，可予以鉴别。

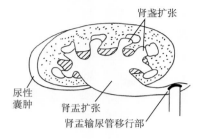

输尿管结石

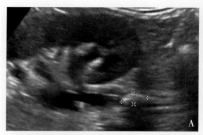

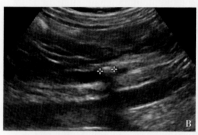

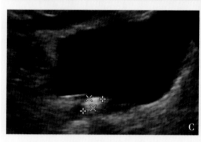

图3 输尿管结石超声图像

注：A.输尿管上段结石；B.输尿管中段结石；C.输尿管下段结石。

注意事项 肾盂扩张是输尿管结石最常见，也是最易于发现的超声表现，然而输尿管末端结石（输尿管–膀胱移行部）所致的肾盂扩张常常程度较轻，患者症状也可不明显，此时应注意横断面扫查肾脏以便发现轻度肾盂分离，而后在输尿管–膀胱移行部扫查确认诊断。

（杨萌 薛军）

shūniàoguǎn zhǒngliú

输尿管肿瘤（ureteral tumor）

发生在输尿管的肿瘤。

输尿管肿瘤病理 大多为移行细胞癌，约占 93%，组织病理学与膀胱移行细胞癌相似；鳞状上皮癌、腺癌较少。在占少数的良性肿瘤中以上皮性乳头状瘤最常见，约占 75%，其中内翻性乳

图2 输尿管结石示意图

头状瘤常与恶性肿瘤并发，文献报道约18%的恶性肿瘤发生（同时或异时）输尿管内翻性乳头状瘤，因此对于诊断为内翻性乳头状瘤的患者有必要排除输尿管恶性肿瘤；另一良性肿瘤为纤维上皮息肉。TNM分期同肾盂肿瘤。输尿管移行上皮癌可以通过上皮扩展（直接浸润或种植）及淋巴、血行扩散。

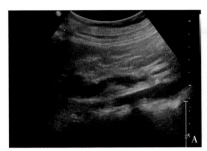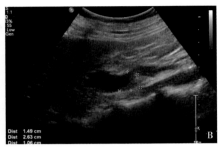

图1　输尿管肿瘤超声图像

病理生理基础　在输尿管原发性肿瘤中，以移行细胞乳头状癌为多见，鳞状细胞癌和腺癌很少见，但也有一部分输尿管息肉、乳头状瘤和平滑肌瘤的报道。输尿管上皮癌具有多器官发病倾向，可同时或先后在肾盂、输尿管、膀胱、尿道等尿路出现。输尿管原发性非上皮性肿瘤少见。输尿管继发肿瘤多为肾盂移行细胞癌脱落细胞种植所致。其他恶性肿瘤局部浸润或血行、淋巴播散到输尿管者少见。

临床表现　为无痛性肉眼血尿，呈间歇性发作，一般血尿量不少，但也并非大量。少数病例因血块自输尿管排出而出现轻度腰部绞痛的症状。有的输尿管肿瘤病例仅见显微镜血尿或不出现血尿症状。

超声影像学表现　①输尿管内实性肿瘤回声，管壁僵硬，彩色多普勒超声可以出现血流信号；肿瘤部位常伴有上段输尿管及肾集合系统扩张或与肾盂肿瘤病变延续（图1）。②超声诊断的敏感性较差。原发性肿瘤一般体积较小，超声显示困难，应首选泌尿系X线造影或MRI检查。转移性肿瘤体积较大时，超声检查可能优于X线造影，但不及MRI。③均出现轻度或中度输尿管和肾盂积水，超声按输尿管探测法沿扩张的输尿管逐步向下探测，可以找到输尿管扩张与不扩张的交界部位，若该处输尿管有不同程度的膨大，即较其邻近积水的输尿管内径为大，且其内部有低回声，即应疑为输尿管肿瘤。这是因为输尿管位置较深，极难见到清晰的菜花样或团块样肿瘤图像。有时因为输尿管内有血性尿液，致使肿瘤近侧扩张的输尿管内尿液回声也模糊欠清，彩色多普勒超声也因输尿管位置太深，无法获得肿瘤内的血流信号。④有些位于输尿管末端的肿瘤，会有一部分自输尿管口脱出，在膀胱内被探测到。此时或能经膀胱声窗，探测到肿瘤的彩色血流信号，也可用超声微泡造影鉴别脱出物为肿瘤还是血块。⑤在肿瘤浸润到邻近组织时，可在疑似输尿管肿瘤处附近见到有模糊的低回声团块与其相连，或见到髂血管旁或/和腹主动脉旁淋巴结肿大。⑥在无痛性间歇性肉眼血尿患者，若有肾输尿管积水，而在其扩张输尿管远侧，超声未能发现明显的其他尿路梗阻原因，尤其在该处图像模糊者，就应考虑其为输尿管肿瘤，并且建议临床做输尿管镜等检查。

（杨　萌　薛　军）

pángguāng chāoshēng

膀胱超声（bladder ultrasound）

超声可以清楚显示膀胱结构及其血管情况，可以全面评估膀胱疾病。

解剖　膀胱为腹膜间位器官，伸缩性较大，其形态、位置随尿液充盈程度不同而变化。正常成人的膀胱容量为300~500ml，新生儿容量为50ml左右。空虚时膀胱呈锥体形，前方与耻骨联合相邻。男性膀胱底上部与后方直肠相邻，其下与输精管壶腹和精囊相邻，膀胱颈下方为前列腺。女性膀胱底的后方与子宫颈及阴道前壁上部相邻，膀胱颈与下方尿生殖膈相邻。充盈时呈球状，顶部上升可高出耻骨联合上缘，此时膀胱前壁直接与腹前壁下部接触（图1）。

正常超声表现（图2）①膀胱充盈良好时，纵切面呈圆钝的三角形，横切面呈椭圆形或圆形。膀胱内尿液呈透声好的无回声，偶可见点状中等回声漂浮。②充盈良好时，膀胱壁光滑、完整，黏膜呈连续性好的高回声亮线。③充盈欠佳时膀胱壁黏膜增厚，形成诸多皱襞。④膀胱正中纵切面可显示其下部的膀胱颈，尿道内口与尿道相通，横切面于膀胱三角区两侧可显示输尿管开口，可见输尿管喷尿显像，彩色多普勒表现为条状彩色信号。

临床应用　评价膀胱功能性

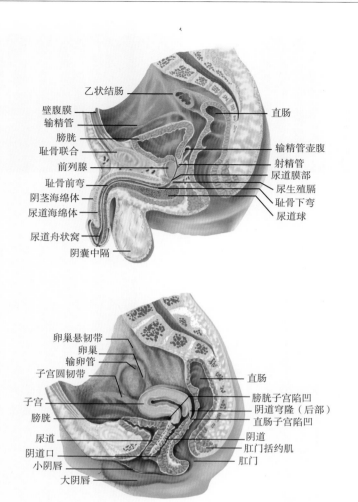

图 1　膀胱解剖示意图

图中标注：乙状结肠、壁腹膜、输精管、膀胱、耻骨联合、前列腺、耻骨前弯、阴茎海绵体、尿道海绵体、尿道舟状窝、阴囊中隔、直肠、输精管壶腹、射精管、尿道膜部、尿生殖膈、耻骨下弯、尿道球

图中标注：卵巢悬韧带、卵巢、输卵管、子宫圆韧带、子宫、膀胱、尿道、阴道口、小阴唇、大阴唇、直肠、膀胱子宫陷凹、阴道穹隆（后部）、直肠子宫陷凹、阴道、肛门括约肌、肛门

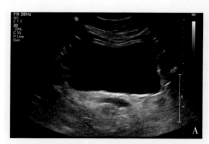
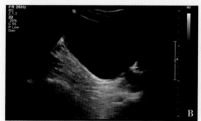
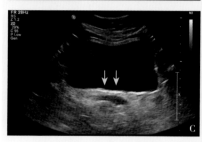

图 2　正常膀胱超声图像

注：A.正常膀胱横切声像图；B.正常膀胱矢状切声像图；C.膀胱三角区（输尿管开口）（箭头）。

及器质性病变的应用。

（杨　萌　薛　军）

pángguāng chāoshēng jiǎnchá jìshù

膀胱超声检查技术（ultrasound examination of bladder）　应用膀胱超声评价膀胱病变的技术。

检查前准备　经腹壁扫查前应适度充盈膀胱，对于憋尿困难的患者，可向膀胱注入无菌生理盐水 200～300ml。检查前需排净大便。

检查体位　患者常规取仰卧位，必要时辅以侧卧位检查。

检查方法　首选凸阵探头，频率 2～5MHz。对膀胱颈部、三角区等细微病变或膀胱病变需与前列腺、输尿管下段病变鉴别时，可选择腔内探头经直肠扫查，频率 5～9MHz。①经腹扫查：探头置于耻骨联合上方获取膀胱正中纵切面，显示膀胱颈及尿道，而后分别向左右两侧连续扫查至膀胱结构消失，获取纵切面系列图像。横切面扫查将探头横置于耻骨联合上方，向下连续扫查至膀胱颈及三角区，向上至膀胱顶部。取膀胱最大纵切面，测量膀胱腔上下径及前后径，取最大横切面，测量膀胱腔左右径，均测量内径。②经直肠扫查：将探头插入直肠同时观察图像，首先取纵切面做连续扫查，随后探头逆时针旋转 90°，自上而下做横切面扫查。③膀胱容积计算公式：$V = 0.5 \times (a \times b \times c)$。$a$、$b$、$c$ 分别对应膀胱的上下径、左右径及前后径。膀胱残余尿测定时应将尿液尽可能排净后立即检查。④正常值：适度充盈时，膀胱壁厚度均匀一致，< 4mm。膀胱正常容量 300～500ml，残余尿量应< 10ml。

注意事项　①经腹壁扫查时，膀胱前壁下可出现腹壁混响伪像而显示不清，可换用高频率探头改善对膀胱前壁的观察。②膀胱内发现占位性病变时，应配合体位改变观察占位的活动性，有利于鉴别病变性质。③残余尿测定前适度充盈膀胱即可，过度充盈会影响膀胱收缩，导致残余尿的增多。

（杨　萌　薛　军）

pángguāng yán

膀胱炎（cystitis）　特异性和非特异性感染导致膀胱发生炎症

的疾病。是泌尿系统最常见的炎性疾病，包括非特异性、特异性以及其他特殊类型的膀胱炎（如腺性膀胱炎、间质性膀胱炎、化学性膀胱炎、放射性膀胱炎等）。临床上膀胱炎一般多指非特异性细菌性膀胱炎。可以分为急性及慢性。

发病机制 包括尿路上皮功能异常、肥大细胞激活、神经生物学改变。

临床表现 尿频、尿急、尿痛和耻骨上区疼痛，急性者可伴有血尿。

超声影像学表现（图1） ①膀胱壁局限性或弥漫性增厚，黏膜面毛糙，外壁连续、完整。②急性炎症致黏膜出血时，膀胱内尿液透声差，可见点状、絮状漂浮物回声。③慢性膀胱炎黏膜凹凸不平，呈颗粒状，可见乳头状突起。

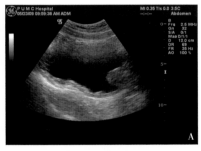

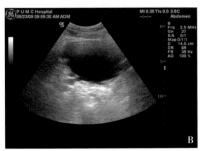

图 膀胱炎超声图像
注：A.膀胱壁毛糙增厚；B.膀胱壁小梁形成。

超声影像学鉴别诊断 ①与膀胱癌鉴别：膀胱炎膀胱外壁光滑、连续性完整，黏膜增厚处回声较疏松，边界清晰，基底膀胱壁结构完整，无明显浸润、破坏；膀胱癌病灶回声较致密，以中高回声多见，基底部与膀胱壁分界不清，膀胱壁连续性中断，可见浸润、破坏，甚至穿破肌层向外侵犯。②与膀胱小梁形成鉴别：由于长期下尿路梗阻及排尿困难引起的一种病变。超声可见膀胱壁增厚，内壁凹凸不平呈多发的柱状突起，为膀胱小梁。两者之间一般较易鉴别，但合并感染时不易鉴别。

（杨 萌 薛 军）

pángguāng jiéshí

膀胱结石（cystolith） 尿液中一些有形成分在膀胱形成结石的疾病。膀胱结石占泌尿系结石的5%，可以分为原发性与继发性。原发性膀胱结石多见于男孩，与营养不良和低蛋白饮食有关。在中国发生率已经明显降低。继发性结石通常由良性前列腺增生、膀胱憩室、神经源性膀胱、尿路感染、异物或上尿路结石排入膀胱所致。

病理生理基础 前列腺增生是最常见的膀胱结石的发病原因，故常与前列腺增生症并发。

临床表现 典型症状表现为排尿突然中断，尿痛，伴排尿困难和膀胱刺激症状，改变体位后可缓解。

超声影像学表现（图1） 膀胱腔内单发或多发的条形或团状强回声，后伴声影。结石大小不等，仰卧位时多位于膀胱底部，体位改变可见移动。合并感染者可见膀胱壁毛糙、增厚。

超声影像学鉴别诊断 膀胱肿瘤伴表面钙化：当膀胱肿瘤合并钙化时，亦可表现为膀胱内的强回声后伴声影，鉴别点在于膀胱肿瘤不随体位改变而移动，彩色多普勒探及肿瘤内的血流信号

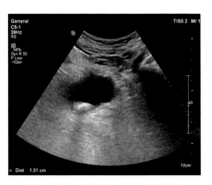

图1 膀胱结石超声表现及测量

有助于明确诊断。

注意事项 体积较小的膀胱结石，可嵌入膀胱黏膜而无移动性，应予以注意。

（杨 萌 薛 军）

pángguāng qìshì

膀胱憩室（bladder diverticula） 膀胱壁的一部分向外突出形成的囊袋状结构，经憩室口与膀胱内腔相通的疾病。

病理生理基础 其发生与先天性膀胱壁局部肌层发育不良及长期下尿路梗阻有关，分为先天性和后天性两种。先天性膀胱憩室多发生于儿童，膀胱顶部多见，体积较大，常为单发。后天性膀胱憩室多见于中老年人，主要位于输尿管口外侧和膀胱后壁，常为多发。

临床表现 主要症状包括二次排尿和尿液混浊，合并感染时可出现尿路刺激征，合并肿瘤或结石时可有血尿。

超声影像学表现（图1） ①膀胱周边正常膀胱轮廓以外单发或多发的囊状无回声区，以膀胱两侧及后方多见。②病灶多呈圆形或椭圆形，囊壁薄，边界清晰，与膀胱之间可见一通道相通，称为憩室口。③憩室的大小和形态与膀胱充盈程度相关。膀胱充盈较好时，憩室呈圆形或椭圆形。排尿后憩室可见缩小，甚至消失。

④彩色多普勒超声可以显示憩室口处呈喷射状的红色或蓝色彩带，为憩室与膀胱腔之间液体的交通。部分憩室内可以合并结石或肿瘤。

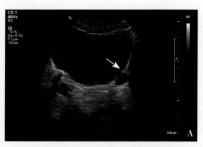

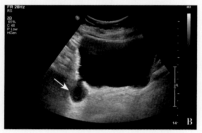

图1 膀胱憩室超声图像

注：A.膀胱憩室（白色箭头）；B.膀胱憩室（白色箭头）。

超声影像学鉴别诊断 ①盆腔囊肿：不与膀胱腔相通，且排尿后肿物大小、形态无明显改变。②输尿管囊肿：为发生于输尿管口的囊性无回声区，可以周期性增大或缩小，其易与膀胱憩室鉴别。

注意事项 若膀胱憩室内探及小乳头状回声，应考虑憩室肿瘤的可能。膀胱憩室较大时，应区别正常膀胱腔与憩室腔，鉴别点在于是通过二维或彩色多普勒观察输尿管口情况。存在输尿管排尿的为真实膀胱腔。

（杨萌 薛军）

pángguāng yìwù

膀胱异物（foreign body in bladder）
由于人为因素将体外的物品放入膀胱内的疾病。原因包括医源性及非医源性两方面。

临床表现 异物多为较为光滑的条状物。膀胱异物最常见的并发症为膀胱炎和异物周边结石形成，严重者可引起膀胱慢性穿孔。

超声影像学表现 形态多样，声像图表现有所不同。多为具有一定形态的高回声，随体位改变可见移动。膀胱壁连续性完整，彩色多普勒显示高回声内无血流信号。

超声影像学鉴别诊断 膀胱肿瘤：膀胱异物及凝血块体位改变时可见移动，内部无血流信号，可与膀胱肿瘤鉴别。

（杨萌 薛军）

pángguāng nèi níngxuè kuài

膀胱内凝血块（blood clot of bladder）
由于各种病因致膀胱内壁出血而形成膀胱内实性团块的疾病。常见的病因有肿瘤、炎症、结核、结石及外伤等。

临床表现 主要表现为血尿伴膀胱刺激症状。

超声影像学表现 膀胱内形

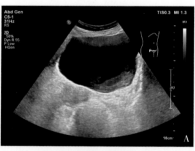

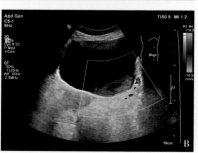

图1 膀胱内凝血块彩色多普勒超声图像

注：显示团块内无血流信号。

态不规则的低回声或中高回声团块，边界可不规则，体位改变可见移动（图1）。

超声影像学鉴别诊断 见膀胱异物。

（杨萌 薛军）

pángguāng zhǒngliú

膀胱肿瘤（bladder tumor）
一组发生在膀胱的肿瘤。是泌尿系统最常见的肿瘤，绝大多数来自上皮组织，其中90%以上为移行上皮肿瘤。

病理 膀胱肿瘤分为三类：①上皮细胞性肿瘤，约占全部膀胱肿瘤的98%，包括移行上皮乳头状瘤、移行上皮乳头状癌、鳞状上皮癌、腺癌。②非上皮细胞性肿瘤。③转移性肿瘤。

临床表现 多见于中老年人，最常见的临床表现为无痛性肉眼血尿，晚期可出现膀胱刺激症状。当肿瘤引起尿路梗阻时，可出现肾积水。

超声影像学表现（图1） ①膀胱壁上可见菜花状、乳头状中高回声突向腔内，以蒂或宽基底与膀胱壁相连。表面不光滑，边缘可见点状、短条状强回声，体位

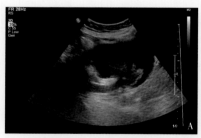

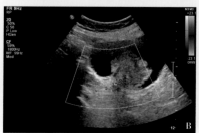

图1 膀胱癌超声图像

改变未见明显移动。②膀胱壁局限性增厚，肿瘤基底处膀胱壁正常结构消失，连续性中断。部分病例膀胱壁呈弥漫性增厚。③彩色多普勒可显示肿瘤基底部条状血流信号。④超声造影可见造影剂经基底部灌注瘤体，呈快进慢出模式，灌注强度高于正常膀胱壁组织。

超声影像学鉴别诊断 ①膀胱肿瘤应与良性前列腺增生突入膀胱、膀胱结石、膀胱内凝血块等病变相鉴别。②与腺性膀胱炎鉴别：增生团块或结节常不规则，无球体感，基底部较平坦，与膀胱肌层分界清晰，层次结构可辨，无浸润征象。

注意事项 对膀胱颈部、三角区等细微病变或膀胱病变需与前列腺病变鉴别时，可选择腔内探头经直肠或经阴道扫查。

（杨　萌　薛　军）

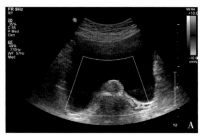
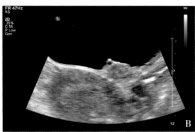
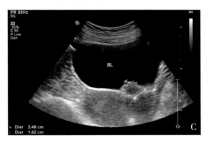

图1　膀胱子宫内膜异位症超声图像

pángguāng zǐgōng nèimó yìwèizhèng

膀胱子宫内膜异位症（endometriosis of bladder）

具有生长功能的子宫内膜在膀胱种植、生长、浸润，引起局部增生和纤维化的疾病。发病率低，极易误诊。

病理 好发于膀胱后壁，由外向内侵犯，后壁向腔内隆起，颇像肿瘤，但膀胱黏膜完好。主要病理变化为子宫内膜周期性出血和周围纤维化。

临床表现 有典型的痛经史。

超声影像学表现 腹部用3.5MHz探头，按正常操作程序，取月经期前及后3～7天内，先膀胱充盈，取平卧位行纵、横切面全面扫查，对于膀胱壁隆起性病变，观察其部位、大小、形态及血供情况。声像图上有一定特点，如宽基底、内部回声不均、无血供等（图1），但缺乏特异性。

超声影像学鉴别诊断 由于该病发病率相对较低，易误诊为膀胱肿瘤，故在临床工作中，对于膀胱占位性病变及兼有以下情况者，应高度警惕该病的可能性：①患者为育龄妇女。②腹痛、膀胱刺激症状与月经周期密切相关。若超声声像图特征能与临床典型体征相结合，可明显提高该病的诊断率。该病主要与膀胱癌、腺性膀胱炎、膀胱异物及异位嗜铬细胞瘤等鉴别，对于难以鉴别者，应做膀胱镜及病理活检，以明确诊断。

（杨　萌　薛　军）

niào zhūliú

尿潴留（bladder urine retention）

膀胱内充满尿液而不能排出、膀胱内尿液超过正常容量的疾病。常常用残余尿的测定进行判断。

残余尿测定 残余尿是指排尿后，膀胱内未排出的尿量。测量残余尿量不可过度充盈膀胱，以避免因膀胱过度充盈，影响膀胱收缩，进而导致残余尿量假性增多的错误结果。

目前，测量残余尿量主要用经腹超声法，常用的计算公式为：

$$V = (L \times A \times T) \times C$$

式中 V 为残余膀胱尿量，L、A、T 分别为膀胱长径、最大前后径、最大横径，C 为系数。取值范围 0.5～0.625，为了方便起见，常取值 0.5。

超声测量膀胱残余尿（图1）虽然有一定的误差，其精准度不如导尿法，但是超声法具有无创和不引起尿路感染等优点，特别是对下尿路梗阻和神经源性膀胱患者，以及对治疗过程中需要反复测定残余尿量以评价疗效的患者，更能显示超声法的优点。

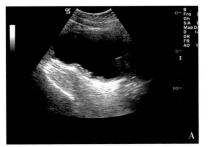
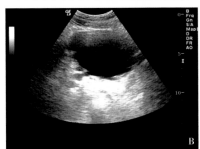

图1　超声测量膀胱残余量
注：A. 排尿前膀胱；B. 排尿后膀胱。

（杨　萌　薛　军）

qiánlièxiàn chāoshēng

前列腺超声（prostate ultrasound）

利用超声检查仪，全面评估前列腺的检查。

解剖 前列腺是男性生殖系统的附属腺，为单个实质性腺体，位于膀胱与尿生殖膈之间，呈前凸后扁的栗子形。前列腺分为内腺及外腺，内腺是前列腺增生的好发部位，外腺是前列腺癌的好发部位。男性尿道从前列腺底穿入前列腺实质，经前列腺尖穿出（图1）。老年人前列腺增生肥大时可以压迫尿道，引起排尿困难的临床表现。

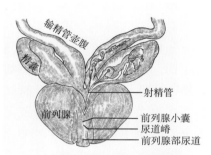

图1 前列腺解剖位置及毗邻关系示意图

正常超声表现 前列腺横切面呈左右对称的栗子形，包膜呈线样高回声，光滑完整，腺体内呈均质的低回声。纵切面呈三角形或椭圆形，尖端指向前下方。

临床应用 评估前列腺炎、前列腺增生及前列腺肿瘤。

（杨萌 薛军）

qiánlièxiàn chāoshēng jiǎnchá jìshù

前列腺超声检查技术（ultrasound examination of prostate）

了解前列腺情况，对前列腺疾病进行评估。

检查前准备 ①经腹扫查前应适度充盈膀胱，经直肠扫查前需排净大便。②经腹扫查常用凸阵探头，频率2~5MHz，取仰卧位；患者腹壁较厚或膀胱充盈欠佳时，可选择凸阵探头经会阴扫查，频率2~5MHz，取膀胱截石位；经直肠扫查选择频率5~9MHz腔内探头，取膀胱截石位或膝胸卧位。

检查方法 ①经腹扫查，将探头纵向置于耻骨联合上方，声束向下显示前列腺纵切面做矢状扫查，随后探头逆时针旋转90°，自上而下做横切面扫查。②经直肠扫查，将探头插入直肠，显示前列腺，做矢状面及横切面扫查。③取前列腺正中矢状切面，测量其上下径（a）及前后径（c），取最大横切面，测量腺体横径（b）。正常前列腺径线上下径3.0~4.0cm，横径4.0~4.5cm，前后径2.5~3.0cm，前列腺的体积计算公式$V=0.52 \times (a \times b \times c)$。前列腺比重在1.00~1.05，因此前列腺质量基本等于体积，为12~20g。

注意事项 不要求过分充盈膀胱，充盈过多反而使探测不便，且前列腺增生症过度充盈膀胱会诱发尿潴留。

（杨萌 薛军）

liángxìng qiánlièxiàn zēngshēng

良性前列腺增生（benign prostatic hyperplasia，BPH）

前列腺间质和腺体成分增生、体积增大，压迫尿道造成下尿路梗阻的良性疾病。

病理 围绕尿道周围的前列腺移行带的上皮细胞和间质细胞增生，增生的细胞形成多个小瘤体，再融合为彼此分隔的较大的腺瘤。

临床表现 以下尿路症状为主。早期表现为储尿功能受损，包括日间尿频、夜尿增多、尿急和尿失禁等，继而出现排尿费力，最后导致排尿困难和尿潴留。长期的尿路梗阻可以引起膀胱逼尿肌肥厚，黏膜表面出现小房、小梁，甚至形成假性憩室。梗阻累及上尿路时，可以出现输尿管和肾盂扩张以及肾功能损害。此外，排尿不畅还容易继发感染和结石形成。

直肠指检可触及增大的前列腺，表面光滑，边界清楚，中央沟变浅或消失。

超声影像学表现（图1，图2）①前列腺体积增大（大于20ml），以前后径增大为著，形态变圆，近球形，基底部可以凸向膀胱。②内外腺比例失调，以内腺增大为主，外腺受压变薄。③前列腺腺体回声增强，可呈结节样改变，增生结节呈低回声、等回声或高回声，边界多清楚，

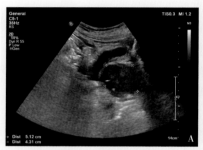

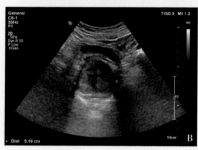

图1 良性前列腺增生超声图像

注：可见前列腺三个径线均大于正常值，形态变圆，近球形。

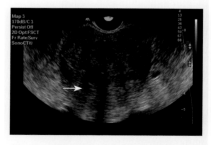

图2 良性前列腺增生结节超声图像

注：箭头所指低回声区。

表 1　良性前列腺增生与前列腺炎、前列腺癌及膀胱肿瘤相鉴别

	前列腺增生	前列腺炎	前列腺癌
年龄	老年	青年	中老年
好发部位	内腺为主	外腺多见	外腺多见
体积形态	体积增大，形态饱满呈球形	急性者可增大	体积可增大，形态不规则，呈不对称改变
包膜回声	完整、光滑	完整、欠光滑	连续性中断，厚薄不均，局部隆起
内部回声	增强、不均匀	不均匀，急性者回声减低，慢性者回声增强	不均匀，呈局灶性回声减低或增强
周围浸润	无	无	可有，向膀胱、精囊腺浸润，或盆腔淋巴结转移
彩色多普勒超声	血流轻度增多，以内腺为著	病灶局部血流增多	结节处局部血流明显增多

尿道前列腺部可因结节压迫而走行扭曲。④前列腺内、外腺交界处可见点状、斑状强回声结石，可呈弧形排列，后方伴或不伴声影，通常无明显临床意义。⑤梗阻继发性改变：长期的下尿路梗阻可致膀胱壁增厚，小梁、小房形成，残余尿量增多，双侧输尿管扩张，双肾积水。

超声影像学鉴别诊断　良性前列腺增生应与前列腺炎、前列腺癌及膀胱肿瘤相鉴别（表1）。

膀胱肿瘤：前列腺增生凸向膀胱时，应与膀胱颈部肿物鉴别。注意观察结节的位置以及与前列腺腺体和膀胱壁的关系。增生的前列腺组织来自前列腺，与腺体回声一致，膀胱壁连续性完整。膀胱肿瘤累及膀胱壁，与前列腺分界清楚。

（杨　萌　薛　军）

qiánlièxiàn ái

前列腺癌（prostate cancer）

发生在前列腺的上皮性恶性肿瘤。是男性生殖系统常见肿瘤之一，主要发生于50岁以上的男性。外周带是最常发生的部位，常为多病灶，病理类型以腺癌为主。血清前列腺特异性抗原为前列腺最具特异性的肿瘤标志物，其绝对值有助于评估前列腺癌的程度和治疗效果。经直肠超声引导下前列腺穿刺活检是目前确诊前列腺癌的主要方法。

病理　前列腺癌组织学上有两种类型：结节型或结节-浸润型、浸润型。腺癌占前列腺癌的绝大部分。一部分患者生长缓慢，长期处于潜伏状态；另一部分患者生长迅速，早期能突破包膜，直接向邻近组织浸润。远处转移通过淋巴管侵入盆腔淋巴结，并经血行转移到骨盆、腰椎、股骨及肋骨。

临床表现　早期多无明显临床表现，部分可出现下尿路梗阻症状，晚期发生远处转移，以骨转移多见，可引起骨痛、病理性骨折等症状。

超声影像学表现（图1）　①前列腺癌早期腺体体积多无明显增大，晚期可致腺体明显增大，形态不规则，局部隆起，左右不对称。②前列腺被膜厚薄不均，可见连续性中断。③病灶多位于前列腺外周带，为不均质的低回声或等回声结节，形态不规则，边界不清晰。彩色多普勒显示病灶内或腺体内局部血流信号明显增多。④晚期肿物可侵犯前列腺周围组织精囊腺、膀胱、直肠，可呈现相应的超声表现。⑤超声造影：病灶多位于外周带，灌注时间慢于内腺，快于外腺，增强强度明显高于周围外腺前列腺组织且消退较早。弥漫性癌呈整体快速非均匀增强，内、外腺显示不清。

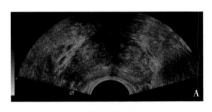
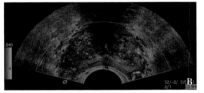
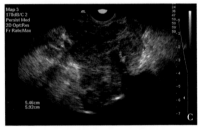
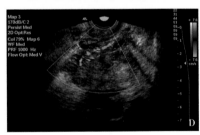

图 1　前列腺癌超声图像

注：A.前列腺癌灰阶图像，右侧周围区可见低回声病灶（箭头所示）；B.前列腺癌能量多普勒超声：右侧周围区血流信号较左侧丰富；C.前列腺癌灰阶声像图，箭头所指低回声为病灶；D.彩色多普勒超声：病灶内血流丰富。

超声影像学鉴别诊断　①与良性前列腺增生鉴别。超声造影在鉴别良性前列腺增生与前列腺癌中具有一定价值。良性前列腺增生的内腺较外腺增强时间早，强度高，消退较晚，内外腺分界清晰；前列腺癌多表现为外腺的快增强、高增强病灶。②与前列腺炎鉴别。

注意事项 血清前列腺特异性抗原的正常范围为 0~4ng/ml，对于血清前列腺特异性抗原＞10ng/ml 的患者，应考虑前列腺癌的可能性。前列腺癌转移部位以骨骼最常见，尤其是中轴骨，因此患者需行全身骨扫描检查明确有无骨转移。

(杨 萌 薛 军)

qiánlièxiàn ròuliú

前列腺肉瘤 (prostatic sarcoma)

一组来源于中胚叶，发生于前列腺间质的侵袭性恶性肿瘤。相当罕见。在所有前列腺肿瘤中占 0.1%~0.2%，中国报道为 7%~7.5%。好发于青年人，75% 发生于 40 岁以内。

病理 分类：肌肉瘤包括横纹肌肉瘤（多见于儿童和青年人）、平滑肌肉瘤（成人多见）；梭形细胞肉瘤包括纤维肉瘤、梭形细胞肉瘤；其他包括黏液肉瘤、骨肉瘤、脂肪肉瘤、神经细胞肉瘤等。

临床表现 表现为进行性排尿困难，尿频、尿急、尿痛的膀胱刺激征，血尿，排便困难，局部疼痛、放射痛以及腹水、阴囊及下肢水肿等。

超声影像学表现 表现为低回声混合性包块，肉瘤血供丰富，有利于鉴别诊断。

超声影像学鉴别诊断 前列腺肿瘤常会表现为排便困难。在前列腺肉瘤常继发于尿路症状之后，需要与前列腺囊肿鉴别，声像图囊肿与肉瘤容易区别。

(杨 萌 薛 军)

qiánlièxiàn yán

前列腺炎 (prostatitis)

前列腺受到致病菌感染和／或某些非感染因素刺激而引起急慢性炎症的疾病。分为四型：Ⅰ 型为急性细菌性前列腺炎、Ⅱ 型为慢性细菌性前列腺炎、Ⅲ 型为慢性前列腺炎／慢性盆腔疼痛综合征、Ⅳ 型为无症状性炎症性前列腺炎。

病理生理基础 前列腺炎是发生在腺泡内及其周围组织的炎症改变，最后导致纤维组织增生，前列腺缩小，部分病例纤维化延及后尿道，最终使膀胱颈部硬化挛缩。

临床表现 高发年龄为 31~40 岁，可出现骨盆区疼痛或不适、排尿异常、性功能障碍等临床表现。急性细菌性前列腺炎多由尿道上行感染所致，发病突然，会阴及耻骨上疼痛伴随着排尿刺激症状、梗阻症状以及发热全身症状，临床上往往伴发急性膀胱炎。慢性前列腺炎以非细菌性多见，临床表现为前列腺痛，尤以盆腔、会阴部疼痛明显，前列腺液检查正常，培养无细菌生长。

超声影像学表现 ①急性细菌性前列腺炎（图1）：前列腺体积增大，腺体内出现片状低回声区，病灶处血流信号增多。合并脓肿时，表现为低回声或无回声区，形态不规则，伴厚壁，病灶

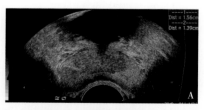
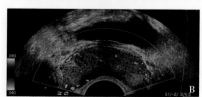

图 1　急性前列腺炎超声图像
注：A. 二维超声：腺体回声不均匀；B. 彩色多普勒超声，腺体血流信号增多。

周边血流信号增多。②慢性前列腺炎：前列腺体积轻度增大，病程较长者可出现体积萎缩，腺体形态欠规则，内部回声不均，可见片状低回声，边界不清晰。

超声影像学鉴别诊断 前列腺急、慢性炎症多缺乏特征性声像图改变，诊断应结合临床表现和实验室检查结果综合判断。

超声影像学鉴别诊断 除了前列腺脓肿外，多数急性、慢性前列腺炎缺乏特征性声像学改变，必须结合临床和实验室结果综合分析进行诊断。某些病例，可能与良性前列腺增生和前列腺癌相混淆，诊断困难者可行超声引导下穿刺活检以资鉴别。

(杨 萌 薛 军)

qiánlièxiàn nóngzhǒng

前列腺脓肿 (prostatic abscess)

急性前列腺炎、尿道炎和附睾炎的并发疾病。常见致病菌为需氧革兰阴性杆菌，多见于 50~60 岁糖尿病患者。根据病史、血常规和直肠指诊不难诊断，超声具有特异性表现。

病理生理基础 前列腺炎病情加重时导致前列腺脓肿，一旦脓肿成熟，向尿道、直肠或会阴部穿破，流出大量脓液。

临床表现 患者常有发热、下腹剧痛、尿路感染和排尿困难等症状。

超声影像学表现 前列腺显著肿胀，包膜清晰。内部回声不均匀，出现低水平回声或无回声代表脓腔。CDFI：显示前列腺血流信号显著增多，但脓肿区血流信号减少。经腹壁超声或直肠超声探头适当加压扫查，可见前列腺质软，腺体内有液体流动。经直肠超声引导穿刺抽吸引流，有助于该病的诊断。

超声影像学鉴别诊断 在临

床上不难诊断，超声图像上需要与前列腺增生症进行鉴别。

（杨萌 薛军）

前列腺结核（prostatic tuberculosis）

结核分枝杆菌感染前列腺导致慢性、进行性、破坏性病变的疾病。属泌尿生殖系结核的组成部分，可能有肾结核、附睾结核或有肺结核病史。

病理 有硬化性、干酪空洞型和钙化型，往往混合存在，变化很多，硬化型以纤维化为主。

临床表现 前列腺结核本身常无症状，多在直肠指诊检查时偶然发现异常。增生性结核的前列腺表面可触及单发或多个硬结节，难与肿瘤完全鉴别。结核性脓肿形成时，脓肿部分质地柔软。

超声影像学表现 前列腺形态不规则，边缘清晰，可见局限性隆起、肿胀、两侧不对称。内部回声不均匀减弱或增强，完全液化时可见小片状无回声区代表结核性脓肿。内外腺结构不清，似肿瘤。该病确诊依据超声引导下组织学活检及脓液抽吸送抗酸染色体细菌学检查。

超声影像学鉴别诊断 超声图像特异性不强，必要时穿刺活检诊断。

（杨萌 薛军）

前列腺结石（prostate stones）

前列腺实质内形成结石的疾病。

病理生理基础 前列腺增生致增大的内腺压迫外腺导管，产生多数小结石呈弧形排列。结石一般发生在前列腺导管内，由淀粉小体钙化而来，常常多发。

临床表现 老年人多见，尤其多见于前列腺增生。多无临床症状，也无重要的病理意义。

超声影像学表现 结石表现为 1~3mm 细小斑点状强回声，无声影；也可见粗大的回声团，直径达 5mm 以上，常伴有声影，散在分布，可沿前列腺管的分布呈弧形排列（图1）。CDFI：显示结石部位有快闪伪像，经前列腺穿刺活检更为显著。

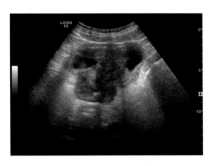

图1 前列腺结石二维超声图像
注：可见条状强回声。

超声影像学鉴别诊断 细点状强回声可见于少数呈低回声的前列腺癌病变中或发生在前列腺癌化疗中或化疗后，应注意鉴别。

（杨萌 薛军）

前列腺经直肠超声检查（transrectal ultrasound of prostate）

经直肠超声检查前列腺的方法。是前列腺最常用的超声检查技术之一。

检查前准备 检查前排大便，必要时可以清洁灌肠，以便让前列腺显示更清晰。

检查体位 检查时患者可取左侧卧位或截石位。

检查方法 采用杆状探头，套上避孕套，直接放入直肠内，注意倾斜探头角度与直肠走向一致，调节探头深度并旋转探头以便多方位进行前列腺检查。观察前列腺大小（上下径、厚径、横径）、形态、内部回声及边界、有无结石及囊变；经彩色多普勒成像观察前列腺内血流情况。

临床意义 以往常用的经腹途径和经会阴部检查前列腺，虽然操作简单、具有非侵入性，但图像的分辨率有一定的局限性。经直肠超声检查，因为超声探头可以直接放在前列腺上，图像清晰，可以显示微小病变，特别是微小癌。目前应用该方法检查前列腺增生、前列腺炎、前列腺癌及直肠内的病变，应用范围很广。当前对于前列腺癌的早期诊断，有重要的临床价值。同时对于患者前列腺特异性抗原高的患者，经直肠超声前列腺检查，不仅仅显示微小病变，也可以进行活检，以确定有无前列腺癌的存在。

（杨萌 薛军）

前列腺经直肠超声引导穿刺病理活检术（transrectal ultrasound guided biopsies of the prostate）

前列腺穿刺活检是确诊前列腺癌以及与其他病变进行鉴别的重要手段。现经直肠超声引导（TRUS）前列腺穿刺活检普遍采用自动活检法，已完全代替了传统采用的盲目手动前列腺活检法。总的说来，TRUS 前列腺活检有经直肠或经会阴两种途径，目前学者基本上普遍采用端扫式经直肠途径进行前列腺穿刺活检。经直肠超声引导前列腺穿刺活检术具有操作简便、定位准确、无须麻醉，有助于实现标准的"6点系统穿刺"以至 8~11 点以上系统穿刺的优点，故在此重点介绍这种方法。

适应证 ①直肠指诊发现可疑前列腺肿物。②难以解释的血清前列腺特异抗原（PSA）升高，通常指 PSA > 4ng/ml，或 PSA 密度 > 0.15，或 PSA 升高速度每年超过20%。③直肠超声检查发现可疑肿瘤。④近尿道前列腺增生电切术发现前列腺癌，需要进一步做前列腺癌的分期诊断。⑤临床发现转移癌原发病灶原因不明，即使经直肠超声前列腺检查结果"阴性"。

重复前列腺活检的适应证：①常规前列腺活检阴性，而直肠指诊可触及结节、PSA > 101ng/ml或继续增高，临床诊断高度怀疑癌。②前列腺活检发现癌前病变，需了解前列腺有无结节，确认直肠内无内皮瘤（PIN）或非典型增生细胞，且根据临床某些表现担心前列腺癌可能漏检。

禁忌证 肛门狭窄、严重痔疮（可经会阴途径）、凝血功能障碍。糖尿病患者检查需慎重。

术前准备 ①清洁灌肠，排空粪便，或用200ml甘油灌肠后排空粪便。②常用消化科专用缓泻剂代替清洁灌肠，如口服胃肠清洗液3000ml或聚乙二醇溶液，直至排空粪便，排出清亮液体。③术前一天开始口服预防性抗菌药物。④口服阿司匹林等抗凝药物者，应停药1周。

步骤 采取左侧卧位，双下肢弯曲，暴露会阴部。先做直肠指诊，了解前列腺有无结节，确认直肠内无粪便，采用碘伏对直肠黏膜和肛周皮肤进行消毒。将乙醇擦拭消毒过的端扫式直肠探头套上消毒过的阴茎套，装上无菌穿刺导向器，在探头前端涂抹无菌润滑剂，再套上第二个消毒过的阴茎套，并在探头前端涂抹较多的润滑剂。轻轻地将探头插入肛门和直肠，对于精囊、前列腺做自上而下的全面扫查，观察前列腺有无异常回声或结节。选用配有18G穿刺针的无菌自动活检装置，将活检针头徐徐通过

导向器接近探头的前端（勿伸出导向器），并原位加以固定。将屏幕上穿刺导向线对准前列腺穿刺部位，调整活检枪的射程（22~23mm），打开保险钮，按动扳机，活检针自动弹射并获取靶目标的组织，"枪响退针"。取出细条状组织标本、置入4%甲醛溶液中固定，送病理检查。

系统6针穿刺法也称标准6针穿刺法。系统6针穿刺法适合于声像图和CDFI未见异常患者。应利用CDFI对血供丰富区的结节或病变穿刺活检，以增加癌的检出率（增加5%~10%）。有学者认为，利用超声造影在血供丰富区穿刺活检，会更有帮助。至于超声造影引导穿刺是否优于CDFI，目前尚无定论。尽管前述常规系统6针前列腺活检具有较高的癌检出率，但是首次正规系统6针活检仍然存在着前列腺癌的漏检机会，特别是前列腺体积较大的患者。

为减少漏诊率，学者们普遍认为需要扩大穿刺活检范围。扩大活检法是根据其适应证，将穿刺次数增至8针、13针甚至更多。方法：在前述标准6点穿刺基础上，于左右两侧靠近外侧缘（L，靠近周围腺）各加1或2针（计8/10针）；或在已有8/10针穿刺基础上，在靠近前列腺正中部位的上方（M）及精阜的左、右侧（T，避开尿道）各增加1针（计11/13针）。至于扩大活检穿刺针位数目，应由泌尿外科专家根据患者前列腺癌分级和分期的具体情况商定。

临床意义 经直肠超声引导自动活检法的广泛应用，已使传统的前列腺活检和前列腺癌的诊断发生了革命性的变化。①前列腺活检取材高度准确可靠，便于

常规标准的6点穿刺或8~11点位以上取材，取材标本质量高、病理组织学结论可靠。因此，有助于临床医师对前列腺癌患者进行癌的准确分级、分期，并科学地制订治疗方案。②经直肠超声引导前列腺自动活检可在门诊进行，无须住院和麻醉。痛苦少，几乎无痛，患者易于接受。有学者采用1%利多卡因5~10ml注射至双侧前列腺基底部血管神经束处或直接注入前列腺体内以减轻疼痛。③由于直肠指诊结合PSA人群筛选检查，经直肠前列腺活检早期癌检出率显著增加，可达30%~60%，故有利于前列腺癌及早手术根治，或采用经直肠超声引导放射性核素粒子植入微创治疗，改善预后。④有助于前列腺癌的鉴别诊断。临床上有不少良性病变，如前列腺结核、局灶性前列腺炎、位于前列腺外腺的少数良性前列腺增生（呈低回声结节）和局部梗死灶等病变，酷似前列腺癌并需要鉴别，它们的治疗方案全然不同。

（杨 萌 薛 军）

jīngnáng chāoshēng

精囊超声（seminal vesicle ultrasound） 全面显示精囊结构从而评估精囊相关疾病的检查。

解剖 精囊又称精囊腺，位于膀胱底的后方，输精管壶腹的后外侧，后邻直肠。是一对长椭圆形的囊状器官，表面凹凸不平，其排泄管与输精管壶腹的末端合成射精管，穿过前列腺实质，开口于尿道前列腺部。精囊分泌的液体参与组成精液，有营养和稀释精子的功能。精囊肿大时，直肠指诊可扪及。

正常超声表现（图1） 正常精囊两侧基本对称，自上而下向中间汇合，再由射精管进入前列

腺。长径30~40mm，宽径15~20mm，厚径10~15mm，射精前后体积变化明显。表现为长椭圆形、表面隆凸不平、多房样的低回声，回声强度略低于前列腺。经直肠扫查可见精囊壁光滑、完整，厚约1mm，层次清晰。囊内精液充盈时呈液性暗区，黏稠时可见细弱光点或光带，探头挤压时可见液体流动。

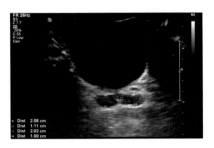

图1　精囊超声图像

临床应用　精囊超声可以鉴别各种精囊腺疾病，鉴别精囊及射精管相关疾病的原因并能观察与毗邻脏器的关系。

（杨　萌　薛　军）

jīngnáng chāoshēng jiǎnchá jìshù

精囊超声检查技术（ultrasound examination of seminal vesicle）　对精囊腺全面进行评估的超声技术。

准备事项　检查前需禁性生活3天以上，检查时患者应适度充盈膀胱。经腹扫查常用凸阵探头，频率2~5MHz，取仰卧位；患者腹壁较厚或膀胱充盈欠佳时，可选择凸阵探头经会阴扫查，频率2~5MHz，取膀胱截石位；经直肠扫查选择频率5~9MHz腔内探头，取膀胱截石位或左侧膝胸卧位，图像质量最佳，可清楚地显示精囊壁、内部腺管结构和血流分支。

检查体位　经腹壁扫查患者取仰卧位，暴露下腹部至耻骨联合；经直肠扫查时患者可取左侧卧位，两腿屈曲，暴露臀部和会阴部。

标准化切面的获取及正常值　①经腹扫查，将探头横置于耻骨联合上方，向耻骨联合后下方做横切扫查获取前列腺横切面后，向上移动探头显示两侧的精囊腺，随后向两侧移动探头对精囊做矢状面及横断面扫查。取膀胱最大长轴切面，测量精囊长径（a）及厚径（c），取最大横切面，测量精囊横径（b）。②经直肠扫查，将探头插入直肠，首先显示前列腺，随后在前列腺后上方两侧探查精囊。

注意事项　经腹壁扫查需适度充盈膀胱；经直肠扫查需做探头清洁、消毒、注水、排气等直肠和器械准备，患者无须充盈膀胱；若经会阴扫查一般无须特殊注意。

（杨　萌　薛　军）

jīngnáng xiāntiān xìng fāyù yìcháng

精囊先天性发育异常（seminal vesicle dysplasia）　胚胎发育异常引起精囊数目异常、发育不全、位置异常等的疾病。

病理生理基础　①精囊缺如可发生于一侧或双侧，大都合并前列腺和睾丸缺如；②重复精囊：罕有报道；③一侧或双侧精囊发育不良。

临床表现　精囊的单侧缺如不出现临床症状，如双侧缺如则造成不育症。精囊造影可以帮助诊断。

超声影像学表现　精囊缺如超声图像：单侧或者双侧精囊未能找到，就考虑精囊缺如可能。

超声影像学鉴别诊断　精囊缺如常伴有输精管缺如，要注意观察是否有输精管缺如。

（杨　萌　薛　军）

jīngnáng yán

精囊炎（seminal vesicle phlogistic）　精囊腺因致病菌感染和/或某些非感染因素刺激而引起急慢性炎症的疾病。

病理生理检查　精囊腺与前列腺共同开口于后尿道，因此精囊炎主要由尿道或前列腺的炎症蔓延而来，少数为血行感染。

临床表现　主要临床表现为下腹部及会阴区疼痛、血精及尿频、尿急、尿痛等尿路刺激症状。

超声影像学表现（图1）　①急性精囊炎：精囊腺肿大，以短径为著，内部呈较多小分隔状低回声与不均质强回声交错分布。经直肠超声检查可见精囊壁毛糙、增厚，边缘模糊，表面迂曲消失。腺管增宽，管腔内光点增多、透声差。彩色多普勒显示精囊内部及周边血流丰富，流速增快，阻力指数略减低。②慢性精囊炎：精囊腺略大或正常，部分萎缩，腺体表面迂曲变僵直，囊壁增厚、回声增强，囊内回声不均匀，光点明显增多粗亮、透声差。部分可伴精囊结石，表现为囊内单个或多个强回声团后伴声影。彩色多普勒超声显示精囊内部及周边血流信号正常或略增多，流速增快不明显。

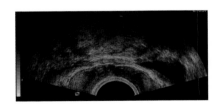

图1　精囊炎二维超声图像
注：精囊腺内壁不光滑，腔内透声欠佳。

超声影像学鉴别诊断　①前列腺炎：也主要表现为排尿不适，尿道滴液及下腹、会阴疼痛，由于精囊与前列腺在后尿道精阜处相通，故精囊炎常与前列腺炎同时发生，单纯的慢性前列腺炎通常没有血精，而前列腺液常规中可见卵磷脂小体减少，白细胞增多。②精囊结核：也主要表现为排尿不适，下腹、会阴疼痛及血精。直肠指检时，精囊结核患者可扪及前列腺，精囊内有浸润性硬结，多伴有附睾结核结节，前列腺精囊液或精液结核分枝杆菌涂片或培养可以发现结核分枝杆菌，PCR聚合酶链反应结核试验阳性。

注意事项 部分精囊炎声像图表现无明显异常，依靠超声不易诊断。

（杨萌 薛军）

jīngnáng jiéshí

精囊结石（calculus of seminal vesicle） 于精囊内形成结石的疾病。

病理生理基础 由于精囊的慢性炎症、射精管阻塞、精囊液潴留、代谢紊乱等引起无机盐结晶沉积在脱落的上皮细胞和炎性渗出物上形成。

临床表现 精囊结石可单个或多个发生，常为多发，一般较小，为1~2mm大小。很少出现症状，偶见血精、射精疼痛或会阴部不适。精囊结石罕见，结石呈圆形、质硬、光滑、呈棕色。

超声影像学表现 在精囊腔内出现数毫米大小的强回声，伴有声影，精囊大小和精囊壁回声正常。

超声影像学鉴别诊断 ①输尿管结石：输尿管结石引起的绞痛常与精囊结石排出过程中阻塞射精管阻碍精液排出时引起下腹部、腹股沟处疼痛相似。但疼痛与射精无关，腹部X线平片及尿路造影在输尿管径路上可发现不

透光阴影。②精囊结核：精囊结核钙化阴影与精囊结石在X线平片上表现相似。而精囊结核具有泌尿系及身体其他部位结核病灶的病史，病变可向前列腺周围溃破，在会阴部形成窦道。附睾常受累及肿大变硬，有不规则结节。输精管呈串珠状硬结改变。前列腺精囊液或精液涂片结核分枝杆菌涂片或培养可以发现结核分枝杆菌；前列腺活组织检查可见典型的结核病变。

（杨萌 薛军）

jīngnáng zhǒngliú

精囊肿瘤（seminal vesicle tumour） 男性生殖系统精囊上发生的肿瘤。甚为罕见。

病理生理基础 原发性精囊肿瘤罕见，以腺癌为主。继发性精囊肿瘤多由前列腺癌、膀胱癌或直肠癌蔓延而来。

临床表现 血性精液，肿瘤压迫尿路会出现排尿障碍或会阴部疼痛。

超声影像学表现（图1） 可见患侧精囊增大，形态失常，内部呈不均匀低回声，可见边缘不规则、回声不均的小结节。若为转移癌，可以见与原发癌灶边界不清。

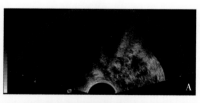
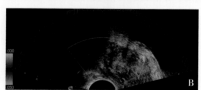

图1 前列腺癌的精囊转移癌超声图像

注：A.二维超声前列腺癌转移至精囊，精囊形态失常，腔内见实性回声；B.彩色多普勒超声：前列腺癌转移至精囊。

超声影像学鉴别诊断 原发性精囊肿瘤较为罕见，超声发现精囊肿瘤后，应该首先排除由前列腺癌、膀胱癌或直肠癌转移的可能。

（杨萌 薛军）

jīngnáng nángzhǒng

精囊囊肿（seminal vesicle cyst） 多为射精管精囊憩室孔口狭窄或闭锁，导致精浆积聚形成囊性病变的疾病。是一种良性的精囊病变。

病理生理基础 精囊囊肿可以分为先天性和后天性两种。先天性精囊囊肿是因胚胎时期中肾管发育异常而形成，常伴有泌尿生殖系统发育异常。后天性囊肿多由于精囊腺炎症或射精管阻塞所致。

临床表现 多数精囊囊肿患者并无临床症状，主要症状为血精、血尿、会阴痛、射精痛、尿频、排尿排便困难、不育等。直肠指诊可以触及前列腺上方囊性包块。

超声影像学表现 精囊囊肿多位于一侧精囊，常占据精囊的大部分或全部。多边界清晰，呈椭圆形或圆形的单房或多房无回声，多数囊壁薄而光滑，囊内透声好，后方回声增强。合并出血时可见点状回声流动。

超声影像学鉴别诊断 精囊囊肿根据其位置及声像图特点一般较易诊断，部分需与其他部位来源的囊性病灶如前列腺囊肿、膀胱憩室以及输尿管末端囊肿等鉴别。

（杨萌 薛军）

shèjīngguǎn nángzhǒng

射精管囊肿（ejaculatory duct cyst） 射精管扩张、膨大形成囊性病变的疾病。

病理生理基础 射精管囊肿

是由于精路梗阻，射精管扩张、膨大引起的，并且囊肿与精囊、输精管和后尿道相通。多为继发性，囊液内含有果糖和/或正常精子，且囊内常有结石。

临床表现　包括出血、感染、恶变、钙化及结石等。可继发不孕、血精症、射精量减少、射精痛、直肠区不适、尿潴留以及在精阜水平对射精管和尿道造成压迫而引起精囊充血等较严重的并发症。

超声影像学表现　位于前列腺内，在前列腺底部（上极）的后方，偏左、偏右或居中，壁薄光滑，形态椭圆为多，长轴与前列腺长轴平行，偶可见到其下部呈漏斗状，向下延伸直到精阜。射精管囊肿与精囊、输精管和尿道相通。

超声影像学鉴别诊断　①前列腺囊肿：前列腺囊肿分为先天性囊肿和继发性囊肿，前者为腺管发育不良所致，后者多为前列腺增生等导致腺管闭塞、扩张所致。与射精管囊肿不同的是，前列腺囊肿可发生于前列腺的任何部位，且多并发前列腺增生，临床伴有排尿困难等症状。②精囊囊肿：精囊囊肿可分为先天性和后天性两种，前者是由于射精管先天闭锁导致精囊全部或部分阻塞，从而形成单个或多个囊肿，同时先天性精囊囊肿常合并泌尿生殖系统其他畸形，如隐睾、尿道下裂、两性畸形、同侧肾不发育等，其中以同侧上尿路畸形多见；后者可因后尿道炎症和经尿道前列腺切除术等多种原因造成精囊憩室口或射精管阻塞，导致精囊内压上升而形成囊肿。精囊囊肿一般体积较大，与前列腺相对独立，囊壁较厚，可见皱褶；可伴同侧射精管增粗、扩张；临床可有血精等症状。

（杨　萌　薛　军）

bìniào shēngzhí xìtǒng jièrù chāoshēng

泌尿生殖系统介入超声（interventional ultrasound of urological disease）

在实时超声的引导下，完成泌尿生殖系统疾病的穿刺活检、超声造影等操作的技术。临床主要应用包括肾脏超声造影及超声引导下肾穿刺活检。

（杨　萌　薛　军）

shènzàng chāoshēng zàoyǐng

肾脏超声造影（contrast-enhanced ultrasonography of kidney）

在常规超声的基础上，通过注射超声造影剂，实时动态地观察组织微血管灌注情况，以提高病变检出率，并对病变的良恶性进行鉴别的技术。

适应证　①肾脏局灶性病变的定性诊断。②肾外伤。③肾血管性病变的评估，包括肾动脉狭窄、动脉瘤、动静脉瘘、肾梗死及血管内栓子的鉴别。④肾移植，主要指肾移植术后评估及随访。⑤肾肿瘤介入诊疗的应用。⑥适用于CT或MRI造影剂有禁忌的肾占位性病变患者。⑦慢性弥漫性肾病变的血流灌注定量分析。⑧肾脏肿瘤化疗疗效评估。⑨鉴别肿瘤来源，观察肿瘤与肾脏的关系。⑩指导特殊类型肾囊肿的硬化治疗。

禁忌证　①已知对六氟化硫或造影剂其他组分有过敏史的患者。②近期急性冠脉综合征或临床不稳定性缺血性心脏病患者，包括正渐变为或进行性心肌梗死的患者；过去7天内，安静状态下出现典型心绞痛；过去7天内，心脏症状出现明显恶化；刚接受了冠脉介入手术或其他提示临床不稳定的因素（如最近心电图、实验室或临床所见提示的恶化）；急性心力衰竭，心功能衰竭Ⅲ/Ⅳ级及严重心律失常的患者。③伴有右向左分流的心脏病患者、重度肺动脉高压患者（肺动脉压＞90mmHg）、未控制的系统高血压患者和急性呼吸窘迫综合征患者。④孕妇和哺乳期患者。⑤18岁以下患者。

检查前准备　超声造影剂配置。建立外周静脉通道。了解受检者临床资料（病史、实验室和其他影像学检查）和检查目的，判断是否适合超声造影检查，排除禁忌证。

检查方法　按下列顺序分3个步骤。①常规超声检查。②造影条件设置：进入造影检查模式，调节成像条件。③造影的实施：探头切面置于感兴趣区，能清晰显示肾脏及目标病灶全貌。经肘前静脉团注超声造影剂，由于肾脏血供丰富以及造影软件性能的改进，声诺维一般常规推荐剂量1.0～1.2ml，可根据患者体重、体型及所用仪器酌量增减，单次过多的用量反而会影响深部病变的观察。观察病灶和周围肾组织的增强情况及其动态变化过程，观察时间需大于3分钟。造影开始的同时启动存储功能，存储动态图像供后期分析。有时脾脏、肝脏的造影增强会影响左、右肾上极的观察，因此需注意肾上极扫查切面的角度调整。

观察内容　包括以下方面。

超声造影时相　肾脏超声造影的过程表现为注入造影剂后肾门处肾动脉主干最先增强，随后皮质开始增强，并快速达峰；肾髓质增强晚于肾皮质，并呈周边向中央充填的缓慢增强模式；肾实质造影剂消退时首先表现为肾髓质增强减弱，随后肾皮质出现增强减弱。受检者血管状态、年龄、肾血流灌注情况等对肾脏超声造影有影响。应特别要指出，肾脏超声造影的时相特征有别于肝脏超声造影的时相划分，也有别于增强CT造影时相的划分。

超声造影表现 从造影增强开始时间和增强随时相变化、增强水平、增强模式几个方面观察。

增强开始时间 分别指病灶和肾皮质开始出现增强的时间。除此之外还可观察病灶与周边肾皮质相比造影剂出现及消退时间的快慢。

增强水平 造影时显示回声的强度。在定义目标病灶的增强水平时以周边肾皮质的增强水平为参照。增强水平可分为高增强、等增强、低增强和无增强。如同一病灶内有不同水平的增强，定义时以最高的增强水平为准。

增强模式 主要指造影剂在病灶分布的特征。主要有下列几种类型。①均匀增强：病灶整体均匀增强，可呈高增强、等增强、低增强。有时在病灶周边可出现环状高增强带，而使病灶边界更易辨认。此环状高增强带在肾局灶性结节周边出现，多谓之"假包膜"征。②不均匀增强：病灶呈整体性增强，而内部有一处或数处无增强或低增强。无增强区或低增强区形态可呈不规则状。也有呈蜂窝状，构成特有的造影特征，极少数在中央部位呈星状，如为瘢痕组织，有谓之为"中央瘢痕"。有时在病灶周边可出现环状高增强带。③囊性无增强：病灶无增强，呈无回声区，囊性腔面一般较光滑。④囊性周边厚环状增强：病灶边缘部形成增强回声较均匀的高回声厚环，中央区多为无增强。⑤囊性周边结节状增强：病灶边缘增强呈结节状

或乳头状，中央大部分无增强。⑥囊性周边及分隔增强：病灶周边及分隔增强，隔之间无增强。分隔相对较少，有别于蜂窝状结构。分隔可纤细，也可厚薄不均，隔上甚至可出现结节状或乳头状结构。⑦囊状持续高增强：如动脉瘤，病灶自造影剂进入后呈持续增强，增强程度始终高于或基本等同于周边肾实质。前两种增强模式多见于肾实性占位性病变。而肾囊性或囊实性占位性病变超声造影表现主要见于后五种增强模式。这些超声造影的表现必须结合常规超声才能对病变做出较为明确的诊断。

临床应用 包括以下方面。

常见肾脏囊性病变超声造影表现 ①单纯性肾囊肿：表现为病灶内整个造影过程无增强。典型的单纯性肾囊肿易于被常规超声诊断，故无须超声造影。②复杂性肾囊肿：囊肿出现出血、感染时，常规超声检查与囊性肾癌难以鉴别，或常规超声上病灶呈低回声难以区分囊实性时可行超声造影。复杂性肾囊肿的超声造影典型表现是病灶内整个造影过程无增强，实质增强期可见囊壁增强，囊壁纤细均匀，内部无间隔或少许纤细的间隔增强。③多房性囊性肾细胞癌：是肾透明细胞癌的一种亚型，其超声造影典型表现包括实质增强期周边及分隔高或等增强，分隔多，且囊壁及分隔厚薄不均，呈蜂窝状。④肾脓肿：超声造影表现为周边厚环状增强，在实质增强期脓肿壁早于周边肾实质开始增强，且表现为等或高增强，消退期多消退为低增强，液化部分始终无增强。但需指出脓肿早期液化不多时，超声造影表现与其他肾实性病变表现有交叉，需结合常规超

声其他特征及临床病史、实验室检查等综合考虑，并随访观察。

常见肾脏实性病变超声造影表现 ①先天性肾结构异常（如肾柱肥大、亚肾连接不良）：正常情况下肾柱是指两个肾锥体之间的肾皮质部分，有时肾柱体积较大易被误认为占位性病变。亚肾连接不良是在胚胎发育过程中，两个亚肾连接部的实质融合不完全而形成的发育畸形，有时还可在中间见到肾锥体结构。两者超声造影典型表现：异常区域与周边肾实质同步增强，无肿瘤样团块结构，整个增强过程多表现为均匀增强，且增强水平与肾皮质保持一致，后者中央可见低增强区，为锥体结构，这是诊断亚肾连接不良较有特征性的征象。识别这两种结构异常的声像图特点，对于肿瘤的鉴别诊断有价值。②肾血管平滑肌脂肪瘤：是肾常见良性肿瘤。典型的血管平滑肌脂肪瘤超声造影表现为实质增强期，多呈均匀等或低增强。部分病灶表现为向心性增强，较大肿瘤也可出现不均匀增强，病灶多无周边环状高增强现象出现。但对不典型的血管平滑肌脂肪瘤（如脂肪含量甚少）无论是常规超声还是超声造影诊断仍较困难。③肾细胞癌：可分为不同的病理类型，透明细胞型肾细胞癌占肾细胞癌比例最高。对富血供的透明细胞型肾细胞癌超声造影典型表现为实质增强期等或高增强，增强时间早于或同步于周边肾皮质，多数病灶为不均匀增强，消退期病灶造影剂消退较周边肾皮质慢。超过半数病灶可观察到周边环状高增强现象。乳头状肾细胞癌较为少见，病灶多乏血供，超声造影典型者多呈不均匀低增强。嫌色细胞型肾细胞癌超声造

影皮质增强期多呈等或低增强，肿瘤较大时可见树枝状血管高增强，消退期造影剂消退为低增强。有时较难与透明细胞型肾细胞癌鉴别。④肾盂移行细胞癌：常规超声可显示的肾盂移行细胞癌超声造影多表现为晚于肾皮质的等或低增强，可表现为均匀或不均匀增强，均无周边环状高增强征象。可于肾盂内整个造影过程中无增强征象。

局限性　主要源于超声检查技术及诊断固有的局限性。①一次造影检查难以获取双侧肾脏或不同切面多个病灶的造影表现。②肾脏实质性肿瘤缺乏特异性表现，在良恶性鉴别诊断中目前仍存在一些困难。

（杨　萌　薛　军）

chāoshēng yǐndǎo shènzàng chuāncì huójiǎn

超声引导肾脏穿刺活检（ultrasound-guided renal biopsy）

肾穿刺活检对肾脏疾病具有明确诊断、指导治疗及判断预后等意义，在肾脏病学的发展中发挥了重要作用。

1951年首次开展了IVP定位的经皮肾穿刺活检，确立了肾穿刺活检在肾病诊断中的地位。1961年，采用A型超声仪对尸体肾脏进行定位穿刺活检，开始了超声定位下肾穿刺活检。然而，由于当时影像技术条件的限制，经皮肾穿刺活检只能根据医生的经验，结合影像定位进行，而非引导穿刺，其取材成功率主要取决于操作者的经验。以后随着超声仪器的发展，尤其是B型实时超声、穿刺探头及穿刺导向器的应用，在超声引导下行肾穿刺活检成为可能。1975年首次报道了超声引导下进行肾组织活检，1987年首次将超声引导自动活检技术用于移植肾组织学活检。目前临床行肾穿刺活检有超声定位下穿刺和超声引导下穿刺，由于超声引导下肾穿刺，其整个穿刺过程均在超声监视下完成，因而是一种非常安全的方法。

超声引导下肾穿刺作为一种有创检查，还是存在一定的风险，因此穿刺活检前准备是提高穿刺成功率、减少并发症的保证。肾穿刺活检术前准备包括患者选择、患者全身情况的评估及告之该穿刺的必要性及可能存在的风险。

仪器准备　①超声仪器：B型超声成像仪，配专用穿刺探头或普通探头加穿刺导向器，探头频率一般为3.5MHz。②穿刺器械：包括穿刺针具、自动活检装置和肾穿刺活检消毒包。穿刺针多为Tru-cut针，规格为14～18G，采用负压吸引穿刺方法，则用15G负压吸引针或Sure-cut针。穿刺活检包内包含消毒棉球和纱布，5ml注射器用于局麻，10ml注射器抽吸5% NaCl用于冲洗穿刺针，尖头刀1把，消毒钳、镊子各1把，洞巾1条。负压吸引法在穿刺包内另加30ml注射器1个，橡皮管或硅胶管1条。

适应证　肾病的诊断与分型；累及肾脏的系统性疾病，如红斑狼疮、结节性动脉周围炎及硬皮病等的鉴别诊断。不明原因的高血压伴肾功能损害、急性肾衰竭不明原因者的诊断；慢性肾病治疗后疗效评估；移植肾监测有无排异反应。

禁忌证　凝血机制障碍，有严重出血倾向的患者；高血压、肾周腹水、严重咳嗽等症状未能控制，患者一般情况差，无法配合穿刺活检术；慢性肾病固缩肾，结构不清，肾皮质薄。孤立肾或一侧肾功能丧失为相对禁忌证。

术前准备　常规检查凝血功能、血常规、尿常规、肾功能、双肾放射性核素检查，了解双肾功能。双肾常规超声检查，选择穿刺肾侧别。术前与患者及家属做必要的解释，签署手术知情同意书，并练习屏气及卧床排尿。

操作方法　目前应用于临床的超声引导下肾穿刺活检方法，主要有切割法和负压吸引法，而切割法依据是否借助自动活检装置分为手动切割活检法和自动切割活检法。相对于自动切割活检法而言，手动切割法的取材成功率低、并发症高，加之自动切割活检装置的普遍应用，目前已很少应用手动切割方法。

自动切割活检方法　①体位：患者取俯卧位，全身放松，两侧腹部（相当于肾下极位置处）可分别垫一硬物，其作用是将肾下极往后抬，便于穿刺，另一作用是避免穿刺过程中肾脏退让造成穿刺失败。②选择穿刺部位：对穿刺侧肾脏再次行常规超声检查以确认穿刺部位，适当调节垫于腹侧物体的位置，使其穿刺肾长轴尽可能与穿刺引导线相垂直，选取肾下极实质宽厚处作为穿刺的进针点。③穿刺角度：通常取0°。④局部消毒和麻醉：采用碘伏在穿刺区域进行消毒，范围覆盖整个穿刺肾的体表投影，之后铺上消毒洞巾。换上已消毒的穿刺探头，调节好探头位置后，用7号口腔麻醉针通过穿刺引导槽，在超声引导下对穿刺点自皮下至肾包膜前逐层注射5 ml的2%利多卡因。⑤穿刺过程：在局麻处用尖头刀戳一小孔，在穿刺引导槽内插入装在自动活检装置中的活检针并自皮肤小孔进入皮下，在实时超声监视下将穿刺针沿穿刺引导线方向继续插入，直至欲穿的肾包膜表面，而不进入肾包膜，此时微微提插活检针，可以在声像图中见到针道经过处各层组织随针的提插微微颤动，从而确认活检针到达的深度。然后打开自动弹射装置的发射保险，嘱患者屏气后随即触发弹射装置，听到"啪"声后即完成切割过程，随即快速退出穿刺针，打开切割槽检查并取出肾组织标本，将其放入 5% NaCl 液内。用 5% NaCl 冲洗穿刺针后依据上述方法行第 2 次穿刺取材。该穿刺方法可由一人完成，亦可由二人配合完成。

手动切割活检方法 ①体位、穿刺部位的选择和局部消毒麻醉：同自动切割活检方法。②穿刺过程：整个穿刺过程与自动切割活检方法类同，即局部消毒麻醉后，由一位医生在穿刺引导槽内插入切割针负责穿刺，另一位医生把握穿刺探头负责穿刺引导。在引导者调节好穿刺位置后，穿刺者将穿刺针沿引导槽推至欲穿的肾包膜前，此时嘱患者屏气，负责穿刺医生迅速将带槽的针芯推入，随即将针鞘推进，完成肾组织切割后将针鞘连同针芯一同拔出。③检查标本情况、标本保存及术后止血：同自动切割活检方法。

注意事项 ①术前应正确选择穿刺点，其选择原则是肾下极实质较厚处作为穿刺部位，若选肾下极偏上，虽然取材成功率高，但易损伤肾盂肾盏及肾脏较大血管，使并发症发生率升高。若穿刺点太接近肾脏边缘，造成肾脏与穿刺针倾斜角度过大，容易打滑擦边而过，降低穿刺成功率。②穿刺过程中，应保持肾包膜强回声轮廓清晰显示，且尽可能显示最大肾脏的位置，保持声束方向与肾长轴方向垂直，这样可避免因部分容积效应使穿刺针从肾的边缘擦过，从而造成穿刺失败。在确认活检针到达肾包膜表面时，切忌针尖进入肾包膜，而患者仍在呼吸，容易划破肾包膜，造成肾周围血肿。在进行再次穿刺时，应尽量避开前次的穿刺径路，以免穿刺针进入前次的穿刺针道，无法取得有效肾组织。手动切割法和负压吸引法时，操作者之间需密切配合。

术后并发症 实时超声引导下肾穿刺活检是目前被公认为最安全有效的肾活检方法，但作为一种有创的检查方法，产生一定的并发症是不可避免的。肾活检穿刺的并发症按其严重程度一般分为轻度并发症和重度并发症。轻度并发症为术后出现能自然痊愈的肉眼血尿、肾周血肿等；重度并发症为需要采取某些治疗措施来治愈的血尿、血肿者，以及肾穿导致急性肾衰竭、败血症或死亡。据文献报道早期并发症发生率较高，近年来随着穿刺技术及器械的不断改进，并发症呈明显减少趋势，误穿其他脏器及感染等严重并发症已极少发生，主要以穿刺后出血（血尿和肾周血肿）等轻度并发症为主。①血尿：血尿是肾穿刺活检术后最常见的并发症，肉眼血尿多见于手动负压吸引法后，自动切割活检术后一般为镜下血尿，很少出现肉眼血尿，除非穿刺位置较高。肾穿刺活检后的血尿都为一过性血尿，经一般的止血药治疗后均可痊愈。如穿刺位置过高损伤肾内较大血管则可出现大量血尿、膀胱血块，有的甚至需手术止血处理。②肾周血肿：小血肿常无任何症状，数天后即消退；较大血肿则可引起穿刺侧腰部酸痛、发热等不适，绝大部分肾周血肿无须特殊治疗，1 周或数周后血肿自行吸收，症状消退。严重者可用止血药物、输血或手术治疗。③动静脉瘘：常发生在移植肾、高血压、肾硬化、肾间质纤维化及严重动脉病变患者肾穿刺术后。若患者穿刺后肾脏出血顽固不止或反复发作，应立即行彩色多普勒及肾动脉造影检查。若有动静脉瘘发生，可用止血药物治疗，或用动脉栓塞治疗，必要时可结扎出血动脉止血。④感染：肾穿刺后感染仅偶尔发生，系无菌操作不严，或原先的肾脏感染在穿刺后急剧扩散所致，但也可由全身感染引起。肾穿后严重感染可造成肾脓肿及败血症等严重后果，应予预防。除严格无菌操作外，还应从严掌握穿刺指征，如活动性肾盂肾炎病例应严禁穿刺。

（杨 萌 薛 军）

chāoshēng yǐndǎo shèn nángzhǒng chuāncì yìnghuà zhìliáo

超声引导肾囊肿穿刺硬化治疗（ultrasound guided puncture and sclerosis therapy of renal cysts）

在超声引导下经皮穿刺肾囊肿，利用无水乙醇硬化来达到穿刺减压治疗肾囊肿的技术。肾囊肿的穿刺硬化疗法最早开始于 20 世纪 20 年代。1928 年首先在 X 线定位下行肾囊肿的穿刺硬化治疗，后经半个世纪的不断改进，由利用 A 型超声到静态 B 型超声引导穿刺硬化治疗，直到 1979 年才有用二维超声实时引导肾囊肿穿刺硬化治疗的报道。

硬化剂选用 作为肾囊肿穿刺治疗用的硬化剂有以下 4 个方面的要求。①对囊壁的硬化效果要确实有效：硬化剂使囊壁上皮固定、坏死、脱落，不再分泌囊液。要求其作用全面，效果确实，不会反复。②不良反应少：在治疗过程中无痛苦或少痛苦，治后不良反应少，对肾脏及全身无不良影响。③取材方便：硬化剂药物容易买到，不必费时、费力准备或制备。④价格便宜或适中，以便推广。在以上4个要求中，前2条最为主要，如有其中之一不合格，即不宜选用。

临床硬化剂选择如下。①高浓度乙醇：浓度在95%或98%及以上无水乙醇是应用最多的硬化剂。其优点是取材方便，价格不贵，效果确实，不良反应少。其不足之处为：受囊液稀释后浓度下降，影响硬化效果，因此使用时必须抽尽囊液；偶有乙醇过敏者不适宜应用该剂；高位肾囊肿有可能穿过胸膜，乙醇漏入胸膜腔会引起剧痛。②甲醛（福尔马林）：其是病理科作为标本固定的常规用剂，且有对组织固定作用快速、穿透力强、作用持久等优点，故用甲醛作为硬化剂具有疗效快速、有效的优点。

适应证 ①单纯性肾囊肿：最适合穿刺硬化治疗。单纯性囊肿并非都要做穿刺治疗，有下列情况之一者，可作为穿刺硬化治疗的适应证：出现症状、体征者，如腰痛、腰胀、腰部包块等；有并发症出现，如因囊肿压迫引起肾积水，或因囊肿的存在，轻轻碰撞、推挤引起血尿者；囊肿过大，超过5cm者；若患者或临床医生对诊断不放心，要求穿刺明确诊断者，可顺便行硬化治疗。②肾盂旁囊肿：此类囊肿容易压迫肾盂、肾盏，造成肾积水，宜及早硬化治疗，不必等到5cm才治疗。多发性囊肿达到5cm大小者或出现单纯性肾囊肿前述情况之一者，可做穿刺硬化治疗。可同一次对同侧多个囊肿进行治疗，但对较小囊肿，不必一一治疗。③出血性囊肿：新鲜出血性囊肿，

应事先做超声微泡造影，排除肿瘤后，可做硬化治疗。如事先未考虑到其为出血性囊肿，应在注入硬化剂前，先留囊液送细胞学检验找肿瘤细胞和行生化检验，查乳酸脱氢酶和胆固醇等，以排除肿瘤。若检验报告不能排除肿瘤，应做进一步检查和治疗。硬化治疗并不妨碍对肿瘤的后续治疗。陈旧性出血性囊肿，适宜做穿刺硬化治疗。若因陈旧性血液稠厚，不易抽出者，可逐步用生理盐水或注射用水冲洗。方法是每次注入生理盐水或注射用水的液量不超过抽出的液量。如此反复，逐步稀释，最后把囊液抽尽，才可注入硬化剂。④感染性肾囊肿：急性感染性肾囊肿抽出脓液后注入抗生素治疗，一般不注入硬化剂。对陈旧性感染性肾囊肿，可按常规注入硬化剂。⑤多房性肾囊肿：多房性肾囊肿的房间隔往往不完整，其间有交通。穿刺一个囊腔就可把囊液抽净。硬化剂注入一个囊腔也会流入其余囊腔，故可作为单个囊肿处理，但必须与患者说明各房可能不相通，会有小房达不到硬化的目的。另外穿刺硬化时应选大囊腔进行。⑥多囊肾：对多囊肾做穿刺硬化治疗，主要是减轻肾内压力，使肾功能延缓衰退，对大囊肿（3cm或以上）多的病例适宜做硬化治疗，尤其是大囊肿位于肾脏的内部，表面尽是小囊肿的病例。因为外科治疗（包括腹腔镜治疗），对这类病例进行去顶减压较困难。所以穿刺硬化有其优越性，对没有大囊肿的多囊肾，不宜做穿刺硬化治疗，切忌过多地对许多小囊肿注入硬化剂，因为这样会损害仅剩的肾单位，使肾功能更加低下。对多囊肾做穿刺硬化治疗后，应把硬化剂全部抽净，不作

保留，以免损害周边肾组织。对多个囊肿逐个进行穿刺，抽出囊液而不注入硬化剂的治疗方法，应认为无效，因为穿刺后不久，囊液再生，囊肿如前。⑦肾包虫囊肿：肾包虫囊肿与肝包虫囊肿以往均列为穿刺治疗的禁忌，近年有许多肝包虫囊肿穿刺硬化治疗的报道，效果良好。因为肾包虫病很少，虽然目前尚未有肾包虫囊肿做穿刺硬化治疗的报道，但比照肝包虫囊肿穿刺硬化治疗，肾包虫囊肿也应列为治疗适应证。以往把包虫囊肿列为穿刺禁忌是怕其囊液漏出，导致播散和过敏性休克。所以穿刺时，在进针后应立即抽吸，务使囊液不外溢。⑧囊壁钙化型肾囊肿：对大部分囊壁钙化者，恐抽囊液时出现负压，容易吸入空气，导致硬化效果不理想，对局部囊壁钙化者，可按单纯性囊肿比照处理。⑨含胆固醇结晶肾囊肿：可按单纯性肾囊肿处理，仍适应做肾囊肿穿刺硬化治疗。

禁忌证 诊断不明确，不能排除下列疾病者。①重复肾、输尿管异位开口合并上位肾盂积水。②肾盂源性囊肿和钙乳症肾囊肿：因囊肿与肾盂或肾盏相通，注入硬化剂会流入肾盏或肾盂，破坏尿路上皮，有剧痛，并导致血尿、发热等并发症，故属禁忌。③囊性肾肿瘤：囊性肾癌、多房性囊性肾细胞癌和囊性肾瘤，皆不宜做硬化治疗。在肾囊肿穿刺硬化治疗中若抽出胶冻样物质或血性液体，均应认为有囊性肿瘤的可能，应放弃做硬化治疗，应做进一步检查。对抽出血性液体者也可在硬化前留取囊液做进一步检查，如出血性囊肿。④肾功能损害者。⑤出凝血功能不良者。

术前准备 查血常规、肝肾功

能和凝血功能检查、尿常规。声像图不能排除肾积水和肾盂源性囊肿者，应做静脉肾盂造影。超声检查选定穿刺卧位和进针点。

步骤 肾囊肿的穿刺方法有两种，即不插管法和插导管法。前者把穿刺针插入囊腔后，直接从穿刺针抽出囊液和注入硬化剂；后者把穿刺针插入囊腔的同时或以后，用各种方法把导管放入囊腔，自导管抽出囊液和注入硬化剂。前者方法简便，针孔小，术后残余硬化剂流出刺激周围组织的可能性小；后者对大囊肿穿刺方便，不需长时间固定穿刺针不使之移位，并可在有气体进入囊腔者，在硬化过程中嘱患者转动体位，以便硬化剂能够接触到囊肿内壁的各个部位，达到充分硬化的目的。两种穿刺方法各有其优点。

不插管法肾囊肿穿刺 ①体位和进针：患者按预先选定的穿刺卧位做俯卧或侧卧，极少数患者取坐位。皮肤消毒、铺巾，用灭菌生理盐水或浸泡穿刺探头用的新洁尔灭或2%戊二醛消毒液做耦合剂。用穿刺探头显示待穿刺的囊肿，设计穿刺进针部位和角度。要求针路避开肺、肝、脾、肠等脏器。但是在必要时允许穿过肾实质和肾盏、肾盂。穿过肾盏、肾盂者宜用21G或22G细针，以免硬化剂漏入肾的收集系统。不经过肾盏、肾盂或肾实质者，穿刺针用18G。在2%利多卡因局麻下针，穿刺角度以0°～5°为宜。因为角度太大，对细针穿刺可能会产生角度的偏斜达不到所设定的位置。在俯卧位穿刺治疗时，进针深度以针尖到达囊肿的中心偏后为好。因为抽出囊液时，囊肿受前方腹腔内脏的挤压，前壁收缩较后壁的幅度为大，针

尖位置在中心偏后，可以使针尖位置在穿刺过程中保持在中心，不致吸附囊壁，影响囊液的抽出。穿刺针进皮后，嘱患者屏气，然后插入囊腔。针进入囊腔后，针尖回声显示于囊液中，呈双条带状回声，尤以拔去针芯后更为清楚。此时术者应保持探头位置不移动，以便顺利抽净囊液。②囊液的抽出：在抽液注药全过程中，针尖回声应尽可能保持在囊的中心部位，使囊液抽吸顺利。随着囊内容物的抽出，囊腔渐次缩小，抽尽囊液，囊腔也就消失。③硬化剂的注入：乙醇的注入必须在抽净囊液后进行。可用95%或98%乙醇或无水乙醇。注入量为抽出囊液量的1/4。抽出囊液量超过200ml者，乙醇的注入量仍可用50ml，不需增多。仅在囊肿过分巨大达到5000ml或以上时，可适当增加乙醇的注入量，但不要超过100ml。乙醇注入后保留5分钟，使囊壁上皮固定，然后抽出全部乙醇。如果抽出的量与注入量相近，可以认为在注乙醇前囊液已抽尽，且注入的乙醇也已全部抽出，治疗可以就此结束。或者为保险起见，再注入乙醇5ml，作为保留。如果抽出的乙醇量明显多于注入量，说明乙醇注入前囊液未抽尽，已使注入的乙醇浓度稀释，不能达到硬化的目的。因此，必须在囊液抽尽后重新注射一次乙醇，重复前述操作一遍，以保证硬化的成功。④整个穿刺过程全部在超声监视下进行，硬化剂注射步骤完成后，如无异常，即可拔去穿刺针，移开探头，放上无菌纱布。上述硬化治疗在门诊进行，不必住院。

插导管法肾囊肿穿刺 ①一步法：穿刺针具有外鞘（外套管），穿刺针和外鞘一次性同时

穿入肾囊肿的囊腔，拔去针芯后，有囊液流出，即可拔出穿刺针而留置导管进行抽液、注入硬化剂等治疗。②二步法：在用18G针穿入肾囊肿后，拔去针芯有囊液流出时，即可插入21G导引钢丝，退出穿刺针。然后，再自导引钢丝导入17G有侧孔导管，拔去导引钢丝并固定导管位置后，即可自导管抽出囊液，注入硬化剂进行治疗。插管法硬化治疗的其余步骤与不插管法相同。

囊液检查 肾囊肿囊液的实验室检查只需检查细胞计数和行蛋白定性，肾囊肿的囊液富含蛋白，一般为++～++++。如若抽出的液体未检出蛋白，即蛋白定性为阴性，则要怀疑抽出的不是囊液而是尿液。此时不宜做硬化治疗，而需进一步检查，如当即做X线造影。注入造影剂，X线透视或拍照，观察是否与肾盂相通。如果囊液检验蛋白定性在++～+++，则可放心注入硬化剂。

在等囊液检查报告时，通常术者会将3～5ml囊液注入小试管，缓慢沿管壁加入3ml乙醇，若囊液富含蛋白，在囊液与乙醇液面交界处出现白色云雾状反应，即可判断其含有蛋白，不必等检验科报告出来即可注入乙醇行硬化治疗。

注意事项 ①注乙醇前囊液务必抽尽，否则会稀释注入的硬化剂，使浓度达不到要求，影响疗效。对某些囊肿，在抽液过程中发现不一定能把囊液抽尽，例如针的位置偏向囊的一边，此时可用较少的乙醇做冲洗，例如注入10ml，立即抽出，如此反复2～3次，使残留的囊液也含较高浓度的乙醇，最后如果不能抽尽囊液，注入的乙醇也不会稀释太淡。②抽吸囊液时务必勿使

空气进入囊腔，否则会使硬化剂接触不到气泡所在处的囊壁，影响硬化效果。如果发现有空气进入囊腔，应在注入乙醇前抽出空气，其办法是用50ml大针筒，吸入20ml乙醇，接上穿刺针，抽出空气，并把20ml乙醇注入囊腔，囊腔内因有20ml乙醇，负压就小了，或者没有负压了，空气就不容易进去，可继续注入乙醇达到所要求的量。③乙醇在囊腔内保留5分钟已经足够。据文献报道，用95%乙醇对离体囊壁上皮固定所需的时间仅为1~3分钟。另外，从患者的自我感觉上也可以证明，5分钟的作用时间已足够，即在乙醇注入囊腔后，患者会感觉局部有轻微痛胀感，经1~3分钟，此感觉就消失，可能就是囊壁上皮被固定。④乙醇注入的量定为抽出囊液的1/4已经足够。因为只要囊内没有空气进入，囊液抽尽后囊腔是闭合的，注入乙醇后就会接触到全部囊壁，所以不必用太多的乙醇就可达到囊壁的固定。对巨大囊肿，用1/4的量可能会达到数百毫升，这样大量乙醇的注入，醉酒样的不良反应会很严重，加之一旦因为针尖位置移动而不能抽出，将会损伤囊肿周边组织，损害肾功能，因此不宜一次注入过多的乙醇。⑤肾囊肿乙醇硬化治疗时，如若不能保证没有空气进入，可在治疗结束前注入5ml乙醇作为保留，其目的是使术后由于体位的变动，会使这些少量的乙醇接触到遗漏硬化的部位，以提高疗效。乙醇对组织有很好的穿透性，除固定囊肿内壁上皮外，时间长了会透入邻近组织，损害肾实质。因此不宜多留乙醇在囊肿内。对多囊肾的穿刺硬化治疗，在用乙醇硬化后务必把全部乙醇抽出，以免损害肾组织。⑥对位于肾脏前部的肾囊肿，或在肾盂前方的肾盂旁囊肿，穿刺硬化治疗时很可能需穿过肾盂或肾盏，在穿刺时以用细针为宜，且硬化完毕应把乙醇全部抽出，不做保留，以免术后乙醇渗漏进入肾的集合系统，灼伤尿路上皮，出现疼痛、发热、血尿等不良反应。

疗效 多数患者囊腔较术后1个月明显缩小，但仍有囊肿存在，至术后1年随访，95%的囊肿消失，其余5%囊肿已缩至原有容量的1/10，囊肿完全消失的时间最长达17个月。

由于囊肿在乙醇硬化时，内壁上皮受乙醇的化学性灼伤，会有组织反应，出现血清样渗出，囊内重新出现液体，其余反应可能与2度灼伤类似，渗出达到一定程度后，组织会重新吸收，使囊腔渐次缩小，直至完全消失，所以在随访中发现囊肿较前一次随访有明显缩小者，可不担心其治疗无效。正是由于肾囊肿穿刺硬化治疗后，囊腔有重新出现与随后的回缩过程，使其在随访中往往出现误判。在术后随访中一旦发现还存在囊肿，就认为无效，要患者接受外科开放手术——囊肿去顶减压治疗，或接受腹腔镜手术，这会增加患者经济上和肉体上的负担。

对多囊肾和多发性肾囊肿硬化术后，远期疗效判断有一定困难，这是因为囊肿个数多，且部位邻近，在远期随访检查时，容易把邻近未经硬化的囊肿与已经硬化治疗的残存囊腔混淆，尤其对通信随访的外地患者，超声复查在其居住地进行，当地医生可能弄不清哪个囊肿是硬化过的，更易造成疗效判断的困难。

（杨 萌 薛 军）

chāoshēng niào dònglì xué

超声尿动力学（sonographic urodynamics） 依据流体力学的基本原理和方法，检测尿路各部压力、流率及生物电活动，从而了解尿路排送尿液的功能及机制，以及排尿功能障碍性疾病的病理生理变化，即将患者排尿异常的症状和主诉以图像和数字表达出来，并为这些症状提供病理生理解释的泌尿系统超声诊疗技术。

检查步骤 受检者排空膀胱，取截石位，以聚维酮碘常规消毒会阴部。将8F双腔测压管外抹润滑剂后插入尿道至膀胱，双腔测压管尿道端接口接三通管，分别与传感器和灌注液接口相连，膀胱端接口与传感器相接。直肠气囊导管用生理盐水充盈顶端的气囊，排除气泡，外套避孕套后置入直肠内深度10cm以上，另一端与传感器相连。导管内事先充满液体，排空气泡，灌注液面高度1m。连接完毕，嘱受检者咳嗽测试，以确定连接管通畅无阻。尿动力测定按常规操作。同时做超声探测，将5MHz阴道探头顶端涂耦合剂，外套避孕套。探头置于大阴唇的右侧，保证探头可以活动自如，又不压迫阴道组织。探头行纵切，获得包含耻骨联合内下缘、尿道、膀胱前后基底、尿道膀胱连接部、阴道和直肠的矢状图。嘱患者放松，冻结声像图并做相关测量，将图像切换至另一幅，标记静止期的膀胱颈部位置，再嘱患者做瓦尔萨尔瓦动作或咳嗽，可以观察到连接部向后下移动、阴道和直肠软组织向下滑动。在膀胱颈部达最大移动度时，冻结图像并做测量。采用超声图像的回放功能，可更精确地寻找最大移动度时的图像。

尿动力学参数的测定 ①尿

道关闭压：最大尿道压（MUP）是尿道压力分布图（即UPP图）上测得的压力分布的最大值，最大尿道关闭压（MUCP或MCP）是最大尿道压和膀胱压之差。尿道关闭压反映的是尿道的静态基础关闭功能，它是维持尿不失禁的重要因素。尿道压力分布图（UPP）的测压条件为：水灌注速度2ml/s，调节牵引杆的拉杆速度1mm/s，匀速拉出压力传导比（TR）。TR指腹压增加时，增加的尿道压与增加的膀胱压之比，反映了压力的传导状况。计算公式：TR=（张力期尿道压－静止期尿道压）/（张力期膀胱压－静止期膀胱压）。包括尿道压力的最大峰值点（MUP）、尿道压力上升支1/2峰值（1/2MUP）和尿道压力下降支1/2峰值（－1/2MUP）处的TR值。正常女性压力传导比均>1。②尿道功能性长度（FL）：指尿道压高于膀胱压的一段尿道长度。③腹压漏尿点压（ALPP）：指增加腹压使尿液从尿道外口溢出时的压力。检查时膀胱容量取250ml，观察记录受检者做瓦尔萨尔瓦动作发生漏尿时的最小膀胱内压（如果患者不会做瓦尔萨尔瓦动作，则指导患者做咳嗽动作腹压漏尿点压测量）。腹压漏尿点压反映尿道内括约肌动态闭合功能，以及在动态过程中尿道对压力的应激能力。正常女性腹压漏尿点压>120cmH$_2$O。

进行尿动力检查时，采用咳嗽或膀胱内快速注液等刺激试验，观察膀胱内压及尿道压的波动情况，以除外不稳定膀胱和不稳定尿道。

压力性尿失禁的超声尿动力学表现 ①尿失禁患者连接部的位置在静止期和张力期时就处于较低的状态，表现为静止期和张力期膀胱尿道连接部距耻骨联合内下缘垂直距离较正常女性小，距耻骨联合内下缘水平距离则较正常女性大。同时，尿失禁患者连接部的移动度增大，平均值在15mm左右。②尿失禁患者尿道的偏转幅度较正常女性大，表现为静止期和张力期时的尿道倾斜角均大于正常女性。③尿失禁患者的尿道最大关闭压较正常女性低，尿道功能性长度小于正常女性，1/2MUP点压力传导比低于正常女性，腹压漏尿点压较正常女性低。

压力性尿失禁的超声尿动力学分型 压力性尿失禁临床较常见，诊断并不困难，但对发病机制的分型非常重要，是选择合适治疗方法的关键。以往对压力性尿失禁也有多种分型方法，如根据X线尿道膀胱造影进行分型；根据尿动力学检查的腹压漏尿点压将压力性尿失禁分为三型；根据超声显示的尿道活动度过大、膀胱颈功能不全、尿道内括约肌功能不全、合并膀胱膨出等5项指标，将压力性尿失禁分为5型；既往的这些分型分别是应用影像学和尿动力学对压力性尿失禁而做出，但是没有将两者同步结合起来进行分析，因而具有各自的局限性。

通常采用超声尿动力学技术同步研究压力性尿失禁的形态学和功能学改变，对多个参数进行了详细系统分析和比较，选出连接部移动度（UVJ-M）和腹压漏尿点压（ALPP）分别作为压力性尿失禁的形态学和功能性的特征性参数，应用这两个参数针对压力性尿失禁的发病机制对其分型。A型：UVJ-M < 1.5cm，且ALPP > 55cmH$_2$O，表明盆底支持结构和尿道括约肌功能改变均不明显。B型：UVJ-M > 1.5cm，且ALPP > 55cmH$_2$O，表明盆底支持结构明显松弛，而尿道括约肌功能低下不明显。C型：UVJ-M < 1.5cm，且ALPP < 55cmH$_2$O，表明尿道括约肌功能明显低下，而盆底支持结构松弛不明显。D型：UVJ-M > 1.5cm，且ALPP < 55cmH$_2$O，表明既有盆底支持结构明显松弛又有尿道括约肌功能明显低下。此分型所选择的参数比较简单且容易测量，其分型依据围绕压力性尿失禁的发病机制，适合临床应用，为压力性尿失禁治疗方案的选择提供了依据。根据分型提出治疗方案。

（杨萌 薛军）

shàng niàolù wēi tàntóu dǎoguǎn chāoshēng jiǎnchá jìshù

上尿路微探头导管超声检查技术（upper urinary microprobe catheter ultrasound examination）将不到3mm精细高频探头引入尿路进行扫查，从而可获得腔道组织精细显示的技术。

仪器 采用彩色超声诊断仪，所配导管超声装置由微小型换能器和其外的导管两部分组成，两者可分离。导管外径8F，前端钝圆；换能器频率10MHz。

方法 由马达驱动做360°圆周径向实时扫查，可获得与输尿管长轴垂直的水平切面图像。扫查深度及帧频可调。显示深度3~4cm，从而可获得输尿管周围结构图像。可启用主机的图像搜索、多幅存贮、双幅显示、放大等功能。②探头导入方式：采用骶椎麻醉，取膀胱截石位。在膀胱镜引导下将导管超声探头导入需探测的输尿管口。然后采用边扫查边推进方法观察输尿管各段管壁及管周结构，并采用撤退法系列切面扫查作重点目标观察。③探头接触扫查方式：探头导入输尿管口后先对管壁做直接接触扫查，然后静脉注射呋塞米10～20mg，利尿充盈肾盂和输尿管做利尿充盈法扫查。通过导管周围液体增加透声性，以利于观察黏膜腔面及黏膜下结构。

超声影像学表现 包括以下方面。

正常输尿管管壁断层 ①输尿管管壁层次：输尿管管壁回声呈环状，外膜形态自然、圆滑。膀胱壁内段层次清晰可辨，近肾盂处管壁层次依稀可见，余段管壁分层不清。②管壁厚度：膀胱壁内段管壁最厚，平均3mm，余段管壁厚度不超过1.5mm。③回声强度：膀胱壁内段腔面回声略低，中层回声中等，外层回声略高。余段输尿管管壁及腔面呈中等或中等偏高回声，厚薄均匀。④管腔腔面：在尿液充盈时，各段输尿管腔面显示清晰、光滑。尿液未充盈时，导管紧邻管壁。⑤输尿管蠕动：输尿管管壁蠕动可见，在应用利尿剂后更趋明显，管壁呈舒缩活动，管腔液性无回声区大小发生交替改变。

输尿管各段及周围结构 临床上将输尿管分为上、中、下三段，也可称为腹段、盆段、膀胱段。腹段，自肾盂输尿管交界处，到跨越髂动脉处。盆段，自髂动脉到膀胱壁。膀胱段，自膀胱壁内斜行至膀胱黏膜、输尿管开口。①输尿管腹段，在腹膜后沿腰大肌前面下降，然后通过肠系膜根部及回肠末端进入盆腔，其开始部分位于十二指肠下降部及横部后方，在十二指肠和空回肠系膜之间。这一段输尿管，有精索、右结肠以及回结肠血管在其前面越过，在髂窝中则与阑尾相近。

②输尿管盆段，在髂总动脉前方通过盆腔边缘，然后在髂内动脉及腹膜之间达到膀胱底部，男性在输精管之后与输精管交叉进入膀胱。③输尿管膀胱段，在进入膀胱时和膀胱成一钝性角度，然后斜行向下，向内通过膀胱壁层后，在膀胱三角区，输尿管间嵴外侧端开口。

临床意义 ①体腔内探头微型化是超声医学检测发展的趋势，它基于临床上需对深部或细小管道病变做出早期或明确诊断而提出并开发。输尿管管腔较细，行程较长，由于其前大部分被腹腔、盆腔及肠管覆盖，不仅正常输尿管较难显示，而且病变检出率较低，经腹超声检查难度较大。如何有效提高输尿管及其病变的超声检出率，是临床亟待解决的问题。将微型高频探头直接引入输尿管进行探测，既避免了经腹超声探测时易受肠气干扰的影响，且克服了后者使用频率较低、分辨力不佳的缺陷。②采用导管超声探头导入输尿管口有较高的成功率，这是上尿路探测的必要前提。输尿管为管道状结构，因此如同血管内超声探测一样可对其做系列切面扫查而不易遗漏扫查部位。采用尿液充盈法较探头接触扫查法更精细显示输尿管腔面结构。③导管超声直接进入输尿管内探测，是输尿管超声检测的重要进展，了解输尿管及其周围正常结构无疑对输尿管病变有重要的价值。中国1997年引入该技术，其在泌尿系统的应用已显示出明显的优势。

（杨萌 薛军）

niàodào chāoshēng zàoyǐng

尿道超声造影（urethral contrast enhanced ultrasound） 它分为排泄性尿道造影和逆行性尿道造影。用来诊断尿道疾病的特殊的影像学检查。

男性尿道狭窄为男性泌尿系统常见疾病之一，发病原因很多，主要为创伤性因素和炎症性因素，其他如先天性、特殊感染等导致的前尿道狭窄一般很少见，而临床需手术治疗的患者中创伤性狭窄居多，部分患者病情复杂，手术难度大，因此术前对病情清楚的认识和对手术难度的评估十分重要。

目前，前尿道狭窄检查手段仍以尿道造影为主，尿道造影检查因其客观条件限制，有时不能准确显示尿道狭窄段长度及尿道海绵体瘢痕的厚度，且医师和患者均需要接受X线照射。超声检查作为一种常规的检查手段，具有无创、易普及、重复性好等特点易被接受。

仪器 超声检查采用彩超诊断仪，高频线阵探头。

方法 前尿道狭窄检查患者取仰卧位，局部消毒后沿尿道外口置入一次性导尿管至狭窄段远端，连续或间断注入生理盐水扩张尿道。用高频线阵探头于尿道腹侧横、纵多断面扫描，探头下观察狭窄长度及周围瘢痕厚度。所有患者均同时行逆行尿道造影检查并手术治疗，手术中通过定位狭窄部位，再次测量狭窄段长度、周围瘢痕情况以及有无并发疾病。

超声影像学表现 大量临床资料证明，尿道超声技术是诊断前尿道狭窄安全、可靠的方法。正常尿道腔为均匀一致的无回声区，黏膜有弹性，为线性强回声。超声检查可见尿道及膀胱的连续性中断。慢性炎性尿道狭窄时，尿道内膜不光滑，呈节段性或局限性增厚，尿道海绵体纤维化，尿道海绵体弹性明显受限且管腔变窄甚至闭锁。创伤性尿道狭窄为病变处瘢痕回声增强，有时伴有钙化，局部瘢痕呈"火山口"样改变。超声显像对球部尿道狭窄的长度和厚度的评估起着重要的作用。

（杨萌 薛军）

yīnjīng chāoshēng jiǎnchá

阴茎超声检查（penile ultrasound）

采用现代高分辨力实时超声和 CDFI 技术，用于阴茎多种疾病的检查。

检查方法 一般选用高频线阵式探头（7~14MHz），患者仰卧位，通常需用纸巾将阴茎头部提起并贴近前腹壁，嘱患者用手适当加以固定。从阴茎腹侧进行阴茎纵切面和横断面扫查，必要时对阴茎海绵体做自左至右的冠状扫查并观察阴茎深动脉。常规应将探头自阴茎根部（球海绵体）开始，逐渐移向阴茎头部扫查。在阴茎皮肤表面涂以厚层耦合剂，扫查时注意手法要轻，以减少探头压力。

正常超声表现 阴茎纵断面可清晰显示皮肤、白膜、尿道海绵体和阴茎海绵体等层次结构。阴茎横断面呈圆形；尿道海绵体位置较浅、呈扁圆形，中低水平回声，其中闭合的尿道腔回声线稍强；对称的左右阴茎海绵体位于深方，二者之间的白膜间隔呈垂直的衰减低回声或声影，海绵体呈均匀细点状回声，其中阴茎深动脉隐约可见正常尿道腔闭合呈线状，回声稍强，且不容易显示。

（杨萌 薛军）

fùkē chāoshēng

妇科超声（gynecological ultrasound）

应用超声影像技术检查妇科疾病的无创性检查。超声在妇科方面的应用是超声影像技术最早应用于临床的领域之一。是临床上绝大多数妇科疾病首选的影像检查方法。主要包括子宫、卵巢、输卵管、外阴阴道以及盆腔的超声。

妇科超声（图1）通过经腹部、经阴道、经会阴及经直肠等途径，采用二维灰阶超声、彩色多普勒超声及三维超声、超声造影等多种影像手段，适合对女性内外生殖器官的正常解剖结构及生理周期中不同时期生殖器官的表现等进行评估，评价子宫、卵巢、输卵管及盆腔等结构的异常情况，评价附件区及盆腔包块的来源与性质，鉴别病变的良恶性，引导进行一些妇科疾病的射频消融治疗、微波消融治疗，穿刺引流等。

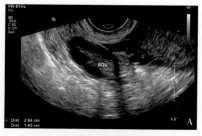
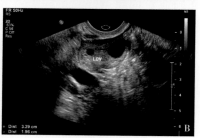

图1 妇科超声图像

总之，妇科超声通过多种检查途径、各种检查手段评价妇科疾病，在妇科领域适用面广、无创、简便、易行且易重复，是妇科检查不可或缺的重要影像方式。

（戴晴）

fùkē chāoshēng jiǎnchá jìshù

妇科超声检查技术（gynecological ultrasound examination）

随着二维灰阶超声及彩色多普勒超声成像技术的发展，超声检查已成为妇科疾病不可替代的首选影像检查。高分辨率的经阴道超声很大程度上提高了超声对妇科疾病的诊断能力；超声造影广泛应用于临床的超声新技术又进一步增强了超声检查评价妇科疾病的能力。

分类 妇科超声检查根据检查途径不同分为经腹部超声、经阴道超声、经直肠超声及介入超声等。①经腹部超声扫查范围广泛、切面及角度灵活，能够完整显示盆腔器官全貌，是最常用的妇科超声检查方法之一。适用于所有要求盆腔超声检查的妇女。②经阴道超声（transvaginal ultrasound，TVUS）是将超声探头置入阴道内进行超声检查，也是目前最常用的妇科超声检查方法之一。由于经阴道探头频率高，与盆腔器官更接近，图像分辨率佳，能更好地显示子宫、卵巢及盆腔肿块的结构特征及血流情况，且不受肠腔气体干扰和腹壁声衰减的影响，适用于能进行经阴道检查的所有患者。但对较大盆腔肿块或位置较高的病变等难以显示，需结合经腹超声检查，此外，对无性生活者、阴道畸形、阴道炎症、老年性阴道明显萎缩患者等不能进行 TVUS。经阴道超声引导下进行盆腔穿刺可增加定位的准确性，避免损伤；治疗性穿刺适用于卵巢内异症囊肿（巧克力囊肿）治疗、辅助生殖中穿刺取卵、未破裂型异位妊娠局部药物治疗、卵巢单纯性囊肿穿刺治疗及盆腔脓肿、输卵管积水治疗等。③经直肠超声指将腔内探头置于直肠内进行超声检查，用于经腹超声检查图像显示不清、但又不能进行经阴道检查的患者。

准备事项 经腹部超声受检者需饮水 500～1000ml，使膀胱充盈。膀胱充盈以中度为适宜。经阴道超声受检者检查前需排空膀胱，检查者备好阴道探头及避孕套；对阴道出血患者，确因诊断需要必须进行 TVUS 时，检查者应准备好消毒避孕套。经直肠超声检查前受检者需排空大小便，检查前晚服用泻药（如服用酚酞 2 片），检查当天早上空腹，必要时还可以于检查前加用两支开塞露。

检查体位 经腹部超声受检者常规取平卧位。经阴道超声受检者常规取膀胱截石位，必要时用枕头垫高臀部或嘱受检者将手置于臀部下以抬高臀部。经直肠超声受检者取左侧卧位，左腿伸直、右腿屈曲，有时也可采用膀胱截石位。

仪器 经腹部超声选用凸阵探头（图1），探头中心频率多为 3.5 MHz；对于较瘦患者或儿童患者，也可应用高频的腔内探头或线阵探头直接置于腹壁进行扫查。经阴道超声选择经阴道腔内探头（图2），探头中心频率多为 7.5MHz。经直肠超声采用经直肠探头，多数仪器经直肠探头与经阴道探头为同一探头。探头频率与经阴道探头一致。

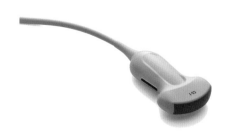

图 1 示经腹部凸阵探头

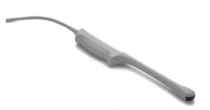

图 2 示经阴道腔内探头

检查方法 ①经腹部超声检查时暴露下腹部，涂抹适量耦合剂，探头直接置于腹壁皮肤进行扫查；首先进行子宫矢状切面扫查，于子宫矢状切面上测量子宫长径、前后径及内膜厚度；然后将探头旋转 90° 进行横切面扫查，测量子宫横径；观察子宫及两侧附件情况，并测量卵巢大小。注意卵巢位置变化较大，卵巢最大切面多在盆腔斜切面上获得。扫查过程中根据病灶或感兴趣区域灵活移动探头，改变扫查方向与角度，以获得病灶及感兴趣区域的最佳图像。②经阴道超声检查时阴道探头顶端涂适量耦合剂，套上一次性乳胶避孕套，且避孕套与探头间无气泡存在；操作者右手持探头，左手轻轻分开外阴，将探头缓缓置入阴道内，探头顶端抵达阴道穹隆部。子宫后位时探头置于后穹隆，前位时置于前穹隆。扫查时利用旋转、倾斜、抽送等基本手法对盆腔内结构进行矢状切面、横切面及斜切面扫查。于子宫矢状切面上测量子宫长径、前后径及子宫内膜厚度；将探头旋转 90°，于横切面测量子宫横径。然后将探头移向子宫左侧或右侧，扫查左、右附件区，观察双侧卵巢及周围附件区情况。卵巢位置变化较大，应转动探头多切面寻找，并于卵巢最大切面上测量卵巢大小。扫查过程中根据病灶或感兴趣区域灵活移动探头，改变扫查方向与角度，进行

多切面扫查，以获得病灶及感兴趣区域的最佳图像。同时要注意子宫直肠陷凹及附件区有无积液。③经直肠超声检查探头套好乳胶避孕套后，应在避孕套上加适量耦合剂作为润滑剂，以方便将探头置入直肠内。扫查方法和观察顺序与经阴道扫查相似。

注意事项 月经期一般应避免进行经阴道超声，如确因诊断需要必须对子宫出血或月经期妇女进行经阴道超声检查时，应注意无菌操作，此外，应注意阴道探头应定期消毒。

（戴 晴）

zǐgōng chāoshēng

子宫超声（uterus ultrasound）

利用超声检查仪，评估子宫的检查。

解剖 ①子宫位于下腹小骨盆腔中央、膀胱与直肠之间。正常成人子宫呈倒置梨形，长 7～8cm，宽 4～5cm，厚 2～3cm，重量 40～50g；子宫腔容量约为 5ml。②子宫分为子宫体、峡部及子宫颈。子宫位于两侧输卵管口之间的部分称为子宫底，宫底两侧为子宫角；子宫下部呈圆柱状的结构即为子宫颈，子宫颈部与宫体相连部分稍狭细，称子宫峡部，在非孕期长约1cm。宫体与宫颈的比例因年龄而异，一般婴幼儿期为 1:2，青春期为 1:1，生育期为 2:1，绝经后为 1:1。③子宫壁由内向外依次为内膜、肌层及浆膜层。内膜自青春期开始随卵巢激素发生周期性增生与脱落，形成月经；肌层由平滑肌构成，浆膜层即覆盖于子宫的腹膜脏层。腹膜脏层沿宫壁下行至阴道后穹隆上部时，折向后上方覆盖直肠形成一腹膜凹陷，即子宫直肠陷凹。④子宫腔呈上宽下窄的三角形。子宫峡部上端为解剖学内口，

下端为组织学内口，即宫颈内口，黏膜组织在此处由内膜转变为宫颈黏膜。宫颈管黏膜上皮细胞呈高柱状，黏膜层内有许多腺体，能分泌碱性黏液，形成宫颈管内黏液栓。宫颈阴道部则为鳞状上皮覆盖，表面光滑。⑤子宫位置由一系列子宫韧带固定，通常子宫略呈前倾前屈位。⑥子宫血供主要来自子宫动脉。子宫动脉起自髂内动脉，于腹膜后沿盆侧壁下行，距宫颈约2cm处从前上方横行穿越输尿管到达子宫外侧缘，分支供应子宫。子宫动脉进入子宫肌层后分支行于外1/3肌层内，继而发出垂直分支，进入子宫内膜后弯曲形成螺旋动脉。

正常超声表现　子宫位于膀胱后方。根据长轴切面上宫体与宫颈、宫颈与阴道的相对位置关系判断子宫的倾、屈角度。正常子宫呈前倾前屈位，即宫颈与阴道、宫体与宫颈均形成向前的倾斜角度。过度前屈子宫指宫体与宫颈间夹角小于90°。后位子宫的后倾后屈子宫指宫颈倾斜向后、宫体与宫颈角度亦向后，若宫体与宫颈的纵轴角度小于90°，则为过度后屈子宫。子宫体为均质实性结构，肌层呈均匀低回声。纵切面上呈倒置梨形，宫底横切面呈倒三角形，两侧为宫角，宫体横切面呈椭圆形。宫腔居中，呈线状强回声，宫腔线周围为内膜回声层（图1）。内膜回声随月经周期改变。①月经期：内膜厚度1~4mm，回声不均，宫腔内可见无回声区。②增生期：内膜受雌激素作用增生变厚，厚度4~8mm，呈中等回声；有时可见内膜基底层呈线状强回声而功能层呈低回声，与宫腔线的强回声一起形成"三线"征。③分泌期：内膜在孕激素作用下继续增厚，

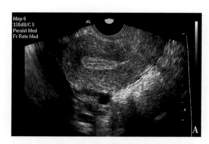
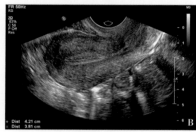

图1　正常子宫超声纵切图像及测量

厚度7~14mm，血管增生、腺体分泌，内膜功能层回声增强，使内膜全层呈较均匀一致的强回声。由于子宫肌层的收缩，在月经周期的增生期和分泌期，经阴道超声（TVUS）时常见子宫内膜涌动现象。宫颈肌层也呈均匀低回声，但回声水平一般较宫体肌层强。宫颈管位于宫颈中央、纵切呈梭形，回声常偏低。前位、中位子宫的宫颈在宫体的下方，而后位子宫的宫颈则位于宫体的上方，此时容易将子宫颈误诊为子宫前壁肌瘤等，应注意识别图像。彩色多普勒血流显像（CDFI）多可见子宫外1/3肌层内的弓形动、静脉。放射状动脉在生育年龄妇女可能显示，而内膜的螺旋动脉生理情况下仅在分泌晚期或早孕时显示。宫颈水平两侧可显示子宫动、静脉，子宫动脉沿子宫体侧缘上行，同时向子宫肌层发出第一级分支弓形动脉，弓形动脉发出垂直于子宫长轴、辐射状分布的放射状动脉，放射状动脉进入子宫内膜，弯曲呈螺旋状称螺旋动脉。子宫动脉血流频谱特征非妊娠期表现为高速高阻型血流，

妊娠期血流阻力随孕周增加渐下降。以清楚显示子宫轮廓及宫腔线为标准矢状切面，测量子宫长径和前后径；测量子宫横径时应先找到宫底最大切面（呈三角形，左右为宫角），然后将探头稍向下移，即两侧宫角处横切面的稍下方（呈椭圆形），显示子宫底内膜后，测量子宫最大横径。育龄妇女子宫正常参考值：长径为6.0~8.5cm，横径为3.0~5.0cm，前后径为2.0~4.0cm；经产妇子宫各径线均较未产妇及初产妇大1cm。需要指出的是，子宫大小不同报道有一定差异，对于育龄妇女子宫正常参考值可以简单记忆为7cm×5cm×3cm。绝经后子宫体萎缩变小，但宫颈缩小不明显；子宫肌层回声可不均或回声减低，浆膜下肌层内有时可见斑点状或短条状强回声，为弓状动脉钙化所致。绝经后子宫内膜萎缩变薄，呈线状，内膜正常参考值为<5mm。

（戴　晴）

zǐgōng chāoshēng jiǎnchá jìshù

子宫超声检查技术（uterine ultrasound examination）　准备事项、检查体位、检查方法、测量方法见妇科超声检查技术。

（戴　晴）

xiāntiān xìng mǐlèguǎn fāyù yìcháng

先天性米勒管发育异常（congenital mullerian dysplasia）　女性内生殖器官发育过程中，由于某些内外因素影响导致两侧米勒管在演化过程的不同阶段停止发育，形成各种类型发育异常的疾病。米勒管发育异常是最常见的女性生殖器官发育异常，包括米勒管未发育/发育不全（无子宫、无阴道、始基子宫）、两侧米勒管会合受阻（残角子宫、双子宫、双角子宫），以及米勒管会合后

中隔吸收受阻所致的纵隔子宫等。女性内生殖器官的输卵管、子宫和上部阴道由米勒管（又称副中肾管）演变而成。

病理生理基础与临床表现

包括以下方面。

先天性无子宫 两侧副中肾管向中线融合形成子宫，如未到中线前即停止发育，则无子宫形成；先天性无子宫常合并先天性无阴道，卵巢可正常。临床表现为原发闭经，但第二性征正常。

始基子宫 两侧副中肾管向中线融合后不久即停止发育，导致子宫发育停留在胎儿期，子宫很小且多数无宫腔或虽有宫腔但无内膜。无月经。

单角子宫 一侧副中肾管发育完好，一侧未发育所致。发育完好的一侧形成单角子宫，该侧有一发育正常输卵管。约65%合并残角子宫畸形，常伴同侧肾脏发育异常。临床表现包括痛经或原发不育等。

残角子宫 一侧副中肾管发育正常（发育侧子宫），另一侧副中肾管中下段在发育过程中停滞，形成不同程度的残角子宫。表现为发育侧子宫旁一小子宫及其附件，小子宫有纤维组织束与发育侧的单角子宫相连。残角子宫可分为无内膜型及有内膜型，后者根据其内膜腔与发育侧宫腔是否相通又分为有内膜相通型与有内膜不相通型。当内膜有功能的残角子宫与发育侧子宫腔不相通时，月经来潮后即出现周期性下腹疼痛症状，经血逆流至腹腔可发生子宫内膜异位症。残角子宫也可发生妊娠，残角妊娠早期多无症状，有症状时与输卵管间质部妊娠相似。由于残角子宫壁肌壁较薄，可在妊娠3~4个月时自然破裂，引起大出血，危及孕妇生命。

双子宫 两侧副中肾管发育后未完全会合，形成两个分离的子宫体和宫颈，附有各自的输卵管。常伴有阴道纵隔或斜隔。双子宫的宫颈可分开或相连。双子宫可无临床症状，月经正常，妊娠期分娩过程可无并发症。有症状者表现为月经过多、痛经、易流产、胎儿宫内生长受限等。

双角子宫 两侧副中肾管已大部会合，但子宫体仍有部分会合不全，子宫体在宫颈内口水平以上的某一部位分开，导致子宫两侧各有一角突出，称双角子宫。双角子宫妊娠结局较差，有较高的流产率、早产率。

弓状子宫 为子宫底部未完全会合，宫底部中央区有轻度凹陷的宫壁向宫底宫腔轻微突出，是最轻的一种子宫发育异常。

纵隔子宫 两侧副中肾管会合后，中隔吸收的某一过程受阻，使中隔完全性或部分性未吸收，即形成不同程度的子宫中隔，称为纵隔子宫。是最常见的子宫发育异常。子宫外形、轮廓正常。纵隔子宫可分为两种类型。①完全纵隔子宫：中隔由子宫底直至子宫颈内口或外口，将子宫腔完全分为两个子宫腔；此型常伴有阴道纵隔。②不全纵隔子宫：中隔终止于子宫颈内口以上任何部位。纵隔子宫可导致不孕、自然流产、习惯性流产、宫颈机能不全、早产、宫内发育迟缓等。

超声影像学表现 包括以下方面。

先天性无子宫 纵切或横切扫查时下腹部均探查不到膀胱后方的子宫图像。常合并无阴道，双侧卵巢表现可正常。

始基子宫 子宫表现为一很小的条索状低回声结构，子宫长径<2.0cm，宫体宫颈分界不清；无宫腔回声线及内膜回声（图1）。双侧卵巢表现可正常。

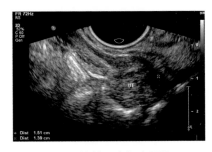

图1 始基子宫超声图像

注：患者，女性，24岁，原发性闭经。经直肠超声显示盆腔内膀胱后方未见正常子宫回声，见一低回声区，大小1.5cm×1.4cm，其内无宫腔内膜回声。

单角子宫 子宫外形呈梭形，横径较小，宫腔内膜呈管状，向一侧稍弯曲，同侧可见正常卵巢。当二维超声上子宫横径小或位置偏于一侧时应怀疑到单角子宫。事实上，二维超声较难诊断单角子宫，必须依靠三维超声才能做出较明确的诊断。

残角子宫 盆腔内见一发育正常子宫，其一侧可见一低回声包块，回声与子宫肌层相似，但与宫颈不相连，有内膜时可见低回声包块中心区域有内膜回声（图2）。内膜不相通型残角子宫则为月经初潮后形成残角子宫腔积血，表现为子宫旁一中心为无回声区、周边为低回声包块的囊实性包块。残角子宫妊娠表现为子宫一侧上方见圆形包块，内见胎囊及胎芽，周围可见肌层回声（图3），较大时见成形胎儿，但宫壁较薄，妊娠囊周围内膜层与正常宫颈管不相通；正常子宫腔内可见厚蜕膜回声（内膜增厚）或假孕囊回声。

双子宫 可见两个完全分开的子宫，横切面观察尤为清楚，两子宫间有深的凹陷，均有内膜、

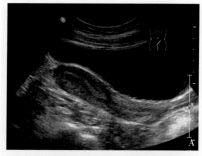

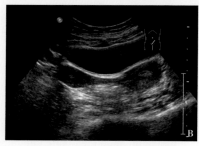

图2 残角子宫超声图像

注：患者，女性，31岁，临床无自觉症状，因查体发现右附件区包块来就诊。A.示子宫纵切图像，可见子宫正常肌层及内膜回声；B.示子宫横切面图像，于子宫右侧右附件区见一低回声区，其中心区域可见子宫内膜的中高回声，该低回声包块由一带状低回声连接至主体子宫，此为有宫腔内膜且残角子宫腔与主体子宫腔相通的残角子宫类型。

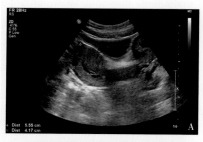

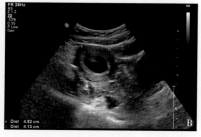

图3 残角子宫妊娠超声图像

注：患者，女性，27岁，停经7周。A.主体子宫内未见妊娠囊回声，于子宫左侧见一低回声包块；B.其内可见妊娠囊结构，该低回声包块由一低回声的纤维条索连接于主体子宫。

肌层和浆膜层；多可见横径较宽的双宫颈，两个宫颈管回声彼此相邻但完全分开。

双角子宫 子宫外形异常，上段分开、下段仍为一体，横切面上可见两个分开的宫角，中间凹陷呈"Y"形；宫腔内膜回声也呈"Y"形。三维超声表现冠状切面可以直观显示子宫底中央的凹陷及两侧的子宫角，整个子宫外形呈"Y"形，宫腔内膜也呈"Y"形。

弓状子宫 子宫外形、轮廓正常或仅宫底处略凹陷；三维超声冠状面显示宫底部内膜呈弧形内凹（图4）。

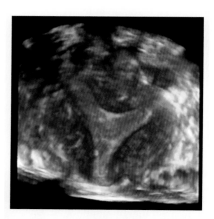

图4 弓状子宫三维超声图像

注：三维超声的子宫冠状切面上可见宫底部子宫内膜略凹陷。

纵隔子宫 二维超声表现子宫外形、轮廓正常，但宫底横径较宽，横切面时见两个宫腔内膜回声，间以一带状低回声，即中隔回声（图5A）；若中隔延续至宫颈，见两个完整的宫腔内膜回声，为完全纵隔子宫；若两侧内膜回声在宫腔中部或下部汇合，则为不完全纵隔子宫。三维超声成像可以清晰显示宫腔中隔长度，鉴别完全性与不完全性纵隔子宫，还可以显示纵隔的形态、厚度等。

完全纵隔子宫的中隔达到宫颈，宫腔内膜回声呈"V"形；不完全纵隔子宫的中隔未达到宫颈，宫腔下段为一个宫腔，因此宫腔内膜回声呈"Y"形（图5B）。

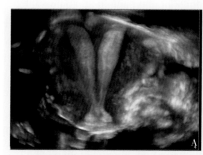

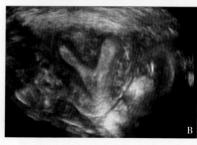

图5 纵隔子宫三维超声图像

注：A.为完全性纵隔子宫，于三维超声的子宫冠状切面上可见两个完整的宫腔内膜回声，两者间可见带状低回声，是为子宫中隔，中隔延续至宫颈，故为完全性纵隔子宫。B.为不完全性纵隔子宫，于三维超声的子宫冠状切面上可见中隔延续至子宫中段，宫腔内膜回声呈"Y"形。

超声影像学鉴别诊断 ①无宫腔内膜型残角子宫需与子宫肌瘤鉴别，后者多呈类圆形、形态饱满、内部回声低而且多呈旋涡状；此外，无宫腔内膜型残角子宫的主体子宫是单角子宫，因此检查子宫宫角形态也对诊断有帮助。此外，残角子宫妊娠需要特别小心谨慎，以避免漏诊、误诊。②双子宫可能误诊为子宫肌瘤，子宫肌瘤向外突使子宫外形改变也可能误诊为双子宫。鉴别要点是子宫肌瘤结节内无宫腔内膜回声，回声水平通常较正常子宫肌层回声低。③双角子宫需与双子宫鉴别，双角子宫表现为子宫底

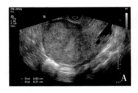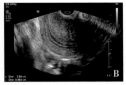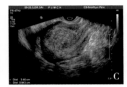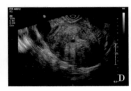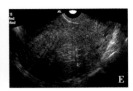

图1　弥漫型子宫腺肌病超声图像

注：经阴道超声子宫图像。A.子宫纵切图示子宫球形增大（前后径增大为主），子宫体大小为 5.8cm×5.3cm。B 与 C 示子宫不对称性增大，B.子宫后壁明显增厚，厚度为 2.9cm，子宫前壁厚度为 1.0cm；C.子宫前壁明显增厚，前壁厚度为 3.5cm，后壁厚度为 0.9cm；D.示子宫肌层内小囊肿；E.示子宫内的线状声影。

中央凹陷，形成两个形状完整的宫角（常呈锐角，有时膀胱可见"V"形切迹），宫体仍有部分是融合的；而双子宫则见两个完全分开的完整的子宫体，两宫体间常可见肠管回声，且多见双宫颈。④双子宫及双角子宫又需与纵隔子宫相鉴别，双子宫为两个完全分离的子宫，后者外形正常或仅宫底处略凹陷，易于鉴别；双角子宫内膜形态与部分纵隔子宫很相似，尤其需要仔细鉴别。双角子宫外形异常，子宫底中央明显凹陷，呈"双角"表现，而纵隔子宫的外形多正常，宫底形态正常或仅略凹陷（＜1cm），据此可资鉴别。⑤弓形子宫与不完全型纵隔子宫的子宫外形、轮廓均呈正常表现或宫底轻度凹陷，二者鉴别要点在于三维超声成像，冠状切面上于两侧宫角内膜处做一连线，计算宫底处子宫内膜弧形内凹的垂直距离（内凹的深度），弓形子宫此深度 ≤ 1cm，而纵隔子宫此深度 ＞ 1cm。

（戴　晴）

zǐgōng xiànjībìng

子宫腺肌病（adenomyosis）

子宫内膜腺体及间质弥漫性侵入到子宫肌层内的疾病。正常情况下，子宫内膜覆盖于子宫体腔面，如因某些原因，使子宫内膜（包括腺体和基质）在子宫内膜区域以外的其他部位生长，称为子宫内膜异位症。子宫肌腺病是子宫内膜异位最常见的形式之一。这种异位的子宫内膜在功能上随雌激素水平周期性变化，即周期性少量出血，在子宫肌层内形成微小囊腔。子宫腺肌病多见于 30～45 岁的妇女，近年来子宫腺肌病的发病率呈不断上升趋势，已成为妇科常见病、多发病。

病理　大体病理上，子宫腺肌病表现为子宫球性增大、质硬，弥漫型子宫腺肌病多累及后壁，剖面上子宫肌壁明显增厚且硬，于肌层组织内见增粗的肌纤维和微囊腔，腔内可含有陈旧性积血。局灶型子宫腺肌病表现为局灶性病灶，又称子宫腺肌瘤，与子宫肌瘤易自肌层内剥出的特点相反，腺肌瘤很难自肌层内剥出。镜下表现为子宫肌层内异位内膜小岛，由典型的子宫内膜腺体与间质组成，伴有周围纤维组织增生。

临床表现　主要表现为进行性痛经、月经量增多、经期延长及不育。妇科检查时发现子宫均匀性增大、质地较硬，有时有压痛。子宫腺肌瘤的局部结节触诊也较硬。

超声影像学表现　包括以下方面。

弥漫型子宫腺肌病　①子宫呈球形弥漫性增大；前后壁肌层不对称性增厚，多以后壁增厚更明显；或仅表现为后壁或前壁的明显增厚。②受累肌层回声增强、明显不均，见紊乱的点状或条索状强回声，间以蜂窝状样小低回声区，有时也可见散在的小无回声区，一般仅数毫米。③经阴道超声时子宫内常见呈放射状或扇形排列的多发线状淡声影。④彩色多普勒血流超声显示子宫肌层受累区域的血流信号增加，血流走行为穿入血流方式（直血管存在）（图1）。

局灶型子宫腺肌病或子宫腺肌瘤　为局灶性的子宫腺肌病。子宫肌层内局灶性病灶，表现为不均质中等回声区，边界不清（图2），回声结构特点与弥漫性子宫腺肌病相似，病灶子宫可有局限性隆起。子宫腺肌瘤病灶往往相对更局限，二维声像图表现与子宫肌瘤相似但边界不清。

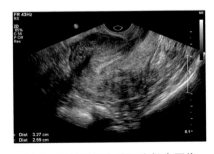

图2　局灶型子宫腺肌病超声图像

注：子宫后壁可见一局灶性低回声区，与子宫正常肌层分界不清，内部回声不均匀。

子宫腺肌病患者常合并卵巢子宫内膜异位症。受累卵巢有内膜异位囊肿的相应表现。

超声影像学鉴别诊断 包括以下方面。

弥漫性子宫腺肌病与子宫肌瘤鉴别 子宫肌瘤表现为子宫内多个大小不等的低回声结节，子宫的增大多伴形态轮廓改变，见多个突起，且肌瘤的低回声结节与子宫肌层分界较清；而子宫腺肌病子宫呈弥漫性增大、饱满、外形轮廓规则，病灶呈弥漫性、不均质稍强回声，常常后壁增厚更加明显，根据这些超声特点不难鉴别弥漫性子宫腺肌病与子宫肌瘤。

子宫腺肌瘤与子宫肌瘤鉴别 ①包膜回声：子宫肌瘤有假包膜，边界规整、清晰；而腺肌瘤则无包膜，病灶与周围肌层分界不清。②部位、数目和大小：子宫肌瘤可发生于子宫各部位，多发、数目不等，大小不一，小者仅数毫米，大者可达 10 cm 以上，而腺肌瘤多发生于子宫后壁，以单发为主，平均大小在 4 cm 左右。③内部回声：肌瘤以低回声、等回声为多见，多数回声较均，可伴钙化；而腺肌瘤多以稍强回声多见，内部回声明显不均，不伴钙化。④子宫形态：肌瘤因部位及数目不同，常致子宫表面形态不规则或凹凸不平，腺肌瘤多数不突出于子宫表面或仅轻度突出。⑤CDFI：肌瘤周边可见环绕或半环绕血流信号，而腺肌瘤周边血供不丰富。值得注意的是，约有半数子宫腺肌病患者同时合并子宫肌瘤，这两种疾病常同时存在增加了鉴别诊断的难度。

（戴 晴）

zǐgōng jīliú

子宫肌瘤 （uterine fibroids）

由子宫平滑肌细胞和少量纤维结缔组织所组成的良性肿瘤。又称子宫平滑肌瘤。子宫肌瘤是女性生殖器官中最常见的良性肿瘤，育龄妇女发生率高达 20％～25％。尽管子宫肌瘤发生原因仍不十分清楚，但大多数学者认为其与长期和过度雌激素刺激有关。

病理生理基础 子宫肌瘤根据其病灶与子宫肌壁的关系分为肌壁间肌瘤、浆膜下肌瘤及黏膜下肌瘤。肌壁间肌瘤最多见，肿瘤位于子宫肌层内，周围有正常肌层受压形成的假包膜包绕；浆膜下肌瘤为肌壁间肌瘤向子宫表面方向发展，大部分突出于子宫表面，肌瘤表面仅覆盖一层浆膜；当肌瘤向外生长，形成仅有一蒂与子宫相连时，为带蒂的浆膜下肌瘤；黏膜下肌瘤为靠近宫腔的肌壁间肌瘤向宫腔方向生长，使肌瘤大部分或完全突向宫腔内，肌瘤表面覆以子宫内膜。子宫肌瘤常常多发，瘤体大小不一，大者可达 10cm 以上，使子宫明显增大、变形；小者仅黄豆大小，不改变子宫形态；数目上，子宫肌瘤常多发，甚至可多达几十、上百个。

子宫肌瘤为实性肿瘤，质地较子宫硬，表面并无包膜，但有肌瘤压迫周围肌纤维所形成的假包膜；肌瘤供血主要来自假包膜；肌瘤切面可见瘤内平滑肌组织排列致密，呈旋涡样或编织样结构。

临床表现 临床症状与子宫肌瘤生长部位、大小、数目及并发症相关。小的肌瘤多无症状，由超声检查发现。经量增多、经期延长是子宫肌瘤最常见的症状，最易发生于黏膜下肌瘤和多发肌壁间肌瘤。腹部包块多见于较大的浆膜下肌瘤或肌壁间肌瘤较大时。肌瘤恶性变时，表现为短期内迅速增大，伴有阴道不规则出血，若绝经期后肌瘤不缩小，反而继续增大时，尤应警惕。妊娠期子宫血供丰富，肌瘤组织充血、水肿、肌细胞肥大，因此妊娠时肌瘤常见增大；妊娠期子宫肌瘤的红色样变性是一种特殊类型的肌瘤坏死，可能由于子宫肌瘤增长较快，瘤体内的血供受阻，引起肌瘤充血、水肿，进而缺血、坏死，坏死区域血红蛋白自血管壁渗透到瘤组织内而产生红色，故称红色样变性；其多发生在 6cm 以上的妊娠期肌瘤，患者可有发热、腹痛并伴有呕吐，局部明显压痛及白细胞数增多。

超声影像学表现 子宫肌瘤以低回声为主，回声可不均匀，有时可见肌瘤特有的同心圆样回声排列；部分肌瘤后方回声有衰减或伴声影，使瘤体后边界显示欠清；肌瘤较大发生坏死、囊性变时，出现明显回声不均区域或无回声区。肌瘤伴钙化时，于肌瘤内见灶状、团块状、半环状或环状强回声区，后方伴声影，有时整个肌瘤呈中强回声为弥漫性钙化的表现。肌瘤钙化更多见于绝经后。较大肌瘤使子宫体积增大，多发肌瘤常向子宫表面突出，使子宫形态失常，表面凹凸不平。CDFI 表现为肌瘤周边假包膜区域半环状、环状或条状血流；肌瘤内部血流信号多呈条状或星点状，散在分布在病灶的周边区域（图 1）。

黏膜下肌瘤的超声特点为宫腔内见低回声或中等回声区，使宫腔内膜回声受压移位；完全突向宫腔内的黏膜下肌瘤表现为宫腔内实性低回声病灶，内膜回声包绕在病灶周围（图 2）。浆膜下肌瘤的超声特点表现为向子宫表面明显突出的低回声区，边界清、形态规则（图 3）；或表现为完全

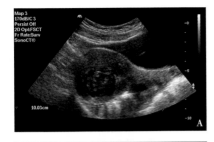

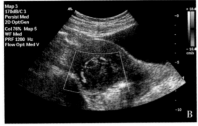

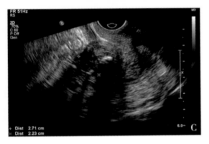

图1　子宫肌瘤超声图像

注：A.灰阶超声图像，显示子宫后壁内一圆形低回声区，形态规则、边界清楚；B.彩色多普勒血流显像（CDFI）的图像，显示肌瘤周边有环绕血流；C.显示子宫肌瘤的钙化，由图像中可见一2.7cm×2.2cm的低回声区，内可见团块状中高回声，后方伴声影，此即为肌瘤内的钙化灶图像。

位于子宫外但有蒂与子宫相连的低回声包块，仔细观察可能找到肌瘤与子宫相连的蒂部，且CDFI下可发现肌瘤的血供来自子宫。妊娠期肌瘤红色样变性的超声表现以低回声为主、间以不规则无回声的混合回声区，为囊实性包块的特点。绝经后肌瘤的超声特点是多数肌瘤绝经后趋于稳定或缩小，但较常见钙化；绝经后患者肌瘤快速增大时，应警惕肌瘤恶变或子宫肉瘤的可能性。

超声影像学鉴别诊断　包括以下方面。

　　与子宫腺肌瘤鉴别　①子宫肌瘤与子宫腺肌瘤均可表现为子

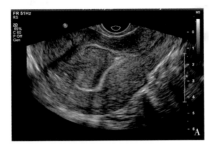

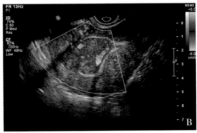

图2　黏膜下肌瘤经阴道超声图像

注：A.灰阶超声图像，子宫腔内可见一低回声占位性病灶；B.CDFI图像显示病灶周边有环绕血流，内部有散在短条状血流信号。

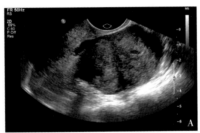

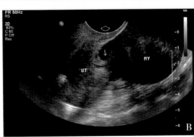

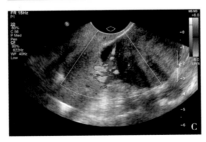

图3　浆膜下肌瘤经阴道超声图像

注：A.示子宫左侧可见低回声肿物，与子宫关系密切；B.可见肿物有蒂与子宫相连（箭头所指）；C.CDFI图像示蒂部血流信号，血流来自子宫。UT示子宫，MY示子宫肌瘤。

宫肌层内的局灶病灶，但肌瘤有假包膜，边界较清楚，占位效应较明显，内部回声相对均匀；而腺肌瘤无包膜，边界不清，无明显占位效应，见条索状或短线状强回声，有时可见小囊性区域。因此，需认真观察病灶内部回声及边界情况，并结合临床症状对二者加以鉴别，对育龄妇女、有进行性痛经、病灶边界欠清、内部回声明显不均或见小囊者应首先考虑子宫腺肌瘤。②CDFI对二者的鉴别有一定帮助，肌瘤的血流信号多为周边血流较丰富，常见半环状、环状或条状血流环绕；而腺肌瘤因为并非真正的肿瘤，血供来源于子宫正常血管，内部血供可稍丰富，呈散在星点状或短条状血流信号。需要指出的是，子宫肌瘤和子宫腺肌瘤常合并存在，二者的鉴别有时不论临床还是超声都比较困难。

　　与卵巢肿瘤鉴别　带蒂浆膜下肌瘤完全向外生长，子宫大小可正常，临床可无月经紊乱等症状，可能误诊为卵巢实性肿瘤，鉴别要点是清楚肿块与子宫的关系，如能找到浆膜下肌瘤与子宫相连的蒂，则可明确诊断；经阴道超声对蒂的观察优于经腹超声，同时仔细观察肿物内血流情况及血供的来源，尽量寻找、追踪蒂部血流，可以帮助二者的鉴别；但经阴道超声观察范围有限，必须结合经腹超声观察以避免漏诊远离子宫的带蒂浆膜下肌瘤。当然，找到同侧正常结构的卵巢，也是鉴别诊断的要点。此外，肌瘤内部发生缺血、变性、坏死、钙化等变性时，其声像图表现呈现多样化，也是造成误诊为卵巢肿瘤的原因之一，应仔细观察瘤体与子宫的关系、双侧卵巢情况，避免不必要的误诊。

与子宫内膜息肉鉴别 子宫黏膜下肌瘤需与子宫内膜息肉鉴别。黏膜下肌瘤多为低回声区，宫腔内膜回声线受压移位；而内膜息肉的回声多为中强回声，若在月经周期的增生期观察，息肉的中强回声周边有相对回声较低的增生期内膜包绕，可资鉴别；CDFI 也有助二者鉴别，息肉可以见到滋养血管自蒂部伸入病灶中央部位，而黏膜下肌瘤则以周边血流为主。

与子宫畸形鉴别 双角子宫或残角子宫有时可能误诊为子宫肌瘤。鉴别要点是双角子宫或残角子宫的回声与子宫肌层回声一致，且多可见到宫腔内膜回声；而子宫肌瘤的回声较正常子宫肌层回声低，且无宫腔内膜线。

(戴 晴)

gōngjǐng jīliú

宫颈肌瘤 (cervical fibroids)

位于宫颈部位的子宫平滑肌瘤。由于宫颈间质内仅含极少量平滑肌，所以原发的宫颈平滑肌瘤比较少见。常见的宫颈平滑肌瘤是继发于子宫体平滑肌的子宫肌瘤，多为单发，可发生在宫颈后唇、前唇或侧方。

病理生理基础 若子宫肌瘤向宫颈管内生长，甚或突向阴道内，为宫颈黏膜下肌瘤。当宫颈肌瘤向外生长时，即为宫颈浆膜下肌瘤。宫颈肌瘤与子宫肌瘤一样，也可能与体内雌激素水平过高有关。多见于中年妇女，绝经后肌瘤多停止生长并逐渐萎缩。大体病理上，宫颈肌瘤为实性肿瘤，肌瘤较大时可使宫颈变形，肌瘤切面可见瘤内平滑肌组织排列致密，呈旋涡样或编织样结构。

临床表现 常无症状，行妇科检查时偶然发现。宫颈黏膜下肌瘤患者常有不规则阴道流血，量或多或少；月经期表现为月经过多。浆膜下宫颈肌瘤可表现为肌瘤引起的压迫症状，如将子宫膀胱陷窝及膀胱顶向上推挤压膀胱，甚至输尿管移位，患者出现尿频、尿痛、尿潴留、排尿不畅等症状。

超声影像学表现 宫颈肌层内低回声区，边界多较清晰、形态规则，可伴声衰减。宫颈肌瘤较小时，宫颈形态多无明显变化；肌瘤较大时宫颈增大变形，向阔韧带或后腹膜生长的宫颈肌瘤，常使宫颈拉长。CDFI 显示肌瘤周边有环状或半环状血流信号，并有分支进入瘤体内部（图 1）。

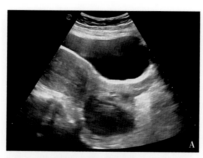
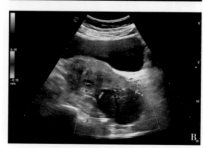

图 1 子宫颈肌瘤经腹部超声图像

注：A.灰阶超声图像显示子宫颈后唇上可见一低回声包块，向子宫颈表面凸出，形态规则、边界清楚；B.CDFI 显示包块周边部分环绕血流，内部散在血流信号。

超声影像学鉴别诊断 有时宫颈肌瘤较大占据骨盆腔，将子宫体推向上方，需与子宫体部肌瘤鉴别，宫颈肌瘤时可见宫颈管被明显拉长，宫腔位置较高。此外宫颈肌瘤还需与慢性子宫内翻相鉴别，子宫内翻往往有产后出血史以及经量增多，妇科检查可见翻出的子宫突出于宫颈口外，子宫内翻的超声表现为子宫底连续性中断，可见强回声的浆膜层向内凹陷直至子宫颈处，并且可见内翻的宫底位于阴道内，可资鉴别。

(戴 晴)

zǐgōng ròuliú

子宫肉瘤 (uterine sarcoma)

一组起源于子宫平滑肌组织或子宫肌层内结缔组织和内膜间质的子宫恶性肿瘤。多发生于 40~60 岁绝经期前后的妇女，组织学成分复杂，包括子宫平滑肌、内膜间质、结缔组织、上皮或非上皮等成分；子宫肉瘤分类繁多，且分类仍未完全统一。按发生部位可分为子宫平滑肌肉瘤、子宫内膜间质肉瘤、淋巴肉瘤等；按组织来源又主要分为间质来源及上皮与间质混合来源的混合型两类，间质来源包括子宫平滑肌肉瘤及内膜间质肉瘤，上皮与间质混合来源的混合型常见恶性中胚叶混合瘤（又称恶性米勒管混合瘤，即子宫癌肉瘤）。

病理 大体病理上，子宫肉瘤的肿瘤体积较大，多位于肌壁间，可有较清楚假包膜，或呈弥漫性生长，与肌层完全分界不清；切面呈鱼肉样，没有子宫肌瘤的螺旋样或编织样结构；瘤体内常见出血、坏死。

临床表现 阴道不规则出血为子宫肉瘤最常见临床症状。表现为月经不规律或绝经后阴道出血；下腹疼痛也是较常见的症状，这是由于肿瘤增大迅速，或瘤内出血、坏死，或肿瘤穿透子宫壁所致；下腹部常可扪及腹部包块；其他症状包括压迫症状如尿频、尿急或尿潴留、大便困难、下肢水肿等。子宫肉瘤虽少见，但恶性程度高，较早血行转移以及复发率高，预后较差。

超声影像学表现　包括以下方面。

二维超声　①典型表现为子宫内形态不规则（或分叶状）、边界不清、回声不均的混合回声包块（图1A），内部回声可见不规则无回声、低回声或中高回声，有时见蜂窝样无回声或网状中高回声的表现。②病灶以单发多见，少数表现为多发病灶。③病灶质地较软，探头加压可以见变形。④子宫正常肌层变薄。

彩色多普勒超声　典型表现为内部及周边较丰富的血流信号（图1B），分布不规则且多见紊乱的彩色血流。

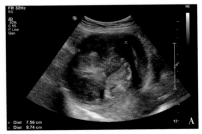

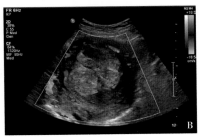

图1　子宫肉瘤经腹部超声图像

注：A. 示子宫肉瘤的二维超声图像，于子宫后壁见一较大混合回声区，内回声明显不均，可见不规则无回声、低回声及中高回声；B. CDFI图像示肿物周边见条状部分环绕的血流，内部血流信号较少（与瘤体组织广泛坏死相关）。

频谱多普勒超声　可探及高速低阻型动脉频谱。

超声影像学鉴别诊断　包括以下方面。

与子宫肌瘤鉴别　①子宫肌瘤形态规则，呈圆形或椭圆形，而子宫肉瘤形态常见不规则形。②子宫肌瘤以实性包块为主，并见旋涡样或同心圆样回声结构，而子宫肉瘤多为囊实性包块，可见蜂窝样无回声区。③肌瘤边界清晰，肉瘤则边界模糊。④CDFI上肌瘤的血流信号呈周边分布，边缘常见环状或半环状血流；而肉瘤内部可见丰富血流信号，且多见杂色血流信号。

与子宫内膜癌鉴别　子宫内膜间质肉瘤可表现为位于内膜下的病灶，需与子宫内膜癌鉴别。内膜癌多呈宫腔内不均匀中强回声，病灶内很少见无回声区。而内膜下的子宫内膜间质肉瘤一般多呈息肉状或实性肿物，内部回声不均匀，常见由于瘤体坏死、液化形成的无回声区。但文献报道约半数分化较好的内膜间质肉瘤可以局限于内膜层，呈内膜不均匀增厚，超声上很难与Ⅰ、Ⅱ期内膜癌鉴别，诊断性刮宫有助于明确诊断。

（戴　晴）

èxìng zīyǎng xìbāo jíbìng

恶性滋养细胞疾病（malignant trophoblastic disease）

起源于胎盘的滋养细胞发生恶性变而形成的肿瘤。又称恶性滋养细胞肿瘤（malignant gestational trophoblastic neoplasms）。顾名思义，恶性滋养细胞疾病亦即妊娠滋养细胞疾病（gestational trophoblastic disease，GTD）的恶性形式。妊娠滋养细胞疾病是一组来源于胎盘滋养细胞的疾病，根据其组织学特征将其分为葡萄胎、侵蚀性葡萄胎、绒毛膜癌、胎盘部位滋养细胞肿瘤，葡萄胎属于良性滋养细胞疾病，而侵蚀性葡萄胎、绒毛膜癌、胎盘部位滋养细胞肿瘤即属于恶性滋养细胞疾病。

病理生理基础与临床表现　包括以下方面。

侵蚀性葡萄胎　简称侵葡。多发生于葡萄胎之后6个月内，病理特点是滋养细胞侵入子宫肌层或其他组织中，镜下肌层内可见绒毛结构，滋养细胞不同程度增生。主要临床表现是葡萄胎排出后阴道持续不规则出血，血或尿内HCG下降不满意或一度正常又转不正常，胸部X线摄片或肺CT可见肺内阴影。如有阴道转移，则可见阴道紫蓝结节。其很早就可以发生转移，常见于肺和阴道，偶见其他脏器转移。妇科检查时子宫常有增大，也可扪及一侧或双侧黄素化囊肿。

绒毛膜癌　简称绒癌。是一种高度恶性的滋养细胞疾病。主要发生于生育年龄妇女，绝大多数绒毛膜癌继发于正常或不正常妊娠之后，由妊娠时滋养细胞发生恶变所致；但也有极少数绒癌发生于未婚女性甚至男性青年，常与卵巢或睾丸的恶性肿瘤（如生殖细胞瘤、睾丸细胞瘤等）同时存在，系胚胎时原始生殖细胞异常分化形成，称原发性绒癌或非妊娠性绒癌。这两类绒癌在病理形态上无明显差别。妊娠性绒癌中前次妊娠可以为葡萄胎，也可以为流产（包括异位妊娠、人工流产和稽留流产）或足月产及早产。绒癌的病理特点是滋养细胞高度增生，并大片侵犯子宫肌层和血管，绒癌无内在的间质性血管，伴有明显广泛的出血及坏死；常伴有远处转移，以肺转移最常见；镜下病理显示绒癌为浸润性肿瘤，瘤组织排列紊乱，缺乏绒毛结构。临床表现常见为葡萄胎、流产或足月产后，阴道持续不规则出血，或表现为一段时期正常月经之后再发生不规则阴道出血，此时易与流产混淆。与侵蚀性葡萄胎一样，子宫内肿瘤穿破浆膜时可引起腹腔出血。一些患者主诉可能为转移瘤的症状，易致误诊，特别是少数病例子宫原发灶消失而转移病灶继续发展时，更易引起误诊。绒癌妇检时子宫增大、柔软，形状不规则。有时也可扪及双侧卵巢增大的黄素化囊肿，但不如在葡萄胎中常见。发生于子宫以外（输卵管或卵巢）的绒癌，可以是输卵管或卵巢妊娠后滋养细胞发生恶变而形成，因此也属妊娠性绒癌的一种。妊娠性卵巢绒癌需与非妊娠卵巢绒癌鉴别，两者鉴别要点在于后者常合并其他卵巢生殖细胞肿瘤。

胎盘部位滋养细胞肿瘤（plancental site trophoblastic tumor, PSTT） 是妊娠滋养细胞疾病中最为少见的类型，主要由中间型滋养细胞组成（而葡萄胎、侵蚀性葡萄胎和绒癌则主要由细胞滋养细胞和合体滋养细胞组成）；发生率约为1/10万次妊娠，占所有GTD的1%～2%，与绒毛膜癌一样可见于葡萄胎、足月产、流产等各种妊娠之后，多数在上次妊娠结束后1年内发病。临床上此肿瘤一般呈良性经过，但部分

患者会出现复发和转移，具有恶性特征，甚至可表现为致命的侵袭性疾病。大体病理上PSTT大多呈实性，多位于子宫肌层内，肿瘤中心可有坏死，但大多数病灶不伴有广泛性坏死，通常无明显出血；血管出现纤维素样坏死是此病的另一个特征性病理改变。镜下病理显示PSTT主要由中间型滋养细胞组成，位于子宫内膜及肌层，其在细胞组成上似胎盘部位浸润的非肿瘤性滋养细胞；肿瘤细胞对肌层有明确浸润性，呈单个分散状或小片状沿子宫肌束间进行浸润的特征。PSTT主要见于育龄妇女，30～40岁最为常见，最常见的临床表现为葡萄胎、足月产或流产后出现停经和不规则阴道出血。此外，大多数PSTT患者在治疗前的β-HCG水平均低于1000 IU/L。尽管PSTT产生的HCG明显较绒癌少，β-HCG仍然是检测治疗反应和随诊中最好的血清学标志物。大多数PSTT无转移，并且预后良好，但仍有15%～30%的病例发生转移，一旦发生则常常广泛播散，且预后不良。

超声影像学表现 侵蚀性葡萄胎、绒毛膜癌与胎盘部位滋养细胞肿瘤的超声表现相似，主要表现有：①子宫轻度或较明显增

大，肌层回声不均，肌层内可见低回声区或混合回声区病灶（图1A、图2A），有时其内可呈蜂窝样无回声区表现，病灶边界常不清晰；病灶可穿透肌层，侵犯宫旁组织，此时子宫部分结构显示不清，外形不规则。②CDFI显示肌层病灶内见丰富的五彩镶嵌血流信号，尤其是病灶周边区域可见环绕的极其丰富的血流信号（图1B、图2B），频谱多普勒可见较多动静脉瘘的高速低阻血流频谱（图1C）；有时宫旁可见异常扩张的血管，宫旁受侵犯时血管更是极度扩张，管状无回声区呈蜂窝样。③一侧或双侧附件区可见无回声区，呈单房性或内见多个分隔的多房性囊肿表现，囊壁及分隔光滑，为黄素囊肿的超声表现。④临床治疗后可见血流信号逐渐减少，病灶逐步减小至消失。黄素化囊肿减小直至消失。

超声影像学鉴别诊断 ①侵蚀性葡萄胎需与妊娠残留物相鉴别，后者病灶局限于宫腔内，HCG呈低水平。②绒毛膜癌需与侵蚀性葡萄胎相鉴别，二者声像图表现相似，鉴别主要依靠病史及病理诊断。③绒毛膜癌与侵蚀性葡萄胎还需与瘢痕妊娠、宫角妊娠等相鉴别，后者病灶局限于宫腔内，β-HCG水平低。二者

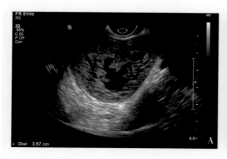 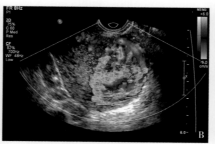 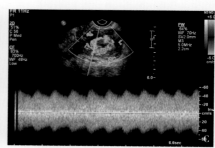

图1　侵蚀性葡萄胎超声图像

注：A. 示灰阶超声表现，子宫肌层内可见混合回声区病灶，呈蜂窝样无回声区表现，边界不清；B. 彩色多普勒超声表现，子宫肌层混合回声区病灶内见异常丰富的血流信号；C. 频谱多普勒超声：可见子宫肌层囊实性病灶，有较多动静脉瘘的高速低阻血流频谱。

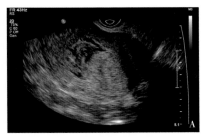

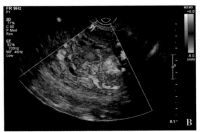

图2　绒癌超声图像

注：A.灰阶超声表现，肌层内可见以实性低回声为主的囊实性包块，边界不清；B.彩色多普勒超声表现，CDFI显示肌层内实性低回声为主囊实性包块内可见丰富的血流信号。

还需与合体细胞子宫内膜炎、子宫肌瘤变性、胎盘残留、子宫内膜癌等鉴别。二维灰阶超声、彩色多普勒超声、频谱多普勒超声对鉴别诊断有重要价值。④PSTT与绒癌及侵葡的鉴别主要依靠病理及免疫组化确诊。具备恶性滋养细胞肿瘤的超声表现，而临床β-HCG呈低水平时，应高度怀疑PSTT。

（戴　晴）

pútáo tāi

葡萄胎（hydatidiform mole）

因妊娠后胎盘绒毛滋养细胞增生、间质水肿，而形成大小不一的水泡，水泡间借蒂相连成串，形如葡萄的疾病。局限于子宫，水泡大小不一、相连成串，故名葡萄胎，也称水泡状胎块。临床检测血清中HCG浓度明显升高。良性葡萄胎有一定的恶变概率，发展为侵蚀性葡萄胎或绒癌，葡萄胎排出后HCG持续异常要考虑葡萄胎恶变，根据北京协和医院统计，

良性葡萄胎恶变率约为14.5%。

病理　葡萄胎分为完全性与部分性两种，以完全性葡萄胎为多见，部分性相对少见。完全性葡萄胎为全部胎盘绒毛水肿变性呈葡萄样，无正常绒毛、无胚胎及胎儿附属物；部分性葡萄胎为胎盘的部分绒毛水肿变性呈葡萄样，有部分正常绒毛，可伴有胚胎或胎儿及胎儿附属物，有时妊娠可持续到孕中期。

镜下病理特点：绒毛间质水肿、形成一个个形如葡萄的水泡，水泡小者如米粒大小，大者直径1～2cm；间质血管稀少或消失、滋养细胞不同程度增生。葡萄胎的另一病理变化为黄素化囊肿，常呈双侧性，表面光滑、囊壁薄，多单房但可多房性。葡萄胎排出后可逐步萎缩。

临床表现　临床上葡萄胎的症状常与正常妊娠相似，但妊娠反应较明显，可有不规则阴道流血，葡萄胎自行排出时可发生大出血；少数患者还可出现蛋白尿、水肿、高血压等妊娠期高血压疾病表现。妇科检查时，子宫常比相应月份子宫为大，子宫下段较正常妊娠宽而软；一侧或两侧附件区常可扪及卵巢黄素化囊肿。部分性葡萄胎子宫一般无明显增大，黄素化囊肿也较少见。

完全性葡萄胎中，一般找不到胚胎、胎儿及胎盘；部分性葡萄胎则可见到发育不良的胚胎及胎盘等组织。双胎妊娠中，偶可见一胎为葡萄胎而另一胎为正常胎儿并出生存活的。完全性葡萄胎的染色体核型为二倍体，部分性葡萄胎则为三倍体。

超声影像学表现　①子宫均匀性增大，大小超过正常妊娠时相应的停经周数。②完全性葡萄胎时，宫腔内未见妊娠囊及胚胎

组织回声，充满大小不等、蜂窝状的无回声（图1A）；或因出血宫腔内出现片状或不规则无回声区或云雾状低回声。③部分性葡萄胎时，宫腔内可见妊娠囊及胚胎回声，胎盘绒毛部分或全部呈大小不等的蜂窝状无回声（图2）。④部分患者图像不典型，缺乏明显水泡状表现。⑤CDFI：宫腔内蜂窝状无回声区之间可见少许散在血流信号（图1B），子宫肌壁内血流信号较丰富；频谱多普勒显示为低阻动脉血流频谱。⑥部分患者双侧卵巢见单房或多房无回声区，其内见分隔，CDFI显示分隔上有时可见细条状血流信号，为卵巢黄素囊肿表现。黄素囊肿一般在葡萄胎清除后3～6个月自行消退，清宫术后囊肿如持续存在并不能作为该病复发或恶性变的依据。

超声影像学鉴别诊断　①完全性葡萄胎需与过期流产鉴别，过期流产表现为宫腔内不规则或

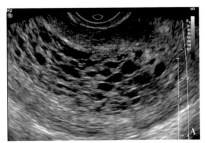

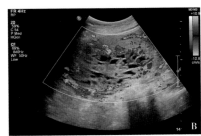

图1　完全性葡萄胎超声图像

注：A.宫腔内未见妊娠囊及胚胎组织回声，充满大小不等、蜂窝状的无回声；B.CDFI表现，宫腔内蜂窝状无回声区之间可见少许散在血流信号，子宫肌壁内血流信号稍丰富。

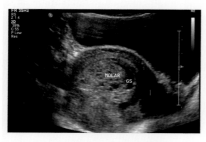

图2　部分性葡萄胎超声图像

注：宫腔内可见妊娠囊及胚胎回声，胎盘绒毛部分或全部呈大小不等的蜂窝状无回声。

不均质回声，并无葡萄样无回声区。此外，葡萄胎还需与子宫黏膜下肌瘤囊性变鉴别，后者无妊娠相关病史，HCG正常。②部分性葡萄胎需与胎盘间质发育不良鉴别，胎盘间质/叶发育不良（placental mesenchymal dysplasia，PMD）是一种很少见的胎盘血管异常，可能源于先天性中胚层畸形。PMD的主要表现为胎盘血管异常，并伴有巨大胎盘和类似于葡萄胎的葡萄状囊泡。PMD的超声表现与部分性葡萄胎相似，常误诊为部分性葡萄胎，但两者治疗和预后完全不同。PMD胎儿为二倍体，结构多正常，但也常可伴有胎儿宫内发育迟缓或胎儿伴贝克威思-威德曼（Beckwith-Wiedemann）综合征，而部分性葡萄胎的胎儿多为三倍体伴严重结构异常。PMD患者HCG水平多为正常水平或仅略升高，血清甲胎蛋白可升高，大体病理显示表面覆盖扩张的血管及广泛分布的水肿绒毛，无滋养细胞增生，这是与葡萄胎鉴别的要点。超声表现为胎盘增厚，胎盘内见蜂窝样无回声区或低回声区，晚孕后期出现血管扩张迂曲。CDFI上，晚孕期一些扩张血管的无回声区内可见低速血流信号，妊娠晚期胎盘内见大的血管扩张性囊性病变，

而胎儿未发现异常时，应考虑除PMD的可能性。Meta分析显示，PMD的胎盘多发囊性病变多开始出现于妊娠晚期或妊娠中期的早期（妊娠13~20周），至妊娠23周达到高峰，以后逐渐缩减，妊娠晚期时常无法看清，并出现血管迂曲、扩张，孕34周后血管扩张逐渐明显。这些特点都有助于与葡萄胎相鉴别。

（戴　晴）

zǐgōng nèimó xīròu

子宫内膜息肉（endometrial polyps）　子宫内膜局部过度增生所致突出于子宫腔内的单个或多个带蒂的结节状病灶的疾病。是妇科常见疾病，其形成可能与炎症、雌激素水平过高相关。经阴道超声及子宫腔内生理盐水声学造影对诊断子宫内膜息肉均有较高的敏感性，但最终诊断需要依靠病理检查。子宫内膜息肉偶有恶变，尤其是绝经后子宫内膜息肉患者阴道反复出血，应警惕息肉恶变的可能性。

病理生理基础　大体病理上，息肉可单发或多发，呈卵圆形或舌形向宫腔内突起；一般体积多在1cm以下，病灶小者仅1~2mm，但大者可达5cm，充满宫腔；息肉质地柔软、表面光滑、有蒂，蒂粗细、长短不一，蒂较长的息肉可突向宫颈管或阴道内。镜下子宫内膜息肉由子宫内膜腺体及间质组成，表面被覆一层立方上皮或低柱状上皮，息肉中间区域为纤维性纵轴，其内含主供血管。

临床表现　可发生于青春期后任何年龄，常见于35~50岁妇女，较小息肉常无临床症状，较大者或多发者常见症状为：①月经改变，如月经过多、经期延长、月经淋漓不尽等。②阴道不规则

出血，如经间出血或血性白带。③绝经后阴道出血。④息肉突入宫颈管或阴道内时，易发生出血、坏死及感染等，导致阴道不规则出血及脓性分泌物。

超声影像学表现　包括以下方面。

二维超声　①典型单发内膜息肉表现为宫腔内中强回声或中等回声区，呈卵圆形或舌形，回声常不均。②宫腔内膜线局部变形或消失。③增生期内膜呈低回声时观察，可见息肉中等回声与正常内膜的低回声分界清楚（图1A、1B）。④多发内膜息肉则更多表现为子宫内膜回声增厚、不均，见多个中强回声区，与正常内膜分界欠清。⑤合并宫腔积液时，则形成自然的宫腔造影，内膜息肉显示清晰。⑥少数息肉病灶内可见多个小无回声区，为腺体扩张囊性变的表现，常见于绝经后妇女的内膜息肉。

CDFI　典型表现为自息肉蒂部伸入息肉中央区域的条状或短条状彩色血流信号，为息肉的主供血管（图1C）。

超声检查时机　由于增生晚期与分泌期子宫内膜明显增生，声像图上表现为中强回声，与息肉回声相近，超声上难以清楚显示内膜息肉；增生早期子宫内膜较薄且呈低回声，与内膜息肉的回声差别较大，此时内膜息肉易于为超声检出。因此，超声检查较合适的时机是月经干净后第1~7天。

超声影像学鉴别诊断　需与黏膜下肌瘤、内膜增生、内膜癌等子宫内膜病变鉴别。

与黏膜下子宫肌瘤鉴别　黏膜下肌瘤多呈圆形，而息肉以椭圆形多见。肌瘤多以低回声为主，较明显球体感，后方可伴衰减；

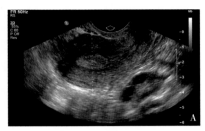
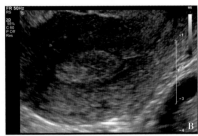
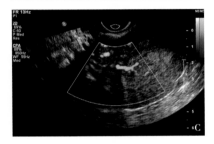

图1 子宫内膜息肉超声图像

注：A.灰阶图像，可见子宫内膜增厚，子宫腔内见一中等回声病灶；B.为图A的放大图像，可以清楚地观察到宫腔内病灶与子宫内膜之间的线状无回声；C.CDFI图像：显示有一中央供血动脉自息肉蒂部进入病灶内，是为子宫内膜息肉典型的CDFI表现，该血管进入病灶后呈树枝状。

而息肉呈中等或中高回声，不伴衰减。肌瘤致内膜基底层变形或中断，息肉则内膜基底层完整无变形。生理盐水宫腔超声造影有助明确诊断。

　　与子宫内膜增生鉴别　内膜增生多表现为内膜均匀性增厚，宫腔线居中，不难与息肉鉴别。但当内膜增生表现为内膜不均匀性增厚时，则较难与多发小息肉鉴别。超声也难以将子宫内膜的囊性增生与内膜息肉伴有囊性变鉴别。

　　与子宫内膜癌鉴别　子宫内膜癌的内膜回声明显不均、宫腔内可见不规则实性占位，与肌层分界不清，CDFI内膜癌病灶内及

受浸润肌层区域可见丰富的彩色血流信号；而子宫内膜息肉形态、中心区域规则血流，且与内膜分界清楚，可资鉴别；但息肉体积较大且形态不规则、回声不均匀时，则难以与子宫内膜癌鉴别。

（戴　晴）

zǐgōng nèimó zēngshēng guòzhǎng

子宫内膜增生过长（endometrial hyperplasia）　由于内源性或外源性雌激素增高引起的子宫内膜腺体或间质增生的一组增生性病变。子宫内膜增生过长是组织病理学的诊断名称，即通常说的子宫内膜增生；其具有一定的癌变倾向，子宫内膜增生、不典型增生和子宫内膜癌，无论是形态学还是生物学上都呈一连续演变的过程。但研究表明绝大多数子宫内膜增生过长是一种可逆性病变，或保持长期良性状态，仅少数发展为癌。

　　病理生理基础　病因既有内源性雌激素增高，也有外源性雌激素刺激。内源性雌激素增高包括：①不排卵，见于青春期、围绝经期或内分泌失调、多囊卵巢综合征等，卵巢不排卵时子宫内膜持续性受到雌激素作用，无孕激素拮抗。②肥胖。③内分泌功能性肿瘤。外源性雌激素刺激包括：①雌激素替代疗法，若替代疗法仅用雌激素则会刺激内膜增生，需同时联合应用孕激素以避免内膜增生。②三苯氧胺等抗雌激素作用的药物应用，在雌激素低的条件下，三苯氧胺又有微弱的类似雌激素作用。

　　病理　大体病理上，一般可见子宫内膜普遍增厚，可达0.5～1cm（指内膜实际厚度，而超声测量的为双层内膜厚度）以上，表面光滑，柔软。镜下一般将子宫内膜增生过长分类为单纯

增生、囊性增生、腺瘤样增生及不典型增生，按病变程度不同，不典型增生又可分为轻、中、重三度。重度不典型增生有时与子宫内膜高分化腺癌较难鉴别。

　　临床表现　可发生于任何年龄段，青春期、生殖期、围绝经期或绝经期均可发生，以大于40岁更多见。而子宫内膜不典型增生主要发生在生育年龄段妇女。月经异常是该病突出症状之一，以不规则出血为最常见，一般为无排卵性功血；因内分泌失调造成长期不排卵使此类患者生育力低、不孕。

　　超声影像学表现　①子宫内膜增厚：生育年龄段妇女内膜厚度＞15mm（图1），绝经后妇女的内膜厚度≥4mm。内膜增厚常为弥漫性，也可为局灶或不对称性增厚。②内膜回声：内膜呈均匀强回声，宫腔线清晰、居中；有时回声不均匀，见小囊性区域，为囊状扩张的腺体，又称内膜囊性增生（图2）。

　　超声影像学鉴别诊断　包括以下方面。

　　与子宫内膜息肉鉴别　①内膜息肉表现为宫腔内一个或多个中高回声区，宫腔线不清或变形；内膜增厚则多表现为均匀高回声，宫腔线居中。②可选择在月经干净后1～7天进行超声检查，此时

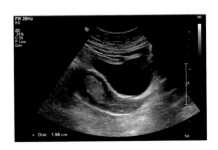

图1 子宫内膜增生过长超声图像

注：经腹部超声显示子宫内膜明显增厚，测量子宫内膜厚度为2.0cm。

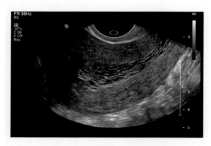

图2　子宫内膜囊性增生超声图像

注：子宫内膜增厚，子宫内膜内可见多发小囊性区域，为子宫内膜囊性增生。

内膜处于增生期，易于识别息肉的中高回声；但对于月经异常不规则出血的患者，有时则较难鉴别内膜增生与息肉。③CDFI上如可见滋养血管自蒂部伸入息肉内则有较大帮助。④绝经后妇女的内膜息肉较难与内膜增生鉴别。⑤应用宫腔生理盐水超声造影检查可较好地鉴别内膜增生息肉。

与子宫内膜癌鉴别　多发生于绝经后妇女，常有阴道不规则出血。超声检查见局部或弥漫性宫腔内不均匀性中高回声区；但早期内膜癌可仅表现为内膜不均匀性增厚，与单纯内膜增生难以鉴别；诊断性刮宫是明确诊断的最佳检查方法，对绝经后阴道出血妇女内膜厚度 ≥ 4mm 时，应进行诊刮以避免漏诊内膜癌。

（戴　晴）

zǐgōng nèimó ái

子宫内膜癌（endometrial carcinoma）　原发于子宫内膜的一组上皮性恶性肿瘤。又称子宫体癌，为女性生殖道常见的三大恶性肿瘤之一。以来源于子宫内膜腺体的腺癌最多见。过去几十年中，子宫内膜癌的发病率呈明显上升趋势，是女性生殖器官最常见的恶性肿瘤之一，占女性生殖道恶性肿瘤的20%～30%，仅次于子宫颈癌。

病理生理基础　雌激素与子宫内膜癌的发生有密切关系，雌激素长时间持续刺激，引起子宫内膜的过度增生、不典型增生，进而发生内膜癌。子宫内膜癌的危险因素包括肥胖、糖尿病、高血压，三者可能与高脂饮食有关，而高脂饮食与子宫内膜癌有直接关系；其他危险因素包括多囊卵巢综合征、月经失调、分泌雌激素的卵巢肿瘤如颗粒细胞瘤和卵泡膜细胞瘤等、外源性雌激素。

病理　大体病理上，子宫内膜癌表现为癌组织局灶性或弥漫性侵犯子宫内膜组织，局灶性者病变多位于子宫底部和宫角，后壁较前壁多见。早期局部病灶表现为内膜表面粗糙，可无明确肿物表现；当肿块向宫腔内生长时，形成突向宫腔的菜花状或息肉状肿块。内膜癌可发生于任何年龄，但好发于围绝经期和绝经后女性，平均发病年龄约55岁。

临床表现　主要表现为阴道不规则出血或绝经后出血。由于大多数患者发病于绝经之后，因此绝经后出血是最常见的症状；未绝经者，则表现为不规则出血或经量增多、经期延长等。其他症状包括阴道异常分泌物等。

超声影像学表现　包括以下方面。

灰阶超声　①子宫内膜增厚：绝经后女性未用激素替代疗法时，若子宫内膜厚度 ≥ 4mm，视为内膜增厚。子宫内膜癌的早期病灶可仅表现为内膜轻度增厚，且回声尚均匀，难以与内膜增生鉴别，需诊断性刮宫确定；若内膜厚度 < 4mm，内膜癌的可能性小。②病灶回声特性：子宫内膜癌病灶局灶性或弥漫性累及宫腔，回声表现为局灶性或弥漫性不均匀中高回声或低回声（图1），中央出现坏死出血时可呈低回声或无回声区；病灶形态通常不规则，较大时子宫肌层受压变薄。③病灶边界：内膜癌病灶可以有清楚的边界，但当肿瘤侵犯肌层时病灶与肌层分界不清，局部受累肌层呈低而不均匀回声，与周围正常肌层分界不清（图2A）。④当病灶位于宫颈内口附近或累及宫颈，或肿瘤脱入宫颈管引起阻塞时，可出现宫腔积液。

CDFI　子宫内膜癌病灶内可见较丰富点状或短条状血流信号，有肌层浸润时，受累肌层的局部血流信号也可见增加（图2B）。

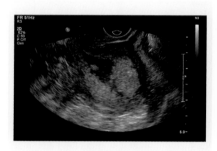

图1　子宫内膜癌灰阶超声图像

注：经阴道超声可见子宫为后位，子宫腔内前后壁均见较大的中等回声病灶，宫腔内还可见呈无回声的宫腔积液。

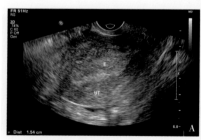

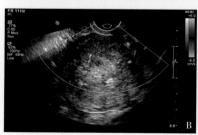

图2　子宫内膜癌超声图像

注：A.灰阶超声图像，可见子宫内膜明显增厚，回声不均，与周围正常肌层分界不清；B.CDFI图像，子宫内膜癌病灶内可见较丰富点状或短条状血流信号。

超声影像学鉴别诊断 ①与子宫内膜息肉鉴别：子宫内膜息肉形态规则，与内膜分界清楚，血流信号规则，多表现为中心部条状血流，均可资鉴别；但当息肉体积较大且形态不规则、回声不均时，难以与子宫内膜癌鉴别。②与子宫内膜增生鉴别：子宫内膜增生时内膜多呈较均匀性增厚，而内膜癌回声则不均匀、不规则；内膜增生时增厚内膜与肌层分界清，而内膜癌累及肌层时分界不清；内膜癌病灶与受浸润的肌层内有较丰富的血流信号，这些特征的不同对鉴别诊断有较大帮助。当然，早期子宫内膜癌与内膜增生在超声上是很难鉴别的。③晚期子宫内膜癌偶尔需与多发性子宫肌瘤鉴别：多发性子宫肌瘤结节周边可见假包膜，子宫内膜回声正常，而晚期内膜癌内膜增厚明显，与肌层分界不清。需要指出的是，子宫内膜癌的诊断与鉴别诊断应密切结合临床病史，对有不规则阴道出血的中老年妇女，尤其是绝经后女性，超声发现内膜增厚、回声异常时应高度警惕子宫内膜癌的可能性。

（戴　晴）

zǐgōng jǐng ái

子宫颈癌（cervical cancer）

发生于子宫颈的上皮性恶性肿瘤。简称宫颈癌。子宫颈癌是最常见的妇科恶性肿瘤之一，其发病率有明显地域差异，在发展中国家其发病率仍居妇女恶性肿瘤第一位，而在欧美等发达国家中其发病率远低于乳腺癌。原位癌高发年龄为30～35岁，浸润癌为45～55岁；近年研究发现，人乳头状病毒（HPV）感染与宫颈癌发病有密切关系，HPV感染也成为宫颈癌的主要危险因素。宫颈细胞学筛查的普遍应用，使宫颈癌和癌前病变得以早期发现和治疗，宫颈癌的发病率和死亡率已有明显下降。

病理　病理学上，宫颈上皮内瘤变是一组与宫颈浸润癌密切相关的癌前病变的统称，包括宫颈不典型增生及宫颈原位癌，反映了子宫颈癌发生中连续发展的过程，即宫颈不典型增生（轻、中、重）、原位癌、早期浸润癌、浸润癌的一系列病理变化。宫颈癌好发部位在宫颈管单层柱状上皮与宫颈外口鳞状上皮间的移行区域。宫颈浸润癌中90%为鳞状细胞癌，约5%为腺癌，其余5%为混合癌。大体病理上，宫颈浸润癌可分为外生型、内生型、溃疡型及宫颈管型4种类型，前三种类型常向阴道内生长，阴道窥器检查时容易观察到病灶。后一种类型病灶发生于宫颈管内，多为腺癌，可向上累及宫体。

临床表现　早期常无症状。宫颈浸润癌的主要症状包括如下：①接触性出血。②阴道排液，早期为稀薄水样液，晚期合并感染时可见脓性恶臭白带。③肿瘤侵犯周围器官时可出现尿道刺激症状、大便异常、肾盂积水等。妇科检查时可见宫颈肥大、质硬及宫颈口处肿物。

子宫颈细胞学检查，特别是薄层液基细胞学（TCT）检查是早期宫颈癌诊断的必要手段。子宫颈癌分期：0期，即原位癌（CIS），肿瘤仅局限于宫颈上皮内。Ⅰ期，病变局限于子宫颈部位，依肿瘤侵犯程度分Ⅰa与Ⅰb两期。Ⅱ期，病变超出宫颈，但未达盆壁，阴道浸润未达阴道下1/3。Ⅲ期，病变浸润达盆壁，阴道浸润达阴道下1/3。Ⅳ期，病变浸润已超出真骨盆，或已浸润膀胱、直肠（Ⅳa），甚至发生远处转移（Ⅳb）。

超声影像学表现　超声声像图上并不能显示宫颈不典型增生与宫颈原位癌，而且宫颈浸润癌早期因病灶较小，宫颈大小、形态、宫颈管梭形结构等仍可正常，超声也很难发现；随着肿瘤增大，宫颈形态学改变较明显时，超声检查特别是经阴道超声检查有助宫颈浸润癌及病变范围与宫旁浸润情况的判断。宫颈浸润癌的超声表现包括：①宫颈增大，宫颈管回声线中断。②宫颈区域可见实性肿物，外生型肿瘤表现为宫颈外口处不均质低回声的实性肿物；内生型肿瘤则表现为宫颈肌层内不规则低回声区，与周围组织分界欠清（图1A、1B），有时可见蟹足状表现；宫颈腺癌时可见宫颈管回声弥漫性增强（较宫颈肌层回声强），呈实体性结构。③侵犯周围组织的表现：宫颈癌侵犯阴道时，阴道与宫颈分界不清，阴道缩短；侵犯宫体时，子宫下段内膜和肌层与宫颈界限不清；侵犯膀胱时，可致膀胱后壁回声连续性中断，或可见肿物向膀胱内突起，与宫颈分界不清；肿物压迫输尿管时，可致肾输尿管积水。宫旁转移时则表现为子宫颈两侧混合回声包块。需要注意的是，对向阴道内生长的宫颈浸润癌，经阴道超声检查时可能出现接触性出血，应注意尽量小心操作、动作轻柔，避免接触性出血，特别是较多量的出血。④CDFI：宫颈肿块内见丰富血流信号（图1C），呈散在点、条状或不规则状，可见低阻型动脉频谱，RI可＜0.40。

超声影像学鉴别诊断　目前，临床有很好的辅助检查手段诊断子宫颈癌，即子宫颈薄层液基细胞学检查（TCT），因此宫颈癌的

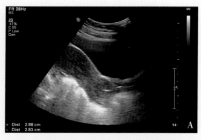
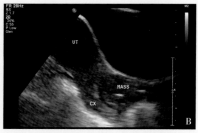
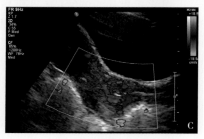

图1 宫颈癌经腹部超声图像

注：A. 显示子宫颈部有一低回声区，大小2.9cm×2.8cm，病灶部分边界欠清；B. 显示病灶的放大图像，UT 示子宫体，CX 示子宫颈，MASS 示肿物（病灶）；C. CDFI 显示病灶内的血流情况，血流信号丰富。

诊断并不困难。超声上需要与宫颈浸润癌鉴别的主要是宫颈炎性改变，如慢性宫颈炎、宫颈肥大等，慢性宫颈炎可表现为宫颈增大、变硬，但无肿物的局灶性超声表现，可助鉴别。但慢性宫颈炎与早期宫颈癌的鉴别仍主要依靠宫颈细胞学检查。

（戴 晴）

gōngnèi jiéyù qì

宫内节育器（intrauterine device, IUD）

放置在子宫腔内的避孕装置。由于初期使用的装置多是环状的，故通常也称为节育环。宫内节育器避孕法已有近百年的历史，是一种安全、高效、简便、经济的可逆性节育方法，一次性放置可避孕5~10年，甚至更长

时间，被育龄妇女广泛使用。IUD是中国育龄妇女使用最多的避孕方法，采取 IUD 避孕的妇女约占已婚育龄、采取避孕措施人群的49%，占全世界使用 IUD 妇女的2/3 左右。IUD 对于调节育龄妇女生育、控制人口增长起着重要的作用。

避孕原理 宫内节育器作为异物可引起子宫内膜的无菌性炎症，从而影响受精卵的着床，使胚胎无法在子宫内正常着床受孕。带药的宫内节育器除上述作用外，还能缓慢释放药物，加强避孕作用。如含铜的宫内节育器释放铜离子，对精子和胚胎有杀伤作用。

适应证 育龄妇女如无禁忌证均可选择 IUD 避孕，对已有子女想采用简便方法避孕的妇女、产后正在哺乳的妇女，或至少2年内不准备怀孕又不想或不宜服用口服避孕药的妇女等，IUD 避孕尤为适合。

常见类型 IUD 种类繁多，经历了第一代的惰性 IUD，第二代释放活性物质的活性 IUD，第三代无支架型 IUD 等不断的改进，目前应用的 IUD 多达50~60种。大致分为两大类，一是惰性 IUD，由惰性材料如不锈钢丝或塑料、硅胶等制成；二是活性 IUD，含铜、孕激素或其他药物等活性物质。吉妮 IUD、爱母 IUD 为含铜 IUD；曼月乐 IUD 为含药 IUD，含孕激素左炔诺孕酮，这些均为活性 IUD。

带药的宫内节育器可提高避孕效果，故称之为带药或活性宫内节育器。①带铜宫内节育器：是使用最广泛的一类活性宫内节育器，利用铜对精子或受精卵的杀伤作用来增强避孕效果。②含孕激素的宫内节育器：可长期少量向宫腔内释放孕激素，能使子

宫内膜腺体萎缩和间质蜕膜化，不利于受精卵着床，同时改变宫颈黏液性状，影响精子穿透、输送和获能，提高了避孕效果，并可明显减少出血。③释放止血药物的宫内节育器：可有效控制宫内节育器放置后月经量的增加。

常见并发症 IUD 的种类繁多，使用过程中常会发生一些并发症，如疼痛、经量增多、经期延长、不规则阴道出血、子宫穿孔、感染、宫内节育器下移、嵌顿、异位、带器妊娠等。①疼痛：引起宫内放置节育器后产生疼痛的原因有很多，一般主要分为早期疼痛、延迟疼痛、晚期疼痛以及性交疼痛。包括下腹部与腰骶部疼痛、性交痛等。早期疼痛发生放环后10天内，放置后的疼痛多与 IUD 的刺激有关，系 IUD 机械性刺激或化学刺激引起子宫强烈收缩所致，一般在1周左右自然消失。如疼痛持续10天以上为延迟疼痛，提示 IUD 大小可能与子宫腔大小、形态不匹配。晚期疼痛则是指前两种类型疼痛缓解后又重复出现，应进一步查明原因，需排除感染、异位妊娠和 IUD 变形、嵌顿、下移等因素所致。性交痛多系 IUD 尾丝过硬、过短、过长或下移后刺激男性龟头引起。明确疼痛原因后可对症处理，严重者常需取环。②不规则阴道出血：是临床最常见的并发症，一般发生在节育器宫内放置1年以内，发生率为5%~10%，表现为经量增多和/或经期延长或点滴不规则出血，其发生原因主要是由于宫内节育器机械压迫子宫内膜和血管内皮细胞损伤，释放大量前列腺素、纤溶酶原激活因子、激肽等物质致血管渗透性增加，纤溶活性增加所致。③子宫穿孔：分为急性穿孔和慢性穿孔。

急性穿孔是由于IUD放置时不慎或技术不熟练，放置过程中手术器械损伤子宫壁导致的子宫穿孔，直接穿透子宫进入盆腔。慢性穿孔系宫内IUD嵌顿入子宫肌层并穿透肌层所致穿孔，可继发其他严重并发症如肠梗阻、盆腔炎等。子宫穿孔往往是手术者对子宫位置、大小判断错误，或未按手术操作规范进行操作，或操作粗暴所致；子宫本身的一些特殊情况也可能导致子宫易穿孔，如子宫过度前屈、后屈、瘢痕子宫、畸形子宫、哺乳期等。子宫穿孔的临床表现与穿孔大小、部位、是否伴有血管、内脏损伤等有关。如系单纯穿孔，多无自觉症状，少数感觉腹痛，经短时间休息后症状缓解；若损伤肠管、膀胱或伴内出血可出现急腹症，是宫内节育器的严重并发症。④感染：IUD放置后的感染一般在20天内发生，诊断依据为必须具有下列4项中的3项，且前2项是必备条件：阴道检查前，口腔体温＞38℃；下腹部压痛和肌紧张；阴道检查时宫颈举痛；单侧或双侧附件区压痛或伴有包块。常见病因有无菌操作不严格、生殖道本身存在感染灶、IUD尾丝过长导致上行性感染等，均可引起急性或亚急性盆腔炎发作。主要症状为腰腹疼痛、阴道分泌物多，伴有异味、体温升高等。⑤IUD下移、异位及嵌顿：是节育器不在子宫腔的正常位置。导致IUD位置异常的原因可能是节育器大小与宫腔大小不相适应、操作不当、放置方向不正确或操作过程中损伤子宫肌层等，以及节育器放置时间选择不当，如在产后3个月及哺乳期内放置，由于此时子宫壁柔软及子宫未完全复旧，容易造成节育器的嵌顿或下移。其中

节育器嵌顿多由于节育器过大或放置操作时不当致宫壁损伤，导致节育器部分或全部嵌入子宫肌层内。声像图表现为节育器偏离宫腔中心部位，嵌入肌层或接近浆膜层。节育器嵌顿和成角常可引起腹痛、腰酸、阴道不规则出血等症状。如穿透子宫肌层则发展为节育器的宫外异位，如异位于腹腔、阔韧带等部位。⑥带器妊娠：带器宫内妊娠指当IUD在宫腔内，或IUD异位于子宫肌壁或盆腔时，发生妊娠者。带器妊娠多见于IUD过小、下移或IUD异位于子宫肌壁、盆腔或腹腔等情况。通常情况下，受精卵的着床部位一般位于宫腔上部的前壁或后壁，如果宫腔内的IUD下移或异位至子宫肌壁、盆腔等部分，受精卵就可能在宫腔的这些位置着床，导致带器妊娠，目前尚无妊娠率为零的理想IUD。虽然带器妊娠的胎儿畸形发生率未见增加，但亦可见到报道不锈钢圆环套在胎儿躯干或肢体或耳朵上，且继续妊娠的自然流产、死产率高且感染机会增加，因此，确诊带器妊娠后应取出IUD，并做人工流产。

超声影像学表现　包括以下方面。

正常超声表现　①宫内节育器形态上以金属环（"O"形）、"T"形环、"V"形环多见。IUD共同的超声特征是均呈高回声，后方伴有声影或"彗星尾"征（图1），超声所见形态与节育器本身形态相似，如"T"形环、"O"形环等（图2，图3），尤其三维超声检查时可清楚地显示与节育器本身形态一致；含金属的节育器回声最高，塑料或非金属的节育器回声水平次之。正常位置时节育器位于宫腔内，上缘

距宫底外缘距离＜20mm。②一些新型节育器多为活性IUD，如吉妮IUD、爱母IUD为含铜IUD，曼月乐IUD为含药IUD，由于它们的制造材料及置入方法不同，其超声表现与以往常见的"O"形环、"T"形环以及宫腔形环等有所不同，需超声医师仔细注意辨别。曼月乐IUD为聚乙烯材料，超声上回声较弱，且不易显示完整的IUD形状。纵切扫查时，曼月乐IUD常常呈等号"="样两条或数条稍强的平行带状回声，后方伴声影（图4）；横切扫查时，呈点状高回声，后方伴声影（图3B）。经阴道超声有利于曼月乐IUD的完整显示。

异常超声表现　①节育器并

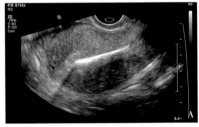
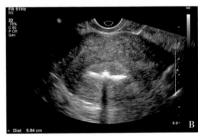
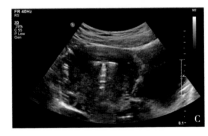

图1　宫腔内节育器经阴道超声图像

注：A.子宫纵切图像，可见宫腔内长条形高回声，后方可见宽的声影；B.子宫横切图像，可见节育器的横断面回声及后方的声影；C.子宫冠状切面图像，可见宫腔内"T"形节育环的全貌。

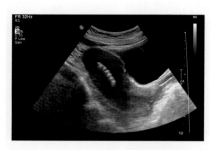

图 2 宫腔内节育器经腹部超声图像

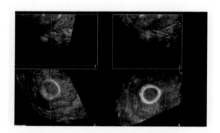

图 3 宫腔内节育器三维超声图像
注：示宫腔内"O"形节育器。

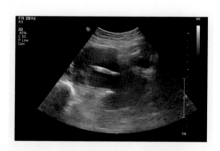

图 4 宫腔内曼月乐环经腹部超声图像
注：示宫腔内曼月乐环回声。

发的盆腔感染：主要为子宫内膜炎及附件区炎症，包括输卵管炎，严重时引起盆腔脓肿或输卵管卵巢脓肿。超声表现可为子宫内膜增厚、附件区炎性包块（如输卵管增粗、管壁增厚、回声增强以及积水等表现），盆腔积液也常见。②节育器下移：表现为宫腔内可探及节育器高回声，但节育器位置下移，下缘达宫颈内口或在内口以下（图5），子宫纵切面图像上测量 IUD 上缘至宫底外缘子宫浆膜层的距离（FUD）＞2.0cm。疑诊爱母系列 IUD 位置下

移时，可以通过纵切、横切面的连续扫查观察 IUD 与宫底内膜的关系，或进行三维超声扫查，观察 IUD 与子宫内膜及子宫肌层的关系。③节育器嵌顿：多由于节育器过大或置放操作时不当致宫壁损伤，导致节育器部分或全部嵌入子宫肌层内。声像图表现为节育器偏离宫腔中心区域，嵌入肌层或接近浆膜层。可见 IUD 的一部分位于子宫肌层内。或 IUD 上缘与宫底浆膜层之间的距离＜10mm、IUD 至宫腔前后壁浆膜层的距离不对称、IUD 强回声与子宫纵轴不平行等。三维超声检查有助于确定 IUD 嵌顿部位，三维冠状切面以子宫内膜为参照点，可以准确显示 IUD 嵌顿的情况。④节育器宫外异位时，超声扫查显示子宫内无节育器高回声，于子宫外的宫旁、直肠子宫陷凹或腹腔内等部位见节育器高回声。⑤带器妊娠时，宫腔内既可见妊娠囊回声，又可见节育器的高回声、节育器常见下移变形等情况。

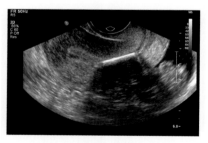

图 5 宫腔内节育器下移经
阴道超声图像
注：可见节育器高回声位置明显下移，下缘已达宫颈内口。

超声漏诊、误诊分析 超声漏诊、误诊节育器及其并发症的可能原因包括：①子宫内病变的干扰影响节育器的显示。②子宫严重后倾后屈，肠道气体干扰导致节育器显示不清。③节育器形

态改变，失去正常表现导致误判。④患者肥胖，或操作者技术问题或经验不足等。

（戴 晴）

liúchǎn hòu pēitāi cánliú

流产后胚胎残留（embryo residue after abortion） 人工流产手术或药物流产后胚胎组织物在宫腔内的残留。人工流产术指妊娠早期（妊娠14周以内）用人工方法终止妊娠的手术，药物流产指通过服用抗孕药物终止妊娠的方法。人工流产与药物流产是很多妇女用来补救避孕失败的两项措施。由于胚胎绒毛具有侵蚀子宫肌层血管的生物学特性，无论人工流产还是药物流产都有可能出现胚胎组织物残留宫腔内，如胎膜、蜕膜、绒毛组织等的残留，即人工流产或药物流产不全。一般药物流产的完全流产率为90%左右，不全流产率为6%～10%。

病理 宫腔内残留物多由蜕膜、绒毛组织及血块组成。

临床表现 主要为淋漓不尽的阴道出血，以及宫腔感染的相应症状等。宫腔残留物可导致子宫收缩不良，引起阴道出血淋漓不尽、宫腔感染、腹痛等；此外出血严重者还可导致失血性贫血。因此，对人工流产后或药物流产后阴道出血淋漓不尽者，应及时进行彩色多普勒超声检查，提示宫腔内有妊娠物残留时，应及时行清宫术等治疗。

超声影像学表现 根据人工流产后及药物流产后不全流产的子宫腔内组织物残留的量与时间的不同，宫腔内回声呈现多样化表现：①宫腔内有较多妊娠物残留时，宫腔内可见团块状或不规则的中高回声或不均质低回声区，与子宫肌层分界不清（图1A、1B）；宫腔内常伴不均匀的无回

声区，为宫腔积血的超声表现。此外，子宫体积常较大、形态饱满。②CDFI：彩色多普勒超声显示宫腔内不均质中高回声区内或在其基底部及相应的内膜不均质回声区内常见较丰富的血流信号（图1C），频谱多普勒显示为低阻血流频谱；特别是当宫内残留物较少时，宫腔内回声中见局灶性血流信号，对诊断少许绒毛组织的残留起着关键的作用。

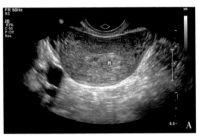

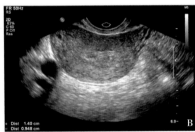

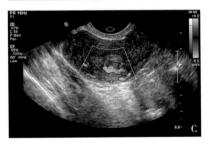

图1　流产后胚胎残留超声图像

注：A.显示宫腔内异常回声病灶（M）；B.测量病灶大小为1.4cm×0.9cm；C.CDFI显示病灶内血流信号丰富。

超声影像学鉴别诊断　①如宫腔内妊娠物残留较多时，需与妊娠滋养细胞疾病、黏膜下子宫肌瘤、子宫内膜息肉、子宫内膜癌等相鉴别。一般于宫内残留的绒毛组织内部（即宫腔内异常回声区内）或残留物基底部与肌壁

间的可见丰富的血流信号，对人流术或药流后阴道出血淋漓不尽者，若有上述超声发现，应高度警惕妊娠物残留的可能；而滋养细胞疾病如葡萄胎时，子宫增大，宫腔内可见充满弥漫分布、大小不等的葡萄样蜂窝状无回声区；恶性滋养细胞肿瘤则病灶位于子宫肌层内，多数表现为子宫肌层内回声不均匀区域，内可见不规则无回声，CDFI显示病灶内血流信号异常丰富，并见较多低阻血流频谱，结合临床检验血HCG值明显升高等可进行鉴别。子宫内膜息肉表现为宫腔内的中等回声，形态规则，边界清晰，CDFI显示基底及中心区域条状血流信号，尿HCG阴性，无停经后阴道流血史。子宫黏膜下肌瘤时，宫腔内可见实性占位性病变，CDFI可见病灶周边环绕血流信号。②当宫腔内残留物较少时，需与子宫内膜癌等鉴别，此时需结合临床病史，包括停经史、流产史及血HCG值的测定等，以资鉴别。

（戴　晴）

zǐgōng chuānkǒng

子宫穿孔（uterine perforation）

宫腔手术等因素所造成的子宫壁全层的损伤，导致子宫腔与腹腔，或子宫腔与其他脏器相通的疾病。子宫穿孔包括机械性和病理性两种，机械性子宫穿孔更为常见。

子宫穿孔在女性生殖道器械损伤中最为常见，也是女性生殖道器械损伤中较为严重的并发症，可发生于放置或取出宫内节育器、人工流产、中期引产、诊刮术等，当这些处置或手术过程中进行探针、宫颈扩张器、吸管、刮匙、胎盘钳等操作时，均可能造成子宫穿孔；甚至手术过程中术者手指粗暴的操作都可造成穿孔。

子宫穿孔部位可发生在宫底、峡部或宫颈管，其中以峡部最多见。有时，子宫穿孔可能穿入阔韧带、膀胱后壁、肠袢等，甚至可能将大网膜自子宫穿孔处拉出，导致盆腔内出血、阔韧带内血肿、肠穿孔及继发性腹膜炎，严重者甚至可因继发性腹膜炎引起中毒性休克。因此，机械性子宫穿孔必须及时诊断处理，以免发生严重后果。

病理性子宫穿孔是由于子宫器质性病变引起的子宫自发穿孔，最常见于恶性滋养细胞肿瘤（侵袭性葡萄胎、绒癌）。

病理生理基础　子宫穿孔部位可发生在子宫底部、峡部或子宫颈管，其中以子宫角处和子宫峡部最为常见。①机械因素导致子宫穿孔时，甚至可穿入阔韧带、膀胱后壁、肠袢等，导致内出血、阔韧带内血肿及继发性腹膜炎等。宫腔操作导致穿孔的同时，随着器械回拉，可将大网膜等结构拉入子宫肌层内，形成特有的超声征象，即子宫肌层内条状强回声。导致机械性子宫穿孔的原因包括操作医生的技术和子宫本身状况两方面的因素，操作医生进行宫腔手术时经验不足、操作不熟练、经验不足或用力不当、动作粗暴都可能导致子宫穿孔；或术者术前对子宫大小和位置未检查清楚，术中使用的探针、扩张器、吸管或卵圆钳操作不当也会造成子宫穿孔。②子宫本身状况包括肌层的薄弱，如长期应用避孕药及哺乳期女性，子宫壁软而薄，进行手术操作时容易发生穿孔；子宫体部肌瘤剔除术后、剖宫产子宫下段瘢痕者等均容易发生穿孔。此外，子宫位置过度前屈或后屈、宫颈狭窄等也易导致子宫穿孔；子宫发育异常如单宫颈双子宫、

双角子宫等子宫畸形时，由于子宫内侧壁较薄弱也是易发生穿孔的子宫因素。

临床表现 临床上，子宫穿孔常常合并腹腔内出血，特别是伴有其他严重的并发症如子宫以外脏器损伤、盆腔内有活动性出血、感染等情况时，若不及时处理会危及患者生命。因此，临床上须及早、准确、慎重诊断及处置子宫穿孔，避免发生严重后果。

子宫穿孔可以分为单纯性子宫穿孔、子宫穿孔合并组织（包括肠管、大网膜等）嵌顿、子宫穿孔合并膀胱等内脏损害等。临床症状包括宫腔手术过程中突发下腹疼痛，手术操作者突感宫壁阻力失去，所用器械进入宫腔的深度远超预估宫腔的实际深度，同时检查发现患者下腹压痛、反跳痛。若看到器械夹出脂肪组织或肠管，则子宫穿孔确定无疑。当子宫穿孔损伤大血管时，短时间内即可发生失血性休克。如从子宫峡部穿入阔韧带损伤血管形成血肿时，可扪及宫旁包块。

超声影像学表现 ①单纯性子宫穿孔：子宫局部（穿孔处）肌层、浆膜层连续性中断，子宫肌层内可见线状或管状高回声，该回声近端与宫腔相连，远端可见与腹腔回声相连（图1）；有时盆腔和/或宫腔见少量无回声区（积液）。子宫穿孔部位与子宫位置关系密切，前屈子宫穿孔部位多位于宫体下段后壁，后屈子宫穿孔部位多位于宫体下段前壁。②子宫穿孔伴有并发症：常见的是伴网膜、脂肪组织嵌入子宫肌层内，声像图表现为子宫肌层内有条状、管状或团块状不均质的高回声贯通，其一端与腹腔回声相连，子宫浆膜层的连续性完全中断，其另一端可见延续至宫腔

内膜的高回声带。并发肠管损伤及嵌入子宫肌层时，还可见肠管扩张，局部肠管蠕动减少或消失，盆腔积液较多。并发宫旁血肿者，于宫旁可见不均质的低回声包块。③CDFI：损伤处未见血流信号，少数情况下于肌层带状强回声内可见点、条状血流信号。

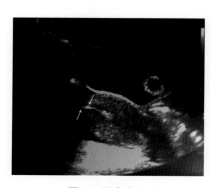

图1 子宫穿孔

注：宫底部子宫肌层内可见线状高回声（箭头所指），该回声近端与宫腔相连，远端可见与腹腔回声相连。

注意事项 ①临床操作过程中怀疑子宫穿孔需急诊进行超声检查时应注意多切面认真扫查，观察整个宫腔，包括峡部及宫角处。若怀疑有小的穿孔或不完全穿孔应该进一步做经阴道超声检查以明确诊断，避免漏诊。②超声检查子宫无阳性发现时，应注意盆腔及上腹部腹腔内有无游离无回声区，若有应该对子宫进行更仔细、全面的检查，并结合临床做出判断。

超声影像学鉴别诊断 子宫穿孔应与宫内妊娠物残留、子宫小肌瘤伴钙化、节育器嵌顿和剖宫产切口相鉴别。①流产后宫内残留物：子宫浆膜层回声完整、光滑，宫腔内不均质回声以中等回声为主，形态不规则，CDFI可见较丰富血流信号。但需注意子宫穿孔常可合并人工流产组织物

残留，容易导致漏诊，必须密切结合手术中患者突发腹痛、操作者感觉操作异常等情况进行鉴别。②子宫小肌瘤伴钙化：肌瘤周边的环状血流有助鉴别，并结合临床表现判断。③节育器嵌顿：嵌顿于子宫肌层的节育器后方可有强回声的彗星尾征。④剖宫产切口瘢痕：子宫前壁下段切口处见线状或带状低回声，愈合欠佳时瘢痕回声不均匀。

（戴 晴）

卵巢超声（ovary ultrasound）

对卵巢及其内的卵泡、黄体、血管等进行超声检查，评估卵巢储备功能、卵巢生理变化，以及了解卵巢有无占位病变、病变性质及术前评估分期，了解有无卵巢炎症、扭转等情况。

解剖 为一对扁椭圆形的性腺，是女性重要的生殖及内分泌器官，主要功能是产生和排出卵细胞，分泌甾体激素。卵巢大小、形状随年龄不同而有变化。青春期前卵巢表面光滑，青春期开始排卵后，其表面逐渐凸凹不平。正常育龄期妇女卵巢大小约 4cm×3cm×1cm，重 5～6g，灰白色。绝经后卵巢逐渐萎缩、变小变硬。卵巢外侧以骨盆漏斗韧带（卵巢悬韧带）连于骨盆壁，内侧以卵巢固有韧带与子宫相连，借助卵巢系膜与阔韧带相连。卵巢前缘中部有卵巢门，神经血管通过骨盆漏斗韧带经卵巢系膜在此进入卵巢，卵巢后缘游离。卵巢表面由生发上皮覆盖，上皮的深面有一层致密的纤维组织，称为卵巢白膜。卵巢实质分为皮质和髓质，皮质位于外层，是卵巢的主体，由各级发育阶段的卵泡、黄体和它们退化形成的残余结构及间质组织组成；髓质在卵巢的

中心，内含有疏松结缔组织及丰富的血管、神经、淋巴管以及少量与卵巢悬韧带相延续的平滑肌纤维。

卵巢动脉自腹主动脉发出，在腹膜后沿腰大肌前行，向外下行至骨盆腔，跨过输尿管与髂总动脉下段，经骨盆漏斗韧带向内横行，再经卵巢系膜进入卵巢门。卵巢动脉在进入卵巢前，尚有分支走行于输卵管系膜内供应输卵管，其末梢在子宫角附近和子宫动脉的卵巢支相吻合。卵巢静脉与同名动脉伴行，右侧卵巢静脉汇入下腔静脉，左侧卵巢静脉汇入左肾静脉，因肾静脉较细，易发生回流受阻，故左侧盆腔静脉曲张较多见。

正常超声表现 卵巢位于子宫体两侧外上方，但位置多变。经阴道超声扫查在髂内动脉前方容易找到卵巢。正常卵巢呈扁椭圆形，边界稍有凹凸，中央部回声略高，周围为皮质，呈低回声，可显示大小不等、边清壁薄的卵圆形无回声区，为卵泡声像（图1）。正常月经周期中卵巢、卵泡大小及其血供可发生周期性变化，主要由于活动侧卵巢内卵泡的发育和排卵所致。①月经期：双侧卵巢内可见数个窦卵泡，卵泡直径在2～9mm。②增生期：一侧卵巢内可见优势卵泡发育，直径可达18～28mm，另一侧卵巢可无明显变化。③排卵期：一侧卵巢内优势卵泡因排卵转变为黄体，形成不规则环状低回声，其内透声差，壁厚。排卵前在优势卵泡壁上可见彩色血流信号，频谱多普勒可测到低阻血流。排卵后优势卵泡塌陷，转变为黄体（图2），其周围可见环状血流信号，频谱多普勒为低阻力血流频谱。

临床应用 经超声扫查能够

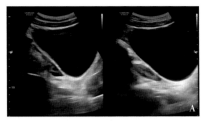

图1 正常卵巢超声图像
注：A.经腹部扫查 B.经阴道扫查。

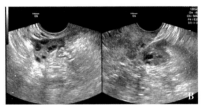

图2 黄体超声图像
注：卵巢内圆形囊肿，囊壁厚，囊内为无回声，彩色多普勒超声血流显像显示其周围环状血流信号。

观察卵巢的形态，动态监测其变化，提供一定的辅助诊断信息。①不孕患者的排卵监测。②多囊卵巢综合征等内分泌疾病的诊断。③下腹痛和痛经患者卵巢子宫内膜异位囊肿的诊断。④卵巢占位性病变诊断及良恶性肿瘤的判断。但卵巢组织来源复杂，卵巢病变的组织学类型繁多，具有不同的性质和形态，加之生理与病理改变交错复杂，常常存在异质同形、异形同质的现象，超声扫查常有同图异病和同病异图的情况，造成诊断困难。因此，要了解卵巢的生理变化特征和熟悉常见的病变种类，才能够提出正确的超声提示。

（谢红宁）

luǎncháo chāoshēng jiǎnchá jìshù

卵巢超声检查技术（ultrasound examination of ovary） 卵巢超声检查技术主要包括灰阶超声、多普勒超声、能量多普勒超声、三维超声等。卵巢超声检查途径包括经腹超声、经阴道超声以及经直肠超声等高频超声检查，后两者可更清楚地观察卵巢解剖结构、卵泡生长发育情况及卵巢血流。若卵巢发生占位性病变，且瘤体较大，经腹部超声检查可较好地观察瘤体的大小、内部回声及血流情况。

注意事项 ①经阴道超声扫查时，若卵巢位置过高，应联合经腹部扫查，以免漏诊较大盆腔肿块。②卵巢随生理周期不同超声声像图可发生较大变化，故卵巢生理性囊肿、出血性黄体应注意与其他病理性卵巢病变相鉴别。③多普勒超声可以观察肿瘤的血流分布与形态，探测高速低阻血流，提供更多的诊断信息，有助于提高诊断的正确率。良性与恶性肿瘤血流分布与形态、血流的各项参数之间有较大的重叠。所以彩色多普勒超声必须与二维超声相结合，才能做出正确诊断。

检查体位 经腹部超声扫查时被检查者取仰卧位并暴露下腹部。经阴道或经直肠超声扫查时，应使用一次性铺巾置于被检查者臀部下方，被检查者取截石位并暴露外阴部，必要时需抬高臀部，以改善观察角度。

检查方法 ①经腹部超声检查检查前应饮水500～800ml，使膀胱适度充盈，以膀胱充盈达宫底水平为宜。检查时应选用凸阵探头，探头频率3.5～5MHz。经阴道超声扫查检查前患者需排空膀胱，使膀胱处于无尿或轻度充盈状态。②经阴道或经直肠超声探头频率为 7~9MHz。阴道探头顶端放置适量耦合剂，套一次性避孕套，然后在避孕套表面涂以耦合剂做润滑剂。操作者右手持阴道探头手柄，将探头缓慢放入阴道内。在子宫两侧、子宫与髂血管之间寻找双侧卵巢，但位置多变，检查时应连续多切面扫查整个卵巢。必要时可在下腹适当加压，将附件结构推向探头方向，以获得更清晰的图像。

测量方法 在卵巢最大切面测量其长径、宽径；需要进行卵巢容积测量时，可同步测量卵巢厚径，即将探头旋转 90°，在上述切面的垂直切面进行测量。因卵巢随卵泡发育大小有较大变化，一般情况下卵巢测量不作为常规要求。

正常值参考：生育年龄女性卵巢大小，约 4cm（长）×3cm（宽）×1cm（厚）。

（谢红宁）

luǎncháo bìngbiàn

卵巢病变（ovarian lesions）

卵巢病变主要包括卵巢瘤样病变、良性卵巢肿瘤、恶性卵巢肿瘤。卵巢瘤样病变包括卵巢的子宫内膜异位囊肿、功能性潴留囊肿、黄素囊肿等，不同类型有不同临床表现。卵巢肿瘤是女性常见肿瘤。恶性卵巢肿瘤是女性生殖器三大恶性肿瘤之一，由于卵巢位于盆腔深部，不易被扪及，恶性卵巢肿瘤早期无症状，当肿瘤长大或有症状时已是晚期，加上至今缺乏有效的早期诊断方法，卵巢恶性肿瘤的生存率仍较低，成为严重威胁妇女健康的肿瘤。利用超声检查这一无创、简便、可重复的技术定期检查，可对卵巢肿瘤进行早期筛查，有望提高恶性卵巢肿瘤的早期检出率。近年来随着超声仪器的改善，超声图像的二维分辨力的不断提高，并可同时具有彩色多普勒血流显像和多普勒频谱测定的功能，丰富了诊断信息，使超声检查成为腹、盆腔疾病诊断的首选方法。超声在卵巢病变中的应用包括发现肿瘤，鉴别肿瘤性质，引导穿刺活检，术前评估肿瘤分期，肿瘤患者的手术或放疗、化疗后随访及介入治疗。

组织学分类 卵巢肿瘤组织成分非常复杂，是全身各脏器原发肿瘤类型最多的器官，不同类型的组织学结构和生物学行为均存在很大差异。根据世界卫生组织（2014）制定的卵巢肿瘤的组织学分类法，卵巢肿瘤分为 14 大类，其中主要组织学类型为上皮性肿瘤、生殖细胞肿瘤、性索－间质肿瘤及转移性肿瘤。了解组织学分类有助于掌握卵巢肿瘤的超声特征与病理表现的相关性。①上皮性肿瘤：是最常见的组织学类型，占卵巢肿瘤的 50%~70%，其恶性类型占卵巢恶性肿瘤的 85%~90%。可分为浆液性、黏液性、子宫内膜样、透明细胞、移行细胞等肿瘤，各类别依据生物学行为进一步分类，即良性肿瘤、交界性肿瘤（不典型增生肿瘤）和癌。②生殖细胞肿瘤：来源于卵巢生殖细胞，占 20%~40%，包括畸胎瘤、无性细胞瘤、卵黄囊瘤、胚胎性癌、非妊娠性绒癌、混合型生殖细胞肿瘤等。③性索－间质肿瘤：来源于原始性腺中的性索及间叶组织，占 5%~8%。包括间质肿瘤、性索肿瘤和混合型性索－间质肿瘤。④转移性肿瘤：为继发于胃肠道、生殖道、乳腺等部位的原发性癌转移至卵巢形成的肿瘤。

临床表现 包括以下方面。

卵巢良性肿瘤 肿瘤较小时多无症状，常在妇科检查时偶然发现。肿瘤较大时，感腹胀或腹部扪及肿块。肿瘤长大占满盆腔、腹腔时，可出现尿频、便秘、气急、心悸等压迫症状。检查见腹部膨隆，叩诊实音，无移动性浊音。双合诊和三合诊检查可在子宫一侧或双侧触及圆形或类圆形肿块，多为囊性，表面光滑，活动，与子宫无粘连。若合并有肿瘤扭转时，则表现为突发下腹剧痛，伴恶心、呕吐，妇科检查可扪及张力大的包块、压痛；如有破裂表现为腹痛、腹膜刺激征、腹水征，妇科检查可触及低张力肿块，边界不清；合并感染时持续性下腹痛，伴发热、白细胞计数升高等。

卵巢恶性肿瘤 早期无症状，有症状出现时多已到晚期。晚期卵巢癌常表现为：①下腹部不适或盆腔下坠感。②腹部膨胀感。③压迫症状。④疼痛。⑤晚期出现消瘦、严重贫血等恶病质现象。⑥功能性肿瘤可出现内分泌症状，如颗粒细胞癌分泌雌激素引起不规则阴道流血、子宫内膜增生过长等。⑦妇科检查时可扪及肿块多为双侧，实性或囊实性，表面凸凹不平，活动差，常伴有腹水。三合诊检查可在直肠子宫凹陷处触及质硬结节或肿块。有时可扪及上腹部肿块，以及腹股沟、腋下或锁骨上肿大的淋巴结。

卵巢肿瘤种类繁多，但有一定的临床特征，掌握这些特征对卵巢肿瘤的影像学鉴别诊断有很大的帮助。①好发年龄：青春期前幼女的实性肿瘤多为恶性生殖细胞肿瘤；生育年龄妇女好发的卵巢肿瘤有成熟畸胎瘤、囊腺瘤；绝经后妇女卵巢肿瘤以恶性上皮性肿瘤多见。②肿瘤发生侧别：卵巢肿瘤大多为单侧，浆液性囊腺癌有一半是双侧。成熟性畸胎瘤、转移性恶性肿瘤以双侧多见。③肿瘤质地与活动度：卵巢纤维瘤、纤维上皮瘤为实性，表面光滑，有一定活动度；成熟畸胎瘤或良性肿瘤多为囊性，光滑，活动度好，移动幅度大；恶性肿瘤多为囊实性，表面凹凸不行，活动度差。④内分泌改变：功能性卵巢肿瘤常出现相应的内分泌改变，如卵巢甲状腺肿因为分泌甲状腺素，可能有甲亢表现；卵巢睾丸母细胞瘤有男性化表现；绝经期妇女患卵泡膜-颗粒细胞瘤有雌激素水平增高的临床表现。⑤卵巢肿瘤与相关标志物：不同类型的卵巢肿瘤具有相对特异的标志物，可用于辅助诊断及病情监测。CA125、CA19-9、CEA 为卵巢上皮性肿瘤标志物；AFP 对卵巢卵黄囊瘤、未成熟畸胎瘤、无性细胞瘤有协助诊断意义；HCG 对非妊娠性绒毛膜癌有特异性；颗粒细胞瘤、卵泡膜细胞瘤可产生较高水平的雌激素；成熟型畸胎瘤恶变时鳞癌相关抗原可升高。

超声声像图分析 对卵巢或附件肿块的声像图观察，应重点描述其部位、大小、囊性还是实性、囊内有无分隔或实性回声结构、实性部分是否均质、边界是否清晰、肿块内实性部分有无血流信号及血流频谱特征等。

（谢红宁）

luǎncháo liúyàng bìngbiàn

卵巢瘤样病变（ovarian tumor like condition） 源于非真性肿瘤引起的卵巢异常增大或卵巢内囊性占位的疾病。又称卵巢非赘生性囊肿。其病理类型包括卵巢的子宫内膜异位囊肿、卵巢的生理性改变形成的潴留囊肿如卵巢滤泡囊肿、黄体囊肿、多囊卵巢综合征，以及辅助生殖技术中控制性超排卵引起的卵巢过度刺激改变等，此外与滋养细胞疾病有关的黄素囊肿也属此类。卵巢子宫内膜异位囊肿属于卵巢瘤样病变，其与黄体出血囊肿在形态学上的改变有时易与卵巢赘生性肿瘤混淆，造成超声鉴别诊断上的困难，多数需结合月经史判断，超声图像上有一定特征性。

（谢红宁）

luǎncháo lùpào nángzhǒng

卵巢滤泡囊肿（ovarian follicular cyst） 由于卵泡不成熟或成熟后不排卵，卵泡未破裂或卵泡闭锁，因而持续增大，卵泡腔内液体潴留而形成囊性病变的疾病。

病理生理基础 滤泡囊肿呈水泡样突出于卵巢表面，囊壁菲薄，内壁光滑，囊内液清亮透明，淡黄色，直径常不超过4cm，偶可达7～8cm，多因排卵功能障碍导致。

临床表现 患者一般无典型的临床症状和体征，常于超声检查时发现，多数在4～6周内逐渐吸收或自行破裂，临床上不需特殊处理。

超声影像学表现 包括以下方面。

二维超声 囊肿直径常不超过5cm，偶可达7～8cm，呈圆形或椭圆形，边界清晰。囊壁光滑且菲薄，内为无回声。囊肿一侧常可见正常卵巢组织，呈半月形附于囊肿边，其内可以见小卵泡（图1）。

彩色多普勒超声 囊壁上细小环状或半环状血流信号（图1）。

超声影像学鉴别诊断 与卵巢囊腺瘤鉴别。卵巢滤泡囊肿为生理性的潴留囊肿，属于卵巢功能性囊肿，观察可自然消失。卵巢囊腺瘤属于良性肿瘤，短期观

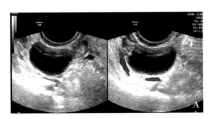

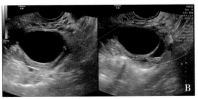

图 1 滤泡囊肿二维超声及彩色多普勒超声图像

注：A.椭圆形，边界清晰，囊壁光滑且菲薄，内为无回声，囊壁可见半环状血流信号；B.囊肿周边可见正常卵巢组织。

察不会消失。

（谢红宁）

huángtǐ xuèzhǒng

黄体血肿（corpus luteum hematoma） 卵泡排卵后卵泡膜层破裂引起出血，血液潴留在卵泡或黄体腔内形成血肿的疾病。或称黄体内出血、出血性黄体。

病理生理基础 正常黄体直径为1.5cm左右，以后转变为白体并在下一个周期的卵泡期自然消退。若黄体内出血量多，则形成黄体血肿，多为单侧发生，直径一般为4cm，偶可达10cm。黄体血肿被吸收后，形成白体。

临床表现 患者大多数无明显临床症状，较常见症状为月经中期突发下腹部不适、疼痛。较大的血肿破裂时可出现腹腔出血、腹痛、腹膜刺激症状和阴道流血，需要与异位妊娠破裂鉴别。

超声影像学表现 包括以下方面。

二维超声 根据黄体内出血量和时间不同其图像表现多样化。黄体血肿早期，囊内出血较多时表现为卵巢内近圆形囊肿，囊壁厚，囊内杂乱不均质低回声，回

声表现多样化（图1）。黄体血肿中期，血肿内血液凝固，部分吸收，囊壁变薄而规则，内壁光滑，囊内回声减低，呈粗细不等网状结构（图2）。黄体血肿晚期，血液吸收后囊肿变小，转化为白体，囊内回声可呈实性稍高回声，与周围卵巢组织分界不清，需靠彩色多普勒超声显示其周围环状血流信号判断（图3）。黄体内出血量少、分泌液多时形成无回声的黄体囊肿，囊壁变得光滑，囊内无回声，其与卵巢其他功能性囊肿难以鉴别（图4）。

彩色多普勒超声　黄体血肿或黄体囊肿的彩超表现有特征性，在黄体囊肿近卵巢的髓质部可见一条供应血管，放射状发出分支至黄体囊壁，彩色多普勒超声显示囊肿周围环状或半环状血流信号（图1~4）。黄体早期或妊娠期黄体血流流速较高，可达

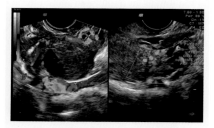

图1　黄体血肿早期超声图像

注：卵巢内圆形囊肿，囊壁厚，囊内杂乱不均质低回声，彩超显示其周围环状血流信号。

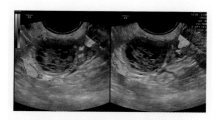

图2　黄体血肿中期超声图像

注：卵巢内圆形囊肿，囊壁变薄，囊内回声减低，呈粗细不等网格状结构，彩色多普勒超声显示其周围半环状血流信号。

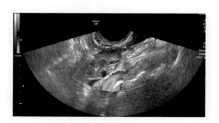

图3　黄体血肿晚期超声图像

注：囊内回声呈实性稍高回声，与周围卵巢组织分界不清，彩色多普勒超声显示其周围环状血流信号。

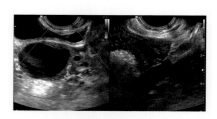

图4　黄体囊肿超声图像

注：椭圆形，囊壁光滑，囊内无回声，黄体囊近卵巢的髓质部可见一条供应血管，放射状发出分支至黄体囊壁，彩色多普勒超声显示囊肿周围半环状血流信号。

20~30cm/s，记录到高速低阻的血流频谱，阻力指数RI值在0.5左右，有时可低于0.40。

超声影像学鉴别诊断　①较大的黄体血肿易被误诊为卵巢实性或混合性肿瘤，较小的出血性黄体易误诊为子宫内膜异位囊肿，鉴别要点：一是出血性黄体囊壁较厚而不规则；二是其囊周有环状血流信号的特征性彩超表现。三是检查时间在月经周期的黄体期可帮助诊断，短期复查声像图有改变。②较大的黄体血肿破裂，临床表现类似急腹症，有时声像图表现酷似异位妊娠或盆腔炎，可借助病史和HCG水平鉴别。

（谢红宁）

duōnáng luǎncháo zōnghézhēng

多囊卵巢综合征（polycystic ovary syndrome, PCOS）

以持续无排卵、雄激素过高、卵巢多囊改变为特征，常伴有胰岛素抵抗和肥胖的内分泌疾病。史坦（Stein）和列文（Leventhal）于1935年首次提出此类疾病，并命名为PCOS，故又称史坦-列文综合征（Stein-Leventhal Syndrome）。PCOS是育龄期女性最常见的内分泌疾病。其病因至今尚未阐明，目前研究认为，其可能是由于某些遗传基因与环境因素相互作用所致。2003年美国生殖医学学会联合欧洲人类生殖及胚胎学会提出的鹿特丹诊断标准仍是国际上较为公认的PCOS诊断标准。符合以下3项标准中的2项并排除其他高雄激素原因即可诊断：稀发排卵和/或无排卵；有雄激素过多症的临床和/或生化证据；超声提示卵巢呈多囊样改变。采用此诊断标准，中国19~45岁育龄妇女的PCOS患病率为5.6%。

病理　双侧卵巢增大，为正常的2~5倍，表面光滑，色灰白发亮，切面可见白膜增厚、纤维化，其下为多发性小囊泡，常多于10个，内含透明液体。镜下见包膜下无主导卵泡或排卵迹象，无黄体形成，可见处于不同发育期的卵泡及闭锁卵泡，呈小囊状。子宫内膜受雌激素的长期作用，呈不同程度增生性改变。

临床表现　多起病于青春期，主要临床表现有月经失调、雄激素分泌过多和肥胖。①月经失调：为最主要症状。多表现为月经稀发（周期35天~6个月）或闭经，闭经前常有经量过少或月经稀发，也可表现为不规则子宫出血，月经周期、经期时长、经量多少等无规律性。②雄激素分泌过多：是PCOS的另一种典型特征，表现为多毛、痤疮和男性型秃发。③肥胖：大多数研究发现，至少一半的PCOS患者有肥胖。与正常女性相比，不论是否肥胖，大多

数 PCOS 伴有高胰岛素血症和胰岛素抵抗。

超声影像学表现 包括以下方面。

二维超声 ①子宫大小正常或偏小，内膜薄，缺乏周期性变化，或内膜呈不同程度增生改变，无分泌期改变。②双侧卵巢轮廓清晰，均匀性增大，一侧或两侧卵巢内含有 ≥ 12 个、直径 < 10mm 的小囊泡状结构，和 / 或卵巢体积 ≥ 10ml，卵巢皮质小囊泡呈车轮状分布；卵巢中部髓质回声增强；卵巢无优势卵泡生长及排卵征象（图 1）。

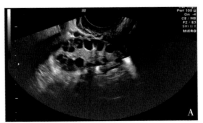
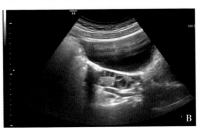

图 1 多囊卵巢综合征二维超声图像

注：A.经腹部扫查；B.经阴道扫查；卵巢增大，内含有多个小囊泡状结构，卵巢皮质呈车轮状分布，卵巢中部髓质回声增强，卵巢无优势卵泡生长及排卵征象。

彩色多普勒超声 多囊性卵巢的彩色超声检查有较特征性的改变，在卵巢髓质内常可见到一条贯穿卵巢的纵行血流（图 2），可记录到中等阻力卵巢动脉血流频谱，与正常卵泡期卵巢血流相比，血流显示率较高，血流阻力较低。

超声影像学鉴别诊断 超声检查不能直接诊断多囊卵巢综合

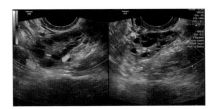

图 2 多囊卵巢综合征彩色多普勒超声图像

注：双侧卵巢轮廓清晰，均匀性增大，在卵巢髓质内常可见到一条贯穿卵巢的纵行血流。

征，只能提示卵巢呈多小囊样状的形态学改变，需要结合临床症状和内分泌检查结果诊断。

（谢红宁）

luǎncháo zǐgōng nèimó yìwèi nángzhǒng

卵巢子宫内膜异位囊肿（ovarian endometriotic cysts）

由于具有周期性生长功能的子宫内膜组织异位于卵巢上，随月经周期发生经血潴留而形成单个或多个囊肿的疾病。是盆腔子宫内膜异位症（简称内异症）中最常见的类型。

病理 囊肿表面呈灰蓝色，大小不一，直径多在 5cm 左右，大至 10 ~ 20cm。典型情况下，陈旧性血液聚集在囊内形成咖啡色黏稠液体，似巧克力样，俗称卵巢巧克力囊肿（图 1）。因囊肿周期性出血，囊内压力增大，囊壁易反复破裂，破裂后囊内容物刺激腹膜发生局部炎症性反应和组织纤维化，导致卵巢与邻近器官、组织紧密粘连，造成囊肿固定、不活动。镜下检查，子宫内膜异位病灶的囊壁上可见到子宫内膜上皮、内膜腺体、内膜间质，但反复出血的病灶可能无此典型组织结构，但若有典型临床症状，镜检时能找到少量内膜间质细胞亦可诊断。

临床表现 临床表现因人和

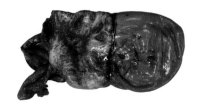

图 1 卵巢子宫内膜异位囊肿标本

病变部位的不同而多种多样，症状特征与月经周期密切相关。有 25% 患者无任何症状。①下腹痛和痛经：典型症状为继发性痛经、进行性加重。疼痛部位多位于下腹、腰骶及盆腔中部，常于月经来潮时出现，并持续至整个经期。疼痛严重程度与病灶大小不一定成正比。②不孕：不孕率高达 40%。引起不孕的原因复杂，如盆腔微环境改变影响精卵结合及运送、免疫功能异常导致抗子宫内膜抗体增加而破坏子宫内膜正常代谢及生理功能、卵巢功能异常导致排卵障碍和黄体形成不良等。③月经异常：15% ~ 30% 患者有经量增多、经期延长或月经淋漓不尽或经前期点滴出血。可能与卵巢实质病变、无排卵、黄体功能不足或合并有子宫腺肌病和子宫肌瘤有关。④卵巢子宫内膜异位囊肿合并破裂时，可引起突发性剧烈腹痛，伴腹膜刺激症状。多发生在经期前后、性交后或其他腹压增加的情况。⑤体征：盆腔病灶较小时妇检可无阳性发现，若病灶位于子宫后壁或子宫直肠凹陷时，阴道后穹隆可扪及触痛性结节。异位病灶形成较大囊肿时，双合诊可在盆腔内触及囊性包块，活动度差。囊肿破裂时腹膜刺激征阳性。

超声影像学表现 包括以下方面。

二维超声 较小的卵巢子宫

内膜异位囊肿经阴道超声检查可在囊肿外侧见到部分含卵泡的正常卵巢组织，借此判断囊肿来源于卵巢。但囊肿较大时难以找到正常卵巢组织。卵巢子宫内膜异位囊肿呈圆形或椭圆形，可单发也可多发，大小不一，直径一般5~6cm，最大可达20cm；边界清楚，囊壁较薄，内壁欠光滑。囊内回声根据月经周期、病程长短不同而有一定特征性改变。①均匀稀疏低回声：常见于病程不长及月经前，囊肿壁薄，内壁尚光滑，囊内回声稀少，分布均匀，与单纯性囊肿不易区分。因囊内液稀薄，在行超声引导囊肿穿刺时容易吸出。②均匀云雾状低回声：囊壁薄，内壁光滑，囊内回声较多，呈均匀的云雾状低回声（也称为毛玻璃样），为典型的子宫内膜异位囊肿表现（图2，图3）。此类回声常为月经期或月经刚结束时，囊内巧克力样液体稍稠，行囊肿穿刺时用较粗的针容易吸出。③混合云雾状回声：囊壁厚薄不均，内壁毛糙，囊内高回声区域也呈云雾状，形成不规则团块，但高低回声之间为逐渐过渡，没有明显分隔、界限（图4）。此类型病程较长，高回声团为局部黏稠囊液所致，穿刺抽囊液时，此部分囊液需注入生理盐水稀释后方能抽出。④实性为主不均回声：囊壁较厚且厚薄不均，因与子宫粘连，囊壁的一部分由子宫壁组成，内壁更粗糙，囊壁上常黏附有片块状、沉积状密集高回声，高低回声区界限较清；有时囊内有粗细不等的分隔，呈树枝状。此类型病程很长，常为囊内反复出血、血块机化、纤维素沉积等造成的组织细胞局部堆积所致。

彩色多普勒超声 卵巢子宫

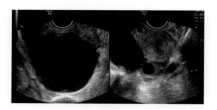

图2 卵巢子宫内膜异位囊肿超声图像

注：囊肿壁薄，内壁光滑，囊内回声较多，呈均匀的云雾状低回声，与对侧正常卵巢粘连。

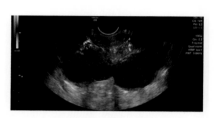

图3 双侧卵巢子宫内膜异位囊肿超声图像

注：双侧卵巢囊肿呈"亲吻征"，右卵巢由多个囊肿形成间隔，不同囊肿内回声因病程长短不同而异，但同一个囊肿内呈均匀云雾状回声。

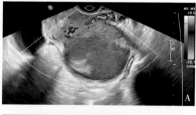
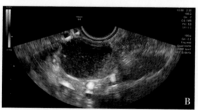

图4 卵巢子宫内膜异位囊肿超声图像

注：A.囊内见不规则高回声团块；B.囊内可见云雾状高回声沉积。高回声区域与云雾状低回声之间为逐渐过渡，没有明显分隔、界限。

内膜异位囊肿囊壁可见少许血流信号，可记录到中等阻力（RI ≈ 0.5）、低速（PSV < 15cm/s）血

流频谱。无论囊内回声如何，囊内均无血流信号（图5）。若囊肿内有分隔则有两种情况，一是卵巢内多个子宫内膜异位囊肿形成的囊肿间的间隔，其隔上可有条状或分支状血流信号；若是单个子宫内膜异位囊肿内由于组织机化、纤维素沉积所形成的不全分隔，其隔上无血流信号。

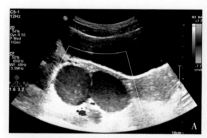
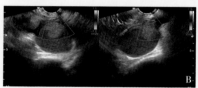

图5 卵巢子宫内膜异位囊肿彩色多普勒超声图像

注：A.囊壁上可见到少许血流信号；B.囊内不均高回声团块未见流信号。

超声影像学鉴别诊断 ①卵巢单纯性囊肿：可以根据调节超声仪增益后囊内有无回声鉴别。②输卵管卵巢积脓：有盆腔炎症表现，囊肿壁厚薄不均，可显示管道状结构。结合有无卵巢子宫内膜异位囊肿病史、抗感染治疗后复查可有助诊断。③卵巢出血性黄体：囊壁常较厚，彩超显示囊壁环状血流信号，动脉频谱呈高速低阻型。1~2周后超声随访观察中病变可能会消失或有所变化。④卵巢囊腺瘤囊内出血：囊腺瘤包膜完整，与周围组织无粘连，界限清晰；囊壁或间隔上常可显示纤细的血流信号；囊腺瘤内壁较光滑，有乳头突起时，乳头与囊液界限清晰可辨。⑤畸胎

瘤：肿块包膜清晰规整，囊内高回声团与周围低或无回声分界清晰。⑥卵巢恶性肿瘤：经阴道彩超仔细观察其实性回声部分和间隔内有无血流信号，卵巢癌实性部分可见较丰富血流信号。

（谢红宁）

luǎncháo liángxìng zhǒngliú
卵巢良性肿瘤（benign ovarian tumor）

常见的良性卵巢肿瘤包括卵巢囊腺瘤、成熟型畸胎瘤、卵巢纤维瘤和卵泡膜细胞瘤，这些肿瘤约占所有卵巢良性肿瘤的95%以上。卵巢的良性肿瘤灰阶超声上表现为囊性、实性和混合性回声等多种类型，彩超属少血供型。尽管良性卵巢肿瘤种类繁多，形态各异，具体肿瘤病理类型较难鉴别，但绝大多数肿块形态规整，边界清晰，灰阶超声扫查可大致判断其组织学类型，结合彩超可以提供良恶性的鉴别诊断。

以下特征符合良性肿瘤特点：①随月经周期改变的或与早孕伴随的卵巢肿块，表现为囊性，即使内部有少许回声，多数也为良性。②与葡萄胎或绒毛膜癌伴随的双侧卵巢多房性囊肿，间隔较细者。③直径<5cm的囊肿，囊壁薄而光滑，囊内无实性成分者。④具有典型的囊性畸胎瘤声像图特征。⑤具有典型纤维瘤声像图特征的实性肿块。⑥彩超显示瘤内无血流，或少许血流，频谱为高阻血流。

（谢红宁）

luǎncháo nángxiànliú
卵巢囊腺瘤（ovarian cystaden-oma）

腺瘤的管腔中有分泌物潴留呈囊状扩张的上皮来源的卵巢肿瘤。由于被覆内壁的腺上皮细胞的增生，形成多数大小不一的房室。肿瘤生发上皮向输卵管上皮分化者为浆液性囊腺瘤，向宫颈黏液上皮分化者为黏液性囊腺瘤。为最常见的卵巢良性肿瘤，发病年龄多为30～60岁。

病理 肿瘤常为单侧发生，圆球形，表面光滑有血管，可呈单房或多房。①浆液性囊腺瘤：以单房囊性多见，囊壁薄，囊内充满淡黄色清澈液体。单房者囊内壁光滑，多房者囊内见乳头。镜下见囊壁为纤维结缔组织，内衬单层立方或柱状上皮，间质内可见砂粒体；乳头可局限，也可分散在多个房内。②黏液性囊腺瘤：大多为多房性，体积较大，切面见大小不等的囊腔内含胶冻样黏液，也可含清液。囊内较少见乳头。镜下见囊壁为纤维结缔组织，内衬排列整齐的单侧高柱状黏液上皮。黏液性囊腺瘤破裂时，黏液种植于腹膜形成腹膜黏液瘤，在腹膜表面生长，不浸润器官实质。

临床表现 初期肿瘤小，多无症状。中等大小时，可感腹胀、下腹不适。较大的肿瘤可占满盆腔引起压迫症状，如尿频、尿急、呼吸困难、心悸、行动不便等。带蒂肿瘤体位变动时，可发生蒂扭转致出血、坏死。

超声影像学表现 包括以下方面。

二维超声 卵巢浆液性囊腺瘤可以分为单纯性囊腺瘤和乳头状囊腺瘤，以单房、少房居多；黏液性囊腺瘤以多房为主，且瘤体较大。①单房或少房性囊腺瘤肿块边界清晰，呈圆形或椭圆形，囊内为无回声；囊壁薄而完整，厚度均匀，内壁光滑（图1）。②多房性囊腺瘤内有纤细分隔，隔光滑而均匀（图2）。③乳头状囊腺瘤在瘤内壁及分隔上可见散在的点状、结节状或乳头状凸起，以浆液性囊腺瘤多见。④浆液性囊腺瘤囊内无回声或稀疏点状回声，黏液性者囊内大多有云雾状或稀疏低回声（图2）。浆液性囊腺瘤有囊内出血时与黏液性囊腺

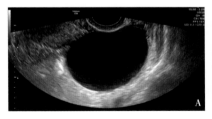
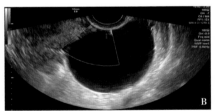

图1　浆液性囊腺瘤超声图像

注：A.单房囊性肿块，边界清晰，呈圆形，囊内为无回声，囊壁薄而完整，厚度均匀，内壁光滑；B.CDFI显示囊壁上可见少许条状血流。

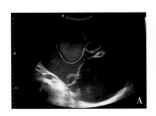
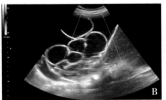
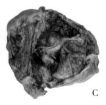

图2　黏液性囊腺瘤超声图像及病理对照

注：A.多房性囊性肿块，瘤体内有纤细分隔，隔光滑而均匀，囊内可见云雾状回声；B.CDFI显示分隔上可见细条状血流；C.肿瘤大体标本。

瘤则无法鉴别。

彩色多普勒超声 肿块内无回声或低回声的囊性部分内无血流信号，囊壁、囊内分隔以及乳头上可见细条状血流，频谱多普勒可记录到低速中等阻力动脉频谱（图1，图2）。当分隔较多、血流较丰富时，血流频谱与恶性卵巢肿瘤频谱相似，需注意交界性囊腺瘤可能，但超声较难鉴别。

超声影像学鉴别诊断 ①单房囊腺瘤与卵巢单纯性囊肿有相同超声表现，单次超声检查无法鉴别，可通过定期观察囊肿的变化判断，但最终仍需病理检查区别。②乳头状囊腺瘤与畸胎瘤鉴别。畸胎瘤内可见团块状强回声，后方有衰减或声影，或囊内可见脂液分层；囊腺瘤内多充满较密或稀疏点状回声，分隔较多，后方回声增强，无声影。

（谢红宁）

luǎncháo chéngshú jītāiliú

卵巢成熟畸胎瘤（mature teratoma） 来源于卵巢的原始生殖细胞，通常含有两个或以上胚层成分的成熟组织，多以外胚层为主的良性肿瘤。又称皮样囊肿（dermoid cyst）。是最常见的生殖细胞肿瘤。占卵巢肿瘤的10%~20%、生殖细胞肿瘤的85%~97%、卵巢畸胎瘤的95%以上。可发生于任何年龄，以20~40岁居多。多为单侧，双侧者占10%~17%。

病理 肿瘤呈圆形或卵圆形，单房性，囊内充满皮脂和不等量毛发，囊内壁光滑，囊壁上常见一个或多个小丘样隆起向腔内突出，称为"头节"，其切面可见脂肪、软骨、牙齿、平滑肌和纤维脂肪组织（图1）。镜下头节内可见不等量的三个胚层起源组织，囊壁外侧常为卵巢间质。

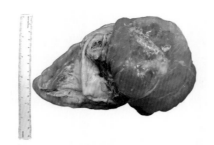

图1 卵巢成熟畸胎瘤标本

超声影像学表现 包括以下方面。

二维超声 成熟型畸胎瘤病理组织的多样性使其声像图表现多样复杂，其声像图类型可分为囊性型、混合型和实性型。较具特异性的征象如下。①面团征：肿块无回声区内含高回声团，圆形或椭圆形，边界清晰，浮于囊肿内或附于囊壁，肿瘤也可只表现为高回声团，高回声团多为脂质和毛发形成（图2）。②壁立结

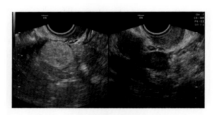

**图2 卵巢畸胎瘤"面团征"
二维超声图像**

注：肿块无回声区内见含高回声团，边界清晰。

节征：囊肿内壁上可见隆起的强回声结节，可以为单个或多个，其后方可伴有声影，结节的组织结构可以为牙齿或骨组织（图3）。③杂乱结构征：肿块内含多种回声成分，表现为无回声区内有斑点状、团状强回声，并伴有多条短线状高回声，平行排列，漂浮其中，组织成分也多样，可含有牙齿、骨骼、钙化及油脂样物（图

4）。④脂液分层征：肿块内高和低回声区之间有一水平界限，在线的一侧常为脂质成分的均质密集点状高回声，在线的另一侧为

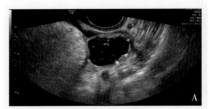

**图3 卵巢畸胎瘤壁立结节征
二维超声图像**

注：囊肿内壁上可见多个隆起的强回声结节。

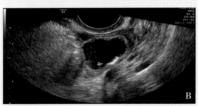

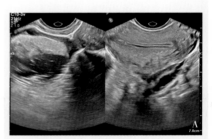

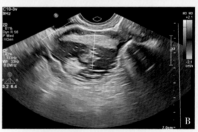

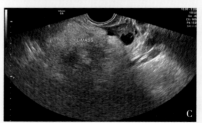

**图4 卵巢畸胎瘤杂乱结构征二维
超声及彩色多普勒超声图像**

注：A.肿块内含多种回声成分，表现为无回声区内团状强回声及多条短线状高回声；B.瘤体内未见明显血流信号；C.肿块内回声杂乱，与周边结构分界不清。

液性无回声区，含脂肪液比重小而漂浮在表面，含毛发、上皮的碎屑比重大、下沉于底层，两者之间形成液面（图5）。⑤瀑布征或垂柳征：肿块内含实性强回声团块，后方回声明显衰减，似瀑布状或垂柳状，其组织结构上常为大量皮肤组织或骨组织聚集（图6）。⑥其他征象：除了以上相对特征性的图像表现外，在囊肿内部还可有散在星花点状高回声、平行短线状回声、絮状回声以及多囊性囊内囊结构等。

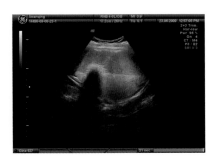

图5　卵巢畸胎瘤脂液分层征二维超声图像

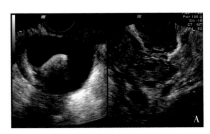

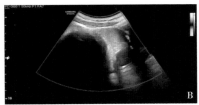

图6　卵巢畸胎瘤瀑布或垂柳征二维超声图像

注：肿块内含实性强回声团块，后方回声明显衰减。

彩色多普勒超声　绝大多数成熟型畸胎瘤血流特征为少血流

或无血流信号，即无论瘤内回声如何杂乱，瘤中部甚至包膜上都极难显示血流信号，可据此血流特征区别其他附件肿块。个别瘤体内含单一特殊组织成分如神经组织、甲状腺组织等，瘤内实性成分可检测到血流信号（图7）。

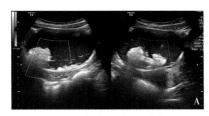

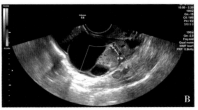

图7　卵巢畸胎瘤彩色多普勒超声图像

注：A.瘤体内部及包膜上均未见明显血流信号；B.瘤体内因含甲状腺组织，瘤内实性成分可检测到血流信号。

超声影像学鉴别诊断　①部分畸胎瘤内部回声与肠回声相似，可被误认为肠道内气体而漏诊，检查时应仔细观察肠管蠕动，必要时嘱患者排便后复查。②卵巢子宫内膜异位囊肿：囊性畸胎瘤内密集点状回声高于卵巢子宫内膜异位囊肿，且多见团状强回声伴后方声影。③卵巢出血性囊肿：囊内回声水平较畸胎瘤低，囊肿壁上有较丰富的环状血流信号，可探及高速低阻力型动脉血流频谱。④盆腔脓肿：有腹痛、发热等感染症状，易与畸胎瘤鉴别。

（谢红宁）

luǎnpāo mó xìbāoliú

卵泡膜细胞瘤（ovarian theco-ma）　起源于卵巢间质的卵泡膜的肿瘤。为良性肿瘤，多为单侧，

好发于50～60岁围绝经期和绝经后女性。常与卵巢颗粒细胞瘤并存，是具有内分泌功能的卵巢实性肿瘤，能分泌雌激素，常合并子宫内膜增生过长。

病理　肿瘤为圆形或椭圆形、实质性、黄色或白色，表面被覆有光泽、薄的纤维包膜，切面实性、灰白色。镜下瘤细胞呈短梭形，胞质富含脂质呈空泡状，细胞交错排列呈旋涡状，被结缔组织分隔。

临床表现　缺乏特征性临床表现，多数无明显症状，为常规体检时超声检查发现。其具有分泌雌激素的功能，可出现月经紊乱或绝经后不规则阴道出血等内分泌症状。

超声影像学表现　包括以下方面。

二维超声　一侧卵巢可见圆形实性肿块，边界及轮廓清晰，内为密集、均匀稍低回声，由于透声性良好，后方回声轻度增强，类似囊性肿物，与子宫内膜异位囊肿的云雾状高回声型极为相似，但没有囊壁结构，内部回声在调大增益后可见轻度栅栏状衰减。部分瘤体表现为实性不均质低回声，内见少许边界清晰的液性暗区（图1）。

彩色多普勒超声　在肿瘤内部可以显示出散在分布的轻微弱的血流信号，记录到低速、中等阻力血流频谱，RI在0.40～0.50，最大流速为15cm/s左右，但也可见高速低阻力型频谱（图2，图3）。

超声影像学鉴别诊断　卵泡膜细胞瘤的灰阶超声声像特征介于实性的纤维瘤和囊性的云雾状高回声型子宫内膜异位囊肿之间，结合彩色多普勒血流超声有一定的特征性，约有一半病例可以经阴道超声检查诊断出来。部分病

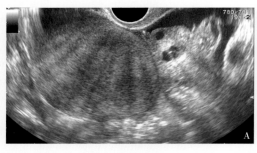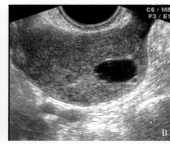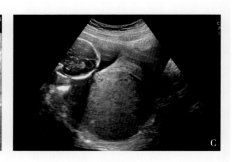

图 1　卵泡膜细胞瘤二维超声图像

注：A.卵巢圆形实性肿物，边界清楚，内可见轻度栅栏状衰减；B.卵巢椭圆形肿物，内为实性不均质低回声，可见少许边界清晰的液性暗区，后方回声轻度增强；C.卵巢圆形实性肿块，边界及轮廓清晰，内为密集均匀稍低回声，透声性良好。

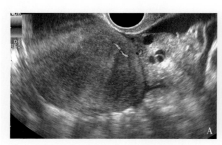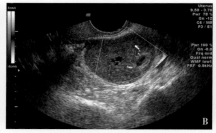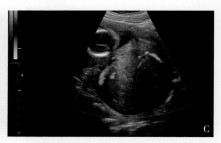

图 2　卵泡膜细胞瘤彩色多普勒超声图像

注：A、B.显示肿瘤内部散在分布的轻微弱的血流信号；C.显示肿瘤内部可见中等量条状血流信号。

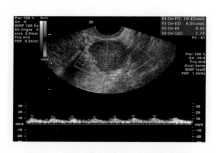

**图 3　卵泡膜细胞瘤频谱多普勒
超声图像**

例误诊为卵巢子宫内膜异位症、卵巢纤维瘤和浆膜下肌瘤，鉴别时主要依据：椭圆形肿块无包膜结构，瘤体内回声衰减不明显，瘤体低回声结构内有少许血流信号，同侧卵巢无显示。若合并内分泌功能改变的临床表现，如功能性子宫出血者，发现具有以上特征的实性卵巢肿瘤时，应注意卵泡膜细胞瘤。

（谢红宁）

luǎncháo xiānwéi liú

卵巢纤维瘤（ovarian fibroma）

起源于卵巢间质的成纤维细胞的肿瘤。占卵巢肿瘤 2%～5%，多见于中年妇女，单侧居多。

病理　肿瘤为圆形或分叶状，质坚硬，白色，中等大小，表面光滑，切面呈灰白色（图 1），镜下大量含胶原纤维的梭形瘤细胞呈编织状排列。

临床表现　肿瘤较小者可无

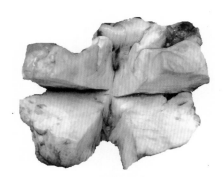

图 1　卵巢纤维瘤标本

症状，肿瘤较大者可引起腹痛。部分病例伴腹水和/或胸腔积液者，称为梅格斯综合征（Meigs syndrome），手术切除肿瘤后，胸腔积液、腹水自行消失。

超声影像学表现　包括以下方面。

二维超声　为圆形或椭圆形实性肿块，边界及轮廓清晰，无包膜回声，内部回声似肌瘤，为不均质实性低回声伴栅栏状衰减，后方界限不清（图 2）。

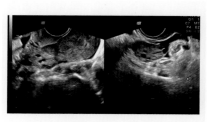

图 2　卵巢纤维瘤二维超声图像

注：右侧卵巢可见椭圆形实性肿块，边界及轮廓清晰，无包膜回声，其内部回声似肌瘤。

彩色多普勒超声 CDFI显示在肿块的近场可见少许血流信号，可记录到中等阻力动脉频谱，肿块远场因有声衰减，常无血流显示（图3）。

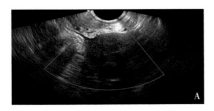

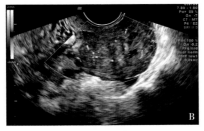

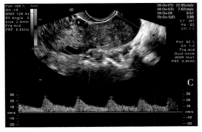

图3　卵巢纤维瘤彩色多普勒超声图像

注：A.肿块为不均质实性低回声，后方伴衰减，界限不清，CDFI显示肿块近场可见少许血流信号，远场无血流显示；B.肿块内可见散在条状血流信号；C.记录到中等阻力动脉频谱。

超声影像学鉴别诊断　①带蒂浆膜下肌瘤或阔韧带肌瘤：重点是辨别肿瘤与子宫和同侧卵巢的关系，带蒂浆膜下肌瘤或阔韧带肌瘤可探及同侧正常卵巢，与子宫之间可见瘤蒂。②卵巢癌：卵巢癌边界不清，内部多为不均质低回声，血流信号较丰富。

（谢红宁）

luǎncháo Bólènàliú

卵巢勃勒纳瘤（ovarian Brenner tumor）　由卵巢表面上皮向移行上皮分化而形成的罕见的卵

巢上皮性肿瘤。也称移行细胞瘤、纤维上皮瘤。占卵巢肿瘤的0.5%~2.0%。可分为良性、交界性和恶性三种类型，良性占大部分。该病可发生于任何年龄，多数发生于绝经期后，大部分为单侧发病，少数为双侧，肿瘤生长速度慢。

病理　良性勃勒纳瘤瘤体直径常小于2cm，大多数为单侧，肿瘤呈实质性，常与囊性肿瘤如黏液性囊腺瘤、子宫内膜样肿瘤等同时发生，附着在囊壁上形成硬结节，与周围分界清楚，切面呈纤维瘤样，有砂粒状钙化。镜下表现为在丰富的纤维间质内有圆形、界线清楚的上皮细胞巢，间质可见灶性玻璃样变和钙化。

临床表现　良性勃勒纳瘤生长速度缓慢，体积一般较小，患者一般无明显临床症状，大多在做体检或其他手术中意外发现，部分患者有雌激素增高的症状，如阴道不规则出血、子宫内膜增生等。

超声影像学表现　包括以下方面。

二维超声　良性勃勒纳瘤典型的灰阶超声表现为实性肿块，内多伴钙化，且钙化具有一定特征性，瘤体内部回声因明显衰减而无法显示，整个瘤体表现为扇形深重声影，呈"蛋壳"征（图

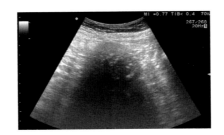

图1　勃勒纳瘤二维超声图像

注：瘤体较小，瘤体内部钙化，伴明显声衰减，整个瘤体表现为扇形深重声影，呈"蛋壳"征。

1）。当肿瘤与其他囊性卵巢肿瘤并存时，声像图较复杂，可以在囊肿内或囊壁上找到瘤体。

彩色多普勒超声 CDFI显示在瘤表面和瘤体内均无血流信号（图2）。

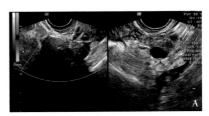

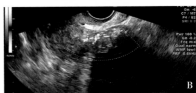

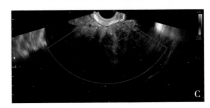

图2　勃勒纳瘤彩色多普勒超声图像

注：显示在瘤表面和瘤体内均无血流信号。

超声影像学鉴别诊断　①畸胎瘤：好发于生育年龄，病灶内常含有脂肪，并可见特征性钙化和牙齿等。②浆膜下子宫肌瘤或阔韧带肌瘤：瘤体常与子宫相连，双侧卵巢可显示。③卵巢纤维瘤：实性低回声，后方衰减明显，很少见钙化。④卵巢囊腺瘤或囊腺癌：以囊性回声为主，囊内回声杂乱，无明显钙化。

（谢红宁）

luǎncháo èxìng zhǒngliú

卵巢恶性肿瘤（malignant ovarian tumor）　发生于卵巢组织的原发性和继发性恶性肿瘤的总称。主要包括卵巢上皮性肿瘤、卵巢生殖细胞肿瘤、卵巢性索－间质肿瘤和转移性肿瘤4大类，以上

皮性肿瘤最多见。占妇科恶性肿瘤的25%，在女性致死性癌症中排第4位。由于恶性卵巢肿瘤起病隐匿，早期无任何症状，且缺乏特异性的筛查方法，大约3/4的病例在发现时已是晚期。经阴道超声检查是筛查恶性卵巢肿瘤的常规手段之一。恶性卵巢肿瘤种类繁多复杂，超声声像图表现上有一定的共性，尤其是晚期恶性卵巢肿瘤，不同病理类型表现为相似的特征，了解其声像特征有助于判断肿瘤的良恶性，早期发现恶性卵巢肿瘤。

超声诊断要点 主要包括以下方面。

二维超声 肿块多呈囊性或实性为主或囊实各半，类圆形或椭圆形，形态可不规则，囊壁厚薄不均，内部回声实性与囊性夹杂，囊腔内有乳头或菜花样实性回声突起；实性为主肿块形态不规整，椭圆形或肾形，包膜大多数完整，内部回声杂乱不均匀，回声强弱不等，在实性回声中夹有大小不一、类圆形或不规则形的无回声区。除肿瘤本身的表现外，盆腹水是恶性卵巢肿瘤的常见合并征象。以囊实性回声为特征的恶性卵巢肿瘤包括浆液性囊腺癌和黏液性囊腺癌、未成熟畸胎瘤或成熟畸胎瘤恶变、卵巢子宫内膜样癌；以实性肿块为表现者包括卵巢颗粒细胞瘤、无性细胞瘤、卵巢卵黄囊瘤、卵巢支持-间质细胞瘤、恶性勃勒纳瘤、恶性淋巴瘤、恶性克鲁根勃瘤。一般来说，表现为实性或实性为主的卵巢肿瘤以恶性居多，若形态不规则，或伴有肿块中央坏死、液化产生的不规则无回声区，以及伴腹水、腹膜转移瘤征象，更应考虑恶性卵巢肿瘤可能。

彩色多普勒超声 肿块的囊壁、囊内间隔上或实性区可显示丰富的条状、网状或小片状血流信号；频谱多普勒常可记录到低阻力型动脉血流频谱，RI常小于0.40，在肿块边缘部分血流信号较明亮处可记录到较高速血流，最大流速PSV > 15cm/s。

良、恶性卵巢肿瘤的鉴别诊断 早期恶性卵巢肿瘤靠影像学检查和术中标本肉眼检查难以分辨，最终确诊还是要依靠病理诊断。较大的肿块可综合临床表现、影像学特征、实验室检查等做出良、恶性的初步判断（表1）。

（谢红宁）

luǎncháo nángxiàn'ái

卵巢囊腺癌（ovarian cystadenocarcinoma） 来源于卵巢的上皮源性恶性肿瘤。包括浆液性囊腺癌和黏液性囊腺癌，为最常见的卵巢恶性肿瘤。其中浆液性囊腺癌为卵巢恶性肿瘤中最常见者，约占40%，黏液性囊腺癌约占恶性卵巢肿瘤的10%。

病理 卵巢浆液性囊腺癌一半病例为双侧，表面光滑或有乳头状物，灰白色，切面为多房，腔内充满乳头，常伴出血、坏死，囊液混浊，肿瘤呈乳头状生长，乳头上皮细胞明显增生（图1）。黏液性囊腺癌单侧多见，瘤体较大，囊壁可见乳头或实质区，质地脆，粗天鹅绒样或乳头状，切面多房，囊液混浊或血性。腺体细胞明显异型，分泌黏液可形成细胞外湖。交界性肿瘤是指上皮细胞有增生活跃及核异型，表现为上皮细胞层次增加，但无间质浸润，是一种低度潜在恶性肿瘤，生长缓慢，转移率低，复发迟（图2）。肿瘤内同时含浆液性和黏液性腺癌成分，或肿瘤病理为腺癌，无法区分浆液性或黏液性，为混合性囊腺癌和混合性腺癌。可以分为高分化、中等分化和低分化腺癌。

临床表现 腹部包块是最常见的症状，早期包块不大时不易

表1 良性与恶性卵巢肿瘤鉴别要点

鉴别内容	提示良性	提示恶性
临床资料		
病史	病程长，肿块生长慢	病程短，迅速长大
体征	多为单侧，活动，囊性，表面光滑，一般无腹水	双侧多，实性或半实性，表面结节伴腹水，多为血性，可能查到癌细胞
一般情况	良好	逐渐出现恶病质
肿瘤标志物	正常	升高
灰阶超声		
大小	小，多数 < 10cm	大，≥ 10cm
边界	边界清晰、规则	边界不清，不规则
囊壁及分隔	单囊、壁薄、分隔细而均匀	壁厚薄不均，分隔粗细不均，囊内乳头状突起4个以上
内部回声	较单纯，液性暗区为主，内壁光滑，实性成分直径< 7mm，边界清晰，伴声影	内回声杂乱，实性回声区呈块状不均质，囊性与实性区分界不清，回声多样
彩超表现		
血流分布	无或少量血流，分布在包膜或细隔上	包膜或实质部分血流丰富
阻力指数（RI）	> 0.40	≤ 0.40
转移灶	无	Ⅲ期以上能发现转移灶

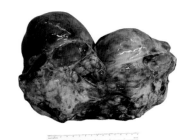

图1　浆液性囊腺癌标本

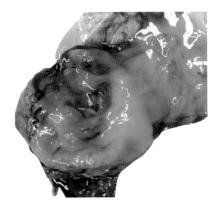

图2　交界性黏液性囊腺瘤标本

被察觉。包块较大或有腹水时可出现腹胀感。当大网膜转移严重而呈饼块状时，可在上腹腔触到浮球感的大包块。当盆腔或腹腔有肿瘤种植转移，或体位改变使包块牵引周围脏器或有扭转时，即可有腹痛症状。晚期患者可有低热、食欲缺乏、恶心、呕吐、便秘或腹泻等胃肠道症状。有时伴有尿频等压迫症状。腹部包块和腹水征是囊腺癌最常见体征。

超声影像学表现　包括以下方面。

二维超声　声像上难以区别浆液性抑或是黏液性囊腺癌，均表现为囊实性肿块。内部回声杂乱，有囊性为主、实性为主及囊实性混合性肿块。囊性为主的肿块囊壁较厚而不均，有粗细不均的分隔，囊液常呈无回声，有囊内出血时呈不均质低回声；实性

为主则囊内壁实性块状突起，中部可见大小不等的囊性区，乳头向外生长时肿块边界难辨。黏液性囊腺癌有时具有多隔分房、囊性区内有含黏液的密集云雾状低回声等特征，与浆液性者不同。混合性腺癌也表现为囊实性肿块声像，其肿块的实性成分越多，意味着分化程度越低（图3～5）。

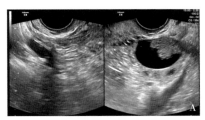

图3　交界性乳头状囊腺瘤超声图像

注：A.瘤体较小，圆形，边界清楚，囊内可见乳头状突起，囊液呈无回声；B.肿块囊壁及乳头状突起可见到丰富血流信号。

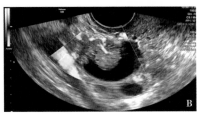

图4　交界性囊腺瘤伴微浸润超声图像

注：A.囊实性肿块，椭圆形，边界部分清，部分不清，囊壁较厚，且内有粗细不均的分隔，肿块内可见较多实性等回声；B.肿块囊壁、分隔及实性部分内可见丰富血流信号。

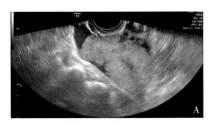

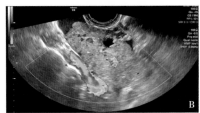

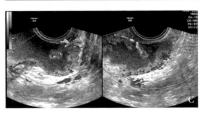

图5　低级别浆液性囊腺癌超声图像

注：A.实性肿块，形状不规则，未见明显包膜结构，实性等回声部分可见小液性暗区；B.肿块内见丰富血流信号；C.壁层腹膜增厚，CDFI可见丰富血流信号。

彩色多普勒超声　囊腺癌彩超有共同的表现，表现为肿块边缘、间隔上和中央实性区可见到丰富血流信号，可记录到低或极低阻力频谱，RI ≤ 0.40，边缘则有较高速血流，最大流速常大于30cm/s（图5）。

超声影像学鉴别诊断　①卵巢囊腺瘤：两者均为上皮来源性肿瘤，囊腺瘤为良性，肿块常单侧，形状规则，边界清晰，囊性，内壁光滑，分隔细而均匀，囊壁或分隔上可见少量血流，多无腹水，肿瘤标志物一般正常。②卵巢未成熟畸胎瘤：未成熟畸胎瘤为恶性程度高的生殖细胞肿瘤，多见于儿童及年轻妇女，可伴有甲胎蛋白轻度升高；而囊腺癌多见于围绝经或绝经后妇女，甲胎蛋白多为阴性。③卵巢子宫内膜样癌：二维及彩超表现类似卵巢囊腺癌，术前鉴别困难。若有子

宫内膜异位囊肿病史，或同时发现子宫内膜癌，应注意卵巢子宫内膜样癌的可能。

（谢红宁）

luǎncháo wèi chéngshú jītāi liú

卵巢未成熟畸胎瘤（ovarian immature teratoma）

由分化程度不同的未成熟胚胎组织构成的、恶性程度高的卵巢生殖细胞肿瘤。占卵巢畸胎瘤的 1%～3%。多见于儿童及年轻妇女，平均年龄 11～19 岁，肿块增大迅速，伴有甲胎蛋白（AFP）升高。肿瘤恶性程度根据未成熟组织所占比例、分化程度及神经上皮含量而定。

病理 常单侧发生，瘤体较大，呈圆形或分叶状，部分可见完整包膜，切面以囊实性或实性为主，囊性区域囊壁增厚、欠光滑，可见颗粒状突起；实性区域灰白、灰黄，质硬，伴钙化；部分区域灰白、胶冻样，出血、坏死多见；少数可见毛发、牙齿等。镜下，肿瘤内可见数量不等的未成熟胚胎组织，最重要的是神经外胚层菊形团形成或原始神经管，偶见神经母细胞瘤的成分，部分病例见未成熟的骨或软骨组织。

临床表现 最常见的症状为腹胀、腹痛和盆腔包块，部分患者因肿瘤破裂、扭转或出血而有急腹症表现，少数有恶心、呕吐等消化道症状。

超声影像学表现 包括以下方面。

灰阶超声 肿瘤体积较大，大多为囊实性肿块，包膜欠清晰，未见同侧正常卵巢结构。肿块内部回声呈"破絮"状或"粗网格"状改变，有时见钙化样强回声（团）分散于偏低回声区，有时伴声影（图 1A）。

彩色多普勒超声 瘤内实性区可显示或多或少的血流信号，可记录到低阻力血流频谱，RI ≤ 0.40（图 1B）。

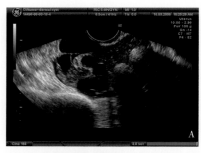
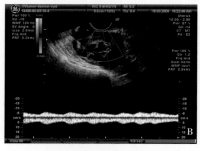

图 1 卵巢未成熟畸胎瘤超声图像
注：A. 二维超声图像 B. 彩色多普勒频谱图。

超声影像学鉴别诊断 ①恶性卵黄囊瘤：两者均为恶性生殖细胞肿瘤，均常见于儿童及年轻女性，均可引起甲胎蛋白的升高，但多数恶性卵黄囊瘤的 AFP 水平比未成熟畸胎瘤升高明显。②以囊性为主的肿块易与成熟性畸胎瘤相混淆，后者瘤内回声呈特征性表现，且瘤内无血流信号。

（谢红宁）

luǎncháo zǐgōng nèimó yàng ái

卵巢子宫内膜样癌（ovarian endometrioid carcinoma）

肿瘤具有子宫内膜上皮和/或间质相似的特点的卵巢恶性肿瘤。可以来自异位的子宫内膜和卵巢表面上皮。

卵巢子宫内膜样癌分原发性和继发性，原发性是卵巢表面上皮向子宫内膜样上皮化生而来，继发性是由子宫内膜腺癌转移而来或是子宫内膜异位症病灶恶变而来。占卵巢上皮性恶性肿瘤的 10%～15%，好发年龄为 55～58 岁。至少 15%～20% 患者伴有子宫内膜异位症，可以出现在同侧或对侧卵巢、卵巢外或肿瘤内。

病理 单侧多见，肿块通常较大，呈多房囊实性或实性，有乳头状生长，囊液多为血性。镜下形态类似子宫内膜腺癌，30% 为腺棘皮癌，常并发子宫内膜癌，两者合并存在时，难以鉴别是原发于卵巢还是从子宫转移而来。

临床表现 最常见的症状是腹胀、盆腔或腹部疼痛。阴道不规则出血或绝经后出血等症状较其他卵巢上皮性癌多见。大多数患者盆腔检查时可触及附件包块。

超声影像学表现 包括以下方面。

二维超声 肿块内部为多房囊实混合性回声或实性回声，囊性部分为密集细小点状回声，实性部分为乳头状凸起或非均质性中低回声，部分可见厚薄不均分隔光带。部分患者合并腹水（图 1，图 2）。

彩色多普勒超声 见卵巢囊腺癌，可记录到高速低阻力型血

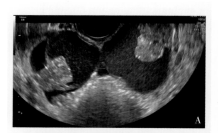
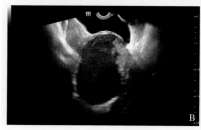

图 1 子宫内膜样癌二维超声图像
注：A. 多房囊实混合性肿块；B. 单房囊实混合性。肿块囊性部分内密集细小点状回声，实性部分为乳头状凸起。

流频谱（图2）。

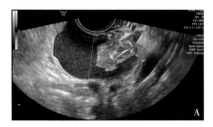

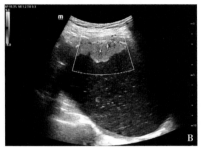

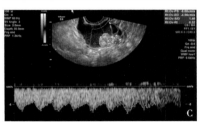

图2　子宫内膜样癌彩色多普勒超声图像

注：A、B.乳头状实性部分可见丰富血流信号；C.可记录到高速低阻力型血流频谱。

超声影像学鉴别诊断　二维及彩超表现类似卵巢囊腺癌，术前鉴别困难。该病可能的来源为子宫内膜异位囊肿恶变，也常与子宫内膜癌或实性的勃勒纳瘤并发，因此当发现囊实性类似囊腺癌的肿块时，若有子宫内膜异位囊肿病史，或同时发现子宫内膜癌，应注意子宫内膜样癌的可能。

(谢红宁)

luǎncháo kēlì xìbāo liú

卵巢颗粒细胞瘤（ovarian granulosa cell tumor）

具有内分泌（以雌激素为主）功能的最常见的卵巢肿瘤。属于低度恶性卵巢性索间质细胞瘤。占卵巢肿瘤的2%～3%，包括成人型和幼年型，成人型占大多数，幼年型仅占

5%。

病理　单侧多见，多为实性，体积不大，圆形或椭圆形，有包膜，剖面组织呈黄色、红色，质脆易碎，可有单个或多个囊腔。

临床表现　患者自然病程较长，临床症状与肿块分泌雌激素相关，幼年型有假性早熟症状；成年型多发生于40岁以上女性，可刺激内膜增生，引起不规则阴道出血或绝经后出血。

超声影像学表现　包括以下方面。

二维超声　根据肿块内部回声可分为实性、囊实性（实性中单个或多个囊性病灶）等类型。肿瘤体积较小时，呈圆形或椭圆形，以实性回声为主，内部回声较均匀，无明显声衰减；随着瘤体增大，局部可出血、坏死，表现为囊实混合性肿块，少数肿瘤甚至为完全囊性（图1）。常合并子宫内膜增厚，子宫增大，肌层血流信号增加。

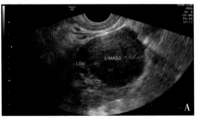

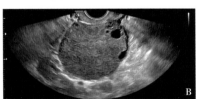

图1　颗粒细胞瘤二维超声图像

注：A.圆形，内部为较均匀实性回声，无明显声衰减；B.椭圆形，实性回声中出现多个囊性病灶。

彩色多普勒超声　由于肿瘤有分泌激素的功能，瘤体内部血管扩张明显，血流阻力下降，彩

超表现为肿瘤内实性部分血流异常丰富，呈高速低阻型（图2）。

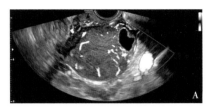

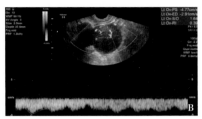

图2　颗粒细胞瘤彩色多普勒超声图像

注：A.肿瘤内实性部分血流丰富；B.记录到低阻力型动脉血流频谱。

超声影像学鉴别诊断　①多房囊性颗粒细胞瘤应与黏液性或浆液性囊腺瘤鉴别：前者间隔呈放射状排列，后者间隔菲薄且均匀，黏液性囊腺瘤囊腔内可见细密点状回声；颗粒细胞瘤常伴高雌激素引起的内分泌紊乱症状。②实性颗粒细胞瘤应与卵巢纤维瘤、无性细胞瘤鉴别：卵巢纤维瘤为中等大小、极低回声的实性占位病变，边界清晰，后方边界因衰减显示不清；实性颗粒细胞瘤回声较均匀，边界清晰，后方未见明显衰减。无性细胞瘤和实性颗粒细胞瘤内部回声均未见明显衰减，但无性细胞瘤发病年龄小，肿块体积较大，无雌激素引起的内分泌紊乱症状。

(谢红宁)

luǎncháo wúxìng xìbāo liú

卵巢无性细胞瘤（ovarian dysgerminoma）

来源于尚未有性分化以前的原始生殖细胞的卵巢肿瘤。其病理特征及组织来源与睾丸精原细胞瘤很相似，故又称卵巢的精原细胞瘤。无性细胞瘤

是最常见的恶性生殖细胞肿瘤，呈中低度恶性，占卵巢恶性肿瘤的 3%~5%，80% 的无性细胞瘤发生在 30 岁以前。肿瘤含滋养细胞时可出现 HCG 异常，肿瘤对放疗敏感，预后较好。

病理 瘤体中等大小，实质性，单侧多见，触之如橡皮样，切面分叶状，淡棕色。镜下肿瘤细胞呈圆形或多角形，核大胞质丰富，呈片状或条索状排列，由少量纤维组织分隔（图 1A）。

临床表现 早期缺乏典型临床症状，多数患者因后期肿物较大出现腹痛、腹部肿块就诊。极少数合成 HCG 的无性细胞瘤可引起月经紊乱、不规则阴道出血，临床症状类似异位妊娠。

超声影像学表现 包括以下方面。

二维超声 单侧多见，体积较大，肿瘤呈类圆形或分叶状，边界较清晰，内为实质性不均质稍低回声，无声衰减，瘤体中部可见树枝状稍高回声分隔，将实性肿瘤组织分隔成小叶状低回声区（图 1B）。

彩色多普勒超声 CDFI 显示瘤内血管主要分布于稍高回声的分隔上，血流频谱呈高速低阻力型（图 1C）。

超声影像学鉴别诊断 ①性索间质来源肿瘤：病程发展较慢，肿瘤体积较小，分泌激素可出现临床症状。②纤维瘤：多发于中老年女性，超声表现为中等大小、极低回声的实性占位病变，边界清晰，后方边界因衰减显示不清，部分病例合并胸腔积液或腹水。③子宫浆膜下肌瘤：多可显示正常卵巢结构，可通过彩色多普勒超声判断血供来源进行鉴别。浆膜下肌瘤的血流分布以周边环绕为主，无性细胞瘤以穿支血管为

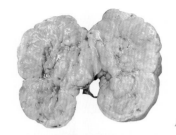
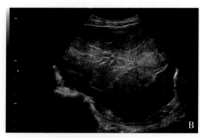
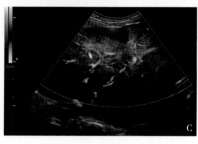

图 1 无性细胞瘤灰阶超声、彩色多普勒超声表现及病理对照

注：A. 肿瘤呈类圆形，边界清晰，内为实质性不均质稍低回声，无声衰减，瘤体中部可见树枝状稍高回声分隔；B. 彩色多普勒超声显示瘤内血管主要分布于稍高回声的分隔上；C. 术后瘤体大体标本。

主，也有助于鉴别。④库肯勃瘤：60%~80% 为双侧受累，卵巢增大，但多保持原有形状，超声表现为实性肿物或以实性为主的囊实性肿物，后方回声可衰减，肿瘤内部血流丰富，但以中等阻力为主，常伴腹水。

（谢红宁）

luǎncháo luǎnhuángnángliú

卵巢卵黄囊瘤（ovarian yolk sac tumor） 生殖细胞向胚外的中内胚层分化的高度恶性生殖细胞肿瘤。其恶性程度高，较罕见，占卵巢恶性肿瘤 1%。其组织结构与大鼠胎盘的内胚窦特殊血管周围结构相似，又称内胚窦瘤（endodermal sinus tumor）。常见于

儿童及年轻妇女，平均发病年龄 18 岁。肿瘤标志物血清甲胎蛋白浓度增高，是诊断及监测病情的重要依据。恶性程度高，生长迅速，早期即可发生转移，预后差。

病理 60% 为单侧，较大，圆形或卵圆形。包膜完整光滑，形态不规则。切面上大部分为实性组织，可见形态不规则、大小不等的囊腔，组织脆，多有出血、缺血、坏死和囊变，呈灰红或灰黄色，易破裂。镜下见疏松网状和内皮窦样结构。

临床表现 多发生于年轻女性。肿瘤增长快，包膜易破裂及腹腔内种植，故常见症状有腹部包块、腹胀、腹痛及腹水。肿瘤坏死、出血可使体温升高出现发热症状。少数患者因有胸腔积液而气短，但胸腔积液并不意味着胸腔转移，有的于手术后 10~14 天消失，似梅格斯征。患者卵巢功能及生育功能一般正常，少数患者有短期闭经或月经稀发。个别与妊娠同时发现。由于肿瘤恶性程度高、病程进展快，故从开

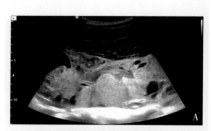
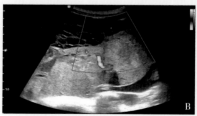

图 1 恶性卵黄囊瘤二维超声图像

注：A. 实性为主的囊实性肿块，瘤体较大，内见大小不一、边界清晰的小囊腔散在分布；B.CDFI 显示肿块实性部分可见条状血流信号。

始有症状至就诊时间都很短，45% 不超过 3 个月，64% 不超过半年。

超声影像学表现 包括以下方面。

二维超声 肿块表现为实性为主的囊实性结构，瘤体较大，实性部分为较均质的等回声或稍低回声，内见大小不一、边界清晰的小囊腔散在分布（图 1）。

彩色多普勒超声 CDFI 示肿块实性部分内血管扩张，血流信号非常丰富，血流阻力很低（图 2）。

超声影像学鉴别诊断 ①未成熟性畸胎瘤：AFP 表达程度低于恶性卵黄囊瘤，多为体积较大的囊实性肿块，内部回声呈"破絮状"或"粗网格状"改变，恶性卵黄囊瘤实性部分边界较光滑，可供鉴别。②颗粒细胞瘤：实性或囊实性，好发年龄为 30 岁以上，因肿瘤分泌雌激素，有相应内分泌改变的临床症状，血清 AFP 阴性。③无性细胞瘤：多以实性低回声为主，血清 AFP 阴性。

（谢红宁）

luǎncháo èxìng Bólènà liú

卵巢恶性勃勒纳瘤（ovarian malignant Brenner tumor）

卵巢肿瘤中存在良性或非典型增生性勃勒纳瘤成分，或存在恶性勃勒纳瘤与良性或非典型成分相互移行的恶性移行细胞肿瘤。极少见，约占勃勒纳瘤的 1%，属于卵巢移行细胞肿瘤，多数由良性勃勒纳瘤恶变而来。发病年龄平均为 60 岁。

病理 肿块呈实性或囊性伴附壁结节，恶性成分为上皮，多数表现为移行细胞癌，纤维间质无明显异型，但有癌细胞浸润。其组织学诊断应符合以下标准：①瘤内上皮含恶性成分；②可见良性和恶性上皮的中间过渡形态；③恶性上皮组织必须有间质浸润；④必须除外卵巢转移癌。

临床表现 主要表现为下腹迅速生长的包块、腹胀、腹痛、消瘦等症状，腹部扪及包块。

超声影像学表现 肿块以实性结构为主（图 1），因无特异性图像，难与其他恶性肿瘤鉴别。

超声影像学鉴别诊断 恶性勃勒纳瘤与实体型为主的浆液性癌超声声像类似，肿块均以实性为主的混合回声，边界不清，形

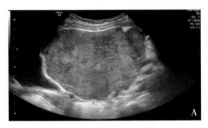

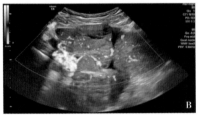

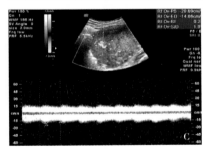

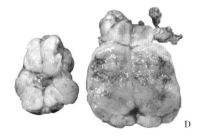

图 2 恶性卵黄囊瘤彩色多普勒超声图像及病理对照

注：A.盆腹腔内可见多个大小不等实性肿块，形状类椭圆形，内呈不均匀稍低回声；B.CDFI 显示肿块内丰富血流信号；C.频谱多普勒可记录到低阻力型动脉血流频谱；D.瘤体大体标本。

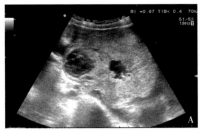

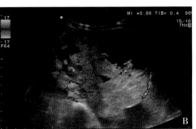

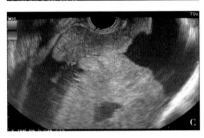

图 1 恶性勃勒纳瘤超声图像

注：A.实性为主的混合性肿块，边界不清，形状不规则；B.肿块实性成分可见丰富彩色血流信号；C.腹水征。

状不规则，肿瘤内部血流丰富，可伴有腹水。肿瘤标志物 CA125、CA199 均可有升高，两种类型肿瘤发病年龄均偏高，因此术前鉴别两者较困难。

（谢红宁）

luǎncháo èxìng Kèlǔgēnbó liú

卵巢恶性克鲁根勃瘤（ovarian Krukenberg tumor）

由体内其他器官或组织原发癌如胃癌、肠癌等转移至卵巢形成的肿瘤。也称卵巢转移性肿瘤。占卵巢肿瘤的 5% ~ 10%，大多累及双侧卵巢。

病理 病灶表现为多发结节样，镜下可见原发肿瘤的形态特征。因克鲁根勃瘤原发部位多来自胃肠道，故肿瘤内含印戒细胞，可分泌黏液形成潴留性囊肿或黏液池。肿瘤为双侧，中等大，多保持卵巢原形或呈肾状。一般无

粘连，切面实性，胶质样。

临床表现 患者的发病年龄一般比原发性卵巢癌年轻，多见于绝经前妇女。临床表现包括原发灶与转移灶导致的症状，首发症状主要有腹部包块、腹痛、腹胀或腹水，部分患者表现为妇科系统症状，如月经紊乱、阴道不规则流血，部分患者表现为消化道症状，如排便习惯改变等。另有部分患者在体检中发现。

超声影像学表现 包括以下方面。

二维超声 双侧卵巢多受累，可见双侧卵巢肿块边界清晰、形态规则，呈肾形，无明显包膜回声。肿块内呈实性不均质稍高回声，内可见大小不等、边界清晰的圆形无回声区（图1）。

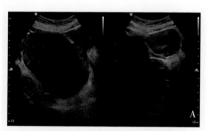
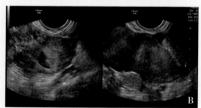

图1 克鲁根勃瘤二维超声图像

注：双侧卵巢均受累，边界清晰，形态规则，呈肾形，无明显包膜回声。

彩色多普勒超声 显示瘤内血流丰富。肿块内血流频谱以中低等阻力为主（图2）。

超声影像学鉴别诊断 与其他实性卵巢恶性肿瘤鉴别：①其他实性卵巢恶性肿瘤肿块形态不规则，边界模糊或包膜不连续，内为高低不均的杂乱回声。②因

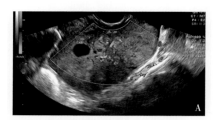
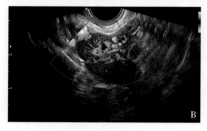

图2 克鲁根勃瘤彩色多普勒超声图像

注：A.瘤体内含有液性的圆形无回声，边界清晰；B.CDFI显示瘤体内血流丰富。

克鲁根勃瘤含印戒细胞，可分泌黏液形成潴留性囊肿或黏液池，瘤体内含有液性、边界清晰的圆形无回声，具有特征性；而其他实性恶性卵巢肿瘤内部多是因为出血、坏死、液化形成范围较大、不规则的无回声区。

（谢红宁）

luǎncháo èxìng zhǒngliú fùfā

卵巢恶性肿瘤复发（recurrent ovarian cancer）

经过满意的肿瘤减灭术和正规、足量的化疗后达到临床完全缓解，停止6个月再次发现病灶。复发部位绝大多数在腹、盆腔及阴道残端，少数转移至肝脏、肺、脑、骨等。

临床表现 患者消瘦、食欲缺乏、腹胀、腹痛等，部分患者阴道出血。查体：腹膨隆，可扪及包块，或有胸腔积液或腹水。若肠道受侵，可出现肠梗阻、便血等。常伴有CA125等肿瘤标志物升高。

超声影像学表现 包括以下方面。

二维超声 卵巢癌术后或化疗后需注意复发或残存癌，经腹扫查对盆腹腔内较小的复发或残存癌常常不敏感，经阴道扫查能够清晰地显示阴道残端及其周围的病变。癌肿常表现为不均质低回声结节，形状不规则，边界欠清；腹膜局部增厚应考虑卵巢肿瘤种植；周围器官侵犯时局部出现低回声肿块，边界不清。复发癌常与腹水并存，早期少量腹水的检出有助于诊断（图1）。

彩色多普勒超声 较大瘤体内显示丰富血流信号，并记录到低阻力型动脉血流频谱（图2）。

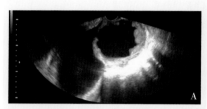
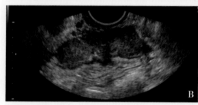

图1 恶性卵巢肿瘤复发二维超声图像

注：A.阴道残端可见混合性肿块，椭圆形，边界欠清，压迫尿道，导致尿潴留；B.阴道残端可见实性肿块，形状不规则，边界不清，内呈不均低回声。

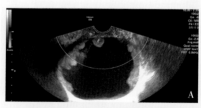
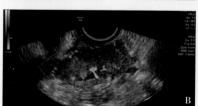

图2 恶性卵巢肿瘤复发彩色多普勒超声图像

注：A.混合性回声肿块内实性部分可见条状血流信号；B.实性低回声肿块内可见丰富血流信号。

超声影像学鉴别诊断 阴道残端复发癌需与阴道残端血肿或机化鉴别，前者病灶内可见丰富血流信号，且记录到低阻力型动脉血流频谱；后者在瘤体周边可见少量点状血流信号，瘤体内部未探及明显血流信号。

（谢红宁）

shūluǎnguǎn chāoshēng

输卵管超声（ultrasound of fallopian tube）

输卵管超声主要明确输卵管占位性病变的性质及术前评估分期，同时也是评估输卵管通畅性的重要手段。输卵管在女性生殖活动中起着重要的作用，不仅是运送精子、卵子的通道，也是卵子与精子结合场所及运送受精卵的通道。各种因素导致输卵管管腔梗阻、扭曲、僵硬、蠕动不协调等形态及功能的改变，均可引起女性不孕。常见的输卵管疾病包括急性输卵管炎、慢性输卵管炎、原发性输卵管癌及先天性输卵管发育异常、输卵管妊娠、输卵管扭转和系膜囊肿等。慢性输卵管炎有特异性和非特异性，前者如结核性输卵管炎，后者主要包括输卵管积水、积脓、间质性输卵管炎等。

解剖 输卵管是一对细长而弯曲的肌性管道，位于阔韧带上缘内，内侧与子宫角相连通，外端游离呈伞状，与卵巢相近，全长 8~14cm。根据输卵管的形态，由内向外分为 4 部分：①间质部，潜行于子宫壁内的部分，长约 1cm，管腔最窄；②峡部，在间质部外侧，细而较直，管腔较窄，长度 2~3cm；③壶腹部，在峡部外侧，壁薄，管腔宽大且弯曲，长 5~8cm，内含丰富皱襞，受精常发生于此；④伞部，在输卵管最外侧端，长 1~1.5cm，开口于腹腔，管口处有许多指状突起，有"拾卵"作用。

输卵管的血供由子宫动脉分出的弓形动脉和卵巢动脉分支吻合构成，弓形动脉的分支经输卵管系膜达输卵管处。输卵管静脉与动脉伴行，黏膜层、肌层的小静脉经过层层汇流，最终与浆膜层毛细血管网汇合，汇入子宫静脉和卵巢静脉。

正常超声表现 由于输卵管细而弯曲，位置不固定，周围被肠管遮盖，正常情况下即使是经阴道超声也难以清楚显示。当盆腔有积液时，输卵管被无回声的液体衬托，易于显示，表现为自子宫角部向外延伸，呈高回声边缘的弯曲细带状低回声，逐渐增粗，远端可见类花瓣状伞端结构。管壁上有少许血流信号，输卵管动脉呈低速中等阻力血流频谱。其下方为卵巢及阔韧带。

临床应用 ①经阴道超声对于输卵管妊娠、输卵管扭转等妇科急症有重要的诊断意义。②经阴道超声检查对部分急性、慢性输卵管声像图改变病例，结合病史体征，可以初步判断是否存在急慢性炎症，为临床诊断和治疗提供重要依据。③对急慢性输卵管炎症，输卵管积液或积脓病例，超声引导下穿刺抽液，是重要的辅助治疗方法。④经阴道超声动态观察，可筛选、早期发现原发性输卵管恶性肿瘤。

（谢红宁）

shūluǎnguǎn chāoshēng jiǎnchá jìshù

输卵管超声检查技术（ultrasound examination of fallopian tube）

主要包括灰阶超声、多普勒超声和子宫输卵管超声造影等。因输卵管细而弯曲，因此阴道或直肠超声等高频超声检查在观察输卵管结构时有绝对优势。当输卵管发生占位性病变时，经腹部超声检查可提供补充信息。子宫输卵管造影可作为评估输卵管通畅性的重要手段。

准备事项 经腹扫查前需膀胱适度充盈，经阴道扫查需排空膀胱。若输卵管有积液等较大占位病变，可选择经腹扫查，扫查范围不受限制。一般情况下，经阴道或直肠超声较经腹部超声更容易显示双侧输卵管的细节，以及输卵管与卵巢的关系。

检查体位 经腹部超声扫查时被检查者取仰卧位并暴露下腹部。经阴道或直肠超声扫查时，应使用一次性铺巾置于被检查者臀部下方，被检查者取截石位并暴露外阴部，必要时需抬高臀部，以改善观察角度。

检查方法 包括以下方面。

经腹部超声检查 检查前应饮水 500~800ml，使膀胱适度充盈，以膀胱充盈达宫底水平为宜。妇科检查时应选用凸阵探头，探头频率 3.5~5MHz，子宫、卵巢动态扫查结束后，在子宫的横切面，自子宫角部向左右侧附件区扫查，寻找双侧输卵管结构。

经阴道超声扫查 检查前患者需排空膀胱，使膀胱处于无尿或轻度充盈状态。经阴道超声探头频率为 7~9MHz。阴道探头顶端放置适量耦合剂，套一次性避孕套，然后在避孕套表面涂以耦合剂做润滑剂。操作者右手持阴道探头手柄，将探头缓慢放入阴道内。在子宫的横切面，自子宫角部向左右侧附件区扫查，正常输卵管自子宫角部向外延伸，呈高回声边缘的弯曲细带低回声，逐渐增粗，远端可见类花瓣状伞端结构。

测量方法 输卵管在正常情况下无论是经腹扫查还是经阴道扫查，都难以正常显示，故无须特殊测量。当输卵管发生病变时，应在病灶的最大切面测量病变大小及输卵管管径大小。

（谢红宁）

yuánfā xìng shūluǎnguǎn ái

原发性输卵管癌（primary fallopian tube carcinoma, PFTC）

起源于输卵管黏膜上皮的恶性肿瘤。绝大多数是乳头状腺癌，占90%，其他组织类型有透明细胞癌、腺棘癌、腺鳞癌、子宫内膜样癌等。PFTC 发病率很低，占妇科恶性肿瘤的 0.14%~1.8%，发病年龄为 40~65 岁，多发生于绝经后妇女。病因可能与慢性输卵管炎症有关。

病理 单侧多见，癌肿好发于壶腹部，起自输卵管黏膜。输卵管结节状增大、增粗，呈腊肠状，外观似输卵管积水，内含血性液体，其切面见输卵管管腔扩大，壁薄，内含灰白色乳头状或菜花状赘生物。

临床表现 多数病例早期因无特异症状和体征而常被忽视、延误诊断。随着肿瘤进展可出现输卵管癌"三联征"，即阴道排液、腹痛、盆腔肿块。阴道排液是最常见和特异性的特征，排液为浆液性、黄色、无臭，呈间歇性，量时多时少，早期为清亮液体，晚期为血性。病变侧下腹部隐痛，有时阴道排液前呈绞痛。晚期可出现下腹部肿块，妇科检查在子宫一侧或后方可扪及活动度差的肿物。出现血性腹水。

超声影像学表现 包括以下方面。

灰阶超声 ①子宫旁不规则形、腊肠状、梨状或管道状肿块，紧贴宫颈后方或子宫两侧，无明显包膜结构，内呈囊性、混合性或偏实性回声，囊性包块内有时可见乳头状结构（图1A）。②子宫大小正常，子宫内常有宫腔线分离、宫腔积液征象，内膜无明显增厚（图1B）。

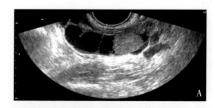
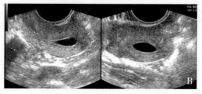

图 1 原发性输卵管癌二维超声图像

注：A. 子宫旁可见弯曲管道状肿块，内呈混合性回声，可见乳头状结构；B. 子宫内常有宫腔线分离、宫腔积液，内膜无明显增厚。

彩色多普勒超声 显示宫旁肿块囊壁上或实质部分内有散在血流信号，频谱多普勒可记录到低阻力动脉血流频谱，RI 值小于 0.4（图2）。

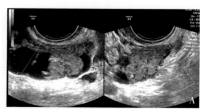
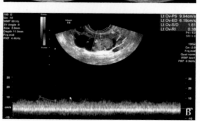

图 2 原发性输卵管癌彩色多普勒超声图像

注：A. 肿块内乳头状实质部可见丰富的血流信号；B. 频谱多普勒可记录到低阻力动脉血流频谱，RI 值小于 0.4。

超声影像学鉴别诊断 ①卵巢囊腺癌：输卵管癌肿块增大时超声图像上与卵巢囊腺癌相似，加上癌肿多侵犯卵巢，故常被误诊为卵巢囊腺癌。鉴别的关键为病史，不规则阴道排液是重要的鉴别依据。若在肿块一侧见到正常的卵巢结构，则肿块来自输卵管的可能性较大。②输卵管卵巢积脓：单纯声像图上难以鉴别，有时临床症状不典型，无发热、腹痛时炎症容易漏诊，需结合妇科双合诊，若附件区有明显压痛可帮助诊断。

（谢红宁）

shūluǎnguǎn jīshuǐ

输卵管积水（hydrosalpinx）

由于盆腔慢性炎症、粘连，输卵管阻塞等，导致浆液性液体充满输卵管管腔的疾病。是慢性盆腔炎症较为常见类型之一，是导致患者不孕的重要原因。积液形成主要有 3 个来源：①因炎症引起输卵管远端粘连阻塞后形成腔内渗出液的聚积。②输卵管脓肿的腔内的脓细胞及坏死组织分解而被吞噬细胞清除后，最终变为水样液体。③因输卵管不通而行通液术后液体潴留而引起。

病理 输卵管肿大增粗，伞端及峡部粘连闭锁，浆液性渗出液积聚形成输卵管积水。积水输卵管表面光滑，管壁薄，形似卷曲腊肠，可游离或与周围组织有粘连。多为双侧性。

临床表现 患者多表现为不同程度的腹部疼痛、下坠感；因输卵管扩张部和未扩张部的管腔仍相通，所以患者会出现间歇性阴道排液；部分患者因输卵管阻塞导致不孕。

超声影像学表现 包括以下方面。

二维超声 子宫旁囊性肿块，呈腊肠状、弯曲管道状或盲袋状，边界清，内为液性暗区，暗区内见稀疏光点，囊内可见不完整分隔。肿块一侧常可见到正常卵巢声像（图1）。

彩色多普勒超声 显示肿块边缘可见少许血流信号（图1）。

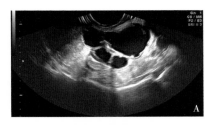

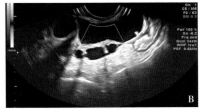

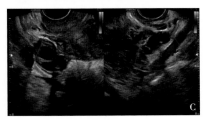

图1 输卵管积水二维超声与彩色多普勒超声图像

注：A.子宫旁囊性肿块，呈弯曲管道状，边界清，内为液性暗区，暗区内见稀疏光点，囊内可见不完整分隔；B.囊壁可见少量条状血流信号；C.肿块一侧常可见到正常卵巢声像。

超声影像学鉴别诊断 ①卵巢功能性囊肿（包括滤泡囊肿、黄体囊肿及黄素囊肿）：囊肿为圆形或椭圆形，壁光滑，形态规则，边界清晰，其周围可见部分正常卵巢组织。因为功能性囊肿，短期复查可消退。②卵巢冠囊肿：多为圆形或椭圆形，单房，壁薄光滑，其旁可见正常形态或略受挤压月牙形的卵巢组织。③盆腔包裹性积液囊性包块：形态不规则，内透声差，可见细小回声点，亦可见纤细带状分隔，囊壁及间隔无血流信号。④巨输尿管或输尿管积水：有不同程度肾积水，下端连接膀胱。

（谢红宁）

pénqiāng yán

盆腔炎（pelvic inflammatory disease） 由于女性生殖器的自然防御功能减低，病原体侵入而引起的女性内生殖器及其周围的结缔组织发生炎症的疾病。包括急性盆腔炎和慢性盆腔炎，前者表现为急性子宫体炎和急性附件炎（输卵管、卵巢脓肿），后者主要表现为输卵管炎性积水、输卵管卵巢囊肿。盆腔炎症常导致子宫、附件尤其是输卵管形态改变。输卵管炎症常合并卵巢炎症，两者难以区分开来。

病理 ①输卵管卵巢脓肿：急性盆腔炎症时，输卵管卵巢充血、肿胀，输卵管增粗、弯曲，管腔内纤维素性脓性物渗出，形成输卵管积脓，若与卵巢内脓肿穿通，则形成输卵管卵巢脓肿。脓肿多位于子宫后方、阔韧带后叶及肠管间，若穿破入盆腹腔侧引起弥漫性腹膜炎、盆腔积脓。②慢性输卵管积水：输卵管肿大增粗，伞端及峡部粘连闭锁，浆液性渗出液积聚形成输卵管积水。积水输卵管表面光滑，管壁薄，形似卷曲腊肠，可游离或与周围组织有粘连。多为双侧性。③慢性输卵管卵巢囊肿：输卵管伞端与卵巢相互粘连形成炎性肿块，液体渗出形成囊肿，也可由输卵管卵巢脓肿的脓液被吸收后囊腔内液体渗出而成。

临床表现 ①急性期：下腹痛伴发热，严重时有寒战、高热，脓肿形成时有下腹部包块及局部刺激症状。查体示急性病容，下腹肌紧张、压痛及反跳痛。妇科检查：阴道充血，宫颈举痛，宫体胀大有压痛，两侧附件区压痛尤为明显，有脓肿形成时可触及囊性包块。②慢性期：全身症状不明显，下腹坠胀、疼痛、腰骶部酸痛，劳累后加剧。妇科检查附件区可扪及增粗的输卵管，呈条索状，轻度压痛，输卵管积水或卵巢囊肿时，宫旁可扪及囊性肿物，活动度较差。慢性附件炎可有急性或亚急性发作，出现急性期症状。

超声影像学表现 盆腔炎症造成子宫、附件结构发生形态改变时，才会出现超声声像的改变，尤其是输卵管在正常情况下常规超声检查难以显示，当发生急、慢性炎症时，可因输卵管增粗或积液而被检测出来。当炎症早期病变范围较小，或慢性期仅有粘连，没有积液时，常无任何超声表现。

急性输卵管卵巢炎 ①单纯性输卵管卵巢炎：输卵管卵巢炎急性期脓肿尚未形成，仅表现为输卵管增粗（直径>0.5cm），增粗的输卵管表现为卵巢旁不规则肠管状低回声区。当炎症渗出有盆腔积液时，增粗的输卵管在液体的衬托下容易显示，彩色多普勒超声显示其内血流丰富（图1）。卵巢可增大、回声减低，卵泡结构模糊。②输卵管卵巢积脓：随着炎症进展，病灶与周围组织分界不清，并形成输卵管卵巢脓肿。输卵管积脓表现为长形、腊肠状或弯曲管道状囊性肿块，囊壁增厚，囊内为不均质低回声或云雾状回声（图2）。波及同侧卵巢时，同侧卵巢增大形成脓肿，脓肿常为圆形或椭圆形，囊壁较厚，内为不均质云雾状回声，其边缘隐约可见正常卵巢结构。两者常粘连形成混合性肿块，难以区分。彩色多普勒超声显示病灶内分隔或周边可见较丰富的条状血流信号，可以记录到中等阻力动脉血流频谱（图2）。③盆腔积脓：脓液渗出积聚在子宫旁或直肠窝，局部出现形状不规则、密度不均的云雾状低回声区；子宫浆膜面增厚，回声减低，轮廓不清；卵巢边界模糊难辨结构。脓肿广泛时弥漫分布于盆腔甚至腹腔内，

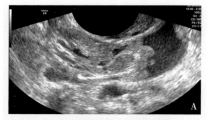

图1 单纯性输卵管炎超声图像

注：A.卵巢旁可见不规则肠管状低回声区，在周围液体的衬托下更容易显示；B.增粗输卵管内血流丰富。

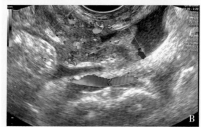

呈不规则或多角形，包绕子宫附件（图3）。

慢性输卵管炎症 急性盆腔炎过后，可遗留下输卵管积水、输卵管卵巢粘连或宫旁粘连包裹性积液等。①输卵管积水。②输卵管卵巢囊肿：声像表现与输卵管积液相似，因合并卵巢积水，又有卵泡的存在，子宫旁囊性肿块常呈多房状，常有"囊中囊"声像出现，囊的形状不规则，边界不清，囊内有粗细不等的分隔，囊内液清亮无回声，有时可见少许卵巢结构；彩超显示囊内分隔上缺乏血流信号，囊周因有卵巢组织，可记录到卵巢血流频谱。③慢性盆腔炎其他声像改变：常有盆腔粘连、盆腔积液，局部积液多聚集在子宫直肠窝、宫旁，表现为宫旁或子宫后方液性暗区呈不规则形或多角形，液性暗区内见细带状回声，卵巢被液性暗区包绕，输卵管伞漂浮在暗区内，彩超有时可见盆腔血管扩张。④结核性盆腔炎：无特异性声像改变。盆腔内常无明确的肿块回声，子宫周围可见液性暗区，子宫内

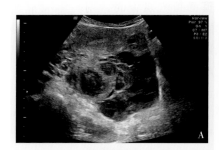

图3 盆腔积脓超声图像

注：A.子宫后方形状不规则、密度不均的云雾状低回声区；B.术中表现：脓液弥漫性分布于盆腔内，并包绕子宫。

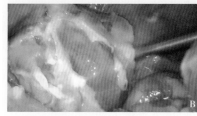

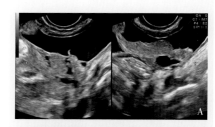

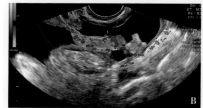

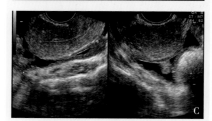

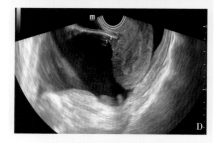

图4 结核性盆腔炎超声图像

注：A与B.输卵管呈串珠样增粗、僵直，CDFI显示可见较多条状血流信号；C与D.子宫浆膜面、肠管表面腹膜增厚，可见结节状等回声。

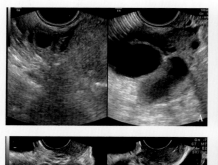

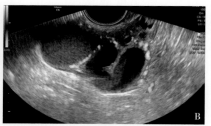

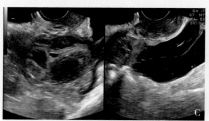

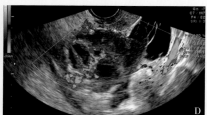

图2 输卵管卵巢积脓超声图像

注：A.输卵管积脓表现为弯曲管道状囊性肿块，囊壁增厚，囊内为云雾状回声；B.输卵管囊壁可见较丰富条状血流信号；C.卵巢脓肿囊壁较厚，内为不均质云雾状回声；D.卵巢脓肿分隔可见丰富条状血流信号。

膜、子宫浆膜面、附件和肠管表面可见粟粒状强回声斑；盆腹腔液性区内常可见条索状粘连带回声；输卵管呈串珠样增粗、粘连于子宫周围（图4）。

超声影像学鉴别诊断 ①急性输卵管卵巢炎与附件恶性肿瘤：鉴别要点为病史和双合诊检查，必要时在短期抗感染治疗后复查再行诊断。②输卵管卵巢囊肿与卵巢多房性囊腺瘤：鉴别要点为前者包块的形状不规则，囊腔多为圆形或管道状，较规则，彩超显示其分隔上难找到血流。而卵巢囊腺瘤外观较规则，瘤体有包膜反射，分隔和囊腔不规则，在其囊壁及分隔上常可以显示血流信号。

（谢红宁）

wàiyīn yīndào chāoshēng

外阴、阴道超声（ultrasound of the vulva and vagina） 阴道

是子宫与外部连接的腔道，为女性性交器官，也是月经血排出及胎儿娩出的通道；外阴是女性外生殖器。常见的外阴、阴道疾病包括先天性发育异常、阴道壁囊肿、阴道肿瘤等。虽然妇科双合诊检查在发现外阴阴道先天性发育异常及占位性病变中可提供重要信息，但超声检查可进一步明确是否合并子宫畸形、明确占位性病变的性质等。

解剖 阴道位于真骨盆下部中央，为一上宽下窄的管道，前壁长7～9cm，与膀胱和尿道相邻；后壁长10～12cm，与直肠贴近。上端包绕子宫颈阴道部，下端开口于阴道前庭后部，处女膜位于阴道口周围。子宫颈与阴道间的圆周状隐窝称为阴道穹隆。按其位置分为前、后、左、右4部分，其中后穹隆最深，与盆腔最低的直肠子宫凹陷紧密相邻，

临床上可经此穿刺、引流或作为手术入路。平时阴道前后壁相互靠近。而左右两侧壁的前后之间有一定的距离，使阴道的横断面看起来像空心的"H"字形。阴道的血供来源于子宫动脉于宫颈水平发出的阴道分支。

外阴位于两股内侧间，前为耻骨联合，后为会阴联合，包括阴阜、大阴唇、小阴唇、阴蒂和阴道前庭。

正常超声表现 经腹部和经直肠扫查时，在宫颈下方、尿道后方、直肠前方能显示高回声的阴道气线以及低回声阴道壁结构（图1）。

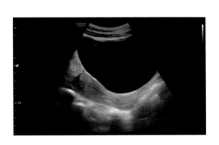

图1 正常阴道超声表现

临床应用 ①联合采用经腹部、经阴道或直肠超声，可以观察阴道气线及阴道壁结构是否存在，子宫形态是否正常，结合临床症状，判断是否存在阴道、子宫先天性发育异常。②应用经阴道灰阶和彩色多普勒超声，可以观察阴道是否通畅、有无占位，肿物的大小、边界、形态、内部回声及血流情况，辅助诊断先天性阴道发育异常，判断占位性质，为临床提供有价值的辅助信息。

（谢红宁）

wàiyīn yīndào chāoshēng jiǎnchá jìshù

外阴、阴道超声检查技术

（ultrasound examination of the vulva and vagina） 外阴、阴道超声检查技术主要包括灰阶超声、

多普勒超声、三维超声等。经腹部超声可观察阴道气线是否存在，阴道或直肠超声等高频超声检查更清楚地显示阴道气线及阴道壁结构，同时可显示子宫是否合并畸形，利用三维成像技术可更直观地显示子宫及外阴、阴道先天性畸形。

注意事项 ①注意经阴道扫查时，探头进入太快、太深时，位于中、下段的囊肿容易漏诊。②妇科双合诊检查相对容易发现阴道内占位性病变，因此要重视妇科检查提供的信息。③针对先天性无阴道患者可经腹部、直肠或会阴部超声检查。

检查体位 经腹部超声扫查时被检查者取仰卧位并暴露下腹部。经阴道、经直肠或经会阴部超声扫查时，应使用一次性铺巾置于被检查者臀部下方，被检查者取截石位并暴露外阴部，必要时需抬高臀部，以改善观察角度。

检查方法 包括以下方面。

经腹部超声 检查前应饮水500～800ml，使膀胱适度充盈，以膀胱充盈达宫底水平为宜。检查时应选用凸阵探头，探头频率3.5～5MHz。经腹部超声扫查观察膀胱及尿道后方的阴道气线及周边的低回声阴道壁。

经阴道超声 检查前患者需排空膀胱，使膀胱处于无尿或轻度充盈状态。经阴道超声探头频率为7～9MHz。阴道探头顶端放置适量耦合剂，套一次性避孕套，然后在避孕套表面涂以耦合剂做润滑剂。操作者右手持阴道探头手柄，将探头缓慢放入阴道内。经阴道扫查时探头缓慢进入阴道的同时应注意观察阴道通畅性、阴道内及阴道壁有无占位病变。

测量方法 一般情况下仅描述阴道气线是否存在，无须特殊

测量。若存在横隔，则测量横隔距离宫颈内口的距离。在阴道内或阴道壁发现占位性病变，则应在病灶最大切面进行测量。

（谢红宁）

wàiyīn yīndào xiāntiān xìng fāyù yìcháng

外阴、阴道先天性发育异常

（congenital vulvo-vaginal anomalies） 女性外阴、阴道在胚胎期发育形成过程中受到某些内在或外来因素干扰，发育停滞在不同阶段导致异常发育的疾病。按照阴道异常的临床表型，阴道发育异常分为先天性无阴道、阴道部分闭锁、阴道横隔、阴道纵隔和阴道斜隔。

病理生理基础 阴道由副中肾管和泌尿生殖窦发育而来。在胚胎发育过程中，双侧副中肾管发育并融合形成子宫和部分阴道。而泌尿生殖窦上端细胞增生，形成实质性的窦-阴道球，并进一步增生形成阴道板，而后阴道板腔化，形成阴道。来自副中肾管与来自于泌尿生殖窦的阴道发生融合形成完整的阴道。副中肾管的形成和融合过程异常及其他致畸因素均可引起阴道发育异常。

临床表现 外阴阴道发育异常绝大多数有原发性闭经或月经异常的病史，其准确诊断必须结合临床病史和特征。阴道发育异常的临床表现为原发性闭经、逐渐加重的周期性下腹坠痛、性生活障碍、肛门坠胀、尿潴留、便秘。阴道积血较多时可引起宫腔积血、盆腔包块。经血可逆流至两侧输卵管，再流入腹腔，形成阴道、子宫、输卵管积血。在青春期前可无任何症状。

超声影像学表现 经会阴扫查是盆底结构超声检查的手段，也是诊断外阴、阴道发育异常的重要途径。经会阴扫查可更清楚地判断阴道的长度、闭锁处女膜或阴道的厚度，了解复杂先天性泌尿生殖膈的发育异常。外阴阴道发育异常多数合并先天性子宫及泌尿系统畸形，超声检查发现阴道斜隔时应注意检查双侧肾脏，有无一侧肾缺如，以排除阴道斜隔综合征。①先天性无阴道及阴道闭锁（图1）：经腹部扫查时，在宫颈下方、尿道后方、直肠前方未能显示高回声的阴道气线及低回声阴道壁；或虽可探及部分阴道回声但阴道气线不清晰或很细，常合并先天性无子宫或子宫发育不良。②阴道斜隔：部分双子宫双宫颈畸形伴有双阴道，阴道隔膜位于中部，当隔膜远端偏离中线斜行时，与阴道外侧壁融合，形成阴道斜隔，此时一侧阴道腔为盲端。多数情况下需经会阴或阴道扫查，在斜隔侧因有积血衬托可显示低回声的隔结构及

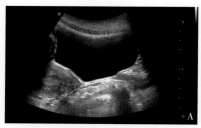
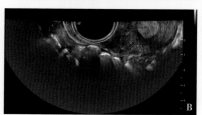

图1 先天性无阴道及阴道闭锁超声图像

注：A.经腹部扫查时，在宫颈下方、尿道后方、直肠前方未能显示高回声的阴道气线及低回声阴道壁；B.经直肠扫查，在宫颈下方、尿道后方、直肠前方可显示低回声类阴道壁结构，但未能显示高回声的阴道气线。用探头挤子宫时，可见低回声阴道壁与子宫有相对运动。

对侧宫颈。阴道斜隔常伴有斜隔侧肾脏缺如，称为阴道斜隔综合征。③处女膜或阴道下段闭锁：盆腔内子宫、宫颈下方可见长圆形囊性无回声区，内为无回声或细小密集的云雾状低回声，为扩张的阴道；宫腔积血时，可见宫

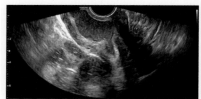
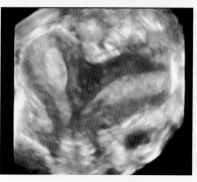

图2 阴道斜隔超声图像

注：A.在斜隔侧因有积血衬托可显示低回声的隔结构；B.常合并先天性子宫畸形。

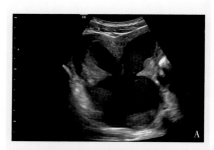
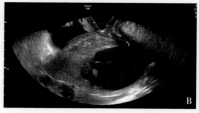

图3 阴道下段闭锁超声图像

注：A.宫颈、宫体扩张，宫腔及阴道内可见细小密集的云雾状低回声，两者处无回声区相通；B.经会阴部超声检查可测量阴道下段闭锁长度。

颈、宫体扩张，宫腔内的液性暗区与阴道内无回声区相通；严重时宫旁可见囊性肿块，为输卵管积血和/或卵巢子宫内膜异位囊肿；经会阴扫查可以帮助鉴别处女膜闭锁抑或阴道闭锁，测量闭锁段的厚度可以指导临床处理（图3）。

超声影像学鉴别诊断 ①阴道斜隔需与阴道壁囊肿相鉴别，前者有月经淋漓不尽及生殖道反复感染病史，多数合并双宫颈。②因生殖道闭锁或梗阻导致的子宫、输卵管积血及盆腔子宫内膜异位囊肿需与盆腔炎症、输卵管积脓和积液鉴别，可结合月经异常史和腹痛、发热史鉴别，两者可同时存在。

（谢红宁）

yīndào bì nángzhǒng

阴道壁囊肿（vaginal cyst）

阴道壁发生的液体潴留性囊肿。并非赘生性或增生性肿瘤，包括上皮包涵囊肿、胚胎期遗留性囊肿（中肾管、副中肾管囊肿）、子宫内膜异位囊肿和阴道腺病。病变可位于阴道的前壁、后壁或侧壁，临床上以先天性中肾管囊肿和包涵囊肿为多见。

病理 一般直径2～3cm，外表光滑，固定，触之有囊性感。囊肿的内容物多为水样，浆液性或乳白色液体，也有呈深棕色者。其颜色和黏稠度视有无囊内出血和出血量而不同。上皮包涵性囊肿病理学检查多为复层扁平上皮。胚胎期遗留性囊肿是中肾管阴道部残迹上皮生长，分泌物潴留扩张而形成。

临床表现 囊肿一般单发存在，囊肿较小时常无症状，囊肿较大可有异物感，合并感染时可出现疼痛。包涵囊肿常有阴道创伤史或手术史。

超声影像学表现 注意经阴道扫查时，随探头缓慢进入，从外到内连续观察阴道壁回声。探头进入太快、太深时，位于中、下段的囊肿容易漏诊。妇科双合诊检查相对容易发现，因此对该病的诊断关键为重视妇科检查提供的信息。

二维超声 经腹部扫查时，在子宫颈下方阴道内可见椭圆形无回声或极低回声的囊性结构，突入阴道腔，使阴道闭合气线弯曲；经阴道扫查可见阴道壁上囊肿，边界清晰，内壁光滑，可显示囊肿与阴道壁、宫颈或尿道壁的关系，明确囊肿来源（图1）。

彩色多普勒超声 囊肿周边可见血流信号，囊肿内部未见血流信号（图1）。

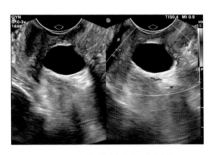

图1 阴道壁囊肿超声图像

注：A.囊肿椭圆形，边界清晰，内壁光滑，内呈无回声；B.囊肿周边可见血流信号，囊肿内部未见血流信号。

超声影像学鉴别诊断 ①尿道憩室：是指尿道周围与尿道相通的囊性腔隙，较大时可触及肿块，腔内探头挤压囊肿时可有尿液自尿道口溢出，导尿后囊肿缩小。②阴道壁子宫内膜异位囊肿：囊内为毛玻璃样回声，有周期性疼痛。

（谢红宁）

yīndào zhǒngliú

阴道肿瘤（vaginal tumor）

发生于阴道的良性肿瘤和恶性肿瘤的总称。良性肿瘤包括乳头状瘤、平滑肌瘤、纤维瘤等；恶性肿瘤有原发性阴道癌、肉瘤和葡萄状肉瘤等，均较罕见。

病理 阴道壁平滑肌瘤组织病理结构与子宫肌瘤相似。常发生于阴道前壁，一般呈单个生长，偶见多发者，为实质性肿块，常为球形，表面光滑，质地偏硬，切面为旋涡状结构。镜下肿瘤由平滑肌细胞组成，中间有纤维结缔组织分隔。原发性阴道癌早期病变为黏膜潮红，表面粗糙，触之易出血，其后可呈结节状，或结节溃疡状，质硬，也可呈菜花样、乳头状，质脆，易出血。原发性阴道癌镜下以鳞癌为主，占90%以上，腺癌次之。

临床表现 阴道良性实性肿瘤多为阴道壁平滑肌瘤，一般没有明显症状，肿瘤较大时有局部压迫症状，妇科双合诊检查肿瘤自阴道壁突起，质硬，边界清晰，表面光滑。恶性阴道肿瘤有无痛性阴道流血、白带增多、性交后出血等症状，妇科检查阴道壁有结节、菜花样肿物，局部质硬，边界欠清，活动度差。

超声影像学表现 包括以下方面。

二维超声 良性阴道实性肿瘤表现为宫颈下方、阴道壁实性肿块，边界清晰，瘤体较小时瘤内为低回声，较大时瘤体可见衰减回声，有时呈结节分叶状，宫颈轮廓清，结构正常（图1A）。恶性阴道肿瘤超声表现为阴道区不均质低回声肿块，边界不清、形状不规则，肿块较大时将子宫推向腹腔，同时可侵犯宫颈，使宫颈与阴道结构难辨。

彩色多普勒超声 良性可显示来自阴道壁的供血血管进入肿瘤内，瘤内散在分布条状血流信号，血流频谱与肌瘤相似（图1B）。恶性阴道肿瘤彩超显示肿块内血流信号丰富，并可记录到低阻力动脉血流频谱。

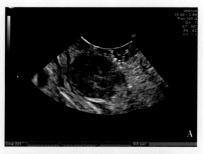
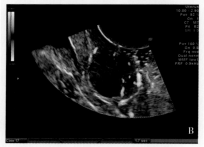

图1　阴道平滑肌瘤二维超声与彩色多普勒超声图像

注：A.阴道内实性肿块，边界清晰，内部回声未见明显衰减；B.肿块边缘及内部可见条状血流信号。

超声影像学鉴别诊断　①带蒂黏膜下子宫肌瘤经宫颈管脱落至阴道：经妇科检查可见肿块有蒂部与宫颈相连，彩超显示肿块血供来源于子宫肌层。②阴道恶性肿瘤侵犯宫颈使宫颈、阴道结构难辨时，超声检查难以与宫颈癌鉴别。

（谢红宁）

pénqiāng xuèguǎn chāoshēng

盆腔血管超声（ultrasound of pelvic vascular）　女性盆腔大血管主要包括髂总动静脉、髂内动静脉、髂外动静脉及其各级分支。盆腔分支较多，且存在多种变异形式，形成了复杂的血管系统。不同种族、地区、体型的女性盆腔血管的长度、走行、分支类型及分支角度均存在差异，并且还

受到妊娠和生育的影响，在判断盆腔血管异常方面很难形成统一、固定的标准。彩色多普勒超声具有无创、安全、操作简便、价格低廉的优势，可以直观显示盆腔血管走行、管壁情况以及测量血流动力学相关参数，为盆腔血管疾病的诊断和鉴别诊断提供简洁的途径，并且可用于病变短期内动态观察和术后长期随访，已经成为当前临床应用最广泛的无创性血管检查方法之一。现主要描述女性盆腔内髂血管、子宫、卵巢的血管解剖、检查方法及其正常超声表现。

解剖　包括以下方面。

髂动脉　髂动脉包括髂总、髂外和髂内动脉。腹主动脉在第4、5腰椎水平分为左右髂总动脉。左右髂总动脉间夹角为30°～90°，平均约60°，长度约4.0cm，管径约1.0cm，左髂总脉较右髂总动脉稍长。髂总动脉在分出髂内动脉后延续为髂外动脉。髂内动脉长度约4.0cm，管径约0.8cm，沿腰大肌内侧向下进入盆腔，平坐骨大孔上缘分前干和后干。前干发出脏支营养盆腔内脏器，后干发出壁支分布于盆壁。髂外动脉起始段管径约0.7cm，中段管径0.5～0.6cm，沿腰大肌内侧缘向外下方行至腹股沟韧带深面，穿股鞘到股部，移行为股动脉。髂内动脉和髂外动脉间夹角在10°～45°。

髂静脉　髂静脉与髂动脉伴行。髂外静脉在腹股沟韧带深面续接股静脉起始，沿骨盆上口的边缘向上到骶髂关节处与髂内静脉合成髂总静脉，左右髂静脉汇合成下腔静脉。右髂总静脉向上几乎直接延续成下腔静脉，而左髂总静脉自骨盆左侧横行向右，与下腔静脉汇合时几乎成直角。

大多数情况下，左髂总静脉近端在右髂总动脉下方穿行，这易造成左侧髂总静脉血液回流受阻，使左侧髂静脉的血栓形成较右侧多见。

子宫动脉、静脉　子宫动脉由髂内动脉前干发出，向内下方穿经子宫阔韧带基底部，距子宫颈外侧约2cm处从输尿管末端的前上方跨过达子宫侧缘，于阴道上子宫颈部分为上下两支。上支较粗，沿子宫侧壁迂曲上行，称子宫体支，行至子宫角处又发出宫底支、卵巢支及输卵管支3个终支，后2支分别与卵巢动脉的卵巢支和输卵管支吻合；下支即宫颈-阴道支。子宫动脉沿着子宫侧壁发出分支进入宫壁，由外向内依次为弓形动脉、放射状动脉和螺旋动脉三级。子宫静脉起自子宫下部的子宫静脉丛（与阴道静脉丛相连），子宫静脉与动脉伴行，最后汇入髂内静脉。

卵巢动脉、静脉　卵巢动脉自腹主动脉发出（左侧可来自左肾动脉），在腹膜后沿腰大肌前行，向外下行至骨盆腔，跨过输尿管与髂总动脉下段，经骨盆漏斗韧带向内横行，再经卵巢系膜进入卵巢门。卵巢动脉在进入卵巢前发出分支走行于输卵管系膜内供应输卵管，其末梢在子宫角附近和子宫动脉的卵巢支相吻合。卵巢内多支小静脉形成与卵巢动脉伴行的卵巢静脉。右侧卵巢静脉汇入下腔静脉，左侧卵巢静脉汇入左肾静脉，因肾静脉较细，易发生回流受阻，故左侧盆腔静脉曲张较多见。

正常超声表现　主要包括以下方面。

二维超声　髂动脉搏动明显，前后管壁呈两条近似平行的回声带，管壁回声呈三层结构，一般

可分辨出光滑、菲薄、连续的内膜（显示为中等回声）、中膜（低回声）及外膜（强回声），外膜较毛糙。横切面显示动脉比伴行的静脉管腔细。一般来讲，髂外动脉图像多较清晰，髂总动脉次之，髂内动脉显示较差，其前干和后干不易显示。髂静脉壁薄，腔内呈无回声。多数髂外静脉全程均能清楚显示，髂内和髂总静脉有时显示欠佳。

彩色多普勒超声 髂外动脉典型的彩色多普勒血流图像为每一心动周期表现为快速的三相血流色彩，即"红－蓝－红"。髂静脉呈单色血流，彩色血流亮度随呼吸而有所变化。左右两侧子宫血管主干及分支呈红蓝相伴的彩色血流束，子宫内血管由左右两侧向中央走行，均匀分布，子宫壁外 1/3 血管显示较多，呈点状或细条状彩色血流信号。在卵巢的一侧可见迂曲的动、静脉的点条状彩色血流信号。

脉冲多普勒超声 髂外动脉的血流频谱表现为高阻力型三相波形，即在一陡直的收缩期血流之后，可见一舒张早期反向血流，接着为一舒张期正向血流。髂内动脉的血流频谱表现为中等阻力型。髂总动脉的频谱是髂内动脉和髂外动脉频谱的综合表现。髂静脉系频谱呈单相，呈呼吸期相性波形，髂外静脉频谱受呼吸影响较明显。正常子宫和卵巢的血流状态随月经周期而变化，月经周期的不同阶段动脉血流频谱也随之有所不同。

临床应用 ①动脉超声检查的重点内容是评估动脉内中膜厚度及斑块特征，判断动脉狭窄或闭塞程度。②静脉超声检查的重点内容是判断有无血栓形成或外压性静脉闭塞。③盆腔动脉瘤、假性动脉瘤、动静脉瘘之间的鉴别诊断。④盆腔淤血综合征的诊断。⑤静脉血栓治疗后随访。

（谢红宁）

pénqiāng xuèguǎn chāoshēng jiǎnchá jìshù

盆腔血管超声检查技术（ultrasound examination of pelvic vascular） 盆腔血管超声检查技术主要包括灰阶超声、彩色多普勒超声和频谱多普勒超声。子宫和卵巢的血管主要来自髂内静脉前干，经腹部超声检查显示困难，而阴道或直肠超声等检查不仅探头分辨力高，且腔内探头距离盆腔血管更近，可清晰显示盆腔血管走行、管壁情况以及测量血流动力学相关参数，为盆腔血管疾病的诊断和鉴别诊断提供最佳途径。

检查前准备 为了减少肠气干扰，经腹部扫查时要求禁食、禁水、禁烟、禁嚼口香糖 8 小时以上。糖尿病患者酌情处理。经直肠或经阴道检查者，检查前应排空膀胱。

检查体位 经腹部超声扫查时被检查者取仰卧位并暴露下腹部。盆腔静脉检查时，被检查者平卧，检查床的头端高于足端，通常为 45°～60°。经阴道超声扫查时，应使用一次性铺巾置于被检查者臀部下方，被检查者取截石位并暴露外阴部，必要时需抬高臀部，以改善观察角度。

探头选择 尽量选用频率较高的探头以提高分辨力。女性盆腔血管超声常用探头类型与频率范围：经腹扫查凸阵探头，频率 2.0～5.0MHz；经直肠或经阴道扫查应用腔内探头，频率 5.0～10.0MHz；经阴道探头分辨力更高，且更接近子宫和卵巢的供应血管。

检查顺序 包括以下方面。

髂血管 将探头置于腹股沟上方下腹部，纵切面探查找到髂外动静脉，然后向上移动探头逐步检查。检查过程中根据情况适度加压。至髂外动脉近段时探头向内下方稍倾斜，寻找髂内动静脉，而后探头向内上方稍倾斜，检查髂总动静脉，直至腹主动脉或下腔静脉。也可采用自近而远的检查方法：探头置于腹中部，首先探查腹主动脉，向下移动探头至脐下约第 4 腰椎水平，可显示腹主动脉分叉。然后探头纵切面轻轻向左或右移动，显示左、右髂总动静脉，沿髂总动脉长轴继续向左下或右下移动至腹股沟处，探头向外侧移动扫查髂外动静脉，探头向内侧移动显示髂内动静脉。髂动脉显示较髂静脉相对容易，髂外静脉和髂总静脉的交接处通常不能显示，髂内静脉显示也较困难，此部位大约是髂静脉于盆腔的最深位置。

卵巢动静脉 卵巢动脉主干一般位于卵巢门外的骨盆漏斗韧带内。受检查者取膀胱截石位，经阴道或直肠超声扫查在髂血管内侧、子宫外侧找到卵巢，启用彩色多普勒，在卵巢的外侧可显示卵巢动静脉，呈点条状，待血流稳定后启动脉冲多普勒可显示血流频谱。①左侧卵巢静脉：在上腹部剑突下方显示腹主动脉上段的横切面；上下移动超声探头直至显示在腹主动脉上方与其相交叉的左肾静脉的纵切面；缓慢旋转探头 90°以显示左肾静脉的横切面；从左肾静脉的右侧（近下腔静脉端）逐渐向左侧（近肾端）扫查，直至显示与肾静脉相连接的左侧卵巢静脉。左卵巢静脉通常以直角与左肾静脉中段相连。②右侧卵巢静脉：在右侧肋下缘水平显示下腔静脉纵切面；缓慢移动超声探头，直至显示在右肾静脉的下方，与下腔静脉的外前壁相连接的右侧卵巢静脉。右侧卵巢静脉通常以锐角汇入下腔静脉。

子宫动脉 非孕期或妊娠早期采用经阴道或经直肠超声检查，将腔内探头放置在阴道后穹隆或直肠内，取子宫正中矢状切面，彩色取样框放置于子宫下段与宫颈交界处，探头向左或向右侧移动至子宫外侧、宫颈内口侧方外缘处，观察子宫动脉主支及分支，在相当于宫颈内口水平处采集子宫动脉血流频谱。中晚孕期采用经腹部超声检查，孕妇仰卧，将探头置于子宫下段肌层外侧缘，找到子宫动脉，显示子宫动脉与髂外动脉交叉处，取样容积置于距交叉点内侧约1cm处测量子宫动脉各血流参数。

检查技术 包括以下方面。

灰阶超声 采用横切面和纵切面检查，评价动脉管壁有无内中膜增厚及斑块形成，并测量厚度。同时观测静脉腔有无受压狭窄及血栓形成。

彩色多普勒超声 检查盆腔血管是否通畅、血流方向及充盈程度。将彩色多普勒血流速度标尺调至合适水平，使正常动脉段不出现混叠，扫查盆腔血管观察有无提示血流增速的混叠现象。

脉冲多普勒超声 多普勒取样容积放置于血管中部，使用较小取样容积（取样门宽度多为1.5～2.0mm）进行多普勒检查，这样可以得到感兴趣血管的血流信息，避免干扰。测量流速时必须进行多普勒角度校正。要求校正线与血流方向平行，校正后角度显示值≤60°。不要使用＞60°的取样角度，以避免误差。观察血流频谱形态及其远端随心动和呼吸周期的变化。

注意事项 ①检查髂动脉时，患者上肢放在胸部或身体两侧以使腹部肌肉充分放松。②超声发现急性期血栓，尤其观察到自由漂浮血栓时，必须十分小心，避免不必要的操作，以免引起血栓脱落。

(谢红宁)

pénqiāng yūxuè zōnghézhēng

盆腔淤血综合征（pelvic congestion syndrome, PCS）

由于慢性盆腔静脉曲张、淤血导致慢性盆腔疼痛等症状的疾病。是引起女性慢性盆腔疼痛的主要原因，约占30%。因其以主观症状为表现，阳性体征不多，故临床上易被误诊和漏诊。

病因 女性盆腔血管非常丰富，每条中、小动脉都有2～3条同名静脉伴行。产生盆腔静脉扩张淤血的解剖学因素很多，包括：静脉之间吻合支多，血管壁薄、弹性差；盆腔小静脉缺乏静脉瓣，较大静脉的静脉瓣功能不全，不能有效防止血液倒流；盆腔器官周围的静脉丛相互交通，使盆腔静脉血流相对缓慢；盆腔静脉周围为疏松结缔组织，缺乏有力的支持；左侧卵巢静脉行程长，呈直角汇入左肾静脉，不利于静脉的回流等。另外早婚、早育、孕次频繁、人工流产、分娩创伤、长期便秘、长期站立或负重劳动过度等也是引起盆腔淤血综合征的原因。

临床表现 特征性的临床表现为"三痛、两多、一少"。即下腹坠痛、腰背部疼痛、深部性交痛；月经增多、阴道分泌物增多；妇科检查阳性体征少。

超声影像学表现 包括以下方面。

二维超声 子宫后倾后屈位，大小、形态正常或稍大，肌层回声均匀或稍不均；宫旁显示管道状、串珠状、麻花状低或无回声，经阴道超声显示其内见云雾状回声，呈沸水样滚动；管道内径较宽，常大于1cm，严重者可大于2cm（图1，图2）。子宫直肠窝可有少量积液。

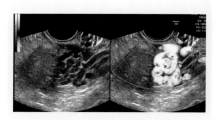

图1 盆腔淤血二维超声及彩色多普勒超声图像

注：二维超声显示宫旁血管呈麻花状，其内见云雾状回声；彩色多普勒超声显示内可为斑片状红、蓝相间的血流信号，可记录到静脉频谱。

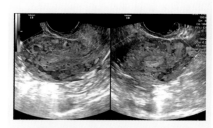

图2 盆腔淤血子宫彩色多普勒超声图像

注：子宫肌层内静脉扩张，可见增粗条状红、蓝相间的血流信号。

彩色多普勒超声 显示宫旁可见增粗条状或斑片状红、蓝相间的血流信号，呈湖泊状，为低速、无搏动的静脉血流频谱；瓦尔萨尔瓦动作时盆腔静脉流速更低甚至出现反向血流，该动作结束或解除后血流恢复并加快。

超声影像学鉴别诊断 ①输卵管积水：与PCS在灰阶声像图上有相似之处，但启动彩色多普勒超声易于鉴别。②盆腔后壁肿块压迫髂静脉或髂静脉内血栓所致的盆腔静脉扩张：特点是单侧静脉扩张，而 PCS 多见于双侧静脉扩张；髂静脉血栓可在髂静脉内找到造成阻塞的低回声条块。③盆腔炎症：子宫及附件不同程度炎性充血，显示为彩色血流丰富，动脉及静脉流速增快，但静脉内径不宽，抗感染治疗后好转。

（谢红宁）

pénqiāng dòngjìngmài jīxíng

盆腔动静脉畸形（arteriovenous malformations, AVMs）

子宫及盆腔的动脉与静脉之间通过瘘口直接相通，高压动脉血液不经过毛细血管网直接分流汇入低阻力静脉的疾病。AVMs 是罕见的妇科疾病，因发病率低，临床医师对该疾病的诊治经验不足，常误认为功能性子宫出血或妊娠组织物残留等，刮宫治疗时引发子宫大出血，严重者可导致失血性休克甚至威胁生命。

病理生理基础 根据发病机制不同，AVMs 分为先天性和获得性两种。先天性 AVMs 较罕见，多为胚胎时期的原始血管发育异常，自出生时即已存在，呈侵袭性生长，有自行消退趋势，一般都有 10～20 年病程。获得性 AVMs 继发于刮宫、剖宫产、流产、多次妊娠分娩等创伤，以及滋养细胞疾病治愈后形成的子宫血管构筑异常。破损的动脉分支和静脉之间出现多个小的动静脉瘘或动脉与静脉吻合形成血管瘤是获得性 AVMs 主要的病理变化。

临床表现 包括子宫和宫旁动静脉畸形。因畸形血管瘤的形成需要一定时间，且形成后并不一定都会出现症状，有的可长期隐匿存在，当有造成畸形血管壁暴露、损伤的诱发因素时，才会出现阴道流血等症状。无痛性间断阴道流血是子宫动静脉畸形最主要的临床表现。若血管瘤体接近子宫内膜表面，随着月经期子宫内膜脱落，血管开放会导致月经过多而大出血。宫旁 AVMs 由于病变的位置和程度不同，临床表现多样化，患者平时可无任何症状，有的可表现为血尿、性交痛、腰骶痛、肛门坠胀、髋部及大腿痛等。宫旁动静脉畸形患者经阴道检查可发现宫旁搏动感和有血流震颤感的包块，呈典型"猫喘样"。

超声影像学表现 包括以下方面。

二维超声 盆腔内可见囊性肿物，呈圆形，内为无回声区，边界清；经阴道高频探头扫查可以显示无回声内滚动的云雾状低回声，呈"沸水"征；病灶位于子宫肌层内、内膜下时，为子宫血管畸形；位于子宫外侧为宫旁血管畸形（图 1）。

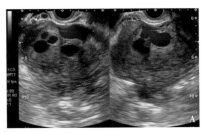
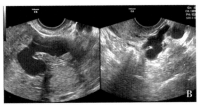

图 1 盆腔动静脉畸形二维超声图像
注：A.子宫血管畸形，肌层内可见多个圆形云雾状低回声区，边界清楚；B.宫旁可见粗大弯曲云雾状低回声区，边界清楚，动态观察可见"沸水"征。

彩色多普勒超声 显示病变部位充满红蓝混杂的血流信号，可见类马赛克的血流信号以及旋涡状血流，可记录到动静脉瘘性频谱，呈毛刺样动脉性搏动频谱

（图 2）。盆腔动静脉畸形通过彩超可快速确诊，由于快速、准确、无创，应作为大出血紧急诊断的首选方法。

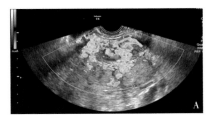
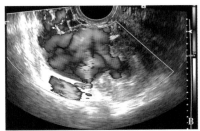
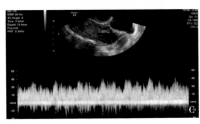

图 2 盆腔动静脉畸形彩色多普勒超声图像
注：A.子宫血管畸形；B.子宫旁血管畸形；C.病灶内记录到动静脉瘘性频谱。

超声影像学鉴别诊断 需与不全流产和滋养细胞疾病鉴别：不全流产时残留的绒毛与子宫肌层之间可有丰富的血流信号；滋养细胞疾病本身血流信号丰富，此时需借助血清 β-HCG 的动态变化加以判断。

（谢红宁）

fǔzhù shēngzhí jìshù chāoshēng

辅助生殖技术超声（ultrasound of assisted reproductive technology）

辅助生殖技术是指采用医疗辅助手段使不育夫妇妊娠的技术。包括人工授精、体外受精-胚胎移植、卵泡浆内单精子显微注射及胚胎植入前遗传学诊

断等。超声具有无放射性、无创、可重复性、低成本及操作简便、可实时监测进展和疗效等优势，在生殖相关疾病的诊断和治疗中发挥举足轻重的作用。随着辅助生殖技术的日益成熟，超声的应用价值更加突出。在辅助生殖技术中，可通过超声检查预测子宫内膜容受性、评价卵巢储备功能，同时可在超声引导下行穿刺取卵术、胚胎移植术和多胎妊娠减胎术等介入手术，提高妊娠成功率，同时降低多胎妊娠率。超声手段可为辅助生殖技术提供更高效、精确的支持。

超声监测正常生理周期 女性盆腔中子宫和卵巢在月经周期中的不同阶段有较明显的生理性改变，了解女性内生殖器官解剖结构、形态特征以及随月经周期变化的规律，有助于辅助生殖技术中超声的应用。

子宫内膜声像图改变与超声监测 包括以下方面。

月经周期中子宫内膜回声改变 正常子宫内膜随月经周期发生变化，不同时期内膜回声有其特征（图1）。①增生期：即卵泡期（第5～14天），内膜腺体增生，内膜功能层表现为低回声，基底层表现为高回声，加上宫腔闭合线的高回声形成"三线征"。增生早期到中、晚期，内膜逐渐增厚，与卵泡发育成熟、即将排卵相同步。增生晚期内膜厚度约10mm。②分泌期：即黄体期（第15～28天），排卵后24～48小时黄体形成后，在孕激素作用下子宫内膜腺体发生分泌反应，内膜厚度继续增加，内膜由基底层逐渐向内膜表面转变成较子宫肌层稍强的回声层。分泌期内膜厚度可达10～13mm，内膜呈均匀高回声，"三线征"消失。③月经期：

即卵泡早期（第1～4天），增厚的子宫内膜功能层剥离并随经血流出，内膜变薄（2～3mm），呈条带状均匀高回声。若有宫腔积血，表现为宫腔分离、宫腔内液性暗区。

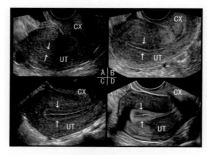

图1 子宫内膜形态随月经周期的变化超声图像

注：A.月经期；B.增生期；C.分泌早期；D.分泌晚期。

子宫内膜的超声监测 在辅助生殖技术中，应用超声观察子宫内膜的形态、厚度及回声的变化，对受孕的预测和人工周期药物治疗的疗效观察具有重要意义。辅助生殖技术过程中，按照月经周期不同时段内膜的特征，将子宫内膜回声分型：月经后子宫内膜为菲薄的带状高回声（A型）；卵泡中期内膜功能层和基底层分界清晰（B型）；排卵前期内膜功能层与基底层分界清晰，与宫腔闭合线一起呈典型的"三线"征（C型）；分泌期因子宫内膜腺体的分泌，内膜呈均质的高回声（D型）；宫腔内见流动的回声为月经来潮（M型）。

子宫内膜厚度≥10mm是排卵期内膜的最佳厚度，比较适合胚胎着床，当内膜厚度<5mm时不利于胚胎种植。

自然周期卵泡监测 在正常的月经周期中，卵泡的发育极其规律。一个自然周期里，卵泡经

历生长发育、成熟、排卵、黄体形成和黄体退化5个阶段。

卵泡生长、发育及成熟 自然周期中，卵巢皮质内有众多直径<2mm的微小卵泡。月经周期第2～5天，随着垂体卵泡刺激素及黄体生成素分泌的增加，卵泡逐渐发育，卵泡募集，此时经阴道超声检查可探及卵巢内2～9mm的窦卵泡。随着激素水平的持续升高，活动侧卵巢内卵泡刺激素阈值最低的卵泡逐渐增大，至直径≥14mm时形成优势卵泡；当优势卵泡生长至直径>18mm时，卵泡成熟，成熟卵泡直径为18～28mm（促排卵周期时内径可达30mm以上）。成熟卵泡呈圆形、透声好、张力高，凸于卵巢表面，有时其内可见点状实性回声卵丘，应用彩超在卵泡周边可探及环状血流信号。

排卵前征象 成熟卵泡在排卵前具有特殊的超声表现：①成熟卵泡直径为18～28mm，逐渐移至卵巢边缘，一侧无卵巢组织覆盖。②排卵前由于卵泡膜细胞层水肿，卵泡周围回声降低，出现极低回声晕，卵泡壁边界欠清。③卵泡壁形态不规则，张力欠佳，颗粒细胞层皱缩呈"锯齿"状。④部分成熟卵泡可在一侧内壁上探及卵丘（出现率约20%），表现为细小点状高回声。卵丘的出现意味着排卵过程将在24小时内开始，这是超声检测排卵较为可靠的指标。

排卵后征象 排卵的过程很短暂，超声往往不能直接观察到卵泡破裂、卵子排出过程，而只能根据一些间接征象判断排卵是否已经发生，主要包括以下几点：①原卵泡区的成熟卵泡消失或缩小，卵泡内壁塌陷。②血体形成：卵泡破裂后卵泡壁微小血管破裂，

血液充盈于排卵后的卵泡，重新形成囊性结构，即血体。超声下血体表现为缩小的卵泡腔形态不规则，边界清晰，内壁较厚，内可见细弱光点回声，继而有较多的高回声。③盆腔积液：由于卵泡液的流出，可出现子宫直肠陷凹少量积液。④子宫内膜特征性"三线征"消失，转为分泌期内膜改变，内膜增厚、呈较均匀的中高回声。

黄体生成　排卵后血体大约持续 72 小时，随后颗粒细胞和卵泡膜细胞向血体内生长而形成黄体。黄体的声像表现根据排卵后血体内的出血量和时间等发生较大变化。典型黄体为卵巢皮质内形态不规则的无回声或低回声，壁厚，部分囊内透声差；彩超可见黄体周围典型的环状或半环状低阻血流信号，约占同侧卵巢血供的 80%。

黄体萎缩　若排出的卵子受精形成受精卵，则黄体转化为妊娠黄体；若未发生受精，则黄体发生萎缩转变为白体，体积缩小。

卵泡发育异常　①未破裂卵泡黄素化综合征：优势卵泡长至排卵前大小，但不破裂，不排卵，卵泡腔持续存在，卵泡壁较厚，呈黄体囊肿改变。②卵泡发育不良：基础血雌激素水平一般正常，双侧卵巢形态正常或稍小，但均未见明显的优势卵泡，皮质内的小卵泡张力欠佳，生长缓慢，卵泡发育至一定程度即停止，连续观察，卵泡不随周期变化增大，不具备受孕能力。彩超显示双侧卵巢内血流信号稀疏。③闭锁卵泡：即早期卵泡发育正常，卵泡后期超声检查发现较大的优势卵泡，壁薄、张力低，且患者雌激素水平低下，这种卵泡不会发生排卵。④出血性无排卵卵泡：优

势卵泡增长至正常排卵前大小而无排卵，卵泡壁未明显黄体化，壁较薄，呈高回声，卵泡壁毛细血管破裂，血液溢至卵泡腔内。⑤小卵泡周期：卵巢周期连续超声监测中，卵泡大小及卵泡平均增长速度明显小于正常，排卵前卵泡直径 < 15mm，且卵泡形态不规则，张力偏低，可排卵，但不易受孕。

超声监测诱导排卵周期　诱发排卵周期监测能动态观察卵泡的生长情况，预测排卵时间，从而指导同房时机；同时指导临床合理用药，防止卵巢过度刺激综合征等并发症的发生。

卵泡发育监测检查时机　月经规律者，在月经周期的第 9、11、13、14 天至排卵日行经阴道超声检查；月经周期不规则者，先观察卵巢大小，根据卵巢内卵泡大小来判断超声检查时间，卵泡直径 ≤ 12mm 可 3 天至 1 周复查 1 次，卵泡直径 > 15mm，应每天监测 1 次直至排卵。

超声监测卵泡内容　常规超声卵泡监测具体内容包括卵泡的个数、形态、大小、生长速度、内部回声及有无排卵。①卵泡个数：基础窦卵泡数是评估卵巢储备功能的重要指标，在促排卵周期中，测量卵泡个数有助于临床调整用药方案及剂量，获取优质卵泡。超声卵泡监测可分段测定，如记录 < 10mm、10 ~ 14mm、15 ~ 18mm、> 18mm 的卵泡个数，利于后续监测中对是否排卵及排卵个数进行对比了解。②卵泡形态：在正常月经周期卵泡为圆形或椭圆形无回声区，形态规整，张力较高；成熟卵泡排卵前在黄体生成素作用下，颗粒细胞层皱褶，可见卵泡壁形态不规则，张力减低；卵泡发育异常如闭锁

卵泡的无排卵周期，在增生晚期可见优势卵泡张力减低，形态欠规则；当药物诱导多个卵泡同时发育时，可见多个大小相近的卵泡相互挤压致形态不规则。③卵泡大小：是卵泡监测的主要指标。月经周期的第 2 ~ 5 天，正常情况下卵泡募集，卵巢皮质可探及 2 ~ 9mm 的窦卵泡；由于卵泡刺激素的阈值不同，主卵泡的大小及生长速度超过其他卵泡，在月经的第 8 ~ 12 天可根据卵泡的大小及生长速度辨认，直径 ≥ 14mm 时形成优势卵泡，80% 以上的周期只有一个优势卵泡，有时可出现两个优势卵泡，位于同侧或两侧卵巢；当优势卵泡生长至直径 > 18mm 时，卵泡成熟，成熟卵泡直径为 18 ~ 28mm（促排卵周期时内径可达 30mm 以上）。排卵后 7 ~ 8 天，黄体体积和功能达到高峰，直径为 10 ~ 20mm。④卵泡生长速度：自然周期卵泡生长率 1.7 ~ 3mm/d，其中优势卵泡的生长速度为 1 ~ 2mm/d，排卵前 4 ~ 5 天增长率 2 ~ 3mm/d；促排卵周期卵泡生长速度较快，为 2.5 ~ 2.7mm/d。⑤卵泡内部回声：正常有排卵周期卵泡内部均呈通透的无回声，当出现无排卵周期如黄素化卵泡未破裂综合征、出血性无排卵卵泡时，卵泡内呈弱回声或细密点状回声。⑥有无排卵：接近排卵期时，注意是否已经排卵，观察有无排卵后征象。⑦血流情况：常规二维超声已经基本满足卵泡监测的要求，日常卵泡监测较少用到彩色多普勒，但当患者月经不规律，难以鉴别卵巢内无回声区是卵泡、囊肿或黄体时，可加用彩色多普勒超声辅助鉴别。卵泡周围出现血流、血流 RI 值下降也可作为卵泡成熟的辅助指标。

超声监测卵泡生长 卵泡生长发育包括卵泡产生至排卵过程及此过程中的激素变化。育龄妇女一生有 400～500 个卵泡发育成优势卵泡,其他卵泡在早期萎缩闭锁。正常月经周期双侧卵巢呈随机交替性排卵。

卵泡发育共分 5 个阶段,分别是始基卵泡、初级卵泡、次级卵泡、窦卵泡和成熟卵泡。①始基卵泡:数量多、体积小(直径 0.03～0.06mm),位于皮质浅层,含有一个初级卵母细胞,周围包绕单层扁平的颗粒细胞。②初级卵泡:较始基卵泡体积大(直径＞0.06mm),数量仍维持在较高水平,含有一个卵母细胞,周围交替包绕单层扁平和单层柱状颗粒细胞。③次级卵泡:数量较少,体积进一步增大(直径约 0.12mm),周围颗粒细胞由扁平柱状单层变为复层,含有一个卵母细胞,周围包绕两层柱状颗粒细胞,总数 ≤ 600 个。④窦卵泡:数量进一步减少,体积增大(直径 2～9mm),颗粒细胞增生并分泌卵泡液,卵母细胞及周围颗粒细胞移至卵泡的一侧。⑤成熟细胞:直径＞18mm,突出卵巢表面,腔大,颗粒层薄,随后排卵发生、黄体形成,完成一个卵泡生长发育周期。

一个周期开始时有多个卵泡发育,但由于各个卵泡的卵泡刺激素阈值不同,通常只有一个优势卵泡(即主卵泡,5%～11% 正常周期可能有两个主卵泡发育)形成而排卵,余卵泡相继闭锁,这个过程称为卵泡的选择。

彩色多普勒超声监测子宫血流 包括以下方面。

子宫动脉 从以下方面进行阐述。

子宫动脉解剖 子宫动脉由髂内动脉前干发出,向内下方穿经子宫阔韧带基底部,距子宫颈外侧约 2cm 处从输尿管末端的前上方跨过达子宫侧缘,在阴道上的宫颈处分为上下两支。上支较粗,沿子宫侧壁迂曲上行,称子宫体支,行至子宫角处又发出宫底支、卵巢支及输卵管支 3 个终支,后 2 支分别与卵巢动脉的卵巢支和输卵管支相吻合;下支为宫颈 - 阴道支。子宫动脉进入肌层后发出分支进入宫壁,由外向内依次为弓形动脉、放射状动脉和螺旋动脉三级。

子宫动脉的测量方法 经阴道超声检查,将阴道探头置于阴道后穹窿,取子宫正中矢状切面,彩色取样框置于子宫下段与宫颈交界处,探头向左或向右侧移动至子宫外侧、宫颈内口侧方外缘处,彩色多普勒超声可显示子宫动脉主支及分支,呈明亮迂曲管状血流信号。启动频谱多普勒检测,在相当于宫颈内口水平处获取子宫动脉血流频谱,取样时使血管长轴与声束方向平行或形成小夹角(＜60°),取连续 5 个稳定的波形图后测定子宫动脉频谱参数,同样方法测量对侧子宫动脉,记录双侧子宫动脉的多个参数,所有参数均测量 3 次取平均值。

子宫动脉血流评估参数 子宫动脉常规血流评估参数包括收缩期峰值流速(peak systolic velocity, PSVA)、阻力指数(resistive index, RI)及搏动指数(pulsatility index, PI),最常用的容受性监测指标为子宫动脉 PI 和 RI。

子宫动脉频谱表现及参数值 正常子宫动脉血流频谱为收缩期高速血流、舒张期驼峰样正向低速血流频谱,阻力指数为 0.80～0.90。子宫内血管由左右两侧向中央走行,分布较均匀。正常月经周期中,双侧子宫动脉对雌激素的反应基本一致,二者的血管阻力基本相近,仅在分泌期差异稍明显。子宫动脉 PI、RI 数值低,表示血管阻力低,子宫血流灌注良好,子宫内膜容受性较好;相反,PI、RI 数值过高,子宫内膜容受性下降。舒张末期血流消失提示内膜容受性低下。

月经周期子宫动脉血流变化 在自然月经周期中,子宫动脉血流灌注随着卵泡发育、雌激素水平的增加而发生相应变化。①增生早期:子宫动脉的血流频谱波形为低舒张期血流或舒张期血流缺如(即低速高阻力型),PI: 3.8 ± 0.9。②增生晚期:随着卵泡增大,体内雌激素水平不断增加,子宫动脉相应扩张,血流增多,子宫动脉血流流速上升,RI、PI 数值降低,频谱呈高速低阻力型,PI 降低至 3.0 ± 0.8。③分泌早中期:排卵后受黄体影响,体内雌激素、孕激素分泌增多,使子宫动脉阻力进一步降低。当黄体功能达到高峰时,子宫动脉血流阻力降至最低,PI: 2.5 ± 0.9,此时正值胚胎"种植窗"期。④分泌晚期:黄体晚期至月经期前,子宫收缩增加,宫壁血管压力增加、血管孔径减小,子宫动脉血流阻力再次上升,PI: 2.7 ± 0.5。⑤月经期:子宫动脉血流恢复至周期初始高阻力水平。

子宫内膜及内膜下血流 子宫动脉血流参数反映整个子宫血流灌注情况,属于间接指标,并不能反映子宫内膜的血流灌注情况。子宫基底动脉和螺旋动脉供应内膜及内膜下区域,子宫螺旋动脉起始于宫壁肌层内的基底动脉,终止于子宫内膜,是子宫动脉的终末支,也是营养子宫内膜的主要血管，对性激素有高度敏感性，随经周期产生相应变化：内膜增生早期，体内雌激素水平较低，螺旋动脉生长刚好超过基底层；随着体内雌激素水平的不断升高，内膜增厚，螺旋动脉不断生长、迂曲，于增生晚期抵达子宫内膜浅层；分泌期，螺旋动脉受孕激素作用进一步加速生长，血管变长、变粗，且更弯曲，达到子宫内膜全层。月经期，螺旋动脉节律性收缩与舒张，血管塌陷扭曲，导致子宫内膜缺血、坏死，血液溢入结缔组织，最终突破退变坏死的内膜表层，流入宫腔，子宫内膜碎片与血液一起排出，月经来潮。子宫内膜内螺旋动脉较细、血流速度极低，因此生理情况下仅在分泌晚期或早期妊娠时可以显示。

彩色多普勒超声监测卵巢血流 卵巢动脉自腹主动脉分出（左侧可来自左肾动脉），经卵巢系膜进入卵巢门，并与子宫动脉上行的卵巢支吻合。卵巢动脉的检查方法：经阴道超声下找到卵巢位置，观察卵巢形态和卵泡情况；启用 CDFI 模式，可在卵巢的一侧观察呈点条状的一条卵巢动脉和两条卵巢静脉，待血流稳定后，启动脉冲多普勒，取 3 个以上稳定的动脉型血流频谱，测量卵巢动脉血流 PI、RI 及 S/D。卵巢内血流供应同样也会随着月经周期变化而发生相应改变（图2）。自然周期中，活动侧卵巢内优势卵泡生长，其局部雌激素水平往往大于对侧的静止卵巢，因此两侧卵巢内部血流的阻力可有显著差异。卵巢储备功能评估相关血流包括卵巢动脉、卵巢间质血流及卵泡周围血流。①月经期：卵巢皮质内存在较多的始基卵泡，由于始基卵泡无独立血供，因此

卵泡周围无明显血流信号，仅可在卵巢间质内有点条状血流信号。动脉频谱为低速高阻型，有时没有舒张期成分。②卵泡期：卵巢内血流信号逐渐增多，优势卵泡周围出现点条状或短条状彩色血流信号，越近排卵血流信号越丰富，动脉频谱舒张期成分增多，流速增大。卵泡后期可在主导卵泡周围卵泡膜上显示半环状至环状的血流信号，阻力指数 RI 为 0.4～0.5。③黄体期：黄体形成过程中黄体囊周围血管增生，囊壁上血流扩张明显，产生了特征性的黄体血流，表现为环绕黄体囊的丰富血流信号，血流频谱呈高速低阻型。血流阻力最低时，阻力指数可低达 0.40 以下。

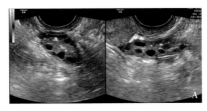
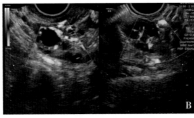
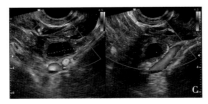

图2　卵巢彩色多普勒超声图像
注：A. 月经期；B. 卵泡期；C. 黄体期。

体外受精与胚胎移植中超声监测 体外受精与胚胎移植（in vitro fertilization and embryo transfer, IVF-ET）指将女方的卵子和男方的精子取出体外，放置于培养皿

内进行体外受精，将获得的受精卵继续培养为早期胚胎或囊胚，再将其移植入女方子宫内继续发育。辅助生殖技术超声在 IVF-ET 中的应用主要包括以下几个方面：月经周期卵巢、子宫内膜超声检查（见超声监测正常生理周期），控制性排卵过程中卵泡监测（见超声监测诱导排卵周期、超声监测卵泡生长和子宫卵巢血流），在辅助生殖技术中的介入超声，辅助生殖技术并发症的监测。

现主要将介入超声在 IVF-ET 中的应用进行阐述。①超声引导下穿刺取卵术（卵子回收）：因阴道壁靠近卵巢，经阴道超声检查引导可更清晰观察卵巢结构，与传统的腹腔镜下取卵相比，经阴道超声引导下穿刺取卵术，操作更安全、简单、经济实惠、可重复性好，且无须住院，已成为取卵的首选方法。操作者应尽可能通过提高卵子回收率来增加收集卵子的数目。②超声引导下胚胎移植术（胚胎移植入宫腔）：超声引导下胚胎移植术可提高临床妊娠率，减少异位妊娠的发生。在超声引导下插管，胚胎移植外管弯成一定的角度，沿宫体-宫颈管轴插入，可避免刺激宫颈及损伤子宫内膜。同时，纵切面可显示移植管置于子宫腔内位置，确保胚胎放置在内膜最厚处或超声下内膜回声最佳处。③经阴道超声引导下多胎妊娠选择性减胎术：经阴道超声引导下多胎妊娠选择性减胎术一般在妊娠早期（7～8周）实施，经阴道途径具有施术时间早、手术时间短、安全有效、可不必向胎儿注射药物等优势，常采用胚芽抽吸、机械破坏等减胎方式。经阴道超声引导下选择性减胎术已被证实是安全、有效、有利于改善妊娠结局的重

要手段。

（谢红宁）

fǔzhù shēngzhí jìshù chāoshēng jiǎnchá jìshù

辅助生殖技术超声检查技术
（ultrasound examination of assisted reproductive technology）

辅助生殖技术超声检查技术在生殖相关疾病的诊断和治疗中发挥重要的作用，随着辅助生殖技术的日益成熟，超声的应用价值更加突出。辅助生殖技术超声检查技术主要包括灰阶超声、彩色多普勒超声、能量多普勒超声、三维超声、子宫输卵管造影等。经阴道高频超声检查能清楚地显示子宫和卵巢解剖结构，彩色多普勒和能量多普勒可显示子宫内膜和卵巢的微小血管，为子宫内膜容受性及卵巢储备功能的评估提供更准确、有效的信息。子宫输卵管造影也是评估输卵管通畅性的重要手段。

适应证 辅助生殖技术超声检查包括但不局限于以下适应证：①原发或继发不孕症的盆腔检查，寻找病因。②妇科内分泌异常的评估与监测。③其他影像学检查可疑的盆腔异常。④生殖不孕相关妇科疾病的诊断和随访。⑤辅助生殖技术前检查。⑥正常周期、促排卵周期卵泡监测。⑦生殖不孕相关手术或介入治疗的术前检查、术中监测和术后评估。⑧正常和异常早期妊娠的诊断和鉴别诊断。

禁忌证 一般无特殊禁忌证。

检查前准备 ①经腹部超声扫查选用凸阵探头，经阴道超声扫查常规选用腔内探头，必要时选用三维容积探头。②经腹部超声扫查时应适度充盈膀胱，以膀胱充盈达宫底水平为宜（图1），嘱患者检查前1~2小时饮水500~800ml。经阴道超声检查前患者需排空膀胱。

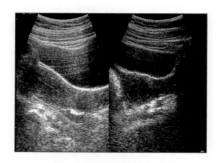

图1 经腹部超声扫查
注：以膀胱充盈达宫底水平为宜。

检查体位 经腹部超声扫查时被检查者取仰卧位并暴露下腹部。经阴道超声扫查时，应使用一次性铺巾置于被检查者臀部下方，被检查者取截石位并暴露外阴部，必要时需抬高臀部，以改善观察角度。

扫查方法 在辅助生殖技术中主要应用经腹部和经阴道超声检查。经腹扫查范围广，主要应用于检查是否有盆腔和腹腔巨大包块、生殖不孕相关手术的术中监测及术后评估盆腹水、积血等，但对盆腔内小病灶的分辨力差，检查结果容易受被检查者腹壁脂肪、子宫位置等条件影响。经阴道超声检查在辅助生殖技术中是最重要的超声检查途径，探头与盆腔器官接近，图像分辨力高，可为子宫内膜容受性和卵巢储备功能的评估、自然周期和控制性超促排卵过程中的卵泡监测等提供更准确的信息，且检查不受肥胖及盆腔器官位置的影响。经直肠超声检查和经会阴超声扫查等方式在辅助生殖技术中很少应用。①经腹壁扫查：将探头置于被检查者下腹部，在探头和腹壁间涂耦合剂，以充盈的膀胱为透声窗，对子宫和附件区进行矢状面、横

切面和斜切面等扫查。②经阴道扫查：先将探头隔离套套于腔内探头，在探头隔离套内、外放少许无菌耦合剂，然后将探头轻置于被检查者阴道内，同时注意观察阴道情况。扫查子宫时将探头置于阴道前或后穹隆，对子宫和宫颈进行矢状切面、横切面及斜切面连续扫查（图2）。在子宫两侧、子宫与髂血管之间寻找双侧卵巢，调整探头角度以显示卵巢最大纵切面和横切面。必要时可以在下腹适当加压，将附件结构推向探头方向，以获得更清晰的图像。

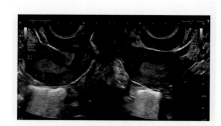

图2 经阴道超声扫查
注：检查前排空膀胱。

检查技术 ①灰阶超声：是辅助生殖技术超声检查的基础。经腹超声探头频率3.5~5MHz；经阴道超声探头频率为7~9MHz。②多普勒超声：包括彩色多普勒血流显像及频谱多普勒超声，用于观察生理周期子宫、内膜和卵巢的血流动力学特征，子宫和卵巢血管的频谱多普勒参数有助于评估子宫内膜容受性和卵巢储备功能。③能量多普勒：对细小低速血流更为敏感，成像更加清晰，主要用于观察卵巢内血管、子宫螺旋动脉及内膜下血流。④三维超声：应用于子宫和卵巢疾病的诊断，包括评估宫腔形态、肿块与宫腔的关系等，可通过三维超声获得二维超声不能获得的子宫

冠状切面的信息（图3）。同时利用三维超声可测量子宫内膜容积、测量卵泡容积，定量判断子宫内膜容受性和卵泡成熟度。三维超声与能量多普勒相结合，对子宫、内膜和卵巢血供情况提高三维信息，对判断内膜容受性和卵巢储备功能有一定的帮助。⑤实时三维超声子宫输卵管超声造影：在宫腔内注入造影剂，并进行三维成像，主要用于观察宫腔内病变情况，评估双侧输卵管通畅度程度及周围粘连情况（图4）。⑥介入超声：对于某些导致不孕的盆腔包块进行诊断和治疗。对于囊性肿物，如卵巢子宫内膜异位囊肿、卵巢冠囊肿、盆腔粘连包裹

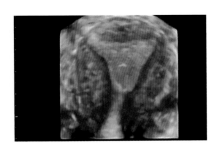

图3　三维超声评估宫腔形态

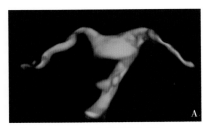

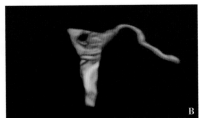

**图4　实时三维子宫输卵管超声
造影图像**

注：A. 双侧输卵管通畅；B. 一侧输卵管间质部阻塞。

性积液、脓肿等，可在超声引导下穿刺、抽吸并药物治疗。未破裂型输卵管妊娠可行妊娠囊穿刺并注入甲氨蝶呤等治疗。此外，复杂性宫腔粘连等疑难的宫腔手术可在超声引导下进行。

注意事项　①虽然目前没有证据表明辅助生殖技术超声检查对女性生殖系统和妊娠早期胚胎有不良影响，但应遵循"最小剂量"原则，即完成该检查尽可能用最小超声能量，最少的时间完成检查，减少被检查者超声暴露时间。②采用经阴道超声检查应注意定期消毒探头，探头上使用一次性消毒隔离套，并涂抹消毒耦合剂，防止交叉感染。③尊重患者隐私，检查空间相对隐蔽。④应加强自我保护意识，男性医师检查女性患者时，需要至少一个女性医务工作者在旁，避免不必要的医疗纠纷。

（谢红宁）

fǔzhù shēngzhí jìshù bìngfāzhèng

辅助生殖技术并发症（complications of assisted reproductive technology）

自1978年世界第一例辅助生殖婴儿诞生以来，辅助生殖技术（assisted reproductive technology，ART）已被应用40余年，技术日趋成熟。在该技术的发展过程中，人们逐渐认识到妊娠率不是衡量ART成功的唯一标准，其治疗目标也由最初的"提高成功率"向"追求安全而优质的妊娠"转变。因此，ART技术带来的并发症在临床上日渐被重视。这些并发症不仅影响ART的妊娠结局，还可能影响不孕症患者生活质量甚至生命健康。ART中常见并发症分为与促排卵相关并发症、穿刺取卵并发症、辅助生育妊娠并发症3类。包括卵巢过度刺激综合征、附件扭转、取

卵后出血、感染、器官损伤、多胎妊娠、异位妊娠等。

（谢红宁）

luǎncháo guòdù cìjī zōnghézhēng

卵巢过度刺激综合征（ovarian hyperstimulate syndrome，OHSS）

应用药物诱发超排卵过程中过度刺激卵巢，卵巢内有多数过大的不破裂卵泡，因此分泌大量雌二醇，加之HCG的作用引起胸腹水、尿少、血液浓缩、电解质紊乱、肝肾功能受损等所致的一系列症状和体征。也是辅助生殖技术中常见的医源性并发症。随着辅助生殖技术的发展和促排卵药物的广泛应用，OHSS的发生有增多趋势，在所有辅助生育技术周期中，OHSS总体发生率为3%～10%，其中中度和重度OHSS的发生率分别为3%～6%和0.1%～2%。超声监测对OHSS的诊断和预防有重要的意义，在治疗过程中定期超声检查有助于监视病情变化。超声引导下引流卵巢内的黄素囊肿囊内液以减少进入血液循环的雌二醇量，以及腹腔穿刺放腹水减轻压迫症状等是主要的对症治疗措施。

病理生理基础　OHSS的发病机制尚未完全明了，可能是多因子综合协同作用的复杂过程。诱导排卵药物过度刺激卵巢后，其内出现多数过大的不破裂卵泡，颗粒细胞黄素化，导致大量雌二醇以及HCG分泌入血，血清雌激素水平异常升高，导致毛细血管通透性快速增加，体液外渗，引起大量胸腔积液、腹水、尿少、血液浓缩、电解质紊乱、肝肾功能受损及血栓形成等一系列症状和体征，严重时危及患者生命。

临床表现　根据临床表现与实验室检查，其分为轻、中和重度。①轻度：排卵后3～6天或注

射 HCG 后 5~8 天起，出现下腹部不适、食欲欠佳、疲乏。E_2 水平 ≥ 5500pmol/L，黄体早期孕酮值 ≥ 96nmol/L。卵泡数 10 个，卵巢增大，直径 ≤ 5cm，有或无卵泡囊肿/黄体囊肿。②中度：有明显下腹胀痛，可有恶心、呕吐、口渴，偶伴腹泻，体重增加 ≥ 3kg，腹围增大。E_2 水平 ≥ 11000pmol/L。卵巢增大明显，卵巢直径在 5~10cm，腹水量 < 1.5L。③重度：腹水明显增加，腹胀痛加剧，口渴、多饮但尿少，恶心、呕吐、腹胀甚至无法进食，疲乏、虚弱、冷汗甚至虚脱。因大量腹水而使膈肌升高或胸腔积液导致呼吸困难，不能平卧。卵巢直径 ≥ 10cm，少数可达 15cm，极少数患者可发生卵巢扭转而表现出急腹症，体重增加 ≥ 4.5kg。

超声影像学表现　包括以下方面。

二维超声　一般双侧卵巢均受累，卵巢明显增大，卵巢内因含大量大小不等的卵泡和黄素化囊肿，呈多房囊肿样改变。囊壁菲薄，囊腔形态因相互挤压而不规则，囊内多为液性无回声，囊腔大小一般在 2~6cm。一般卵巢内含有多个混合性囊肿，原因是近期内抽吸卵泡导致的出血。轻度 OHSS 卵巢直径 ≤ 5cm，中度 OHSS 卵巢直径 5~10cm（图1），重度 OHSS 卵巢直径 ≥ 10cm（图2）。盆腹腔内可见大量液性暗区，严重时胸腔内也可见液性暗区。

彩色多普勒超声　卵巢内多房状的分隔上有条状、分支状血流分布，血流频谱具特征性，血流速度较高，可达 50cm/s，呈中等或低阻力频谱。

超声影像学鉴别诊断　①OHSS 卵巢的多囊状改变应与多房性的卵巢囊腺瘤鉴别：OHSS 卵

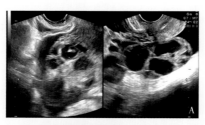
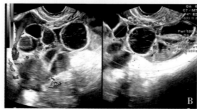
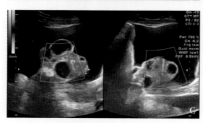

图1　中度卵巢刺激综合征超声图像

注：A.双侧卵巢均明显增大，直径约6cm，卵巢呈多房囊肿样改变；B.卵巢内多房状的分隔上有条状、分支状血流分布；C.盆腹腔内可见大量液性暗区。

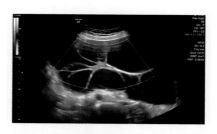

图2　重度卵巢刺激综合征超声图像

注：卵巢明显增大，直径达20cm，呈多房囊肿样改变，分隔上有条状状血流分布。

巢为卵巢整体的改变，内分隔纤细而规则，囊的形状规整、独立，为圆形或椭圆形；而囊腺瘤是肿瘤病变，外形虽规整，内分隔粗细不均，囊大小、形状不规则。OHSS 一般双侧卵巢同时受累，再根据有促排卵的病史较易鉴别，但要注意个别病例在促排卵后发生卵巢恶变的情况。②偶尔增大的卵巢会发生扭转甚至破裂，采用灰阶超声分辨卵巢扭转征象较

困难，卵巢体积或血流分布的不对称以及腹部触诊张力明显增加是诊断的重要线索。

（谢红宁）

fǔzhù shēngzhí chuāncì qǔluǎn bìngfāzhèng

辅助生殖穿刺取卵并发症（complications of egg extraction by puncture of assisted reproductive pregnancy）　在辅助生殖技术穿刺取卵过程中以及取卵后发生的并发症。自 20 世纪 80 年代初开创了经阴道超声监测下取卵术，由于其操作简单，获卵率高，患者痛苦较少，已成为体外受精 – 胚胎移植中的常规步骤之一。取卵后并发症发生率低，为 0.76%~1.5%，但其可能会造成严重后果，需引起临床医生充分重视。取卵术后常见急诊并发症包括出血、感染、脏器损伤等。

取卵后出血　取卵后出血以阴道出血最为常见，其次为腹腔内出血。取卵时穿刺针穿过阴道壁、附件组织及刺入卵巢进入卵泡，从解剖学结构上可能伤及阴道壁微小血管和盆腔静脉丛致阴道出血，主要表现为术后短时间阴道不规则出血。腹腔内出血原因可能是取卵针伤及盆腔大血管或其他盆腔脏器，也可能是卵巢穿刺针眼出血或卵泡腔出血。临床表现为腹痛、腹胀、无力、恶心呕吐、移动性浊音阳性、血压下降、脉搏增快。腹腔内出血超声表现为卵巢增大，卵泡腔内可见不均回声，彩色多普勒超声显示病灶内未见明显血流信号。盆腹腔可见游离液性暗区（图1）。

盆腔感染　包括穿刺取卵后发生的盆腔炎、输卵管卵巢脓肿、腹膜炎。其可能的因素是穿刺时将阴道的病原菌带入盆腔和卵巢，或慢性盆腔炎未治愈，或损伤肠

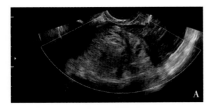

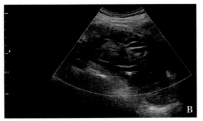

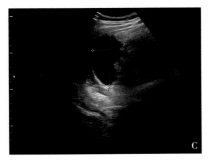

图1　取卵后出血超声图像

注：A与B.卵巢增大，卵泡腔内可见不均稍高回声，CDFI显示病灶内未见明显血流信号；C.肝隐窝可见游离液性暗区。

管所致的病原菌感染等。临床表现为穿刺取卵后出现腹痛、发热、白细胞计数升高、红细胞沉降率和C反应蛋白升高，超声表现为子宫直肠窝积液或附件包块。

脏器损伤　取卵过程中由于操作不当、技术操作不熟练、穿刺针受力后弯曲而改变方向、患者原有的盆腔粘连导致解剖位置变异、超声引导失误等，可损伤邻近的膀胱、肠管、输尿管等。脏器损伤可导致相应的临床症状和体征。超声检查对脏器损伤的诊断能力有限。

（谢红宁）

fǔzhù shēngzhí rènshēn bìngfāzhèng

辅助生殖妊娠并发症（complications of assisted reproductive pregnancy）　在辅助生殖技术过程中出现的病理妊娠等并发症。

促排卵是辅助生殖技术的重要环节之一，控制性超促排卵药物的应用，常导致同侧卵巢内多个优势卵泡同时生长发育（排卵数增多）；在体外受精与胚胎移植周期中为了保证移植的成功率，往往同时移植2~3枚胚胎（移植胚胎的数目增多）；这些均使多胎妊娠和多部位妊娠等并发症的发生概率随之增高。

多胎妊娠　一次妊娠同时有两个或两个以上（图1）胎儿的形成，以双胎最为常见。多胎妊娠自然发生率为$1:89^{n-1}$。随着辅助生殖技术的广泛开展、控制性促排卵方案逐步完善、实验室技术不断提高，胚胎种植率明显提高。因此，接受体外受精与胚胎移植助孕的患者多胎妊娠发生率明显高于自然妊娠者。美国辅助生殖技术协会和欧洲人类生殖与胚胎协会数据显示，通过体外受精与胚胎移植，新鲜胚胎移植周期妊娠者中，多胎妊娠率为18%~23.4%。

多胎妊娠在妊娠期和分娩时常导致多种母婴并发症，严重威胁母婴生命安全。随着胎儿数目增加，围生儿死亡率及患病率也显著上升，存活下来的新生儿心理与体格发育也常不如单胎足月儿。为了保障母婴安全，延长孕周、减少早产，提高存活儿质量与成熟度，在妊娠早期行限制移植胚胎数目、选择性减胎术具有重要临床意义。

异位妊娠　胚胎着床于子宫腔以外，称为异位妊娠。根据受精卵着床部位不同，可以分为输卵管妊娠、卵巢妊娠、腹腔妊娠、宫颈妊娠、切口瘢痕妊娠及残角子宫妊娠等，其中以输卵管妊娠最多见。辅助生殖技术后异位妊娠发生率为4%~10%，较自然妊

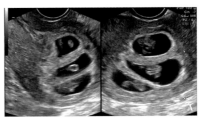

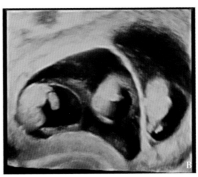

图1　体外受精与胚胎移植术后宫内三胎妊娠超声图像

注：A.二维超声显示宫腔内三绒毛膜三羊膜囊三胎；B.三维超声显示宫腔内双绒毛膜三羊膜囊三胎。

娠明显增加。输卵管病变是造成辅助生殖技术异位妊娠率升高的主要原因，输卵管切除是间质部妊娠的高危因素。

多部位妊娠　多部位妊娠是指胚胎在≥2个不同部位着床者，以复合妊娠（宫内合并宫外妊娠）最常见（图2），其次为双侧输卵管妊娠。复合妊娠在自然妊娠中非常罕见，发生率为1/30000，随着辅助生殖技术的广泛开展，其发生率上升至1.5/1000~1/100。多部位妊娠分为如下几类。①典型的复合妊娠：包括宫内合并输卵管妊娠、宫内合并卵巢妊娠、宫内合并腹腔妊娠等。②特殊类型复合妊娠：包括宫内合并宫颈妊娠、宫内合并瘢痕部位妊娠、宫内合并残角妊娠等。③非宫内的多部位妊娠：包括双侧输卵管妊娠、瘢痕部位妊娠合并输卵管妊娠、输卵管妊娠合并腹腔妊娠。④其他：还有一部分宫内双胎妊娠，妊娠中晚期一胎胎盘延伸至

子宫瘢痕部位导致凶险性前置胎盘，或延伸至宫颈内口导致前置胎盘。

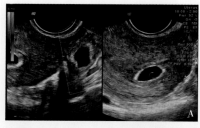

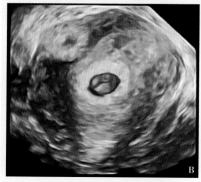

图2　体外受精与胚胎移植术后多部位妊娠超声图像

注：A.宫内妊娠合并输卵管壶腹部妊娠；B.宫内合并输卵管间质部妊娠三维成像。

异位妊娠破裂时，孕妇可能出现休克甚至死亡等严重并发症，而且多部位妊娠容易漏诊，因此对采用辅助生殖技术助孕的患者应特别注意异位妊娠和多部位妊娠可能，超声检查时不能只满足于宫内情况，需额外关注宫旁及附件区情况。

(谢红宁)

fùkē chāoshēng zàoyǐng

妇科超声造影（contrast enhanced ultrasound in gynecology）

应用超声造影诊断妇科疾病的方法。通常妇科超声造影采用的造影剂除了常用的血管超声造影剂（如微泡超声造影），还有特定在宫腔应用的阴性超声造影剂生理盐水等。

根据造影剂给予的不同途径，分为造影剂经周围静脉弹丸式注射微泡超声造影剂的血管超声造影，即血池造影剂（图1），以及经宫腔注入的宫腔超声造影。宫腔超声造影的造影剂既可以是生理盐水，也可以是血池超声造影剂如微泡超声造影剂。

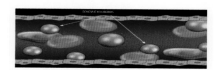

图1　血池超声造影剂超声造影图像

注：静脉注射后，声诺维微泡会存留在血管内，和红细胞的分布一致，不会离开血管系统（除非在出血的情况下），故称为血池超声造影剂或血管超声造影剂。因为微泡的存在而达到增强回声的作用，造影剂进入静脉后可通过肺泡微循环屏障，进入全身脉管系统，从而显示组织的微循环血流灌注。

妇科超声造影主要包括经周围静脉的超声造影、子宫输卵管超声造影及宫腔超声造影三种情况。经周围静脉妇科超声造影主要用于评估妇科疾病（主要是妇科肿瘤），经宫腔注入血管超声造影剂的子宫输卵管超声造影主要用于评估输卵管的通畅性，生理盐水宫腔造影主要用于评估宫腔病变。

现介绍经周围静脉妇科超声造影。

适应证　①附件区发现肿块，常规超声（灰阶超声及彩色多普勒血流显像）无法判断肿块内实性回声的血流情况（尤其是附件区囊实性肿块内部类实性成分的血流情况）时，超声造影有助于明确肿块内实性回声是否有血流灌注，鉴别其是否为有活性的组织，以进一步了解附件区囊实性肿块的良恶性；此外，超声造影也有助于评估附件区实性肿块的组织来源。②子宫肌瘤非手术治疗如热消融治疗后，超声造影检查有助于判断治疗过程是否成功，并评估局部治疗效果。

禁忌证　对超声造影剂成分过敏，以及患有严重心脏、肝脏、肾脏、肺脏疾病及感染性疾病。

检查前准备　①经腹部超声造影时需适度充盈膀胱。②经阴道超声造影无须特殊准备。

检查方法　根据检查需要选择经腹部或经阴道探头，经腹部超声探头频率为1.0～5.0MHz，经阴道超声探头频率为4.0～10.0MHz。

造影前普通超声检查采用经腹部及经阴道或经直肠联合方式检查，可了解子宫及附件区一般情况。

目前常用的微泡超声造影剂声诺维，使用前需要对造影剂粉末进行简单的制备，制备成悬浮液，制备过程根据造影剂应用说明书进行，然后经肘静脉注射微泡超声造影剂。经腹部检查时造影剂的剂量为1.5～2.4ml，经阴道检查时建议剂量2.4～4.8ml。

造影检查步骤如下：①切换到造影成像模式，调节超声造影成像条件，探头切面固定于目标区域。②注射超声造影剂并开始计时，当造影剂微泡到达需检查的目标时，缓慢扇形扫查整个病灶，观察造影剂灌注情况。③连续存贮超声造影120秒内的图像，如有必要也可连续存贮3分钟之内的图像。

注意事项　①根据目标病灶大小及位置选择扫查方式，可采取经腹部超声扫查，也可采取经阴道途径。②应选择肿物或包块内实性部分或彩色血流较丰富区域为目标；除病灶外，建议显示部分子宫肌层或卵巢组织作为参照。③注射造影剂时针头直径不应小于 20G，以免注射时因机械冲击导致微泡破裂，影响造影效果。④对于需进行 2 次注射的患者，间隔时间至少 10 分钟，以保证循环中的微泡已被清除。

观察内容 经周围静脉的妇科超声造影检查主要观察子宫病变与附件区肿物或包块内成分的血流灌注情况（图 2，图 3）。目前对于盆腔肿块超声造影的其他评价方法及指标尚无统一的标准。观察及记录病灶增强时间、增强水平及增强形态。病灶增强时间以子宫肌层为参照，分为早增强、同步增强及迟增强；增强形态可分为均匀及不均匀增强；增强水平以子宫肌层为参照，分为高、等、低及无增强。

（戴　晴）

gōngqiāng chāoshēng zàoyǐng

宫腔超声造影（sonohysterography, SHG）

在实时超声监视下，经导管向宫腔内缓慢注入生理盐水以观察宫腔内病变的技术。由于生理盐水使宫腔扩张并呈无回声，明显提高了超声对宫腔病变的显示及对内膜病变的鉴别能力，具有简单、无创、并发症少等优点。

适应证 ①不孕症和习惯性流产。②评估可能的宫腔粘连情况。③对宫腔手术的术前、术后评估，如子宫黏膜下肌瘤、子宫内膜息肉等。④经阴道超声检查可疑宫腔异常，需进一步了解宫腔情况，包括子宫内膜局灶性或弥漫性增厚。⑤评价宫内妊娠物残留、宫内节育器、子宫下段剖宫产切口瘢痕等。⑥子宫畸形的宫腔评价。

禁忌证 ①内、外生殖器官的急性、亚急性感染。②月经期或有子宫出血性疾病。③盆腔活动性结核。④疑诊为子宫颈及子宫体恶性病变时。

检查时机 应在月经周期第 5～7 天或月经干净后、排卵期前，需避免在月经周期的分泌期进行检查。

检查方法 阴道窥器暴露宫颈，络合碘常规消毒阴道及宫颈，然后插入宫腔造影导管（为双腔的导管）至宫腔，向导管气囊内注入生理盐水充盈之；取出窥器，将阴道探头置于阴道内导管旁，调整导管水囊大小及位置堵住宫颈内口，然后由双腔导管注入生理盐水入宫腔（图 1）。

注意事项 ①导管置入宫腔

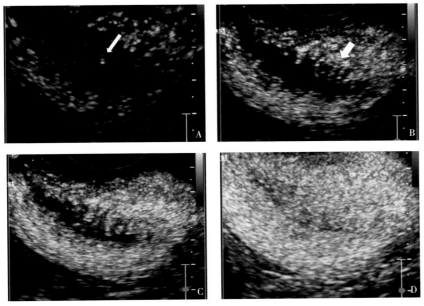

图 2　分泌晚期子宫内膜超声造影增强图像

注：图 A～D 分别为注射造影剂后 10 秒、12 秒、13 秒、22 秒的超声造影图像。图 A～C 示子宫内膜的超声造影增强略晚于肌层，图 D 示子宫内膜达峰强度程度与肌层相同（图 A、B 中箭头所指为子宫内膜）。

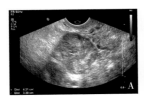 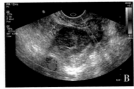 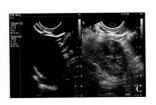

图 3　卵巢畸胎瘤超声造影增强图像

注：患者，女性，70 岁，查体发现右附件区肿物就诊。A. 二维超声图像，显示右附件区可见一中等回声包块，内部回声不均匀；B.CDFI 图像，显示该包块内未见明确血流信号；二维超声图像似实性肿物，常规超声不能诊断故进行超声造影检查。C. 超声造影增强图像，显示该包块超声造影后完全没有增强，提示为无血供的包块，考虑畸胎瘤可能性大。后手术病理证实为卵巢成熟性囊性畸胎瘤。

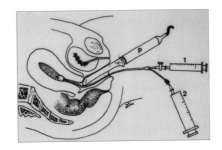

图 1　宫腔超声造影方法示意图

前先用生理盐水将导管内充满液体，以排尽管腔内气体而获得清晰图像（避免气体进入宫腔干扰声像图）。②插入导管时缓慢轻柔操作，避免导管破坏内膜导致假阳性。③拔出导管前先抽出水囊内液体，观察子宫下段及宫颈有无病变，避免漏诊。④生理盐水自宫颈漏出是常见现象，所以检查过程中准备两管20ml的生理盐水备用。

宫腔造影后正常宫腔的声像图 宫腔生理盐水造影后，正常宫腔内可见无回声区，内膜光滑、规整（图2），无局部突起，无宫腔内异常回声。

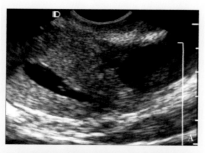
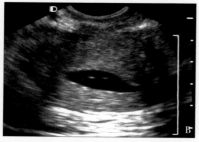

图2 正常宫腔生理盐水超声造影图像
注：A.纵切图像；B.横切图像。

（戴 晴）

子宫输卵管超声造影（hysterosalpingo-contrast sonography, HyCoSy） 向宫腔内注入超声造影剂（主要为微泡超声造影剂）后，通过二维超声、实时三维（或称四维）超声观察超声造影剂在子宫腔、输卵管及盆腔的流动及分布情况，以此来评价输卵管的通畅性及部分宫腔病变的技术。具有图像清晰、安全、无创、价廉、重复性好等优点。

适应证 ①男方精液正常，女方疑有输卵管阻塞的不孕症。②子宫内膜异位症、盆腔炎以及下腹部手术史等致不孕的患者。③输卵管绝育术、再通术或成形术后或其他非手术治疗后的效果评估。④对于轻度粘连有疏通作用。⑤子宫畸形或宫腔病变者。⑥碘过敏者。

禁忌证 ①内、外生殖器官的急性、亚急性炎症。②流产后6周内。③月经期或有子宫出血性疾病。④盆腔活动性结核。⑤疑诊为恶性病变时。⑥严重心脑血管疾病、对超声造影剂过敏。

检查前准备 ①应在月经干净后3~7天内检查，检查前3天禁性生活。②检查阴道洁净度，若有急性、亚急性阴道炎，建议治疗炎症后再行此项检查。③检查前半小时肌注阿托品0.5mg以防输卵管痉挛引起假性梗阻。④需排空膀胱。⑤签署知情同意书。

检查方法 因经腹部超声造影需充盈膀胱，且易受肠道气体干扰，显像效果较差，故目前采用经阴道途径进行子宫输卵管超声造影。经阴道超声造影有二维成像及三维成像两种，可根据临床需要及仪器配置选择二维或三维超声造影。

经阴道普通超声 患者取膀胱截石位，常规消毒铺巾，阴道窥器暴露宫颈外口，将专用的子宫输卵管造影导管或12号Foley导尿管经宫颈口送入至宫腔内，外腔管内注射生理盐水1.5~3ml将导管固定于宫颈内口上方。置入阴道探头，探头外罩消毒避孕套，普通超声常规扫查子宫、附件区及子宫直肠窝情况（图1）。

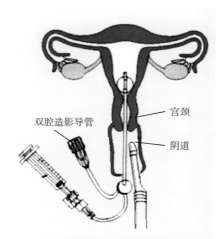

图1 子宫输卵管超声造影示意图

双腔造影导管
宫颈
阴道

超声造影 ①仪器设备：配备有低机械指数超声造影特异性成像软件（CSI）的超声成像仪，若进行三维超声造影，则还需配备具有CSI技术的腔内三维容积超声探头。经阴道探头频率为6.0~8.0MHz。②造影剂：目前推荐使用阳性造影剂声诺维。首先将造影剂声诺维参照使用说明书配成5ml混悬液，而后抽取1ml与20ml生理盐水混合摇匀。根据输卵管通畅情况使用3~20ml不等。③检查步骤：将已稀释的超声造影剂经造影导管注入宫腔内，持续均匀推注造影剂以保证管腔内始终有造影剂流动，观察双侧输卵管显影情况。推注造影剂过程中注意推注阻力大小、有无液体反流及患者下腹是否疼痛等。三维超声检查需使用腔内三维容积探头，进行双侧输卵管的容积数据采集，并保证获得足够的容积数据以便分析；保存所获得的三维超声造影数据，并利用分析软件进行分析和重建（图2）。

注意事项 ①检查前需确认患者无内外生殖器急性/亚急性

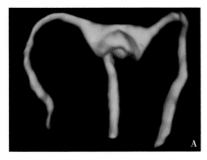
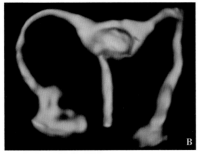
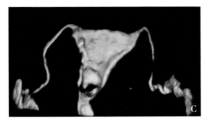

图 2　三维子宫输卵管超声造影图像

注：图 A 示双侧输卵管通畅，图 B 和 C 示卵巢周围的造影剂分布情况。

炎症或慢性炎症急性发作、无不规则阴道流血、无发热，需排除妊娠状态。冬天或天气较冷时可先将造影剂预热，以免因造影剂温度过低导致输卵管痉挛，产生梗阻的假象。②造影时，探头显示子宫横切面，且取样过程中始终保持不动；取样角度尽可能大，包括子宫及双侧卵巢。注药后宫腔内见到造影剂灌注即开始容积数据采集或注入造影剂后 3~5 秒开始以保证图像质量。若造影时推注液体阻力较大，不要强行加压推注，以免引起输卵管损伤。③检查结束后需观察患者 10 分钟，以免发生与造影剂相关的副作用；术后 2 周禁止性生活。

观察内容　①宫腔充盈情况。②输卵管内造影剂流动连续性及分布情况、伞端溢出情况、输卵管走行及形态等，以此来判断输卵管的通畅情况。③子宫、卵巢周围以及盆腔造影剂分布情况。④有无造影剂静脉反流。⑤子宫直肠窝积液情况。⑥造影剂反流情况及不良反应。

（戴　晴）

fùkē jièrù chāoshēng

妇科介入超声（interventional ultrasound in gynecology）

在超声引导下进行妇科疾病诊断或治疗的过程。超声引导可对穿刺过程行实时监测，准确、安全地引导器械进入靶器官，并可与多种介入性技术进行组合应用。

介入超声在妇科的应用价值不可小觑。相对经腹超声来说，分辨力更高的经阴道超声显著提高了子宫、卵巢、输卵管等盆腔病变的诊断效力，已经成为妇科超声的常规检查方法，经阴道超声的引导也为更精细的操作提供了可能。对于临床和超声检查难以做出诊断的盆腔肿物，采用超声引导下穿刺活检，可帮助明确诊断，为确定下一步治疗方案提供依据。无论经腹或经阴道进行穿刺，患者均可较好耐受。此外，介入超声对妇科疾病的治疗也有重要的作用，包括子宫肌瘤的消融、囊性肿物或积液的穿刺抽吸、病灶内药物注射等，介入超声操作简单、治疗省时、临床效果好、副作用少。

（戴　晴　谭　莉）

chāoshēng yǐndǎo zǐgōng jīliú jièrù zhìliáo

超声引导子宫肌瘤介入治疗（interventional ultrasound in uterus fibroids）

子宫肌瘤是女性生殖系统最常见的良性肿瘤，好发于育龄期妇女，发病率可达 20%~40%。子宫肌瘤为激素依赖性肿瘤，在性激素分泌旺盛期生长，绝经后萎缩。对于这类自限性良性肿瘤的治疗目的主要是减轻症状，延缓或阻止瘤体生长。传统的手术去除子宫肌瘤的治疗方法已不能满足患者的需求，越来越多患者渴望无创或微创的治疗方法。超声引导下经腹热消融治疗子宫良性病变是近年来发展起来的技术，包括经皮微波消融、射频消融、高强度聚焦超声消融，使治疗区肌瘤发生凝固性坏死，达到缩小肌瘤、缓解或消除肌瘤相关症状的目的。

现主要介绍超声引导射频消融治疗。射频消融是肿瘤热疗方法之一，通过电能转化为热能治疗肿瘤。

工作原理　把针状电极插入肿瘤中央，另一板状电极置于身体其他部位，施以射频电流，产生高频率电磁波，针头非绝缘部分附近组织中的离子随电流方向变化而振动，产生摩擦热，使电极周围肿瘤组织发生凝固性坏死，达到肿瘤细胞的蛋白质、DNA 变性，肿瘤组织毁损的目的。

超声引导下射频消融治疗子宫肌瘤为局部靶点治疗，区域性、选择性高，可直接作用于肌瘤细胞，使肌瘤组织发生以下变化，最终达到瘤体自行缩小和消失的目的：①不可逆的空泡变性及凝固性坏死。②血管聚集闭塞、血栓形成，减少或阻断血供。③神经组织细胞损伤。④肌瘤组织雌激素受体、孕激素受体表达丧失及表达减弱。⑤炎症反应及局部免疫功能变化。

优点　微创、简便、迅速、重复性好，尽可能保留了脏器完整及生理功能，治疗后患者的临床症状可有效缓解，得到患者和临床的认可。

适应证 ①经腹或经阴道超声能清晰显示子宫肌瘤位置、大小，并有安全进针路径。②子宫多发肌瘤，患者要求控制瘤体生长；或者患者有明显的肌瘤相关症状，包括月经量过多、贫血、腹痛等，要求治疗肌瘤、保留器官。③患者无围绝经期症状或绝经后肌瘤增大。④肌壁间肌瘤 2~8cm，黏膜下肌瘤直径 > 2cm，浆膜下肌瘤蒂部宽 > 3cm，血供丰富者。⑤子宫肌瘤分级符合国际妇产学会（FIGO）分级标准 0~6 级。

禁忌证 ①伴有出凝血功能障碍或严重心脑血管及全身疾病者。②处于哺乳期、妊娠期、月经期者。③伴有急性盆腔炎、功能性出血、子宫内膜增生者。④FIGO 7 级的浆膜下肌瘤。⑤宫颈 CIN 3 级以上者。⑥黏膜下肌瘤，患者有生育要求者应慎重。

方法 ①了解病史，术前超声检查，依据肌瘤大小、部位及血供状况决定植入的消融针数量及长度、输出能量等。②完善治疗前常规检查，签署知情同意书。必要时取出宫内节育器。③术前禁食水 6~8 小时，插导尿管导尿。避开月经期。④患者仰卧位，消毒铺巾，局麻。⑤进针后，清晰显示针尖位置，启动视频仪器开始消融。⑥治疗结束，拔出电极针。观察患者生命体征后返回病房。⑦如有残余病灶，可再次消融。多发肌瘤可行分次消融。

注意事项 ①治疗中实时观察消融汽化区的大小变化及与周围脏器的关系。②确认进针路径上没有肠管、膀胱等重要器官。③导尿管可调节膀胱充盈程度，即能清晰显示膀胱壁又不影响进针。④术后 6 个月内避免妊娠，以防流产或异位妊娠。⑤术后可因内膜损伤出现阴道流血，应保证清洁卫生，观察即可。

（戴晴 谭莉）

chāoshēng yǐndǎo pénqiāng zhǒngkuài chuāncì shù

超声引导盆腔肿块穿刺术

（ultrasound guided puncture and biopsy of pelvic masses） 对于临床或超声检查诊断不清的盆腔肿物，采用超声引导下穿刺活检，可帮助明确诊断，为治疗提供思路。可分为诊断性介入和治疗性介入。卵巢良性含液性病变的超声引导下治疗在中国已有多年历史，并取得了很好的效果，如卵巢巧克力囊肿、盆腔积液等的抽液治疗。

卵巢巧克力囊肿 亦称子宫内膜异位囊肿，80% 子宫内膜异位症发生于卵巢，反复月经期出血形成囊肿，常可累及双侧卵巢。对于复发性巧克力囊肿，不宜反复手术者，超声下穿刺更安全、准确。

适应证 卵巢或附件区复发性巧克力囊肿均可进行穿刺。

禁忌证 ①有严重出血倾向。②不能配合穿刺者。

方法 ①术前超声检查，确定穿刺路径。完善术前常规检查（血常规、凝血功能等），签署知情同意书。②常规消毒铺巾，2%利多卡因局麻。③在超声引导下将穿刺针由腹部或经阴道刺入病灶内，开始抽液。④尽量抽尽液体，用生理盐水冲洗囊腔后，采用无水乙醇硬化治疗，注入无水乙醇量为抽出液体量的 1/2~2/3，10 分钟后将无水乙醇抽尽。必要时可重复注入再抽尽。⑤退针前注入少量利多卡因以减轻腹膜刺激导致的疼痛。

注意事项 ①为了不影响卵巢功能，尽可能抽尽乙醇，不要保留。②并发症发生率很低，可能的并发症为感染、出血、肠道或膀胱损伤。

盆腔粘连积液 包括积脓、积血，多继发于盆腔炎和盆腔疾病术后，亦可为消化道疾病穿孔后的并发症，患者常有明显的临床症状并需要处理，超声引导下穿刺抽液或置管引流治疗盆腔积液作为安全、经济、简便、微创的方法，具有广阔的应用前景。

适应证 只要有安全穿刺路径、超声能清晰显示的积液均为适应证。

禁忌证 ①有严重出血倾向者。②不能配合穿刺者。③声像图表现与卵巢囊腺瘤相似，临床有怀疑者。

方法 ①一般穿刺抽液。与卵巢巧克力囊肿方法相同，液体抽尽后拔针即可，不注射无水乙醇。②置管引流。当病灶较大或反复复发者，可将引流管放置于病灶内持续引流。

注意事项 为避免感染，引流管放置时间不超过 2 周。

盆腔肿物活检 盆腔肿物，尤其是术后复发或实性肿瘤临床需要明确性质者，采用超声引导下穿刺活检，可明确诊断，为确定治疗方案提供依据。无论是经腹壁或经阴道途径穿刺活检，患者均能较好耐受，已成为诊断盆腔肿物的重要方式。

适应证 需要明确性质并且超声能清晰显示的盆腔肿物均是超声引导下穿刺活检的适应证。

禁忌证 ①有严重出血倾向者。②穿刺路径无法避开重要脏器或大血管者。③已有明确手术指征的盆腔肿物，如有畸胎瘤声像图特征者；具有恶性肿瘤声像图特征者，包括大乳头状突起、厚壁分隔、大部分呈实性成分、内部血流丰富等。

方法 有经腹和经阴道两种穿刺途径，以最短路径、不通过其他器官作为选择路径的基本原则。一般来说，靠近盆腔底部的病灶最好选择经阴道途径进行穿刺。①患者取平卧位（经腹穿刺）或截石位（经阴道穿刺），常规消毒，铺巾。②若经腹穿刺，2%利多卡因局麻腹壁穿刺点。若经阴道穿刺，不局麻。③在实时超声监测下，将穿刺针迅速刺入肿物内，按下自动活检装置弹射扳机，行肿物的组织学活检。也可使用普通PTC针刺入液性病灶内，抽吸内容物，进行细胞学检查。④拔针，加压片刻，75%乙醇消毒腹壁穿刺点，敷料包扎。

注意事项 ①穿刺路径，尽量避开肠管，可用探头对腹壁或阴道后穹隆适当施压推移肠管，使肿物贴近腹壁或后穹隆。在无肠梗阻、肠淤血、肠壁水肿的情况下，18～20G穿刺针即使穿过肠管，也是相对安全的。②穿刺时应迅速进针刺入肿物内，以防活动度大的肿物被推移导致穿刺针滑脱。③合并大量腹水时，应该先抽取腹水后再行活检，以免出血。

（戴 晴 谭 莉）

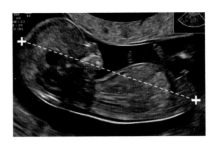

图1 胎儿头臀长测量超声图像

chǎnkē chāoshēng
产科超声（obstetric ultrasound）

在产科领域主要用于胎儿及其附属物的常规检查和异常诊断的超声医学。

产科超声包括妊娠早、中、晚期的超声检查、超声引导下的产科介入性检查及宫内治疗（图1～3）。妊娠早期产科超声检查主要判断是否宫内妊娠，有无胎芽和胎心，估计妊娠天数，是否存在异位妊娠，对双胎判断胎儿数目及绒毛膜性。妊娠中、晚期产科超声检查主要是对胎儿基本解剖结构进行筛查，除外明显的胎儿畸形，对胎儿进行生物学测量估计胎儿大小、孕周。超声引导下的产科介入性检查治疗包括绒毛活检、羊水穿刺、脐带血穿刺、超声引导下选择性减胎术、宫内胎儿输血等。

（吴青青 张 娟）

chǎnkē chāoshēng jiǎnchá jìshù
产科超声检查技术（ultrasound examination in obstetrics）

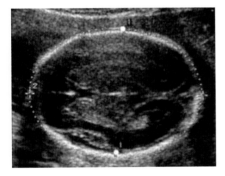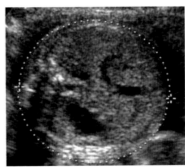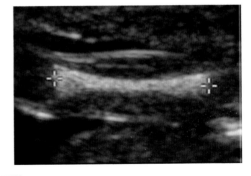

图2 妊娠中期胎儿生物学测量超声图像

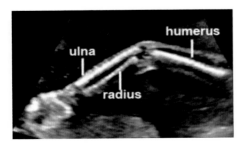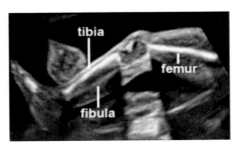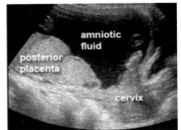

图3 胎儿解剖结构及胎盘检查超声图像

注：femur，股骨；tibia，胫骨；fibula，腓骨；humerus，肱骨；radius，桡骨；ulna，尺骨；amniotic fluid，羊水；posterior placenta，后壁胎盘；cervix，宫颈。

应用超声的物理特性，对胎儿及其附属物进行检查，了解胚胎、胎儿主要解剖结构的大体形态结构、疾病诊断治疗最重要的方法。

准备事项 取决于妊娠孕周及检查方式。在妊娠早期，若进行经阴道超声检查，患者需排空膀胱，检查时需要暴露会阴部。若行经腹部超声检查，患者需充盈膀胱。妊娠中晚期妊娠患者一般无特殊准备。

检查体位 取决于检查项目。经阴道超声检查时，患者为膀胱截石位；经腹部超声检查时，患者为平卧位或侧卧位，在下腹部宫腔内多方位扫查。

检查方法和内容 一般通过腹部扫描进行产科相关疾病的全面评估。妊娠早期超声检查时，通常观察子宫腔内有无妊娠囊，妊娠囊内有无卵黄囊和胚胎，观察胎心搏动并测量胎芽大小。妊娠早期进行胎儿头臀长测量估计孕周，测量胎儿颈项透明层厚度。妊娠中晚期进行胎儿大体解剖结构的严重畸形超声筛查和诊断。

（吴青青 张 娟）

rènshēn zǎoqī chāoshēng

妊娠早期超声（ultrasound examination in the first trimester）在妊娠前3个月进行的超声检查，主要包括孕10周前的妊娠囊、卵黄囊、胎芽的检查以及孕11～13^+6周胎儿严重畸形的识别及头臀长、颈项透明层厚度的测量（图1）。

正常超声表现 ①妊娠10周前的超声：子宫增大，子宫腔内见囊性结构，囊周边呈均匀的高回声，其与邻近蜕膜组织形成"双环征"。妊娠6周左右，宫腔妊娠囊内可见环形高回声，为卵黄囊。妊娠7周左右，妊娠囊内可以观察到胎芽结构，并且出现心管搏动。②妊娠11～13^+6周的超声：

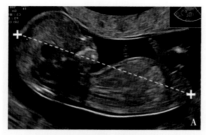

图1 头臀长及颈项透明层厚度测量切面超声图像

可见胎儿颅骨环，颈部无回声液性暗区。

临床应用 妊娠早期超声可以明确是否为宫内孕、是否为活胎、确定孕周及识别重大畸形。

（吴青青 张 娟）

rènshēn zhōngwǎnqī chāoshēng

妊娠中晚期超声（ultrasound examination in the second & third trimester）在妊娠中晚期进行的产科超声检查，主要包括胎儿生长发育监测、胎儿解剖结构筛查及胎儿附属物的检查。

正常超声表现 超声检查（图1～6）包括胎儿颅脑、颜面、胸部、心脏、腹部、膀胱、脊柱、肢体、附属物等结构，并进行胎儿生长及附属物测量。①头部：主要包括侧脑室水平横切面、丘脑水平横切面及经小脑横切面3个切面。②颜面部：主要包括口鼻唇冠状切面，显示上唇连续。③胸部：胸部横切面，显示双肺回声均匀。④心脏：主要包括四腔心切面、左右心室流出道切面、三血管切面，明确是否存在严重的心脏畸形。⑤腹部：主要包括

腹围横切面及双肾横切面，显示胃泡、膀胱等。⑥脊柱：显示脊柱矢状切面。⑦四肢及手足：主

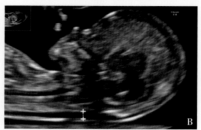

图1 双顶径及头围超声测量超声图像

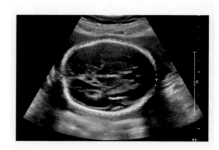

图2 胎儿腹围测量超声图像

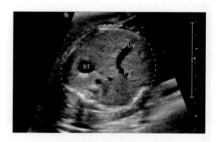

图3 胎儿股骨长超声测量超声图像

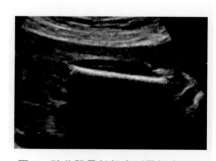

图4 胎儿鼻唇超声显示超声图像

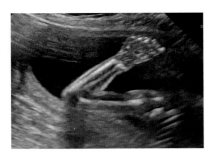

图 5　胎儿上肢超声显示超声图像

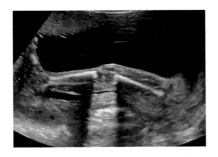

图 6　胎儿下肢超声显示超声图像

要为四肢长轴切面。显示四肢存在。⑧胎儿附属物：显示胎盘位置及其与宫颈内口的关系，测量羊水量及脐血流多普勒参数。测量参数包括双顶径（BPD）、头围（HC）、腹围（AC）、股骨长（FL）、羊水最大深度（AFV）或指数（AFI）、脐动脉血流。

临床应用　妊娠中晚期超声主要用于产前评估胎儿生长发育、解剖结构和多胎妊娠的管理

（吴青青　张　娟）

yìcháng rènshēn

异常妊娠（abnormal pregnancy）　在妊娠过程中，母体、胎儿或附属物出现异常的情况。

异常妊娠包括流产、异位妊娠、子宫畸形合并妊娠、多胎妊娠、胎儿宫内生长受限、巨大胎儿、宫颈功能不全、胎死宫内、羊水过多、羊水过少、胎盘异常、脐带异常等。

（吴青青　张　娟）

liúchǎn

流产（abortion）　妊娠小于28周、胎儿体重小于1000g的妊娠终止。分为早期流产和晚期流产。妊娠12周前的流产为早期流产，妊娠12周至不足28周的流产为晚期流产。

病理生理基础　流产病因较多，主要与胚胎染色体异常、母体全身疾病、生殖道感染、畸形、免疫因素以及环境因素等相关。妊娠时间在8周内，胚胎多已死亡，绒毛与底蜕膜剥离、出血，引起子宫收缩，促进妊娠组织物排出，多可完全排出；妊娠8~12周时，胚胎绒毛与底蜕膜连接紧密，流产时组织物完全排出困难，导致部分组织物残留；妊娠时间超过12周后，胎盘形成，流产时首先出现腹痛及阴道出血，继而排出胎儿及胎盘组织，若胎盘组织完全或部分残留，可引起大量出血，长时间未排出者可出现钙化等表现。

临床表现　主要表现为停经后阴道出血及腹痛。根据不同的临床表现，分为先兆流产、难免流产、不全流产、完全流产及稽留流产。

超声影像学表现　①先兆流产：子宫增大，妊娠囊与子宫壁间存在液性暗区，超声测量胎芽大小与实际孕周相符，胎心搏动可见（图1）。②难免流产：子宫增大与实际孕周相符或偏小，宫颈内口扩张，妊娠囊形态失常，突向宫颈管，胎芽或胎儿大小小于实际孕周或相符，无胎心搏动（图2）。③不全流产：子宫增大小于相应孕周，宫颈内口扩张，妊娠囊结构失常或难以辨认，胎芽或胎儿结构不全，部分残留宫内（图3）。④完全流产：子宫大小正常或略增大，宫腔内未见妊

娠组织，宫腔线清晰。⑤稽留流产：子宫增大与停经周数不符，宫内未见明确妊娠囊或妊娠囊明显变形，无胎心、胎动。

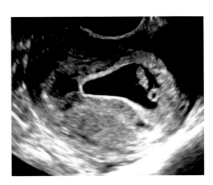

图 1　先兆流产超声图像

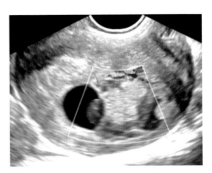

图 2　稽留流产超声图像

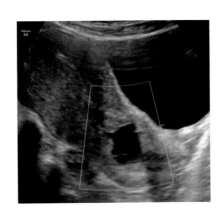

图 3　难免流产超声图像

超声影像学鉴别诊断　①功能失调性子宫出血：无停经史，尿HCG阴性，宫腔内未见明确妊娠囊，可伴有子宫肌瘤、宫腔息

肉等异常。②异位妊娠：也具有停经史，尿 HCG 阳性，宫腔内无明确妊娠囊，或可出现假孕囊，附件区可见非均质包块，异位妊娠活胎时甚至可见胎芽、胎心。

（吴青青 张娟）

yìwèi rènshēn

异位妊娠（ectopic pregnancy）

受精卵在宫腔外着床的疾病。也称宫外孕。输卵管妊娠最常见，还有卵巢妊娠、宫颈妊娠、腹腔妊娠、阔韧带妊娠及剖宫产瘢痕部位妊娠。

病理生理基础 由于输卵管炎症、先天性发育不良、手术史等原因引起受精卵运行、着床发生异常，受精卵在宫腔外位置着床而导致的异位妊娠，由于宫腔外组织肌层较薄，不利于受精卵的生长，容易引起异位妊娠流产、破裂出血，严重者可导致患者失血性休克、死亡。还有部分特殊情况，当异位妊娠流产或破裂时，囊胚落入腹腔继续种植妊娠，形成继发性腹腔妊娠。

临床表现 主要表现为停经后伴或不伴有腹痛及阴道出血。异位妊娠首先表现为停经，部分患者月经不规律，可无明确停经史。由于异位妊娠胚胎发育多不良，其产生的 HCG 难以维持宫腔内蜕膜生长而出现阴道出血。随着胚胎的增长易引起植入部位痉挛，出现下腹部胀痛或隐痛。

超声影像学表现 下面主要介绍输卵管妊娠。

二维超声 输卵管妊娠未破裂时，宫腔内未探及妊娠囊回声，子宫内膜可增厚，一侧宫旁可探及非均质回声，表现为妊娠囊样环形高回声，内为液性暗区，部分内见卵黄囊结构，胚胎存活时可见胎芽、胎心（图1）。

彩色多普勒超声 显示胎心

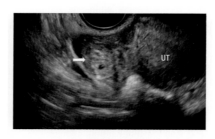

图1 异位妊娠（右侧输卵管妊娠）二维超声图像

搏动频谱。当输卵管妊娠破裂时，宫旁可见较大的非均质包块，包块形态不规则、边界不清，盆腹腔内可见液性暗区，彩色多普勒超声显示包块内星点状血流信号（图2）。

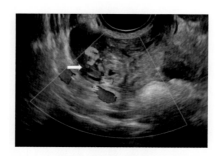

图2 异位妊娠（右侧输卵管妊娠）彩色多普勒超声图像

超声影像学鉴别诊断 ①黄体破裂：患者月经周期为黄体期，尿 HCG 阴性，临床表现为一侧下腹部突发性剧痛，一侧卵巢内可见囊性回声，张力差，伴盆腔积液。②卵巢囊肿蒂扭转：月经正常，既往有卵巢肿物，畸胎瘤多见，突然改变体位后的剧烈腹痛。超声表现为附件区的肿物，较前可有增大，肿块周边可见低回声，形态不规则，其内可见旋涡状血流信号。

（吴青青 张娟）

duōtāi rènshēn

多胎妊娠（multiple pregnancy）

一次妊娠子宫腔内同时有两个或两个以上胎儿。双胎妊娠多见。多胎妊娠的发生率与种族、年龄及遗传等因素有关。超声判断双胎妊娠的绒毛膜性非常重要。单绒毛膜性双胎特有的双胎并发症较多。双胎妊娠并发症远远高于单胎妊娠，并发症包括联体双胎、双胎输血综合征、双胎贫血－多血序列征、双胎反向动脉灌注序列征、选择性胎儿宫内生长受限、双胎之一胎死宫内、双胎之一胎儿畸形。

病理生理基础 由于年龄、辅助生殖技术等原因，引起单个受精卵分裂或两个卵子形成两个受精卵，从而形成双胎或多胎妊娠。以双胎妊娠为例，由两个卵子分别受精形成两个受精卵，形成两个胎盘，为双绒毛膜双羊膜囊双胎；由一个卵子受精形成单个受精卵，后分裂形成两个胎儿，根据分裂时间的不同形成不同类型的双胎类别。受精卵在受精后72小时内（形成桑葚胚前）分裂时，形成两个或一个胎盘、两层绒毛膜、两层羊膜，为双绒毛膜双羊膜囊双胎；分裂时间在72小时至8天（囊胚期）时，形成单个胎盘、单层绒毛膜及双层羊膜，为单绒毛膜双羊膜囊双胎；分裂时间在9~13天时，形成单个胎盘、单层绒毛膜、单层羊膜，为单绒毛膜单羊膜囊双胎；分裂时间超过13天后，已形成原始胚盘，两胎儿机体分裂不完全，形成联体双胎。

超声影像学表现 妊娠早期可进行绒毛膜性的判定，妊娠10周内可明确妊娠囊的数目，通过计数绒毛膜腔及羊膜囊数目进行绒毛膜性的判断；妊娠11~14周时，绒毛膜与羊膜融合，可通过两胎盘连接处胎膜的插入形态进行判断，λ 征提示双绒毛膜双羊膜囊双胎，T 征提示单绒毛膜双羊膜囊双胎，若两者均不存在，也无羊膜囊分隔，则为单绒毛膜单羊膜囊双胎。妊娠早期后再进行绒毛膜性的判断则较为困难，可通过胎盘数目、羊膜囊间隔厚度及胎儿性别来进行判断。

超声影像学鉴别诊断 ①单胎妊娠合并宫腔积血：妊娠早期超声仅可显示一个妊娠囊，囊内有一个胎芽，囊外可见不规则的囊性回声区，内回声杂乱或可见密集细点状回声，无胎芽结构。②部分性葡萄胎：可在宫腔内见到胎芽，并可见呈水泡状结构的多个无回声，需与多胎妊娠鉴别。

（吴青青　张　娟）

shuāngtāi shūxiě zōnghézhēng

双胎输血综合征（twin-twin transfusion syndrome, TTTS）

单绒毛膜双羊膜囊双胎共用的胎盘间存在明显的动–静脉血管吻合，导致一胎儿向另一胎儿输送血液，出现供血胎儿循环血量减少而受血胎儿循环血量增多的疾病。

病理生理基础 单绒毛膜双羊膜囊双胎共用一个胎盘，胎盘表面存在不同的血管交通支，两胎儿间可通过此类血管交通支进行血液交换，当血管交通支出现异常，打破循环平衡后，造成一胎儿持续性向另一胎儿输送血液，导致供血儿循环血量减少，出现羊水过少、胎儿生长受限，而受血儿循环血量增多，出现羊水过多、心衰等症状。

超声影像学表现 妊娠早期超声检查双胎妊娠的绒毛膜性为单绒毛膜双胎妊娠。供血儿羊水过少，羊水最大深度 ≤ 2cm；受血儿羊水过多，羊水最大深度 ≥ 8cm。根据严重程度分为 5 期。Ⅰ期：受血儿最大羊水池深度 ≥ 8cm，孕 20 周以上 ≥ 10cm；供血儿最大羊水池 ≤ 2cm。Ⅱ期：供血儿膀胱不充盈。Ⅲ期：超声多普勒改变，脐动脉舒张期血流缺失或反流，静脉导管血流 a 波反向，脐静脉血流搏动。Ⅳ期：一胎或双胎水肿。Ⅴ期：至少一胎胎死宫内（图 1）。

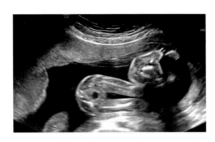

图 1　双胎输血综合征（Ⅱ期）超声图像

超声影像学鉴别诊断 双胎贫血 – 多血序列征：表现为两胎儿间的慢性输血。超声表现为供血儿 MCA–PSV > 1.5 MoM 值，受血儿 MCA–PSV < 0.8 MoM 值，不伴有羊水量的显著差异。两胎儿胎盘可出现差异，供血儿胎盘增厚、回声增高。

（吴青青　张　娟）

gōngjǐng jīnéng bùquán

宫颈机能不全（cervical incompetence）

由于先天性或后天性解剖或功能障碍引起的宫颈长度及内口形态的异常，导致宫颈病理性无痛性扩张的疾病。亦称子宫颈内口闭锁不全、子宫颈口松弛症。

病理生理基础 宫颈内口大部分由结缔组织构成，先天性发育不良或后天宫颈创伤引起宫颈括约功能受损，妊娠期胎儿及附属物的重力促使宫颈进行性缩短并伴有宫口开大，继而发生晚期流产及早产。

临床表现 主要表现是早产及中、晚期流产。

超声影像学表现 宫颈长度缩短，宫颈内口分离，形成楔形间隙，呈"漏斗状"。宫颈明显缩短时，可伴有羊膜囊突入宫颈管甚至阴道内（图 1）。

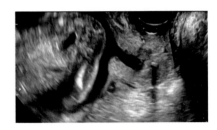

图　宫颈机能不全超声图像

超声影像学鉴别诊断 宫颈管分离：妊娠期宫颈管内存在黏液栓时，宫颈管呈分离状，此时多为全程均匀分离，宽度多不超过 1cm，可与宫颈机能不全的漏斗状内口鉴别。

（吴青青　张　娟）

tāi sǐ gōngnèi

胎死宫内（intrauterine fetal death）

妊娠 20 周后胎儿在子宫内死亡的疾病。也称死胎。胎儿在分娩过程中死亡，称为死产，也是死胎的一种。

病理生理基础 因胎儿因素（严重畸形、染色体异常等）、母体因素（严重的妊娠合并症、并发症等）、胎盘脐带因素（胎盘早剥、血管前置、急性绒毛膜羊膜炎等）等原因引起胎儿宫内死亡。死胎在宫内滞留过久引起母体发生凝血功能障碍，严重可发生 DIC。

超声影像学表现 早期表现为胎心搏动消失，脐血流信号消失；随着时间的推移，胎儿大小小于相应孕周，颅骨重叠、全身水肿（图 1，图 2）。

超声影像学鉴别诊断 双胎动脉反向灌注序列征：双胎之一为

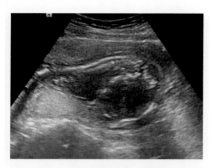

图 1　胎死宫内超声图像

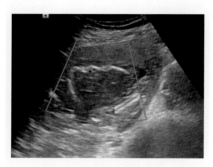

图 2　胎死宫内彩色多普勒超声图像

无心畸形，由另一胎儿脐动脉反向灌注无心畸胎，无心畸胎缺少胎心搏动，当存在血流信号，无心畸胎可随孕周增加而异常生长。

（吴青青　张　娟）

yángshuǐ guò duō

羊水过多（polyhydramnios）

妊娠期羊水量的病理性增加，最大羊水池深度 ≥ 8cm 或羊水指数 ≥ 24cm 的疾病。

病理生理基础　羊水是指妊娠期间羊膜腔内的液体，妊娠早期的羊水主要来自羊膜对血浆的渗透作用，妊娠中晚期羊水主要来源于胎儿尿液。羊水从妊娠 8 周开始增加至 32 周时达到峰值（800ml 左右），随后逐渐下降至足月。当羊水产生过多、吸收减少时均可引起羊水量增多。

超声影像学表现　妊娠 28 周前：测量羊水最大深度，选择宫内羊水深度最大的切面，垂直于地面，进行羊水最大深度的测量。

正常值 2～8cm，≥ 8cm 为羊水过多；妊娠 28 周后：测量羊水指数，将宫腔分为 4 个象限（右上、左上、右下、左下），选择每个象限的最大羊水深度进行测量，探头与母体矢状面平行，垂直于地面，并将 4 个象限值相加，从而得出羊水指数。正常值 5～24cm，≥ 24cm 为羊水过多（图 1）。

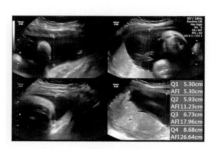

图 1　羊水过多超声图像

（吴青青　张　娟）

yángshuǐ guò shǎo

羊水过少（oligoamnios）

羊水量少于相应孕周的正常值，最大羊水深度 < 2cm 或羊水指数 < 5cm。当整个宫腔内无可测量的羊水时，为无羊水。

病理生理基础　胎儿肾脏畸形导致羊水产生减少、妊娠晚期胎盘功能减退及胎膜早破等原因均可引起羊水过少。

超声影像学表现　妊娠 28 周前：测量羊水最大深度，选择宫内羊水深度最大的切面，垂直于地面，进行羊水最大深度的测量。正常值 2～8cm。妊娠 28 周后：测量羊水指数，将宫腔分为 4 个象限（右上、左上、右下、左下），选择每个象限的最大羊水深度进行测量，探头与母体矢状面平行，垂直于地面，并将 4 个象限值相加，从而得出羊水指数。正常值范围 5～24cm。当最大羊水深度 < 2cm 或羊水指数 < 5cm

时诊断为羊水过少，当整个宫腔内无可测量的羊水时，诊断为无羊水（图 1）。

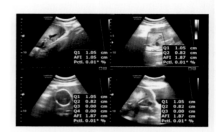

图 1　羊水过少超声图像

（吴青青　张　娟）

tāipán yìcháng

胎盘异常（placental abnormality）

妊娠期胎盘出现的形态、大小、回声、位置等方面的异常。主要包括前置胎盘、胎盘早剥、胎盘植入等异常。

（吴青青　张　娟）

qiánzhì tāipán

前置胎盘（placenta previa）

妊娠 28 周后，胎盘附着子宫下段，胎盘下缘达到或覆盖宫颈内口的疾病。按照胎盘下缘与宫颈内口的关系，分为完全性（中央型）前置胎盘、部分性前置胎盘、边缘性前置胎盘及低置胎盘。

病理生理基础　由于宫腔多次手术史、胎盘面积过大、胎盘异常或受精卵着床部位低等原因，可引起胎盘附着位置低于胎先露位置，达到或覆盖宫颈内口。妊娠晚期子宫下段逐渐拉伸，附着于子宫下段的胎盘组织无法伸展，导致前置部位的胎盘组织从附着处剥离，从而使得血窦破裂出血。

临床表现　典型的表现为孕期的无痛性阴道出血。前置胎盘的不同类型与出血量、时间以及出血频率有关，中央型出血时间早、频繁以及量多，边缘性前置胎盘出血量少、出现时间较晚，部分型前置胎盘则介于两者之间。

超声影像学表现 当胎盘组织完全覆盖甚至超越宫颈内口时为完全性（中央型）前置胎盘（图1），胎盘组织部分覆盖宫颈内口时为部分性前置胎盘（图2）；胎盘下缘达到宫颈内口但未超越宫颈内口时为边缘性前置胎盘（图3）；胎盘下缘距离宫颈内口2cm内时为低置胎盘（图4）。

超声影像学鉴别诊断 ①胎盘早剥：妊娠20周后，胎儿娩出

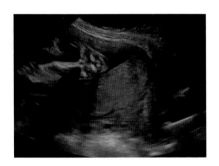

图1 中央型前置胎盘超声图像

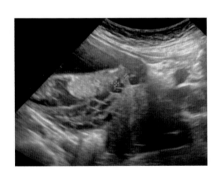

图2 部分性前置胎盘超声图像

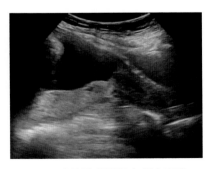

图3 边缘性前置胎盘超声图像

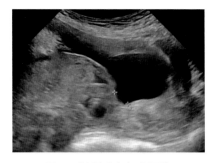

图4 低置胎盘超声图像

前，正常胎盘从附着位置剥离，临床表现为持续性腹痛伴阴道出血。超声表现为胎盘后方与子宫间的液性暗区，或胎盘的非均质增厚，重度者可引起胎心减慢。②帆状胎盘前置血管破裂：胎盘脐带插入点呈分散状插入，并在胎膜下方走行一段距离后进入胎盘组织，当血管走行于宫颈内口或其附近时则为前置血管，当胎膜破裂等原因造成前置血管破裂时，引起无痛性的阴道出血，此时出血量较大，可出现胎死宫内。

（吴青青 张 娟）

tāipán zǎobō

胎盘早剥（placental abruption）

妊娠20周后、胎儿娩出前，正常位置的胎盘部分或全部从子宫壁剥离的疾病。

病理生理基础 母体妊娠期高血压疾病、外伤、高龄、胎膜早破等因素导致底蜕膜螺旋小动脉痉挛或硬化、子宫静脉压升高，底蜕膜动脉出血、静脉床淤血形成血肿，导致胎盘从宫壁剥离。

临床表现 根据胎盘剥离面积的大小，预后不同。轻症时，以显性出血为表现，腹痛不明显；重症时，出血积于胎盘后方，出血量大，宫缩无间歇，子宫触诊呈板状硬，最终导致母体失血性休克、子宫胎盘卒中，甚至胎死宫内。

超声影像学表现 包括以下方面。

二维超声 胎盘明显增厚，内部回声不均，胎盘边缘圆钝，胎盘与子宫壁分界不清，两者之间出现不规则的低–中等回声包块，部分可出现胎盘边缘不均质的低回声包块，部分患者羊水中出现非均质异常回声（图1）。

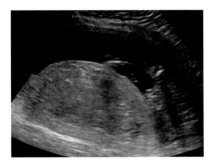

图1 胎盘早剥二维超声图像

彩色多普勒超声 不均质回声内血流信号消失，胎盘与子宫壁间血流信号消失（图2）。

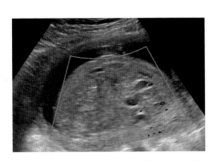

图2 胎盘早剥彩色多普勒超声图像

超声影像学鉴别诊断 ①前置胎盘：表现为无痛性阴道出血。超声可见胎盘下缘达到或覆盖宫颈内口，胎盘厚度正常，胎盘与子宫壁间未见明显的异常回声。②子宫破裂：持续性腹痛，伴或不伴有阴道出血。胎盘回声一般无明显改变。

（吴青青 张 娟）

tāipán zhírù

胎盘植入（placenta accreta）
胎盘组织不同程度地侵入子宫肌层的一组疾病。

病理生理基础 子宫内膜损伤或瘢痕形成后，子宫蜕膜组织发育不良，绒毛侵及肌层，根据侵及深度不同，分为胎盘粘连、胎盘植入及穿透性胎盘植入。①胎盘粘连：胎盘绒毛黏附于子宫肌层表面。②胎盘植入：胎盘绒毛深入子宫肌壁间。③穿透性胎盘植入：胎盘绒毛穿过子宫肌层到达或超过子宫浆膜面。

临床表现 由于绒毛侵及子宫肌层，分娩过程中，胎盘娩出困难，可引起产后出血、休克，严重者需要切除子宫。

超声影像学表现 包括以下方面。

二维超声 胎盘附着位置子宫肌层厚度变薄甚至消失，胎盘间隙消失，胎盘内出现大小不等、形态不规则的腔隙样回声，重症者膀胱线局部中断或消失（图1）。

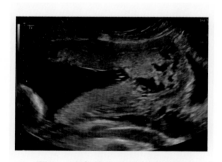

图1 胎盘植入二维超声图像

彩色多普勒超声 胎盘基底部血流信号增多，重者存在桥接血管（图2）。

超声影像学鉴别诊断 前置胎盘表现：为无痛性阴道出血，超声可见胎盘下缘达到或覆盖宫颈内口，胎盘与子宫壁间界限清

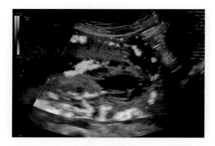

图2 胎盘植入彩色多普勒超声图像

楚，胎盘间隙可见。

（吴青青 张 娟）

qídài yìcháng

脐带异常（abnormality of umbilical cord）
脐带附着位置、脐血管数目等异常的疾病。主要包括单脐动脉、脐带缠绕、脐带囊肿、脐带真结等异常。

（吴青青 张 娟）

dān qí dòngmài

单脐动脉（single umbilical artery）
脐带内仅见一条脐动脉的疾病。正常脐带有三条血管，一条脐静脉，两条脐动脉。

病理生理基础 单脐动脉的

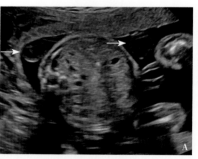

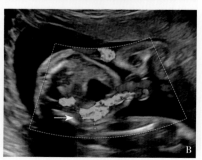

图1 单脐动脉二维超声及彩色多普勒超声图像

产生可能与早期胚胎发育时单根脐动脉发育不良、发育过程中单根脐动脉萎缩或原始尿囊动脉持续存在有关。单脐动脉的存在可能影响胎儿营养物质的获取及代谢产物的排出，从而影响胎儿正常的生长发育。

超声影像学表现 包括以下方面。

二维超声 脐带横切面时脐血管显示为两根血管的"吕"字形结构，膀胱横切面显示膀胱周围仅可见一根脐动脉回声（图1）。

彩色多普勒超声 显示脐血管内仅见两根血管回声。

超声影像学鉴别诊断 单脐动脉诊断简单，但需要识别其合并的其他系统的异常。

（吴青青 张 娟）

qídài chánrào

脐带缠绕（umbilical cord entanglement）
脐带围绕胎儿颈部、四肢或躯干的疾病。90%为脐带绕颈。

病理生理基础 脐带缠绕与脐带过长、胎儿小、羊水过多及胎动频繁等有关。

超声影像学表现 脐带缠绕处皮肤可见明显压迹，缠绕1周呈"U"形压迹，缠绕2周呈"W"形压迹，3周呈锯齿形。彩色多普勒显示环状血流信号（图1）。

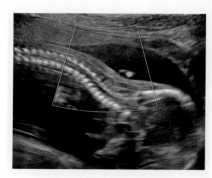

图1 脐带绕颈超声图像

超声影像学鉴别诊断 仔细追踪脐带走行方向，脐带缠绕不难诊断。

（吴青青　张　娟）

qídài nángzhǒng
脐带囊肿（umbilical cord cyst）

胎儿脐带上出现囊性包块的疾病。表现为囊性包块附着于脐带。根据有无上皮细胞将脐带囊肿分真性囊肿和假性囊肿。

病理生理基础 脐带真性囊肿常为尿囊遗迹等来源，多为单发的圆形、椭圆形无回声，有张力。脐带假性囊肿为华通胶来源，囊壁无上皮细胞，边界欠清，无张力。较大囊肿可能会压迫胎儿脐带。

超声影像学表现 包括以下方面（图1）。

二维超声 脐带上的圆形或类圆形无回声。

彩色多普勒超声 显示脐血流从囊肿中间通过或者从囊肿旁通过，囊性回声内无血流信号。

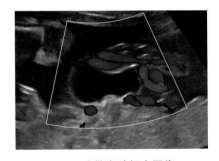

图1　脐带囊肿超声图像

超声影像学鉴别诊断 脐尿管源性囊肿位于前腹壁或脐带根部出现囊性回声，透声好的囊性回声位于脐带中心。

（吴青青　张　娟）

qídài dǎjié
脐带打结（umbilical cord knot）

包括真结和假结两种。脐带假结指因脐血管较脐带长，血管卷曲似结，或因脐静脉较脐动脉长形成迂曲似结，通常不影响胎儿。脐带真结指胎儿宫内活动引起脐带缠绕，后因胎儿穿过脐带套环形成真结，严重者可引起胎儿宫内死亡。

病理生理基础 脐带真结形成后，若结节较松，胎儿活动及脐血流影响不大；若形成较紧的结节后，脐带受压，脐血流循环受阻，引起胎儿窘迫，甚至胎死宫内。

超声影像学表现 超声诊断困难。局部脐带组织扭曲成团、异常增高的脐动脉局部血流（图1），改变体位观察一段时间后无明显改变，还可同时合并羊水多（可能与华通胶吸收减少有关），三维超声可有助诊断（图2）。

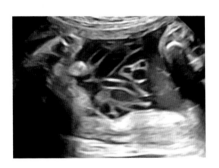

图1　脐带打结超声图像

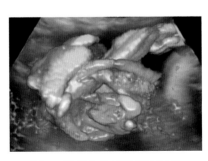

图2　脐带打结三维超声图像

超声影像学鉴别诊断 脐带假性结节，表现为脐带堆积成团，似形成结节样回声，反复观察后结节可松解，脐血流频谱一般不受影响。

（吴青青　张　娟）

tāiér jīxíng
胎儿畸形（fetal abnormality）

因染色体或其他因素导致的胎儿器官或结构出现形态学缺陷。主要包括胎儿颜面部及颈部畸形、胎儿胸腔畸形、胎儿前腹壁畸形、胎儿骨骼系统畸形等异常。

（吴青青　张　娟）

tāiér yánmiànbù jí jǐngbù jīxíng
胎儿颜面部及颈部畸形（fetal facial deformity）

胚胎发育过程中原始口腔周围形成多个突起，各种原因导致其融合障碍引起面部及颈部的畸形。主要包括唇腭裂、小下颌畸形等，最常见的是唇腭裂。

（吴青青　张　娟）

tāiér wú yǎn jīxíng
胎儿无眼畸形（fetal anophthalmia）

包括眼球缺如、眼眶缩小或缺如、眼睑闭锁、眼区下陷的严重眼畸形。极其罕见，发生率约为活产儿的1/20000。多数病例呈散发性，少数为常染色体隐性遗传或染色体异常如13-三体综合征，同时伴智力低下和神经发育障碍者可能为性连锁遗传。

病理生理基础 无眼畸形主要特征是眼球缺如，眼眶缩小或缺如，眼睑闭锁，眼区下陷，视神经视交叉及视束均缺如。可单侧或双侧发生。主要因胚胎期眼泡形成障碍所致。无眼畸形常伴有胎儿其他畸形，如耳畸形、下颌畸形等。可伴发于许多畸形综合征中。发病原因可能与胚胎3~4周时孕母受风疹病毒感染、过量X线照射、维生素A过多摄入有关。

超声影像学表现 二维超声

示双眼水平横切面上一侧或双侧眼球图像不能显示，眼眶变浅，仅显示一浅凹状弧形强回声，眼眶内充满实质性不均质性高回声，不能显示晶状体图像（图1）。

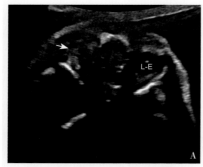

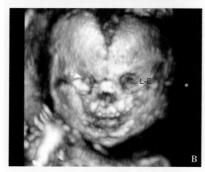

图1　胎儿右侧无眼畸形超声图像

注：A. 产前超声双眼水平横切面不能显示右侧眼球图像（箭头所示），眼眶内充满不均质高回声；B. 产前三维超声右眼眶内未见眼球（箭头所示）。L-E 示左眼。

超声影像学鉴别诊断　无眼畸形主要与小眼畸形相鉴别。当超声能显示一小的眼球时，应仔细检查有无晶体回声，如果晶体缺如，则多为无眼畸形；如果能显示晶体，则多为小眼畸形。有作者报道2例单侧无眼畸形，均有明确的无眼畸形家族史，在妊娠早期检查时均可见正常的眼眶、眼球和晶体，因此该作者认为部分无眼畸形可在妊娠较晚时期才形成，可能与玻璃体动脉过早闭塞导致胎眼变性退化有关。鉴于此，在12周之前胎儿眼眶可显示并不能除外无眼畸形，尤其有无

眼畸形家族史者，更应在以后的孕周内观察胎儿眼的生长发育。

（李胜利　顾莉莉　文华轩）

tāiér xiǎo yǎn jīxíng

胎儿小眼畸形（fetal microphthalmia）

眼球、眼眶明显缩小且眼裂缩小的畸形。又称先天性小眼球。为罕见畸形，其发生率在活产儿约为1/5000。单发小眼畸形多为散发性，也有报道与常染色体遗传和基因突变有关。

病理生理基础　小眼畸形的主要特征是眼球及眼眶明显缩小，眼裂也小，可单眼发病，也可双侧受累。轻者受累眼球结构可正常，晶体存在。重者眼球极小，虹膜缺失，先天性白内障，玻璃体纤维增生等。可伴有其他器官或系统的畸形，如面部畸形、肢体畸形、心脏畸形、肾脏畸形、脊柱畸形等。导致小眼畸形的原因很多，主要有染色体畸形、环境因素、某些基因综合征（如常染色体显性或隐性或X连锁遗传的某些畸形）。

超声影像学表现　二维超声双眼水平横切面扫查。单侧小眼畸形表现为病变侧眼眶及眼球明显小于健侧，两侧明显不对称；双侧小眼畸形表现为双侧眼眶及

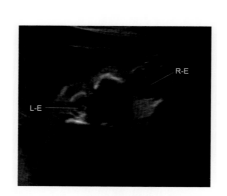

图1　胎儿左侧小眼畸形超声图像

注：产前超声双眼横切面显示左眼球（L-E）明显缩小、眼眶缩小，眼内回声增强。R-E 示右眼。

眼球明显缩小，可有眼内距增大，眼距、眼内距不成比例，眼内距明显大于眼距（图1）。晶状体可以显示。

超声影像学鉴别诊断　眼距低于正常孕周预测值的第5百分位数的正常人群与轻度小眼畸形很难鉴别，建议动态观察。严重小眼畸形很难和无眼畸形相区别，一般通过仔细观察晶体的有无来区分二者。

（李胜利　顾莉莉　文华轩）

tāiér dú yǎn jīxíng

胎儿独眼畸形（fetal cyclopia）

单一眼眶、一个或两个眼球不同程度融合的严重畸形。独眼畸形发病率尚未见报道，只存在于全前脑的病例中，10%～20%的全前脑可出现独眼畸形。

病理生理基础　独眼畸形特征是面部中线单眼，有不同程度

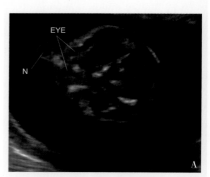

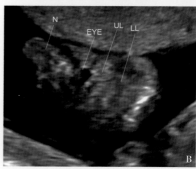

图1　胎儿无叶全前脑合并独眼畸形超声图像

注：A. 超声双眼横切面显示单一眼眶、两个眼球不同程度融合、喙鼻；B. 超声鼻唇冠状切面显示喙鼻、独眼、无人中。EYE 示眼睛；N 示鼻；UL 示上唇；LL 示下唇。

的眼部融合，完全独眼畸形表现为单一角膜、瞳孔、晶体，而没有任何成双的证据。在多数病例中，表现为单一眼眶内两个眼球的不同程度的融合。即使是完全的独眼畸形，眼眶上、下眼睑均有2个，视神经可表现为不同程度的重复。外鼻缺如或以一长鼻或喙鼻的形式位于眼的上方。许多面部骨缺失，人中缺如。口缺如或仅为一小口（即无口畸形或小口畸形）以及下颌骨缺失或两耳融合。这种类型的异常只在无叶全前脑中出现。

超声影像学表现　二维超声声像图表现为单眼眶、单眼球或两眼球不同程度融合（图1）。

超声影像学鉴别诊断　独眼畸形在声像图上有典型的表现，常合并颅脑和面部的其他畸形，因此，一旦发现，应仔细检查胎儿其他结构。

（李胜利　顾莉莉　文华轩）

tāiér yǎnjù guò yuǎn

胎儿眼距过远（fetal hypertelorism）

两眼眶之间距离异常增大。发病率未见报道。多为散发病例，也可能是某些结构畸形或染色体异常、单基因遗传病的表现形式之一。

病理生理基础　眼距过远主要特征是眼眶之间距离增大。双眼在胚胎正常发育过程中，最初位于胚胎头部的两侧，然后逐渐向额部方向移行，如果这一发育过程发生障碍，则可出现眼距过远。引起这一过程受阻的原因有原发性眼部移行受阻，如中部面裂综合征（额鼻发育不良）和继发性眼部移行受阻，后者更常见，主要由于中线区肿物机械地阻止眼的向前移行过程，如额部脑或脑膜膨出（眼距过远最常见的原因），其他少见畸形有颅缝早闭

等。额部脑或脑膜膨出是眼距过远最常见的原因。

超声影像学表现　二维超声双眼横切面可见眼内距超过正常预测值的第95百分位数为判断标准（图1）。

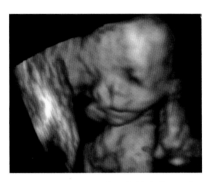

图1　胎儿眼距过远合并中部面裂综合征超声图像

注：颜面部三维超声显示眼距过远，分裂鼻，两鼻孔距离增大，上唇中部唇红处有切迹。

超声影像学鉴别诊断　轻度的眼距过远诊断不容易，对于严重的病例产前诊断相对容易。主要需要区分引起眼距过远的原因，最常见的原因为前额部的脑或脑膜膨出。超声在前额部可检出囊性或囊实性包块，包块内容物为脑膜、脑脊液或脑组织，实时超声下可追踪观察包块内容物与颅内结构的相互关系，同时可显示相应部位颅骨缺损。显示明确包块时，应注意与前额部血管瘤、畸胎瘤等相鉴别。中部面裂综合征极少见，其主要表现为眼距过远、鼻畸形、分裂鼻、两鼻孔距离增大，可伴有中央唇裂或腭裂。与全前脑的区别在于后者眼距过近、鼻缺如、长鼻、单鼻孔。

（李胜利　顾莉莉　文华轩）

tāiér yǎnjù guò jìn

胎儿眼距过近（fetal hypotelorism）

两眼眶位置相距异常近。发病率不清楚，中国台湾地区报

道眼距过近在活产儿中发病率为1/1220。病例多散发。

病理生理基础　眼距过近特征是眼内距和眼外距均减小，主要原因是全前脑，梅克尔-格鲁贝（Meckel-Gruber）综合征偶尔可有此特征，某些染色体畸形、三角头畸胎、小头畸形、威廉斯（Williams）综合征、母亲苯丙酮尿症、强直性肌营养不良、眼齿发育不良等畸形也可有眼距过近。全前脑特征包括一系列脑部和面部异常，面部异常主要是由于内、外侧鼻突发育异常形成面中部结构如鼻骨、鼻中隔、筛骨等的发育不全或缺失，从而导致独眼畸形、头发育不全畸胎、猴头畸形（单鼻孔）、中央唇裂、眼距过近等一系列面部畸形（图1）。

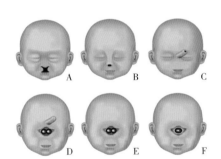

图1　全前脑面部畸形解剖类型示意图

注：A. 正中唇腭裂；B. 猴头畸形；C. 头发育不全畸胎；D. 独眼畸形；E. 独眼畸形；F. 独眼畸形。

超声影像学表现　二维超声眼内距及眼外距均低于正常孕周的第5百分位数可诊断眼距过近（图2）。

超声影像学鉴别诊断　眼距过近通常是其他畸形或染色体综合征的表现形式之一，因此超声发现这一征象时，应仔细检查颅脑、面部及其他结构，寻找其病因。全前脑有典型的颅脑和面部如喙鼻、独眼等改变；梅克尔-

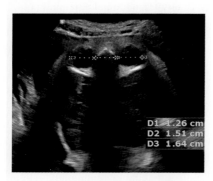

图2　胎儿眼距过近超声图像

注：产前超声双眼横切面示眼距过近，眼内距（1.26cm）明显小于一侧眼眶左右径。

格鲁贝综合征常合并脑膜脑膨出、多指（趾）、婴儿型多囊肾、羊水过少等。

（李胜利　顾莉莉　文华轩）

tāiér huìbí

胎儿喙鼻（fetal proboscis）

正常鼻结构消失，仅见一软组织呈一长鼻或象鼻形式位于眼的上方或两眼之间的畸形。因形似鸟兽的嘴而得名。

病理生理基础　喙鼻主要特征是正常形态的鼻缺如，鼻部可见一长条状软组织结构，无正常鼻梁、鼻尖与鼻孔。主要是由于内外侧鼻突的畸形发育所致，常见于全前脑。

超声影像学表现　二维超声像图可见正常鼻不显示，中线位置可显示一实性柱状结节，无鼻背、鼻尖、鼻孔（图1）。

超声影像学鉴别诊断　典型的喙鼻产前超声诊断并不困难。喙鼻畸形、独眼畸形、眼距过近等均与全前脑有关，是全前脑在颜面部的表现，发现此类颜面部畸形时应仔细扫查颅内结构畸形；反之，发现颅内结构畸形如丘脑融合、单一原始脑室、无中线结构等时，应仔细观察颜面部结构，以免漏诊颜面部的重大畸形。此类畸形，由于单一原始脑室常扩大，常被误诊为脑积水而忽略颜面部畸形的诊断，临床应引起高度注意。

（李胜利　顾莉莉　文华轩）

tāiér dān bíkǒng

胎儿单鼻孔（fetal single nostril）

仅有单一鼻孔的畸形。是猴头畸形的特征之一。该种类型异常多在无叶全前脑中出现。

病理生理基础　鼻原基发育向中线移行过程发生障碍可形成裂鼻。单鼻孔主要特征是扁平和发育不全的鼻子，鼻孔常只有一个，亦是扁平状，上唇中部的人中缺如。头常呈三角头畸形。

超声影像学表现　二维超声面部冠状切面可见鼻的形态明显异常，常无鼻翼结构，呈一软组织回声，该回声位于两眼眶之间的下方，鼻的中央仅有一小的单鼻孔（图1）。

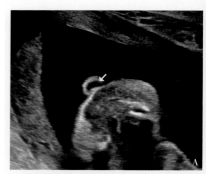

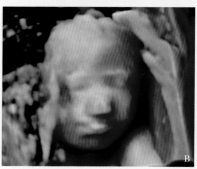

图1　胎儿无叶全前脑畸形合并猴头畸形超声图像

注：A.产前超声鼻唇冠状切面显示单一鼻孔（箭头所示）；B.面部三维超声显示单鼻孔、眼距过近、无人中。

超声影像学鉴别诊断　猴头畸形主要与头发育不全畸胎相鉴别，二者均有眼距过近，鼻发育不良，猴头畸形的鼻常位于正常位置，而头发育不全畸胎的鼻常呈喙鼻状位于两眼眶之间。二者均与前脑无裂畸形有关，是前脑无裂畸形在颜面部的表现，发现此类颜面部畸形时应仔细扫查颅内结构畸形。

（李胜利　顾莉莉　文华轩）

tāiér lièbí

胎儿裂鼻（fetal cleft nose）

鼻从中线向两侧裂开的鼻部畸形。该病常为散发性，也可为常染色体显性遗传。

病理生理基础　裂鼻主要特征是鼻从中线处向两侧裂开，两

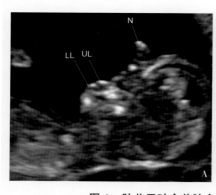

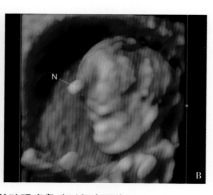

图1　胎儿无叶全前脑合并独眼喙鼻畸形超声图像

注：产前超声面部正中矢状切面（图A）和面部三维成像（图B）显示鼻子呈长条形位于眼眶上方。N示鼻背；UL示上唇；LL示下唇。

鼻孔间距明显增大，主要见于中部面裂综合征，还常伴有眼距过远，额骨在前方裂开，可伴有中央唇裂或腭裂。最严重者可表现为前额部骨骼缺如、双眼位于头的两侧，前颌突及唇缘不融合、鼻与口共同形成一个大开口。

超声影像学表现　二维超声面部冠状切面可见分裂鼻，两鼻孔距离增大（图 1）。

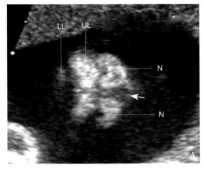

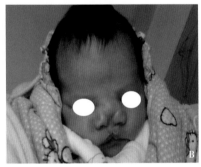

图 1　胎儿中部面裂综合征超声图像

注：A. 产前超声鼻唇水平冠状切面显示鼻中部裂开两部分，两鼻孔（N）距离明显增大；B. 出生后新生儿照片显示眼距过远，分裂鼻，两鼻孔距离增大，上唇中部唇红处有切迹。UL 示上唇；LL 示下唇。

超声影像学鉴别诊断　裂鼻主要见于中部面裂综合征，可伴有中央唇裂或腭裂。与全前脑的区别在于后者眼距过近、鼻缺如、长鼻、单鼻孔。

（李胜利　顾莉莉　文华轩）

tāiér chún (è) liè

胎儿唇（腭）裂（fetal cleft lip/ cleft palate）

唇裂指上唇或下唇处裂开，以上唇裂多见。腭裂则为发生在硬腭、软腭或悬雍垂的任何部位上未闭合的裂隙。唇腭裂发生率有明显的种族差异，按出生人口统计，美国印第安人最高约 3.6‰，其次为亚洲人为 1.5‰ ~ 2‰，白人约 1‰，黑人约 0.3‰。中国最近统计资料为 1.8‰。胎儿唇腭裂的发生率可能更高，因为合并有致死性染色体畸形或其他解剖结构畸形病例未能统计在内（28 周以前即流产）。单纯唇裂多为多基因遗传病，1% ~ 2% 与染色体异常（主要为 18- 三体和 13- 三体）有关，遗传度为 76%，有家庭聚集性。腭裂与 13- 三体、15- 三体、18- 三体综合征等有关，遗传度为 76%。唇腭裂可表现常染色体显性 / 隐性遗传、X 连锁显性 / 隐性遗传。

病理生理基础　唇（腭）裂主要特征是唇（腭）的连续性中断。资料表明 70% 左右为唇裂合并腭裂，20% 左右为单纯唇裂，10% 左右为单纯腭裂。单侧唇腭裂（约占 75%）多于双侧，左侧多于右侧，左右侧之比为 4∶1。唇裂患者无论伴有或不伴有腭裂，大多数病例（80% 左右）不合并其他畸形，但有 20% 的患者出现在 100 多种基因综合征中；单纯腭裂则不同，约 50% 常合并其他畸形，常并发于 200 多种基因综合征中。正中唇裂约占所有唇裂病例的 0.5%，常与全前脑或口 - 面 - 指综合征有关。

单纯唇裂可分为单侧唇裂和双侧唇裂。根据裂开程度可分为（图 1 ~ 3）：Ⅰ度仅为唇红裂；Ⅱ度裂隙从红唇至上唇皮肤，但未达鼻底；Ⅲ度裂隙从红唇直达鼻底。唇正中裂罕见，常见于前脑无裂征与中部面裂综合征等，唇中部、上腭中部缺失，裂口宽大，鼻发育异常。不规则唇裂，与羊膜带综合征有关，唇裂常不规则，奇形怪状，且常在不寻常的部位出现。

单纯腭裂常见于正中部位，但也可发生在单侧或双侧。腭裂

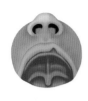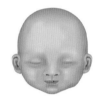

A　Ⅰ度唇裂

B　Ⅱ度唇裂

C　Ⅲ度唇裂

图 1　单纯唇裂分类示意图

A　单侧完全唇腭裂

B　双侧完全唇腭裂

C　正中完全唇腭裂

图 2　唇裂伴完全腭裂分类示意图

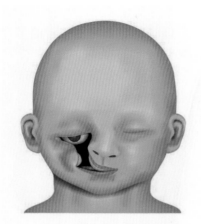

图 3　不规则唇裂示意图

分类（图 4）：Ⅰ度腭裂，悬雍垂裂或软腭裂；Ⅱ度腭裂，全软腭裂及部分硬腭裂，未达牙槽突；Ⅲ度腭裂，软腭、硬腭全裂达牙槽突。

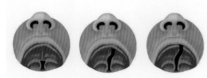

A Ⅰ度腭裂　B Ⅱ度腭裂　C Ⅲ度腭裂

图 4　单纯腭裂分类示意图

超声影像学表现　包括以下方面。

二维超声　唇裂在颜面部冠状切面和横切面上表现为一侧或双侧上唇皮肤连续性中断，中断处为无回声带，无回声带可延伸达鼻孔，引起受累侧鼻孔变形、变扁。

牙槽突裂或完全腭裂表现为上颌骨牙槽突回声连续性中断，正常弧形消失，在裂口中线侧牙槽突常向前突出，而裂口外侧牙槽突则相对后缩，在横切面上可见"错位"征象。单纯软腭裂很难显示，因为软腭与周围组织声阻差相似，又无明确的定位标志，正常软腭在常规切面声像图上较

难辨认。在口咽与鼻咽部均有无回声的羊水衬托时，矢状切面和冠状切面可显示软腭。在经颌下三角、下颌或下唇向后上扫查时，显示腭回声连续性中断，是单纯腭裂的直接征象（图 5），也可通过犁状孔向后下扫查显示腭回声连续性中断，可见舌的活动。由于这些特殊切面在产前不能常规应用，因此，单纯腭裂产前检出率较低。

三维超声　三维表面重建成像从立体角度提供一些信息，可以与二维超声联合应用，作为二维超声的一个有益补充。但是影响二维超声成像的因素如胎位、孕妇腹壁脂肪厚、羊水过多、羊水过少、孕妇腹壁瘢痕、胎儿肢体遮挡、胎动频繁等，也会影响三维超声的成像。

超声影像学鉴别诊断　误诊唇腭裂常见原因主要有：①无唇（腭）裂诊断经验，尤其对初次诊断唇腭裂者，更应该小心谨慎。

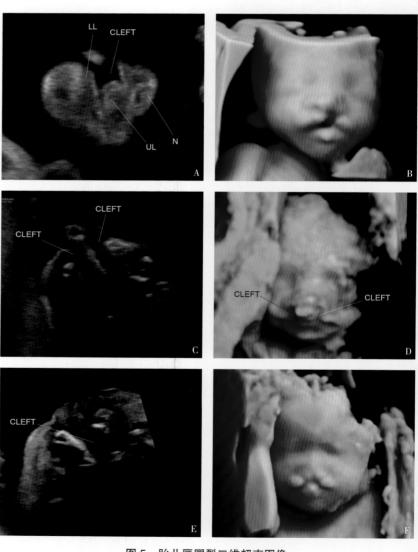

图 5　胎儿唇腭裂二维超声图像

注：A.产前超声鼻唇冠状切面显示上唇连续性中断（CLEFT），达鼻根部，同侧鼻孔塌陷；B.颜面部三维超声显示左侧唇裂；C.产前超声经面颊斜切面可清晰显示鼻中隔回声，鼻腔与口腔相通；D.颜面部三维超声显示双侧唇腭裂；E.产前超声腭水平横切面显示腭连续性中断；F.颜面部三维成像显示正中唇腭裂。N示鼻子；UL示上唇；LL示下唇。

②切面不标准,尤其横切面显示胎儿上唇时,如果切面偏斜,有可能将正常口裂误认为唇裂而出现不良后果。③正常胎儿上唇人中较深时易误认为唇裂。④脐带压于唇部时可误认为唇裂,此时应于胎儿张嘴或胎动时观察,或结合彩色多普勒血流显像进行鉴别。胎儿上唇受挤压时,唇中部向前凸出,横切及冠状切面上可出现类似唇裂的图像。总之,可疑颜面部异常,一定要多切面、多角度观察,减少漏误诊。

(李胜利　顾莉莉　文华轩)

tāiér wú xiàhé bìng ěr jīxíng

胎儿无下颌并耳畸形(fetal otocephaly)

下颌骨缺失、小口、无舌、双侧耳位低并融合在一起的罕见严重复杂畸形。又称无下颌畸形。发病率为1/70000。多为散发病例,再发风险低,如果为常染色体隐性遗传者,再发风险为1/4。

病理生理基础　无下颌并耳畸形的特征是下颌骨严重发育不全。单独的无下颌并耳畸形,大脑可不受累,也可合并其他畸形,如全前脑畸形、眼距过近、独眼畸形、小脑发育不良、内脏反位、无脑畸形、上腭裂等。无下颌并耳畸形是由于第一鳃弓发育受阻,上颌突间叶细胞移行失败和下颌突发育停止所致,其病因可以是特定基因突变或致畸因子作用所致,现有研究认为基因OTX2和PRRX1与无下颌并耳畸形有关。

超声影像学表现　包括以下方面。

二维超声　鼻唇冠状切面难以显示下唇及面颊下部,颜面部正中矢状切面上不能显示下颌回声(图1);双耳低,下降至颈前中线,且形态异常,可发生融合。

三维超声　三维超声表面成

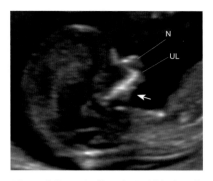

图1　胎儿无下颌并耳畸形二维超声图像
注:产前超声面部正中矢状切面未见下颌骨(箭头所示)。N示鼻;UL示上唇。

像能更直观显示无下颌并耳畸形,利于诊断。

超声影像学鉴别诊断　典型的无下颌并耳畸形并不难诊断,发现该异常后应仔细观察有无合并其他畸形,是单纯性还是合并其他综合征,以便综合判断及产前咨询。

(李胜利　顾莉莉　文华轩)

tāiér kǒu liè jīxíng

胎儿口裂畸形(fetal transverse facial cleft)

口角向外侧不同程度裂开的面部畸形。又称面横裂。属于Tessiel颅面裂分类中的7号。面横裂在活产儿中发生率为1/300 000~1/60 000。多数病例呈散发性。

病理生理基础　口裂畸形特征是先天性口角组织裂开,口裂增宽,口角位置外移(图1),甚至达眼外缘。根据裂的程度分成三级:Ⅰ级,口角部轻度增宽;Ⅱ级,裂达咬肌前缘;Ⅲ级,裂超过咬肌前缘水平。常合并第一、二鳃弓畸形,如颜面发育不全、小下颌畸形、小耳畸形等。

超声影像学表现　包括以下方面。

二维超声　鼻唇冠状切面上唇红部消失处不能显示口角,口角以外显示低回声裂,应高度怀

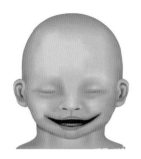

图1　双侧面横裂示意图

疑面横裂的可能(图2)。

三维超声　三维超声能立体成像,对面横裂显示有优势、更直观(图2B)。

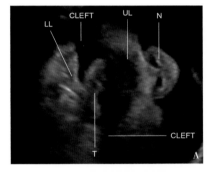

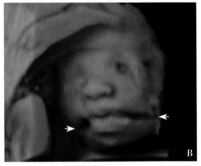

图2　胎儿双侧面横裂二维超声图像
注:A.产前超声鼻唇冠状切面显示双侧面颊出现凹痕,面颊与下颌外缘连续线中断(CLEFT),唇红消失后,裂口继续向后延伸;B.颜面部三维表面成像更直观显示双侧面横裂(箭头所示)。N示鼻;UL示上唇;LL示下唇;T示舌。

超声影像学鉴别诊断　该病诊断较困难,注意应与不规则面裂相鉴别,前者裂口位于口角处,后者常为不规则形,并可合并其他异常。但产前超声诊断面横裂

非常困难，特别是Ⅰ级面横裂更难发现，因此对胎儿嘴角也应仔细扫查。

（李胜利　顾莉莉　文华轩）

tāiér miàn xiéliè

胎儿面斜裂（fetal oblique facial cleft）

裂隙从鼻部或上唇部延向睑裂，甚至前额的畸形。故又称鼻上颌裂或口鼻眼裂。属于Tessiel颅面裂分类中的3、4、5号颅面裂。新生儿中发病率约0.16/10000，男性多于女性。

病理生理基础　面斜裂是由上颌突与外侧鼻突未能融合所致。可单侧或双侧，单侧者多见，可合并有鼻翼缺如、唇裂、鼻泪管裂开、牙槽裂、上颌窦通鼻腔、额窦缺如等。病因不明，少数由羊膜粘连带引起。羊膜带引起面斜裂的机制可能是由于胎儿吞入羊膜带的一端，而未被吞入的另一节羊膜带则像刀一样切割胎儿唇及面部，从而使胎儿面部出现严重裂畸形。此外，除上述裂畸形外，常可检出胎儿其他部位，包括头部、躯干、肢体等部位的明显异常，如不规则脑或脑膜膨出、腹壁缺损、缺肢、缺指（趾）等。常有羊水过少。

超声影像学表现　二维超声（图1）面部冠状切面可见裂口形态不规则，形状怪异，裂开的部位也不寻常，可发生在面部的任何部位。

超声影像学鉴别诊断　面斜裂主要与面横裂相鉴别，前者裂口不规则，后者裂口形态规则，沿口角方向。

（李胜利　顾莉莉　文华轩）

tāiér xiǎo xiàhé

胎儿小下颌（fetal micrognathia）

下颌骨小、下巴后缩、下唇较上唇位置更靠后的畸形。发生率为1/1600。小下颌畸形的再发风险取决于其遗传方式及其合并异常。常染色体显性遗传的单基因遗传病再发风险为50%，常染色体隐性遗传的再发风险为25%，合并染色体异常的再发风险为1%。

病理生理基础　轻者外观可无明显异常，也可能为正常变异，严重者下颌骨极小，外观上几乎看不出明显的下颌或仅为一小下颌，且下颌明显后缩，下唇明显后移。小下颌畸形的病因不清楚，可能与鳃弓形成下颌骨的过程受到某种损害而引起下颌骨、上颌骨和耳的畸形有关。也有可能是遗传因素所致。目前小下颌的分类并不统一，根据胚胎发育及与耳低位的关系，可将小下颌分为5类：Ⅰ类为轻度小下颌，可合并或不合并耳低位；Ⅱ类为小下颌畸形，合并不同程度耳低位；Ⅲ类为严重小下颌畸形合并严重耳低位；Ⅳ类为无下颌畸形合并严重耳低位；Ⅴ类为无下颌并耳畸形（图1）。明显的小下颌畸形常伴发于胎儿其他结构畸形或多种染色体畸形、综合征等。

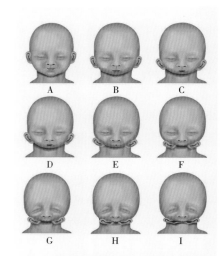

图1　正常下颌骨及不同程度下颌骨发育不良示意图

注：A.正常下颌、正常耳；B.轻度小下颌，轻度耳低位；C、D.小下颌畸形，不同程度耳低位；E.严重小下颌，严重耳低位；F、G、H.无下颌畸形，合并严重耳低位；I.无下颌并耳畸形。

超声影像学表现　包括以下方面。

二维超声　正中矢状切面上，下唇及下颌形成的曲线失常，正常呈"S"形或反"S"形（图2），而小下颌畸形由于下颌骨小，下颌明显后缩，下唇后移，而使曲线变为一小圆弧形。畸形越严重，下颌越小，下巴及下唇越向后移，曲线越平直。冠状切面，正常面颊至下颌的平滑曲线消失，此曲线在口裂以下突然内收而使曲线变为不规则或中断。胎儿常处于半张口状态，舌相对较大而伸于口外，严重小下颌时，舌会下垂到咽喉部。下颌骨长度明显较正

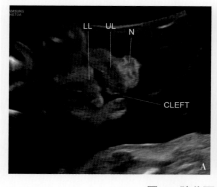

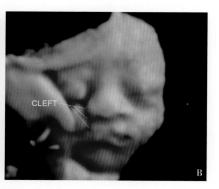

图1　胎儿面斜裂超声图像

A.产前超声鼻唇冠状切面显示上唇连续性中断，动态观察可见裂口延伸至眼睑；B.颜面部三维表面成像显示裂隙从鼻部或上唇部延向睑裂。

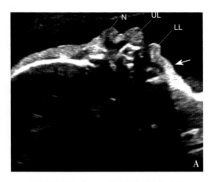

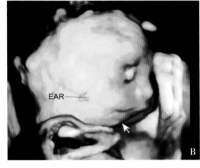

图2　胎儿小下颌二维超声图像

注：A.产前超声面部正中矢状切面显示下颌短小、明显后缩，下唇与下颌形成"S"形曲线消失；B.三维成像显示下颌短小、明显后缩，下唇与下颌形成"S"形曲线消失，耳位低；N示鼻；UL示上唇；LL示下唇；EAR示耳。

常为小。

三维超声　三维超声可以直观显示小下颌、口张开或舌伸于口外。

超声影像学鉴别诊断　经验丰富的医师诊断小下颌畸形并不困难。小下颌畸形由于舌体相对较大应与巨舌畸形相鉴别，二者都可表现为舌吐出口外，前者下颌骨明显缩小，而后者下颌骨形态正常。

（李胜利　顾莉莉　文华轩）

tāiér xiǎo ěr jīxíng

胎儿小耳畸形（fetal microtia）

耳郭发育不良、耳郭小、形状异常的耳畸形。部分病例呈散发性，部分合并多种畸形综合征。

病理生理基础　小耳畸形特征是耳郭失去正常形态，轻者仅有外耳轮廓小，各部分标志尚可辨认；重者耳郭形状明显异常，局部仅有条状或块状突起，耳郭常呈"S"形"?"形或倒"?"形；更为严重者耳郭已基本不存在，仅可见耳郭的痕迹。多为单侧，右侧多于左侧。常伴外耳道闭锁、副耳或中耳发育差，大约85%的小耳伴有听力障碍。与耳畸形有关的主要畸形综合征有：下颌面骨发育不全综合征，眼－耳－脊椎综合征，耳聋－甲状腺综合征，耳、腭、指（趾）综合征等。

超声影像学表现　超声外耳矢状切面可见耳郭形态较小或失去正常形态，仅显示团块状、点状或异常形态的软组织团（图1）。

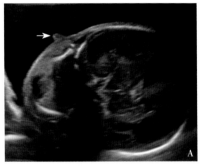

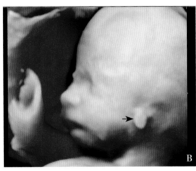

图1　胎儿小耳畸形超声图像

注：二维超声和三维成像显示左侧外耳郭细小（箭头所示）。

超声影像学鉴别诊断　产前超声关于胎儿耳的观察，文献报道较少，由于胎儿耳部常受胎儿体位的影响，靠近探头侧的胎耳受子宫壁的压迫而显示不清，而远离探头侧胎耳常因声影影响更难显示。只有在胎儿处于正枕前或后位，且耳不受周围组织挤压时才能清楚观察胎儿双耳，常规产前超声对胎耳的显示率不高。

（李胜利　顾莉莉　文华轩）

tāiér fù ěr

胎儿副耳（fetal accessory auricle）

由于第一鳃弓上3个耳结节前方的间充质过度增生形成额外的耳结节发育的畸形。又称副耳郭。多发生在耳屏前与同侧口角之间，大小及数目不等，表现为1个或数个小结节，小者如米粒，大者如蚕豆大小或更大，形状不规则，与周围皮肤颜色相同，内可有软骨。可单侧或双侧发生，有时副耳也可位于耳的其他部位。可伴有耳前瘘管等其他先天异常。多为散发病例，但有些家系可呈不规则显性遗传。

病理生理基础　副耳主要特征是正常耳郭附近，表面覆盖正

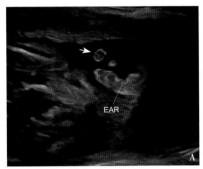

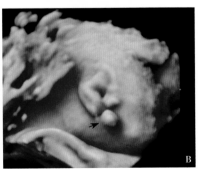

图1　胎儿右侧附耳超声图像

注：二维和三维成像显示右侧外耳郭前下方有一细小副耳。

常皮肤，皮下组织内可含软骨或软骨的赘生物，多位于耳屏至口角的连线上，比正常耳郭小。单侧多见，形态多样，大小不一，大多数副耳只是单独发生而并不伴有颌面部其他畸形。

超声影像学表现 包括以下方面（图1）。

二维超声 声像图表现为耳郭附近皮肤表面的结节样回声。

彩色多普勒超声 结节样回声内无血流信号。

超声影像学鉴别诊断 耳不是产前检查的常规项目，一般检查很难发现。当超声显示耳郭周围的结节样软组织回声时，注意与皮肤表面的小血管瘤相鉴别，结节内有无血流信号为两者的关键鉴别要点。

（李胜利 顾莉莉 文华轩）

tāiér ěr dīwèi

胎儿耳低位（fetal low-set ears）

外耳位置明显低，常伴外耳道闭锁及中耳畸形。低位耳常是一些综合征如21-三体综合征、18-三体综合征和多发畸形的症状之一，也可以单独发生。

病理生理基础 耳低位主要特征是外耳位置明显变低。可单侧或双侧发生。常伴有胎儿其他畸形，如下颌畸形等，还可伴发于许多畸形综合征中。

超声影像学表现 冠状切面根据外耳与其深部的颞骨及同侧肩部的位置关系来判断。耳低位时与颞骨及肩部相比外耳明显下移，与肩部距离明显缩短（图1）。

超声影像学鉴别诊断 耳低位通常是发现胎儿其他畸形后，寻找线索，从而诊断。轻度的耳低位，产前很难诊断，严重耳低位也需要与胎儿过度偏转相鉴别，前者不随胎儿体位改变发生变化，后者胎儿姿势恢复正常后，耳位

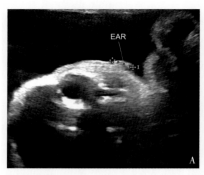

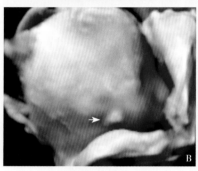

图1 胎儿耳低位超声图像

注：产前二维和三维超声显示耳低位，位于眼水平线下。

也相应正常。

（李胜利 顾莉莉 文华轩）

tāiér miàn jǐngbù jītāi liú

胎儿面颈部畸胎瘤（fetal facial teratoma）

发生于面部及颈部的全能干细胞异常发育形成的肿瘤。面颈部畸胎瘤罕见，但它是胎儿面颈部最常见的肿瘤类型。发生在面颈部的畸胎瘤占所有胎儿畸胎瘤的5%左右。男女发病比例无显著差异。

面颈部畸胎瘤可发生于面颈部任何位置，常见发生部位是舌，其他部位有眼眶周围、鼻部、腭、咽部及口腔其他部位等。畸胎瘤临床上主要表现为面部和/或颈部软组织肿块。声像图上主要表现为面部及颈部囊性或实质性肿块回声，以实质性肿块回声为主，肿块内可有钙化性强回声团伴后方声影，有些则表现为囊性混合性回声。这里主要讨论上颌寄生胎、颈部畸胎瘤。

上颌寄生胎 发生于蝶骨者最多，其次为硬腭及软腭、咽、舌、颌骨、扁桃体等部位。超声表现为肿块充满口腔和/或鼻腔，较大时肿块从口腔和/或鼻腔内突向口外和/或鼻，处于极度张口状态，不能闭合，此时下唇、下颌显示困难。面部正中矢状切面可很好地显示肿块与上唇、上颌、鼻及下唇、下颌的相互关系，鼻唇部的横切面及冠切面可作为辅助切面对上述结构进行进一步确认。由于咽部受压可引起羊水过多。肿瘤向颅内生长者，可表现为颅内畸胎瘤特征。该病应与颈部畸胎瘤、脑膨出及面部其他畸胎瘤相鉴别。

颈部畸胎瘤 常为良性，多起源于胚胎甲状腺组织，肿瘤常较大而压迫气管引起呼吸道阻塞。颈部畸胎瘤多位于颈前方或颈前外侧部，肿瘤基底部较宽，位于一侧者常越过中线，当肿瘤较大时，常引起颈部过度仰伸。肿块常向上延伸达面部，压迫面部各结构使之移位，如下颌、口、鼻、耳；向下可达胸腔。对于巨大畸胎瘤，要决定其确切来源或确定其起源部位常较困难，如肿块是从口咽部长出的还是从颈部长出来压在口与面部的前方，有时是极难分辨的（图1）。由于颈部畸胎瘤可明显压迫食管影响胎儿羊水吞咽而出现羊水过多（约30%），此时腹部横切时胃泡明显缩小或不显示。该病应与颈前部水囊瘤、血管瘤、甲状腺肿大等相区别。颈前部水囊瘤呈囊性或多房囊性改变，肿块内一般无实质性回声区，且不会导致胎儿颈部过度仰伸，但与囊性畸胎瘤的区别非常困难。颈部血管瘤则多表现为实质性均质回声区，富含血管。甲状腺肿大相对较小，横

切胎儿颈部表现为两侧对称的均质回声区，中央有峡部相连，在矢状切面上，超声示甲状腺肿大处皮肤仅略向前突出。

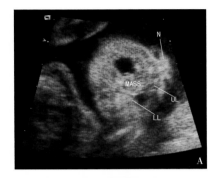

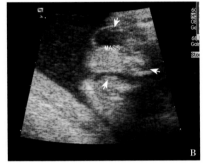

图 1　胎儿舌畸胎瘤超声图像
注：产前超声鼻唇冠状切面（图 A）和口腔横断面（图 B）显示舌前部一混合性占位病变（箭头所指），边界不清，无包膜回声。N 示鼻；MASS 示瘤体；眼；UL 示上唇；LL 示下唇。

（李胜利　顾莉莉　文华轩）

tāiér xiāntiānxìng báinèizhàng

胎儿先天性白内障（fetal con-genital catarcts）

先天性晶状体混浊的眼畸形。占活产婴儿眼畸形的 30% 左右，发生率为 1/5000 ~ 1/10000，在中国发病率为 5/10000。其可以是散发，也可以是遗传，遗传方式可以是常染色体显性遗传或隐性遗传，或 X 连锁遗传。

病理生理基础　先天性白内障的主要特征是晶体增厚、粗糙、混浊。可以单侧或双侧发病。主要是由于眼基因异常导致晶状体蛋白合成异常，其他原因

有胎儿先天感染如风疹病毒（最多见）、巨细胞病毒感染、天花、流行性腮腺炎、脊髓灰质炎、带状疱疹、单纯疱疹、水痘、麻疹及流感等，母体孕期代谢紊乱如甲状旁腺功能低下或钙代谢紊乱、糖尿病等，以及某些酶缺乏综合征如 G-6-PD 缺乏等。先天性白内障常见于某些综合征，如尖头并指综合征、小头 – 小颌 – 并趾综合征、哈勒曼 – 斯特雷夫（Hallerman Streiff）综合征、阔拇指（趾）综合征、点状软骨发育不良综合征、沃克 – 沃尔伯格（Walker–Warburg）综合征、罗伯茨（Roberts）综合征、18- 三体综合征、21- 三体综合征、13- 三体综合征、南斯 – 霍兰（Nance Horan）综合征、肝 – 脑 – 肾综合征、眼脑肾综合征等。

超声影像学表现　二维超声双眼球横切面可见晶状体回声增强，可表现为三种超声特征（图 1）。①弥漫性强回声（图 2）：晶状体回声呈均匀强回声。②双环征：外侧强回声环为晶状体边界回声，内侧强回声环为白内障边界回声。③中央点状强回声：

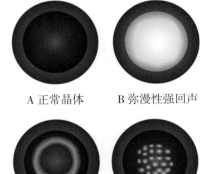

图 1　胎儿正常晶体及先天性白内障超声表现示意图
A 正常晶体　　B 弥漫性强回声
C 双环征　　D 中央点状强回声

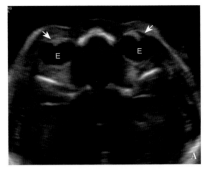

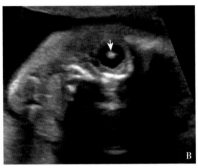

图 2　胎儿双侧先天性白内障超声图像
注：产前超声双眼横切面（图 A）和晶状体冠状切面（图 B）显示晶状体呈弥漫性强回声（箭头所示）。E 示眼。

晶状体中央出现强回声区，呈点状或簇状。晶状体可出现不规则增厚、增强。

超声影像学鉴别诊断　该病应与小眼畸形相鉴别，前者病变主要在晶体，眼距在正常范围内；小眼畸形合并先天性白内障时，不仅有晶体的改变，还有眼眶和眼球的缩小。尽管产前超声可根据晶体内强回声可提示先天性白内障，但没有上述超声特征时不能除外该病的可能，部分轻或中度先天性白内障在产前超声图像上可无明显表现，出生后才能诊断。

（李胜利　顾莉莉　文华轩）

tāiér lèináng péngchū

胎儿泪囊膨出（fetal dacryocy-stocele）

由于泪液排泄系统梗阻，泪腺分泌物、羊水在泪囊内聚积所致的疾病。又称泪囊突出、鼻泪管囊肿、泪囊囊肿或先天性鼻泪管堵塞。发生率无明确报道。

多数病例呈散发性，少数为常染色体显性遗传。

病理生理基础 泪囊膨出主要特征是鼻泪管先天性梗阻，鼻泪管末端的哈斯纳（Hasner）瓣不开放或开放不全致使鼻泪管、泪囊扩张。胎儿出生早期容易患泪囊炎、眶周蜂窝织炎、泪囊脓肿等，部分双侧泪囊膨出可突向鼻腔，引起鼻腔梗阻、呼吸困难。多数不合并其他结构异常，少部分伴基因综合征。泪囊囊肿有自愈倾向。

超声影像学表现 二维超声声像图（图 1）表现为眼内侧、接近中线处的囊性无回声，边界清晰，内部可伴有斑片状高回声；囊肿内部及周边无彩色血流信号；囊肿位置通常较为浅表，较大者向体表突出；对眼球无明显压迫征象。

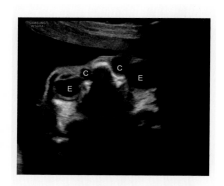

图 1 胎儿泪囊膨出二维超声图像
注：产前超声双眼球横切面显示双眼内侧近中线处无回声。

超声影像学鉴别诊断 单侧泪囊膨出要与囊性畸胎瘤、血管瘤相鉴别。眼眶囊性畸胎瘤罕见，内可见不规则实性回声，肿瘤位于眶内，常导致眼球移位。眼部毛细血管瘤可以位于皮肤表面、皮下或眶内，为边界清晰的分叶状或不规则形高回声占位，彩色多普勒超声可以显示病变内血流

信号。

（李胜利 顾莉莉 文华轩）

tāiér jù shé

胎儿巨舌（fetal macroglossia）

胎儿舌明显增大突出于口外的畸形。发生率为活产儿的 1/11000 ~ 1/25000。常合并染色体异常（如 21- 三体）和脐膨出 - 巨舌巨体综合征等。

病理生理基础 巨舌的主要特征是舌明显增大，可达口外，口呈持续张开状态。合并脐膨出 - 巨舌巨体综合征时表现为巨舌畸形、脐膨出及肝、脾、肾、肾上腺等内脏异常肥大。该病儿童期有易生长恶性肿瘤的倾向，尤其是肾母细胞瘤，智力可正常。胚胎第 4 周时，舌开始发育，第一对鳃弓发育形成 2 个侧舌隆突和中间的奇结节，奇结节逐渐发育形成舌体，同时第 2、3、4 鳃弓联合生长出联合突，逐渐发育形成舌根。胚胎第 6 周，各个突起开始联合，至第 7 周，舌的基本形态得以形成。这一发育过程出现障碍，可形成舌的先天畸形。

超声影像学表现 二维超声面部冠状切面和矢状切面（图 1）可见舌明显增大，突出于牙槽嵴闭合线外。

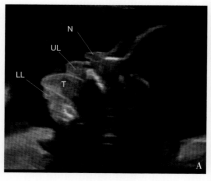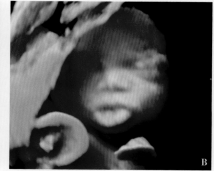

图 1 胎儿巨舌超声图像
注：产前超声面部正中矢状切面（图 A）与面部三维成像（图 B）显示舌明显增大，突出于牙槽嵴闭合线外。N 示鼻；UL 示上唇；T 示舌；LL 示下唇。

超声影像学鉴别诊断 巨舌主要与下颌发育不良引起的舌相对突出于口外相鉴别，前者下颌骨发育良好。此外，还应与较大的上颌畸胎瘤相鉴别，后者超声声像图表现为肿块充满口腔和 / 或鼻腔，肿块较大时从口腔内突出，常伴有周围骨性结构如蝶骨的受累。

（李胜利 顾莉莉 文华轩）

tāiér jǐngbù línbāguǎn liú

胎儿颈部淋巴管瘤（fetal lymphangioma of the neck）

淋巴管异常发育形成颈部包块的疾病。最常见的是颈部水囊状淋巴管瘤，又称颈部淋巴水囊瘤。在自发性流产胎儿中发生率约为 0.5%，在低危孕妇中约为 1/700，但新生儿罕见。大部分颈部淋巴管瘤与染色体畸形密切相关，最常见为特纳（Turner）综合征（45，X）（占 75%），其次为 18- 三体综合征（占 5%）及 21- 三体综合征（占 5%），其余 15% 的水囊瘤胎儿染色体则正常。

病理生理基础 颈部淋巴管瘤主要特征是颈部厚壁囊肿，内部常有多个分隔带，多位于颈的背侧，也可出现在颈部前方、两侧及腋下。颈部淋巴管瘤分为无

分隔水囊瘤和有分隔水囊瘤，前者主要表现为单房囊性包块，后者表现为较大的多房囊性肿块，内可见分隔。有分隔水囊瘤常合并染色体畸形、心血管畸形及胎儿水肿。伴发的心血管畸形主要为主动脉弓缩窄（见于40%以上的特纳综合征胎儿）。在68%以上特纳综合征中可伴发胎儿水肿，染色体正常的水囊瘤胎儿82%会发生水肿。

超声影像学表现 无分隔水囊瘤二维超声表现为颈前部两侧的单房囊性包块，体积多较小。有分隔水囊瘤二维超声表现为较大的多房囊性肿块，内有明显分隔高回声带，有时仅可见中央单一分隔高回声带将囊分为左、右两半，最多见于颈背部，偶可位于颈前部、腋窝及纵隔内（图1）。

超声影像学鉴别诊断 胎儿

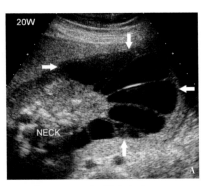

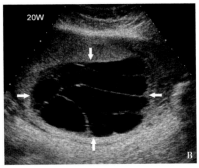

图1 胎儿颈部水囊状淋巴管瘤超声图像

注：A.颈背部横切面及颈部多房囊性包块（箭头所示）；B.冠状切面显示颈背部多房性囊肿（箭头所示）、内有多个分隔。NECK示颈部。

颈部淋巴管瘤主要与颈部血管瘤、甲状腺肿相鉴别。颈部血管瘤常表现为均匀的实性回声，其内可见囊性回声区，CDFI可见丰富的血流信号。甲状腺肿的颈部包块位于颈前区，气管前方，呈实性回声改变。

（李胜利 顾莉莉 文华轩）

tāiér máoxìxuèguǎn liú

胎儿毛细血管瘤（fetal capillary hemangioma） 由大量交织、扩张的毛细血管形成瘤样结构的疾病。血管瘤是小儿最常见的良性肿瘤之一，发病率为2.5%~12.0%。种族不同其发病率稍有差异，高加索人的发病率高，可达10%。血管瘤发病率存在明显的性别差异，女性多于男性，比例约为3∶1。在体重低于1000g的早产儿中，血管瘤发病率可达30%。

病理生理基础 血管瘤主要特征是皮肤表面鲜红或紫红色肿块，与皮肤平齐或隆起，边界清晰，形态不规则，大小不等，以手指压迫肿瘤时，颜色退去；压力解除后，颜色恢复。面部及颈部血管瘤可发生于皮肤、颊部、颅骨表面的软组织及颈部软组织，也可发生于舌部，多为良性。

一般认为，在妊娠晚期，某些幼稚的原始血管内皮细胞发生变异，分化不全，残留了增生能力，不断快速增生，形成大量的毛细血管网，最后形成了毛细血管瘤。

超声影像学表现 包括以下方面。

二维超声 绝大部分毛细血管瘤不能为产前超声所发现。瘤体达皮肤深层或皮下组织，且瘤内有明显扩张的静脉窦者产前超声可有所发现。表现为混合性或均质性实质肿块，多数为均质性实质性肿块回声（图1），回声特征与胎盘回声相类似。部分肿瘤内有囊性无回声区，此即为扩张的静脉窦。

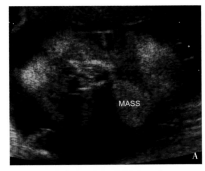

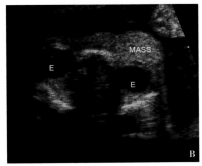

图1 胎儿上眼睑血管瘤超声图像

注：A.产前超声面部冠状切面显示一侧上眼睑强回声团块（MASS）；B.双眼球横切面显示一侧眼（E）前方皮下软组织内强回声团块（M）。

彩色多普勒超声 可探及其内的血流信号。如果肿瘤内有较大囊性无回声区，彩色多普勒有可能检出因动静脉瘘形成的高速低阻血流信号，瘘口处出现五彩血流。但即便是囊性血管瘤，总能显示某一区域类似胎盘回声的实质性区域，血管瘤可以在整个妊娠过程中大小维持不变，也可以逐渐增大，一般不破坏或压迫邻近组织器官。

超声影像学鉴别诊断 较小的局限于皮肤表面的血管瘤产前很难诊断。较大的血管瘤需要与颈部水囊瘤、颈部畸胎瘤、甲状腺肿大等相鉴别。颈部水囊瘤呈囊性或多房囊性改变，肿块内一般无实质性回声区，但与囊性畸胎瘤的区别非常困难。颈部畸胎瘤囊性或实质性肿块回声,以实质性肿块回声为主,肿块内可有钙化性强回声团伴后方声影。甲状腺肿大相对较小,横切胎儿颈部表现为两侧对称的均质回声区,中央有峡部相连,在矢状切面上,超声示甲状腺肿大处皮肤仅略向前突出。

(李胜利　顾莉莉　文华轩)

tāiér jiǎzhuàngxiàn zhǒng

胎儿甲状腺肿 (fetal goiter)

胎儿甲状腺弥漫性肿大的疾病。

病理生理基础　胎儿甲状腺肿主要特征是胎儿甲状腺弥漫性肿大,可表现为甲状腺功能亢进、甲状腺功能低下、甲状腺功能正常,但最常表现为胎儿甲状腺功能减退。孕妇服用丙硫氧嘧啶、缺碘是胎儿甲状腺肿的重要原因。母亲毒性甲状腺肿及慢性甲状腺炎所产生的抗体(IgG)可通过胎盘屏障进入胎儿血液循环而导致胎儿甲状腺功能减退及甲状腺肿大。少数胎儿甲状腺功能减退原因不明。胎儿发生甲状腺肿的高危因素有:母体患甲状腺功能亢进症行药物治疗、母体颈部行放射性治疗、母体患甲状腺炎、家族性甲状腺疾病、母体服用胺碘酮治疗、母体1型糖尿病、母体垂体功能低下。胎儿甲状腺肿可引起胎儿羊水过多,有时可引起胎儿颈部后伸,更重要的是,它可以引起胎儿宫内发育迟缓、心动过缓、骨骼骨化中心延迟出现等改变。

超声影像学表现　包括以下方面。

二维超声　胎儿仰卧位颈部正中矢状切面上,可显示颈前部软组织轻度向前呈小弧形突出。颈部横切面上,在颈前区显示左、右对称性低回声实质性肿块,两者之间有峡部相连,峡部后方可见。颈部冠状切面上,双侧肿大的甲状腺呈低回声位于无回声的气管两侧(图1)。

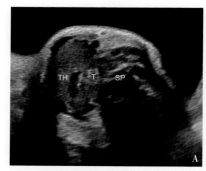
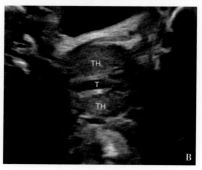

图1　胎儿甲状腺肿大超声图像

注:产前超声胎儿颈部横切面(图A)和冠状切面(图B)显示甲状腺(TH)明显肿大。T示气管;SP示椎体;TH示甲状腺。

彩色多普勒超声　肿大的甲状腺内可见较丰富的血流信号,频谱多普勒示低阻血流频谱。

超声影像学鉴别诊断　胎儿甲状腺肿主要与颈部血管瘤鉴别,当超声显示胎儿颈部肿大并有包块时,需要仔细观察包块位置,甲状腺肿局限于颈部气管前方,呈弥漫性改变,有明显的包膜回声;而血管瘤则累及皮肤及皮下组织,形态不规则,回声杂乱,频谱显示其内高速低阻血流。

(李胜利　顾莉莉　文华轩)

tāiér shéxià nángzhǒng

胎儿舌下囊肿 (fetal ranula)

舌下腺外渗形成的位于舌下的囊性肿块。

病理　主要特征是舌下腺外渗性囊肿,好发于舌尖腹侧黏液腺及舌下腺。

超声影像学表现　包括以下方面。

二维超声　声像图表现为边界整齐且光滑、圆形或椭圆形、内部无回声的肿块,后方回声增强。

彩色多普勒超声　囊肿壁及内部均无血流信号。

超声影像学鉴别诊断　该病主要与囊状淋巴管瘤、舌部血管瘤等鉴别。囊状淋巴管瘤是原始淋巴管发育增生形成的错构性病变,内含淋巴液,常见于颈部,可波及口腔底,除具有囊肿的声像图表现外,内部常有分隔、位置固定及向周边组织浸润生长为其主要特点。舌部血管瘤一般表现为实性回声,且CDFI可见较丰富血流信号。

(李胜利　顾莉莉　文华轩)

tāiér xiōngqiāng jīxíng

胎儿胸腔畸形 (fetal chest deformity)

胎儿胸腔包括横膈以上的心脏及肺脏结构,常见的胸腔畸形除了心脏畸形外,还包括胎儿膈疝、胎儿肺发育不良。

(吴青青　张娟)

tāiér fèi fāyù bùliáng

胎儿肺发育不良 (fetal pulmonary hypoplasia)

胎儿肺重量和体积较相应孕周绝对减小,组织学上示肺泡数目及支气管数目减少的疾病。发生率为1/2200。

病理生理基础　任何导致胸腔容积异常(骨性胸廓小、胸腔内肿瘤、心脏扩大)、胎儿呼吸运动异常(肌肉疾病、骨发育不良性疾病)、羊水量异常(羊水过少)等均可引起支气管发育不良并远端肺组织分化不良,导致肺泡、气道减少,肺容积、重量减少,从而导致胎儿肺发育不良。50%的病例合并心脏、胃肠道、泌尿生殖道、骨骼系统畸形（图1）。

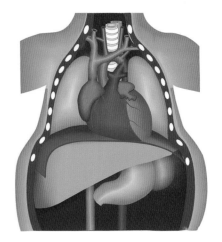

图1 胎儿双侧继发性肺发育不良示意图

注：图中为骨骼系统等畸形导致的窄胸，胸腔容积明显小；而心脏相对较大，继发双侧肺体积明显变小。

超声影像学表现 包括以下方面（图2）。

二维超声 ①双肺发育不良主要根据生物学参数测值及其相关比值异常进行诊断：如胸围减小、胸腔面积减小、心/胸比值增大等。正常情况下心围/胸围约等于0.40，心脏面积/胸腔面积为0.25～0.33，心胸横径比为0.38～0.53。也有学者利用胸围/腹围比值减小、胸围/股骨长比值减小评估肺发育不良，如胸围/腹围<0.6或胸围/股骨<0.16提示预后不良。绝大多数情况下，通过超声测量上述各指标可较好地评价胎儿肺的发育。但是这些参数均有一定的局限性，尤其胎儿宫内生长受限时更难判断。因此，产前超声仅能对严重肺发育不良者进行诊断，且这种诊断是通过生物学参数分析推断的；而轻中度肺发育不良者，产前超声仅能怀疑而不能诊断。此外，对于不是因胸廓窄小、心脏增大引起的

肺发育不良（如膈疝），不用上述指标评估，比如左侧膈疝的评估参数有右肺面积、半胸廓面积、右肺面积/头围比值（LHR）等。②肺的长度、面积与体积的测量：磁共振成像技术和三维超声技术可以测量肺的体积，尤其当胸腔内有其他占位病变如胸腔积液、肺肿块、先天性膈疝等时，测量这些参数可能更有意义。③根据心脏移位及异常旋转进行诊断：如右侧原发性肺发育不良或缺如，心脏明显向右侧移位，但心脏轴基本正常，心尖仍指向左前方，而左侧原发性肺发育不良或缺如，由于心脏位置改变轻微而诊断困难，心脏旋转，室间隔更近冠状平面。双肺均发育不良或缺如时，心脏移位可不明显。④胸腔矢状切面或冠状切面有助于鉴别是肺发育不良还是肺不发育。肺发育不良常合并其他系统畸形，有合并畸形的相应超声表现。

彩色多普勒超声 肺发育不良时的周围肺动脉血流阻力指数（RI）较正常相应孕周者高，但是RI特异性较差。

超声影像学鉴别诊断 肺发育不良主要与肺发育不全和肺缺如鉴别；产前超声鉴别有时非常

困难，肺发育不良与肺发育不全主要在病理上区别。肺发育不良是指支气管发育不良并远端肺组织分化不良，导致肺泡、气道减少，肺容积、重量减少。肺发育不全有支气管残端，远端呈一盲端，无肺血管及肺实质。肺缺如是指支气管、肺实质及肺血管均缺如，超声不能显示任何肺组织回声，肺动脉有相应表现。

（李胜利 黄怡 文华轩）

tāiér fèi quērú

胎儿肺缺如（fetal pulmonary agenesis） 一侧或双侧肺完全缺如并同侧或双侧气管、肺血管缺如的疾病。又称肺不发育。该病罕见，活产儿中发病率为34/10000，双侧肺缺如更罕见，其发生率是单侧肺缺如发生率的1/25。

病理生理基础 肺缺如病因不明，可能是血管原因引起，也可能是基因突变所致。病理表现为一侧或双侧胸腔内肺完全缺如，一侧肺缺如者，病变侧支气管与肺动脉完全缺如，气管与健侧支气管以及主肺动脉与健侧肺动脉存在；双侧肺缺如者，双侧支气管完全缺如，主肺动脉、左右肺动脉和肺静脉均缺如（图1）。约50%病例合并其他系统畸形，如

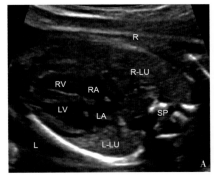
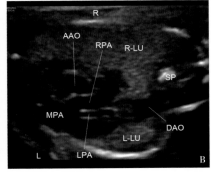

图2 胎儿左肺发育不良超声图像

注：A.四腔心切面显示左肺（L-LU）细小，右肺（R-LU）正常；B.三血管切面显示左肺动脉（LPA）较右肺动脉（RPA）明显细小。L示左侧；R示右侧；LA示左心房；RA示右心房；LV示左心室；RV示右心室；SP示脊柱；AOO示升主动脉；DAO示降主动脉。

心血管畸形（室间隔缺损、房间隔缺损、法洛四联症）、骨骼系统畸形（半椎体、肋骨缺如）、胃肠道畸形（食管闭锁、肛门闭锁）、泌尿生殖系统畸形（肾缺如、多发性囊性发育不良肾）、眼畸形等。体格检查可发现骨性胸廓窄小，如果是一侧肺缺如可表现为双侧胸廓不对称，患侧明显小于健侧。双侧肺缺如表现为双侧胸廓窄小，胸腹切迹明显。

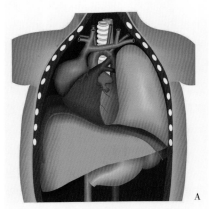

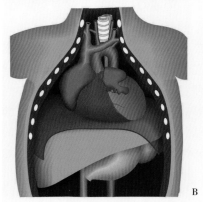

图1 胎儿肺缺如示意图

注：A.右侧肺缺如示意图；B.双侧肺缺如示意图。

超声影像学表现 二维超声表现如下。①一侧肺缺如：标准四腔心切面上显示心脏向患侧移位，患侧胸部横切面、矢状切面、冠状切面均不能显示肺实质回声，患侧肺动脉及其分支不能显示，患侧支气管不能显示，主肺动脉与健侧肺动脉、气管、支气管可

以显示；患侧胸廓矢状切面及胸廓冠状切面显示患侧膈肌上升。②双侧肺缺如：四腔切面显示心脏明显增大，充满胸腔，心胸比例明显增大，双侧胸腔内不能显示肺实质回声，心脏两侧与胸壁内缘紧贴；胸腹矢状切面可显示膈肌明显上移；心脏大血管检查时不能显示主肺动脉及左、右肺动脉。肺缺如常合并其他系统畸形，有合并畸形的相应超声表现。

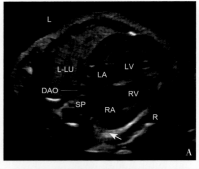

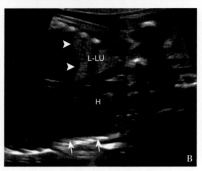

图2 胎儿右肺缺如超声图像

注：A.四腔心切面显示心脏明显右移，心脏右缘紧贴右侧胸壁内缘，右侧胸腔内无肺组织回声（箭头所示）；B.胸腔冠状切面显示右侧胸腔内无肺组织回声，左肺无异常表现。L示左侧；R示右侧；SP示脊柱；LA示左心房；RA示右心房；RV示右心室；LV示左心室；L-LU示左肺；DAO示降主动脉；H示心脏。

超声影像学鉴别诊断 肺缺如主要与肺发育不全和肺发育不良鉴别。肺发育不良是指肺容积、重量减少；肺发育不全有支气管残端，远端呈一盲端，无肺血管及肺实质。

（李胜利 黄怡 文华轩）

tāiér géshàn

胎儿膈疝（fetal congenital diaphragmatic hernia） 膈的发育缺陷导致腹腔内容物疝入胸腔的疾病。先天性膈疝的发生率为1/10000～4.5/10000，胎儿期发生率可能会更高，主要由于该病胎儿可死于宫内或出生后很快死亡而未经病理证实者，未统计在内。男女比例基本相等。发生于左侧占85%～90%，发生在右侧者占10%～15%，发生在双侧者<5%。常合并其他畸形或综合征（15%～45%），较常见的合并畸形为心脑畸形；染色体异常者也较多见，为5%～15%，其中最多见的为18-三体综合征。合并综合征中最常见的为弗瑞斯（Fryns）综合征、致死性翼状胬肉、贝克威思-威德曼（Beckwith-Wiedemann）综合征等。

病理生理基础 横膈的发育包括以下4部分，由这4部分相互融合后最终形成完整的膈肌。①胚胎原始横膈发育形成膈肌的腹侧中央部分，将来形成膈肌的中心腱。②胸腹腔膜发育形成膈肌的左、右背外侧部分。③食管背系膜形成膈肌的背侧中央部分，将来发育形成膈肌脚。④胸壁皱褶形成膈肌左、右外侧部分。最初的横膈主要为间充质组织，颈部第3、4对生肌节伸入其中后形成膈肌的肌肉部分。在第6～14周逐渐形成。由胸壁形成膈的后外侧部分最后关闭，左侧关闭较右侧为晚。上述发育过程中，各结构之间融合失败均可导致横膈缺损，使腹腔内脏器从缺损处突入胸腔而形成膈疝（图1）。疝入胸腔的脏器常为胃、小肠、肝、脾等。临床上根据缺损部位不同将膈疝分为胸腹裂孔疝、胸骨后疝及食管裂孔疝三种类型。胎儿

膈疝最严重者可表现为双侧或一侧膈肌完全缺如。腹腔内容物通过膈肌缺损处疝入胸腔，压迫肺，引起肺发育不良，同时肺血管分支内径亦缩小，肺小动脉肌层持续为胎儿型，故产后新生儿常出现肺动脉高压。

超声影像学表现（图2）　二维超声胸腔内显示腹腔脏器回声，形成胸腔内包块。腹腔脏器包括胃、小肠、肝、脾、肾等均有可能疝入胸腔内。如为左侧膈疝，胃疝入胸腔较常见，表现为心脏左侧出现胃泡回声与左房相邻，而腹腔内胃泡回声消失，这种膈疝产前诊断相对较容易。如果为右侧膈疝，则疝入胸腔的器官主要为肝右叶，由于肝脏为实质性器官，回声与肺实质回声相近，给诊断带来困难，用彩色多普勒血流显像追踪显示肝门静脉，

如果门静脉超过膈肌水平，可确定胸内实质性回声为肝，从而确立诊断。当疝入胸腔的脏器只有小肠或大肠时，诊断膈疝较困难，在妊娠中期，疝入胸腔的肠管多无内容物而塌陷、干瘪，这种肠袢在胸腔内很难确认，仅简单地表现为胸腔内包块，如果偶尔能见到肠蠕动，则可较容易诊断为膈疝。胸腔内肺、心脏及纵隔等脏器受压并移位。左侧膈疝者心脏受压移位更明显，肺也受压。由于内脏疝入胸腔，故腹围缩小。胸腹腔矢状及冠状切面显示正常膈肌弧形低回声带中断或消失，是诊断膈疝的直接征象，但实际上大部分病例超声很难确认。胎儿呼吸运动时，观察腹内容物与胸内容物的运动，有助于膈疝的诊断。在胎儿吸气时，受累侧腹内容物向上（向胸腔方向）运动，而正常侧腹内容物则向下运动。双侧膈疝心脏纵隔很少或不移位，但是心脏显得更靠前。膈疝可合并羊水过多，部分胎儿可有胸腔积液、腹水、胎儿水肿及颈部透明层明显增厚。交通性膈疝疝入胸腔的腹内容物可随腹内压力的变化而改变，超声图像上可表现为胸腔内肿块时大时小，两次检

查发现疝出物的内容物和大小不同。合并其他畸形时，可有相应表现。

超声影像学鉴别诊断　膈疝应注意与肺囊腺瘤鉴别，因该畸形有时可表现为胸腔内的囊性病灶和心脏纵隔的移位，易与膈疝相混淆。但其囊性灶通常大小不等，壁不如胃壁厚，囊腔大小短时间内不会有变化，而疝入胸腔的胃在短时间内可扩大或缩小，实时超声还可以显示疝入胸腔内的胃及肠管蠕动，可进一步明确诊断。

（李胜利　黄　怡　文华轩）

tāiér xiāntiānxìng fèi nángxiànliú

胎儿先天性肺囊腺瘤（fetal congenital pulmonary cystadenoma）

以支气管样气道异常增生、缺乏正常肺泡为特征，正常肺泡发育受阻的肺组织错构畸形。男性发病略高于女性，左右两肺的发生率基本相等。先天性肺囊腺瘤（CCAM）的具体发生率尚不清楚。病理学研究提示CCAM占肺内病变的25%，对胎儿而言可能低估，在产前诊断的肺肿块中CCAM占76%～80%。

病理生理基础　有学者认为该病的原发病灶为支气管闭锁，

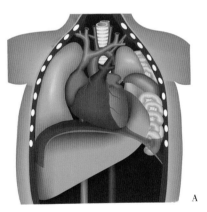

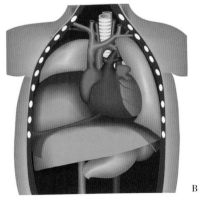

图1　胎儿膈疝示意图

注：A. 左侧膈疝示意图；B. 右侧膈疝示意图。

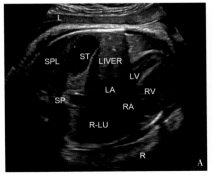

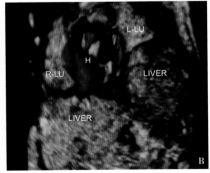

图2　胎儿左侧膈疝超声图像

注：A. 产前超声检查胸腔横切面示右移心，左侧胸腔可见胃泡（ST）、肝脏（LIVER）及脾脏（SPL）回声；B. 胸腔三维超声显示左肝（LIVER）位于胸腔内，左肺上移（L-LU），心脏（H）右移。L示左侧；R示右侧；SP示脊柱；LA示左心房；RA示右心房；RV示右心室；LV示左心室。

闭锁远端的肺组织发育不良是一种继发改变。CCAM典型者为单侧，可累及一侧肺或一叶肺，但是95%以上仅限于一叶或一段肺。偶尔，CCAM累及双侧肺（不到2%）或一叶以上的肺叶或整侧肺。有些产前探测的肿块组织学上是混合性的，即肿块内既有隔离肺又有CCAM。大多数CCAM与正常的支气管树相通，但也可能不相通而产生梗阻，可能由于病变内支气管缺乏软骨所致。根据显微镜和大体解剖特征，CCAM可分为大囊性型、中囊型及小囊型。

超声影像学表现 包括以下方面。

二维超声 可简单地分为大囊型和微囊型（以实性改变为主）。妊娠16～22周超声即可发现。病变较大、病变内出现较大囊肿者，超声可更早发现。表现为胸腔内实性强回声或囊实混合回声肿块（图1）。囊肿直径大小不等：微囊型者往往呈实性强回声，但在大多数病灶的强回声内至少可检出一个囊肿，尽管这个囊肿很小。大囊型者以囊性病变为主，也可显示有实质性强回声。当肿块占据大部分胸腔时，可对同侧和对侧肺产生明显压迫，使正常肺组织回声极少，从而引起肺发育不良和胎儿水肿。心脏及纵隔也可受压移位，偏向对侧。肿块越大，心脏及纵隔移位越明显。如果肿块明显压迫心脏及胸内血管时，可引起胎儿腹水及全身水肿。肿块压迫食管可导致胎儿吞咽羊水减少，引起羊水过多。肿块可随孕周的增大而缩小。CCAM的一些测量参数对预后有一定意义，如肺囊腺瘤体积＝长×高×宽×0.52；肺囊腺瘤体积比（CCAM volume ratio，CRV）＝肺囊腺瘤体积/头围，当CRV>

1.6时，80%的病例会发生水肿。

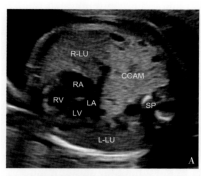

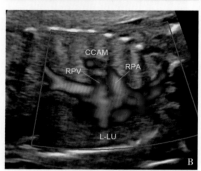

图1 胎儿先天性肺囊腺瘤超声图像

注：A.四腔心水平横切面右侧胸腔显示一强回声肿块（CCAM），心脏受压；B.彩色多普勒超声显示肿块的营养血管发自右肺动脉（R-PA）。CCAM示肺囊腺瘤畸形；L-LU示左肺；R-LU示右肺；SP示脊柱；LA示左心房；RA示右心房；RV示右心室；LV示左心室；R-PV示肺静脉；R-PA示肺动脉

彩色多普勒超声 肿块的滋养血管来自肺动脉。

超声影像学鉴别诊断 主要与隔离肺相鉴别，除二维超声的形态学鉴别之外，还可通过彩色多普勒显示血供情况进行鉴别。另外，还应注意与先天性膈疝、隔离肺、神经源性肿块、食管重复畸形等形成的肿块相鉴别，通常如果肿块类似实性时，则应考虑微囊型CCAM和隔离肺，而神经源性肿块、食管重复畸形的肿块主要位于后纵隔。

（李胜利 黄 怡 文华轩）

tāiér gélí fèi

胎儿隔离肺（fetal pulmonary sequestration）

以血管发育异常为基础的胚胎发育缺陷的肺的先天畸形。又称肺隔离症。其发生率占肺畸形的0.15%～6.4%，多见于男性，男女比例为4：1。胎儿隔离肺至少占胎儿胸腔内肿块的12%～16%。

病理生理基础 隔离肺是由胚胎的前原肠、额外发育的气管和支气管肺芽接受体循环的血液供应而形成的无功能肺组织团块，可分为叶内型和叶外型两大类（图1）。胎儿叶内型隔离肺罕见，大多数为叶外型。一般认为，大多数叶内型病变在出生后才形成，组织学上有慢性炎症和纤维化，这可解释成人叶内型占75%～85%，而在胎儿和新生儿叶内型为极少见的现象。叶外型隔离肺（extralobar sequestrations，ELS），常称为副肺叶或副肺段，与正常肺组织分离，有自己的胸膜包绕。几乎所有ELS的动脉供血均来自体循环动脉，约80%ELS供血动脉为单一血管，来自胸主动脉或腹主动脉。ELS的静脉回流通常引流到奇静脉、半奇静脉、腔静脉。约25%的ELS的静脉部分回流到肺静脉，80%～90%的ELS发生于左肺基底部，位于左肺与膈之间，也可发生在纵隔、膈肌、膈下或心包内。显微镜下，ELS与正常肺类似，但有支气管、肺泡管、肺泡、淋巴管的弥漫性扩张。在85%以上病例中可见到胸膜下淋巴管扩张，这可能是导致同侧胸腔积液的原因，据报道6%～10%ELS胎儿伴有同侧胸腔积液。ELS最常见的合并畸形是先天性膈疝、膈膨升、膈麻痹，被认为与膈发育过程中与前肠连接失败有关，其他合并畸形有食管胃畸形、支气管囊肿、心包缺陷、先天性肺囊腺瘤畸形、异位胰腺、脊柱异常等。

超声影像学表现 包括以下

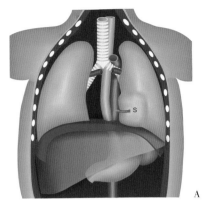

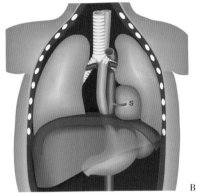

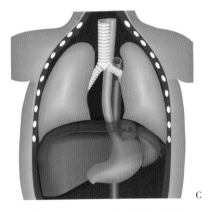

图1 胎儿隔离肺分型示意图

注：A.叶内型隔离肺；B.叶外型隔离肺（胸腔内）；C.叶外型隔离肺（膈下）。

与CCAM共存），病理上大约50%的肿块有发育良好的支气管，但产前超声却很少显示。动态观察ELS，大部分（50%～70%）随孕周的增加而部分或完全萎缩。同侧胸腔内可出现胸腔积液，少数可出现胎儿水肿。10%～15%的ELS位于膈内或膈下（通常在左侧，图2），与神经母细胞瘤或肾上腺出血相似，应注意鉴别诊断。

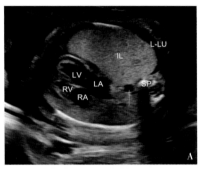

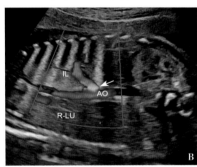

图2 胎儿叶外型隔离肺超声图像

注：A.四腔心水平横切面左侧胸腔为均质高回声肿块（IL）所充填，肿块回声高于右肺，左肺受压；B.彩色多普勒超声显示肿块的营养血管发自主动脉。SP示脊柱，AO示主动脉，R-LU示右肺，L-LU示左肺。

静脉。

超声影像学鉴别诊断 隔离肺主要与其他肺部肿块（如CCAM、肺泡性肺气肿、支气管闭锁等）相鉴别，大囊型CCAM二维超声以囊性为主，易与隔离肺鉴别，微囊型CCAM呈实性强回声肿块，主要通过彩色多普勒显示血供来源进行鉴别。此外，隔离肺还应注意与肺外包块（如先天性膈疝、神经源性肿块、食管重复畸形等形成的肿块）相鉴别，先天性膈疝有膈肌缺损，肿块内容物为腹腔脏器可与之鉴别，神经源性肿块、食管重复畸形的肿块主要位于后纵隔。

（李胜利 黄怡 文华轩）

tāiér xiāntiānxìng gé péngshēng

胎儿先天性膈膨升（fetal congenital diaphragmatic eventration）

因膈肌发育不良，消化道部分升入胸腔，膈的位置上移的畸形。多见于男性左侧。可合并

方面。

二维超声 典型超声表现为边界清楚的强回声包块（图2），呈叶状或三角形，多位于左胸腔底部。包块大小不一，较大者可引起纵隔移位和胎儿水肿。产前发现的隔离肺常较小或中等大小（一般不到一侧胸腔的1/3～2/3），大的肿块也不罕见，绝大多数内部回声均匀，少数内部偶然可以观察到囊肿（即扩张的支气管或

彩色多普勒超声 可显示ELS滋养血管多数来自胸主动脉或腹主动脉（图1），少数来自肝动脉或其他腹部分支血管，CDFI检出此种声像特征可以帮助区分ELS与其他肺肿块（如CCAM、肺泡性肺气肿、支气管闭锁等），后者的滋养血管均来自肺动脉。虽然大部分ELS的静脉回流到体静脉，但产前超声很难观察到引流

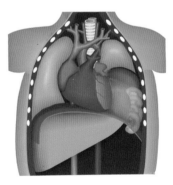

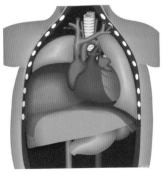

图1 胎儿膈膨升示意图

注：A.左侧膈膨升示意图；B.右侧膈膨升示意图。

染色体异常。

病理生理基础 因膈的肌纤维发育不全而使膈成为菲薄的膜，当腹压增高时，消化道的一部分升入胸腔，使膈的位置上移，肺被压缩（图1）。

超声影像学表现 二维超声膈肌水平明显高于肋弓水平，腹腔内脏器升入胸腔，但仍能观察到膈肌呈弧形低回声分隔胸腹腔。胸腔内肺、心脏及纵隔等脏器受压并移位（图2）。

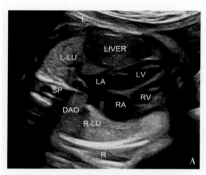

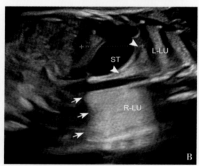

图2 胎儿左侧膈膨升二维超声图像
注：A. 四腔心水平横切面显示左侧可见肝脏回声（LIVER），心脏及纵隔均受压向右侧移位；B. 胸廓冠状切面显示胃泡（ST）位置明显上移高于肋弓水平，左肺（L-LU）受压变小，左侧膈肌（短箭头）呈弧形低回声，胃泡与肺分界清晰。右侧膈肌（细箭头）正常。L 示左；R 示右；L-LU 示左肺；R-LU 示右肺；SP 示脊柱；LA 示左心房；RA 示右心房；RV 示右心室；LV 示左心室；DAO 示降主动脉；LIVER 示肝；ST 示胃泡。

超声影像学鉴别诊断 膈膨升与膈疝的主要区别是膈膨升于矢状切面上仍能观察到膈肌呈弧形低回声分隔胸腹腔，膈肌水平

明显高于肋弓水平。

（李胜利 黄怡 文华轩）

tāiér xiōngqiāng jīyè

胎儿胸腔积液（fetal pleural effusion） 胸膜腔内液体的异常积聚。也称胸腔积液。胎儿胸腔积液的发生率不清，据一些三级治疗中心估计约1/15000。男性较女性稍多。胸腔积液可以是单侧或双侧发生。如是单侧，左右侧发生率基本相等。胸腔积液中唐氏综合征的发生率为4.9%。

病理生理基础 胎儿胸腔积液可分为原发性和继发性两种。①原发性胸腔积液常为乳糜胸，不含有乳糜微粒，抽出的胸腔积液呈草黄色的清亮液体，细胞成分分析为大量淋巴细胞。乳糜胸是单侧胸腔积液最常见的原因。引起胎儿乳糜胸的确切原因尚不完全清楚。解剖上的原因仅在少数胎儿中得到证实，主要有胸导管闭锁、瘘管、缺如等。此外，乳糜胸可伴发于特纳综合征和21-三体综合征、先天性肺淋巴管扩张等。严重单侧胸腔积液也可在叶外型隔离肺中出现（低于10%）。正常胸导管在第5胸椎水平后纵隔内从右侧越过中线进入左侧胸腔，胸导管此水平以上或以下出现异常时可引起左侧或右侧乳糜胸。在胎儿期，左、右侧乳糜胸发生率基本相似。②继发性胸腔积液是其他原因所致胎儿水肿的一个表现。胸腔积液被认为是胎儿水肿最早的征象之一，通常为双侧。胎儿水肿的胸腔积液，其可能的原因有免疫性和非免疫性水肿，如贫血、感染、心血管畸形、骨骼系统畸形、隔离肺、先天性膈疝。25%～40%的非免疫性水肿胎儿可出现其他先天性畸形。

超声影像学表现 二维超声

主要超声表现是胎儿胸腔内探及片状无回声区，其外形轮廓正好与胸腔、纵隔及肺表面轮廓相吻合。实时超声可显示肺"浸泡"于胸腔积液中（图1）。大量胸腔积液时，肺相对较小，呈较高回声与纵隔相连，而其周围则为无回声的胸腔积液所包绕。单侧大量胸腔积液，可产生占位效应，出现心脏及纵隔移位，移向健侧，使圆弧形膈顶变为扁平甚至反向，肺明显受压变小。继发于胎儿水肿的胸腔积液，多为双侧，胸腔积液量两侧大体相等，很少纵隔移位。此时应注意观察皮肤水肿及腹水情况。单侧积液胎儿患21-三体综合征风险增高，是进行染色体核型分析的指征，双侧胸腔积液常伴有其他的畸形，有伴发畸形的超声表现。

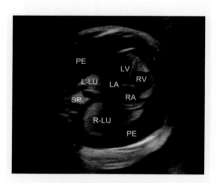

图1 胎儿双侧胸腔积液二维超声图像
注：四腔心水平横切面显示双侧胸腔大量积液（PE），左肺（L-LU）明显受压变小，心包可见积液。L-LU 示左肺；R-LU 示右肺；SP 示脊柱；LA 示左心房；RA 示右心房；RV 示右心室；LV 示左心室。

超声影像学鉴别诊断 超声发现胎儿胸腔积液较容易，但是区分胸腔积液是原发性还是继发性，有时较困难，但由于两者预后不同，应尽可能区分。原发性与继发性胸腔积液的鉴别特点见表1。

（李胜利 黄怡 文华轩）

表1 原发性与继发性胸腔积液超声鉴别要点

观察内容	原发性胸腔积液	继发性胸腔积液
发生部位	单侧为主，若为双侧，则呈不对称改变	双侧，对称
合并畸形	单独发生，不伴其他畸形	常合并其他畸形
胎儿水肿	无	常有
其他浆膜腔积液	少，如果有，积液量很少，胸腔积液较之严重得多	常同时合并存在，且积液量的严重程度相似

胎儿支气管闭锁（fetal bronchial atresia）

tāiér zhīqìguǎn bìsuǒ

以一段支气管的局部闭锁为特征的不常见肺畸形。支气管闭锁，发生在右上叶者最常见，其他相对常见的部位是右上叶及右中叶，很少发生在下叶。

病理生理基础 从胚胎发育第4周，咽的尾端形成喉、气管和肺的始基，至胚胎发育第20周，正常数目的支气管已形成，这期间发生的胸腔内占位或者血管意外均可以引起支气管狭窄或者闭锁。

超声影像学表现 二维超声产前超声主要表现为受累肺叶回声明显增强、增大，心脏及纵隔向对侧移位（图1）。

超声影像学鉴别诊断 支气管闭锁与微囊型先天性肺囊腺瘤畸形及隔离肺鉴别困难。如果闭锁远端强回声的肺内出现囊性包块，则更难与先天性肺囊腺瘤畸形相区别。与隔离肺的鉴别诊断要点是隔离肺由体循环供血，该侧肺还可探及正常肺组织回声；而支气管闭锁由肺循环供血，该侧不能探及正常肺组织回声。

（李胜利 黄怡 文华轩）

胎儿支气管囊肿（fetal bronchogenic cyst）

tāiér zhīqìguǎn nángzhǒng

胚胎发育时期由于支气管树分支或芽的异常而引起气管支气管树分支异常的罕见畸形。支气管囊肿通常不合并其他先天畸形，在婴儿期可增大，引起呼吸窘迫。

病理生理基础 支气管囊肿发生在胚胎第26～40天，这个时期是支气管发育最活跃的时期。呼吸道和食管均来于原始前肠，食管来自后部，支气管树来自前肠前部。前肠腹侧憩室芽的异常发育形成支气管囊肿，大多数发生于纵隔，少数发生在肺实质内。

超声影像学表现 二维超声产前超声很少检出该病。但是，如果能探测到，通常表现为胸腔内单房或多房性囊性包块（图1），或在梗阻的支气管远侧形成肿块样强回声，可引起心脏及纵隔的移位。

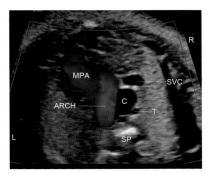

图1 胎儿支气管囊肿二维超声图像
注：三血管气管水平横断面可见一囊肿（C）位于主动脉弓（ARCH）右侧。L示左；R示右；MPA示主肺动脉；SP示脊柱；T示气管；SVC示上腔静脉；ARCH示主动脉弓。

超声影像学鉴别诊断 支气管囊肿主要与大囊型先天性肺囊腺瘤、肺泡性肺气肿相鉴别。

（李胜利 黄怡 文华轩）

胎儿消化道狭窄或闭锁（fetal digestive tract stenosis/atresia）

tāiér xiāohuàdào xiázhǎi huò bìsuǒ

上、下消化道部位的狭窄或闭锁，包括食管、幽门、十二指肠、空回肠及肛门等部位的少见的胎儿先天性畸形。

（吴青青 张娟）

胎儿食管闭锁（fetal esophageal atresia）

tāiér shíguǎn bìsuǒ

先天性食管管腔连续性中断的常染色体显性遗传的严重的先天畸形。其发生率在活产儿中为1/2000～1/3000，单纯性食管闭锁发生率在活产儿中为1/5000，双胎中该病发生率比单胎高3倍。中国发生率较低，约为

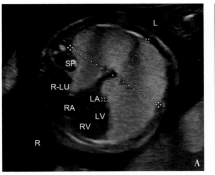
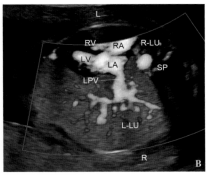

图1 胎儿支气管闭锁二维超声图像
注：A.左侧胸腔为均匀高回声所充填，心脏及纵隔受压向右移位；B.彩色多普勒超声可见供血动脉为肺动脉（LPA）及回流静脉为肺静脉（LPV），后者进入左心房。L示左侧；R示右侧；LV示左心室；LA示左心房；RV示右心室；RA示右心房；AO示主动脉；R-LU示右肺。

1/4 000。男女比例为 1.4∶1。染色体畸形主要有 18-三体综合征及 21-三体综合征。最近的研究表明，N-MYC、CHD7 和 SOX2 基因突变导致的综合征，食管闭锁为其表现之一。N-MYC 基因突变导致的范戈尔德（Feingold）综合征。单纯食管闭锁伴或不伴食管气管瘘，无家族史，第二胎再发风险约为 1%。如果胎儿合并染色体异常，再发风险依赖于父母亲年龄和染色体异常类型。

病理生理基础 先天性食管闭锁在胚胎期第 3～6 周发生。前肠两侧外面各出现一条纵沟，前肠腔内相应处则形成两条纵嵴，两者逐渐汇合后，将前肠分为两个管道，腹侧发育成喉、气管及肺，背侧发育成为食管。如果这一分隔过程发生紊乱，两条纵沟某处不汇合或斜向汇合，或分隔延迟而气管过快地伸长，则都将形成食管与气管之间的不同形态的瘘管。原始食管在胚胎第 5～6 周时管内充满了增生的内胚层上皮而暂时闭塞，以后再通的过程出现障碍则可形成食管闭锁。

先天性食管闭锁常与气管食管瘘同时存在，根据胚胎解剖发育特点，一般分为 5 种类型（图 1）。Ⅰ型：单纯食管闭锁。食管上、下两段互不相通，各成盲端而闭锁。两段之间的距离不等，不伴气管食管瘘。胃不充盈。此型占 6%～7%。Ⅱ型：食管闭锁伴上段气管食管瘘。上段食管与气管之间有瘘管相通，下段食管为盲端，两段食管距离较远，胃不充盈。此型占 1%～2%。Ⅲ型：食管闭锁伴下段气管食管瘘。上段食管为盲管，下段食管与气管之间有瘘管相通，两段食管相距为 1～3cm，胃充盈良好。此型最多，约占 86%。Ⅳ型：食管闭

锁伴上、下段气管食管瘘。上、下段食管与气管之间均有瘘管相通，胃充盈良好。此型占 1%～5%。Ⅴ型：单纯气管食管瘘不伴食管闭锁。胃充盈良好，无食管闭锁，但有不同形态的气管食管瘘形成。此型占 4%～6%。

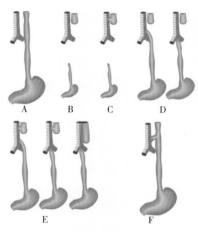

图 1 先天性食管闭锁类型（右前侧面观）示意图

注：A. 正常气管（T）、食管（E）与胃（ST）关系示意图；B. 食管闭锁Ⅰ型：单纯食管闭锁；C. 食管闭锁Ⅱ型：食管闭锁伴上段气管食管瘘；D. 食管闭锁Ⅲ型：食管闭锁伴下段气管食管瘘；E. 食管闭锁Ⅳ型：食管闭锁伴上、下段气管食管瘘；F. 食管闭锁Ⅴ型：单纯气管食管瘘不伴食管闭锁。

30%～70% 先天性食管闭锁伴有其他先天性畸形。最常见的伴发畸形为心脏畸形（27.8%），其次为其他胃肠道畸形（22.6%）、泌尿生殖系统畸形（18.6%）、骨骼畸形（17.7%）。食管闭锁胎儿 40% 发生宫内生长受限。若先天性食管闭锁伴有脊柱、四肢畸形、先天性肛门直肠畸形及泌尿系统畸形时称 VATER 联合征。

超声影像学表现（图 2） 由于超声不能直接显示闭锁段食管，因此，食管闭锁的产前超声诊断是推断性的，而非直接征象，伴有或不伴有气管食管瘘的主要超声表现为胃泡小或胃泡不显示以

及羊水过多。但胃泡小和羊水过多不是食管闭锁的特异征象。出现上述征象时，对整条食管进行详细扫查非常重要，如果检出闭锁段以上食管囊袋征、食管中断征、气管食管瘘强烈支持诊断食管闭锁的诊断。

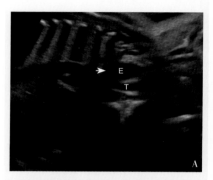

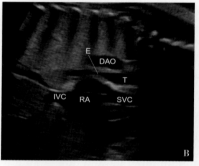

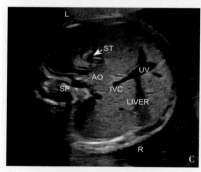

图 2 胎儿食管闭锁伴下段气管食管瘘超声图像

注：A. 产前超声检查上腹部横切面显示胃泡（ST）细小；B. 囊袋征：颈部冠状切面在胎儿吞咽时显示颈段食管（E）扩张，远端呈一盲端（箭头所示）；C. 食管气管瘘：气管冠状切面显示气管（T）于分叉处上方与一细管状结构（食管）相连，追踪其行程可发现其与胃相通。SP 示脊柱；AO 示主动脉；IVC 示下腔静脉；UV 示脐静脉；L 示左侧；R 示右侧；LIVER 示肝；RA 示右房；DAO 示降主动脉；SVC 示上腔静脉。

（李胜利 曾 晴 文华轩）

tāiér dǎndào bìsuǒ

胎儿胆道闭锁（fetal biliary atresia）

累及肝内、外胆道的先天发育异常性疾病。发病率有明显的地域和种族差异，在美国和英国的发生率约为1/12000，日本约为1/9600，中国台湾地区为1/5000～1/8000，数据显示亚洲地区胆道闭锁的发生率明显高于欧洲和北美洲国家，男女比为1:4。胆道闭锁发生与各种染色体异常（如21-三体综合征、18-三体综合征、X-三体综合征69XXY）和基因综合征有关。

病理生理基础 胆道闭锁以严重的肝胆系统梗阻、胆汁淤积、肝内外胆管进行性炎症和纤维化为特征。目前病因仍不十分清楚，认为可能与病毒感染、先天性发育异常、胆胰管连接畸形、胆汁酸代谢异常、血运障碍、免疫损伤以及遗传易感性等有关，尚未有哪一种学说可以完全解释胆道闭锁的发生机制。根据闭锁的位置胆道闭锁可分为三型。I型，闭锁位于胆总管水平；II型，闭锁位于肝总管水平；III型，闭锁位于肝门水平。该病可伴发多脾畸形、内脏转位、肠旋转不良、消化道发育畸形、先天性心脏病等，有学者认为脾脏畸形是最多见的伴发畸形。

超声影像学表现 临床上产前超声诊断胆道闭锁非常困难。主要的产前超声异常线索有胆囊异常和胆道囊性表现。胆囊异常主要表现为胆囊小或胆囊不显示，但胆囊正常并不能完全除外胆道闭锁，文献报道53%的胆道闭锁病例产前可显示胆囊。研究证明羊水中的γ-谷氨酰基转移酶（γ-GT）与胆道闭锁有关，因此对于孤立性胆囊不显示的病例，检测羊水中的γ-GT，有可能发现胆道闭锁。

超声影像学鉴别诊断 产前超声不显示胆囊，原因是多方面的，产前要区别这些原因非常困难。胎儿胆囊在产前超声不显示，大部分出生后新生儿超声可显示胆囊，无胆道闭锁，为正常的胆道。少部分胎儿胆囊产前超声不显示，可能与胆道闭锁、胆囊先天缺如、囊性纤维化等有关，如果胎儿胆囊不显示与肠管扩张、肠管回声增强、腹水、胎粪性腹膜炎同时存在时，囊性纤维化的风险增高。胆道闭锁与胆囊先天缺如产前超声鉴别困难，羊水中γ-GT异常与胆道闭锁有关。胆总管囊肿可与胆道闭锁合并存在，产前诊断胆总管囊肿不能除外胆道闭锁。

（李胜利　曾　晴　文华轩）

tāiér shíèrzhǐcháng bìsuǒ yǔ xiázhǎi

胎儿十二指肠闭锁与狭窄（fetal duodenal atresia and stenosis）

先天性十二指肠肠腔连续性中断或狭窄的疾病。是围生儿最常见的肠梗阻，占小肠闭锁的37%～49%，其发生率在活产儿中为1/2710～1/10000。十二指肠闭锁明显增加胎儿患染色体畸形风险，尤其是唐氏综合征，约30%十二指肠闭锁胎儿有唐氏综合征，而15%的唐氏综合征胎儿可发生十二指肠闭锁。大多数单纯性十二指肠闭锁或狭窄为散发性，无再发风险。但也有报道在家族中呈常染色体显性遗传。范戈尔德（Feingold）综合征为常染色体显性遗传病。

病理生理基础 十二指肠闭锁与狭窄可发生在十二指肠的任何部位，以十二指肠第二段多见，尤以壶腹附近最多见。病因尚不完全清楚，多数学者认为胚胎发育过程中十二指肠腔化过程障碍是导致该病的主要原因。

病理分型尚未统一，一般分为以下7型。闭锁I型：十二指肠隔膜型闭锁，肠管连续性不中断，约占41%。闭锁II型：十二指肠闭锁两端由纤维索带连接，约占38%。闭锁III型：十二指肠闭锁两端完全分离，约占11%。闭锁IV型：十二指肠隔膜型闭锁，隔膜脱垂到远端肠腔内形成"风袋型"或多发膜性闭锁，约占10%。狭窄I型：十二指肠隔膜型狭窄，中央有开口。狭窄II型：十二指肠风袋型隔膜，中央有极小孔。狭窄III型：十二指肠某段肠管狭窄。

十二指肠闭锁常伴发其他畸形。7%的十二指肠闭锁可伴有食管闭锁，40%可伴有小肠旋转不良。由于十二指肠闭锁发生在壶腹附近最多见，因此1%胎儿可伴有肝胆管及胰管畸形。胆囊不发育是产前超声能检出的一种特殊合并畸形。20%～36%胎儿可合并心脏畸形（主要为室间隔缺损和心内膜垫缺损）。33%可合并脊柱畸形。

超声影像学表现 包括以下方面（图1，图2）。

二维超声 ①十二指肠闭锁的典型超声表现为胃及十二指肠近段明显扩张，胎儿上腹横切时可见典型的"双泡征"，位于左侧者为胃，右侧者为扩张的十二指肠近段，侧动探头时两泡在幽门管处相通，由于幽门部肌肉肥厚，该处狭小而其两侧膨大。一般"双泡征"在妊娠中期或妊娠晚期的早期才会出现典型征象，此时期以前很难对该病做出诊断。十二指肠闭锁合并有食管闭锁（不伴有气管食管瘘）时，由于近段十二指肠与胃相通，胃及十二指肠的分泌物大量积聚于胃与近段十二指肠，使其极度扩张，同时，幽门部亦显著扩张，形成"C"字形。因此，该病扩张的程度远较单纯十二指肠闭锁为明显。由于胎儿在宫内呕吐，胃内容物可通过食管反吐到羊水中，从而使胃暂时表现为正常大小。②羊水过多。十二指肠闭锁胎儿羊水过多可早在19周出现。羊水过多开始出现时间的早晚以及羊水过多的严重程度，取决于十二指肠梗阻的严重程度以及是否伴有其他影响羊水吸收的胃肠道畸形。约50%的十二指肠闭锁最终出现羊水过多。

彩色多普勒超声 胎儿上腹部横切及纵切面上，根据肠系膜上动脉与扩张十二指肠的相对位置关系可确定十二指肠闭锁的部位。

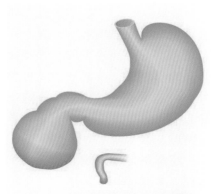

图1 十二指肠远端闭锁示意图

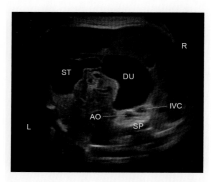

图2 胎儿十二指肠远端闭锁超声图像
注：胎儿上腹部横切呈"双泡征"。ST示胃泡；DU示十二指肠；AO示主动脉；IVC示下腔静脉；SP示脊柱；L示左侧；R示右侧。

超声影像学鉴别诊断 该病需与腹部其他囊性包块，如胆总管囊肿、肠系膜囊肿、肠重复畸形、卵巢囊肿、正常膀胱等鉴别。①胆总管囊肿：为肝门区的无回声，不蠕动，周围可以看到正常的胆囊回声，囊肿的两端可以看到一端与胆囊相通，其周围还可看到门脉或者是肝动脉伴行的血流信号。②肠系膜囊肿：形状规整，有完整且薄的膜，与肠腔不相通，囊肿与肠系膜血管关系密切。③典型的肠重复包块边界清，壁较厚，用高频探头仔细观察可发现囊壁呈三层，由外至内呈强、弱、强回声，即"双环征"。④卵巢囊肿：只出现于女性胎儿，囊肿壁薄光滑，位于下腹部，与胃泡不相通。⑤正常膀胱：两旁有脐动脉包绕，囊肿与胃泡不相通。

（李胜利 曾晴 文华轩）

tāiér yōumén bìsuǒ

胎儿幽门闭锁（fetal pyloric atresia） 先天性幽门管腔连续性中断的畸形。是消化道畸形中极少见的一种畸形。幽门闭锁发病率在活产儿中约为1/1000000。近年有报道部分幽门闭锁胎儿患有大疱表皮松解症，使幽门部黏膜受累，形成瘢痕而导致幽门闭锁。大疱表皮松解症为常染色体隐性遗传，与ITGB4（80%）、ITGA6（5%）、PLEC1（15%）基因突变有关。有家族性幽门闭锁的报道，认为与常染色体隐性遗传有关。幽门闭锁不增加非整倍体染色体畸形的危险性。单纯幽门闭锁，其再发风险未见报道。伴发大疱表皮松解症者，复发风险为25%。

病理生理基础 该病发病原因与前肠发育过程中的腔化障碍有关，也有学者认为可能由于血管发育畸形、梗塞致胃坏死形成

闭锁与狭窄。

幽门闭锁可发生于幽门部和幽门窦部，主要有隔膜型和盲端型。前者较常见，后者远近两端完全离断呈盲端，个别为两断端之间有发育不全的纤维条索状相连。由于胃出口梗阻，胃常较大，蠕动增强及逆蠕动，患儿出生后即出现进行性喷射性呕吐。幽门窦部梗阻和幽门部梗阻伴发其他畸形的发生率分别为28%和5%，伴发畸形主要有胃肠道畸形（十二指肠闭锁）和心血管畸形（主动脉缩窄）等。

超声影像学表现 产前超声主要表现（图1）为无回声的胃泡增大，同时伴有羊水过多。胃蠕动增强，可见逆蠕动。22周以后即可检出上述超声特征。但这些特征均为继发性改变，因此产前超声对该病尚不能确诊，其为推断性的诊断。

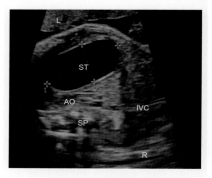

图1 胎儿大疱表皮松解症合并幽门闭锁超声图像
注：无回声胃泡（ST）增大，张力大，此外有羊水过多，小下颌，双侧小耳并耳低位等多发畸形，基因证实为大疱表皮松解症，DVL3突变（新发突变）和ITGB4突变（基因杂合突变，来源于父母双方的杂合携带基因）。

超声影像学鉴别诊断 该病应注意与十二指肠狭窄或闭锁、中肠扭转异常导致的肠扭转不良、胃肠重复畸形鉴别。①十二指肠

狭窄或闭锁；也可表现为胃泡增大同时伴羊水过多，但十二指肠狭窄或闭锁在腹部横切面上有典型的"双泡征"可与幽门闭锁相鉴别。②中肠扭转异常导致的肠扭转不良有中肠扭转的特征性改变，肠系膜上静脉围绕上动脉旋转，并可见系膜旋转时形成的一个中等回声团块，移动探头时可见明显的旋转感。③胃肠重复畸形：鉴别关键均在于观察壁的结构，囊状或管状组织与消化道壁结构相同。

（李胜利 曾 晴 文华轩）

tāiér kōngcháng yǔ huícháng bìsuǒ

胎儿空肠与回肠闭锁（fetal jejunal and ileal atresia）

先天性空肠与回肠管腔连续性中断的比较少见的先天畸形。发病率在活产儿中为 1/2700～1/5000。有小肠闭锁发生于同一家庭的报道，也有发生于孪生子女的报道。Ⅲ B 型闭锁呈常染色体隐性遗传，复发风险为 18%，同胞兄妹中可出现其他类型的闭锁和合并畸形。其他类型的闭锁呈家族性复发。

病理生理基础 动物实验证实，肠管局部血液循环中断可导致小肠闭锁。胚胎在受精后 6～11 周时，肠道血液供应暂时性中断（如在肠道旋转过程中发生动脉扭结时）亦可导致小肠闭锁。肠道局部血液循环障碍不仅造成肠闭锁或狭窄，而且使胎儿受累的一段肠管消失，出现不同程度的小肠短缩。另有学者认为，肠管腔化过程发生障碍，是遗传性多发性肠闭锁及某些非遗传性肠闭锁的根本原因。

空肠与回肠闭锁可发生在小肠的任何部位，发生在空肠者约占 50%，回肠约占 43%，两者均闭锁或狭窄者约占 7%。小肠闭锁分为 4 种类型（图 1）。①闭锁Ⅰ型：肠腔内有一个或多个隔膜使肠腔完全闭锁，肠管外形连续性未中断，相应的肠系膜完整无损，小肠无短缩。此型约占小肠闭锁的 32%。②闭锁Ⅱ型：闭锁两侧肠管均呈盲端，其间有一条纤维束带连续，其毗邻肠系膜完整或在相当于闭锁区域的肠系膜有一"V"形缺损。小肠有短缩，约占 25%。③闭锁Ⅲ型：远、近侧肠管盲端完全分离，无纤维束带相连。此型又分为 A、B 两型。Ⅲ A 型：闭锁两端呈盲袋状，完全分离，肠系膜呈"V"形缺损。此型约占 15%。Ⅲ B 型："苹果皮"或"圣诞树"样闭锁：闭锁两盲端分离，大部分空肠及其相应的肠系膜缺如，小肠环绕血管支似削下的苹果皮串或螺旋样畸形。整个小肠明显短缩，此型约占 11%。④闭锁Ⅳ型：多发性闭锁，闭锁间系膜可呈"V"形缺损，或由索带相连，酷似一串香肠。小肠长度正常或短缩。此型约占 17%。

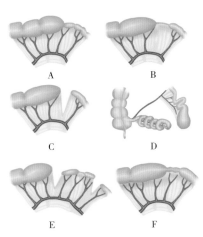

图 1 空肠与回肠闭锁分型示意图

注：A. 闭锁Ⅰ型；B. 闭锁Ⅱ型；C. 闭锁Ⅲ A 型；D. 闭锁Ⅲ B 型；E. 闭锁Ⅳ型；F. 肠狭窄。

空肠与回肠闭锁的区别在于：空肠闭锁常为多发性，回肠多为单发性。回肠闭锁常并发胎儿肠穿孔。空肠可以明显扩张而不穿孔，而回肠在中度扩张时即可发生肠穿孔。空肠闭锁新生儿体重较回肠闭锁儿为轻，易早产。空肠与回肠闭锁伴发畸形少（7%），一般局限在与肠道有关的畸形（如脐膨出、胎粪性腹膜炎、肠扭转等）。

超声影像学表现 产前超声（图 2）发现胎儿中腹部多个无回声的肠管切面且持续存在，应怀疑有小肠闭锁的可能。但闭锁的确切部位、闭锁类型与导致闭锁的原因产前超声不总是能清楚显示与确定。一般显示扩张肠管越多且扩张越严重，闭锁部位越低。空肠近段闭锁能追踪梗阻平面以上的十二指肠和胃，从而确定梗阻平面距十二指肠的距离。空肠

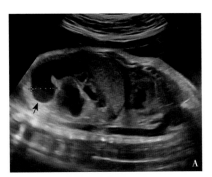

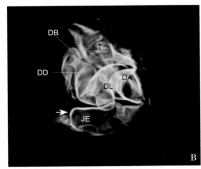

图 2 胎儿空肠闭锁超声图像

注：A. 产前超声检查腹部矢状切面显示空肠明显扩张；B. 三维反转成像显示，与十二指肠相连的空肠近端肠管显著扩张，扩张肠管的最末端为一囊袋状盲端（箭头所示）。ST 示胃泡；DB 示十二指肠球部；DD 示十二指肠降部；DL 示十二指肠水平部；DA 示十二指肠升部；JE 示空肠。

与回肠闭锁产前超声表现为小肠内径＞7mm；扩张肠管位于胎儿中腹部，呈多个无回声区；多次超声检查，小肠直径进行性增大；实时超声下肠蠕动明显增强，可清楚显示肠蠕动和逆蠕动，可有胎儿腹腔内钙化征象；可伴有羊水过多。

超声影像学鉴别诊断 该病应注意与先天性巨结肠、输尿管扩张、巨膀胱－小结肠－小肠蠕动迟缓综合征等相区别。①典型的先天性巨结肠既有低位小肠梗阻的征象，也有结肠的扩张，宽大的乙状结肠和部分降结肠呈气粪混杂的高回声。②输尿管扩张虽也有腹中部的无回声，但追踪无回声与肾脏相连。③巨膀胱－小结肠－小肠蠕动迟缓综合征是一种非梗阻性小肠扩张，实时超声下无肠蠕动及胃蠕动。

（李胜利 曾晴 文华轩）

tāiér jiécháng bìsuǒ

胎儿结肠闭锁（fetal colonic atresia） 先天性结肠管腔的连续性中断的畸形。较为少见，占消化道闭锁的5%～10%，儿外科统计的发病率为1/20000，男女比例为1:1。结肠闭锁一般不合并染色体异常，但合并脐膨出会增加染色体异常的风险。结肠闭锁复发罕见。

病理生理基础 该病发病原因与小肠闭锁相似，与血供障碍有关，也可由腹裂、脐膨出、膀胱直肠瘘引起，肠道形态发生异常、胎儿水痘感染及家族遗传可导致肠道的多发闭锁。约一半结肠闭锁发生于结肠脾曲近端，另一半远离结肠脾曲，前者易合并近端结肠缺如。多发结肠闭锁少见。闭锁近端肠管明显扩张、肥厚，远端肠管萎陷、缩小、变细。

结肠闭锁一般分为3型（图

1）。Ⅰ型闭锁：肠腔隔膜闭锁（或隔膜中央有一小孔相通，形成结肠狭窄）。Ⅱ型闭锁：肠系膜完整，肠管远、近端为盲端由纤维索带相连，可为一处闭锁，亦可为多发性闭锁。Ⅲ型闭锁：肠系膜缺损，肠管远、近端为分离之盲端。发生在升、横结肠的肠闭锁与狭窄Ⅲ型多于Ⅰ、Ⅱ型，发生在脾曲以远的肠闭锁与狭窄Ⅰ、Ⅱ型多于Ⅲ型。

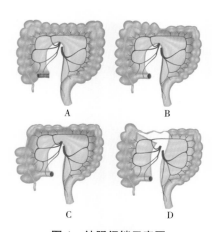

图1 结肠闭锁示意图
注：A. Ⅰ型闭锁；B. Ⅱ型闭锁；C. Ⅱ型闭锁（多发闭锁）；D. Ⅲ型闭锁。

结肠闭锁常伴发并指、多指及马蹄内翻足等骨骼畸形、眼畸形、心血管畸形、腹裂、脐膨出、先天性巨结肠、十二指肠闭锁或小肠闭锁等。

超声影像学表现 产前超声很难明确诊断结肠闭锁，结肠闭锁与其他低位肠闭锁超声表现相似，可见结肠扩张或不扩张，扩张的结肠内可见结肠袋，且扩张的肠管多位于腹腔周边（图2）。可出现羊水过多。近端结肠出现穿孔时，可出现腹水及胎粪性腹膜炎的表现。约2/3的结肠闭锁为孤立性，1/3合并其他畸形，常见合并畸形包括并指（趾）、多指（趾）、桡骨缺失、马蹄内翻足、

眼畸形及心脏畸形。也有先天性巨结肠合并结肠闭锁的报道。

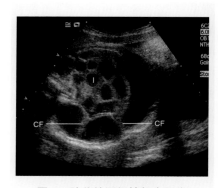

图2 胎儿结肠闭锁超声图像
注：胎儿腹部肠管明显扩张，位于腹部中央的扩张肠管为小肠（Ⅰ），位于腹部周边的扩张肠管为结肠，内壁可见结肠皱襞回声（CF），两结肠皱襞间为结肠袋。

超声影像学鉴别诊断 结肠闭锁很难与低位小肠闭锁鉴别，但扩张的结肠内可见结肠袋，且扩张的肠管多位于腹腔周边是鉴别的要点之一。

（李胜利 曾晴 文华轩）

tāiér gāngmén bìsuǒ

胎儿肛门闭锁（fetal anal atresia） 肛门直肠闭锁的畸形。又称低位肛门直肠闭锁。是先天性直肠肛门畸形的常见类型，发病率为1/1500～1/5000。肛门直肠闭锁会增加胎儿染色体异常风险，常见的有18-三体综合征、21-三体综合征、猫眼综合征（眼缺损，耳、心脏、肾脏畸形，智力低下），也常是VACTERL联合征的表现之一。大部分单纯性肛门闭锁为散发性。肛门闭锁亦可为多发畸形之一，呈常染色体显性遗传。复发风险与是否合并其他畸形有关。

病理生理基础 先天性肛门闭锁是胚胎后肠发育障碍所致，在胚胎早期尾肠与尿生殖窦共同形成泄殖腔，在胚胎第7周时，中胚层向下生长，将尾肠与尿生

殖窦分开的同时，在会阴部伸展发育为直肠，并在会阴部后方为肛门的部位出现一凹陷，称为原始肛道。肛道向体内伸展与肠相遇，最后中间仅有一膜状隔称为肛膜。在胚胎第8周时此肛膜消失，尾肠与肛道遂贯通为正常的直肠和肛管，在发育异常时，即形成肛门直肠闭锁或狭窄的畸形。可合并直肠尿道瘘、直肠阴道瘘。

先天性肛门闭锁病变复杂，类型较多，但归纳起来有以下几种类型。①肛门膜闭锁：无肛管，肛门与皮肤之间有一层膜而无贯通，容易治疗。②肛门直肠闭锁：较多见，肛门处可见凹陷，但与直肠尾端之间相隔的距离大，直肠尾端在肛门直肠肌环以上。③直肠内闭锁：肛门外观正常，肛管存在，但肛门与直肠之间不贯通，且有一定的距离间隔。④先天性肛门直肠狭窄：肛管和直肠之间狭窄，仔细检查可发现肛门存在。

超声影像学表现 二维超声肛门闭锁可以表现（图1，图2）为正常肛门"靶环征"声像消失，肛门部呈线状高回声或低回声，但是，产前超声能够显示出肛门"靶环征"却不能排除肛门闭锁。单纯肛门闭锁因无肠管扩张声像，产前超声很难发现。肛门闭锁合并直肠膀胱瘘或直肠尿道瘘或直肠阴道瘘或直肠会阴瘘等有肠管扩张声像，主要为直肠及结肠扩张，由于胎粪与尿液混合，在扩张的肠管内形成钙化灶或肠内结石，或胎粪进入膀胱在膀胱内形成钙化灶或结石，肠管内或膀胱内强回声团或强回声点，可随体位改变而移动。由于肛门闭锁常是VACTERL联合征的表现之一，因此，发现VACTERL联合征的其他表现时，检查肛门"靶环征"是很有帮助的，反之，发现肛门"靶环征"消失，应该寻找VACTERL联合征的其他表现，这样有利于产前对VACTERL联合征的诊断。

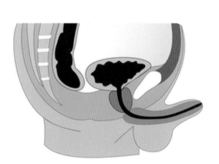

图1 男性胎儿肛门闭锁示意图

超声影像学鉴别诊断 肛门不是产前超声的常规检查项目，且单纯肛门闭锁无肠管扩张声像，产前超声很难发现。合并肠管扩张的肛门闭锁与其他原因导致的肠管扩张很难鉴别，妊娠晚期结肠可出现明显的增宽，但管腔内径一般≤25mm；典型的先天性巨结肠也有肠管扩张，但无特异性；低位肠管梗阻出现肠管扩张孕周较早，以小肠扩张为主，常合并羊水过多；肛门异位罕见，表现为会阴部异常包块。

（李胜利 曾晴 文华轩）

tāiér cháng chóngfù jīxíng

胎儿肠重复畸形（fetal intestinal duplication） 肠的近系膜侧出现圆形或管状结构的空腔器官，与其毗邻的小肠有相同的组织结构，其血液供应亦非常密切的少见先天畸形。从口腔至直肠任何部位都可发生，小肠重复畸形最多见，其发病率为2.5/10000～10/1000。肠重复畸形一般不增加胎儿染色体异常风险，多数肠重复畸形为散发病例。

病理生理基础（图1） 肠重复畸形发病原因可能是多源性的，包括原肠腔化障碍、憩室样外袋增生膨出、脊索－原肠分离障碍、

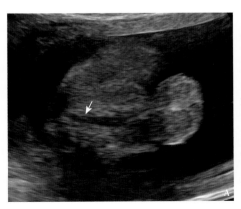
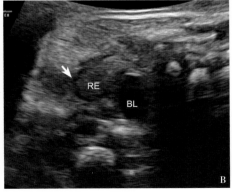
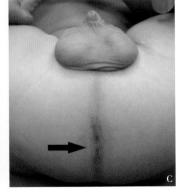

图2 胎儿肛门闭锁超声图像

注：A.胎儿臀部横切面显示臀部呈线状回声而无明显靶环征声像（细箭头所示）；B.胎儿臀部矢状面显示肛门闭锁（白粗箭头），近端直肠（RE）正常；C.新生儿臀部外观显示无肛门（黑粗箭头）。BL示膀胱。

原肠缺血坏死等。肠重复畸形多数与主肠管关系密切，贴附在其系膜侧，有共同的血液供应，相同的组织结构，相同的浆膜、平滑肌及黏膜。肠重复畸形根据其外观形态可分为囊肿型和管状型两种类型。①囊肿型：约占82%，囊肿呈椭圆形，位于小肠系膜侧，大小不等，多与肠腔不相通，少数可有交通孔。囊肿位于肠壁肌层外者，称肠外囊肿型；位于肠壁肌间及黏膜下层者，称肠内囊肿型。管状型约占18%，重复肠管呈管状，位于主肠管侧缘，与主肠管平行走行，外观呈平行管状，短者数厘米长，长者可超过100cm。②管状型：管状重复畸形与主肠管有共壁，多在其远端有共同开口，但也有在近端开口者或两端均有开口者。近端有开口而远端无开口者，其远端的重复肠腔内的潴留液过多，重复肠腔扩张。

超声影像学表现 包括以下

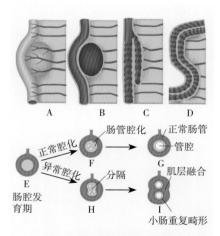

图1 肠重复畸形示意图

注：A.小肠囊状重复畸形，注意重复肠管位于主肠管的系膜侧，其血液供应来源相同；B.图A的长轴切面图；C.较短的小肠管状重复畸形；D.较长的小肠管状重复畸形，注意其与主肠管共壁；E.发育过程中的暂时性闭塞期肠管横切面图；F.正常发育时肠腔内空泡形成；G.空泡融合肠管再通形成正常肠管；H.肠管内形成2组空泡；I.2组空泡分别融合并再通形成重复肠管。

方面（图2）。

二维超声 囊肿型肠重复畸形主要表现为圆形或椭圆形囊性无回声区，位于胎儿腹腔内，根据其发生的部位不同表现也不同。放大图像或采用高频探头探查，可显示囊壁较厚，与肠壁或胃壁回声相似，有时可见囊肿壁有蠕动改变。管状肠重复畸形多与主肠管相通，超声难以发现。有潴留物积聚者，超声可显示为椭圆形或长条状无回声区，其壁偶可见蠕动波。食管重复畸形亦为囊性包块，位于后纵隔内，向前压迫气管，食管被推向一侧，重复食管可伸展到颈部或腹部，可与主食管、气管、胃及小肠相通，相通者超声难以检出。胃重复畸形多表现为胃腔内囊肿或胃近端的囊肿。

彩色多普勒超声 肠重复畸形包块血供与主肠管一致，但产

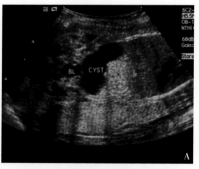

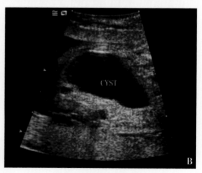

图2 胎儿肠重复畸形超声图像

A.腹部冠状切面显示膀胱（BL）上方可见一肠形囊性包块（CYST）；B.放大该包块时显示该包块壁较厚，与肠壁结构相似。

前超声很难显示这一特征。

超声影像学鉴别诊断 肠重复畸形囊肿型需与腹部其他囊性包块相鉴别。放大图像或采用高频探头探查，肠重复畸形可显示囊壁较厚，与肠壁或胃壁回声相似，有时可见囊肿壁有蠕动改变。此为鉴别肠重复畸形与其他腹部包块的关键点。

（李胜利 曾晴 文华轩）

tāiér cháng xuánzhuǎn bùliáng

胎儿肠旋转不良（fetal malrotation of intestine） 在胚胎期肠道以肠系膜上动脉为轴心的旋转运动不完全或异常，肠管位置发生变异和肠系膜的附着不全而引起肠梗阻。在活产儿中发病率约为1/5000，男性多于女性。该病不增加染色体异常的风险。

病理生理基础 正常发育过程中，小肠系膜从肠系膜上动脉起始处到右髂窝呈一斜线与后腹壁固定。中肠衍化为十二指肠的后1/3、空肠、回肠、盲肠、阑尾、升结肠和横结肠的前2/3，其血供来源于十二指肠上动脉。先天性肠旋转不良常伴中肠扭转。肠旋转不良时小肠系膜仅凭狭窄的肠系膜上动脉根部悬挂于后腹膜，但小肠活动度大，易以肠系膜上动脉为轴心发生肠扭转，造成血流中断与缺血性损伤，导致小肠广泛坏死。有研究指出：肠扭转引起肠管局部血液循环障碍，肠管出现无菌性坏死是引起空肠及回肠闭锁的重要因素，因此肠闭锁和胎粪性腹膜炎应属于肠旋转不良伴中肠扭转的主要并发症。也有肠旋转不良伴中肠扭转合并腹裂、脐膨出或膈疝的病例报道。

超声影像学表现 包括以下方面（图1）。

二维超声 产前超声显示胎儿腹腔内旋涡征象时应怀疑肠旋

转不良伴中肠扭转。旋涡征是指以肠系膜上动脉为轴心，肠腔螺旋样扭转，肠系膜与系膜血管相伴而形成旋涡状团块，是构成肠旋转不良伴中肠扭转超声表现的病理学基础。胎儿肠道内不存在气体干扰，旋涡征较新生儿更易显示。除此征象外，还可表现为肠管扩张、腹水、假性囊肿、腹部包块及羊水过多。当扩张的肠管内壁水肿、增厚，相互靠拢形成双层厚壁，而外壁较薄，可出现咖啡豆征样改变。

彩色多普勒超声 肠系膜上静脉围绕肠系膜上动脉旋转形成旋涡征。

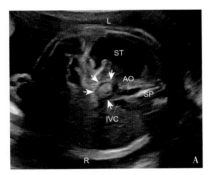

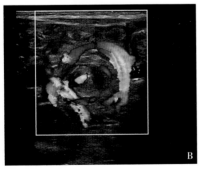

图 1 胎儿肠旋转不良超声图像

注：A. 肠系膜及系膜上静脉围绕肠系膜上动脉旋转形成的一个螺旋状包块（箭头所示），于包块处上下移动探头，可有明显的旋转感，即典型的"旋涡征"；B. 彩色多普勒超声显示肠系膜上静脉围绕肠系膜上动脉旋转形成"旋涡征"。ST 示胃泡；AO 示主动脉；SP 示脊柱；IVC 示下腔静脉；L 示左侧；R 示右侧。

超声影像学鉴别诊断 胎儿先天性肠旋转不良伴中肠扭转因

肠缺血坏死引发的并发症较多，其表现可包含肠道梗阻和胎粪性腹膜炎，二维超声显示肠管围绕肠系膜上动脉螺旋走行呈现典型的旋涡征和彩色多普勒显示肠系膜上静脉围绕肠系膜上动脉旋转形成的旋涡征可将该病与单纯肠道梗阻和其他原因引起的胎粪性腹膜炎鉴别。此外，该病需与肠套叠引起的肠道梗阻相鉴别，二者均可表现为环状包块伴肠管的扩张，但病变具体表现和病变位置有所不同：肠套叠病变中心表现为同心圆形包块，而肠旋转不良伴中肠扭转的病变中心表现为螺旋状圆形包块；肠套叠多发生于右中下腹，而肠旋转不良伴中肠扭转时的包块位于上腹部正中。最关键的鉴别点是肠系膜上静脉围绕肠系膜上动脉旋转形成的旋涡征。

（李胜利 曾 晴 文华轩）

tāiér nèizàng fǎnwèi

胎儿内脏反位（fetal situs inversus） 腹部和 / 或胸腔器官的位置与内脏正位时呈"镜像样"反位的畸形。可分为完全内脏反位和部分内脏反位两类，前者发病率为 0.012% ~ 0.016%；后者多伴有其他复杂畸形，发病率低于 1/1000000。学者多认为与遗传因素有关。

病理生理基础 胎儿内脏反位即胎儿胸腹腔脏器部分或全部位置与正常解剖位置相反，可以分为完全性和不完全性。完全性内脏反位即呈"镜像人"，内脏位置虽然完全相反但是只要脏器功能结构正常对身体几乎无影响。目前对引起内脏反位的原因尚无定论，与染色体结构的畸变和遗传可能有关。

超声影像学表现（图 1） ①完全性内脏反位：在四腔心切面上

心脏大部分位于右侧胸腔，心尖指向右侧胸壁，称右位心（镜像右位心）；在腹围切面胃泡、脾脏位于腹腔右侧，肝脏、胆囊位于腹腔左侧，脐静脉门静脉连接弧形偏向左侧，下腔静脉位于左前方，腹主动脉位于右后方，心脏结构可完全正常，若伴有先天性心脏病则有相应的超声表现。②不完全性内脏反位：腹腔脏器反位，胸腔脏器位置正常或胸腔脏器反位，腹腔脏器位置正常。

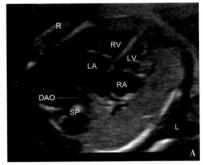

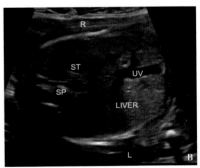

图 1 胎儿完全性内脏反位超声图像

注：A. 四腔心切面上心脏大部分位于右侧胸腔，心尖指向右侧胸壁，称右位心（镜像右位心）；B. 腹围切面胃泡、脾脏位于腹腔右侧，肝脏、胆囊位于腹腔左侧，脐静脉、门静脉连接弧形偏向左侧，下腔静脉位于左前方，腹主动脉位于右后方。LA 示左房；RA 示右房；LV 示左室；RV 示右室；DAO 示降主动脉；SP 示脊柱；ST 示胃泡；UV 示脐静脉；LIVER 示肝脏；L 示左侧；R 示右侧。

超声影像学鉴别诊断 内脏反位需与内脏异位综合征（左房异构和右房异构）相鉴别。①左房异构：肝脏左右叶常对称，奇静脉与离断的下腔静脉相连接，多脾，支气管较长，位于双肺动脉下方，双肺为二叶肺，双侧均为形态学左心房，以上特征可与内脏反位鉴别。②右房异构：肝脏呈中位肝改变，下腔静脉与腹主动脉位于脊柱同侧，下腔静脉位于腹主动脉前方，无脾，支气管较短，位于双肺动脉上方，双肺为三叶肺，双侧均为形态学右心房，以上特征可以与内脏反位鉴别。

(李胜利 曾晴 文华轩)

tāiér gān xuèguǎn liú

胎儿肝血管瘤 (fetal hepatic hemangioma)

胎儿在发育过程中肝脏血管的数目增多或血管增粗所致的先天性血管畸形。较少见，是胎儿和新生儿最常见的肝脏肿瘤，约占胎儿肝脏肿瘤的60.3%。该病与染色体异常无关。

病理生理基础 肝血管瘤是胚胎发育过程中由于血管发育异常、扩张的血管和血窦所致。根据组织中纤维含量多少，肝血管瘤可分为海绵状血管瘤、硬化性血管瘤、血管内皮细胞瘤和毛细血管瘤。胎儿肝血管瘤多见于肝右叶，单发为主，大小不一，以海绵状血管瘤最常见。大体标本切面呈蜂窝状，充满血液，镜检显示大小不等囊状血窦，血窦之间有纤维组织隔，纤维隔内可见小血管和小胆管，偶见被压缩的肝细胞索。小的肝血管瘤往往临床没有症状。大的肝血管瘤（最大直径超过4cm）比较罕见，可伴有充血性心力衰竭、凝血功能障碍和肝破裂等潜在的致命性并发症。

超声影像学表现 包括以下方面（图1）。

二维超声 胎儿肝血管瘤超声表现为肝实质内实性或混合性回声肿块，肿块边界一般清楚，边缘规则整齐，内部多为高回声。肿瘤有出血、坏死、钙化时，出现相应的超声图像特征。较大的胎儿肝血管瘤可导致肝脏增大，多为混合性回声肿块，可出现广泛的动静脉瘘而导致胎儿高心输出量性心力衰竭，进一步发展可导致胎儿水肿，但该情况相当罕见。继发胎儿水肿、呼吸窘迫、心力衰竭者，会发生羊水过多。

彩色多普勒超声 肝血管瘤病灶周边多见环状血流，有时可见分支进入内部，测得低至中等血流阻力指数；如果合并动静脉瘘形成，可出现典型高速低阻血流频谱，同时可有充血性心力衰竭的系列多普勒表现。

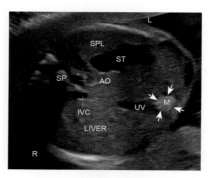

图1 胎儿肝血管瘤超声图像

超声影像学鉴别诊断 肝血管瘤应与肝脏的其他占位病变如肝母细胞瘤、肝间叶性错构瘤等鉴别。肝母细胞瘤为恶性肿瘤，表现为实性低回声肿块，边界清晰，可伴有粗大、致密钙化及出血、坏死，肿块内部血供较丰富。肝间叶性错构瘤以多分隔囊性肿块多见，血供较少。

(李胜利 曾晴 文华轩)

tāifèn xìng fùmó yán

胎粪性腹膜炎 (meconium peritonitis)

在胎儿期肠道穿孔，胎粪进入腹腔后引起的无菌性化学性腹膜炎。胎粪性腹膜炎发生率约为1.5/10000。不合并囊性纤维化者无再发风险，合并囊性纤维化者再发风险为25%。

病理生理基础 含有各种消化酶的胎粪，通过肠道的穿孔溢入腹腔内，引起严重的化学性和异物性腹膜炎反应。腹腔内病理改变以大量纤维素渗出和成纤维细胞增生为主，造成腹腔内广泛粘连，黏稠的胎粪堆积在穿孔周围与腹腔炎性渗出液混合，受胰液的影响钙质沉淀而形成钙化块，将穿孔完全堵塞。如果肠穿孔并未封住或在长期溢漏后才封住，则可有膜状组织包裹部分肠袢，形成假性囊肿；如果肠穿孔发生于分娩前几天之内，胎儿出生后穿孔仍然开放，则腹腔内充满染有胎粪的腹水，形成弥漫性腹膜炎，并且迅速演变为化脓性腹膜炎或气腹；如果在腹膜鞘状突闭合前发生肠穿孔，胎粪不仅进入腹腔，亦可进入阴囊，生后阴囊内可见钙化强回声，也可以发生隐睾。

导致胎粪性腹膜炎的主要原因有肠扭转、闭锁、供血不足及胎粪性肠梗阻，此外，也可能与母体吸毒、巨细胞病毒感染有关。13.5%的胎粪性腹膜炎由先天性囊性纤维化引起。有学者将胎粪性腹膜炎分为2型：不合并肠道异常者为单纯性胎粪性腹膜炎，伴有肠道异常者为复杂性胎粪性腹膜炎。

超声影像学表现 二维超声产前超声的主要特征有腹腔内钙化强回声、肠管扩张、胎儿腹水、胎粪性假囊肿、羊水过多（图1）。如果有膈疝者，可出现胸腔内钙化强回声及胸腔积液等。单纯型胎粪性腹膜炎仅出现腹腔内的钙化灶伴声影，复杂型胎粪性腹膜炎除钙化灶外，还伴其他超声异常表现。

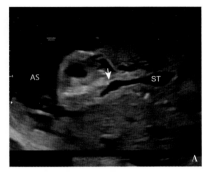
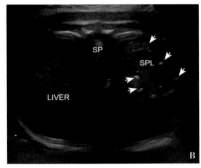

图 胎粪性腹膜炎并胃穿孔超声图像

注：A. 上腹部横切面显示胃（ST）旁混合回声包块与胃泡紧密相连，腹水（AS），箭头所示为胃穿孔处；B. 脾脏内及腹膜下可见大量强回声斑（箭头所示）。SPL 示脾脏；LIVER 示肝脏；SP 示脊柱。

超声影像学鉴别诊断 该病的腹腔内钙化应与先天性感染、肝坏死及肿瘤导致的肝、脾内钙化灶相区别。前者分布于腹膜腔的广大区域内，而后者仅局限在肝、脾等部位。

（李胜利 曾 晴 文华轩）

tāiér fùqiāng nángzhǒng

胎儿腹腔囊肿（fetal intra-abdominal cyst）

腹腔内所有囊性包块的统称。较常见，发生的部位包括肝、肾、肾上腺、肠管、卵巢、子宫、阴道等。该病一般不增加染色体异常的风险，无再发风险。

胎儿腹腔内很多正常结构超声表现为囊性回声，这些结构主要有胎儿胃、胆囊、膀胱、十二指肠、小肠、大肠以及腹膜后大血管、肝内脐静脉等。在诊断胎儿腹腔内囊肿之前，首先应确认这些正常结构，以免将正常结构误认为腹腔内囊肿。这里主要讨论胎儿卵巢囊肿及肠系膜囊肿。

胎儿卵巢囊肿仅发生在女性胎儿，绝大多数为卵泡囊肿，常在妊娠晚期才能被超声发现。多为散发病例，伴发于麦库西克-考夫曼（McKusick-Kaufman）综合征者为常染色体隐性遗传病。囊肿可大可小，较大者文献报道其直径可达 10cm 以上。超声图像为典型薄壁无回声肿块（图 1），可活动，绝大多数在整个妊娠期囊肿大小维持相对不变。极少数情况下，囊肿较大可充满整个腹腔而导致膈肌抬高，从而使肺受压。囊肿直径达 5cm 以上者，胎儿期可发生囊肿扭转（据报道 40% 以上可发生扭转），超声可

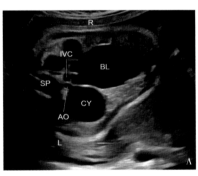
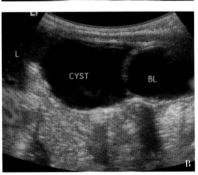

图 1 胎儿左腹盆腔内囊肿超声图像

注：A. 产前左侧盆腔内见一较大囊肿（CY）；B. 产后显示囊肿（CYST）位于膀胱（BL）左侧。IVC 示下腔静脉；AO 示主动脉；SP 示脊柱；L 示左侧；R 示右侧。

探及囊内实性回声或沉渣样回声。其他并发症可有胃肠道梗阻、泌尿系统梗阻的超声表现。

胎儿肠系膜囊肿常为囊性淋巴管瘤，超声表现为多房囊性肿块，囊肿大小不一，内部可见多个分隔强回声带，将囊肿分隔成大小不等的小囊肿，肿块与肾、肝、脾等实质性器官无关，肿块周围可显示肠管回声，且与肠管不相通。

（李胜利 曾 晴 文华轩）

tāiér fùqiāng zhǒngliú

胎儿腹腔肿瘤（fetal intraperitoneal tumor）

发生于腹腔的良性、恶性肿瘤。极其罕见，主要包括肝脏肿瘤、肾脏肿瘤、肾上腺肿瘤等。该病一般不增加染色体异常的风险。

腹腔肿瘤常来源于肝脏、肾脏、肾上腺等。胎儿肝脏肿瘤有肝血管瘤、肝母细胞瘤、肝腺瘤、错构瘤、肝转移性肿瘤等，其中以肝脏血管瘤、间叶性错构瘤、肝母细胞瘤这三大类最常见，分别占 60.3%、23.2%、16.5%。胎儿肾脏肿瘤最常见为肾中胚层瘤，也是新生儿期最常见的原发性肾肿瘤，病理学上以中胚层组织为主，有完整包膜，与错构瘤表现类似，是一种良性肿瘤。胎儿肾母细胞瘤极罕见。肾上腺成神经细胞瘤是婴儿期最常见的恶性肿瘤之一。它是一种分化极差的胚胎神经细胞肿瘤，最常发生于肾上腺髓质（约占 50% 以上），也可发生在头、颈、胸、腹的交感神经节。

胎儿肝脏肿瘤的共同超声声像特点是：肝实质内出现囊性、实性或混合性回声肿块，肿块边界一般清楚，边缘规则整齐，囊肿内部无回声，实质性肿块多为强回声，肿瘤有出血、坏死、钙

化时，出现相应的超声图像特征。较大的胎儿肝血管瘤及肝母细胞瘤可导致肝脏增大，多为混合性回声肿块。较大的胎儿肝血管瘤可出现广泛的动静脉瘘而导致胎儿高心输出量性心力衰竭，进一步发展可导致胎儿水肿，但这种情况相当罕见。继发于胎儿水肿、呼吸窘迫、心力衰竭，会发生羊水过多。

肾脏肿瘤的超声特点是：肾中胚层瘤常较大，位于胎儿肾内，呈实质性低回声，内部回声常较均匀，边界清楚，边缘整齐，与肾组织及其他组织分界清楚，受累肾脏轮廓失常，肿瘤常压迫肠管，将肠管挤向对侧。可出现心功能衰竭而发生胎儿水肿。该病70%以上伴羊水过多。

肾上腺成神经细胞瘤产前超声（图1）可表现为实质性或混合性肿块，有钙化者，肿块内部出现强回声灶，有明显坏死液化或出血者，可表现为以囊性为主的肿块声像。肿块常位于肾脏的上方、膈肌或肝脏下方（肾上腺区），较大者肾脏明显受挤压移位，肝脏、胃、肠等腹腔内脏受压。多为单侧发生，少数为双侧发病。在胎儿期肿瘤可转移至脐带、胎盘及胎儿其他器官，相应部位出现转移性肿瘤声像改变。

（李胜利　曾晴　文华轩）

tāiér mìniào jí shēngzhí xìtǒng jīxíng

胎儿泌尿及生殖系统畸形（fetal urinary malformation）

胎儿肾脏、输尿管、膀胱、尿道以及生殖系统的结构畸形。是胎儿常见的结构畸形，常见畸形包括胎儿肾不发育、胎儿异位肾、胎儿肾积水、胎儿重复肾及重复输尿管、胎儿多囊肾等异常。

（吴青青　张娟）

tāiér shèn bù fāyù

胎儿肾不发育（fetal renal agenesis）

由于一侧或双侧输尿管芽不发育，不能诱导后肾原基使其分化为后肾，从而导致一侧或双侧肾缺如。又称胎儿肾缺如。单侧肾缺如在活产儿中发生率约为1/1000，双侧肾缺如约为1/4000，双侧肾缺如男女发病比例为2.5∶1，且双胎较单胎多见，肾缺如为散发性，但亦可为常染色体隐性、显性及X连锁遗传。

病理生理基础　双侧肾缺如是泌尿系统最严重的畸形，双肾完全缺如，常导致严重羊水过少。由于羊水过少，胎儿受压及活动受限，进一步导致典型的波特（Potter）综合征，如耳低位、眼距过远、小下颌、扁平鼻、内眦赘皮、皮肤皱褶、四肢挛缩、足内翻、短头、肺发育不良等。双侧肾缺如者，双肾血管均缺如，肾上腺增大平卧；单侧肾缺如者，患侧肾血管缺如，患侧肾上腺增大平卧，健侧肾脏代偿性增大。双肾缺如常合并其他系统畸形（表1），双侧或单侧肾缺如，在女胎常合并双角子宫或单角子宫、阴道闭锁（生殖道畸形综合征），男胎常合并精囊和输精管缺如。单侧肾缺如者，12%的男性、40%的女性合并生殖器畸形。单侧肾缺如可以是VACTERL联合征的一个表现，但大部分单侧肾缺如单独存在，不影响其他器官系统的发育。

超声影像学表现　包括以下方面。

二维超声　双侧肾缺如最显著的产前超声特征是严重羊水过少、膀胱与肾脏不显示。羊水过少常在17周之后出现，因16周之前肾脏产生的尿液不是羊水的唯一来源，因此在16周之前，双侧肾缺如可不伴有羊水过少。胎儿膀胱长时间不充盈，60～90分钟以后再次检查，亦无膀胱充盈证据，说明胎儿无尿液进入膀胱。双侧肾床区、盆腔、胎儿腹腔其他部位及胸腔内均不能显示胎儿肾脏图像。由于肾不发育，肾上腺相对增大，肾上腺缺乏肾脏支撑而变得长而扁平，呈长条状结构似"平卧"在腰部肾床区腰大肌的前方，即所谓肾上腺"平卧"征（图1）。有合并畸形时，可出现合并畸形的声像特征。单侧肾缺如由于有健侧发育正常的肾脏而不出现羊水过少，胎儿膀胱显示良好，健肾脏呈代偿性增大，患侧不能显示肾脏图像，但可显示肾上腺"平卧"征。

彩色多普勒超声　双侧肾缺如彩色多普勒血流显像不能显示

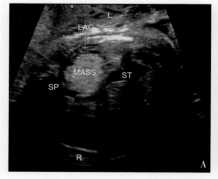
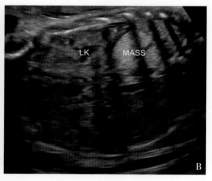

图1　胎儿左侧肾上腺成神经细胞肿瘤超声图像

注：A. 腹部横切面可见左侧肾上腺区实质性非均质性肿块（MASS），内部为强回声；B. 矢状切面与横切面表现一致；病理报告为肾上腺成神经细胞肿瘤。

表 1　双肾缺如常见合并畸形

合并畸形	%
心血管畸形	15
室间隔缺损、法洛四联症、左心发育不良综合征、大动脉转位、主动脉缩窄	
非心血管畸形	40
人体鱼序列征	
桡骨缺如	
尾部发育不全	
膈疝	
脑积水、神经管缺陷、小头畸形、前脑无裂畸形	
脊髓脊膜膨出	
气管食管瘘	
十二指肠闭锁、肛门闭锁、脐膨出	
食管闭锁、面部裂畸形	

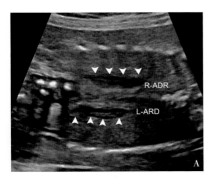

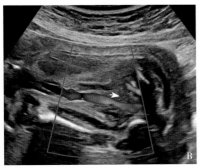

图 1　胎儿双肾缺如超声图像

注：A.腹部冠状切面，双侧肾床区未见肾脏图像，仅见双侧肾上腺（短箭头），肾上腺呈"平卧"征；B.彩色多普勒超声显示双肾动脉缺如，腹主动脉无肾动脉分支（粗箭头）。ADR 示肾上腺。

双侧肾动脉，在盆腔两条脐动脉之间不能显示充盈的膀胱。单侧肾缺如彩色多普勒可显示该侧肾动脉缺如，而健侧肾动脉存在。

超声影像学鉴别诊断　肾不发育应注意与异位肾相鉴别，产前超声在胎儿肾床区未显示一侧或两侧肾脏图像时，不能盲目下

一侧或两侧肾缺如的诊断，应考虑有无肾异位存在。有时产前超声诊断胎儿双侧肾缺如，但引产后尸检却有严重发育不良的小肾脏。对于这种错误，应该理性地去对待，因为既无羊水，又不能显示膀胱的胎儿，无论尸检有无肾脏，由于没有尿液的产生及长期羊水过少影响肺的发育，即使胎儿正常分娩，亦不能成活。

（李胜利　黄怡　文华轩）

tāiér cháng rǎnsètǐ yǐnxìng yíchuán
xìng duōnáng shèn

胎儿常染色体隐性遗传性多囊肾（fetal autosomal recessive polycystic kidney disease, ARPKD）

双侧肾脏呈一致性增大，包膜光滑、完整的常染色体隐性遗传病。又称婴儿型多囊肾、Potter Ⅰ型。该病少见，国外资料估计其发生率为 1/40000 ~ 1/50000。

病理生理基础　切面上（图 1），在肾实质内集合管囊状扩张呈放射状排列，类似海绵断面。该病除肾脏受累外，常累及肝脏，表现为不同程度的门静脉周围纤维化和胆管发育不良，且肾与肝受累程度呈典型反比关系。临床上根据症状和病理表现不同又可分为胎儿型、新生儿型、婴儿型和少年型。总的来说，肾囊

性病变越严重，肝脏纤维化病变就越轻，但预后越差；肾脏囊性病变越轻，肝纤维化病变越严重，预后相对较好。实际上，产前被检出者是该病最严重的一种类型。该病发病基因定位于6p21.1-p12。

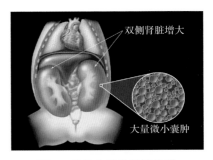

图 1　常染色体隐性遗传性
多囊肾示意图

超声影像学表现　二维超声示双侧肾脏对称性、均匀性增大。妊娠晚期胎儿双侧肾脏常显著增大，可达正常肾脏的 3 ~ 10 倍，充满整个腹腔。双侧肾脏回声增强，由于肾内囊肿极小，其囊壁提供了大量的超声反射界面，而使肾脏回声明显增强。高分辨率超声探头可见肾实质内均匀分布的、大小 1 ~ 2mm 大量小囊，偶可有 8 ~ 10mm 小囊出现。肾脏回声增强主要在肾髓质部分，周围皮质部分则表现为低回声，皮髓质分界不清楚（图2）。羊水过少。由于 16 周之前肾脏产生的尿液不是羊水的唯一来源，且 ARPKD 早期肾脏大小在正常范围，因此，该病在 16 周之前诊断较困难。

超声影像学鉴别诊断　主要和成人型多囊肾相鉴别，后者有正常羊水量和膀胱，皮髓分界更明显，皮质回声强，髓质回声弱，询问家族史可以帮助鉴别诊断。此外，肾脏增大，回声增强还可以表现在相关综合征中，如

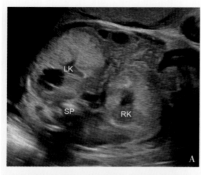

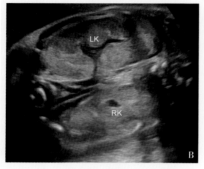

图 2 胎儿常染色体隐性遗传性多囊肾超声图像

注：A 和 B 胎儿腹部横切及矢状切可见双侧肾脏明显增大，回声增强。SP 示脊柱；LK 示左肾；RK 示右肾。

巴尔代 – 毕德（Bardet-Biedl）综合征和梅克尔 – 格鲁贝（Meckel-Gruber）综合征等，在肾外发现足够的征象可以鉴别诊断。胎儿基因检查发现 PKHD1 基因突变即可确诊。

（李胜利 黄怡 文华轩）

tāiér cháng rǎnsètǐ xiǎnxìng yíchuán xìng duōnáng shèn

胎儿常染色体显性遗传性多囊肾（fetal autosomal dominant polycystic kidney disease）

肾单位的囊状扩张及肾脏增大的常染色体显性遗传病。又称成人型多囊肾、Potter Ⅲ 型。该病发生率约 1/1000。

病理生理基础 临床上多在成人期才表现出临床症状，开始出现症状的平均年龄约为 40 岁，主要表现为高血压和肾衰竭。但该病亦可在小儿甚至胎儿期表现出来，此时仅有轻度肾脏疾病表现，明显与常染色体隐性遗传性多囊肾（ARPKD）不同。该病的发病基因有 3 个，90% 与位于 16 号染色体短臂上的 PKD1 基因有关，1%~4% 与位于 4 号染色体的 PKD2 基因有关，此外，PKD3 基因的确切部位尚不清楚。

超声影像学表现 产前二维超声表现肾脏轻度增大，以肾皮质回声增强为主，肾髓质低回声，皮质、髓质分界清楚，肾髓质无明显增大（图 1）。常染色体显性遗传性多囊肾（ADPKD）不引起胎儿肾功能不全，羊水量在正常范围。患者父母有一方常有此病，怀疑胎儿患有该病时，应对父母双方进行检查，如果父母一方患有该病，则对诊断有帮助。

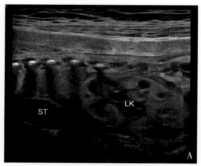

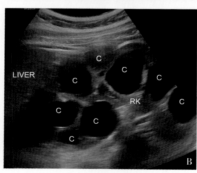

图 1 胎儿成人型多囊肾超声图像

注：A. 左肾矢状切面显示肾脏稍增大，肾皮质回声增强增厚，而髓质呈低回声；B. 孕妇肾脏呈典型多囊肾超声特征。

超声影像学鉴别诊断 主要和 ARPKD 相鉴别，ARPKD 常在 24 周后出现羊水中度或严重过少，ARPKD 肾脏增大更明显，以髓质回声增强为主，皮质回声无明显增强，皮质、髓质分界不清。基因检测可以帮助诊断该病。

（李胜利 黄怡 文华轩）

tāiér duōnáng xìng fāyù bùliáng shèn

胎儿多囊性发育不良肾（fetal multicystic dysplastic kidney）

由于早期宫内梗阻干扰了正常肾脏发育依赖的输尿管芽与后肾原基之间的相互作用过程，导致的肾脏发育不良。又称波特（Potter）Ⅱ 型。较常见的肾脏囊性疾病。在活产儿中的发生率约为 1/3 000。该病无遗传，以男性多见，常为单侧发病，健侧肾脏多发育正常。但双侧发病者亦可高达 23%。

病理生理基础 正常肾脏发育依赖于输尿管芽与后肾原基之间的相互作用。由于早期宫内梗阻干扰了这一过程，导致肾发育异常，这种异常的严重程度取决于梗阻终止的时间与完全性。一般来说，梗阻发生时间越早、越完全，对肾脏发育的影响越大。典型多囊性发育不良肾（MCDK），由于早期输尿管完全闭锁，肾盂常呈漏斗状闭锁，肾单位诱导停止，集合小管分化受损，导致几乎无正常肾单位发育，结果集合小管增大，小管末端部分随意发育成异常囊腔。肾动脉常较细小或缺如。其他梗阻，如输尿管肾盂连接处梗阻、输尿管膀胱连接处梗阻等，也可导致肾囊性病变的形成。若这些梗阻发生早且严重，可形成前述典型的 MCDK。受累肾脏形态明显异常，无肾脏基本形态，由大小不等、数量不一的囊腔构成，像一串葡萄粒（图1）。肾蒂血管发育不良，多数变细。输尿管发育不良、闭锁、缺如等，亦可有输尿管盲端、扩张、中段闭锁等异常。肾盂亦有发育不良、闭锁等改变。MCDK 常单独发病，也可合并其他系统异常。

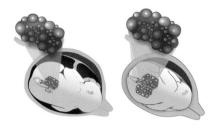

图 1　胎儿多囊性发育不良肾示意图

超声影像学表现　包括以下方面（图 2）。

　　二维超声　单侧 MCDK，病变侧无正常形态的肾脏图像，健侧肾脏可以有代偿性增大的表现，羊水正常，膀胱充盈良好。双侧 MCDK，双侧肾床区均不能显示正常形态的肾脏图像，羊水过少及膀胱不显示。病变肾脏表现为多房性囊性包块，包块可大可小，位于脊柱前方，其内囊肿大小不等，形态各异，囊与囊之间互不相通，随机分布。周边较大的囊可使肾轮廓扭曲变形为葡萄串样。肾脏中央或囊与囊之间常可见团状或小岛样实质性组织，但肾周围无正常的肾皮质，亦不能显示正常的集合系统回声。大多数病例在肾单位完全消失之前随孕周的增大而增大，在肾单位完全消失之后，肾脏逐渐缩小甚至完全消失。若梗阻发生于妊娠较晚时期，MCDK 表现为非典型的肾盂积水形态，超声较难与肾盂积水区分。当梗阻或中断过程局限于某一部分时，则可发生罕见的局部或部分 MCDK。

　　彩色多普勒超声　显示肾内肾动脉分支紊乱，主肾动脉难显示，动脉频谱为高阻型频谱。

　　超声影像学鉴别诊断　该病

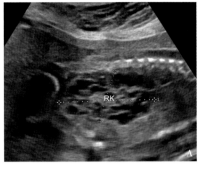

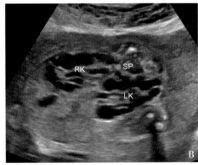

图 2　胎儿多囊性发育不良肾超声图像

注：双肾腹部横切面及矢状切显示肾脏明显增大，内可见多个大小不等的囊肿，囊肿之间可见部分实质回声。

主要应与肾盂积水相区别，尤其在 MCDK 表现为中央较大囊肿而周边囊肿较小时，有时声像图上酷似肾盂积水。但肾盂积水周边的小囊为扩张的肾盏，均与肾盂相通，且肾的形态正常，周边有正常的肾皮质可资区别，而 MCDK 则无正常肾的形态，囊与囊不相通，周边无正常的肾实质，而中央或囊之间都见小岛样实质回声组织。

（李胜利　黄怡　文华轩）

tāiér shèn jīshuǐ

胎儿肾积水（fetal hydronephrosis）

肾脏集合系统扩张的疾病。胎儿肾积水的准确发病率尚无定论，据估计胎儿泌尿道扩张发生率超过 1%，但随访研究认为导致明显的肾脏病理改变者仅为 1/500。

　　病理生理基础　胎儿肾积水可由泌尿道梗阻性病变和非梗阻性病变（如膀胱输尿管反流）引起。最常见的原因是肾盂输尿管连接处梗阻、膀胱输尿管反流、膀胱输尿管连接处梗阻、后尿道瓣膜、尿道闭锁以及重复肾的梗阻。美国胎儿泌尿学会建议将胎儿上尿路扩张分为 5 级（图 1）：0 级，无肾盂扩张；Ⅰ级，肾盂轻度扩张；Ⅱ级，肾盂伴肾大盏扩张；Ⅲ级，肾盂肾盏明显扩张；Ⅳ级，除有Ⅲ级表现外，扩张更严重，伴有肾皮质变薄。

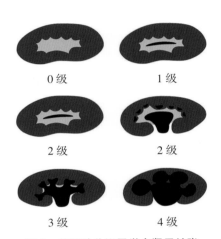

图 1　美国胎儿泌尿学会肾盂扩张分级示意图

　　超声影像学表现（图 2）　目前肾积水的诊断标准尚有争论，一般认为，下述诊断标准（即符合下述任何一条者考虑肾盂积水）：①＜ 33 周，肾盂前后径＞ 4mm，33 周以后，肾盂前后径＞ 7mm。②肾盂扩张前后径 / 肾脏前后径＞ 0.28。③肾盏扩张。尽管在诊断标准上存在争论，对以下原则趋向一致：①肾盂扩张＜ 4mm，大多数胎儿为正常胎儿。②肾盂扩张为 5 ~ 10mm，或者有膀胱扩张、输尿管扩张、肾盏扩张或仅可显示肾盏的肾盂扩张，应在以后妊娠过程中随访观察、监测。③如果肾盂扩张在 10mm 以内，肾盂 / 肾脏前后径之比＜ 0.5，且胎儿无其他异常发现，那么产后出现临床相关疾病的可能性较低。④肾盂扩张 > 10mm，产后应行肾功能检查及排泄性膀胱尿路造影。⑤产后 5 ~ 7 天进行随访。

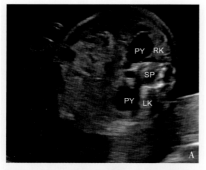

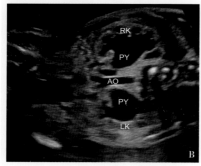

图 2 胎儿肾积水超声图像

注：肾盂扩张Ⅲ级，双肾横断面及冠状切面上显示肾盂（PY）肾盏扩张，扩张的肾盏与肾盂相通。

超声影像学鉴别诊断 肾积水有多囊样改变时，要注意与多囊性发育不良肾相鉴别。

（李胜利 黄 怡 文华轩）

tāiér chóngfù shèn jí chóngfù shūniàoguǎn

胎儿重复肾及重复输尿管（fetal renal duplication & ureteral duplication）

重复肾是在正常肾组织外多了另外的肾盏和集合系统的先天畸形。重复输尿管是一个肾存在两根输尿管引流尿液的先天畸形。重复肾是肾内有两套集合系统，发病率约 1/1500，单侧多于双侧。重复肾、重复输尿管多同时存在。

病理生理基础 重复肾是由于胚胎时期输尿管芽顶部分分化即将完成时，其主干出现分裂所致，使肾内有两套集合系统，上肾段较小，上肾段肾盂的输尿管与膀胱连接部位很低，位于膀胱的后方，有的与尿道相连，该输尿管狭窄或反流可引起输尿管扩张并继发肾盂扩张。输尿管末端因局部薄弱出现疝样膨出，表现为膀胱后方突向膀胱的小囊泡，称输尿管囊肿。如输尿管没有进入膀胱三角区，开口在膀胱三角区以外，则形成输尿管异位开口（图 1）。

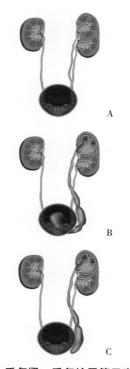

图 1 重复肾、重复输尿管示意图

注：A.重复肾、重复输尿管不合并肾盂积水和输尿管扩张；B.重复输尿管末端有囊肿，重复输尿管及集合系统扩张、积水；C.重复输尿管异位开口，重复输尿管及集合系统扩张、积水。

超声影像学表现 二维超声示病变侧肾脏常增大，集合系统一分为二（图 2），位于上部者常积水，而下部则呈正常的强回声而无分离，上部肾盂积水严重者，肾皮质可明显变薄而表现为较大囊肿声像，下部肾脏及集合系统则明显下移且显示困难，此时，应根据输尿管是否扩张，有无输尿管囊肿或异位开口进行分析。输尿管下段梗阻严重者，可出现上部肾脏囊状发育不良。输尿管可表现为不同程度的扩张，扩张的输尿管常表现为蛇形弯曲状，末端可突出于膀胱内形成输尿管

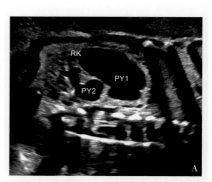

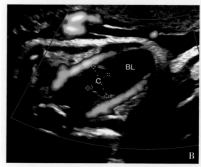

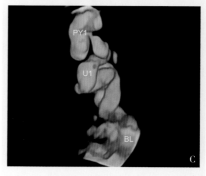

图 2 胎儿重复肾积水、重复输尿管及输尿管囊肿超声图像

注：A.胎儿右侧肾脏矢状切面显示肾脏两个肾盂（PY），中央有肾实质分隔，两个肾盂均扩张；B.膀胱（BL）横切面显示膀胱内输尿管囊肿（C），呈"双环"征象；C.三维超声显示右肾两个肾盂。RK 示右肾；BL 示膀胱；PY 示肾盂。

囊肿（图 2），或走行于膀胱后方达尿道水平，形成异位开口或盲端，输尿管囊肿偶尔可见其有规律的增大和缩小交替变化，也可双侧发生。

超声影像学鉴别诊断 该病产前与先天性巨输尿管、膀胱输尿管连接处狭窄及膀胱输尿管反流鉴别有时较困难，常到产后才能区分。后者在产前超声检查时均无双肾盂、膀胱增大、膀胱壁增厚、后尿道扩张、输尿管囊肿或异位开口等声像特征。

（李胜利　黄怡　文华轩）

tāiér yìwèi shèn

胎儿异位肾（fetal ectopic kidney）

后肾发育成熟后未达到正常位置的疾病。是一种相对常见的先天畸形，发生率约 1/1200，但此种畸形产前准确诊断者不多。

病理生理基础 胎儿时期肾胚芽位于盆腔内，随着胎儿的生长，肾脏逐渐上升至正常位置，若上升障碍或错误，则形成异位肾。异位肾分为盆腔异位肾、交叉异位肾、胸腔异位肾（图 1）。①盆腔异位肾：约占所有异位肾的 55%，多数比正常肾脏小，且往往有旋转不良。肾血管可来源于腹部动脉，亦可来源于髂总或髂外动脉，少数可合并一根或多根迷走动脉。输尿管较短，在同侧进入膀胱。异位肾可有肾盂积水、肾发育不良、多囊性发育不良肾等。②交叉异位肾：约占 44%。该病是指一侧肾越过脊柱到对侧，也就是一侧有两个肾脏，而另侧肾缺如。两根输尿管开始在同侧，快到盆腔时则异位肾的输尿管仍回到另侧入膀胱，少数可合并肾积水。左侧肾脏异位到右侧明显多于右侧肾异位到左侧者。③胸腔异位肾：此型极少见，是指肾的全部或部分通过横膈进入胸腔纵隔内。胸腔异位肾的肾蒂和输尿管往往是正常的。因肾和肾蒂血管均进入胸腔，故输尿管往往被拉长，但多能正常地进入膀胱。

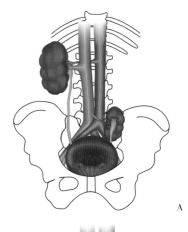
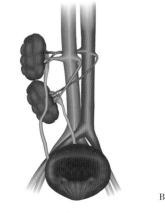
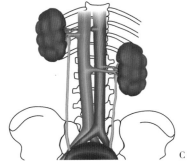

图 1　异位肾示意图

注：A.盆腔异位肾；B.交叉异位肾；C.胸腔异位肾。

超声影像学表现 ①盆腔异位肾：一侧腰部肾床区不能显示肾脏；同侧肾上腺呈"平卧"征；对侧肾脏较大；盆腔内显示异位肾脏图像或盆腔内一实质性包块，盆腔异位肾发育不良时则超声图像上表现为各径线均小的肾脏图像或低回声包块，有肾积水或多囊性发育不良肾时，有相应的表现；有合并畸形时，可出现合并畸形的声像特征（图 2）。②交叉异位肾：与盆腔异位肾相似，在一侧肾床区不能显示肾脏且同侧肾上腺表现为"平卧"征，此种征象多在左侧出现；对侧肾脏明显增大，常呈分叶状，多为下极融合，也可表现为完全独立的两个肾脏图像，多位于右侧，可以显示两组集合系统图像（图 3）。③胸腔异位肾：极少见，在胸腔纵隔内检出肾脏图像而正常腰部肾床区又无肾脏时，应考虑该病的可能。

超声影像学鉴别诊断 异位肾应注意与肾缺如相鉴别，产前超声在胎儿腰部未显示一侧或两

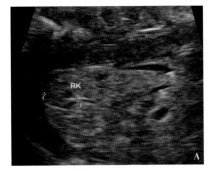
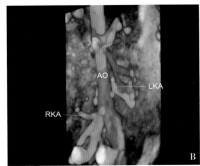

图 2　胎儿右侧盆腔异位肾超声图像

注：A.盆腔见一右侧肾脏回声，肾实质回声增高，体积缩小；B.双肾冠状切面能量多普勒超声示右肾动脉（RKA）明显低于左肾动脉（LKA），右肾动脉从右髂动脉发出。AO 示主动脉。

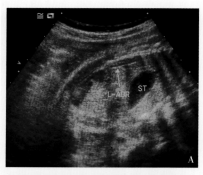

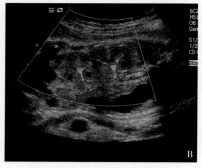

图3 胎儿右侧交叉异位肾超声图像

注：A．左肾长轴切面左侧肾上腺（LADR）旁未见肾脏回声，左侧肾上腺呈平卧征；B．双肾冠状切面，右侧可见两个肾脏回声，CDFI检查可见两根肾动脉发自腹主动脉。LIVER示肝脏；ST示胃泡。

侧肾脏图像时，应反复对胎儿腹腔及胸腔进行详细扫查，不能盲目下诊断。

（李胜利　黄　怡　文华轩）

tāiér shūniàoguǎn fǎnliú

胎儿输尿管反流（fetal vesicoureteric reflux）

由于各种原因引起输尿管膀胱连接处功能不正常，使膀胱尿液反流回输尿管的现象。小儿人群中发病率为0.1%～1%，女性明显多于男性，男女之比为1∶4。

病理生理基础　该病胎儿期的发病情况不详，据报道，约占胎儿肾积水的20%，且在胎儿期80%为男性，其原因尚不清楚，可能与男性胎儿膀胱内高排空压力使膀胱输尿管连接处变形导致反流有关。另一可能的原因是与男性胎儿在出生时自行消失的一过性的尿道瓣膜样梗阻有关。

超声影像学表现　产前超声该病无特异性表现，仅表现为不同程度的肾积水及输尿管扩张。膀胱输尿管反流常在产后进行逆行造影、核素检查时才能确诊。

超声影像学鉴别诊断　该病需与其他梗阻性尿路疾病所致的输尿管扩张鉴别。

（李胜利　黄　怡　文华轩）

tāiér xiāntiān xìng jù shūniàoguǎn

胎儿先天性巨输尿管（fetal congenital megaloureter）

输尿管末端肌肉结构发育异常导致输尿管功能性梗阻的疾病。又称原发性巨输尿管症。男性发病为主，多为单侧，最常见于左侧。

病理生理基础　输尿管、肾盂扩张，而输尿管远端没有发现任何器质性梗阻，无膀胱输尿管反流，也无神经源性膀胱所致的输尿管病理改变。典型者表现为输尿管下段、中下段或全程梭形扩张。

超声影像学表现　产前超声无特征性表现，主要为肾盂积水和输尿管的明显扩张，输尿管常呈弯曲状，切面图像上表现为多个囊样图像，侧动探头相互连通（图1），追踪观察无明确器质性病变，也无膀胱输尿管反流的证据。膀胱正常。

超声影像学鉴别诊断　该病应与其他梗阻性尿路疾病所致的输尿管扩张鉴别。此外，输尿管扩张还应与小肠扩张相鉴别。

（李胜利　黄　怡　文华轩）

tāiér hòu niàodào bànmó

胎儿后尿道瓣膜（fetal posterior urethral valve）

后尿道内一软组织瓣膜导致尿道梗阻的疾病。后尿道瓣膜仅发生于男性，是先天性下尿路梗阻的最常见原因，约占胎儿尿路梗阻的9%。其发病率1/5000～1/8000。该病43%的胎儿合并有其他畸形，包括心脏畸形、肠旋转不良、肛门闭锁和膀胱直肠瘘，8%以上的胎儿可有染色体畸形。

病理生理基础　该病病因不清，可能是多基因遗传，其发生可能是尿生殖膈分化不全所致。由于后尿道瓣膜的阻挡，胎儿尿液不能排入羊膜腔而导致羊水过少，从而导致胎儿的一系列严重改变，包括肺发育不良、波特（Potter）面容、四肢挛缩等。由于后尿道瓣膜的梗阻，导致膀胱极度扩张及膀胱壁增厚、纤维化，膀胱输尿管反流，输尿管扩张、壁增厚及纤维化，最终导致肾积水。由于肾内压力的增高，集合系统受损，肾小管浓缩功能障碍，

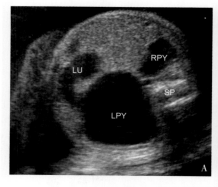

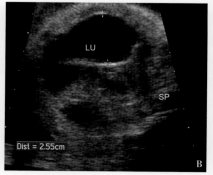

图1 胎儿先天性巨输尿管超声图像

注：A．双肾横断面显示双侧肾盂扩张，左侧输尿管（LU）扩张；B．下腹部横切面显示左侧输尿管（LU）迂曲扩张呈囊样，囊之间相互连通。SP示脊柱。

肾脏尿液生成增加，又加剧了输尿管及膀胱的扩张，形成恶性循环。最终可导致瘢痕肾及肾衰竭。此病分三型（图1）：Ⅰ型，最多见，呈双叶状瓣膜，位于尿道后壁，即起于精阜，远端至前外侧膜部尿道的近侧缘，于中线汇合，中央有一孔隙。Ⅱ型，极少见，是黏膜皱襞从精阜走向后外侧膀胱颈，多不造成梗阻。Ⅲ型，为隔状，即瓣膜呈环形，中央有孔隙（图1）。

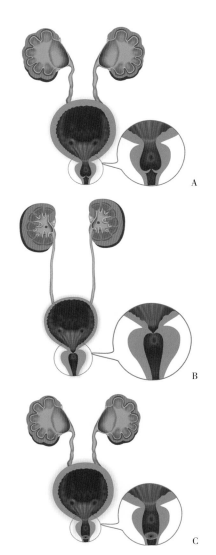

图1 后尿道瓣膜示意图

注：A.后尿道瓣膜Ⅰ型。B.后尿道瓣膜Ⅱ型。C.后尿道瓣膜Ⅲ型。

超声影像学表现 二维超声：

①膀胱明显扩张及膀胱壁明显增厚，这是最常见、也是最恒定的超声征象，无此特征的轻型病例，产前及儿童期均难以检出。②后尿道明显扩张，典型表现为后尿道似"钥匙孔"样与膀胱相通（图2）。③双侧输尿管扩张及双肾积水；50%以上病例羊水过少；检出男性生殖器有助于诊断；肾发育不良典型表现为肾皮质囊肿及肾实质回声增强；当梗阻严重，膀胱内压力较高时，可导致膀胱破裂而引起尿性腹水及腹腔内钙化性强回声灶；肾积水到一定程度后可引起肾盏破裂而形成肾周尿性囊肿。

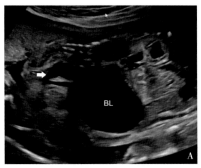

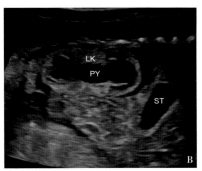

图2 胎儿后尿道瓣膜超声图像

注：A.胎儿下腹部正中矢状切面显示膀胱（BL）扩张，后尿道（PU）扩张呈"钥匙孔"征（箭头）；B.左肾（LK）矢状切面显示左肾盂扩张。ST示胃泡。

超声影像学鉴别诊断 后尿道瓣膜需与尿道闭锁、梅干腹综合征、巨膀胱-小结肠-肠蠕动过缓综合征相鉴别，胎儿性别的检出可以部分帮助鉴别诊断，发现其他合并畸形也可以帮助鉴别诊断。

（李胜利 黄怡 文华轩）

tāiér yīnjīng fāyù bùquán

胎儿阴茎发育不全（fetal age-nesis of penis） 由于胚胎时期基因突变或致畸物作用导致生殖结节未发育或缺如所致，也可由睾丸不发育所致。又称先天性无阴茎、先天性阴茎缺如。该病十分罕见，发生率约为1/300000。

病理生理基础 阴茎不发育时，尿道口可位于会阴中线的任何地方。阴茎不发育可单独发生，超过50%合并其他畸形，如尾中胚层发育异常可合并阴囊发育不良、肛门发育异常等。阴茎不发育可合并睾丸缺如，也可以睾丸正常。

超声影像学表现 二维超声外生殖器冠状切面仅显示阴囊回声或发育不良的阴囊回声，不显示阴茎海绵体图像，正中矢状切面

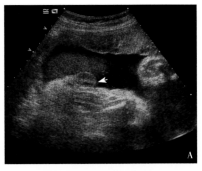

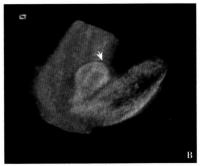

图1 胎儿阴茎不发育超声图像

注：染色体结果为13-三体。外生殖器冠状切面二维及三维超声显示阴囊的前端无阴茎回声（箭头所示），阴囊内未见明显的睾丸回声。

也不显示阴茎海绵体图像。三维超声对诊断有一定帮助（图1）。

超声影像学鉴别诊断 阴茎发育不全需与尿道下裂、阴茎阴囊转位、阴蒂肥大、两性畸形鉴别，阴茎发育不全通常不显示阴茎海绵体组织，而尿道下裂及阴茎阴囊转位仍可显示形态异常的阴茎海绵体组织，典型的"郁金香"征可帮助鉴别。产前超声声像图上显示胎儿外生殖器明显异常，应建议进行胎儿染色体检查。胎儿染色体核型分析有利于鉴别诊断。

（李胜利 黄怡 文华轩）

tāiér niàodào xiàliè

胎儿尿道下裂（fetal hypospadias）

阴茎弯曲，尿道开口不在正常位置的疾病。尿道下裂是男性外生殖常见畸形，活产儿中发生率为0.2/1000～4.1/1000。染色体异常患儿中发病率更高，达9.46%。

病理生理基础 尿道下裂的病因不明，有研究认为环境污染、遗传因素、染色体异常等与尿道下裂有关。根据尿道口的部位，将尿道下裂分为阴茎头型、阴茎型、阴囊型及会阴型（图1）。其中阴茎头型及阴茎型占大多数。也有学者根据阴茎矫直后尿道口位置分为轻度型（冠状沟型、阴茎前段型）、中度型（阴茎中段型）、重度型（阴茎后段型、阴茎阴囊型、阴囊型及会阴型）。

超声影像学表现 正常情况下，阴茎呈平直的实性条状回声，阴茎头略为小而尖向前；阴茎正中矢状切面可显示下尿道呈细线状低回声达阴茎头。尿道下裂时，阴茎图像失常，阴茎头变钝，略呈圆球状，阴茎不同程度弯曲；下尿道显示不连续，未达阴茎头。此种声像特征要求切面准确，胎

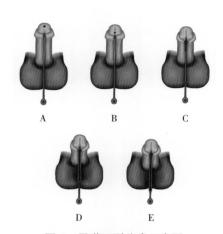

图1 尿道下裂分类示意图
A. 正常；B. 阴茎头型；C. 阴茎型；D. 阴囊型；E. 会阴型。

位适当，仪器分辨力高，否则很难显示此种特征，因此尿道下裂的直接征象很难获得。阴茎短小，这虽不是诊断尿道下裂的特征性征像，但有这表现时应怀疑尿道下裂的可能。排尿线异常，尿道下裂胎儿排尿时，不呈线状而呈扇形。严重尿道下裂，如阴囊型尿道下裂，表现为典型的"郁金香"征，钝而曲的阴茎位于两侧阴囊皱褶间（图2）。但是，产前超声即使有上述表现，尿道下裂还需出生后才能确诊，假阴性和假阳性均可发生。

超声影像学鉴别诊断 尿道下裂应注意与先天性肾上腺皮质增生症、阴蒂肥大、两性畸形鉴别，有典型的"郁金香"征者易为产前超声发现，但是鉴别诊断仍然非常困难。产前超声发现胎儿外生殖器明显异常时，胎儿肾上腺检查、染色体核型分析有利于产前鉴别诊断。

（李胜利 黄怡 文华轩）

tāiér yīnjīng yīnnáng zhuǎnwèi

胎儿阴茎阴囊转位（fetal penoscrotal transposition）

阴囊两侧翼皱襞上方高于阴茎根部的罕见的男性外生殖器畸形。又称阴茎前阴囊或阴囊后阴茎。

病理生理基础 阴茎阴囊转位的明确病因尚不清楚，还需要进一步研究，可能与染色体畸形有关，染色体异常可导致雄激素受体基因或者某些常染色体基因突变，阻断生殖器发育过程中的一系列反应。阴茎阴囊转位分为完全性和部分性两类。完全性表现为阴茎完全移位于阴囊后方或阴囊肛门之间；部分性表现为阴茎位于阴囊中间，常伴阴囊分裂。部分性较完全性多见。单纯的阴茎阴囊转位畸形是很少见的，常伴其他生殖器畸形，常见的有尿道下裂和阴茎短小及下弯畸形；

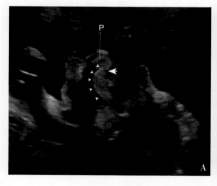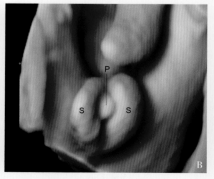

图2 胎儿尿道下裂并部分性阴茎阴囊转位超声图像
注：A. 胎儿外生殖器冠状切面示双侧阴囊间可见阴茎回声，呈"郁金香"征，阴茎短小，尿道（短箭头所示）开口（粗箭头所示）未达阴茎头；B. 胎儿外生殖器三维超声显示双侧阴囊分开，双侧阴囊间可见阴茎回声。P示阴茎；S示阴囊。

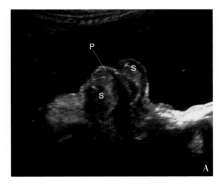
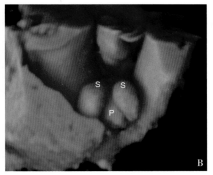

图 1 胎儿阴囊阴茎转位超声图像

注：胎儿外生殖器冠状切面二维及外生殖器三维，显示阴囊位于阴茎上方，阴茎位于两侧阴囊中间且短小并指向尾侧。P 示阴茎；S 示阴囊。

也可合并其他系统畸形，包括肛门闭锁、中枢神经系统畸形和脊柱缺陷。

超声影像学表现 产前超声通过外生殖器冠状切面及会阴部正中矢状切面可较好地观察外生殖器的形态。完全型表现为阴茎完全位于阴囊后方；部分型阴囊可见分裂，阴茎部分位于分裂阴囊中间，阴茎短小并指向尾侧（图 1）。阴茎阴囊转位可合并尿道下裂及阴茎短小畸形，合并尿道下裂典型的超声表现为"郁金香"征，胎儿排尿时用彩色多普勒检测偶尔可通过"射尿"现象显示尿道开口部位，从而确定尿道下裂的分型。

超声影像学鉴别诊断 产前诊断该畸形应注意与阴蒂肥大、两性畸形鉴别，胎儿染色体核型分析有利于鉴别诊断。

（李胜利　黄　怡　文华轩）

tāiér xiāntiān xìng yīndì féidà

胎儿先天性阴蒂肥大（fetal congenital hypertrophic clitoris）

阴蒂明显增大，类似阴茎的先天性畸形。先天性阴蒂肥大常见于先天性肾上腺皮质增生症、女性假两性畸形等。

病理生理基础 先天性阴蒂肥大主要是胎儿发育过程中因各种因素所致的宫内雄激素水平增高，致使女性胎儿不同程度的男性化，外生殖器表现为阴蒂肥大类似阴茎。

超声影像学表现 外生殖器

冠状切面或矢状切面上，阴蒂明显增大类似阴茎样回声。如果是先天性肾上腺皮质增生症引起，肾上腺横切面或矢状切面上，还可见双侧肾上腺明显增大，以皮质更为明显（图 1）。

超声影像学鉴别诊断 产前诊断阴蒂肥大需和尿道下裂相鉴别，胎儿染色体核型分析有利于鉴别诊断。

（李胜利　黄　怡　文华轩）

tāiér qián fùbì jīxíng

胎儿前腹壁畸形（fetal anterior abdominal wall malformation）

前腹壁皮肤肌层发育异常引起内脏外翻或膨出等畸形，常见畸形包括胎儿脐膨出及胎儿腹裂。

（吴青青　张　娟）

tāiér qí péngchū

胎儿脐膨出（fetal omphalocele）

先天性前腹壁发育不全，在正中线脐带插入处周围腹壁肌肉、皮肤缺损，腹膜及腹腔内器官膨出体外，膨出内容物的表面覆盖一层很薄的膜，为部分羊膜和腹膜，两者之间有华通胶。脐膨出发生率为 1/4000～1/5000。男性较女性略多，约为 3:2。

病理生理基础 外胚层和中胚层褶在胚胎第 4 周沿中线融合失败，可形成脐膨出。病理上根

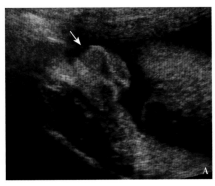
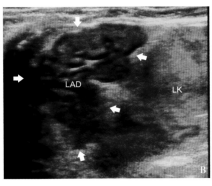
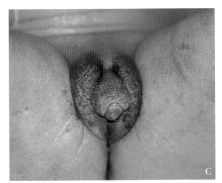

图 1 胎儿先天性阴蒂肥大合并肾上腺皮质增生症超声图像

注：A. 胎儿外生殖器冠状切面显示外生殖器形态异常，阴蒂（细箭头所示）明显增大；B. 左肾上腺显示左侧肾上腺（LAD）明显增大（粗箭头所示），以皮质更为明显；C. 出生外观证实外生殖器男性化，阴蒂类似阴茎样明显增大，大阴唇类似阴囊，但其内无睾丸。LK 示左肾。

据脐膨出及腹壁缺损大小，将脐膨出分为巨型和小型两种。①巨型：腹侧中胚层4个襞在胚胎10周前出现体层发育停顿所致。该型腹壁缺损宽，直径多大于5cm，腹腔容积极小，中肠全部膨出，肝脏、脾脏、胰腺、小肠、胃均可膨出。②小型：腹壁体层在10周后发育停顿，故腹壁缺损小，直径小于5cm，体腔发育已有一定容积，部分中肠已回纳入腹腔，并开始肠管的旋转，仅有肠管等内容物膨出（图1）。

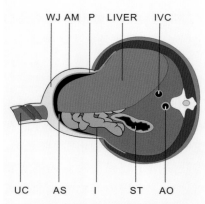

图1 脐膨出腹部横切面示意图

50％的脐膨出可能存在心脏、肾脏、胃肠道、面部、神经管、肢体缺陷等合并畸形。膨出内容物与染色体异常有关，内容物为肝脏者染色体异常的发生率低，为肠管者染色体异常发生率高，后者主要与18-三体综合体、13-三体综合体、三倍体、Rlineey综合征有关，但两者遗传危险性均较正常妊娠大。

超声影像学表现 包括以下方面。

二维超声 前腹壁中线处皮肤强回声中断、缺损，并可见一个向外膨出的包块。包块内容物依缺损大小而不同，缺损小者包块内仅含肠管等器官；缺损大时，除了含有肠管外，还有肝脏、脾脏等内容物。包块表面有一层线状高回声膜覆盖，即腹膜或羊膜和腹膜，且在两层膜之间为华通胶形成的网条状结构，这是与腹裂畸形的主要鉴别点。当合并有大量腹水，肠管漂浮在腹水内时，易将此膜当作羊膜，腹水误为羊水，误认为肠管漂浮在羊水内，以致误诊为腹裂畸形，应注意仔细辨认。脐带入口往往位于包块的表面，可以是中央顶端，也可以偏于一侧。

彩色多普勒超声 彩色多普勒血流显像显示脐带血管位于膨出包块中央顶端，或者位于包块一侧。

三维超声 直观显示胎儿腹部向外膨出一球样物，表面光滑，附有脐带（图2）。

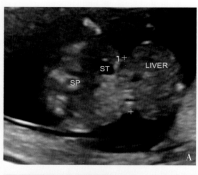

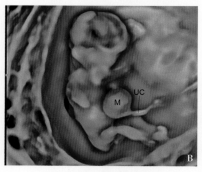

图2 胎儿脐膨出超声图像

注：A. 胎儿腹部横切面示腹壁皮肤缺损处肝脏向腹腔外膨出，表面有完整的高回声膜包绕；B. 三维超声显示脐带腹壁入口处包块，表面光滑，附有脐带（UC）。AM示羊膜；WJ示脐带胶质；P示腹膜；I示肠管；LIVER示肝脏；ST示胃泡；IVC示下腔静脉；AO示腹主动脉。

超声影像学鉴别诊断 脐膨出包块主要与腹裂畸形鉴别。一旦发现腹部有异常膨出包块，应仔细观察包块内部结构、包块表面是否有包膜、包块与脐带入口关系以及有无其他部位畸形和羊水过多或过少等。腹裂是全层腹壁缺陷，包块表面既无皮肤强回声线显示，也无腹膜和羊膜构成的膜状高回声覆盖，突出的内容物在羊水里自由漂浮；脐带入口正常，腹壁缺陷一般发生在脐带入口右侧腹壁；突出物主要为小肠，肝脏一般不通过腹壁的缺陷外翻至羊水内；外翻的肠管可能同时存在粘连、狭窄、梗阻、闭锁、旋转不良等问题。当包块含有较多脏器时，应考虑其他较复杂的畸形，如坎特雷尔（Cantrell）五联症、羊膜带综合征、肢体－体壁综合征，泄殖腔外翻等。

（李胜利 曾晴 文华轩）

tāiér fùliè

胎儿腹裂（fetal gastroschisis） 先天性脐旁一侧前腹壁全层缺陷，伴腹腔脏器（如肠管）外翻的先天畸形。也称内脏外翻。发生率为2/10000～3/10000。

病理生理基础 腹裂是胚胎在腹壁形成过程中，由于某种因素的影响，头、尾两襞已于中央汇合，而两侧襞之一发育不全，致使腹壁在该侧脐旁发生缺损，形成腹裂畸形。研究表明，腹裂的发生与孕妇年龄小、吸烟（每天大于15支）、酗酒、季节性、服用某些药物（如中枢神经系统兴奋剂、对乙酰氨基酚等）有关。

腹裂是腹壁全层完全性缺陷，晚期妊娠缺陷直径常为2～2.5cm。缺陷多位于脐右侧，少数可位于脐左侧。腹裂的脏器外翻主要是肠外翻，其他可能外翻的器官包括膀胱、子宫、卵巢、胃、胆囊等。肠动脉闭锁或狭窄致肠缺血可引起胎粪性腹膜炎。腹裂常伴有母血 AFP、羊水 AFP、羊水乙酰胆碱酯酶的升高。

超声影像学表现 包括以下方面（图1）。

二维超声 多数为脐带入口右侧的腹壁连续性中断，中断处直径一般为 2～3cm，少数腹壁缺损位于脐左侧腹壁。在腹腔脏器没有外翻到羊水中时，腹壁连续性中断的超声特征因不明显而难以检出。胃、肠等腹腔内脏器外翻至胎儿腹腔外，其表面无膜覆盖包裹，外翻的脏器在羊水内自由漂浮，此时产前超声较易检出。由于胃肠等腹腔内容物外翻至腹腔外的羊水内，故腹腔内容物少，腹腔空虚，腹围小于相应孕周大小。脐带腹壁入口位置正常，通常位于突出内容物的左侧。外翻

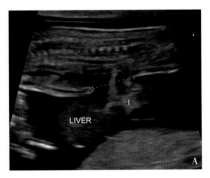
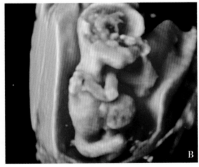

图1 胎儿腹裂畸形超声图像
注：A.腹部矢状切面显示腹壁皮肤层回声中断（测量虚线之间），肠管及部分肝脏向腹腔外突出，漂浮在羊水内，表面无完整的膜覆盖包裹；B.三维超声显示腹壁包块表面不光滑。LIVER 示肝脏。

的肠管有时可见局限性节段性扩张，管壁增厚，蠕动差，肠腔内容物多含致密点状低回声，这与继发的肠畸形有关，如肠闭锁、肠扭转、肠梗阻。羊水过多，羊水内有较多低回声点翻动。相对于脐膨出而言，腹裂合并其他先天畸形不常见，房间隔缺损、室间隔缺损、肾发育不全等可偶然与腹裂合并存在。

彩色多普勒超声 可鉴别突出的肠管和脐带。

超声影像学鉴别诊断 腹裂畸形主要与脐膨出包块鉴别。脐膨出为前腹壁中线处皮肤强回声中断、缺损，包块表面无皮肤强回声线显示，但有腹膜和羊膜构成的膜状强回声覆盖；膨出包块可含有肝脏、脾脏、肠道等器官；脐带入口异常，往往位于包块的表面，可以是中央顶端，也可以偏于一侧。

（李胜利 曾晴 文华轩）

tāiér Kǎntèléiěr wǔliánzhēng
胎儿坎特雷尔五联征（fetal pentalogy of Cantrell）
包括脐膨出、心脏异位、下部胸骨缺陷、前隔及心包缺陷5个畸形。该病的特征性标志是脐膨出和心脏异位合并存在。其极为罕见，文献报道不到100例，男、女发生率相等，发生率为 1/65000～1/200000。该畸形组合由坎特雷尔（Cantrell）等于1958年首先描述。

病理生理基础 该病可能是妊娠 14～18 天中胚层发育异常，两侧体壁融合失败所致。腹壁缺陷可以很小，仅局部缺损，也可为巨型脐膨出，肠管、肝、心脏均可疝出，表面覆盖一层透明膜。该综合征的脐膨出常更偏向头侧，异位心可能仅表现为部分心脏位于胸腔外，也可表现为整个心脏位于胸腔外，可有胸腔积液、心

包积液。

该病可合并心血管、颜面及颅脑畸形。心血管畸形主要包括心内膜垫缺损（50%）、室间隔缺损（20%）、法洛四联症（10%）。其他合并畸形包括唇裂、小颌、小眼畸形、耳低位、脊柱后凸侧凸、脊柱裂、指（趾）侧弯、露脑畸形、并腿畸形、泄殖腔外翻、左肺缺如、单脐动脉、腹水。也可合并 13- 三体综合征、18- 三体综合征等异常。

超声影像学表现 包括以下方面（图1）。

二维超声 脐膨出与心脏外翻同时检出是产前诊断该病的重要特征。腹壁局部皮肤缺损可以很小，表现为少量的肠管或肝脏向外膨出；也可以很大，表现为巨型脐膨出，肠管、肝、心脏均可向外膨出，并且包块略偏向头侧，脐带多插入包块的下部，表面覆盖一层高回声膜。心脏可以表现为部分位于胸腔外，也可以表现为整个心脏位于胸腔外。可有胸腔积液、心包积液声像特征。合并心内畸形者，可有心脏相应表现。

彩色多普勒超声 确定脐带插入部位，显示膨出于胸腔外的心脏及与之相连的大血管血流。

超声影像学鉴别诊断 坎特雷尔五联征的超声表现复杂，与肢体－体壁综合征、羊膜带综合征、泄殖腔外翻、贝克威思－威德曼（Beckwith-Wiedemann）综合征有一定程度的重合，需仔细鉴别。①肢体－体壁综合征：常有明显的脊柱侧弯、脐带极短或者无脐带、肢体畸形、膨出包块不规则、前侧腹壁裂往往较广泛等，可以与坎特雷尔五联征相鉴别。②羊膜带综合征：畸形可以累及全身，常为多发不对称畸

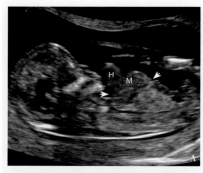

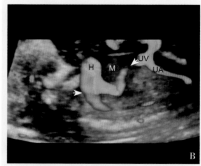

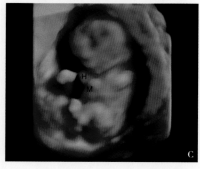

图1 胎儿坎特雷尔五联征超声图像

注：A.胸腹矢状切面二维超声显示下部前胸壁缺损，心脏外翻到羊水中，心脏表面无心包覆盖，脐孔上腹壁连续性回声中断，肝脏从缺损处向外膨出；B.胸腹矢状切面彩色多普勒血流显示膨出于胸腔外的心脏及与之相连的大血管血流；C.三维超声显示下部前胸壁及上腹壁包块。H示心脏；M示包块；UV示脐静脉；UA示脐动脉。

形，肢体环状缩窄、截断、羊膜带回声是诊断羊膜带综合征的有效依据。③泄殖腔外翻：畸形为低位脐膨出，包块形态怪异，脐带插入处常位于包块上部。膀胱不显示，但羊水量正常，耻骨分离或缺如。④贝克威思－威德曼（Beckwith-Wiedemann）综合征：有巨舌、巨体，易与坎特雷尔五联征区分。

（李胜利 曾晴 文华轩）

zǎoqī yángmó pòliè xùliè zhēng

早期羊膜破裂序列征（amniotic band syndrome, ABS） 由于羊膜带缠绕或粘连胎体某一部分，引起胎儿变形畸形或肢体截断的一组复合畸形。据估计活产儿发生率为 1/1200～1/15000。

病理生理基础 羊膜自发性或医源性破裂后，羊膜部分或全部回缩，形成羊膜带，胚胎或胎儿进入胚外体腔，与羊膜带粘连，由于其束缚、压迫导致胎儿粘连、破坏，形成各种畸形，可以是轻微畸形，也可以是产后不能存活的严重畸形。胎儿被束缚缠住的部位是随机的，所形成的缺陷在分类上是非胚胎性的。胎头、躯干、肢体可单独受累或联合受累。畸形种类常为多发性不对称性畸形，如肢体缺损、颅面缺损、腹壁缺损、脏器缺损、脊柱侧弯等。

超声影像学表现 包括以下方面。

二维超声 羊水中可见漂浮的带状回声，黏附于胎儿（图1）。羊膜带粘连处的胎儿身体部分可出现畸形，胎头、躯干、肢体可单独受累或一并受累，其特征主要为多发性、不对称性、不规则畸形。头颅畸形中无脑畸形、脑膨出较常见，无脑畸形可能存在不对称的某个部位的颅骨缺损；脑膨出往往为非正中性的，可发生于颅骨的任何部位。躯干畸形表现为广泛腹壁皮肤缺损，肝脏、脾脏、胃、肠管、膀胱等脏器和心脏均可外翻在少量的羊水内，由于腹腔内极度空虚，故可见脊柱呈"V"形向腹侧屈曲。肢体的环状缩窄、截断、羊膜带回声是诊断ABS的有效依据，截断的主要特征为截断肢体部位远端骨骼突出在软组织外，有羊膜带缠绕声像。并指（趾）及足内翻畸形

也常见于该综合征，并指（趾）在羊水过少的情况下超声很难诊断，但只要发现指（趾）处有膜状回声漂浮，即应警惕该畸形可能。颜面部畸形常表现为不规则、非常见部位的唇、腭裂，鼻发育异常。胎动多受限制，羊水过少。

三维超声 有助于羊膜带综合征各种畸形的显示与分析。

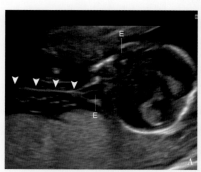

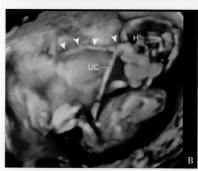

图1 胎儿早期羊膜破裂序列征超声图像

注：A.二维超声显示羊膜带（箭头）连于胎儿右侧眼球皮肤，牵拉右侧眼球部分脱出眼眶；B.三维超声显示羊膜带（箭头）及脐带（UC）同时连于胎儿右侧眼球皮肤。E示眼睛；H示头。

超声影像学鉴别诊断 羊膜带综合征需与肢体－体壁综合征、坎特雷尔（Cantrell）五联征、泄殖腔外翻畸形、贝克威思－威德曼（Beckwith-Wiedemann）综合征鉴别。①肢体－体壁综合征：常有明显的脊柱侧弯、脐带极短或者无脐带、肢体畸形、膨出包块不规则、前侧腹壁裂往往较广泛等。②坎特雷尔五联征：表现为高位脐膨出、心脏外翻、胸骨

缺陷等。③泄殖腔外翻畸形：为低位脐膨出，包块形态怪异，脐带插入处常位于包块上部。膀胱不显示，但羊水量正常，耻骨分离或缺如。④贝克威思－威德曼（Beckwith-Wiedemann）综合征：有巨舌、巨体易与ABS区分。

（李胜利　曾　晴　文华轩）

tāiér pángguāng wàifān

胎儿膀胱外翻（fetal bladder exstrophy）

以膀胱黏膜裸露为主要特征的综合畸形。该病极罕见，发病率为1/25000～1/40000，男女比例约2∶1。

病理生理基础　膀胱外翻是一种综合性的复杂畸形，由泌尿系统畸形、骨骼肌肉畸形、肛门畸形等构成。其主要特征是下腹壁大面积缺损为膀胱后壁所代替，膀胱前壁缺损，后壁膨出，其边缘与腹壁皮肤融合，膀胱黏膜长期暴露于羊水而肥厚、水肿。耻骨分离，耻骨联合增宽，脐明显下移，低于两髂嵴连线。生殖系统在男性尿道背侧裂开，阴茎海绵体过度分裂，阴茎变短。在女性可见尿道背裂、阴蒂分离。其胚胎发生复杂，影响因素较多。一般认为，泄殖腔膜过大使将要发育成为腹部肌及膀胱前壁肌层及浆膜层的间充质细胞移行障碍，骨盆发育异常、耻骨分离等与该病发生有关。

超声影像学表现　包括以下方面（图1）。

二维超声　如果产前超声检出羊水正常，且显示出正常形态的肾脏回声，但不能显示正常充盈的膀胱时，应高度怀疑该病的可能。仔细探查有时可发现脐下移及下腹壁缺损征象，表现为下腹部不规则膨出包块，脐带插入部常位于膨出包块的上部。此种膨出包块形态不规则，表面覆盖

有膀胱壁回声，而表现为薄带状的低回声包绕在包块的前下部。但由于膀胱后壁膨出与腹壁皮肤融合，超声有时难以分辨，膨出不明显时难以检出腹壁缺损。

彩色多普勒超声　显示脐动脉沿前下腹壁包块（膀胱后壁）走行，脐动脉之间无膀胱回声。

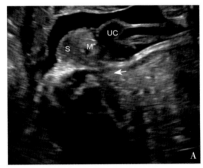

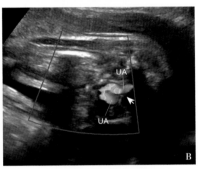

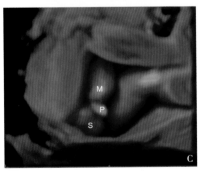

图1　胎儿膀胱外翻超声图像

注：A.二维超声显示下腹部不规则膨出包块，脐带插入部常位于膨出包块的上部；B.彩色多普勒超声显示脐动脉沿前下腹壁包块（膀胱后壁）走行，脐动脉之间无膀胱回声；C.三维超声显示下腹部不规则膨出包块与阴囊阴茎的相对位置关系。UC示脐带；M示包块；S示阴囊；UA示脐动脉；P示阴茎。

超声影像学鉴别诊断　膀胱外翻需与单纯脐膨出以及腹裂、

泄殖腔外翻鉴别。①单纯脐膨出：前腹壁缺损位于脐孔处，包块形态规则，膀胱和羊水均正常。②腹裂：前腹壁缺损位于脐带右侧，包块形态规则，包块表面无膜状物覆盖，包块内容物漂浮于羊水中，膀胱和羊水均正常。③泄殖腔外翻：一般合并肛门闭锁，但是产前超声区别膀胱外翻比较困难。

（李胜利　曾　晴　文华轩）

tāiér xièzhíqiāng wàifān

胎儿泄殖腔外翻（fetal cloacal exstrophy）

主要包括脐膨出（omp-halocele）、内脏外翻（exstrophy）、肛门闭锁（imperforate anus）、脊柱畸形（spina bifida）等罕见的畸形组合。也称OEIS综合征。1978年卡赖（Carey）等最先命名该畸形，该类畸形胎儿自然流产和死产率高，活产儿中发生率为1/200000～1/400000。

病理生理基础　泄殖腔是由直肠泌尿生殖窦发育而来的原始结构，在胚胎发育第4～7周时，泄殖腔被尿直肠隔分隔为背侧的直肠和腹侧的尿生殖窦。同时泄殖腔膜向会阴部退缩，被分割为背侧的肛膜和腹侧的尿生殖窦膜，尿直肠隔形成过程中，任何异常及尿生殖窦与直肠分离失败将形成永久泄殖腔。泄殖腔持续发育，导致中胚层增生发育，脐下腹壁和生殖结节形成失败。如果泄殖腔膜不向会阴部退缩，双侧中胚层只能在其下方融合，泄殖腔膜就成了膀胱前壁。在胚胎第9周时泄殖腔膜消失，膀胱后壁暴露，最后膀胱外翻，且膀胱被分成两半，并由肠黏膜分开，均有各自的输尿管开口。这种异常发育同样也将引起腹壁和盆腔缺陷、肛门闭锁及脊柱畸形。泄殖腔膜在泄殖腔被尿直肠隔分隔为直肠和

尿生殖窦之前消失，膀胱和直肠均暴露在外，造成泄殖腔外翻。

泄殖腔外翻的合并畸形除涉及泄殖腔外翻的广泛畸形外，还可合并其他泌尿生殖道畸形，如多囊性发育不良肾、肾积水、隐睾，其他畸形如足内翻、胸廓发育不良、膈疝、脑积水、脊膜膨出、单脐动脉、腹水、脊柱畸形、髋关节脱位等，可与 21-三体综合征合并存在。男性胎儿如果生殖结节发育失败可引起阴囊和阴茎裂及阴茎短小。

母体血清 AFP 升高，高达 10 倍于中位数，乙酰胆碱酯酶也升高，但未达到神经管缺陷水平。孕妇吸烟会增加胎儿发生该畸形的风险。

超声影像学表现 包括以下方面。

二维超声 超声表现（图 1）为低位脐膨出，即脐以下腹壁缺损，并于缺损处可见实性包块，形态怪异，脐带插入处常位于包块的上部。由于膀胱外翻并被外翻的肠壁分隔为半膀胱，双侧输尿管均开口于半膀胱，尿液直接排入羊膜囊内，因此产前超声不能显示无回声的膀胱，但无羊水过少改变。由于盆腔腹中线融合失败，耻骨分离或缺如。可能存在骶尾部脊髓脊膜膨出，脊柱变形。

彩色多普勒超声 显示脐动脉沿前下腹壁包块（膀胱后壁）走行，脐动脉之间无充盈的膀胱。

超声影像学鉴别诊断 泄殖腔外翻需与单纯脐膨出以及腹裂、膀胱外翻鉴别。①单纯脐膨出：前腹壁缺损位于脐孔处，包块形态规则，膀胱和羊水均正常。②腹裂：前腹壁缺损位于脐带右侧，包块形态规则，包块表面无膜状物覆盖，包块内容物漂浮于羊水中。③膀胱外翻：一般不合并肛

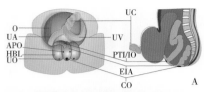

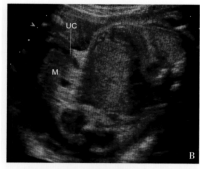

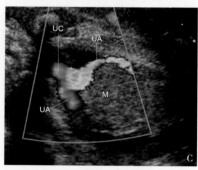

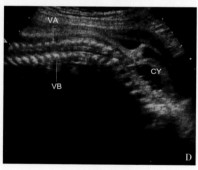

图 1 胎儿泄殖腔外翻超声图像

注：A. 泄殖腔外翻模式图，腹侧观（左），矢状面观（右）；B. 腹部矢状切面显示脐孔下方的腹壁回声连续性中断，腹腔脏器从缺损处向外膨出，其表面有膜状物包绕；C. 盆腔水平横切面显示下腹部膨出一包块，膀胱未显示，但羊水量正常。60 分钟后复查，膀胱仍未显示；D. 脊柱矢状切面（图 C），腰骶尾部椎弓裂开，马尾神经及脊膜从缺损处向外膨出，其表面可见皮肤组织覆盖。HBL 示半膀胱；O 示膨出；APO 示阑尾开口；CO 示直肠开口；UC 示脐带；UA 示脐动脉；M 示包块；VA 示椎弓；VB 示椎体；CY 示囊性包块。

门闭锁，但是产前超声对两者区别比较困难。

（李胜利 曾 晴 文华轩）

胎儿体蒂异常（fetal body stalk anomaly） 由于前腹壁关闭失败所致的广泛前侧腹壁裂、明显的脊柱侧弯、肢体畸形、颜面颅脑畸形、脐带极短等多种复杂性畸形组合。弗雷斯特（Forrester）报道夏威夷 1986~1997 年该病发生率约 0.32/10000。近年来，随着 NT 检查的开展，该畸形妊娠早期发生率也随之增加，在妊娠早期检查人群中的发生率为 1/7500~1/3000。该病较少合并染色体异常。无复发风险。

病理生理基础 该病这些畸形可单独存在或合并存在，其特征性表现是羊膜绒毛膜不融合。因此，羊膜未覆盖脐带，但从脐带边缘呈片状伸出，与胎儿体壁及胎盘是连续的。

该病病因不完全清楚，但普遍认为是在胚胎发育 4~6 周时，由于出血、坏死、缺氧，导致胚胎组织发育不全或受损，从而导致腹壁闭合失败。

体蒂异常常伴其他结构畸形，如结肠闭锁和狭窄、小肠闭锁、泄殖腔外翻、阴道闭锁、泌尿生殖系统闭锁、外生殖器缺如、肾发育不良、膈肌缺如、脊柱裂、胸腔发育不良等。该病染色体正常，但可有母体血清 AFP 升高。

超声影像学表现 包括以下方面。

二维超声 腹部膨出包块外形怪异、回声复杂，有时包块可达胸前区，由于常伴羊水过少，包块与子宫壁紧贴，腹壁皮肤不易显示。脐带极短或无脐带，腹壁缺损处包块直接与胎盘相连。77% 的病例存在脊柱侧弯。95% 的病例存在肢体畸形，包括足内翻、少指（趾）、骨关节弯曲、肢体缺失、单个前臂、裂手、裂

足、桡骨和尺骨发育不良等。颅面畸形主要有脑膨出、唇裂。40%病例有露脑畸形。其他合并畸形包括膈肌缺如（74%）、肠道闭锁（22%）、肾脏畸形（65%）。40%的病例可见羊膜带，提示有些畸形如缩窄、截肢等，可能由羊膜带引起（图1）。

彩色多普勒超声 显示很短一段脐带或不能显示，腹部包块直接从与其相连的胎盘获取血液供应。

超声影像学鉴别诊断 体蒂异常应与其他腹壁缺损如羊膜带综合征、单纯脐膨出、腹裂、坎特雷尔（Cantrell）五联征等相鉴别。①羊膜带综合征：所致的腹壁缺损位置可以发生在腹壁的任何位置，声像图上可见羊膜带回声和缩窄环，还可见其特有的非对称性颅裂、面裂、截肢等畸形

声像图改变。②单纯脐膨出：为腹壁中线包括肌肉、筋膜和皮肤缺损，在声像图上显示腹部异常包块回声，内容物多为肠管和/或肝脏，表面有腹膜和羊膜腔覆盖，脐带插入包块中心或偏中心位置，正常脐带声像。③腹裂：腹壁缺损常位于脐插入部的右侧，腹壁缺损一般较小，突出的脏器多为肠管，表面无覆盖，漂浮在羊水中，脐带插入部位置正常，正常脐带声像。④坎特雷尔（Cantrell）五联征：以心脏异位和巨大脐膨出同时存在为特征，正常脐带声像。

（李胜利 曾晴 文华轩）

tāiér méigànfù zōnghézhēng

胎儿梅干腹综合征（fetal prune-belly syndrome）
包括腹壁肌肉缺陷（缺如或发育不良）、膀胱过度扩张、输尿管扩大、睾丸未降等畸形的罕见先天畸形。又称

腹壁肌肉缺如综合征。梅干腹综合征（prune-belly syndrome, PBS）发生率在活产儿中约0.25/10000，多见于男性。

病理生理基础 病因不明。多数学者认为可能是由于多种因素导致中胚层腹壁和泌尿系肌肉发育终止所致。发病机制有两种学说，一种是尿道梗阻学说，认为PBS的发生是由于早期尿道梗阻导致膀胱过度扩张，进而导致腹壁肌肉发育不良以及睾丸下降障碍，而膀胱排尿障碍又引发了羊水过少、肺发育不良、颜面部畸形等继发改变。另一种是胚源性假说，认为胚胎发育第6～10周时中胚层发育停滞，导致多系统畸形同时发生。

PBS腹壁肌肉缺如或发育不全，腹部异常膨隆。腹壁皮肤完整，常有羊水过少。在新生儿则可见腹部皮肤褶皱，外形像"梅脯"，故有"梅干腹"之称。膀胱、输尿管扩张肥大、肠管扩张，在新生儿腹部扪及肠管和膀胱等脏器，常有睾丸未降。约75%的患者合并其他系统畸形，较多见为骨骼肌肉系统、消化道、颜面部以及心肺畸形等。如先天性髋关节脱位、足畸形、肠旋转不良及肛门直肠闭锁等。

超声影像学表现 包括以下方面（图1）。

二维超声 该综合征主要表现为巨大膀胱与腹部异常膨隆。膀胱巨大，充满整个腹部。胸腹部矢状切面表现为腹部较胸部明显膨隆。腹部横切面和矢状切面，腹壁菲薄，腹壁各层次不能分辨，仅表现为一薄的强回声带。输尿管呈串珠样弯曲扩张，双肾盂扩张或积水。阴囊内空虚，无睾丸显示。其他畸形，如足畸形，可有明显足内翻畸形表现；肠旋转

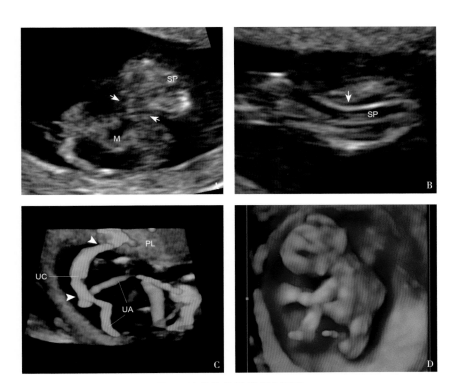

图1 胎儿体蒂异常超声图像

注：A. 腹部横切面显示腹壁皮肤缺损（粗箭头之间），膨出包块（M）外形不规则、内回声复杂，紧贴宫壁；B. 脊柱冠状切面显示脊柱（SP）腰段侧凸（箭头所示）；C. 血管三维显示腹部包块与胎盘毗邻，两者间仅可见较短的脐带（UC）（短箭头所示）；D: 三维超声胎儿背侧观显示胎儿脊柱腰段侧凸。PL 示胎盘；UA 示脐动脉。

不良或/及肛门直肠闭锁，可表现为肠管异常扩张、肛门靶环征消失。由于肾功能受损或尿道梗阻，无尿排入羊膜腔，故可合并羊水过少。

彩色多普勒超声 腹腔内巨大膀胱周边可探及脐动脉的血流信号。

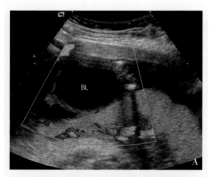
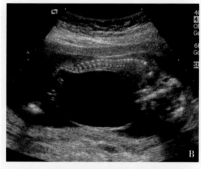
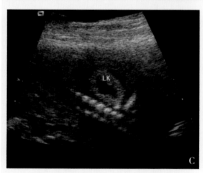

图1 胎儿梅干腹综合征超声图像
注：A.盆腔水平横切面彩色多普勒超声显示盆腔内巨大膀胱（BL）占据整个腹腔，膀胱壁较厚，脐动脉位于膀胱两侧；B.正中矢状切面显示膀胱及后尿道均明显扩张，呈"钥匙孔征"，腹壁菲薄，仅表现为一薄的强回声带，腹部较胸部明显膨隆；C.左肾矢状切面显示左肾（LK）肾盂扩张，肾实质回声增强。

超声影像学鉴别诊断 该病应与巨膀胱相关疾病如后尿道瓣膜、尿道狭窄或闭锁、巨膀胱-小结肠-肠蠕动迟缓综合征等相鉴别。后尿道瓣膜、尿道闭锁或狭窄导致的巨大膀胱、羊水过少常常是PBS的表现之一，巨膀胱-小结肠-肠蠕动迟缓综合征除膀胱增大外还有胃肠不同程度扩张、蠕动减少等表现，可与PBS鉴别。

（李胜利 曾晴 文华轩）

tāiér gǔgé xìtǒng jīxíng

胎儿骨骼系统畸形（fetal congenital malformations and deformations of the musculoskeletal system）

各种原因引起的骨骼数目、长度、形态等异常。常见的畸形包括胎儿软骨不发育、胎儿成骨不全、胎儿纵行肢体缺失、胎儿马蹄足等。

（吴青青 张娟）

tāiér ruǎngǔ bù fāyù

胎儿软骨不发育（fetal achondrogenesis）

由于软骨不发育引起严重短肢、窄胸、头大等表现的常见致死性骨骼发育障碍性畸形。其发生率约为1/40000。属常染色体隐性或显性遗传，也可以是特定基因突变的结果。常染色体隐性遗传的软骨不发育Ⅰ型再发风险为25%，常染色体显性遗传的软骨不发育Ⅱ型再发风险为50%。COL2A1的基因突变引起的再发风险低。

病理生理基础 软骨不发育的特征是严重短肢畸形、窄胸、头大，由于软骨不发育，生长板较薄，缺乏支架，所以骨化差，但骨膜下骨沉积正常，使骨骼能够达到正常粗度。软骨不发育可分为2型（图1）。①软骨不发育Ⅰ型是常染色体隐性遗传，是最严重的一种类型，占所有软骨不发育的20%。主要特征有四肢严重短肢畸形、躯干短，腹部膨隆、窄胸，颅骨和椎骨骨化极差或几乎完全不骨化，骨盆小，骨化差，肋骨细小，可有多处肋骨骨折。②软骨不发育Ⅱ型是常染色体显性遗传，80%为此种类型。与Ⅰ型比较，此型四肢与躯干稍长，严重程度减轻，颅骨、椎骨骨化相对正常，肋骨较粗而无骨折。此外，软骨不发育可伴发脑积水、面部裂畸形、心脏畸形及肾脏畸形。

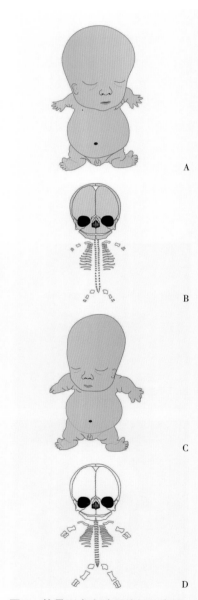

图1 软骨不发育畸形特征示意图
注：A与B.软骨不发育Ⅰ型，图A为正面观，图B骨骼改变示意图；图C与D为软骨不发育Ⅱ型，图C为正面观，图D为骨骼改变示意图。

超声影像学表现（图2） 二维超声声像图主要表现为四肢严重短小，四肢长骨极度短小，因骨化差而回声强度减弱，骨后方声影不明显。胸腔狭窄，腹部明显膨隆，可有腹水。椎体骨化极差而呈低回声，腰骶部更明显，横切时不能显示椎体及两侧椎弓内的三角形骨化中心。头颅增大，双顶径、头围与孕周不符，不成比例。Ⅰ型常有肋骨细小，回声减弱，可有多处肋骨骨折。Ⅱ型肋骨较Ⅰ型为粗，无肋骨骨折。

超声影像学鉴别诊断 产前超声不能对所有特定类型的骨发育不全做出诊断。因此产前超声不应把注意力集中在某一具体骨骼发育不良的诊断上，而应集中精力区分每一具体病例是致死性还是非致死性。致死性骨骼发育不良主要特征是：严重四肢均匀短小，四肢所有长骨长度低于正常胎儿预测值的4倍标准差以上；

严重的胸部发育不良；某些特殊征象如三叶草形头或多发性骨折。骨骼短缩通常是骨发育不良畸形的首诊线索，此时应对骨骼系统进行全面观察与评价，尤其要对骨骼的形态、骨化情况、长度、粗度以及胎动、胎儿姿势等进行评价。致死性侏儒表现为窄胸、长骨弯曲呈"听筒样"改变、三叶草形头。成骨不全Ⅰ、Ⅲ、Ⅳ型孕24周前可没有特殊表现，而Ⅱ型则可在较早孕周出现骨折成角弯曲等特征表现。先天性低磷酸酶征则表现为严重断指、骨干细小、骨回声低、颅骨骨化差、可压缩。

（李胜利 顾莉莉 文华轩）

tāiér chénggǔ bùquán

胎儿成骨不全（fetal osteogenesis imperfecta）

包括骨质减少、多发性骨折的骨发育不良畸形。总的发生率约为1/25000。病因不明，多为常染色体显性遗传，

部分病例为常染色体隐性遗传，部分由于基因突变所致。

病理 基础病理改变是网织纤维形成后，胶原不成熟，成骨不全的胶原似网状纤维。干骺端骨小梁变薄、变细，充塞细胞性结缔组织或纤维性骨髓。正常的密质骨被纤维样不成熟的骨组织所代替。软骨内成骨和膜内成骨都将受到影响。但骨骺软骨和骺板软骨正常，骨的钙化仍正常。分为4大类型。Ⅰ型：常染色体显性遗传，发生率约为1/29000，为非致死性成骨不全。其主要表现为轻度短肢或无明显短肢，胎儿期较少骨折，5%的病例在出生时骨折，多数在出生以后发生骨折。可有长骨弯曲、增粗。骨质脆弱，蓝巩膜。Ⅱ型：常染色体显性（新突变）或隐性遗传，发生率约为1/62000。此型为致死型成骨不全。表现为严重短肢畸形、骨化差，胎儿期即可出现多发性骨折，长骨不规则弯曲变形，胸腔狭窄，肋骨骨折，蓝巩膜（图1）。根据肋骨形态及是否骨折，Ⅱ型又可分为A、B、C三个亚型。Ⅲ型：常染色体显性（新突变）或隐性遗传，发生率约为1/69000。为非致死性成骨不全。中度到严重短肢畸形、下肢受累较上肢更多，长骨增粗、弯曲变形，不规则，骨化差。可有多发性骨折。出生后可因多次骨折导致骨骼畸形进行性加重，可出现蓝巩膜但听力正常。儿童期即生活在轮椅上。Ⅳ型：常染色体显性遗传，发生率不详。为非致死性成骨不全。中度短肢畸形，妊娠晚期短肢更严重，偶尔有骨折，钙化正常，巩膜和听力正常，但骨质脆弱。

超声影像学表现 二维超声成骨不全Ⅱ型在产前超声检查时

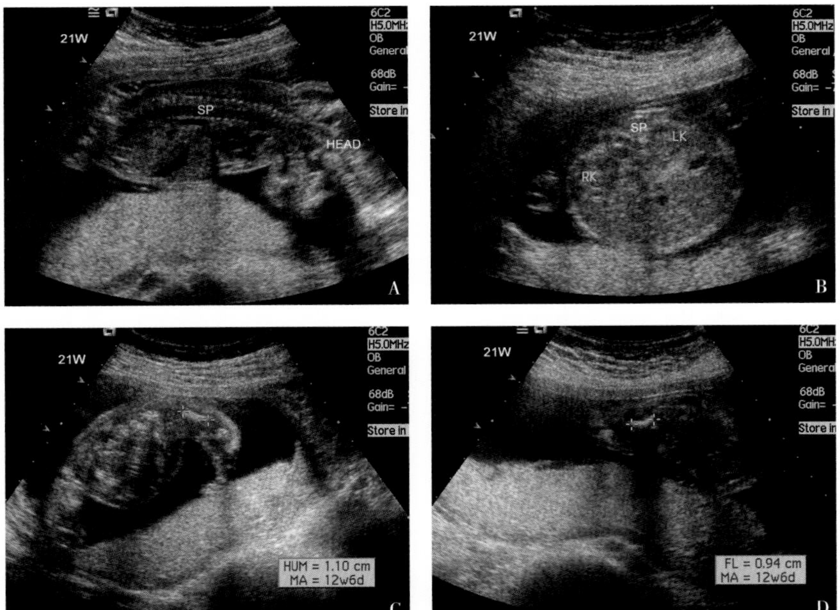

图2 胎儿软骨不发育超声图像

注：A.孕21周上肢长轴切面，肱骨极短，仅1.10cm；B.产前超声双肾水平横切面椎体及两侧椎弓内的三角形骨化中心不显示；C.产前超声脊柱矢状切面椎体骨化差呈低回声；D.孕21周股骨长轴切面，股骨极短且弯曲，仅0.94cm。

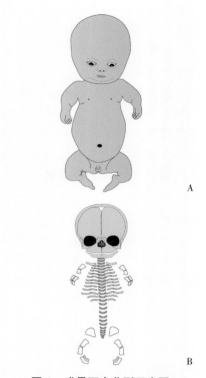

图1 成骨不全Ⅱ型示意图
注：A.正面观；B.骨骼改变示意图。

是最易发现的类型，其他几种类型孕24周前均可表现正常。典型成骨不全Ⅱ型的声像图表现为：四肢严重短小，长骨短而粗，弯曲，且有多处骨折声像，骨折后成角、弯曲变形，骨折愈合后局部变粗，钙化差（图2）。胸部变形，横切胸腔时因肋骨骨折而导致胸部变形，肋骨可有多处骨折表现。胎儿颅骨薄，回声明显低

于正常，颅骨回声强度较脑中线回声为低，近探头侧脑组织及侧脑室等结构可显示清晰。实时超声下探头对胎儿头部略加压，即可见到胎头变形，颅骨柔软。眼眶及面部其他各骨骨化也差，眼眶可呈低回声，在冠状切面上可以清楚显示出对侧眼眶及眼球回声。

超声影像学鉴别诊断 见胎儿软骨不发育鉴别诊断。

（李胜利 顾莉莉 文华轩）

tāiér zòngxíng zhītǐ quēshī

胎儿纵行肢体缺失（fetal longitudinal limb reduction defect）

肢体缺失平面以远结构（正常/不正常）存在的畸形。欧洲纵形肢体缺陷的发生率约为2.8/100000。

病理生理基础 纵形肢体缺陷的种类繁多，主要有以下几类（图1）。①肱骨或股骨纵形缺陷：肱骨或股骨部分或完全缺失，前臂及手存在，前臂连于躯干。②尺骨、桡骨或胫骨、腓骨纵形缺陷：尺骨、桡骨或胫骨、腓骨部分或完全缺失，手或足存在，可正常或不正常。桡骨发育不全或缺如，腕部桡偏畸形，可伴拇指缺失。尺骨发育不全或缺如，前臂细小、短缩并向尺侧倾斜，桡

骨头脱位，前臂旋转功能受限，可同时有腕骨缺如。也可见有单纯第1指列或第5指列缺失者。胫骨缺如时小腿短缩及弯曲畸形伴有膝关节异常、股骨远端发育不良，胫骨远端发育不良时小腿短缩、足内翻、外踝突出。腓骨缺如，小腿短缩，可伴有胫骨弓形弯曲、足下垂、足外翻、第5跖骨缺如、第5趾缺如。也可见有第1趾列或第5趾列缺失者。③手/足骨骼纵形缺陷：腕骨、跗骨、掌骨或跖骨部分缺失，指或趾可正常或异常。④混合型纵形缺陷：如海豹肢畸形。完全型海豹肢畸形患儿没有臂和/或腿，手和/或足直接连在躯干上。部分性海豹肢畸形可表现为上臂或大腿缺失，前臂及手或小腿及足直接连于躯干；也可表现为前臂或小腿缺失，手或足直接连于上臂或大腿。未分类型海豹肢畸形肱骨近段缺失，桡骨缺失；肱骨近段缺失，尺桡骨融合；肱骨部分缺失并与尺桡骨融合。

纵形肢体缺陷的高危因素有孕妇在妊娠初期服用药物如"反应停"（沙利度胺）、可卡因、丙戊酸及维生素A过量等，或孕期接触药物、苯、汞、铅等重金属，X线辐射，装修污染、使用

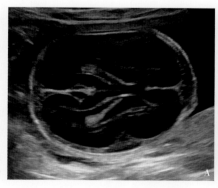
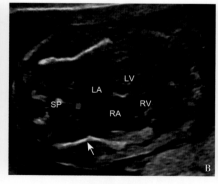
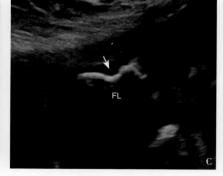

图2 胎儿成骨不全Ⅱ型超声图像
注：A.颅骨钙化差，颅骨回声与脑中线回声几乎相等，探头加压颅骨变形；B.肋骨骨折成角（箭头所指）、不规则、窄胸，心胸比增大；C.股骨增粗、缩短、骨折成角（箭头所指）。FL示股骨；SP示脊柱；LA示左心房；LV示左心室；RA示右心房；RV示右心室。

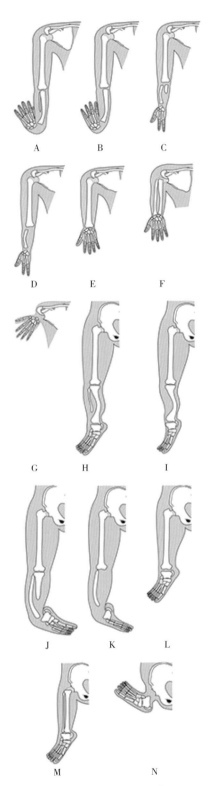

图 1　纵形肢体缺陷示意图

注：A. 桡骨发育不全；B. 桡骨缺失；C. 尺骨发育不全；D. 尺骨缺失；E. 上肢部分性海豹肢畸形（前臂缺如）；F. 上肢部分性海豹肢畸形（上臂缺如）；G. 上肢完全海豹肢畸形；H. 腓骨发育不良；I. 腓骨缺失；J. 胫骨发育不全；K. 胫骨缺失；L. 下肢部分性海豹肢畸形（小腿缺如）；M. 下肢部分性海豹肢畸形（大腿缺如）；N. 下肢完全海豹肢畸形。

化学用品如染发剂，遗传因素等。

超声影像学表现　包括以下方面。

先天性桡骨发育不全或缺如　包括桡骨缺失或发育不良，同时伴有手姿势异常、手指发育异常的严重骨发育畸形。围生儿发生率约 1/30000，可单侧或双侧发病，常出现在许多综合征中。二维超声前臂冠状切面和横切面上显示桡骨缺失或短缩，常伴有手指发育异常。三维超声表面成像能更直观地显示手与前臂的位置关系及手畸形（图 2）。

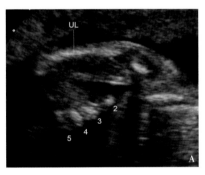

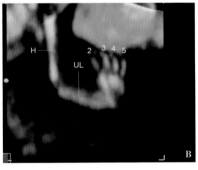

图 2　胎儿右侧桡骨完全缺如超声图像

注：A. 右前臂及右手冠状切面示右前臂仅见一根骨回声（位于外侧），手姿势异常，明显桡侧偏斜；B. 右臂三维成像示右手姿势异常，呈钩状，仅见 4 个手指回声。UL 示尺骨；H 示肱骨。

道，如双侧尺骨发育不良 – 足内翻 – 智力发育迟缓综合征。声像图表现为前臂较健侧细小、缩短，前臂长轴切面及横切面可见尺骨完全或部分不显示，常伴第 4 及 5 掌骨、指缺如（图 3）。

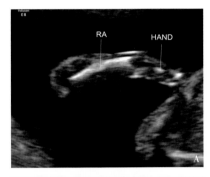

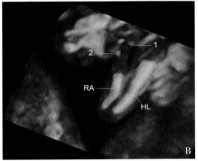

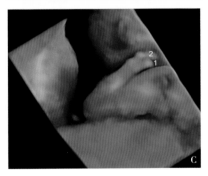

图 3　胎儿左侧尺骨缺如超声图像

注：A. 左前臂长轴切面示左前臂难见一骨性强回声为桡骨（RA）；B. 三维超声骨显像左上肢前臂仅显示桡骨及桡侧两个手指；C. 三维表面成像左手仅显示桡侧两个手指。HL 示肱骨；HAND 示手。

尺骨发育不全或缺如　包括先天性尺骨缺失或发育不良伴前臂细小短缩、桡骨头脱位的骨畸形，发生率为 1/90000～1/300000。男性患者多于女性。常为散发病例，也有常染色体隐性遗传的报

腓骨发育不全或缺如　包括腓骨部分缺失或完全缺失，小腿短缩，踝关节不稳，可伴有胫骨弓形弯曲，足下垂，足外翻，第4、5 趾列缺如等系列表现的长骨畸形。其发生率为 5.7/1000000～

20/1000000。约2/3的病例为单侧发病，其中又以右侧多发，无明显性别差异。可能与妊娠第4～8周肢体原基发育时期暴露于致畸物有关。腓骨发育不全或缺如多为散发病例。声像图表现为小腿长轴切面腓骨缺失或明显缩短或弓形弯曲，第5跖骨及第5趾缺如，可有足外翻（小腿矢状切面不能显示正常足底回声，足底向外翻）（图4）。

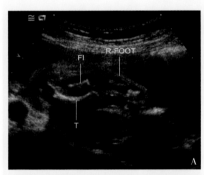

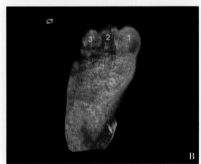

图4　胎儿右侧腓骨发育不全超声图像

注：A.右小腿矢状切面显示腓骨（FI）明显短小，胫骨（T）向前弯曲；B.右足三维成像显示右足畸形，仅有3个足趾。R-FOOT示右足。

　　胫骨发育不全或缺如　包括胫骨发育异常、患侧小腿缩短、弯曲变形、足内翻等系列骨骼异常。发生率约为1/1000000。部分为散发病例，部分是家族性常染色体显性或隐性遗传。超声声像图表现为小腿长轴切面胫骨缺如或胫骨强回声明显短于外侧的腓骨（图5）。

　　海豹肢畸形　肢体呈鳍状、

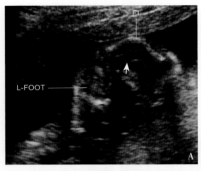

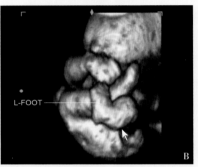

图5　胎儿左胫骨缺如、脊椎畸形、心脏畸形、肾脏畸形等多发畸形超声图像

注：A.左侧小腿矢状切面显示小腿仅有一根腓骨（FI）回声，胫骨缺如（粗箭头所示），且腓骨中段明显向前外侧弯曲；B.三维超声显示左侧小腿明显较右侧小腿短，左侧小腿向前外侧弯曲，左足内翻（L-FOOT）。

一个或多个肢体近、中段部分或完全缺失、手或足直接连于躯干或通过不规则状骨连于躯干或直接连于近端肢体。较罕见，发生率为1/5000000。多数病例与环境因素影响有关，已证明孕妇在妊娠初期服用"反应停"（沙利度胺）可导致胎儿海豹肢畸形，此外，孕期接触药物、接触X射线、装修污染、化学用品如染发剂、苯、汞、铅等重金属也可导致畸形发生。少数为常染色体隐性遗传。可合并其他结构畸形，如唇腭裂、眼距增宽、小下颌、耳畸形、膈疝、心脏结构异常等。声像图上，完全型海豹肢畸形表现为上臂、前臂或大腿、小腿均缺失，手或足直接连于躯干。部分型海豹肢畸形表现为肱骨或尺桡

骨回声缺失/股骨或胫腓骨回声缺失。未分类型海豹肢畸形主要表现为近段肢体骨强回声严重短缩并伴有中段肢体骨回声异常（图6）。

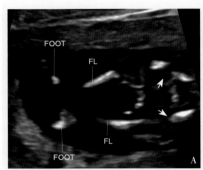

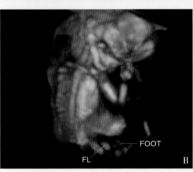

图6　胎儿双下肢部分性海豹肢畸形超声图像

注：A.双下肢长轴切面显示小腿缺失，足（FOOT）直接连于大腿；B.三维超声成像更直观地显示足直接连于大腿。FL示股骨。

（李胜利　顾莉莉　文华轩）

tāiér mǎtí zú

胎儿马蹄足（fetal clubfoot deformity）

包括前足内收、跟骨内翻、足底和踝跖屈的足畸形。发病率有种族差异，白种人发病率约为1.12/1000，夏威夷人发病率约为6.8/1000，中国人群发病率约为1/1000，男女发病比例为2.5∶1。多数病例为散发，生育第二胎再发风险为2%～8%。

　　病理生理基础　各种原因引起跟骨和其他跗骨（距骨、跟骨、舟骨及骰骨）之间关系异常，导致前足内收、跟骨内翻，足底和踝跖屈。随着时间的推移，畸形

逐渐加重，在跖、内侧挛缩逐渐加剧，由于足总处于内翻姿势，中跗关节和距骨下关节的关节囊、韧带、肌腱挛缩，处于僵硬状态，严重者可有距骨头与舟骨脱位。先天性马蹄内翻足可单侧或双侧同时发病，可单独存在，也可是其他畸形综合征的一种表现，如肌肉骨骼系统疾病、关节弯曲综合征、遗传综合征、中枢神经系统畸形、染色体畸形等。

超声影像学表现　包括以下方面（图1）。

二维超声　正常小腿骨长轴切面与足底平面垂直，足内翻畸形时，超声在显示小腿骨骼长轴切面的同时，可显示出足底尤其是前足足底平面，即足底平面和小腿骨骼长轴切面可在同一切面内显示，且这种关系持续存在，不随胎动而改变。

三维超声　可较好地显示小

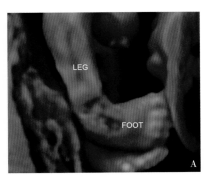

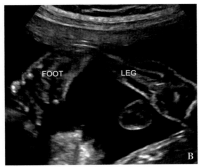

图1　胎儿足内翻超声图像

注：A.足（FOOT）底平面与小腿（LEG）长轴切面在同一平面上显示；B.三维成像显示足呈内翻姿势。

腿、足跟与前足的空间位置关系，对理解足内翻很有意义。

超声影像学鉴别诊断　产前超声根据前足内收内翻姿势与小腿骨骼的相互关系对该病能做出诊断。而轻度前足内收内翻，前足足底平面不会完全与小腿骨骼长轴切面平行，诊断存在一定的困难。另外胎足受压或羊水相对较少，也可导致产前出现足内翻的假阳性及假阴性诊断，因此此时应等待胎儿足运动后或离开子宫壁的压迫后再观察，可减少假阳性的出现。

（李胜利　顾莉莉　文华轩）

tāiér bìngzhǐ (zhǐ) jīxíng

胎儿并指（趾）畸形（fetal syndactylia）

指（趾）与指（趾）间由多余皮肤相连，皮下软组织或骨组织相连的畸形。该病常有家族史，属于常染色体显性遗传。

病理生理基础　常见于第2、3指间。软组织并指（趾）时，轻者仅有薄层皮蹼；较重时多个指（趾）皮肤或皮下软组织相连，而指（趾）甲分开；严重者各指（趾）合并，有的骨分节不全且关节畸形，或末节指（趾）骨和甲融合。部分合并尖头并指畸形（图1，图2）。

超声影像学表现　包括以下方面（图3）。

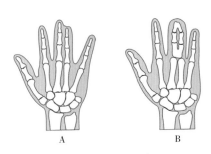

图1　并指畸形示意图

注：A.软组织性并指模式图；B.骨性并指模式图

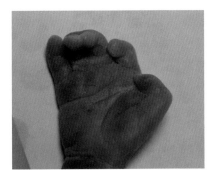

图2　并指畸形产后图

注：生后右手照片。

二维超声　并指胎儿手在伸手状态下冠状切面观察最清楚，而足在足底横切面观察最清楚，声像图表现为全部或部分手（足）指（趾）不分开，手（足）指（趾）与手（足）指（趾）之间有软组织相连，严重者可出现手（足）指（趾）间骨性强回声相连，相连的手（足）指（趾）只能同步运动。

三维超声　在显示正常或异常的手腕、手掌、手指及手的姿势时很有帮助，对手指等的空间关系更直观、更易理解，但获得清楚的三维图像较二维图像更困难。

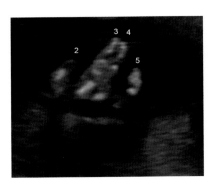

图3　胎儿并指畸形超声图像

注：右手冠状切面显示3、4指并一起。

超声影像学鉴别诊断　并指（趾）要注意和缺指（趾）相鉴别。并指（趾）超声扫查胎儿手掌冠状切面或足底平面时可见手指、足趾呈同步运动，检查过程中不能分开及单独运动；而缺指（趾）则表现为指（趾）数目的减少，指（趾）间皮肤是分开的，检查过程中可见独立运动。

（李胜利　顾莉莉　文华轩）

tāiér bàn zhuītǐ jīxíng

胎儿半椎体畸形（fetal hemivertebrae）　椎体一侧（可以是左侧、右侧、腹侧、背侧）发育障碍而形成半个椎体发育、另半个不发育或缺失的畸形。活产儿中，半椎体畸形的发生率为0.5/1000～1/1000。女性发病率较男性高，男：女约为0.31：0.68。单发半椎体畸形的再发风险为2%～3%。

病理生理基础（图1）　半椎体畸形常发生在胸椎或腰椎，临床上可表现为脊柱侧弯、后凸（见于后侧半椎体畸形者）。胚胎发育过程异常或障碍时可导致半椎体、椎体分节不全、蝴蝶椎等异常的发生。半椎体是由于胚胎发育过程中形成椎体的左右两个骨化中心发育不均或其中一个始终未发育所致。先天性脊柱后凸及侧凸的半椎体可分为楔形椎（后方半椎体）、侧方半椎体、后外侧1/4半椎体、蝴蝶椎（椎体前方和中间发育障碍，留有后外侧的椎体及后方两侧的椎弓根，两侧残留的椎体被矢状形分开）。也有根据半椎体上下椎间盘是否存在将半椎体分为完全分节型（上下椎间盘均存在）、部分分节型（上或下椎间盘存在，一端与相邻椎体融合）、不分节型（上下椎间盘均缺失，两端均与相邻椎体融合）。半椎体畸形常合并泌尿系统的畸形、脊髓纵裂等。

超声影像学表现　包括以下方面。

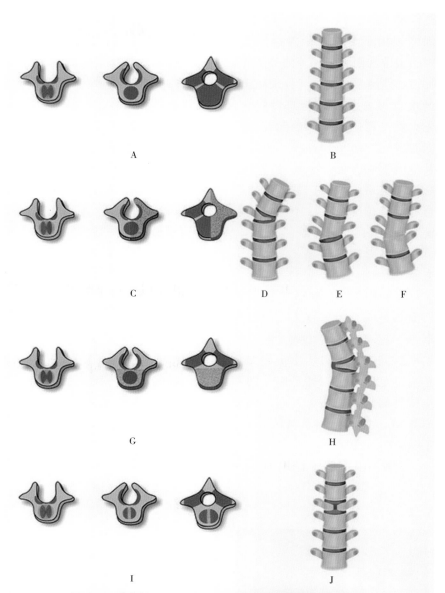

图1　正常椎体、半椎体、椎体不分节型及蝴蝶椎示意图

注：A.正常椎体及椎弓发育示意图；B.正常脊柱模式图；C.一侧半椎体发育示意图，左侧椎体及椎弓的软骨化中心均不发育（红色区域），右侧椎体及椎弓的软骨化中心发育正常（绿色区域）；D.右侧半椎体完全分节型脊柱示意图；E.右侧半椎体部分分节型脊柱示意图；F.右侧半椎体合并不分节型；G.后半椎体发育示意图，椎体软骨化中心不发育（红色区域），椎弓软骨化中心发育正常。H.后半椎体脊柱示意图；I.蝴蝶椎胚胎发育示意图，椎体的软骨化中心未融合；J.蝴蝶椎脊柱示意图。

二维超声　矢状切面可见脊柱椎体排列紊乱，不能显示出椎体排列整齐的脊柱图像。冠状切面显示椎体呈一三角形或楔形强回声，比正常椎体小，对侧椎体缺如。经半椎体脊柱横切面显示强回声椎体骨化中心细小，偏于一侧，另一侧骨化中心缺如，相邻椎间隙可变窄。

三维超声　正常脊柱三维超声表现为强回声椎体呈圆盘状、左右对称、排列整齐，当出现半椎体时，该椎体呈三角形或楔形，左右不对称，一侧厚实而另一侧逐渐变薄直至消失，且脊柱在该椎体处向健侧凸出，形成脊柱侧弯畸形（图2）。

超声影像学鉴别诊断　典型的半椎体畸形诊断并不困难，但对于不引起明显脊柱侧弯者，产

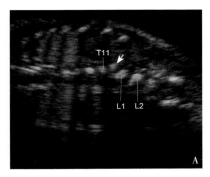

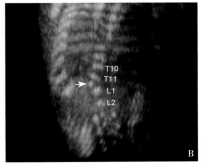

图2　胎儿半椎体畸形超声图像

注：A.胸腰段脊柱冠状切面示脊柱成角畸形，成角处椎体T$_{12}$仅显示右侧部分（箭头所示），左侧部分未见显示；B.脊柱三维超声成像示脊柱侧弯，病变处椎体不完整，仅存一侧（箭头所示）。

前超声较难诊断。另外半椎体畸形还需要与融合椎相鉴别，融合椎以颈椎多见，分为完全性和部分性，完全性融合椎为椎体和椎弓均融合，部分性融合椎为椎弓或棘突融合或椎体仅有部分融合。往往由于近似的骨化中心缺失和脊柱侧弯而与半椎体鉴别困难。鉴别点在于融合椎矢状切面表现为病变椎体回声模糊或缺失但椎体无楔形变。检查时，应多角度观察，避免漏诊误诊。

（李胜利　顾莉莉　文华轩）

tāiér xiāntiān xìng jǐzhù cèwān

胎儿先天性脊柱侧弯（fetal congenital scoliosis）

椎体的先天性发育异常而导致脊柱在冠状面侧向弯曲的畸形。

病理生理基础　先天性脊柱侧弯主要特征是一个或多个椎体发育不良。部分病变较轻，部分

较为复杂和严重，可伴有神经缺陷。分为椎体形成不良和椎体分节不良两种类型，部分患者为此二型的混合型。椎体形成不良包括半椎体和楔形椎，椎体分节不良包括单侧骨桥和大块椎体。单个或多节椎体偏离正常脊柱轴线，向侧方弯曲或旋转，侧弯处凸起。先天性脊柱侧弯是妊娠4～6周时椎体发育异常所致的脊柱弯曲。常伴肋骨异常及椎管内畸形，这可能由于脊柱和肋骨均由中胚层发育而来，在胚胎发育中密切相关。先天性脊柱侧弯中肋骨数目异常的发生率约37.6%，其中肋骨数目减少的发生率为30.7%，肋骨数目增加的发生率为6.9%。

超声影像学表现　包括以下方面（图1）。

二维超声　脊柱冠状切面可见脊柱向一侧弯曲。

三维超声　三维成像能显示脊柱的整体形态，包括椎体和两

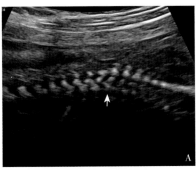

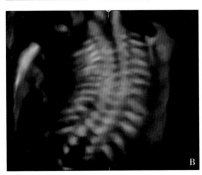

图1　胎儿先天性脊柱侧弯超声图像

注：产前超声脊柱冠状切面（图A）和三维成像（图B）显示脊柱向一侧弯曲成角。

侧肋骨，有利于对脊柱侧弯及病变椎体的直观显示。

超声影像学鉴别诊断　脊柱侧弯病变较轻时，较难发现。当发现严重脊柱侧弯时，应积极寻找病因，检查有无半椎体、体蒂异常、羊膜带综合征等。半椎体引起的脊柱侧弯在脊柱矢状或冠状切面可见椎体形态的改变；体蒂异常除脊柱侧弯外，还表现为脐带短、肢体异常、脐膨出等；羊膜带综合征则还表现为羊膜片引起的肢体等其他部位的切割样损伤。

（李胜利　顾莉莉　文华轩）

tāiér lóngxiā zhuǎ jīxíng

胎儿龙虾爪畸形（fetal split hand /split foot malformation）

一个或多个指／趾缺失并在手／足中央形成"V"形凹陷呈虾爪样改变的手／足畸形。也称裂手／足畸形。有两种类型，一种为中心轴线的"V"形缺陷，出生儿发生率为1/90000。另一种为手中心轴线缺陷更宽且明显偏向桡侧，仅在尺侧遗留有一较小手指，更罕见，出生儿发生率为1/150000。部分病例为散发，多数为常染色体显性遗传。

病理生理基础　龙虾爪畸形主要特征除手或足中央形成中心性V形缺陷，还可见残留指／趾常倾向融合或长短不一，也可为并指／趾。其发病原因可能与妊娠7周时手／足发育受遗传因素、染色体畸变或基因突变影响。裂手／足畸形可以单独发生，但主要作为综合征的一部分出现。如缺指／趾－外胚层发育不良－唇腭裂综合征、胫骨发育不全－缺指／趾综合征、缺舌－缺指／趾综合征、果尔茨（Goltz）综合征等。

超声影像学表现　包括以下方面（图1）。

二维超声 手掌及足底冠状切面可显示手／足呈"V"形改变，"V"字的顶点朝向腕部／踝部，手指／足趾数目减少，主要是中央的指／趾列缺失，也可同时合并并指／趾畸形。

三维超声 能更直观显示手／足似"钳"样改变。

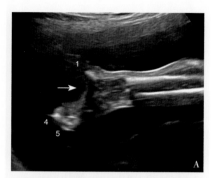

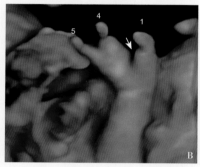

图1 胎儿裂手畸形超声图像

注：A. 右手冠状切面显示右手掌裂开，呈"V"形，"V"字顶点朝向腕部，裂开处手指距离明显增大，缺指；B. 三维超声手成像显示右手掌裂开，仅显示3个手指。

超声影像学鉴别诊断 龙虾爪畸形主要与羊膜带综合征引起的缺指相鉴别。羊膜缠绕肢体、手指或足趾，非对称性的截断可累及一个或多个指（趾）或肢体的某一部分，但羊膜带综合征引起的手足的变化一般形态不规则且不对称，没有典型的"V"形改变。

(李胜利 顾莉莉 文华轩)

tāiér xiāntiān xìng lèigǔ quēshī

胎儿先天性肋骨缺失（fetal congenital absence of rib） 先天性的肋骨数目减少的畸形。单

纯性肋骨数目异常的发生率为4.2%~6.3%，正常儿童肋骨数目异常的发生率为4.1%~8%。

病理生理基础 主要特征是一根或数根肋骨的先天性缺如。可单侧或双侧发生，也可对称性异常和非对称性异常。单纯性多根肋骨缺如很罕见，多与其他结构异常同时存在，尤其是脊柱、椎体、胸廓的异常。

超声影像学表现 包括以下方面。

二维超声 声像图可见一根或多根肋骨不显示。

三维成像 三维成像能立体显示胸廓形态，能进行辅助诊断（图1）。

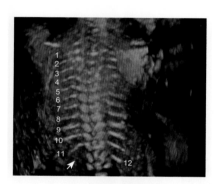

图1 先天性肋骨缺失

注：肋骨三维成像显示左侧第12肋缺失。

超声影像学鉴别诊断 常规超声评估肋骨数量假阳性率较高，无法达到出生后X线检查的确诊效果，故产前不建议常规检查胎儿肋骨数目。若常规超声检查中未发现明确的胎儿结构异常，肋骨数目正常与否对胎儿的预后无明确影响。当发现胎儿有椎体、脊柱或胸廓等异常，最先发现的异常不是胎儿肋骨数目异常，而是其他部位的异常。若产前必须评估胎儿肋骨数目，建议应用二维超声动态扫查胎儿肋骨，对胎儿肋骨进行计数，可利用三维超

声成像进行辅助诊断。

(李胜利 顾莉莉 文华轩)

tāiér shénjīng xìtǒng jīxíng

胎儿神经系统畸形（fetal abnormalities of the neural axis） 在胚胎发育过程中，各种原因引起的神经管闭合障碍、脑沟回形成障碍、小脑发育异常、脑室发育受阻、胼胝体等组织的发育异常。包括胎儿无脑畸形、胎儿露脑畸形、胎儿脑膨出及脑膜膨出、胎儿小脑蚓部缺失、胎儿先天性蛛网膜囊肿、胎儿颅内肿瘤等疾病。

(吴青青 张娟)

tāiér wú nǎo jīxíng

胎儿无脑畸形（fetal anencephaly） 前神经孔闭合失败所致神经管缺陷的畸形。是神经管缺陷最严重类型之一。约占所有神经管缺陷的一半，发生率约为0.3/1000，男女发病比例为1:3~1:4。有报道在伊朗犹太人中，该病存在常染色体隐性遗传。既往有脊柱裂或无脑儿孕产史的孕妇再发风险明显增高。既往分娩一胎无脑畸形，下次妊娠的再发风险为2%~5%；既往分娩2胎无脑畸形，下次妊娠的再发风险为6%。补充叶酸可预防神经管缺陷。目前认为，所有育龄妇女可在孕前至少1个月每天服用0.4mg的叶酸以预防神经管缺陷，对于既往有神经管缺陷孕产史的妇女，应在孕前至少1个月每天服用4mg叶酸。

病理生理基础 无脑畸形主要特征是颅骨穹隆缺如（眶上嵴以上额骨、顶骨和枕骨的扁平部缺如），伴大脑、小脑及覆盖颅骨的皮肤缺如，但面部骨、脑干、部分枕骨和中脑常存在。眼球突出，呈"蛙样"面容。无脑畸形分为三类：①完全性无脑畸形，

颅骨缺损达枕骨大孔；②不完全性无脑畸形，颅骨缺损局限于枕骨大孔以上；③颅脊柱裂畸形，为完全性无脑畸形伴开放性脊柱裂畸形。50%以上病例伴脊柱裂，部分病例可伴畸形足、肺发育不良、唇腭裂、脐膨出、腹裂等，常伴有羊水过多。

超声影像学表现　二维超声颅骨在妊娠12周后才骨化，超声在此前一般不诊断无脑畸形。妊娠12周后，无脑畸形超声表现主要有：颅骨强回声环缺失，仅在颅底显示部分强回声的骨化结构及脑干与中脑组织，无大脑半球（图1），有人称之为"瘤结"。头颅形态严重异常，不能测量双顶径。面部冠状切面与双眼球横切面均可显示双眼球向前突出，呈蛙状面容，眼眶上方无颅盖骨。实时超声可显示胎手碰触搔扒暴露在羊水中的脑组织。脑组织破碎，脱落于羊水中，使羊水变"混浊"，回声增强，大量点状回声在羊水中漂浮，似"牛奶样羊水"。50%合并颈段或腰骶段脊髓脊膜膨出。妊娠后期，因吞咽反射缺乏致羊水增多。

超声影像学鉴别诊断　无脑畸形主要与露脑畸形和小头畸形鉴别。①露脑畸形颅盖骨部分或完全缺失，脑组织存在，但结构紊乱，浸泡于羊水中。②小头畸形颅骨强回声环存在，双顶径、头围等生物学测量参数明显减小，前额后缩。

（李胜利　廖伊梅）

tāiér lù nǎo jīxíng

胎儿露脑畸形（fetal exencephaly）

前神经孔闭合失败所致神经管缺陷的畸形。是神经管缺陷最严重类型之一。露脑畸形的再发风险取决于引起该畸形的病因，因羊膜破裂引起的露脑畸形无再发风险；如果由单基因异常引起，遗传方式为常染色体隐性、显性、X连锁遗传，再发风险达25%～50%；单纯的露脑畸形的再发风险2%～5%。补充叶酸方法见胎儿无脑畸形。

病理生理基础　露脑畸形主要特征为颅骨缺失，脑组织直接暴露、浸泡于羊水中，脑的表面有脑膜覆盖，但无颅骨及皮肤，脑组织结构紊乱、变性、变硬，此类畸形较无脑畸形为少。有学者认为，露脑畸形由于脑的表面没有颅骨保护，脑组织在羊水中直接受化学因素的反复刺激，加上胎动的机械因素，如胎手反复碰触脑组织，脑组织破碎落于羊水中，久而久之，脑组织越来越少，只剩下颅底和面部结构，最终发展成为无脑畸形。但是，临床上无脑畸形可以在很早就没有脑组织发育，而露脑畸形则在晚期妊娠时脑组织表面仍然有脑膜覆盖。

超声影像学表现　二维图像特征（图1）与无脑畸形相似，主要表现为胎儿颅骨强回声环消失，脑组织浸泡于羊水中，脑表面不规则，脑内结构紊乱，脑内解剖结构分辨不清，脑组织回声增强，不均匀。羊水混浊，大量点状、絮状回声漂浮于羊水中。常伴羊水过多，脊柱裂及其他畸形。

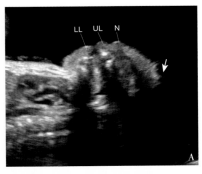

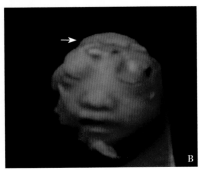

图1　胎儿无脑畸形超声图像

注：A.胎儿头胸部正中矢状切面显示眶上嵴以上颅骨及大脑组织缺如（箭头所示）；B.三维超声显示无颅骨光环及大脑组织回声（箭头所示）。LL示下唇；UL示上唇；N示鼻。

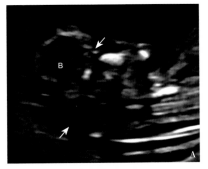

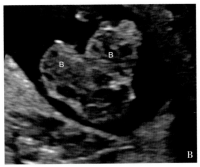

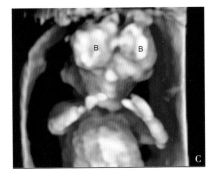

图1　胎儿露脑畸形超声图像

注：A.胎儿头面部矢状切面显示颅骨缺失，脑组织（B）回声紊乱，直接暴露在羊水中（箭头所示）；B.胎头横切面上颅骨缺失，脑组织膨出呈"米老鼠"征；C.颅脑三维成像可见脑组织回声紊乱，胎儿额叶脑组织向外膨出。

双胎或三胎等多胎妊娠时，亦可合并一胎露脑畸形，另一胎可为发育正常的胎儿或其他畸形胎儿。露脑畸形可在早期妊娠晚期做出诊断，有报道露脑畸形在妊娠10~11周可正确诊断，但此时因颅骨骨化不完全，诊断应特别谨慎。妊娠11周后能够显示清晰的颅骨回声，可排除露脑畸形和无脑畸形。

超声影像学鉴别诊断 露脑畸形不同于无脑畸形，两者有相似之处即均无颅骨；但与无脑畸形不同的是，露脑畸形在眼眶以上存在不规则的脑组织。

（李胜利 廖伊梅）

tāiér nǎo péngchū jí nǎomó péngchū

胎儿脑膨出及脑膜膨出（fetal encephalocele/ meningoceles）

脑膨出指颅骨缺损伴有脑膜和脑组织从缺损处膨出（图1B，图2B）；脑膜膨出则仅有脑膜而没有脑组织从颅骨缺损处膨出（图1A，图2A）。从胎头额部起，沿颅顶中线至后枕部均可发生脑或脑膜膨出（约占85%），其中约75%发生在枕部。少部分发生在偏中线的其他部位，如顶部偏中线区（约占12%）。

病理生理基础 颅骨有缺损，脑膜和/或脑组织通过缺损处向外膨出形成一包块，膨出的表面

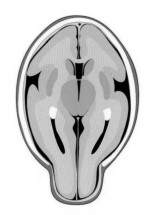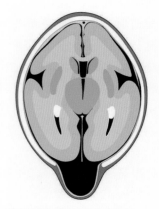

图2 枕部脑膜膨出（图B）及脑膨出（图A）颅脑横切面示意图

绝大多数有皮肤覆盖，少部分病例可无皮肤覆盖。包块可大可小，包块内容物为脑膜、脑脊液和/或脑组织，无分隔带。常伴有小头畸形、脑积水、脊柱裂，可见于羊膜带综合征、梅克尔－格鲁贝（Meckel-Gruber）综合征、沃克－沃尔伯格（Walker-Warburg）综合征等。额部脑或脑膜膨出常伴有面部中线结构畸形，如眼距过远、鼻畸形等。

超声影像学表现 包括以下方面（图3）。

二维超声 颅骨强回声连续性中断，是脑或脑膜膨出的特征性表现之一。当颅骨缺损处有脑组织和脑膜膨出时，呈不均质低回声包块，当有大量脑组织膨出时，可导致小头畸形。当颅骨缺

损处仅有脑膜膨出时，囊内仅含脑脊液而呈无回声区。包块内容物与颅内容物相延续。

彩色多普勒超声 血流显像显示膨出物内血管与颅内血管相延续。

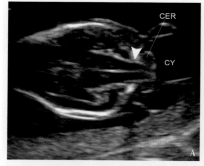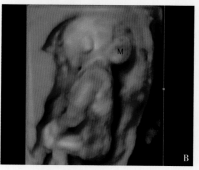

图3 胎儿枕部脑膨出超声图像

注：A.头部横切面显示枕部颅骨缺损及脑膜膨出；B.三维超声成像侧面观显示胎儿枕后包块（M）。

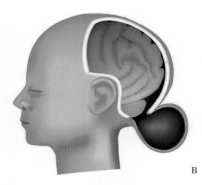

图1 枕部脑膜膨出（图B）及脑膨出（图A）解剖示意图

超声影像学鉴别诊断 颈部脑膜膨出应与颈部水囊瘤相鉴别，

而位于额部者应注意与额、鼻部的畸胎瘤相区别。位于额部脑或脑膜膨出，常有眼距过远、面部畸形、胼胝体发育不良等。颈部水囊瘤表现为颈部皮下分隔囊性包块，包块内容物与颅内容物不延续，无颅骨缺损。畸胎瘤表现为混合性肿块，内有多种成分，颅内亦可显示相似回声的占位病变，无颅骨缺损。

（李胜利　廖伊梅）

tāiér nǎo jīshuǐ

胎儿脑积水（fetal hydrocephalus）

脑脊液过多地聚集于脑室系统内，致使脑室系统扩张和压力升高的畸形。其发生率在新生儿中约2/1000。侧脑室后角宽径大于10mm、小于15mm为轻度脑室扩张。侧脑室后角宽径大于15mm为脑积水或重度脑室扩张，第三脑室和第四脑室也可增大，如果没有合并其他脑发育异常称为孤立性脑积水。有脑积水家族史的再发风险高，需警惕X伴性隐性遗传脑积水的发生，该病发生在男性胎儿，生男孩的再发风险为50%；无脑积水家族史且L1CAM突变试验阴性者，脑积水复发风险约4%。大多数的孤立性侧脑室扩张是散发性的，再发风险低，据报道为4%～4.69%。

病理生理基础　头围明显增大，颅面比例失调，前囟扩大、张力大或隆起，颅骨骨缝变宽，颅骨变薄，前额突出，眼球多转向下方，呈"落日征"。中脑导水管阻塞者，第三脑室和双侧侧脑室扩张。严重脑积水时大脑皮质变薄。

脑室包括两侧侧脑室、第三脑室和第四脑室。左右侧脑室借左、右室间孔与第三脑室相连，后者通过中脑水管与第四脑室相通，第四脑室向下与脊髓中央管相通，并通过第四脑室顶下角的正中孔和两侧角的外侧孔（左、右各一）与蛛网膜下腔相通。脑室系统内含脑脊液，由位于各脑室内的脉络丛产生，经侧脑室、第三脑室到第四脑室，最终经第四脑室的正中孔和左、右外侧孔进入蛛网膜下隙，经蛛网膜粒渗透到硬脑膜上矢状窦中，回流到血液循环。胎儿期脉络丛每天分泌的脑脊液量尚不清楚，据估计，新生儿每天分泌的脑脊液约650ml（成人仅140ml/d）。脑脊液循环通路上任何环节出现问题，均可导致脑积水（图1）。中脑水管狭窄是脑积水最常见的原因（图1B），可因胎儿宫内病毒感染、常染色体隐性基因及X连锁隐性基因引起。此外脉络丛乳头状瘤可导致脑脊液产生过多、第四脑室孔闭塞综合征可引起第四脑室正中孔和外侧孔闭锁，以及某些原因影响脑脊液吸收等均可以导致脑积水。

超声影像学表现　二维超声示脑室系统扩张，脉络丛似"悬挂"于侧脑室内。可表现为一侧或两侧侧脑室扩大（图2），也可表现为侧脑室、第三脑室、第四脑室均扩大。中脑水管狭窄导致的脑积水，第四脑室不扩张。根据梗阻程度、扩张的脑室可推测梗阻平面。脑积水严重时，可有脑组织受压变薄，一侧脑积水时，脑中线向健侧偏移。侧脑室比率增大，胎儿双顶径、头围较同孕周为大、胎儿头围明显大于腹围。

出现胎儿脑积水时，产前超声检出不难，但是，寻找导致脑积水的原因不易。一次超声检查未发现脑室扩张，不能除外胎儿以后发育过程中不出现脑积水，

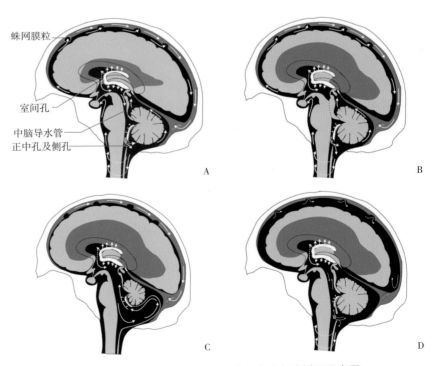

图1　胎儿正常脑积液循环及脑积水脑积液循环示意图

注：A.胎儿正常脑积液循环示意图；B.中脑导水管梗阻导致脑积水示意图，第三脑室及双侧侧脑室系统均明显扩张，黑色虚线代表中脑导水管所在的位置；C.正中孔及侧孔梗阻导致脑积水示意图，第四脑室、中脑导管水、第三脑室及侧脑室系统均明显扩张；D.蛛网膜粒吸收障碍致脑积水，蛛网膜下腔、第四脑室、中脑导管水、第三脑室及侧脑室系统均明显扩张。

蛛网膜粒
室间孔
中脑导水管
正中孔及侧孔

有些病例要到妊娠晚期才出现，有些病例要到新生儿期或小儿期才出现。当检出脑积水或侧脑室扩大时，应注意胎儿其他部位畸形检测，据报道，83%的病例合并有胎儿其他畸形。产前超声检查一般只测远侧侧脑室大小，近侧侧脑室由于多次反射而显示不清，因此，对于近侧侧脑室扩张，

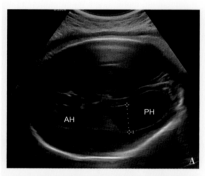

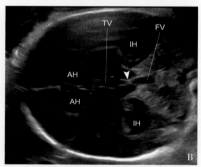

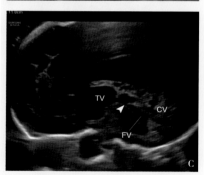

图2　胎儿中脑导水管闭锁导致
脑积水超声图像

注：A.侧脑室水平横切面显示双侧侧脑室明显扩张，大脑皮质明显变薄；B.小脑水平横切面显示双侧侧脑室、第三脑室扩张，第三脑室与第三脑室之间中脑导水管（箭头所示）闭锁；C.颅脑正中矢状切面显示中脑导水管闭锁（箭头所示）。AH示侧脑室前角；PH示侧脑室后角；IH示侧脑室下角；TV示第三脑室；FV示第四脑室；CV示小脑蚓部。

而远侧侧脑室正常者，产前超声难以发现。

超声影像学鉴别诊断　脑积水主要是对导致脑积水的原因进行鉴别，易导致脑积水的颅内畸形主要有胼胝体发育不全或缺失、全前脑、脑裂畸形等。胼胝体发育不全或缺失主要表现双侧侧脑室增大，侧脑室形态异常，呈泪滴状改变，透明隔腔消失，第三脑室上抬，胼胝体不显示。全前脑的特征是大脑融合，无大脑镰和半球裂隙，胼胝体和透明隔腔消失，丘脑融合，单一原始脑室，同时可检出颜面部严重畸形，包括独眼、喙鼻、单鼻孔、正中唇腭裂等。脑裂畸形主要表现为大脑裂开成前后两部分，裂开处呈无回声，分别与扩张的侧脑室及蛛网膜下腔相通。

（李胜利　廖伊梅）

tāiér jǐzhù liè

胎儿脊柱裂（fetal spina bifida）

后神经孔闭合失败导致背侧两个椎弓未能融合，脊膜和/或脊髓通过未完全闭合的脊柱疝出或向外暴露的畸形。发生率有明显的地域、种族差别，中国围产儿脊柱裂发生率6.30/10000。中国北方地区较南方地区发生率显著增加，南方地区约0.25/1000，北方地区为1.4/1000~4.7/1000。英国为1.54/1000~4.13/1000，爱尔兰约5.4/1000。脊柱裂与遗传和环境相关，该病存在常染色体隐性遗传。既往有脊柱裂孕产史的孕妇再发风险明显增高。既往分娩1胎脊柱裂，下次妊娠的再发风险为2%~5%；既往分娩2胎脊柱裂，下次妊娠的再发风险为6%。补充叶酸见胎儿无脑畸形。

病理生理基础　脊柱裂是后神经孔闭合失败所致。可发生在脊柱任何一段，常见于腰骶部和

颈部。引起脊柱裂的原因很多，主要与遗传倾向和环境因素的综合作用有关。少数病例尤其是合并其他畸形的脊柱裂，常与某些特殊原因有关，如伴有神经管缺陷的流产胎儿中发生三倍体畸形的比例极高，脊柱裂可发生于13-三体综合征和18-三体综合征及染色体部分缺失和重复畸形中。

脊柱裂的分类未统一，各有各的分类方法，外科学上脊柱裂分为显性和隐性脊柱裂，影像学上根据是否有神经组织（神经基板）暴露在外或病变部位是否有完整的皮肤覆盖分为开放性和闭合性脊柱裂。①开放性脊柱裂：指病变部位皮肤连续性中断，椎管内成分部分或全部经过脊柱缺损处向后膨出，常伴有背部肿块，脑脊液通过缺损处漏出，好发于腰段或骶尾段水平。常见类型（图1）有脊膜膨出、脊髓脊膜膨出、脊髓外露。②闭合性脊柱裂：指病变部位皮肤无缺损、皮肤完整连续，椎管内成分部分或全部经过脊柱缺损处向后膨出或不膨出，可伴或不伴背部包块，脑脊液不能通过缺损处漏出椎管。常见类型有脊膜膨出、脂肪脊髓脊膜膨出、脂肪脊髓裂、末端脊髓囊状膨出等（图2）。

超声影像学表现　二维超声声像图如下。①开放性脊柱裂（图3）：背部皮肤缺损，神经组织与外界相通，脑脊液可以通过裂口进入羊膜腔，导致脑脊液的循环障碍，从而出现一系列颅脑声像和羊水化学成分改变。因此，产前可通过特征性脊柱、颅脑声像改变、母体血清学AFP、羊水AFP、羊水乙酰胆碱酯酶测定等手段筛查与诊断开放性脊柱裂。开放性脊柱裂的脊柱特征主要有矢状切面上受累脊柱后方组织包

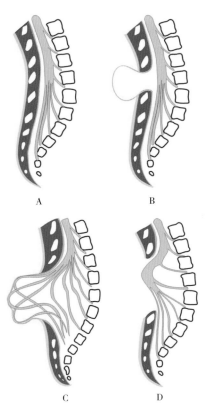

图 1　开放性脊柱裂分类示意图

注：A.正常脊柱；B.脊膜膨出；C.脊髓脊膜膨出；D.脊髓外露。

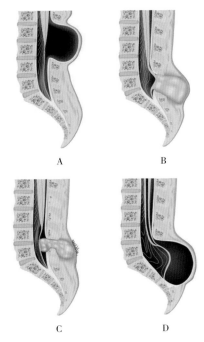

图 2　闭合性脊柱裂分类示意图

注：A.脊膜膨出；B.脂肪脊髓脊膜膨出；C.脂肪脊髓裂；D.脊髓脊膜膨出。

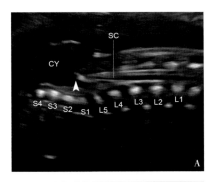

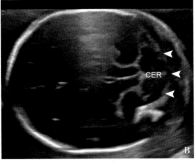

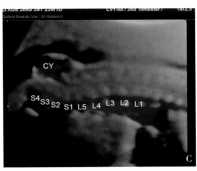

图 3　胎儿开放性脊柱裂超声图像

注：A.脊柱矢状切面显示骶尾部椎弓骨化中心连续性回声中断（箭头所指处），该处膨出一囊性包块（CY）；B.小脑水平横切面显示颅后窝池消失（箭头所示），小脑（CER）变小，弯曲向前似"香蕉"；C.三维反转模式成像清晰显示骶尾部椎弓裂口及膨出的包块（CY）。SC示脊髓。

括皮肤及其深部软组织回声连续性中断，囊状脊柱裂可见中断处膨出一囊性包块，内有脊膜、马尾神经或脊髓组织，可伴有脊柱后凸或侧凸畸形。脊柱横切面上显示位于后方的两个椎弓骨化中心向后开放，呈典型的"V"或"U"字形改变。脊柱冠状切面亦可显示后方的两个椎弓骨化中心距离增大。开放性脊柱裂的脑部特征主要有小脑异常（小脑变小、弯曲呈"香蕉状"，小脑发育不

良甚至小脑缺如）、颅后窝池消失、柠檬头征（横切胎头时出现前额隆起，双侧颞骨塌陷，形似柠檬）、脑室扩大等。合并其他畸形包括足内翻、足外翻、膝反屈、先天性髋关节脱位、脑积水、肾脏畸形、羊水过多等，有相应畸形的超声表现。②闭合性脊柱裂（图 4）：背部皮肤完整，神经组织与外界不相通，没有脑脊液外渗入羊膜腔，因此，无典型

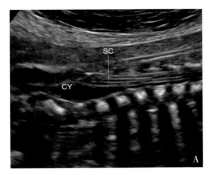

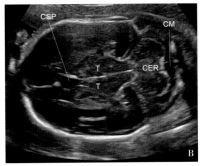

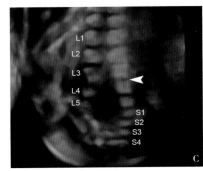

图 4　胎儿闭合性脊柱裂超声图像

注：A.脊柱矢状切面显示骶尾部椎弓连续性回声中断，中断处膨出一囊性包块（CY），囊壁较厚，其内可见多条强回声带；B.小脑水平横切面未见明显异常；C.脊柱三维成像背侧观 L4-S2 椎弓骨化中心裂开。SC示脊髓；CSP示透明隔腔；T示丘脑；CER示小脑；CM示后颅窝池。

的颅脑声像改变，小脑及颅后窝池正常，母体血清学 AFP、羊水 AFP、羊水乙酰胆碱酯酶多正常（少数闭合性脊柱裂伴腹壁异常者，母血 AFP 升高）。脊膜膨出、脂肪脊髓脊膜膨出、脂肪脊髓裂、末端脊髓囊状膨出等闭合性脊柱裂产前可能因为发现背部肿块而被检出，但是新生儿表现出来的背部包块在胎儿期不一定表现出来，而对于终丝脂肪瘤、终丝紧张、皮毛窦、尾端退化综合征等闭合性脊柱裂，背部无明显肿块，产前超声无特征性征象，因此，闭合性脊柱裂产前漏诊非常常见，只有在胎儿期有明显背部包块者，才有可能在产前检出。脊髓圆锥定位方法在产前发现闭合性脊柱裂有一定帮助。

超声影像学鉴别诊断　骶尾部囊状脊柱裂应与骶尾部囊状畸胎瘤相鉴别。开放性脊柱裂与囊状畸胎瘤较容易鉴别，前者有特征性颅内结构异常，后者颅内结构正常。闭合性脊柱裂与囊状畸胎瘤产前鉴别较困难，鉴别要点是观察脊柱的完整性和囊性包块是否与椎管交通。骶尾部囊状畸胎瘤的母血 AFP、羊水 AFP、羊水乙酰胆碱酯酶在妊娠中期一般正常，偶可在妊娠晚期升高，由于高心排血量，随孕周进展，可表现为胎儿水肿。脊柱裂合并脊柱侧弯畸形者应与单纯半椎体相鉴别。半椎体在脊柱横切面和冠状切面可见椎体的一侧存在，另一侧缺如，无囊性包块膨出，颅后窝池存在，皮肤连续性完好，可有脊柱侧弯畸形。

（李胜利　廖伊梅）

tāiér qiánnǎo wúliè jīxíng

胎儿前脑无裂畸形（fetal holoprosencephaly）

前脑未完全分开成左右两叶，而导致的一系列脑畸形和由此而引起的一系列面部畸形。又称全前脑。其发生率约 1/10000。该病常与染色体畸形如 13- 三体、18- 三体、18 号染色体短臂缺失等有关，也与其他类型的染色体异常如不平衡易位或基因突变有关，但仍有许多病例发病原因不清楚。30%～50% 全前脑伴有染色体异常，其中 13- 三体约占所有染色体异常的 75%，如伴有其他结构异常，则染色体异常的风险进一步增加。如染色体核型分析正常，可进行羊水细胞 DNA 突变检测，如 SHH、TGIF、SIX3、ZIC2 等基因。全前脑是多因素引起的先天畸形。如果是常染色体隐性遗传，再发风险约 25%。对于散发病例，其再发风险约 6%。全前脑受累家族中，再发严重神经系统异常的风险约 12%；如果胎儿染色体异常，再发风险约 1%；如父母染色体平衡易位，则再发风险更高；母体患有糖尿病，再发风险约 1%。

病理生理基础　根据大脑半球分开程度，前脑无裂畸形有 4 种类型。①无叶全前脑：最严重，大脑半球完全融合未分开，大脑镰及半球裂隙缺失，仅单个原始脑室，丘脑融合成一个。②半叶全前脑：为一种中间类型，介于无叶全前脑和叶状全前脑之间。颞叶及枕叶有更多的大脑组织，大脑半球及侧脑室仅在后侧分开，前方仍相连，仍为单一侧脑室，丘脑常融合或不完全融合。③叶状全前脑：大脑半球及脑室均已分开，大脑半球的前后裂隙发育尚好，丘脑亦分为左、右各一，但仍有一定程度的结构融合，如额叶深部融合、穹隆柱融合、透明隔消失等。④中央变异型全前脑：大脑半球在额叶后部及顶叶前部区域融合，而在额叶前部、枕叶、基底节区域分开，通常胼胝体膝部和压部已形成，但体部缺如。

由于大脑半球不分开，可形成一系列不同程度的面部中线结构畸形。眼畸形可表现为轻度眼距过近，严重者可形成独眼畸形，眼眶融合成一个，甚至眼球亦融合成一个。鼻畸形可表现为单鼻孔畸形、无鼻孔长鼻畸形或象鼻畸形，此种长鼻常位于独眼眶的上方。可伴有正中唇腭裂、双侧唇腭裂、小口畸形等。

超声影像学表现　二维超声声像图如下。①无叶全前脑（图 1）可根据单一侧脑室、丘脑融合、脑中线结构消失及长鼻、眼距过近或独眼等做出正确诊断。无叶全前脑：正常大脑、侧脑室、丘脑声像消失，不能显示两个侧脑室、两侧丘脑，仅可见一个较大的原始脑室，中央见单一丘脑低回声结构，呈融合状。脑中线结构消失，如脑中线回声消失，透明隔腔及第三脑室消失。胼胝体消失，脑组织变薄。可出现长鼻畸形或象鼻畸形，单眼眶或眼眶缺失，单眼球，正中唇腭裂等。②半叶全前脑：前部为单一脑室腔且明显增大，后部可分开为两个脑室，丘脑融合、枕后叶部分形成。眼眶及眼距可正常，扁平鼻。也可合并有严重面部畸形，如猴头畸形、单鼻孔等。③叶状全前脑：胎儿期超声诊断困难，不易识别。透明隔消失时应想到该病可能，可有穹隆柱融合、额叶深部部分融合，大脑前动脉前移，可伴有胼胝体发育不全，冠状切面上侧脑室前角可在中线处相互连通。面部结构一般正常。④中央变异型全前脑：胎儿期超声诊断较难诊断。产前超声表现透明腔缺如，胼胝体体部缺如，大脑半球在额叶后部及顶叶前部区域融合。还可显示异常的外侧裂贯穿左右大脑半球。

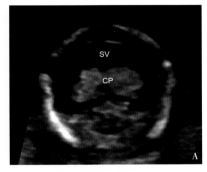

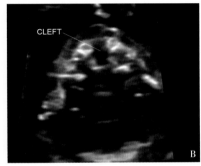

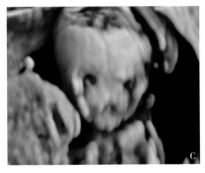

图1 胎儿无叶全前脑超声图像
注：A.产前超声颅脑横切面显示单一脑室（SV）、丘脑（CP）融合；B.经颅下三角显示硬腭连续性中断（CLEFT）；C.面部三维成像显示正中唇腭裂。

超声影像学鉴别诊断 主要与脑积水鉴别：因中脑导水管狭窄导致的脑积水，超声可显示完整的大脑镰，脑室扩张，两次丘脑分开，大脑组织可受压变薄。

（李胜利 廖伊梅）

tāiér piánzhītǐ fāyù bùliáng huò quēshī
胎儿胼胝体发育不良或缺失
（fetal agenesis/hypoplasia of the corpus callosum） 胼胝体在胚胎发育过程中的任何阶段出现障

碍，导致胼胝体的形态、结构等发生改变，从而产生的一系列影响神经系统及神经系统外的疾病。胼胝体异常在一般人群中发生率较低，为0.1‰~7‰，但在精神发育迟缓人群中的检出率高达2%~4%。

常与染色体畸形（多为18-三体、8-三体或13-三体）和100种以上基因综合征有关，染色体异常率达17.8%。胼胝体异常的再发风险取决于该病是否是孤立性病变、是否合并代谢性疾病、是否为基因综合征。如果合并非整倍体异常，再发风险为1%，且其风险随孕妇年龄增长而增高。如果为孤立性胼胝体异常，再发风险为2%~3%。多数为散发病例，也有家族聚集性的报道。

病理生理基础 受精约51天胼胝体逐渐发育，胼胝体基本结构在妊娠18~20周完成，继续增

长至整个妊娠晚期。胼胝体胚胎发育过程一旦受到遗传和环境等因素干扰，将导致胼胝体的结构异常。

根据胚胎胼胝体发育停滞的时期，胼胝体发育异常可以分为完全型胼胝体缺如、部分型胼胝体缺如和胼胝体发育不良（图1）。①完全型胼胝体缺如：第三脑室不同程度扩大并向头侧移位，侧脑室前角增大并向外侧移位，透明隔腔消失，可伴或不伴胼胝体外发育异常，多为胚胎早期胼胝体发育停滞造成。②部分型胼胝体缺如：多为胚胎稍晚期受外界影响，使胼胝体发育停滞所致。③胼胝体发育不良：胼胝体形态发育完全，但相对于同等性别及年龄人群的胼胝体而言，此类胼胝体长度正常，但厚度相对较薄，多为胼胝体形成后受外界因素影响所致。

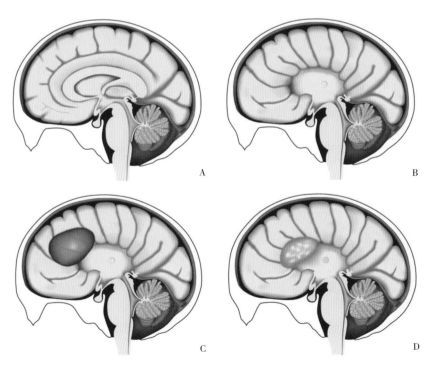

图1 正常颅脑及胼胝体缺失的正中矢状面示意图
注：A.正常颅脑正中矢状切面示意图；B.胼胝体完全缺失正中矢状切面示意图，胼胝体完全缺失，透明隔腔消失，脑沟脑回沿着第三脑室呈放射状排列；C.胼胝体完全缺失合并蛛网膜囊肿示意图；D.胼胝体完全缺失合并脂肪瘤示意图。

30%～45% 的胼胝体发育异常胎儿有明确的原因，约 10% 有染色体异常，其余 20%～35% 有可识别的基因综合征。胼胝体发育不全中合并其他部位异常者约占 68%，以合并中枢神经系统异常为主。胼胝体发育不全单纯合并颅外结构畸形的病例不多，通常见于 18- 三体综合征、13- 三体综合征及其他综合征中与颅内结构畸形同时合并存在。包括心脏畸形、泌尿系统畸形、肢体异常、单脐动脉、鼻骨缺失、肺发育不良、胎儿宫内生长受限等。

超声影像学表现　包括以下方面（图 2）。

二维超声　胎儿胼胝体结构异常在矢状切面／冠状切面的直接征象表现为胼胝体部分或完全不显示，胼胝体变薄、变短或回声异常。除直接征象外，矢状切面上仍存在胼胝体异常的相关间接征象，包括侧脑室扩张呈泪滴状、侧脑室前角外展（公牛角征）、第三脑室上移、两侧端脑内侧缘间距增宽（三线征）、透明隔腔缺如；半环状胼周动脉走行完全／部分缺失、扣带回走行杂乱等。

三维超声　现代三维超声能够在起始切面为颅脑横切面的三维容积数据中，用自由解剖成像方法获取矢状切面，对在二维超声不能获取矢状切面的胎儿有重要的意义。但是通过这一方法获取矢状切面，仍然有部分胎儿不能获得有诊断意义的图像。

彩色多普勒超声　胼胝体完全缺如时，在胼胝体上缘呈弧形走行的胼胝体周围动脉消失，胼胝体缘动脉走行异常，大脑前动脉向上直线走行，其分支呈放射状分布到大脑各区域；胼胝体发育不良时，胼胝体周围动脉短小，在胼胝体缺如处胼胝体周围动脉

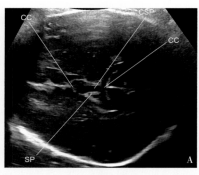
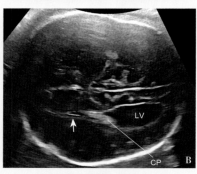
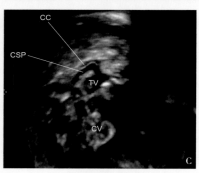

图 2　胎儿胼胝体发育不良超声图像

注：A. 透明隔腔水平横切面胼胝体膝部、压部可显示；B. 侧脑室水平横切面显示侧脑室前角外展，侧脑室扩张，呈"泪滴状"改变；C. 颅脑三维自由解剖成像显示胼胝体细小。CC 示胼胝体；CSP 示透明隔腔；SP 示透明隔；CP 示脉络丛；LV 示侧脑室；TV 示第三脑室，CV 示小脑蚓部。

亦消失。

超声影像学鉴别诊断　该病需与单纯透明隔腔异常、视－隔发育不良、单纯侧脑室扩张等相鉴别。单纯透明隔腔异常除透明隔腔外无其他如胼胝体异常的表现。视－隔发育不良除透明隔腔异常、胼胝体异常外，还有视神经异常的表现。单纯侧脑室扩张者胼胝体正常。

（李胜利　曾　晴）

tāiér Dāndí–wòkè jīxíng

胎儿丹迪－沃克畸形（fetal Dandy-Walker malfromation）

小脑蚓部先天性发育不良或发育不全伴小脑向前上方移位、第四脑室极度扩张等多种先天性异常的复合畸形。极少见，其发生率为 1/35000～1/25000。丹迪－沃克畸形（Dandy-Walker malfromation，DWM）可以发生在单基因病和染色体异常中，也可能由环境因素诱导形成，可以是单发畸形，也可以合并其他结构异常。再发风险有以下 4 种可能：①丹迪－沃克畸形是遗传性疾病的一部分时，再发风险取决于该病的遗传方式。② Dandy-Walker 畸形合并染色体异常时，再发风险取决于孕妇年龄、家族史以及是否有不平衡染色体异常的家族性风险。③丹迪－沃克畸形合并其他多发畸形如唇腭裂、先天性心脏畸形等，这些畸形的再发风险增加 5%。④单纯丹迪－沃克畸形的再发风险为 1%～5%。

病理生理基础　DWM 有以下 4 个特点：①小脑蚓部先天性发育不良或发育不全，伴小脑向前上方移位。②第四脑室极度扩张，或后颅窝巨大囊肿与第四脑室交通。③并发脑积水。④第四脑室出口即外侧孔和正中孔先天性闭锁。但是上述的第③④项特点并不一定都存在。DWM 曾分为以下 3 类。①典型 DWM 畸形：以小脑蚓部完全缺失为特征。②变异型 DWM：以小脑下蚓部发育不全为特征，可伴有或不伴有后颅窝池增大。③单纯后颅窝池增大：小脑蚓部完整，第四脑室正常，小脑幕上结构亦无异常。但是，这种分类方法已经不能满足影像学诊断的需要。目前已有新的影像分类方法（表 1），将小脑蚓部畸

表 1　后颅窝畸形新分类方法

疾病名称	病变特征
永存布莱克（Blake）陷窝窝囊肿	小脑蚓部完整，并轻度向上方旋转；窦汇位置正常
颅后窝池增大	小脑延髓池增大（＞10mm），小脑蚓部完整且无向上方旋转，窦汇位置正常
丹迪－沃克畸形	蚓部明显向上方旋转，蚓部可发育不全或发育不良，小脑幕上抬，窦汇位置上移
小脑蚓部发育不良	蚓部结构正常但体积小，蚓部中度向上方旋转，窦汇位置正常
小脑蚓部发育不全	蚓部完全不发育是指蚓部完全缺失，而蚓部发育不全指蚓部部分缺失，剩余部分结构容积正常
小脑发育不良	小脑延髓池增大，小脑体积小，蚓部较小
脑桥小脑发育不良	小脑体积小且脑桥变平
菱脑融合	小脑半球及齿状核融合，蚓部不同程度发育不全
后颅窝蛛网膜囊肿	囊性占位，且压迫小脑引起变形
单侧小脑损伤	因产前损伤（出血、梗死、感染）导致全部或部分小脑受损
朱伯特综合征	以小脑蚓部发育不全为特征，小脑蚓部缺失，双侧小脑半球被一脑脊液裂隙分开，第四脑室呈蝙蝠翼状、中脑变形呈磨牙状，第四脑室下部和后方脑池相连呈高脚酒杯状，无后颅池囊肿

形列入后颅窝积液的范畴。新分类中避免了 DWM 变异型的困扰，DWM 的疾病特征即蚓部明显向上方旋转，蚓部发育不全或发育不良，窦汇位置上移。新的分类方法强调了正中矢状切面图像和窦汇的位置在 DWM 诊断和鉴别诊断中的重要作用，窦汇上移是 DWM 与大枕大池、布莱克陷窝囊肿和小脑蚓部发育不良鉴别的重要指标。

在胚胎发育的第 7~12 周，若受到物理、化学和生物等致畸因子的影响，使得小脑蚓部的产生和分化发生紊乱，即可形成小脑及其蚓部畸形。多数丹迪－沃克可合并神经系统的其他畸形，如中线结构的发育不全、小脑发育不全、大脑导水管发育不全以及中线肿瘤（脑中线囊肿、脂肪瘤、畸胎瘤）和脑组织异位症等。其中以胼胝体发育不全最常见。伴有中枢神经系统其他畸形或其他系统异常也会增加染色体异常的风险。约有 1/3 的丹迪－沃克病例伴脑室扩张，但完全型小

脑蚓部发育不全伴脑室扩张则较少见，且其伴发脑室扩张还与染色体异常风险呈负相关（伴脑室扩张者风险为 21%，而不伴脑室扩张者为 54%）。丹迪－沃克合并非中枢神经系统畸形常见的包括心脏畸形、四肢骨骼畸形和泌尿系统畸形，约发生在 1/4 的病例中。丹迪－沃克常伴发于 50 多种遗传综合征，如梅克尔－格鲁贝（Meckel-Gruber）综合征、沃克－沃尔伯格（Walker-Warburg）综合征或朱伯特（Joubert）综合征，15%~45% 合并染色体异常（常为 18-三体综合征和 13-三体综合征）。但也可单独存在而不伴发其他畸形。

超声影像学表现　二维超声小脑横切面上，典型 DWM 超声表现为两侧小脑半球分开，中间无联系，蚓部完全缺如，后颅窝池明显增大，第四脑室增大，两者相互连通（图 1）；小脑蚓部正中矢状切面上，小脑蚓部完全缺失或蚓部面积缩小，面积缩小一般超过 50%；24 孕周之后原裂、次

裂及第四脑室顶部显示不清或不显示；9 个蚓叶分支的强回声较相同孕周正常胎儿变少或显示不清；蚓部向上方旋转，窦汇明显上移；小脑蚓部重度向上方旋转，即逆时针旋转。小脑蚓部正中矢状切面上，脑干－蚓部夹角（BV）及脑干－小脑幕夹角（BT）是判断蚓部向上方旋转的重要指标。

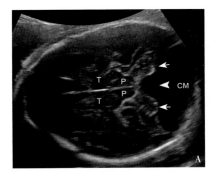

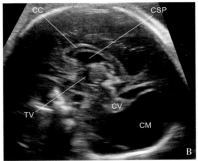

图 1　胎儿丹迪－沃克畸形超声图像

注：A. 经小脑斜横切面示两侧小脑半球分开，蚓部部分缺如，后颅窝池（CM）明显增大，与第四脑室相通；B. 小脑蚓部正中矢状切面示小脑蚓部面积缩小，原裂、次裂及第四脑室顶部显示不清；T 示丘脑；P 示大脑脚；CC 示胼胝体；CSP 示透明隔腔；TV 示第三脑室；CV 示小脑蚓部。

超声影像学鉴别诊断　丹迪－沃克与后颅窝其他疾病的鉴别要点见表。窦汇上移是丹迪－沃克与大枕大池、布莱克陷窝囊肿和小脑蚓部发育不良鉴别的重要指标。

（李胜利　廖伊梅）

tāi ér xiǎo nǎo yǐn bù quē shī

胎儿小脑蚓部缺失（fetal vermian agenesis）

小脑蚓部完全或部分缺失的畸形。蚓部完全不

发育时蚓部完全缺失，而蚓部部分发育不全时蚓部部分缺失，剩余部分结构容积正常。因既往对后颅窝畸形的定义和分类混乱，因此该病确切的发生率及预后有待进一步研究证实。

病理生理基础（图1） 受精后60天小脑板的两外侧部膨大，形成小脑半球，两侧翼板中部融合凹陷，小脑蚓部开始形成。受精后9~10周，两侧小脑半球融合沿着增厚的前膜自上而下形成小脑蚓部，前膜逐渐变短消失。小脑脉络丛直接连于小脑蚓部下方。若两侧小脑翼板在中线融合障碍，小脑蚓部形成异常，前膜持续存在则会形成小脑蚓部发育不全或发育不良。

正常小脑蚓部的基本形成（具备9个蚓叶）约在妊娠第18周后。在胚胎发育的妊娠第7~12周，若受到物理、化学和生物等致畸因子的影响，使得小脑蚓部

的产生和分化发生紊乱，即可形成小脑及其蚓部畸形。小脑蚓部发育不全可单独存在，也可以合并其他畸形，如枕部脑膨出、多囊肾、多指畸形等。文献报道蚓部发育不全可能与CHD7基因突变有关。

超声影像学表现 二维超声小脑水平横切面上，如为小脑蚓部完全缺如（图2）时，整个系列小脑水平横切面上均表现为两侧小脑半球分离，未显示小脑蚓部回声。如为小脑蚓部部分缺失时，超声表现为小蚓部下部的两侧小脑半球分离，而小脑蚓部上部的两侧小脑半球通过小脑蚓部相连。小脑蚓部正中矢状切面上，如为小脑蚓部完全缺如时，该切面上未显示小脑蚓部回声。如为小脑蚓部部分缺如时，常表现为小脑

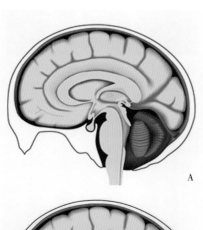

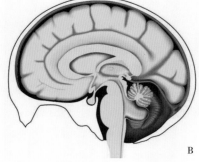

图1 小脑蚓部发育不全示意图
注：A.小脑蚓部完全缺如；B.小脑蚓部部分发育不全（部分缺如）。

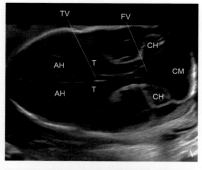

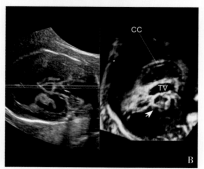

图2 胎儿小脑蚓部完全缺如超声图像
注：A.小脑横切面显示两侧小脑半球分离，未显示蚓部回声，第四脑室与后颅窝池相通，第三脑室、侧脑室扩张；B.胎儿颅脑三维成像正中矢状切面未显示小脑蚓部回声（箭头所示）。AH示侧脑室前角；T示丘脑；TV示第三脑室；FV示第四脑室；CH示小脑半球；CM示后颅窝池；CC示胼胝体。

下蚓部缺如，剩余部分结构容积正常。

超声影像学鉴别诊断 小脑蚓部部分发育不全主要与小脑蚓部发育不良相鉴别，前者是蚓部部分缺失，剩余部分结构容积正常；后者是结构完整，但容积原发性减少。小脑蚓部完全缺如时，若两侧小脑半球靠在一起，会使鉴别诊断变得更加困难，此时，正中矢状切面无法显示正常的第四脑室形态可能有帮助。

（李胜利 廖伊梅）

tāiér xiǎonǎo yǐnbù fāyù bùliáng

胎儿小脑蚓部发育不良（fetal vermian hypoplasia） 蚓部结构正常但体积小，蚓部中度向上方旋转，窦汇位置正常的畸形。因既往对后颅窝畸形的定义和分类混乱，因此该病确切的发生率及预后有待进一步研究证实。

病理生理基础 受精后60天小脑板的两外侧部膨大，形成小脑半球，两侧翼板中部融合凹陷，小脑蚓部开始形成。受精后9~10周，两侧小脑半球融合沿着增厚的前膜自上而下形成小脑蚓部，前膜逐渐变短消失。小脑脉络丛直接连于小脑蚓部下方。若两侧小脑翼板在中线融合障碍，小脑蚓部形成异常，前膜持续存在则会形成小脑蚓部发育不全或发育不良（图1）。在胚胎发育的第7~12周，若受到物理、化学和生物等致畸因子的影响，使得小脑蚓部的产生和分化发生紊乱，即可形成小脑及其蚓部畸形。

超声影像学表现 二维超声（图2）小脑水平横切面上，超声表现为两侧小脑半球分离，但在后颅窝偏上方仍可见小脑蚓部将两侧小脑半球联系起来。后颅窝池增大，可伴有第四脑室扩张，两者相互连通，连通处呈细管状。

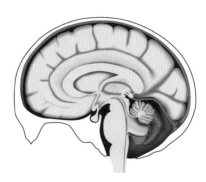

图1 小脑蚓部发育不良示意图

注：蚓部结构正常但体积小，蚓部中度向上方旋转，窦汇位置正常。

小脑蚓部正中矢状切面上，蚓部面积缩小，但较DWM不明显。蚓部面积小于相同孕周正常胎儿蚓部面积的三个标准差以上，一般大于相同孕周正常胎儿蚓部面积的50%。原裂、次裂显示欠清或部分不显示，第四脑室顶部变浅，9个蚓叶分支的强回声较相同孕周胎儿少。正中矢状断面上，蚓部中度向上方旋转，但是窦汇位置正常。

超声影像学鉴别诊断 小脑蚓部发育不良主要与小脑蚓部发育不全相鉴别，前者是结构完整，但容积原发性减少；后者是蚓部部分缺失，剩余部分结构容积正常。但产前应慎用小脑蚓部发育

不良的诊断，尤其是妊娠27周以前，因为妊娠18周后胎儿出现蚓部开放属于正常还是异常还有待研究，且有研究表明超声检查发现部分胎儿至妊娠20周甚至27周其蚓部仍未关闭，属于生理性延迟关闭。

（李胜利 廖伊梅）

tāiér Bùláikè xiànwō nángzhǒng

胎儿布莱克陷窝囊肿（fetal Blake's pouch cyst）

若第四脑室正中孔开窗失败，布莱克（Blake）陷窝持续存在，与蛛网膜下腔不相通，导致布莱克陷窝增大则形成的囊肿（图1）。布莱克（Blake）于1900年首次描述。

布莱克陷窝发育开始于妊娠第8~9周，至妊娠第20周儿发育成熟。妊娠第14~15周后膜区在下蚓部和薄囊核之间向后翻卷形成布莱克陷窝。约妊娠第17周布莱克陷窝开窗并与蛛网膜下腔相通，形成第四脑室正中孔。稍后，第四脑室侧孔开孔形成，胎儿脑脊液循环畅通。在此之后，布莱克陷窝退化形成了布莱克遗迹，即小脑延髓池间隔（cisterna magna septa，CMS）。目前文献报道与该疾病有关的畸形包括心脏畸形、多囊肾、胼胝体发育不

良、足内翻、小下颌、韦德尼希－霍夫曼病（Werdnig-Hoffmann）、胆道闭锁、贝克威思－威德曼（Beckwith-Wiedemann）综合征等疾病。

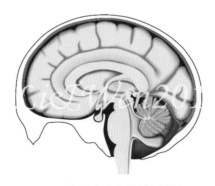

图1 布莱克陷窝囊肿示意图

病理生理基础 布莱克陷窝囊肿的形成是由于正中孔开窗失败导致的，其确切病因尚不明，基因、生长和形态发生因素可能与其有关。有学者报道仅25%的布莱克陷窝囊肿合并其他畸形。布莱克陷窝的胚胎发育过程与超声观察到胎儿的布莱克陷窝发育在20~22孕周达到高峰是一致的。但是，在健康胎儿中有1%~2%的胎儿其第四脑室正中孔缺如。在临床实践中或在文献报道中，有一部分胎儿在14~24孕周可出现可逆性脑室扩大、后颅窝池增宽（≥10mm）以及CMS增大（通常发生于14~16孕周，消失于22~24孕周）。推测可能系布莱克陷窝正中孔缺如，加上脑室内脉络丛分泌脑脊液增加，脑室内压力增高，使得侧脑室、第三和第四脑室及小脑延髓池短暂性增大（实际上是布莱克陷窝增大）。然而，随着第四脑室侧孔开孔形成，脑室扩大和小脑延髓池增大逐渐恢复正常。正是由于这种布莱克陷窝正中孔的先天性缺如的

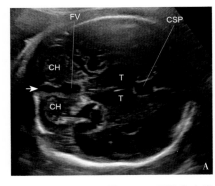 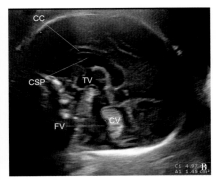

图2 30周胎儿小脑蚓部发育不良超声图像

注：A.胎儿颅脑横切面显示两侧小脑半球中间可见小脑蚓部回声；B.小脑蚓部正中矢状切面上，蚓部（CV）面积较正常孕周小。CH示小脑半球；CM示后颅窝池；TV示第三脑室；FV示第四脑室；CSP示透明隔腔；CC示胼胝体。

原因，才导致这些可逆性的变化。这同样也可解释为何超声检查此时期胎儿往往可见 CMS 向外弓出，形成类似于永存布莱克陷窝囊肿的原因。若第四脑室正中孔和侧孔发生闭锁，可导致布莱克陷窝持续增大，压迫小脑蚓部，引起小脑蚓部压迫性萎缩。若第四脑室正中孔和侧孔发生狭窄，就可导致永存布莱克陷窝囊肿。当永存布莱克陷窝囊肿内的脑脊液量增加、压力增大，脑脊液即可通过狭窄的正中孔或侧孔排出，以维持脑脊液通畅并使永存布莱克陷窝囊肿不再继续增大。因此，产前超声若要诊断永存布莱克陷窝囊肿，必须随访至 24 孕周之后，甚至到 28 孕周。永存布莱克陷窝囊肿在除外染色体异常和其他结构畸形后，可能是后颅窝池的一种正常变异。

超声影像学表现 永存布莱克陷窝囊肿的二维超声表现：经小脑斜横切面上，两侧小脑半球分开，第四脑室与后颅窝池相通呈锁匙孔征象（图 2A、B）。枕大池正常或增宽；在正中矢状切面上，蚓部形态大小正常，第四脑室顶部存在，蚓部轻度向上方旋转，窦汇位置正常。值得引起重视的是，永存布莱克陷窝囊肿其第四脑室顶部是可见的。

超声影像学鉴别诊断 永存布莱克陷窝囊肿需与 Dandy Walker 畸形鉴别。布莱克陷窝囊肿的小脑蚓部完整，并轻度向上方旋转；窦汇位置正常。Dandy Walker 畸形的蚓部明显向上方旋转，蚓部可发育不全或发育不良，小脑幕上抬，窦汇位置上移。

（李胜利 廖伊梅）

tāiér shì-gé fāyù bùliáng

胎儿视－隔发育不良（fetal septooptic dysplasia） 罕见的前脑中线结构发育异常的畸形。又称德莫西（De Morsier）综合征。发病率 1/50000，无性别差异。

病理 该病病因尚不明确，其病理特性主要包括：①视觉通路的异常，视神经、视交叉发育不良。②神经系统脑中线结构的异常，如透明隔发育不良、胼胝体发育不良、脑裂畸形、脑室扩张、神经元迁移障碍、蛛网膜囊肿、脑干异常等。③下丘脑、垂体功能异常。视－隔发育不良诊断标准是存在上述两个或两个以上的典型特性。

超声影像学表现 胎儿期超声诊断困难，不易识别，透明隔腔消失时有该病的可能，75%～80% 的视－隔发育不良合并透明隔发育不良或缺如；其次是脑裂畸形和蛛网膜囊肿，约为 50% 和 12.5%（图 1）。

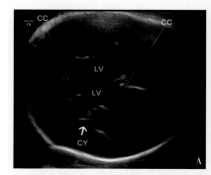

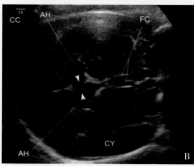

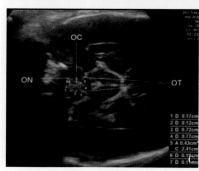

图 1 胎儿视－隔发育不良超声图像
注：A. 侧脑室水平横切面显示透明隔腔消失，胼胝体（CC）膝部和压部可见，侧脑室（LV）融合，合并脑裂畸形（箭头所示）；B. 侧脑室水平冠状切面显示透明隔腔消失，侧脑室前角（AH）融合，穹隆柱分开（FC）；C. 视交叉水平横切面显示视神经（ON）、视束（OT）变细。

超声影像学鉴别诊断 视－隔发育不全主要与叶状全前脑、孤立性透明隔腔缺如相鉴别。叶状全前脑穹隆融合、视－隔发育不良穹隆不融合，可做鉴别点。而孤立性透明隔腔缺如并无其他

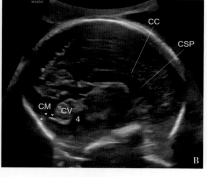

图 2 26 周胎儿永存布莱克陷窝囊肿超声图像
注：A. 经小脑斜横切面上，两侧小脑半球分开，第四脑室与后颅窝池相通呈锁匙孔征象；B. 在小脑蚓部正中矢状切面上，蚓部形态大小正常，第四脑室顶部存在，蚓部轻度向上方旋转。P 示大脑脚；CH 示小脑半球；CM 示颅后窝池；CV 示小脑蚓部；CC 示胼胝体；CSP 示透明隔腔。

合并畸形。颅脑 MRI 可以有助于诊断。

(李胜利 黄怡)

tāiér nǎoliè jīxíng

胎儿脑裂畸形（fetal schizence-phaly）

胎儿脑部裂开的畸形。英国发生率约 1.48/100000。

病理生理基础 脑裂畸形主要特征是胎儿大脑的裂畸形，典型的脑裂畸形是左、右大脑半球在颞叶水平裂开成前后两部分，裂开处与侧脑室相通，因而侧脑室与蛛网膜下隙通过裂畸形直接相通。脑裂畸形可以是对称的，也可以是非对称的，可以为双侧裂开，也可以只有一侧大脑裂畸形（图 1）。裂开的表面有灰质覆盖。根据严重程度，分为两型：Ⅰ型即闭唇型，裂唇彼此相连；Ⅱ型即开唇型，指裂唇开放，充满脑脊液的裂隙伸入到脑室水平。伴发的脑畸形有脑室扩大或脑积水、多小脑回畸形、语言错乱、胼胝体发育不全、透明隔腔消失等。其发生原因可能与脑发育异常有关，也可能是由于双侧大脑中动脉梗阻导致脑组织坏死所致，也有报道与以下因素可能有关：应用华法林、暴露于有机溶剂、巨细胞病毒感染、免疫性血小板

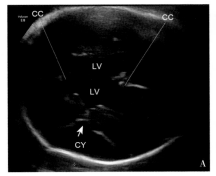
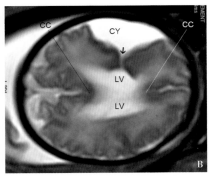

图 2　25 周胎儿左侧颞顶叶脑裂畸形超声图像

注：A. 近颅顶水平横切面显示左侧大脑半球颞顶叶区裂开成两部分，裂开处为无回声区（CY）且与侧脑室及蛛网膜下隙相通（箭头所指处为相通处），无回声区直达颅骨内面；B.MRI 显示裂开处呈无回声区与侧脑室相通。CC 示胼胝体；LV 示侧脑室。

减少症、双胎之一死亡或继发于创伤或羊膜腔穿刺术后，也有报道该病多发生于低孕妇年龄组。

超声影像学表现 该病多在妊娠 28 周后诊断，胎头横切时可显示胎儿大脑裂开成前后两部分，裂开处为无回声区且与侧脑室无回声暗区及蛛网膜下隙相通，无回声区直达两侧颅骨内面，大脑裂开处表面由于有大脑灰质的衬托，表面回声较强，与正常脑表面回声相似。裂畸形常不对称，也可以为完全对称性裂开。可为单侧也可为双侧。脑裂畸形最常发生于大脑顶叶，80% ~ 90% 伴有透明隔腔消失（图 2）。

超声影像学鉴别诊断 脑裂畸形主要与胎儿脑穿通畸形相鉴别。后者表现为脑实质内见一个或多个形态不规则的囊性无回声区，囊肿多与侧脑室相通。

(李胜利 顾莉莉)

tāiér nǎo chuāntōng jīxíng

胎儿脑穿通畸形（fetal conge-nital porencephaly）

由于脑血管阻塞导致脑萎缩，脑实质内脑血管破裂出血，萎缩坏死区或出血灶被吸收后形成的脑内囊状病变，与脑室系统或蛛网膜下隙或同时与两者相通的畸形。亦称孔洞脑。胎儿脑穿通畸形极其罕见，少数有家族史合并常染色体显性遗传。

病理生理基础 脑穿通畸形主要特征是脑实质内见一个或多个形态不规则的囊性无回声区，囊肿多与侧脑室相通。多继发于妊娠晚期胎儿宫内脑损伤，由于早产儿颅内出血较多见，因此脑穿通囊肿在早产儿比胎儿多见。也可能与孕妇华法林、可卡因使用史，巨细胞病毒、柯萨奇病毒、弓形虫感染以及卒中、血栓栓塞、静脉血栓家族史有关。如有常染色显性遗传家族史，建议咨询遗传学家，行分子学检查有无遗传

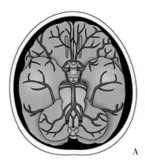
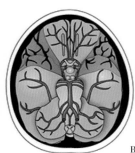
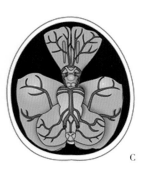

图 1　正常颅脑及脑裂畸形示意图

注：A 为正常颅脑；B 和 C 为脑裂畸形示意图，脑裂常见原因是胚胎早期一过性低血压，导致双侧或单侧大脑中动脉梗阻（图 B 黑色血管）导致脑组织坏死（图 B 灰色区域），双侧或一侧大脑半球在颞叶水平裂开成前后两部分（图 C），裂开处与侧脑室相通，因而侧脑室与蛛网膜下隙通过裂畸形直接相通。

性易栓症和遗传性血管炎。该病与染色体异常关系不大。单绒双胎中一胎畸形，结扎畸形胎儿脐带可降低正常胎儿发生脑穿通畸形的风险。脑穿通畸形的产前自然病程尚不清楚，因血管异常所致病例产前有恶化的可能。

超声影像学表现 二维超声脑实质内见一个或多个形态不规则的囊性无回声区，囊肿多与侧脑室相通（图1）。

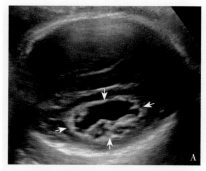
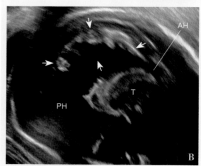

图1 胎儿脑穿通畸形超声图像

注：A.颅顶横切面显示大脑实质内的无回声区，周边可见不规则的坏死脑组织（箭头所示）；B.颅脑旁矢状切面可见无回声区与侧脑室相通。AH示侧脑室前角；PH示侧脑室后角。

超声影像学鉴别诊断 脑穿通畸形主要与蛛网膜囊肿、脑裂畸形相鉴别。①蛛网膜囊肿主要表现为单个病变在中线附近，与侧脑室不相通。②脑裂畸形表现为大脑半球实质内的异常裂隙，裂隙的两侧是脑实质，裂隙内充满脑脊液，裂隙一端通向脑室，另一端通向蛛网膜下腔，与软脑膜相连。

（李胜利　顾莉莉）

tāiér xiǎo tóu jīxíng

胎儿小头畸形（fetal microcephaly） 头颅明显变小并伴脑发育不良的畸形。发生率约为1/1000。多数病例呈散发性，也可以是常染色体显性遗传或常染色体隐性遗传。

病理生理基础 小头畸形主要特征是头围明显缩小，比同龄组头围均值小2～3倍标准差或以上。头颅小而面部正常，因而颅面比例明显失调，前额向后倾斜，脑发育差，脑缩小，且大脑半球受累较间脑和菱脑更明显，常有脑回异常，如巨脑回、小脑回或无脑回畸形，还可伴有基底神经节萎缩，可有侧脑室扩大。伴有其他脑畸形时，有相应畸形的特征，如脑穿通畸形、无脑回畸形、全前脑、脑膜膨出等。发病机制可能与染色体畸形或基因突变有关，也可能与胎儿宫内缺氧、先天感染、接触X射线或致畸物等有关。

超声影像学表现 二维超声（图1）胎儿头围测值低于同龄胎儿的3倍标准差以上，是诊断小头畸形最可靠的指标之一，有研究表明，头围测值与智力发育迟缓相关性较高。其他生长参数如胎儿腹围、股骨长、肱骨长等可在正常值范围内。头围/腹围比值，双顶径/腹围、双顶径/股骨长比值明显小于正常。额叶明显减小，前额明显后缩。

超声影像学鉴别诊断 超声诊断小头畸形主要根据生物学测量数据来判断，因此，在诊断小头畸形时应注意除外胎儿宫内生长受限，因此腹围与头围的比值在区别两者时很重要。另外小头畸形能否在24周以前做出正确诊断尚不得而知，因为许多小头畸形在此时期之前头颅未低于正常的第15百分位或3倍标准差以上，更有甚者，许多小头畸形常伴胎儿宫内生长受限，此时更难判断。因此，小头畸形超声诊断多在妊娠晚期才能被诊断。由于小头畸形常合并存在于各种原因所致的脑发育迟缓疾病，如先天感染、染色体畸形、全前脑等，因此超声发现胎儿小头畸形后，应对胎儿各系统结构进行详细、系统的检查，寻找出可能存在的其他畸形。

另外，小头畸形还应该与脑膜脑膨出相鉴别，小头畸形颅骨

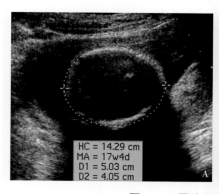
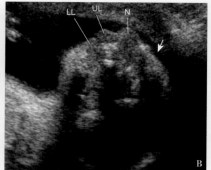

图1 28周胎儿小头畸形超声图像

注：A.头部横切显示脑内结构欠清晰，头围14.81cm，相当于17周4天，低于正常孕周的5倍标准差。透明隔腔消失，小脑发育差；B.头面部正中矢状切面，显示前额明显后缩（箭头）。N示鼻；UL示上唇；LL示下唇。

强回声环存在，双顶径、头围等生物学测量参数明显减小，前额后缩。

（李胜利　顾莉莉）

tāiér Jīyàlǐ jīxíng

胎儿基亚里畸形（fetal Chiari malformation）　以小脑扁桃体下疝为主要特征的先天性颅颈交界区畸形。30%～70% 的基亚里畸形患者合并有脊髓空洞，常伴有脑积水、颅脑凹陷、脊柱侧弯等枕颈交界区的骨性改变，导致颅后窝容积不足，小脑、延髓和上段颈髓受压，产生复杂多样的临床症状。

病理生理基础　包括 4 种类型。①基亚里 I 型：小脑扁桃体与小脑下蚓部下移，疝入椎管内，超过枕骨大孔平面以下 5mm 可确诊，第四脑室与延髓位置正常或延髓轻度下移但不与上颈髓重叠，常合并脊髓空洞及轻度脑积水。②基亚里 II 型：小脑扁桃体、小脑蚓部及延髓下移并疝入椎管；延髓变长与上颈髓重叠，脑桥延长变薄，第四脑室正中孔及导水管粘连狭窄，导致梗阻性脑积水，多数伴有脊髓脊膜膨出、脑积水及脊髓空洞。③基亚里 III 型：延髓、小脑、第四脑室疝入枕部膨出的脑膜中，常合并上段颈椎的脊膜膨出。④基亚里 IV 型：主要表现为小脑发育不全，并不向下膨出。

超声影像学表现　二维超声：基亚里 I 型产前超声诊断较难。基亚里 II 型可表现为脊柱和颅脑两个方面的异常。①"香蕉小脑"为颅后窝池消失，小脑变小，弯曲向前似"香蕉"，即小脑扁桃体疝；"柠檬头"征为胎儿脑内结构移位，颅内压力降低，妊娠中期横切胎头可观察到前额隆起，两侧颞骨内陷，形似柠檬；脑室

扩大；双顶径小于孕周（图 1）。②合并脊膜或脊髓脊膜膨出时，正常脊柱椎体和椎弓骨化中心形成的前后平行排列的两条串珠样强回声带，在脊柱裂部位后方的强回声线连续性中断，同时该处皮肤高回声带和软组织回声缺损，裂口处可见一囊性包块，包块内有马尾神经或脊髓组织，壁较薄（图 2）。基亚里 III 型主要表现为低位枕部及高位颈椎处的脊髓脊膜膨出，缺损处可见不均质低回声包块，囊壁薄，正常小脑及第四脑室缺失，颈椎发育异常，脑室扩大。基亚里 IV 型主要表现为小脑发育不全。

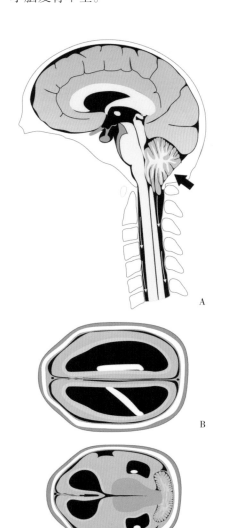

图 1　基亚里 II 畸形、柠檬征及香蕉小脑征与颅后窝池消失示意图

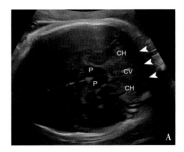
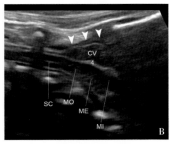
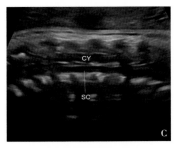
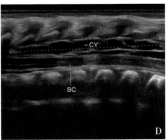
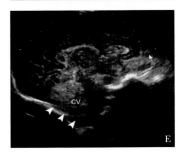

图 2　基亚里 II 型超声图像

注：A. 二维超声小脑水平斜横切面显示后颅窝池消失（箭头所示），小脑变小，弯曲向前似"香蕉"；B 与 E. 二维超声头颈部矢状切面显示小脑扁桃体、第四脑室及延髓下移并疝入椎管，后颅窝池消失（箭头所示），延髓、脑桥延长变薄；C 与 D：二维超声脊柱矢状切面可见硬膜外囊肿（CY）。P 示大脑脚；CH 示小脑半球；CV 示小脑蚓部；MI 示中脑；ME 示脑桥；MO 示延髓；SC 示脊髓。

超声影像学鉴别诊断 基亚里Ⅱ型需与中脑水管阻塞、颅缝早闭相鉴别，中脑水管阻塞脑积水常有进行性加重，侧脑室宽度大于15cm，脉络丛悬挂，头围增大，但颅后窝池正常；颅缝早闭可有头颅形态异常，头围小，颅后窝池也可缩小，但脊柱正常。值得注意的是，"柠檬头"征也可偶见于正常胎儿，产前应仔细扫查。基亚里Ⅲ型需与枕部脑膨出、颈部水囊瘤相鉴别，枕部脑膨出不合并颈椎缺损，颈部水囊瘤颅骨强回声连续，瘤体与颅内不相通。产前发现基亚里畸形时，可建议颅脑MRI以帮助诊断。

（李胜利　黄　怡）

tāiér Gàilún jìngmài liú

胎儿盖伦静脉瘤（fetal vein of Galen aneurysm）

由于动静脉畸形导致盖伦静脉呈瘤样扩张的畸形。是产前最常见的脑血管畸形，男女发病率比值约2∶1，多为散发病例，再发风险未见报道。

病理生理基础 主要特征是盖伦静脉呈瘤样扩张，供血动脉可为一条或多条小动脉，这些小动脉起源于威利斯（Willis）环或椎基底动脉系统，直接注入盖伦静脉内，形成动-静脉瘘或动-静脉畸形，由于畸形动脉与静脉之间没有正常的毛细血管网，因此交通处压差较大，血流阻力低，流速大，大量血液经此动-静脉畸形流入静脉返回心脏，形成无效循环（图1）。患儿可出现一系列并发症，累及中枢神经系统、心血管系统、呼吸系统等。中枢神经系统由于大量血流经动-静脉畸形流回心脏，周围脑组织血流供应相对减少而引起局部区域梗死和脑室周围脑白质软化。瘤体较大时可压迫中脑水管和引起颅内静脉压升高而导致脑积水。由于长期高心输出量导致胎儿充血性心力衰竭，心脏扩大，尤其是右心室扩大明显，上腔静脉及肺动脉亦扩张。研究表明，该病常合并存在共同动脉干及大动脉转位等先天性心脏畸形。另外，充血性心力衰竭还可导致胎儿水肿，因此，当检出胎儿水肿时，应仔细检查脑内有无脑动静脉畸形。

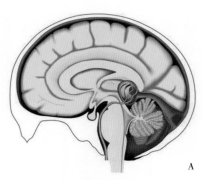

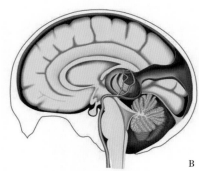

图1 静脉瘤示意图

注：A.盖伦静脉扩张引流入扩张的直窦；B.盖伦静脉扩张，脉络丛后动脉与正中前脑静脉扩张，通过镰状窦引流入上矢状窦。

超声影像学表现 包括以下方面（图2）。

二维超声 该病多在妊娠晚期（一般在32周以后）才被超声检出，其主要声像特点为：胎儿头部在丘脑平面横切时，近中线区、第三脑室的后方、丘脑的后下方探及一椭圆形无回声囊性结构，囊壁薄而光滑，形态规则。

彩色多普勒超声 可显示囊性无回声区内彩色血流，脉冲多普勒超声出现高速低阻的频谱。

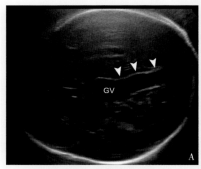

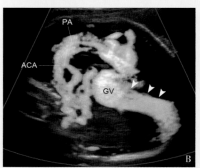

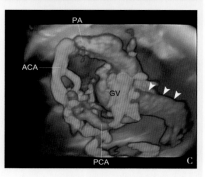

图2 胎儿盖伦静脉瘤超声图像

注：A.丘脑水平横切显示近中线区丘脑后方探及一扩张的盖伦静脉（箭头所示）；B与C.血流成像与血管三维成像显示盖伦静脉与脉周围动脉（PA）及大脑后动脉（PCA）形成动静脉瘘。ACA示大脑前动脉；GV示盖伦静脉。

超声影像学鉴别诊断 与其他脑内中线或中线旁囊肿（如蛛网膜囊肿、脑穿通囊肿、第三脑室扩张等）的鉴别主要依靠彩色多普勒超声，单纯从二维超声特征有时很难将其区分。

（李胜利　顾莉莉）

tāiér yìng nǎomó dòu jīxíng

胎儿硬脑膜窦畸形（fetal dural sinus malformation）

以一个或多个硬脑膜窦扩张伴动静脉分流为特征的先天血管畸形。该畸形较罕见，发生率不详，有学者认为在男胎中发病率较高。

病理生理基础 主要特征是各种原因引起的硬脑膜窦的扩张，可伴或不伴血栓形成。

确切发生机制尚不清楚。一种假说认为硬脑膜窦畸形起源于正常的静脉窦球，静脉窦球在胚胎4～6个月发育，其持续存在可导致静脉高压，继发形成硬脑膜动静脉瘘。另一种假说认为其源于硬脑膜窦的反常过度发育，硬脑膜窦血栓继发于不成熟及畸形发育静脉窦的血流量失调、内皮内层的改变以及静脉窦壁的低速分流。有学者认为胎儿硬脑膜窦畸形可能与羊膜腔穿刺有关，但尚未有大规模的病例报道证实该理论。硬脑膜窦畸形伴血栓形成常见于婴儿，目前认为，凡能引起静脉血流异常、静脉内壁炎性反应、静脉处于栓前状态者均可致脑静脉血栓形成。婴儿期诱发因素主要为窒息、败血症、急性淋巴细胞白血病、脱水、高胱氨酸尿症、血管外伤、血管畸形、母体先兆子痫以及生理性抗凝血遗传因子如抗凝血酶、蛋白酶C、蛋白酶S的缺陷。

超声影像学表现 包括以下方面（图1）。

二维超声 颅脑横切面上，颅内近枕骨窦汇处出现囊性回声区，多呈三角形或不规则形，边界清晰，囊壁回声较强，其内常可见密集细小点状回声朝一定方向流动，伴血栓形成时，囊内可见圆形或类圆形高回声团，周边有低回声区环绕；颅脑矢状切面上表现颅后窝囊性暗区，与上矢状窦相连。

彩色多普勒超声 超声不能检出囊内血流信号，部分病灶囊壁可见细小血流信号，并可见上

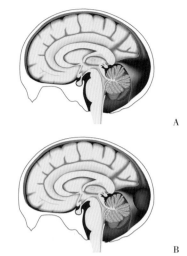
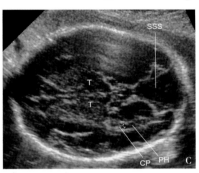
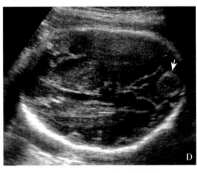
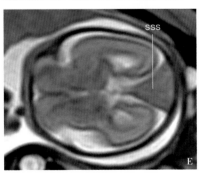

图1 胎儿硬脑膜窦畸形超声图像

注：A.硬脑膜窦畸形示意图，显示窦汇扩张；B.硬脑膜窦畸形伴血栓形成示意图；C.颅脑横切面显示上矢状窦（SSS）明显扩张，内透明差；D.颅脑横切面显示窦汇扩张，其内可见一强回声光团（箭头所示）；E：MRI横向轴位显示上矢状窦扩张明显扩张，呈类三角形。CP示脉络丛；PH示侧脑室后角；T示丘脑。

矢状窦、横窦血流在囊性包块边缘中断。

MRI硬脑膜窦正常流空效应消失，代之以不同时期的血栓信号，血栓信号的改变与血栓内血红蛋白状态和血管再通情况有关。常表现为窦汇扩张呈类三角形，TIWI或T2WI上均为高信号，伴血栓形成时，常可见偏中线的肿块，T2WI较脑灰质呈中低信号，伴或不伴局灶性偏心性稍高信号，常伴不同程度的上矢状窦扩张。

超声影像学鉴别诊断 胎儿硬脑膜窦畸形主要与永存布莱克陷窝囊肿、单纯性巨枕大池鉴别。永存布莱克陷窝囊肿可见两侧小脑半球分开，第四脑室与颅后窝池相通呈"锁匙孔征象"，枕大池正常或稍宽，窦汇位置正常。单纯性巨枕大池声像图表现为小脑延髓池扩大，从蚓部后方至枕骨表面的距离超过10mm，窦汇位置正常。

（李胜利　顾莉莉）

gōng nèi tāiér lú nèi chūxiě

宫内胎儿颅内出血（intracranial hemorrhage in utero） 胎儿于子宫内发生颅内出血性病变。较少见，发生率约1/1000。

病理生理基础 宫内胎儿颅内出血多发生于室管膜下、脑实质内、硬脑膜下，与新生儿颅内出血相似，出血可导致颅内压突然升高及围生期胎儿窒息。出血可分为室管膜下出血、侧脑室出血、脑实质内出血及蛛网膜下隙或硬脑膜下出血。国际上广泛采用的分级方法是将颅内出血分为Ⅳ级：Ⅰ级，单侧或双侧室管膜下出血；Ⅱ级，小于50%的脑室内出血，脑室扩张小于15mm；Ⅲ级，大于50%的脑室内出血伴明显脑室扩张；Ⅳ级，脑室内出血同时伴有脑实质出血。

一般认为创伤、孕妇血小板减少/凝血功能障碍可能与宫内胎儿颅内出血相关。目前宫内胎儿颅内出血的预后根据出血的部位、大小不同而不同，文献报道45%脑室内出血、92%脑实质内出血、88%的蛛网膜下隙或硬脑膜下出血的预后不良。

超声影像学表现 二维超声图像上（图1）出血灶为均匀性或非均匀性强回声，边界清楚，血肿吸收后可形成无回声囊性暗区，与脑室交通时即成为脑穿通畸形，脑室内出血者多伴有脑室扩张。

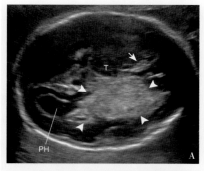
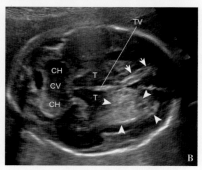

图1 胎儿侧脑室及脑实质内出血超声图像

注：二维超声颅脑横切面显示左侧大脑半球及脑室内大片强回声区（短箭头所指），右侧侧脑室前角内亦可见强回声区。TV示第三脑室；T示丘脑；PH示侧脑室后角；CH示小脑半球；CV示小脑蚓部。

超声影像学鉴别诊断 宫内胎儿颅内出血主要与颅内肿瘤、感染相鉴别。颅内肿瘤通常较大，生长迅速，常伴出血，利用彩色多普勒超声观察肿块周边血流可

鉴别。感染除表现颅内偏高回声区外，常引起脑室系统梗阻性病变，还可以存在肝内钙化灶、肠管间的钙化灶。

（李胜利 顾莉莉）

tāiér jǐsuǐ zònglie

胎儿脊髓纵裂（fetal diastematomyelia） 脊髓被骨性或纤维组织分隔的畸形。是较为少见的先天畸形，据统计占先天性脊髓畸形的4%～9%。

病理生理基础 有学者经过进一步研究提出胚胎学理论，认为在胚胎的第3周外胚层与内胚层形成副神经肠管，周围的间质将脊索分成两部分，形成分裂的脊髓，周围粘连的间充质迁入两条分裂的脊髓中，就可以形成骨性、软骨性和纤维性的间隔。该作者根据硬脊髓膜的形态与脊髓的关系及纵隔的性质将脊髓纵裂主要分为两型：两个半侧脊髓拥有各自独立的硬脊膜管，中间隔膜为骨性或软骨组织者为Ⅰ型；两个半侧脊髓都位于一个共同的硬脊膜内，中间隔膜为纤维性组织者为Ⅱ型。有学者将脊髓纵裂分为双管型和单管型，双管型主要特征是病变区硬膜管是两个独立的次管，其内有各自分裂的半脊髓；单管型主要特征是病变区硬脊膜呈扩大的单管状，其内包容两个镜影状分裂脊髓，分别与上述Ⅰ型和Ⅱ型相对应。

超声影像学表现 产前超声主要表现主要为脊柱横切面和冠状切面上病变部位椎管内可见高回声占位性病变，后方可有明显声影，占位病变使脊柱两侧后骨化中心明显增宽，部分可突出后骨化中心。由于脊髓受压被分为两部分，仔细探查可见双脊髓图像。病变区皮肤可略向后凸，但连续完整（图1）。病变区异常高

回声占位性病变常由造成脊髓分裂的骨块、软骨或纤维块形成，但有些病例仍不清楚这异常高回声的确切来源，可能是存在于分裂的脊髓中间的一些脂肪组织。通常情况下，这种异常的回声强度和其旁边的骨化中心回声差不多，这和脂肪脊膜膨出的回声不一样，后者的回声比较低且弥散。合并其他畸形者，可以有相应畸形的表现。

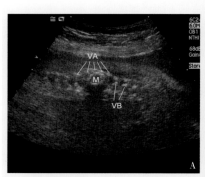
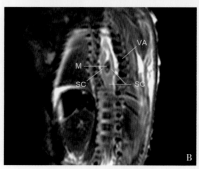

图1 胎儿胸椎脊髓纵裂超声图像

注：A.胎儿脊椎胸段冠状切面：显示椎管内可见一异常的圆形强回声占位病变（M），相应的椎弓（VA）骨化中心明显增宽；B.MRI椎管冠状位显示胸6～9椎管内占位，将脊髓分为两半，分裂的两半脊髓于远端汇合。VA示椎弓；M示占位病变；VB示椎体；SC示脊髓。

超声影像学鉴别诊断 脊髓纵裂主要与开放性脊柱裂和半椎体相鉴别。①开放性脊柱裂与脊髓纵裂在脊柱冠状切面和横切面上均表现为病变部位两侧椎弓骨化中心增宽。主要鉴别点是开放性脊柱裂病变部位表面无皮肤及软组织覆盖，病变部位横切面时

椎弓骨化中心外翻，呈外"八"字，相应椎管内无占位病变；脊髓纵裂背部皮肤及软组织完整，病变部位横切面时，两侧椎弓骨化中心虽然增宽，但仍是呈内"八"字形，相应椎管内可见占位病变。开放性脊柱裂的颅后窝池消失，AF-AchE 和 AF-AFP 明显升高，而脊髓纵裂这些标指均正常。②半椎体与脊髓纵裂主要鉴别点，脊柱冠状切面上表现为 1 个或多个椎体一侧椎体发育不全导致脊柱侧弯。脊髓纵裂在胎儿期很少有脊柱侧弯，出现脊柱侧弯多在儿童时期，是由于脊柱骨骼生长发育较脊髓生长为快，牵拉脊髓导致脊柱侧弯，椎体没有病变。

（李胜利　顾莉莉）

tāiér jǐsuǐ shuānxì zōnghézhēng

胎儿脊髓栓系综合征（fetal tethered cord syndrome）

因为先天性或后天性原因造成脊髓纵向牵拉，脊髓圆锥末端位置下降，由此引起神经损害的综合征。包括大小便障碍、难愈性溃疡、下肢肌肉骨骼畸形、感觉障碍、疼痛、肌肉萎缩运动障碍等。发生率为 2/1000 ~ 4/1000。

病理生理基础　主要特征是脊髓圆锥受膨出脊膜、病变终丝、脂肪瘤、皮样囊肿、脊髓纵裂纤维束等的固定牵拉发生血液循环障碍而引起一系列临床症状。胚胎发育前 3 个月脊柱与脊髓等长，之后由于脊柱和硬脊膜的增长速度比脊髓快，脊柱逐渐超越脊髓向尾端延伸，脊髓位置相对上移；胚胎第 4 个月，脊髓形成明显的颈膨大和腰膨大。脊髓末端向下延伸为终丝，止于尾骨的背面，出生前脊髓圆锥与 L_3 平齐。胎儿 13 ~ 18 周时，脊髓圆锥多位于 L_4 以下；20 ~ 24 周时，脊髓圆锥上移达 L_2 ~ L_3 椎体水平；31 ~ 36 周时，多数胎儿脊髓圆锥位于 L_1 ~ L_3 椎体水平；至出生时，脊髓末端多位于 L_1 ~ L_2 水平。引起圆锥位置异常的公认病因有孕期叶酸缺乏、孕期缺氧、寄生虫 / 病毒感染、接触毒物及遗传因素等。脊髓栓系综合征常伴发神经管缺陷（如皮毛窦、脂肪瘤等）、下肢异常、脊柱侧弯、尿动力学异常。

超声影像学表现　包括以下方面（图 1）。

二维超声　脊髓栓系综合征是包含各种临床症状的综合征，产前无法评价症状，因此产前超声只能利用圆锥位置来诊断脊髓有无栓系。产前通过超声评估胎儿脊髓圆锥位置，二维超声和三维超声评估均有相关研究。二维超声法包括 T_{12} 椎体顺推法、腰骶前突定位法、肾上极定位法、测距法、脊髓圆锥末端尾侧椎体计数法、硬脊膜末端定位法、腰膨大前后径测量法。

目前常用的方法是通过脊柱冠状或矢状面观察圆锥位置，妊娠 18 周后，脊髓圆锥的位置低于 L_3 ~ L_4 之间可诊断。

三维超声　三维超声扩展剖面容积成像（OVIX）定位、三维超声容积对比成像（VC）技术观察、三维容积下膨大测量法、三维容积下测距法也在脊髓圆锥的评价中发挥一定的作用。

超声影像学鉴别诊断　脊髓圆锥位置低于 L_3 也可能是正常的变异，因此，对于单纯的圆锥位置低还需要随访观察。

（李胜利　顾莉莉）

tāiér màiluòcóng nángzhǒng

胎儿脉络丛囊肿（fetal choroid plexus cyst）

胎儿脉络丛内出现囊性肿块的疾病。妊娠中期，1% ~ 2% 的胎儿可检出脉络丛囊肿，但 90% 以上胎儿脉络丛囊肿在妊娠 26 周以后消失，仅少数呈进行性增大。多数病例呈散发性，少数合并染色体异常。

病理生理基础　主要特征是脉络丛内脑脊液的局部积聚形成的小囊性包块，常为双侧性，亦可单侧出现。多位于侧脑室脉络丛内。有脉络丛囊肿的胎儿 1% ~ 2% 有染色体异常。18- 三体综合征较常见，21- 三体综合征亦可出现脉络丛囊肿。

超声影像学表现　二维超声（图 1）脉络丛强回声内见囊性无回声暗区，囊壁薄，边缘光滑、整齐，多呈圆形。囊肿可单发，也可多发；可单侧出现，也可双

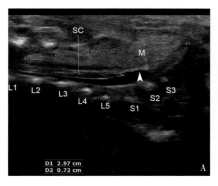
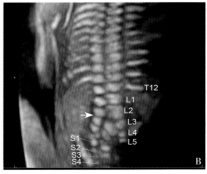

图 1　胎儿脊髓栓系超声图像

注：二维超声和脊柱三维成像显示椎管内脂肪（M）瘤牵拉导致脊髓圆锥末端（箭头所指）位置下降，位于 S_2 水平。SC 示脊髓。

侧出现；可为单纯囊肿，也可为多房分隔囊肿。

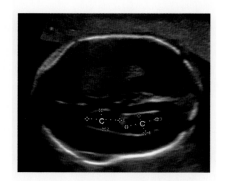

图1 胎儿脉络丛囊肿超声图像
注：胎儿颅内脉络丛内可见囊肿（C）。

超声影像学鉴别诊断 脉络丛囊肿主要与室管膜下囊肿、蛛网膜囊肿相鉴别。①室管膜下囊肿主要位于室管膜下，与侧脑室不相通。②蛛网膜囊肿位于中线附近的蛛网膜下腔内，与侧脑室不相通。

（李胜利 顾莉莉）

Wéiěrjiāqiāng

韦尔加腔（cavum Vergae, CV）
　　由胼胝体和穹隆之间的海马联合闭合不全所致。简称韦氏腔。又称第6脑室或穹隆腔。常由透明隔腔向后扩展而成，可单独存在。

病理生理基础 在脑的中线前部有3个潜在的腔，从前向后分别为透明隔腔（cavum septum pellucidum, CSP）、韦氏腔及中间帆腔（cavum velum interpositum, CVI）（图1），均为胎儿期脑中线附近的正常结构，透明隔腔与韦氏腔上方为胼胝体的体部与压部，前方和侧方为穹隆柱和体部，向后下延伸终于穹隆脚附近。韦氏腔与透明隔腔均没有脑室系统所具有的室管膜，因此不属于脑室系统。韦氏腔与前方的透明隔腔相通，以室间孔和穹隆柱为分

界。约在妊娠26周之后逐渐由后向前闭合，先是韦氏腔闭合，再是透明隔腔闭合，但也有少数韦氏腔单独存在的报道。随着孕周增长，透明隔腔和韦氏腔逐渐闭合，通常在出生后几周至几个月内完全闭合。研究发现韦氏腔的闭合率随着孕周增长逐渐升高（表1），28周以前韦氏腔均可被产前超声所显示，37～41周时仅42%可显示。部分胎儿的韦氏腔持续存在至出生后。超过30%的新生儿可出现韦氏腔，仅有不到1%持续存在至成人期。在成人中韦氏腔的发生率为0%～1.3%，但不同研究报道有差异。韦氏腔持续存在可能的原因是：韦氏腔内有活瓣可间隙积存脑脊液，按渗透梯度经腔囊壁的扩散弥散液体，腔内组织产生的液体积聚。

超声影像学表现 二维超声在胎儿透明隔腔与韦氏腔长轴横切面上（图2A），韦氏腔显示为大脑中线上透明隔腔后方的无回声结构。胎儿颅脑正中矢状面上（图2B）可见该结构位于丘脑的上方、胼胝体的下方，并与透明隔腔相通。产前不常规测量韦氏腔大小，有报道韦氏腔宽度为5.1～9mm，有学者认为左右径超过1.0cm视为增大。

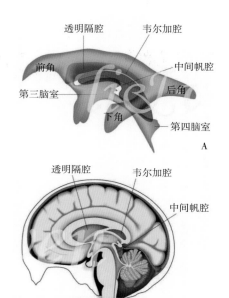

图1 透明隔腔、韦氏腔及中间帆腔关系示意图

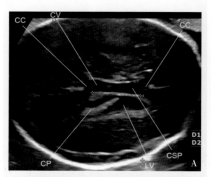
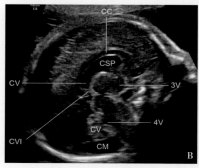

图2 24周正常胎儿韦氏腔超声图像
注：A.胎儿丘脑上方横切面上显示韦氏腔；B.胎儿正中矢状切面显示韦氏腔。CV示韦氏腔；CC示胼胝体；CP示脉络丛；LV示侧脑室；CSP示透明隔腔；3V示第三脑室；CVI示中间帆腔；4V示第四脑室；CM示鹿后窝池。

表1 比较不同孕周韦氏腔的闭合率

孕周（周）	韦氏腔闭合（%）	韦氏腔未闭合（%）	P
≤28	0（0）	70（100）	<0.01
29～32	4（3.2）	121（98.6）	<0.01
33～36	9（13.18）	56（86.2）	<0.01
37～41	36（58.0）	26（42.0）	<0.01

注：韦氏腔的闭合率随着孕周增长逐渐升高。

超声影像学鉴别诊断 韦氏腔主要与其相邻的两个潜在的腔隙（透明隔腔及中间帆腔）鉴别。熟悉这三个腔隙与周围结构的关系是鉴别诊断的关键。透明隔腔是位于脑中线前部两侧透明隔间的液体腔，前界为胼胝体膝部，后下界为穹隆，上界为胼胝体体部，前下界为前联合和胼胝体嘴部，两侧壁为透明隔小叶。中间帆腔囊性结构与上方的透明隔腔及韦氏腔之间以穹隆为分隔，根据这种位置关系可鉴别。中间帆腔上方为透明隔腔及穹隆联合，下方为丘脑及第三脑室，两条大脑内静脉位于中间帆腔外下缘，走行于第三脑室顶部的脉络组织内，于胼胝体压部下方汇合为大脑大静脉，因此大脑内静脉可作为中间帆腔的重要定位标志。

（李胜利 廖伊梅）

tāiér xiāntiān xìng zhūwǎngmó nángzhǒng

胎儿先天性蛛网膜囊肿（fetal arachnoid cyst）

脑脊液在两层蛛网膜之间的异常积聚形成的囊性结构。少见，约占颅内占位性病变的1%，男性胎儿较女性胎儿多见，左侧大脑较右侧多见。多数为散发病例。极少病例合并单基因突变。

病理生理基础 主要特征是位于蛛网膜下隙内的囊性肿块，为非血管性的囊性病变（图1）。胎儿蛛网膜囊肿常位于中线附近，约2/3见于小脑幕上、大脑半球间裂内、第三脑室后方，约1/3位于小脑幕下的颅后窝池内，小脑蚓部后方，约5%的幕上蛛网膜囊肿合并胼胝体发育不良。位于中线以外的大脑半球表面的蛛网膜下隙内者少见。这与小儿蛛网膜囊肿的分布不同，后者多位于非中线的蛛网膜下隙内，尤其在大脑外侧裂内常见。囊肿可压迫脑组织，压迫中脑水管可引起脑积水，囊肿破裂可形成蛛网膜下隙积液和可能发展成为硬膜下积液。蛛网膜囊肿较少合并颅外畸形，也有报道其可能是多发畸形的一部分。其发生机制尚不清楚，有学者认为小脑后方的蛛网膜囊肿可能来源于消失失败的第四脑室憩室，也有学者认为其是蛛网膜下隙形成异常所致。

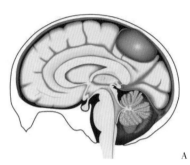

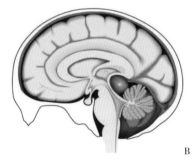

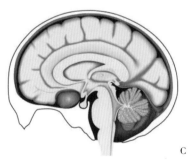

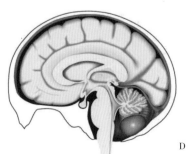

图1 蛛网膜囊肿示意图

超声影像学表现 包括以下方面。

二维超声 脑内出现囊性暗区，圆形或不规则形，囊壁薄而光滑，与侧脑室不连通（图2）。

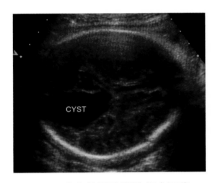

图2 胎儿蛛网膜囊肿超声图像

注：颅脑横切面显示颅脑中线偏右侧枕顶叶蛛网膜下处一较大囊性占位病变，右侧枕顶叶明显受压，该包块与侧脑室不相通，左侧大脑半球受压不明显。

彩色多普勒超声 不能检出囊内血流信号。

超声影像学鉴别诊断 先天性蛛网膜囊肿位于颅后窝者应与颅后窝池扩大、丹迪-沃克（Dandy-Walker）畸形等相鉴别。位于第三脑室后方者，应与其他中线囊性暗区相鉴别，主要盖伦（Galen）静脉血管瘤等鉴别。蛛网膜囊肿有明显的囊壁，且往往向前延伸到大脑半球，而单纯后颅窝池扩大仅局限于后颅窝位置。第四脑室和小脑蚓部的观察可以作为丹迪-沃克畸形的诊断依据。盖伦静脉血管瘤是动静脉瘘引起，CDFI可见彩色血流丰富。

（李胜利 顾莉莉）

tāiér lú nèi zhǒngliú

胎儿颅内肿瘤（fetal intracranial tumour）

颅内所有肿瘤的统称。胎儿期罕见，多发生在小脑幕上（占69%）。该病一般不增加染色体异常的风险，无再发风险。

颅内肿瘤妊娠中期颅脑常表

现正常，大部分要到妊娠中后期或妊娠晚期才能为超声发现。因此妊娠晚期超声检查一定要注意颅内结构的观察，尤其是颅内正常结构如脑中线移位或出现明显脑积水声像等，应仔细寻找原因。颅内肿瘤最常见的组织类型为畸胎瘤，其次为神经外胚层肿瘤及星形细胞瘤，此外，胚胎组织肿瘤、成神经管细胞瘤、脑膜瘤、胶质细胞瘤、颅咽管瘤、胼胝体脂肪瘤、脉络丛乳头状瘤等非常少见。

上述肿瘤共同声像图特征（图1）是肿瘤常较大，常位于颅脑一侧，因肿瘤占位效应而导致颅内正常结构受压移位如脑中线明显移向健侧，因脑室系统受压而出现明显脑积水声像等。肿瘤较大时，脑内正常结构常不显示。有些病例，病变为低回声，与周围脑组织无明显分界，且占位效应又不明显时，其诊断极其困难，有时仅表现为脑积水。不同组织学类型的脑肿瘤超声图像表现可能相似，因此，超声难以准确提示肿瘤的组织学类型。下面就几种常见肿瘤介绍如下：①畸胎瘤：常较大，内部回声可表现为无回声、低回声、强回声甚至混合性回声。颅内畸胎瘤明显增大时，可向口咽部突出。部分肿瘤贴近颅骨的，还可以侵蚀颅骨，造成颅骨缺损。②星形细胞瘤：产前超声表现为头大，大脑一侧白质内实性占位性病变，无明显边界，常侵犯脑皮质，脑中线结构向健侧移位。14%的病例会发生肿瘤内出血，表现为无回声或弱回声。③胶质细胞瘤：表现为大的均质高回声占位（这是与畸胎瘤的鉴别要点，畸胎瘤常可见到无回声区），常合并脑积水，动态观察生长速度快，可发生出血。④颅

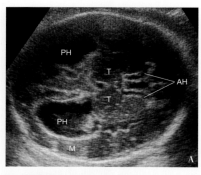

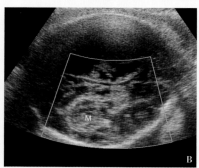

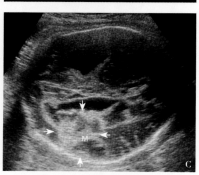

图 1　37 周胎儿胶质细胞瘤超声图像
注：胎儿侧脑室顶部水平横切面二维超声（图 A）及彩色多普勒超声（图 B）显示右侧大脑半球顶叶强回声占位病变（M），形状不规则，边缘不规整（箭头所示），无包膜回声，内回声欠均匀，以强回声为主，间隔着不规则低回声区，内部未见明显的血流信号。侧脑室体部水平横切面（图 C）显示双侧侧脑室明显扩张，以体部及后角（PH）更为明显；T，丘脑；AH，侧脑室前角。

咽管瘤：起源于拉特克（Rathke）窝的颅咽管残余上皮细胞的肿瘤，为良性肿瘤，罕见，占颅内肿瘤的 2%～5%，主要位于蝶鞍区，也可向大脑半球等方向生长。产前超声检查表现为双顶径、头围比相应孕周大，颅底中央部发现高回声占位性病变，也可向颅脑一侧发展，肿块可压迫脑室系统，病变侧侧脑室比健侧扩张，造成

脑积水，CDFI 检查肿块内血流信号丰富。产前超声可通过颅内占位性病变的位置及血供情况进行诊断。因 MRI 可对胎儿颅脑进行多方向成像，对肿块进行较为准确定位，因此能较为准确地提示诊断。⑤脉络丛肿瘤常发生在侧脑室，也可发生在第三、四脑室。产前超声检查表现为病变侧侧脑室比健侧扩张，病变侧侧脑室脉络丛回声增大，脉络丛内可见异常回声占位，CDFI 检查占位周边可见血流信号。但产前很难对脉络丛肿瘤进行定性，是乳头状瘤还是癌，即使是应用高分辨率 CDFI 或是 MRI 也很难区分。

产前超声检出颅内肿瘤时，主要应与颅内出血相鉴别，颅内血肿超声特征随时间推移而出现明显变化，一般规律是，出血初期为强回声，随着时间的推移，出血区回声逐渐减弱，最后可形成单纯囊性结构，边界清楚，可与脑室相通而形成脑穿通畸形，而脑内肿瘤则不同，其生长迅速，肿瘤呈进行性增大，边界模糊不清，多为不均质实质性肿块，肿块内可有出血、钙化等。肿块内明显出血时，与单纯脑内出血仅从声像图上很难完全区别。血管性肿瘤可用彩色多普勒超声进行区分。

（李胜利　顾莉莉）

tāiér wěibù tuìhuà zōnghézhēng
胎儿尾部退化综合征（fetal caudal regression syndrome）

包括尾端椎体和脊髓缺如（腰骶未发育）等严重畸形。极其罕见，发生率约为活产儿的 1/60000，活产儿中 1/350 的孕妇合并妊娠糖尿病。男性胎儿较女性胎儿多，约为 2.7∶1。多数病例呈散发性。

病理生理基础　主要特征是腰骶未发育，多伴有并腿畸形、

肛门闭锁、外生殖器畸形、膀胱外翻、肾发育不良和异位肾等。确切的病因和发病机制不清楚，但是孕妇患糖尿病、遗传的易感性和血管的灌注不足可能与发病有关。母亲血糖增高可能会引起胚盘卷折障碍，影响到后肠与尾部神经管的闭合障碍，病变涉及远端脊椎、肛门直肠、肾及生殖系统等。因此产前诊断该病过程中应关注孕妇病史，确定孕妇是否合并妊娠期或孕前糖尿病。

超声影像学表现 二维超声表现（图1）取决于骶尾部病变的范围和严重程度，由于骶尾骨的缺如，在胎儿脊柱骶尾段横切面可见髂骨翼角度变小、两侧髂骨翼紧靠，呈"盾牌"征，这是典型的超声声像图特征，还可伴有下肢姿势固定及异常，膝盖及臀部挛缩。

超声影像学鉴别诊断 尾部退化综合征需要与并腿序列综合征、开放性脊柱裂、部分性脊柱发育不良如半椎体相鉴别。①有研究者认为并腿序列综合征是尾部退化综合征最严重的表现形式，尾部退化综合征与并腿畸形具有共同的血管特征。并腿畸形表现为比尾部退化综合征更严重的尾

部发育不全及下肢融合成单一的肢体，双腿并排且姿势固定，腿骨通常较正常少。由于肾严重发育不全伴羊水极少，肺动脉发育不良。尾部退化综合征双肾形态正常，羊水量多正常，双腿分开，下肢骨的数目正常。②开放性脊柱裂胎儿脊柱横切面检查时，脊椎三角形骨化中心失去正常形态，后方的椎弓骨化中心开放呈"U"或"V"字形改变，合并有脊髓脊膜膨出时，裂口处可见囊性的包块，内含马尾神经和脊髓组织，但骶尾部结构正常。③产前超声检查过程中，胎儿脊柱多切面扫查，同时进行纵切、横切及冠状切面检查，有助于半椎体的鉴别，半椎体的胎儿骶尾部的结构是正常的。

（李胜利 顾莉莉）

tāiér rǎnsètǐ yìcháng

胎儿染色体异常（fetal chromosomal abnormalities）
染色体畸变就会使基因在数量和位置上发生改变，打乱原有基因间的平衡性，而引起多种症状的综合征。人类染色体是遗传物质——基因的载体。各染色体上的基因有严格的排列顺序，各基因间的毗邻关系也是较恒定的。染色体异常

包括染色体的数目异常和结构异常两大类。

（李胜利 黄怡 文华轩）

tāiér 21–sāntǐ zōnghézhēng

胎儿21–三体综合征（fetal 21-trisomy syndrome）
由于多了一条21号染色体而导致的疾病。又称先天愚型或唐氏综合征。是人类中最常见的染色体病。新生儿发生率为1/600~1/800。

病理生理基础 21–三体综合征患者按核型可分为标准型（92.5%）、易位型（2.5%~5%）和嵌合型（2.5%~5%）3种类型。临床表现为特殊面容，眼距宽，鼻背低平，眼裂外上斜，耳小，常张口吐舌，唇宽。身材短小，智力极其低下，50%具有先天性心脏缺陷。如果无严重的心脏畸形，生命期可以正常，男性一般无生育能力，女性尚可生育。

超声影像学表现 胎儿最主要的结构异常有十二指肠闭锁、房室共道、颈部透明层增厚或颈褶增厚（图1），其他胎儿畸形见表。由于21–三体综合征出现明显结构畸形的比例较低，超声检出的微小病变在产前筛查21–三体综合征中起到了重要的作用，这些微小病变包括颈后皮肤皱褶增厚、颈部透明层增厚、肠道强回声、股骨短、肱骨短、小指中节指骨发育不良与屈曲指、拇趾与第2趾间距增大（草鞋足）、轻度肾盂扩张、心内强回声灶、颜面部表现、轻度侧脑室扩张、髂骨角增大、髂骨长度、额叶小、小脑小、耳小、通贯掌、鼻骨发育不良或缺如。如果将21–三体综合征产前超声的各种特征联合考虑，与单一超声特征相比，诊断21–三体综合征的敏感性明显提高。

超声影像学鉴别诊断 21–

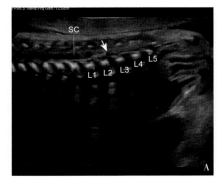
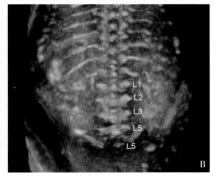

图1 胎儿尾部退化综合征超声图像

注：脊柱矢状面与三维成像显示骶尾骨缺如，脊髓圆锥低位（箭头所指），L₅以下椎体及椎弓不显示。SC示脊髓。

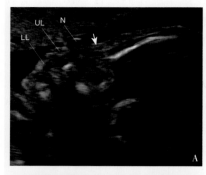

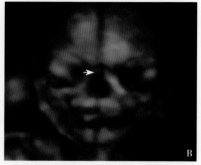

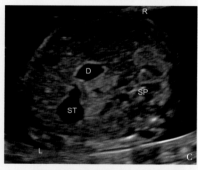

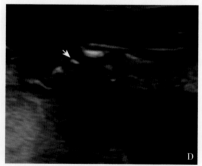

图1 胎儿21-三体综合征超声图像

注：羊水染色体检查证实。A.二维超声颜面部矢状切面示面部轮廓扁平，鼻骨发育不良（箭头）；B.三维超声颜面部矢状切面示面部轮廓扁平，鼻骨发育不良（箭头）；C.上腹部横切面可见胃泡（ST）及扩张的十二指肠（D），呈"双泡征"，提示十二指肠闭锁；D.小指中间指骨发育不良。N示鼻子；UL示上唇；LL示下唇；SP示脊柱；L示左侧；R示右侧。

三体综合征可有多种微小结构异常（表1），每种结构异常都需与

表1 21-三体综合征胎儿异常谱

部位	异常
头部	轻度脑室扩张、额叶小、短头畸形
颜面部及颈部	颈部透明层增厚、颈褶增厚、颈部囊性淋巴管瘤、颈部水肿、鼻前皮肤增厚、额上颌角增大、舌肥大、狮子鼻（扁鼻），唇突出，面部轮廓平坦
四肢	第5指中节指骨发育不良、屈曲指，第5指屈曲、贯通掌、草鞋脚（大踇趾与第2趾间距增大）、肱骨短、股骨短、髂骨角增大
心脏	房室共道畸形、室间隔缺损、心内强回声灶
腹部	十二指肠闭锁、脐膨出、强回声肠管、轻度肾盂扩张
胸腔	胸腔积液
其他	宫内生长受限、羊水过多、胎儿水肿

表1 18-三体综合征胎儿异常谱

部位	异常
头部	胼胝体发育不全、草莓形头颅、脉络丛囊肿、丹迪-沃克（Dandy-Walker）畸形、后颅窝池扩大、神经管缺陷、脑积水
颜面部及颈部	小下颌畸形、小耳畸形、耳低位、唇腭裂、眼畸形（小眼畸形、眼距过宽）
四肢	手指屈曲、重叠指、足内翻、平底足、桡骨发育不全
心脏	室间隔缺损、房室共道畸形、右室双出口
腹部	多囊性肾发育不良、马蹄肾、肾积水、脐膨出、膈疝
其他	单脐动脉、脐带囊肿、脐静脉瘤、宫内生长受限、羊水过多

可导致该异常的其他疾病相鉴别。对于可疑胎儿染色体异常的结构异常，胎儿染色体检查可确诊21-三体综合征。

（李胜利 黄怡 文华轩）

tāiér 18-sāntǐ zōnghézhēng

胎儿18-三体综合征（fetal 18-trisomy syndrome） 多了一条18号染色体而导致的疾病。又称爱德华（Edwards）综合征。1960年由爱德华首先描述而得名。其发生率在活产儿为1/3000～1/7000。男女比例为1:4。

病理生理基础 患者按核型可分为标准型（80%）、易位型（10%）和嵌合型（10%）三种类型。标准型常表现为多发性严重畸形，主要包括严重心脏、肢体、面部及颅脑畸形（表1）。嵌合型临床表现多样，最多见是面部、肢体长度不对称、脊柱侧弯或后侧凸、身材矮小、牙发育不佳等。易位型结构畸形不明显，但是会

出现身材矮小、精神发育迟滞等问题。

超声影像学表现 胎儿最主要的结构异常有：草莓头颅，小下颌畸形，耳低位、小耳，手指屈曲、重叠且姿势固定，足内翻及摇椅状足，小的脐膨出及膈疝，室间隔缺损，宫内生长受限，单脐动脉等（图1）。妊娠早期主要异常超声表现有胎儿颈项透明层增厚，脉冲多普勒检查脐静脉血流呈搏动性。其他结构异常详见表1。

超声影像学鉴别诊断 18-三体综合征有时需与13-三体综合征及三倍体相鉴别。13-三体综合征常见前脑无裂畸形及相关面部畸形。三倍体中胎儿生长受限出现得非常早，且有明显的不对称性，常伴发羊水过少、心脏畸形及并指畸形。胎儿染色体检查可以帮助确诊。

（李胜利 黄怡 文华轩）

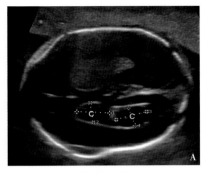

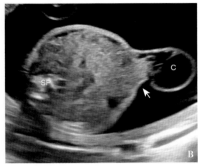

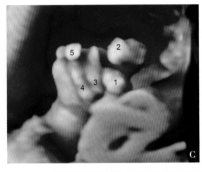

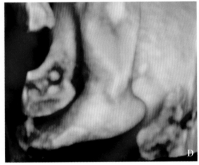

图1　胎儿18－三体典型超声图像

注：羊水染色体检查证实。A.侧脑室体部横切面显示多发脉络丛囊肿；B.脐孔横切面显示胎儿脐膨出，脐带根部囊肿；C.三维超声示手握拳姿势异常，呈重叠指姿势；D.三维超声示摇椅状足。

tāiér 13-sāntǐ zōnghézhēng

胎儿13－三体综合征（fetal 13-trisomy syndrome）

由于多了一条13号染色体而导致的疾病。又称帕托（Pateau）综合征。1960年由帕托首先描述而得名。其活产儿中发生率约1/5 000。

病理生理基础　患者按核型可分为标准型（80%）、易位型（15%~20%）和嵌合型（5%）三种类型。

13－三体综合征常引起胎儿严重多发结构畸形，主要包括颅脑、面部、肢体和心脏畸形。下表介绍了13－三体胎儿的常见异常。

超声影像学表现　胎儿最主要的结构异常有小头畸形和前脑无裂畸形，独眼畸形、眼距过近、长鼻畸形、鼻发育不良、正中唇腭裂，多指（趾）畸形、室间隔缺损、左心发育不良综合征、右室双出口，小的脐膨出，肾积水及多囊肾，宫内生长受限，羊水过多（图1）。妊娠早期主要表现为NT增厚、心动过速、全前脑、巨膀胱、脐膨出等。其他结构异常详见表1。

超声影像学鉴别诊断　13－三体综合征需与18－三体综合征及梅克尔-格鲁贝（Meckel-Gruber）综合征相鉴别。草莓头、重叠指

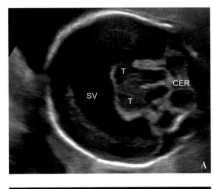

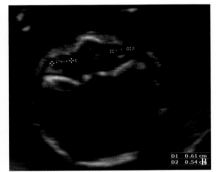

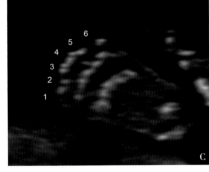

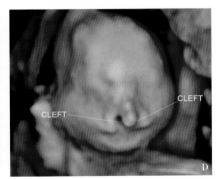

图1　胎儿13－三体综合征超声图像

注：羊水染色体检查证实。A.小脑横切面示脑中线结构消失，仅见一融合侧脑室（SV），丘脑（T）部分融合，提示无叶全前脑；B.小眼畸形；C.轴后六趾畸形；D.三维超声显示双侧唇裂。

表1　13－三体综合征胎儿异常谱

部位	异常
心脏	室间隔缺损、房室共道畸形、左心发育不良综合征、心内强回声灶
颜面部及颈部	颈部囊性淋巴管瘤、双侧完全唇腭裂，耳低位、前脑无裂畸形的系列面部畸形、眼眶畸形
头部	前脑无裂畸形、小头畸形、神经管缺陷、脑室扩张、胼胝体缺失、Dandy-walker畸形
腹部	脐膨出、多囊肾、多发性囊性发育不良肾、肾积水
其他	多指（趾）畸形、宫内生长受限

等与 18- 三体有较高的相关性。梅克尔-格鲁贝综合征常表现为多囊性肾发育不良、脑或脑膜膨出、小头畸形、多指（趾）畸形，为常染色体隐性遗传病。胎儿染色体检查可以帮助确诊。

（李胜利　黄怡　文华轩）

tāiér sānbèitǐ

胎儿三倍体（fetal triploidy）

胎儿细胞有三套完整的染色体的畸形。染色体总数达 69 条。正常人体为 2 套，即二倍体。发病率为 1/2 500～1/5 000。

病理生理基础　三倍体是由于生殖细胞任何一方减数分裂障碍所致。多余染色体来源于父亲者占多数，约 60%，染色体核型为 69XXY；来源于母亲者约占 37%，核型为 69XXX，另外第三种核型为 69XYY，约占 3%。绝大部分三倍体胎儿在妊娠早期即流产，占所有妊娠早期流产胎儿的 10% 左右。存活的胎儿中最常见的表现为早期即有宫内生长受限和羊水过少。三倍体所致胎儿异常见下表。

超声影像学表现　多余染色体来源于父亲者，胎盘可见明显增大，胎盘内多个无回声区，胎儿结构可无异常或小头畸形。常在 20 周前自然流产。多余染色体来源于母亲者，胎盘小且老化早（图 1），胎儿早期即可出现严重不对称性宫内生长受限，头大，可持续至妊娠晚期。三倍体胎儿常有多发先天畸形，几乎覆盖每个器官系统。其主要特征是在妊娠早期即出现明显胎儿宫内生长受限，其典型表现为胎儿头部测量在正常范围，但胎儿躯体异常细小，出现明显的头、体不对称。其他合并畸形详见表 1。

超声影像学鉴别诊断　三倍体和 18- 三体综合征与早期宫内

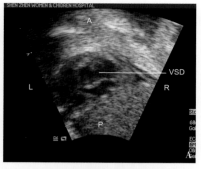
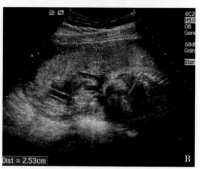

图 1　胎儿三倍体超声图像
注：A. 产前超声检查四腔心切面示室间隔连续性中断（VSD）；B. 胎盘小。

生长受限有关，而三倍体更严重。此外三倍体胎儿还需与非三倍体的宫内生长受限胎儿相鉴别，前者宫内生长受限出现早且明显不对称，后者常发生于妊娠晚期，头围与腹围之比虽大于正常，但远不如三倍体明显。

（李胜利　黄怡　文华轩）

tāiér èrbèitǐ /sānbèitǐ hùnhé xíng zōnghézhēng

胎儿二倍体 / 三倍体混合型综合征（fetal diploid-triploid mosaicism, diploid/triploid mixoploidy）

胎儿细胞内染色体核型为二倍体（46，XX）及三倍体（69，XXY）混合型的畸形。此种类型罕见。

病理生理基础　二倍体 / 三倍体混合型所致胎儿异常见下表。

超声影像学表现　二倍体 / 三倍体混合型胎儿常有多发先天畸形，几乎覆盖每个器官系统。其主要特征是不对称胎儿宫内生长受限，轻度并指以及偶发的生殖器两性不清（图 1）。其他合并畸形详见下表 1。

超声影像学鉴别诊断　二倍体 / 三倍体混合型需与其他染色体异常核型相鉴别。胎儿染色体检查可以帮助鉴别。

（李胜利　黄怡　文华轩）

tāiér Tè'nà zōnghézhēng

胎儿特纳综合征（fetal Turner syndrome）

由性染色体异常（45，X）而导致的疾病。亦称先天性卵巢发育不良综合征。1938

表 1　三倍体胎儿异常谱

部位	异常
头部	脑室扩张、丹迪-沃克（Dandy-Walker）畸形、胼胝体发育不全、前脑无裂畸形、脑膜膨出、神经管缺陷
颜面部	眼距过远、小下颌畸形、小眼畸形
其他	颈部透明层增厚及颈部囊性淋巴管瘤、第 3、4 指并指畸形、足内翻畸形、大踇趾和第二趾间距增大、心脏畸形、脐膨出、肾脏畸形、块状胎盘、宫内生长迟缓、羊水过少

表 1　二倍体 / 三倍体混合型胎儿异常谱

部位	异常
颅面部	脑室扩张、前脑无裂畸形、脑膨出、唇腭裂、眼距过宽、虹膜缺损、小下颌畸形、小眼畸形、耳畸形
肢体	第 3、4 指并指畸形、足内翻畸形、贯通掌
其他	房间隔及房室间隔缺损、隐睾、尿道下裂、脐膨出、肾脏畸形、水泡状胎盘、宫内生长受限

年由特纳（Turner）首先描述此征而得名。其发生率在活产婴儿中为 1/2500～1/5 000。

病理生理基础 可分为两大类，即致死型与非致死型。①致死型：核型为 45，XO，而非致死型核型多为嵌合体等其他类型。典型致死型表现为颈部较大的囊状淋巴管瘤，胎儿全身水肿，伴少量至中量胸腔积液及腹水，心脏畸形及肾脏畸形（表 1）。②非致死型：新生儿期可无特殊临床表现而难以与染色体正常儿相区分，临床诊断该病常要在患儿青春期后出现卵巢发育不全的症状后才能明确诊断，此时患儿常表现为身材矮小，生殖器、乳腺不发育，闭经及不同程度的智力落后等。

表 1 特纳综合征胎儿异常谱

部位	异常
心脏	主要为主动脉缩窄、主动脉瓣畸形
四肢	股骨短
腹部	肾发育不全或不良，肾盂积水
其他	胎儿水肿、囊性淋巴管瘤（多有分隔）

超声影像学表现 颈部囊性淋巴管瘤是致死型特纳综合征的超声特征，瘤体大，内有分隔带。同时可有胎儿全身皮下组织广泛水肿，呈低回声带，在颈部明显增厚增大（图 1），似在胎儿全身"穿上"了一层厚厚的"太空衣"，即"太空衣水肿症"。其他畸形还可有主动脉缩窄、肾积水及肾发育不良等。

超声影像学鉴别诊断 颈部囊性淋巴管瘤虽是致死型特纳综合征的典型表现，但并不是所有颈部囊性淋巴管瘤的胎儿都是致死型特纳综合征，70％为致死型特纳综合征，5％为 18- 三体综

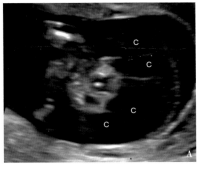
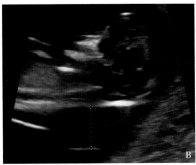
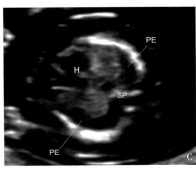
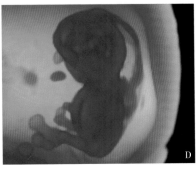

图 1 胎儿特纳综合征（45，X）超声图像

注：A. 胎儿颈背部横切面可见多分隔囊性肿块（C）；B.NT 增厚；C. 胸部横切面示双侧胸腔积液（PE）；D. 三维超声显示胎儿颈背部 NT 增厚和囊性肿块。H 示心脏；SP 示脊柱。

合征、5％为 21- 三体综合征，约 20％的胎儿染色体核型无异常。行胎儿染色体检查可以帮助鉴别诊断。

（李胜利 黄 怡 文华轩）

tāiér jīxíng zōnghézhēng

胎儿畸形综合征（fetal syndromes and multisystem disorders）

广义的胎儿畸形综合征包括序列征、联合征与综合征。序列征指某一单一畸形的发生可引起相关器官的一系列畸形发生，如羊膜带综合征；联合征指几种畸形常联合发生，成为一组畸形，原因不明，当见到其中一种时，往往可找到这种组合畸形的其他畸形，如 VATER 联合征；综合征用以表示一组畸形之间病理过程相互关联的多发畸形，如特纳（Turner）综合征。

（李胜利 黄 怡 文华轩）

tāiér Wòkè–Wòěrbógé zōnghézhēng

胎儿沃克 - 沃尔伯格综合征（fetal Walker-Warburg syndrome）

一类常染色体隐性遗传引起的主要表现为肌力、肌张力低下以及眼部和脑部的畸形，运动发育落后伴智力发育迟缓的肌营养不良疾病。1942 年由沃克（Walker）首次报道。在全球范围内都有分布。总体发病率未知，但一项调查显示，该病在活产儿中的发病率为 1.2/100000。

病理生理基础 α - 抗肌萎缩相关蛋白病是由于 α - 抗肌萎缩相关蛋白的氧位糖基化缺陷导致的一组常染色体隐性遗传病，主要表现为肌营养不良以及轻到重度的中枢神经系统和眼部症状，严重影响患者的智力、运动发育。主要病理改变包括脑积水、小脑发育异常、枕部脑膨出、无脑回畸形、胼胝体缺如或发育不全、脑干发育异常、原始玻璃体增生综合征、突眼、小眼畸形、视网膜剥离、白内障、视网膜缺损。该病是 α - 抗肌萎缩相关蛋白病谱系中临床表现最严重的一种类型，临床特点以脑部受累为突出

表现，主要为智力、运动发育严重落后，青光眼、白内障、视网膜脱离，同时伴有肌力及肌张力显著低下。

超声影像学表现 二维超声颅内主要表现为脑积水、小脑发育异常、枕部脑膨出、无脑回畸形、胼胝体缺如或发育不全等；眼部可表现为原始玻璃体增生、小眼畸形、白内障等。

超声影像学鉴别诊断 产前影像学鉴别这些综合征非常困难，超声检出的这些畸形特征以及畸形组合，可以作为线索帮助医生去寻找某个具体综合征，从而协助临床诊断各种综合征。该病与福山型先天性肌营养不良、肌-眼-脑病有相似的表现，但福山型先天性肌营养不良主要表现为全身肌无力，同时脑部有受累，眼部受累轻微；而肌-眼-脑病突出表现则为眼部受累严重，脑部同时受累。

（李胜利 黄 怡 文华轩）

tāiér VACTERL liánhézhēng

胎儿 VACTERL 联合征（fetal VACTERL association） 包括脊柱／血管（vertebral or vascular malformation，V）、肛门（anal，A）、心脏（cardiac，C）、食管／气管（tracheoesophageal，TE）、肾／肋骨（renal or rib，R）、肢体（limb，L）畸形。在活产儿中的发病率为 1/10000～1/40000，多为散发病例，也见有 X 连锁或常染色体隐性遗传报道。

病理生理基础 该病是由于妊娠早期中胚层分化缺陷所致。具体发病机制不详。

超声影像学表现 包括的胎儿系列畸形有：脊柱／血管异常，主要为腰骶椎异常或大血管异常，肛门闭锁，心脏畸形，食管气管瘘，肾或肋骨畸形，肢体畸形，

最常为桡骨异常。产前超声容易漏诊一些畸形，如肛门闭锁、食管气管瘘，因此产前超声发现某一种胎儿畸形，应对胎儿其他系统行更详细检查（图1），以发现可能的畸形组合而得以诊断该联合征。

超声影像学鉴别诊断 该病超声表现与18-三体综合征、阿拉吉耶（Alagille）综合征、CHARGE 综合征等均有一定程度的重合，需仔细鉴别。① 18-三体综合征一般合并颅脑畸形和宫内生长受限，胎儿染色体检查可以帮助鉴别诊断。②阿拉吉耶综合征与JAG1，NOTCH2突变有关，除脊柱、心脏和肾脏异常外，尚有胆道闭锁和胆汁淤积，角膜后胚胎环、神经系统异常，特征性的颜面部异常可与 VACTERL 联合征鉴别。③ CHARGE 综合征与

CHD7突变相关，与 VACTERL 联合征一样可表现为心脏和泌尿系统畸形、食管气管瘘，但结肠闭锁、神经认知和生长障碍、耳畸形、脑神经功能障碍、特殊面容可与 VACTERL 联合征鉴别。

（李胜利 黄 怡 文华轩）

tāiér jiéjié xìng yìnghuà

胎儿结节性硬化（fetal tuberous sclerosis） 多由外胚叶组织的器官发育异常，可出现脑、皮肤、周围神经、肾等多器官受累，临床特征是面部皮脂腺瘤、癫痫发作和智力减退的常染色体显性遗传的神经皮肤综合征。又称布尔纳维（Bourneville）病。也有散发病例，发病率约为 1/6000 活婴，男女发病率比例为 2:1。

病理生理基础 该病为遗传病，遗传方式为常染色体显性遗传，家族性病例约占 1/3，即由父

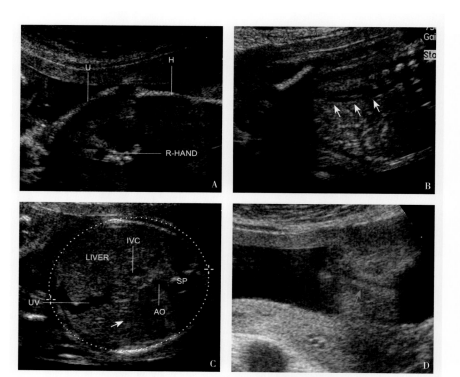

图 1 胎儿 VACTERL 联合征超声图像

注：A. 产前超声检查右上臂长轴切面示桡骨缺如，右手向桡侧偏斜；B. 右肾区长轴切面示右肾上腺呈"平卧征"（绿色箭头所示），未见右肾图像；C. 上腹部横切面未见胃泡回声；D. 肛门区横切面未见肛门低回声靶环征，仅见线状回声（箭头所示）。H 示肱骨；U 示尺骨；R-HAND 示右手掌；LIVER 示肝；IVC 示下腔静脉；AO 示主动脉；UV 示脐静脉；SP 示脊柱。

母一方遗传而来突变的 TSC1 或 TSC2 基因；散发病例约占 2/3，即出生时患者携带新突变的 TSC1 或 TSC2 基因，并无家族成员患病。家族性患者 TSC1 突变较为多见，而散发性患者 TSC2 突变较常见。典型的临床表现为面部皮脂腺瘤、癫痫发作和智力减退。

超声影像学表现 包括以下方面（图 1）。

二维超声 ①心脏横纹肌瘤：50% 以上的心脏横纹肌瘤伴有结节性硬化症，产前超声表现为心室壁局部增厚，回声增强，可向心腔内突出，也可向心外突出；边界清楚，回声均匀，随心脏的舒缩运动，有蒂者有一定的活动幅度；肿块可单发，也可多发，常见于心室及室间隔；肿块随着妊娠进展而增大；严重者肿块可

突出心腔外进入纵隔。②结节性硬化引起的中枢神经系统改变如皮质结节、室管膜下结节及室管膜下巨细胞星形细胞瘤等，但是在产前超声表现常不明显，MRI 检查有助于颅内异常的诊断。

彩色多普勒超声 可显示心脏横纹肌瘤内血流及肿块阻塞心脏流入道或流出道血流情况，阻塞处血流束细小，血流速度增高而呈五彩血流及湍流。心脏横纹肌瘤还可引发心律失常。

超声影像学鉴别诊断 产前超声检查发现胎儿心脏横纹肌瘤，需考虑结节性硬化，应进一步对胎儿各结构进行详细检查，特别是颅脑，MRI 检查可以帮助诊断颅内异常。

（李胜利　黄　怡　文华轩）

tāiér bìngtuǐ jītāi xùlièzhēng

胎儿并腿畸胎序列征（fetal sirenomelia sequence） 以下肢融合、异常甚至无足结构为主要表现，并合并消化道、泌尿生殖道等多系统畸形的综合征。又称人体鱼序列征、美人鱼综合征，因其形体与神话中的美人鱼相似而得名。此种畸形少见，发生率为 1/24000 ～ 1/67000。

病理生理基础 此种畸形的形成可能与血管窃血现象有关。即一条由卵黄动脉衍化而来的粗大畸形血管起自高位腹主动脉，行使脐动脉的功能，将血液从脐带输送到胎盘，而腹主动脉常较小且无分支，粗大畸形的血管将腹主动脉内大量血液"盗走"进入胎盘，致使其起始部以远腹主动脉血液明显减少，胎儿各结构出现严重血液供应不足，而导致脊柱、下肢、肾脏、下消化道、泌尿生殖道、生殖器官等严重畸形。人体鱼序列征的主要畸形特征是双下肢融合，足缺如或发育

不良，形似鱼尾，双下肢可完全融合、部分融合、仅有软组织融合，也可有下肢骨性融合，骨盆骨发育不全。腰骶—尾椎骨发育不全或缺如。其他畸形有单脐动脉、肛门闭锁，直肠不发育，双肾不发育或双肾多囊性发育不良，膀胱、输尿管、子宫缺如，内外生殖器官异常等。偶可伴有先天

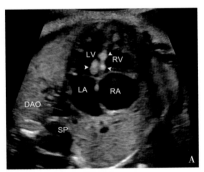

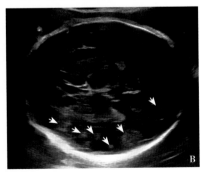

图 1　胎儿结节性硬化超声图像

注：A. 四腔心水平横切面显示左心室及室间隔（短箭头所示）内回声较强且且均匀的实质性肿块；B. 丘脑水平横断面显示大脑皮质内多发强回声肿块。LA 示左心房；RA 示右心房；LV 示左心室；RV 示右心室；DAO 示降主动脉；SP 示脊柱。

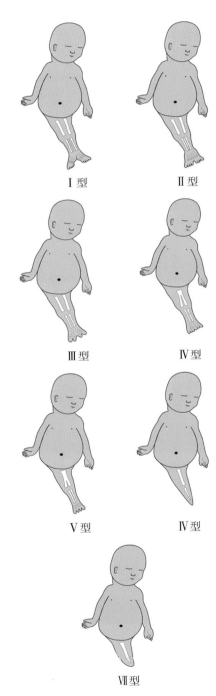

图 1　人体鱼序列征分型示意图

性心脏病、肺发育不全、桡骨和拇指缺如等。根据融合下肢残存的骨性结构将人体鱼序列征分成7型（图1）。

超声影像学表现（图2） ①羊水极度过少或几乎测不出羊水。②双肾畸形：双肾缺如、双侧多发性囊性发育不良肾。③膀胱缺如而不显像。④双下肢融合不分开，胎动时双下肢同步运动，如果双下肢骨骼融合，超声诊断较为容易。⑤双足畸形：可表现为足缺如，双足呈一侧融合状，或仅有单一足结构而形态结构不正

常。⑥脊柱异常：尾椎缺如、腰椎下部不同程度缺如及脊柱远端节段异常。⑦腹部及下肢血管异常：腹部可检出畸形粗大的"盗"血血管，起自高位腹主动脉，经脐带达胎盘，而腹主动脉明显变细。腹主动脉分支少或无分支。双肾动脉可不显示。检出畸形粗大的窃血血管和细小腹主动脉是区分该病和其他原因所致的羊水过少的重要特征之一；单脐动脉。⑧肺发育不良。

超声影像学鉴别诊断 该病需与尾退化不全鉴别。并腿畸形与尾退化不全都有不同程度的脊柱下段缺失，但尾退化不全病例有双脐动脉、发育不全的双下肢而非并腿畸形、非致死性的先天性肾脏异常、闭锁或正常的肛门，并且尾退化不全与孕妇患糖尿病有关。

（李胜利 黄怡 文华轩）

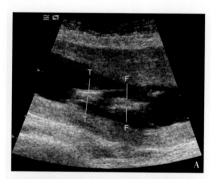

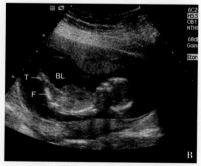

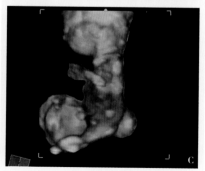

图2 胎儿人体鱼序列征超声图像

注：A和B.胎儿下肢冠状切面及矢状面切面显示双侧股骨（F）及胫骨（T）包裹在一个皮肤线内，双侧腓骨未显示；C.三维超声显示胎儿下肢未分开。

tāiér Zhūbótè zōnghézhēng

胎儿朱伯特综合征（fetal Joubert syndrome）

主要特征表现为小脑蚓部发育缺陷、小脑上脚"十"字交叉、第四脑室尖端向前、延髓发育不良（图1）的常染色体隐性遗传病。是由朱伯特（Joubert）于1968年首次报道，据报道该病的发生率为1∶100000，男性多于女性。

病理生理基础 目前已发现34个致病基因，其中33个为常染色体隐性遗传，1个为X连锁遗传。主要临床表现为肌张力减低、共济失调、发育迟缓、呼吸深快或停止、眼球运动异常、舌头突出，其他少见的表现有癫痫、半侧脸痉挛、多指/趾畸形、虹膜缺损、肾囊肿、舌头肿瘤、枕部脑膨出等。

超声影像学表现 产前超声表现为小脑横切面或小脑冠状切

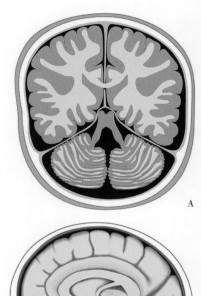

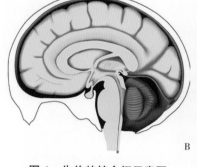

图1 朱伯特综合征示意图

面上小脑蚓部缺失，两侧小脑半球紧贴，在横切面上紧贴在一起两侧小脑半球间形成超声反射界面而表现为线状高回声，如果未能紧贴则可表现为细线状低回声。小脑脚变粗变长、脚间窝变深、脑干背侧中央可见一裂痕，构成特征性的"臼齿征"（图2）。

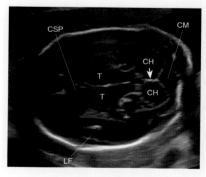

图2 胎儿朱伯特综合征超声图像

注：A.小脑水平横切面显示小脑蚓部缺如，双侧小脑半球紧贴在一起，两者间可见强回声分隔线（箭头所示），颅后窝池（CM）未扩张。T示丘脑；CH示小脑半球；CM：颅后窝池；CSP示透明隔腔；LF：外侧裂。

超声影像学鉴别诊断 朱伯特综合征常需与丹迪－沃克（Dandy-Walker）综合征、菱脑融合、眼－脑－肝－肾综合征相鉴别。朱伯特综合征特征性的"臼齿征"可以帮助鉴别诊断。菱脑融合为两侧小脑半球融合和小脑蚓部缺如，两侧小脑半球之间无中线裂存在。丹迪－沃克（Dandy-Walker）综合征小脑蚓部缺失，两侧小脑半球之间距离增大，两者之间为无回声。

（李胜利 黄怡 文华轩）

tāiér Dígéàoěrgé zōnghézhēng

胎儿迪格奥尔格综合征（fetal DiGeorge syndrome）

22号染色体长臂近着丝粒端片段22q11.12-q11.23缺失引起的遗传综合征。又称22q11.2缺失综合征、腭－心－面综合征、Shprintzen综合征。活产儿发病率为1/4000。

病理生理基础 特征性畸形主要包括心脏畸形、腭异常、胸腺缺如或发育不良、甲状旁腺发育不良、鼻咽发育缺陷等。常合并其他异常如低血钙、免疫力缺陷、语言障碍、精神异常、认知能力缺陷。

超声影像学表现 该综合征颜面部特征很难通过产前超声进行判断和观察。产前超声主要结合胎儿心脏畸形的类型和胎儿胸腺大小对该综合征风险进行初步评估，如存在圆锥动脉干异常和胸腺小，该综合征风险会明显增高（图1）。

超声影像学鉴别诊断 产前超声一旦发现心脏畸形，需同时观察胸腺大小，以提高该综合征的诊断，染色体检查可进一步明确诊断。

（李胜利 黄怡 文华轩）

tāiér Luóbīnnuò zōnghézhēng

胎儿罗宾诺综合征（fetal Robinow syndrome）

一类以肢体中部短小、半椎体、特征性的面部畸形和生殖系统发育不足为主要特点的矮小综合征。发病率很低，罕见，理论上约是1：500000，男女比例约为1：1。包括常染色体显性遗传性和常染色体隐性遗传性两种类型。

病理生理基础 主要集中表

表1 罗宾诺综合征患者异常改变

部位	异常
颅颌面部	头部异常大；前额部膨隆；鼻短小、向上翻，鼻孔朝前；鼻背凹陷低平，鞍鼻畸形；鼻根部宽大；腭盖高拱；嘴宽而阔大或呈三角形，上唇成帐篷形，人中长、呈倒V形；可出现上唇裂伴或不伴有腭裂；也有报道合并出现下唇正中裂；牙龈增生，小牙征或牙列拥挤，下颌切牙牙根畸形；舌系带短小或舌固连；小颌畸形；额部中线毛细血管瘤和眶距增宽症；双眼突出或脱垂；耳朵低位或耳郭畸形
骨骼系统	肢体中部发育不足，前臂骨短，桡骨头脱位，旋前和旋后障碍，或胫骨畸形，胫、腓骨的畸形轻于尺、桡骨畸形；手腕畸形；手指远端指骨短缩、分裂或指骨和腕骨融合；小手畸形伴宽拇指和第4或第5指先天性侧弯；拇指发育不足，可出现拇指异位或分裂；并指（趾）畸形；指关节皮肤皱褶，小鱼际横纹和斗形指纹消失；肋骨畸形；脊柱侧弯；胸椎骨发育不良（半椎体畸形）
生殖系统	男性患者患有阴茎短小畸形或隐睾症等；女性患者阴蒂和大阴唇发育不足
其他	肾脏畸形；心脏畸形

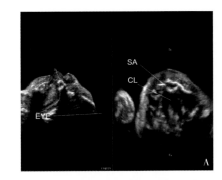
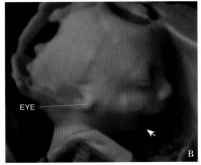

图1 胎儿罗宾诺综合征（腭裂、小下颌等多发畸形）超声图像

注：A.三维超声自由解剖成像显示胎儿牙槽凸裂（SA）和腭裂（CL）B.三维超声显示胎儿外观小下颌（箭头）、耳低位及小耳畸形（EAR）。

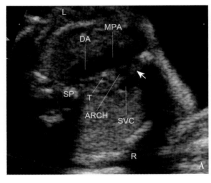
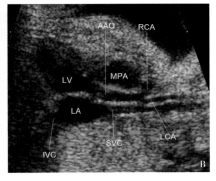

图1 胎儿迪格奥尔格综合征（主动脉弓B型离断，胸腺缺如等多发畸形）超声图像

注：A.3VT切面显示主动脉弓连续回声中断，主动脉弓（ARCH）与胸骨间未见明显的胸腺组织回声（箭头所示）。B.左室流出道切面显示右颈总动脉和左颈总动脉均由升主动脉发出。L示左；R示右；SP示脊柱；MPA示主肺动脉；DA动脉导管；ARCH示主动脉弓；SVC示上腔静脉；IVC示下腔静脉；T示气管；RCA示右颈总动脉；LCA示左颈总动脉；LA示左房；LV示左室；AAO示升主动脉。

现在以下几个方面：骨骼畸形和生殖系统等内脏异常；颅颌面部特征性的异常；由于出生后发育迟缓引起的轻度或中度的身材矮小（表1）。

超声影像学表现 产前超声主要表现为：头围增大；眼距宽，双眼眶外凸；嘴唇外翻可合并唇腭裂；小下颌；耳畸形（图1）；脊柱侧弯合并半椎体畸形；肢体长骨缩短、弯曲；手畸形；其他还可合并心脏畸形及肾脏畸形。

超声影像学鉴别诊断 该综合征需与骨骼发育不良性先天畸形相鉴别，特征性的颅面畸形可以帮助鉴别诊断。

（李胜利 黄怡 文华轩）

tāiér yìgòu zōnghézhēng

胎儿异构综合征（fetal isomerism syndrome）

胚胎期内脏分侧性异常而产生的以复杂心血管畸形及内脏位置异常为主要表现的一组病变。又称心房异构综合征或心脾综合征。分为左侧异构综合征（多脾综合征）与右侧异构综合征（无脾综合征）。该病少见。

病理生理基础 ①左侧异构综合征：特征是左、右两侧心耳均为形态学左心耳，呈鸡冠状。两肺均为两叶，呈形态学左肺，左、右支气管均为形态学左支气管，左、右肺动脉分别位于左、右支气管上方。大部分病例伴有复杂心脏畸形、多脾和下腔静脉肝段缺如、肾后段下腔静脉与奇静脉或半奇静脉吻合，汇入上腔静脉。肝静脉可直接注入左侧或右侧心房。内脏可正位、反位或不定位，部分病例常合并心脏传导阻滞、十二指肠前门静脉、肠胃扭转、胆道闭锁和胆囊缺如等（图1）。②右侧异构综合征：特征是左、右心耳均为形态学右心耳，呈三角形。两侧肺均为三

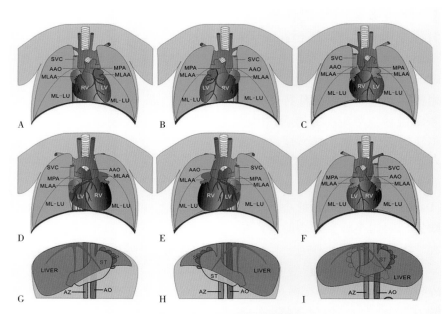

图1 心脏左侧异构示意图

注：左位心（图A和D）、右位心（图B和E）和中位心（图C和F）均可出现左侧异构，心室可为右祥（图A、E、C）或左祥（图D、B、F）。左、右心房均为形态学左心房；双肺均为二叶，左、右支气管均为形态学左支气管；腹腔脏器可正位（图G）、反位（图H）或不定位（图I，虚线表示胃泡和脾脏），多脾；下腔静脉肝段缺如、肾后段下腔静脉与奇静脉或半奇静脉吻合，汇入上腔静脉。MLAA示形态学左心耳；MPA示主肺动脉；ML-LU示形态学左肺；LIVER示肝脏；ST示胃泡；SP示脾脏；AAO示升主动脉；SVC示上腔静脉；RV示右心室；LV示左心室；AZ示奇静脉；AO示腹主动脉。

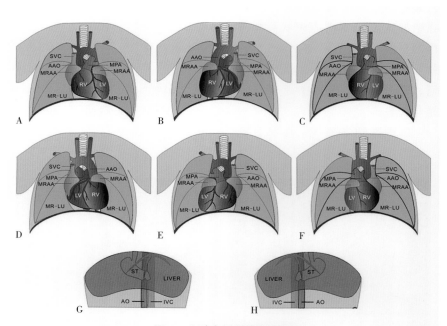

图2 心脏右侧异构示意图

注：左位心（图A和D）、右位心（图B和E）和中位心（图C和F）均可出现右侧异构，心室可为右祥（图A、B、C）或左祥（图D、E、F）。左、右心房均为形态学右心房；双肺均为三叶，左、右支气管均为形态学右支气管；腹腔脏器不定位，胃泡位于中线偏右（图G）或偏左（图H），中位肝，胆囊位于中线偏右或偏左，无脾；下腔静脉与腹主动脉常位于腹中线的一侧，多为左侧（图G），少数为右侧（图H）。MRAA示形态学右心耳；MPA示主肺动脉；AAO示升主动脉；RV示右心室；LV示左心室；MR-LU示形态学右肺；LIVER示肝脏；SVC示上腔静脉；ST示胃泡；SP示脾脏；IVC示下腔静脉；AO示腹主动脉。

叶，呈形态学右肺，左、右支气管均为形态学右支气管。双侧肺动脉分别在左、右中下叶支气管下方。中位肝，胆囊位于中线偏右或偏左。胃位于中线偏左或偏右。大部分病例伴有复杂心脏畸形、无脾，肠扭转，双上腔静脉（图2）。

超声影像学表现 ①左侧异构综合征：左、右两侧心耳均为形态学左心耳，下腔静脉肝段缺如，肾后段下腔静脉与奇静脉或半奇静脉吻合，在腹部轴向切面上，奇静脉位于腹主动脉旁，在四腔心切面上，在左心房后侧可以看到两支内径相似但搏动不同的血管，常合并有复杂心脏畸形。②右侧异构综合征：左、右心房均为形态学右心房，下腔静脉与腹主动脉常位于腹中线的一侧，多为左侧，少数为右侧，中位肝，无脾，且常合并有复杂心脏畸形（图3）。

超声影像学鉴别诊断 异构综合征需与完全性内脏反位相鉴别，完全性内脏反位相对于正常所有的器官有镜面图像；还应区别于孤立右位心，后者其他器官

是正常的，可不伴心脏畸形。

（李胜利 黄怡 文华轩）

tāiér xiāntiān xìng jìngmài jīxíng zhītǐ féidà zōnghézhēng

胎儿先天性静脉畸形肢体肥大综合征（fetal congenital venous malformation limb hypertrophy syndrome）

可累及一个或多个肢体，主要表现为皮肤血管痣（瘤）、软组织及骨肥大、静脉曲张畸形三联征的先天性周围血管疾病。又称克利佩尔－特雷诺奈（Klippel–Trenaunay）综合征。1900年，由法国医师克利佩尔（Klippel）、特雷诺奈（Trenaunay）首先报道。该病罕见。

病理生理基础 该病由多因素作用于中胚层导致发育异常。一般可分为以下几种类型。①静脉型：以静脉异常为主，包括浅静脉曲张、静脉瘤、深静脉瓣膜功能不全、深静脉缺如等。②动脉型：即动－静脉瘘型主要以患肢异常的动－静脉瘘为主，包括动脉堵塞、缺如或异常增生等。③混合型。

超声影像学表现 产前超声最早诊断该病的孕周是14孕周。

产前超声可表现为胎儿水肿（可能是由于高心排出量导致心脏功能衰竭），腹水，受累躯干、肢体水肿、肥大，受累部位皮下出现多房的、边界不清的囊性肿块，受累范围不一。

超声影像学鉴别诊断 产前超声发现并诊断的该病均是较严重的病例，预后较差，主要是由于心脏功能衰竭所致。该病需与其他原因引起的胎儿水肿相鉴别。胎儿免疫性水肿一般有胎儿与母体血型不合，心脏畸形引起的胎儿水肿可以追溯到胎儿的心脏发育异常，染色体异常引起的胎儿水肿可以通过胎儿染色体检查确诊，宫内感染引起的胎儿水肿亦可通过母体血清学检查相鉴别。

（李胜利 黄怡 文华轩）

tāiér Mǐlè–Díkèěr zōnghézhēng

胎儿米勒－迪克尔综合征（fetal Miller Dieker syndrome）

涉及PAFAHlBl和／或YWHAE基因的染色体17p13.3区缺失／微缺失，主要临床表现包括发育迟缓、智力低下、无脑回、脑室扩大、胼胝体发育不良、小头畸形、心脏畸形及异常面容的疾病。又称

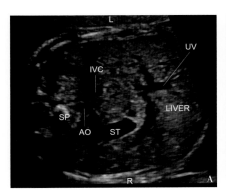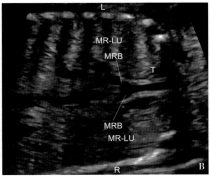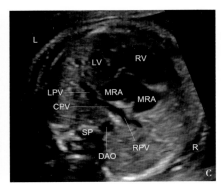

图3 胎儿右侧异构综合征合并复杂心脏畸形产前超声图像

注：A. 上腹部横切面显示腹主动脉（AO）位于中线处，下腔静脉位于腹主动脉左前方，胃泡（ST）位于中线偏右侧（R），左、右肝等大，脾脏难以分辨；B. 胸部冠状切面显示双支气管均为形态学右支气管；C. 四腔心切面显示心尖指向左侧，完全性房室间隔缺损，双侧心房均为形态学右心房（MRA），心室右袢，心房后壁光滑，未见肺静脉汇入，心房后方可见左、右肺静脉（LPV、RPV）异位引流入肺总静脉（CPV）。L示左；R示右；SP示脊柱；DAO示降主动脉；IVC示下腔静脉；UV示脐静脉；LIVER示肝脏；ST示胃泡；MRB示形态学右支气管；T示气管；MR-LU示形态学左肺；MRA示形态学右心房；LV示左室；RV示右室；LPV示左肺静脉；RPV示右肺静脉；CPV示肺总静脉。

17p13.3 缺失综合征。1963 年由米勒（Miller）和迪克尔（Dieker）首次描述，该病发生率为 1.2∶100000。

病理生理基础　常表现为典型的完全的脑沟消失和面部异常，如高额、小颌、低耳、鼻桥、宽眼距、前额后倾。

超声影像学表现（图 1）　无脑回伴（或不伴）巨脑回、轻度的脑室扩张和蛛网膜下隙增宽、胼胝体发育不良、小头畸形、宫内发育迟缓、羊水过多，其他不常见表现主要有小下颌畸形、先天性心脏畸形、泌尿生殖系统畸形、脐膨出。

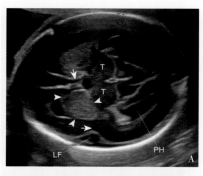

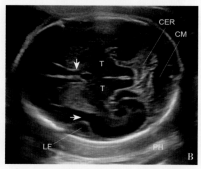

图 1　胎儿米勒 – 迪克尔综合征超声图像

注：基因检测证实。A. 丘脑水平横切面显示外侧裂（LF）变浅，呈回迹状，侧脑室内可见异常核团（短箭头所示），透明隔腔未显示（粗箭头所示），胼胝体短小；B. 小脑水平横切面显示脑岛小（细箭头所示），小脑部分发育不良。T 示丘脑；PH 示侧脑室后角；LF 示外侧裂；CER 示小脑半球；CM 示颅后窝池。

超声影像学鉴别诊断　沃克 – 沃尔伯综合征、福山型先天性肌营养不良、肌 – 眼 – 脑病也可有无脑回畸形，表现为 II 型鹅卵石状平滑脑，常有肌营养不良和眼发育不良，可与米勒 – 迪克尔综合征相鉴别。

（李胜利　黄怡　文华轩）

tāiér Méikèěr–Gélǔbèi zōnghézhēng

胎儿梅克尔 – 格鲁贝综合征

（fetal Meckel-Gruber syndrome）　以枕部脑膨出、严重的多囊肾及轴后性多指（趾）为主要特征的罕见的常染色体隐性遗传的致死性疾病。1822 年由梅克尔（Mecker）首次报道，格鲁贝（Gruber）（1934）作了进一步描述和补充。该病在新生儿中的发病率为 1/14000～1/13250。

病理生理基础　该综合征具有高度的遗传异质性，目前已知的与该病相关的致病基因有 MKS1、TMEM216、TMEM67、CEP290、RPGRIP1L、CC2D2A 和 NPHP3。其发病机制目前认为与纤毛功能的异常有关。研究发现该病患者、携带 TMEM67 或 TMEM216 基因致病突变的细胞往往表现出细胞骨架中肌动蛋白或纤毛发生的缺陷。主要特征为枕部脑膨出、严重的多囊肾以及轴后性多指（趾），3 种表型的检出率分别达到 100.0%、90.0% 和 83.3%。此外，还与多种其他发育异常密切相关。

超声影像学表现　二维超声声像图（图 1）表现如下。①颅内改变：枕部脑膨出可占 60%～80%，其他颅内畸形可有丹迪 – 沃克（Dandy-Walker）畸形、小头畸形、胼胝体缺失、脑积水、前脑无裂畸形等。②肾脏改变：双肾增大，肾内可见多房性囊性包块，其内的囊肿大小不等，形态各异，囊与囊之间互不相通，随机分布，肾脏中央或囊与囊之间常可见团状或小岛样实质性组织，肾周围无正常的肾皮质，亦不能显示正常的集合系统回声，常有羊水过少及膀胱不显示等特征。③四肢改变：最常见为轴后性多指（趾），四肢其他畸形可有杵状指、肢体短小、长骨弯曲等。④其他畸形有唇腭裂、小下颌畸形、耳畸形、小眼畸形、室间隔缺损、主动脉狭窄、肝纤维化、隐睾等。

超声影像学鉴别诊断　需与

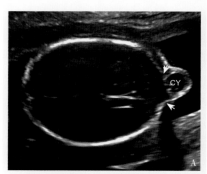

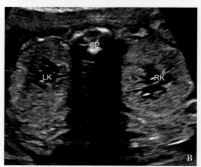

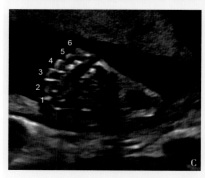

图 1　胎儿梅克尔 – 格鲁贝综合征超声图像

注：A. 可见颅骨缺损（粗箭头所示），由颅骨缺损处可见脑膜膨出（CY）；B. 双肾横切面示双肾体积增大，双肾实质回声增强，可见弥漫分布的细小无回声区；C. 足底平面示六趾畸形。

13- 三体综合征、贝克威思 – 威德曼（Beckwith-Wiedeman）综合征、多囊性发育不良肾、成人型多囊肾鉴别。13- 三体综合征主要表现为前脑无裂畸形、独眼畸形、眼距过近、长鼻畸形、鼻发育不良、正中唇腭裂、心脏畸形及宫内生长受限。贝克威思 – 威德曼综合征则以巨体、肝大、巨舌、肾增大、脐膨出、隐睾为特征，羊水可正常或增多。梅克尔 – 格鲁贝综合征的肾外改变可与多囊性发育不良肾及成人型多囊肾相鉴别。

（李胜利　黄　怡　文华轩）

tāiér zuǒxīn fāyù bùliáng zōnghézhēng

胎儿左心发育不良综合征（fetal hypoplastic left heart syndrome）

一组主要包括主动脉闭锁或严重狭窄，同时合并二尖瓣狭窄或闭锁，左心室、升主动脉及主动脉弓严重发育不全的先天性心血管畸形。活产儿中的发生率为 1/10000 ~ 2/10000。

病理生理基础　左心发育不良综合征最具特征的改变为左心室很小，伴有二尖瓣和 / 或主动脉闭锁或发育不良。根据二尖瓣及主动脉病变的情况，分为 4 种类型（图 1）。该病可伴有其他心内畸形，常见是室间隔缺损、完全性肺静脉异位引流等。胎儿期血流动力学改变：由于左心系统发育不良，左心系统流出道和流入道均梗阻，导致左心房进入左心室血流明显减少或无血流进入左心室，左心房内压力明显增高，当左心房压力大于右心房时，出现卵圆孔瓣提前关闭。如果房间隔存在缺损，房间水平出现左向右分流。如果房间隔完整，左心房压力不断增高，出现左心房增大，张力增高，肺静脉回流受限，导致慢性肺高压，并引起的肺毛

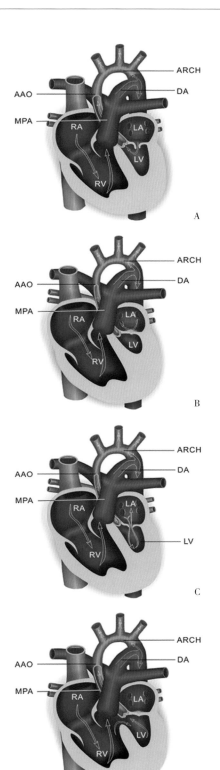

图 1　左心发育不良综合征分型示意图

注：A. Ⅰ型：主动脉和二尖瓣均狭窄；B. Ⅱ型：主动脉和二尖瓣均闭锁；C. Ⅲ型：主动脉闭锁和二尖瓣狭窄；D. Ⅳ型：二尖瓣闭锁和主动脉狭窄。RA 示右心房；LA 示左心房；LV 示左心室；RV 示右心室；AAO 示升主动脉；MPA 示主肺动脉；ARCH 示主动脉弓；DA 示动脉导管。

细血管床发育异常。右心系统血流量增多，导致右心系统较正常增大。由于主动脉起始部闭锁或狭窄，因此胎儿头颈部与冠状动脉血液供应是完全或部分来源于动脉导管血液反向灌注。

超声影像学表现　包括以下方面（图 2）。

二维超声　①四腔心切面：左心房、左心室明显小于正常，右心房明显大于正常。肺动脉轻度扩张，比正常胎儿易显示。二尖瓣狭窄时，表现为二尖瓣回声增强增厚，启闭运动明显受限。二尖瓣闭锁时，表现为一强回声带状结构，无启闭运动。左心房大小与卵圆孔大小或房间隔缺损大小有关，如果不存在房间隔缺损，左心房内压力大于右心房时，卵圆孔瓣出现提前关闭状态，或因左心房压力较大，卵圆孔瓣可膨向右心房，汇入左心房的肺静脉明显扩张。②左心室流出道切面：主动脉狭窄时，表现为升主动脉明显小于正常，主动脉闭锁时，仅显示细小升主动脉或左室流出道及升主动脉难以显示。③ 3VV 切面或 3VT 切面：升主动脉或主动脉弓内径明显较主肺动脉小，有时内径小于上腔静脉，二维超声很难显示清楚。部分左心发育不良综合征Ⅲ型常合并心内膜弹力纤维增生症，表现为左心房、左室腔内径正常或接近正常，但心脏收缩及舒张功能均明显下降，心内膜回声明显增厚增强。对于左心系比例偏小的胎儿，尤其是左心室 / 右心室内径比例和主动脉 / 肺动脉内径比例均大于 0.6，且没有左心室流入道及流出道梗阻者，不要轻易下左心发育不良综合征的诊断。

彩色多普勒超声　①四腔心切面：二尖瓣狭窄时，舒张期通

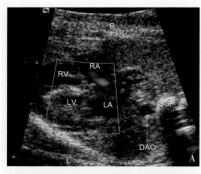

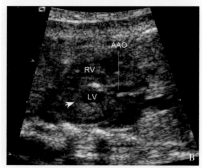

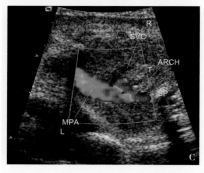

图2　胎儿左心发育不良综合征Ⅲ型
超声图像

注：A.四腔心切面显示左心室（LV）腔细小，心内膜回声明显增厚增强，室壁运动明显受限，二尖瓣启闭运动明显受限，左心房（LA）增大，肺静脉扩张，卵圆孔瓣紧贴在房间隔上，房间隔向右心房面凸，彩色多普勒超声显示房间隔水平为左向右红色分流；B.左室流出道切面显示主动脉内径细小，实时超声下主动脉瓣无启闭运动；C.3VT切面彩色多普勒超声显示主动脉弓（ARCH）内反向血流。LA示左心房；RA示右心房；DAO示降主动脉；SP示脊柱；L示左侧；R示右侧；T示气管；LV示左心室；RV示右心室；SVC示上腔静脉；AAO示升主动脉；ARCH示主动脉弓。

过左侧房室瓣血流束细小，右侧房室瓣血流增大。二尖瓣闭锁时，彩色多普勒超声显示左侧房室瓣无前向血流信号。②左心室流出道切面：主动脉狭窄时，可显示前向血流信号。主动脉闭锁时，

无前向的血流信号，可显示经由主动脉弓反流血流信号。③3VV切面或3VT切面：可显示经由主动脉弓反流血流信号。

超声影像学鉴别诊断　该病与单心室较难鉴别，尤其是左室型单心室。单心室流出道可以是单条动脉，也可以是双动脉，但两条动脉内径相差不大，无逆向血流信号，HLHS可见主动脉逆向血流信号。HLHS还需与临界性主动脉狭窄、重度缩窄鉴别。

（李胜利　黄怡　文华轩）

tāiér gōngnèi gǎnrǎn

胎儿宫内感染（fetal intrauterine infection）　孕妇在妊娠期间受到致病病原体感染而引起的胎儿感染。造成宫内感染的主要途径包括经胎盘垂直感染及经孕妇下生殖道逆行感染，是引起流产、死胎、胎儿生长迟缓及先天性缺陷与畸形的常见原因。

（李胜利　黄怡　文华轩）

tāiér xìxiǎo bìngdú B19 gǎnrǎn

胎儿细小病毒B19感染（fetal infection with human Parvovirus B19）　细小病毒B19通过胎盘感染胎儿后，引起胎儿生长发育异常的疾病。包括心肌炎、血管炎、肾小球肾炎、风湿性关节炎、脑炎等。孕妇感染细小病毒B19的发生率为0.25%～6%。母体感染细小病毒B19后，胎儿发生感染的风险为10%～20%。

病理生理基础　细小病毒B19是单链DNA病毒，孕妇常于冬春季节发生感染。细小病毒感染主要攻击红细胞前体，感染细胞后病毒会发生复制、增生，破坏感染细胞，导致贫血。同时它还会攻击中性粒细胞等。胎儿感染的可能性随着孕周增加而增加，而对胎儿带来的损害会随着孕周增加而减小。

超声影像学表现　二维超声妊娠早期胎儿感染细小病毒B19可表现为胎儿颈项透明层（NT）增厚、胎儿宫内生长受限（头臀长小于正常预测值）。妊娠中晚期胎儿感染细小病毒B19可表现为水肿（胸腔积液、腹水、皮肤水肿等）、胎盘增厚、心脏增大（心胸比增大）、脑积水（头颅生物测值大于正常）、腹围增大（肝脾大）、肠道回声增强、羊水过少等。因细小病毒B19常侵犯红细胞干细胞，感染胎儿常出现贫血，表现为大脑中动脉峰值流速增高。细小病毒感染而导致的贫血多发生在20周前感染。

超声影像学鉴别诊断　胎儿宫内感染具有很多相似的声像图表现，如胎儿水肿、颅内出血、颅内钙化灶、腹腔内钙化灶等，但上述征象不具有特异性，需结合实验室PCR检查才能做出诊断。巨细胞病毒感染常见胎儿神经系统异常，如脑室增宽＞15mm、脑室周围钙化斑、颅内出血、小头畸形、胼胝体发育不全、无脑回畸形等；风疹病毒感染胎儿常见先天性白内障、心脏缺损等；水痘疱疹病毒感染胎儿可见肢体骨骼异常等。母体血清学检查、羊水或脐血检查有助于诊断与鉴别诊断。

（李胜利　黄怡　文华轩）

tāiér jù xìbāo bìngdú gǎnrǎn

胎儿巨细胞病毒感染（fetal infection with Cytomegalovirus）　母体巨细胞病毒通过胎盘循环传递至胎儿引起胎儿水肿、脑室增宽及其他系列异常的感染性疾病。据报道，发展中国家，活产儿巨细胞病毒感染的发生率为0.3%～2.4%。

病理生理基础　巨细胞病毒是双链DNA病毒，可感染血管内

皮细胞和白细胞，并在内皮细胞中诱发典型的包涵体特征，通过多种不同的机制诱发疾病的发生，包括直接组织损伤和免疫损伤。孕妇妊娠早、中、晚期感染巨细胞病毒，胎儿发生感染率分别为30.1%、38.2%、72.2%。感染巨细胞病毒的胎儿出生后有22.8%会出现症状，但仅有10%的患儿在产后会发生严重症状。

超声影像学表现 二维超声表现（图1）为胎儿水肿、胎儿神经系统异常（脑室增宽＞15mm、脑室周围钙化斑、颅内出血、小头畸形、胼胝体发育不全、纹状体动脉病变、无脑回畸形等）、脾大、肝大、心胸比增大、卵圆孔早闭（主要因为卵圆孔瓣运动幅度减少、卵圆孔瓣增厚）、羊水过少、胎儿宫内生长受限、胎盘增厚（约50%的病例会出现胎盘增厚）。严重者可发生胎死宫内。

超声影像学鉴别诊断 见胎儿细小病毒B19感染鉴别诊断。

（李胜利 黄怡 文华轩）

tāiér fēngzhěn bìngdú gǎnrǎn

胎儿风疹病毒感染（fetal infection with Rubella virus） 母体风疹病毒通过胎盘循环传递至胎儿引起胎儿耳聋、智力障碍、先天性白内障、心脏缺损及其他结构畸形的感染性疾病。

病理生理基础 风疹病毒是RNA病毒，可在胎盘或胎儿体内（以及出生后数月甚至数年）生存、增生，产生长期多系统的慢性进行性感染。孕12周前急性风疹病毒感染，胎儿感染风疹病毒的发生率达90%，大多数情况会导致自然流产；如果孕妇感染发生在13~17周，胎儿感染发生率约为60%；如果孕妇感染发生在18~24周，胎儿感染发生率约为25%；如果孕妇感染发生在妊娠晚期，胎儿感染的发生率又会增高，但一般不会造成严重后果。

超声影像学表现 二维超声可表现为小头畸形、小脑下蚓部缺失、室管膜下囊肿、豆纹血管病变（图1）、室间隔缺损、白内障、小眼、腹围增大（巨肝、巨脾）、胎儿宫内生长受限等。严重者可发生胎儿宫内死亡。

超声影像学鉴别诊断 见胎儿细小病毒B19感染鉴别诊断。

（李胜利 黄怡 文华轩）

tāiér gōngxíngchóng gǎnrǎn

胎儿弓形虫感染（fetal infection with human Toxoplasmosis） 母体急性感染弓形虫，弓形虫通过胎盘循环感染胎儿导致胎儿

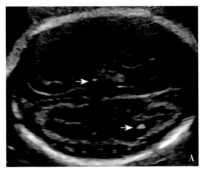

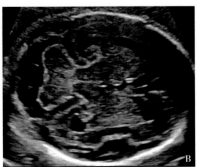

图1 胎儿巨细胞病毒感染超声图像

注：羊水中检测到巨细胞病毒DNA。A.颅内钙化灶（箭头），蛛网膜下腔增宽；B.蛛网膜下腔增宽，脑实质变薄。

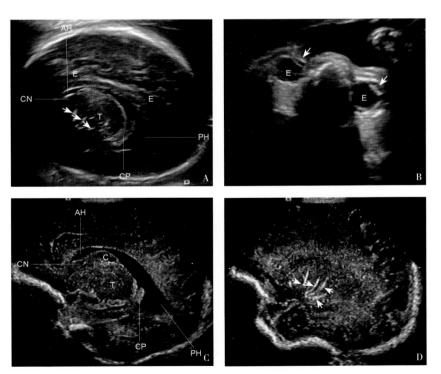

图1 胎儿风疹病毒感染超声图像

注：匀称性FGR，双侧室管膜下出血，豆纹血管病变（新生儿风疹病毒IgM阳性）。A.产前经阴道超声胎儿颅脑旁矢状切面显示尾状核（CN）丘脑（T）沟处强回声团，丘脑内多条条状强回声（箭头所示）；B.胎儿双眼（E）白内障（箭头所示）；C和D.产后新生儿颅脑旁矢状切面及大脑半球矢状切面显示产前所见的尾状核丘脑沟处强回声团已液化为无回声区，丘脑多条条状强回声（箭头所示）与产前比较无明显变化。AH示前角；PH示后角；CP示脉络丛；C示囊肿。

智力低下、失明和癫痫等的感染性疾病。孕妇感染弓形虫的发生率为 1/10000～4/10000，感染后 50% 胎儿不发生感染，1/3 胎儿发生感染但无明显临床症状，仅有 1/10 的胎儿在感染后出现严重的临床症状。

病理生理基础 弓形虫病广泛寄生在人和动物的有核细胞内，主要侵犯眼、脑、心、肝、淋巴结等。弓形虫以其对宿主细胞的侵袭力和在有核细胞内增生破坏宿主细胞，虫体逸出后又重新侵入新的细胞，刺激淋巴细胞、巨噬细胞的浸润，导致组织的急性炎症和坏死。母体感染弓形虫传染给胎儿的风险会随孕周增加而增加，早、中、晚期孕妇感染弓形虫胎儿发生感染的风险分别是 25%、54%、65%。然而胎儿感染后症状严重性则相反，会随孕周增加而降低。

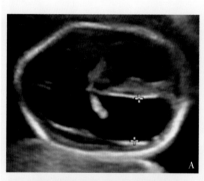
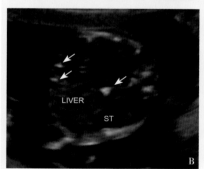

图 1 胎儿弓形虫感染超声图像
注：羊水染色体检查检出弓形虫病毒 DNA。A. 胎儿侧脑室扩张；B. 上腹部横切面显示腹腔内钙化灶（箭头所示）。LIVER 示肝脏；ST 示胃泡。

超声影像学表现 二维超声表现（图 1）为颅内钙化灶、脑室扩张、脑积水、小头畸形、腹水、肝脾大、宫内胎儿生长受限等。但大部分感染的胎儿可无异常声像表现。

超声影像学鉴别诊断 见胎儿细小病毒 B19 感染鉴别诊断。

（李胜利 黄怡 文华轩）

tāiér shuǐdòu pàozhěn bìngdú gǎnrǎn

胎儿水痘疱疹病毒感染（fetal infection with Varicella-zoster virus）

母体水痘-带状疱疹病毒通过胎盘循环传递至胎儿引起胎儿水肿、羊水过多、肝内强回声灶、肢体发育不良、小脑发育不良及其他畸形的感染性疾病。孕妇感染水痘-带状疱疹病毒的发生率是 1/70000。感染后发生胎儿感染的发生率为 1%～20%。

病理生理基础 水痘-带状疱疹经胎盘感染胎儿，新生儿可表现为出生体重低，典型的皮肤损害是叶痕，呈锯齿形的瘢痕形成。肢体萎缩，受累肢体短而且发育不良。白内障、小眼畸形、脉络膜视网膜炎。偶有小头畸形并有脑内钙化。其他表现包括关节挛缩、先天性髋关节脱位、角膜混浊、乙状结肠狭窄等。

超声影像学表现 产前二维超声主要表现为胎儿水肿、羊水过多、肝内强回声灶。其他的声像改变可有胸廓发育不良、足内翻、肢体发育不良、小脑发育不良、锁骨发育不良、膈肌麻痹等。严重者可发生胎儿宫内死亡。

超声影像学鉴别诊断 见胎儿细小病毒 B19 感染鉴别诊断。

（李胜利 黄怡 文华轩）

tāiér méidú gǎnrǎn

胎儿梅毒感染（fetal infection with Syphilis）

母体感染梅毒可通过胎盘感染胎儿，致胎儿先天梅毒的感染性疾病。母体感染梅毒后，胎儿感染的风险高达 40%。

病理生理基础 按临床表现时间分成早期先天性梅毒（≤2 岁）、晚期先天性梅毒（>2 岁）。早期先天性梅毒可表现为贫血、肝脾大、淋巴结增大，血清转氨酶、碱性磷酸酶增高，皮肤黏膜病、骨膜炎、骨软骨炎、肾病综合征等。

超声影像学表现 60% 胎儿梅毒感染产前二维超声可无明显声像表现。少部分可表现为胎儿水肿、腹围明显增大（肝脾大）、羊水过多、胎盘增厚、胎儿宫内生长受限、肝内钙化灶、颅内钙化灶等。但这些声像表现一般出现在 24 孕周后。

超声影像学鉴别诊断 见胎儿细小病毒 B19 感染鉴别诊断。

（李胜利 黄怡 文华轩）

tāiér shuǐzhǒng

胎儿水肿（fetal hydrops）

过多的液体在胎儿组织间隙和体腔内积聚。诊断胎儿水肿，需至少具有胎儿 2 处或者 2 处以上的液体积聚，但在早期也可能仅存在 1 个部位的积液积聚，对某些已经明确能产生胎儿水肿的疾病，如动静脉畸形，发现一处积液即可足以诊断胎儿水肿。皮下水肿、胸腔积液、心包积液、腹水同时出现 2 项或者 2 项以上即可诊断胎儿水肿。发生在皮肤及皮下组织者，表现为四肢、躯干、颜面和会阴部等皮下组织水肿。发生于体腔内者，则称之为积液，如心包积液、腹水、胸腔积液等。胎儿水肿可分为胎儿免疫性水肿和胎儿非免疫性两大类。

（李胜利 顾莉莉 文华轩）

tāiér miǎnyì xìng shuǐzhǒng

胎儿免疫性水肿（fetal immune hydrops）

由于免疫性原因引起的胎儿水肿。

病理生理基础 免疫性水肿主要特征是免疫因素引起的过多液体在组织间隙和体腔内积聚，一般是由于血型不合导致胎儿贫血而引起水肿。目前，已发现有50多种抗红细胞抗体可导致胎儿宫内贫血，Rh血型不合是最常见的，ABO血型不合占极少数。因为ABO血型抗体主要是IgM，不能通过胎盘。当有IgG抗体产生时，则可以通过胎盘而导致胎儿贫血以致胎儿水肿，但非常少见。在Rh血型不合中，最常见的有抗D、抗K1和抗c抗体引起的胎儿贫血。Rh血型不合是指母亲与胎儿Rh中抗原存在不一致。以RhD抗原为例子，D抗原存在为Rh阳性，D抗原不存在为Rh阴性。当Rh阴性的母亲第一次怀上Rh阳性的胎儿，在没有预防的情况，胎儿红细胞会进入母体血液中，其胎儿Rh抗原激发母体免疫系统产生抗体，一般初次致敏后产生的抗体滴度低而不至于导致胎儿贫血。当该孕妇再次怀上Rh阳性的胎儿时，免疫应答反应会很快发生，此次免疫应答产生高滴度IgG抗体，该抗体能通过胎盘进而攻击红细胞引起胎儿溶血和贫血。大多数Rh血型不合引起的胎儿或新生儿溶血性疾病是轻至中度的，仅20%～25%是重度的且在宫内表现为胎儿水肿。发生宫内水肿的孕周不一。

中国汉族妇女绝大多数是Rh阳性的，Rh阴性的仅占0.34%，故新生儿溶血病极为少见，且产前的预防、监测、治疗手段都有很大的进展。现在临床上很少出现胎儿严重免疫性水肿。中国ABO血型不合虽然较常见，占妊娠总数的20%～25%，但一般病情较轻，危害性较小，引起胎儿免疫性水肿十分罕见。

超声影像学表现 超声诊断胎儿水肿，须至少探及胎儿2处或2处以上液体积聚，但在早期也可能仅存在一个部位的液体积聚，对某些已经明确能产生胎儿水肿的疾病，如动静脉畸形，发现一处积液即足以诊断胎儿水肿。皮下水肿、胸腔积液、心包积液、腹水同时出现2项或2项以上即可诊断胎儿水肿。胎儿水肿二维超声主要声像特征如下：①胎儿局部和全身皮肤回声低，明显增厚，至少大于0.5cm，横切躯干和四肢时，水肿增厚的低回声皮肤及皮下组织如茧样包绕内部结构。颅骨强回声带与头皮强回声线明显分开，两者之间出现环状低回声带。②胎儿肝脾可能增大，腹围大于相应孕周。腹围/双顶径、腹围/头围、腹围/股骨长等比值异常增大。③胎盘肥厚，厚度常＞5.0cm。胎盘肥厚可能是胎儿水肿的早期表现。④浆膜腔积液，包括胸腔积液、腹水、心包积液，表现为胸腔、腹腔、心包腔内出现游离无回声区，大量胸腹水时可见胸腔、腹腔内脏器如肺或胃肠等漂浮在无回声区内。⑤可有胎儿心功能不全的声像表现，包括胎儿心脏三尖瓣反流，二、三尖瓣A峰＜E峰，心脏扩大，心胸比值增大，胎心过速，胎心过缓等。

超声影像学鉴别诊断 需与孤立的水囊瘤、胸腔积液、心包积液或腹水相鉴别。

（李胜利　顾莉莉　文华轩）

tāiér fēi miǎnyì xìng shuǐzhǒng

胎儿非免疫性水肿（fetal non-immune hydrops）

非免疫性原因引起的胎儿水肿。在活产胎儿中的发生率不高，为1/1500～1/4000，但所报道的发生率尚受到水肿致胎儿宫内死亡、水肿自行消退和不同地区不同检查方法等因素的影响，所以非免疫性水肿真正发生率更高。

病理生理基础 非免疫性水肿特征是除外免疫因素引起的过多液体在组织间隙和体腔内积聚。水肿的发生是由于血管内外液体交换平衡失调所致，促使液体溢出血管的驱动力为毛细血管静水压与组织间液胶体渗透压之差，而促使液体进入血管的驱动力为组织间液静水压与血浆胶体渗透压之差。充血性心力衰竭、肿瘤压迫静脉或静脉内血栓形成引起毛细血管静水压增高；α-珠蛋白生成障碍性贫血所致的血浆胶体渗透压降低、严重肾脏疾病引起的钠水潴留引起毛细血管静水压增高等均可引起血管内外液体交换平衡失调而导致水肿发生。此外，血管壁通透性大，血管内液体容易丢失到组织间隙，也容易出现水肿，如各种炎症感染可致血管壁通透性增加而发生水肿。

病因 引起胎儿NIFH原因有许多，其中最常见的胎儿异常包括心脏畸形、心律失常、染色体异常、复合畸形、胸部畸形、血液病、遗传性疾病、感染等，50%以上的NIFH由上述原因引起，另13.4%～35.8%未能发现明确病因，即使产后病理解剖也不能明确其病因。不同地区和人种中引起胎儿水肿的主要原因不同，在东南亚胎儿水肿的主要原因是纯合子α-珠蛋白生成障碍性贫血，相反，在白人中主要是心血管异常、感染、染色体异常等原因引起的胎儿水肿。在中国华南及西南各省，较多的胎儿NIFH也常常是由珠蛋白生成障碍性贫血、G-6-PD缺乏等原因引起。不同孕周胎儿水肿的主要原因不同，据报道，妊娠28周前34.5%的胎儿NIFH

由染色体异常所引起,妊娠28周后24.2%的胎儿NIFH由心血管异常引起。

超声影像学表现 二维超声声像图(图1)表现与免疫性水肿相似。

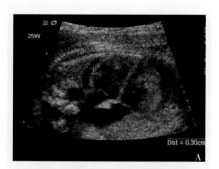

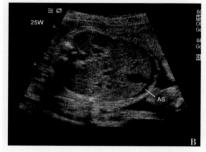

图1 胎儿重度 α-珠蛋白生成障碍性贫血引起胎心扩大、腹水等超声图像

注:A.心脏四腔心显示心脏扩大,心包少量积液;B.腹部横切面示肝脾大及其周围少量腹水。

超声影像学鉴别诊断 非免疫性水肿与免疫性水肿在声像图上均表现基本相同,区分二者需要寻找引起水肿的病因学。另外还需要与孤立性的液体积聚区别开来,后者有完全不同的病因。

(李胜利 顾莉莉 文华轩)

qí jìngmài chuāncì shù

脐静脉穿刺术(cordocentesis)

超声引导下经母体腹壁穿刺脐静脉采血的技术。又称脐带穿刺、经皮脐血取样(percutaneous umbilical blood sampling,PUBS)及胎血取样(fetal bloodsamplin)。脐静脉穿刺术是获取胎儿血样的重要手段。20世纪80年代后,超声引导下脐静脉穿刺术逐渐普及,经逐步改善后在临床应用至今。虽然脐静脉穿刺手术难度高于羊膜腔穿刺,且相关并发症亦较多见,但其出现对产前诊断及宫内治疗领域有重要意义。在诊断方面,脐血样本可提高妊娠中晚期染色体核型检查的效率,有效地弥补羊水检查的时间窗口,同时又可直接诊断胎儿血液系统疾病。在宫内治疗方面,脐静脉穿刺术的出现直接提高了胎儿贫血的治疗水平。

取样时间 手术一般在妊娠18周后进行,因妊娠18周后脐静脉直径>5mm,超声下可以清楚分辨。

适应证 ①胎儿血液系统疾病。常见疾病包括同种免疫性溶血、其他原因的胎儿贫血、先天性血小板减少症。②宫内感染。③遗传学诊断。④染色体嵌合型的诊断、鉴别诊断。

禁忌证 ①避免在急性感染期手术。②拟穿刺部位的皮肤感染。③孕妇有先兆流产的表现,如频密宫缩、活动性阴道流血等。

手术方法 超声引导方案分为自由手引导穿刺技术和穿刺探头(或穿刺架)引导的穿刺技术。前者在凸阵探头指引下进行穿刺,而后者在穿刺探头或凸阵探头外加穿刺架引导下进行。

脐静脉穿刺手术过程:①手术器械准备:一般选用22G带刻度套管穿刺针,其针尖经特殊处理,超声下清晰可见;消毒的超声探头薄膜或穿刺架、消毒的耦合剂及注射器。②术前检查及消毒、铺巾:孕妇排空膀胱后,取仰卧位或侧卧位,术前超声检查了解胎儿心率、脐带位置。常规腹部消毒及铺巾。③穿刺部位的选择:超声下可见脐血管呈双等号较强回声,脐静脉直径大于脐动脉。穿刺部位分为近胎盘插入点、游离段及近脐轮部,各有其优缺点,可根据具体情况及个人操作习惯选择。④穿刺及采血:脐带胶质及血管壁均有弹性,进针速度快且有力才能刺入血管内。穿刺针进入血管后抽出针芯可见血液自行升入针的接口处,连接注射器采血完毕后快速拔针。若未刺中血管,可采用短促有力的手法继续穿刺血管,如首次进针后血管已偏离穿刺区域,可第二次进针。⑤术后观察:超声检查胎儿心率,穿刺点出血情况,注意有无脐带血肿形成。

术后并发症 ①胎儿丢失:脐静脉穿刺的胎儿丢失风险较妊娠中期羊膜腔穿刺高,为1%~3%不等,大部分的胎儿丢失发生在术后2周以内。胎儿丢失可能与以下方面的因素有关:脐静脉穿刺术难度较高,需要二次穿刺的可能性高于羊膜腔穿刺术,手术时间可能更长,胎膜早破及宫内感染的风险增加;手术成功率和胎儿丢失率与操作者的经验有关;手术指征影响术后胎儿丢失的风险。②胎儿心动过缓:发生率为3.1%~12%。按持续时间分为一过性心动过缓及持续性心动过缓。一过性心动过缓发生率为7.0%,在术后立即发生,通过孕妇侧卧、吸氧等处理后多在1~2分钟内自行恢复,预后良好。持续性心动过缓发生率为26%,持续时间长,与胎儿丢失关系密切,需要积极处理。③脐带穿刺点出血:发生率可高达40%,绝大多数于数秒钟至1分钟内自行停止。仅5.2%的穿刺点出血病例出血时间超过1分钟。短时间的穿刺点出血与胎儿丢失无关。当发现长时间穿刺点出血时,需警惕母胎的凝血功能障碍。如渗血进入华通胶可引起脐带血肿，通常无不良后果，血肿于术后1周内吸收，少数与胎心过缓有关。④其他并发症：胎母输血、宫内感染。

注意事项 ①导致穿刺失败的因素：胎动频繁是导致穿刺失败的主要原因，应选择胎儿静息状态时进针；母亲肥胖；羊水过多；孕周<21周时脐带细、韧性大，不易刺入血管。②抽吸脐血困难。如果超声下见针尖位于血管内，但回抽不见血液也未见羊水时，针尖可能在血管旁的华通胶内，可一边缓慢捻转穿刺针轻微改变针尖位置，一边尝试回抽，当调整针尖至血管内后可抽出脐血，如仍未能抽出脐血，可能提示针尖与血管并非在同一平面，应将穿刺针退出脐带再次穿刺。③术中注意胎动及胎心率变化。由于穿刺脐带可能会反射性引起胎心减慢，如胎动较频繁的胎儿在术中突然停止活动，要及时观察胎心率变化。④避免穿刺脐动脉。⑤胎血样本母血污染，当穿刺部位靠近胎盘脐带插入点或胎盘表面血管时，可能发生误抽母血或脐血样本中混有母血的情况。抽血时须见到针尖回声位于脐血管内。当怀疑污染时，应该对血样进行鉴定。

（李胜利　黄怡）

tāiér gōngnèi shūxuè

胎儿宫内输血（intrauterine fetal transfusion）

主要用于纠正胎儿严重贫血的胎儿宫内治疗。1963年学者利用X线进行羊膜腔造影的方法，首次成功施行胎儿腹腔内输血。1981年又有在超声引导下成功地进行了脐静脉宫内输血。目前宫内输血技术日趋成熟，已经成为治疗胎儿贫血和新生儿血小板减少症的常规措施。

超声引导与手术途径 超声引导方案分为自由手引导穿刺技术和穿刺探头（或穿刺架）引导的穿刺技术。胎儿宫内输血主要有经腹腔输血与经脐静脉输血。经腹腔输血主要靠膈膜和腹膜表面淋巴管吸收红细胞，而后通过胸导管进入血液循环。经腹膜腔输血已很少应用，仅在较小的胎儿经脐静脉输血实施较困难时才使用。经腹腔输血的另一优点是腹腔内的细胞可缓慢吸收，超过7~10天。经脐静脉输血将血液直接输入脐静脉内进入胎儿血液循环，目前已成为临床上常规方法。

适应证 ①胎儿血型不合所导致的胎儿免疫性贫血包括Rh溶血病以及一些少见的血型如Kell血型不合溶血。②微小病毒B19急性感染引起的胎儿宫内贫血。③新生儿免疫性血小板减少症。

方法 包括以下方面。

术前准备 ①实时超声诊断仪，腹部超声探头或穿刺探头或穿刺导向装置。②20~22G穿刺针长15~18cm。③超声评估胎儿体重。④胎儿镇静剂，维库溴胺，或阿曲库胺。⑤浓缩红细胞：O型，RhD阴性血，CMV及HIV检测阴性，新鲜配制，去除白细胞，经γ放射性照射（2500GY，以防止移植物抗宿主反应）。血细胞比容（HCT）在0.75~0.85，以0.8最为合适。可用孕妇自体血制成的洗涤浓缩红细胞。⑥术前半小时预防性静脉应用抗生素。⑦输血应在产房进行，以便因输血并发症而必须分娩。⑧产妇最好空腹6小时。⑨孕妇和家属签署知情同意书。⑩排空膀胱。

操作步骤 前部分基本见胎儿脐静脉穿刺术。①孕妇应稍微左侧仰卧位以避免子宫压迫腹主动脉和下腔静脉。如果孕妇高

度紧张，可给孕妇镇静剂（咪达唑仑或芬太尼静脉注）。宫内输血脐带穿刺首选近胎盘脐带插入口，因其较固定，穿刺时不易滑脱。前壁胎盘因胎盘脐带插入口离腹壁较近，穿刺较易，后壁胎盘稍困难，穿中脐血管后，宜先注入胎儿镇静剂，保证输血过程胎儿的安静。保证穿刺针与脐带之间有一定的张力，要轻轻下压穿刺针。②穿刺脐血成功后，回抽胎血1ml左右，检查胎儿血常规、血型和其他需要的检测，然后向脐血管内注入胎儿镇静剂，以抑制胎动，再输入浓缩的红细胞。③宫内脐静脉的输血速度为2~5ml/min，输血过快，脐带易脱落，且加重胎儿心脏负担。腹腔输脐血速度为5~10ml/min。④输血同时，在超声下观察胎心，如果出现胎心过缓，应暂停输血，等胎心恢复正常后，再继续输血。⑤输血量根据胎儿输血前血细胞比容、孕周、胎儿体重、输血后想要达到的血细胞比容和输入血血细胞比容而计算。据估计，胎儿－胎盘循环血量为20ml/kg，若超过这一输血量，以胎儿血红蛋白浓度达到或等于150g/L作为结束输血的指标。可用以下公式计算：输血量=[（HCT3–HCT10）/（HCT2）]×胎儿估重（kg）×胎儿胎盘循环血量（150ml/kg），其中HCT1为输血前血细胞比容；HCT2为供血的血细胞比容；HCT3为拟达到HCT值。有学者提出在两种途径联合输血时，采用以下公式，经脐静脉输血：

$$V(\text{ml}) = \frac{FPC(H_{post} - H_{pre-IVP})}{H_{transfuse}}$$。其

中，V=输血量；FPC为胎儿胎盘血容量，=1.046+胎儿体重（g）乘以0.14；$H_{transfuse}$为所输血液的HCT；$H_{post-IVP}$为输血后胎儿

的 HCT；$H_{pre-IVP}$ 为输血前胎儿的 HCT。

术后并发症 胎儿死亡、胎儿心动过缓或胎儿心律不规则、诱发宫缩引起早产、羊膜破裂、脐带血肿及胎盘血肿。

注意事项 ①经脐静脉输血最早可从妊娠 18 周开始。在此之前，通常只能经腹膜腔输血。②24 周以上，输血后的 HCT 应达到 0.4～0.5。③在 24 周以前，严重贫血胎儿第一次输血后 HCT 不应超过 0.25 或 HCT 增加不超过 4 倍，一般在 48 小时内给予第 2 次输血以达到正常 HCT，第 3 次输血在 7～10 天。④腹膜腔输血时以输入不因为增加腹腔压力而影响脐静脉血流时的最大量。通常通过孕周减去 20 再乘以 10 来计算 [（孕周 −20）× 10= 输血量]。⑤一般超过 26 周后，建议给倍他米松以促胎儿肺成熟。⑥输血间隔。在第一次输血后，一般 HCT 每天降 1%。因此一般第二次输血是在第一次输血后 10～14 天。在有过 2～3 次输血后，间隔可延长到 3～4 周。也可以通过测量大脑中动脉血流频谱而决定输血时间，但应用 1.32MoM 而不是 1.5MoM 来决定第 2 次输血时间。⑦最后一次输血一般为妊娠 32～34 周，输血两周后分娩。

（李胜利　黄　怡）

xuǎnzé xìng jiǎntāi shù

选择性减胎术（selective fetal reduction） 在多胎妊娠的早期或者中期选择性减灭一个或者多个胎儿，以改善多胎妊娠结局的技术。减胎术也可应用于有严重畸形的多胎妊娠。随着人工授精多胎妊娠的增多，减胎术日趋成熟，该技术目前已常规用于将多胎减胎。大量临产数据已证实，将多胎减为单胎或双胎，没有增

加母亲和胎儿的风险，然而明显延长了孕期，改善了妊娠结局。

超声引导与手术途径 超声引导方案分为自由手引导穿刺技术和穿刺探头（或穿刺架）引导的穿刺技术。妊娠早期与中期减胎方法不同，双绒毛膜与单绒毛膜妊娠减胎方法亦不同。

妊娠早期 ①腹部途径：一般用于 10～13 周以上妊娠。宫内感染率和阴道流血发生率较其他两种途径低。在腹部超声引导下，用针穿刺胎儿胸腔，尽量穿刺心脏部位，而后注射氯化钾。②阴道途径：适合小于 8～9 周妊娠。在阴道超声引导下，刺入拟减灭的胚胎，可通过负压抽吸胚胎、抽吸羊水或用穿刺针反复刺胚胎近心脏部位致胚胎死亡。也可胸腔内注射氯化钾。③宫颈途径：适用于 8 周以内妊娠，妊娠丢失率较高。

妊娠中期或晚期 只有经腹途径适宜于妊娠中期或晚期减胎。此期减胎的方法有多种。①心内氯化钾注射：最为普遍。与妊娠早期比较，氯化钾用量大。单绒毛膜双胎为禁忌证。②脐带血管栓塞：注射硬化剂，可用无水乙醇，效果不好，但操作较简单。③激光照射或电凝。电凝分单极电凝、双极电凝两种，一般只用双极电凝。可用于单绒毛膜双胎和无心双胎。④脐带结扎：在超声引导下胎儿镜进行脐带结扎。适用于单绒毛膜双胎，当激光或电凝失败时才考虑采用。

适应证 ①复杂性单绒毛膜多胎妊娠：如双胎输血综合征、一胎严重结构畸形、一胎选择性生长受限、双胎动脉反向灌注序列征、双胎贫血 - 红细胞增多序列征等。②多胎减胎。

术后并发症 包括出血、感

染、流产和早产、羊水渗漏、母体凝血功能异常。

注意事项 对单绒毛膜双胎采用注射法可对正常胎儿产生不良后果。原因是胎盘血管有交通支存在，注入的氯化钾可通过血管吻合影响其他胎儿。减灭的胎儿濒死前的低血压形成低阻力泵，造成正常胎儿失血及心力衰竭而死亡。对单绒毛膜双胎者，宜采用超声引导下脐带血管阻断，包括注射硬化剂、激光照射或电凝、脐带结扎。

（李胜利　黄　怡）

yángmóqiāng chuāncì shù

羊膜腔穿刺术（amniocentesis） 在超声引导下进行，以穿刺针刺入羊膜腔，然后抽取羊水进行检验的方法。是目前应用历史最长的侵入性产前检测技术。20 世纪 70 年代开始，羊膜腔穿刺术在超声引导下进行，减少了对胎儿损伤的风险，手术安全性明显提高。此后，羊膜腔穿刺术经不断改进，成为目前最常用且安全可靠的产前诊断方法。

取样时间 羊膜腔穿刺时间因检验项目而有所不同（表 1）。

表 1 不同羊水检测项目的取材时间

检测项目	羊膜腔穿刺孕周
羊水细胞核型	16～22 周
DNA 检测	≥ 15 周
甲胎蛋白	16～20 周
胎儿成熟度	≥ 34 周
胎儿溶血	≥ 24 周

根据羊膜腔穿刺取材时间是否在妊娠 15 周后，分为妊娠中期和妊娠早期羊膜腔穿刺。目前临床上主要在妊娠中期进行羊膜腔穿刺，多在 16～22 周，此时羊水量为 150～400ml。羊膜腔空间相对较大，方便避开胎儿，且羊水

中活细胞比例较高，占 20% 以上，体外培养时生长活力强，分裂象较多，有利于染色体制备。随孕龄增长，羊水内胎儿细胞虽然增多，但活细胞的比例逐渐减少，故妊娠 24 周后羊水细胞培养较困难，培养失败风险增加。曾在妊娠 15 周前行早期羊膜腔穿刺术，但其实用性及安全性备受争议。①孕周越早，羊水细胞含量越少，染色体核型分析所需培养时间延长，并增加培养过程的污染风险。②穿刺失败率增加。妊娠 12 周前羊膜与绒毛膜尚未融合，胚外体腔仍然存在，进针时可形成"帐幕"现象，穿刺针未能进入羊膜腔，导致穿刺失败。③胎儿并发症较多。妊娠早期羊膜腔穿刺的胎儿丢失风险远高于妊娠中期羊膜腔穿刺。鉴于以上原因，妊娠早期羊膜腔穿刺的临床应用十分有限。目前主要在多胎妊娠选择性减胎术中留取减灭胎的羊水做遗传学分析时使用，或限于在妊娠早期发现结构异常但无法行绒毛活检时使用。

禁忌证　①避免在急性感染期手术。②拟穿刺部位的皮肤感染。③孕妇有先兆流产的表现，如频密宫缩、活动性阴道流血等。

方法　妊娠中期采用经腹羊膜腔穿刺，建议全程在超声引导下进行。①凸阵探头进行自由手引导穿刺，或在安装附加穿刺装置后在超声引导下穿刺。②用线阵型穿刺探头在穿刺引导线下操作。主要流程如下。①术前检查及穿刺路径选择：术前嘱孕妇排空膀胱，取仰卧位，超声检查确定胎儿存活，记录胎心搏动、胎盘位置及羊水情况。入针点应避开腹壁皮损部位，穿刺区域建议选择羊水池较深的部位，穿刺路径应避开胎儿及脐带，尽量不经

胎盘，若无法避开胎盘，穿刺点尽量避开胎盘血窦。确认穿刺点及路径后进行消毒铺巾。②进针：穿刺针一般选用直径为 22G、长度为 10 ~ 15cm 的套管穿刺针。可通过穿刺引导线测量拟进针深度，快速进针可减少宫腔或胎盘出血。当前壁胎盘无法避开时，可选择胎盘相对较薄部位进针，避开胎盘大血窦，且最好一次进针到达目标区域，减少穿刺针反复移动所致的胎盘出血。③抽取羊水：取出套管针针芯，接无菌注射器抽取羊水，弃去起始 2ml 后，根据检查需要留取羊水。染色体核型分析一般需 20 ~ 30ml，染色体微阵列及 DNA 检查约需 20ml。记录抽取的羊水量及性状，正常羊水为清亮浅黄色液体。④出针及术后检查：术毕快速抽出穿刺针，超声检查胎儿心率，穿刺点覆盖敷贴，嘱孕妇按压刺点数分钟预防出血。

注意事项　①术前孕妇排空膀胱，充盈的膀胱可能会与羊膜腔混淆，增加手术风险。②部分孕妇平卧会出现仰卧位低血压症状，可嘱其改为左侧卧位。③弃去起始 2ml 羊水，可减少母亲细胞污染风险。④操作过程应严格无菌，减少宫内感染风险。⑤羊水性状异常者，后续检验失败率增加，应及时记录。⑥羊水抽吸不畅，原因多为穿刺针贴近胎儿或针孔被羊水中的有形成分堵塞，此时可调整穿刺针方向与深度，或重新放入针芯疏通针管。

术后并发症　①流产：流产率约为 0.5%，经验丰富的产前诊断中心为 0.2% ~ 0.3%。②感染：术后宫内感染与术前孕妇存在潜在全身或局部感染，或与未严格无菌操作有关。避免在急性感染期手术及遵循无菌原则是减少宫

内感染的关键。③胎儿损伤：侵入性穿刺引起胎儿损伤的情况罕见。④胎盘血肿及胎盘剥离。⑤羊水栓塞。⑥母胎垂直传播：母体乙肝病毒载量较高者（> lg^{7}copies/ml），羊膜腔穿刺术后新生儿感染率显著增加。

（李胜利　黄　怡）

yǎnbù chāoshēng

眼部超声（ophthalmic echography）　眼位于身体的表面，内部结构由液态与固态物质相结合组成，为超声诊断的最适合部位之一。眼超声诊断始于 1956 年，A 型超声、定量测量的 A 型超声、标准化 A 型超声、二维超声、超高频超声直至彩色多普勒超声均应用于眼部检查。眼超声既有其独自的特点，也有与全身其他脏器相同的使用之处。

解剖　眼为人体的视觉器官，分为眼球、视路和眼附属器三部分。眼球和视路共同完成视觉功能，眼附属器则起到保护、运动等辅助作用。

眼球　其近于球形，位于眼眶内。其前后径为 24mm，垂直径为 23mm，水平径为 23.5mm，分为眼球壁和眼内容两个部分。眼球壁包括 3 层：外层为纤维膜、中层为色素膜、内层为视网膜。眼内容包括房水、晶状体和玻璃体（图 1）。

眼球壁　自外向内依次为纤维膜、葡萄膜和视网膜 3 个部分。①纤维膜：角膜和巩膜组成眼球壁外层，主要由纤维结缔组织构成。角膜完全透明，约占纤维膜的 1/6，中央厚度 0.5 ~ 0.57mm，周边厚度约 1.0mm。周边部的角膜嵌入巩膜内而巩膜前层覆盖在角膜上，此移行的部分称为角巩膜缘。巩膜是纤维膜不透明部分，由纤维结缔组织和少量弹力

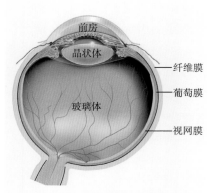

图1 眼球解剖示意图

注：眼球壁分为纤维膜、葡萄膜、视网膜，眼内容包括房水、晶状体和玻璃体。

纤维组成，占纤维膜的5/6，色瓷白，前与角膜相连，后与视神经相连。巩膜后极部视神经周围最厚达1.0mm，向前逐渐变薄，赤道部0.4~0.6mm，直肌附着处最薄仅0.3mm。②葡萄膜：又称色素膜或血管膜，位于巩膜和视网膜之间富含色素的血管性结构，分虹膜、睫状体和脉络膜3部分。其内血供丰富，脉络膜的血供主要来自睫状后短动脉，虹膜、睫状体的血供主要由睫状后长动脉提供。睫状后长动脉在距离视神经约4mm处斜行穿过巩膜走行于脉络膜上腔，供应50%的眼前段血流，它的损伤可导致脉络膜上腔积血；睫状后短动脉在视神经周围进入巩膜也走行于脉络膜上腔供应赤道后的脉络膜；静脉的排出主要通过涡静脉系统注入眼上、下静脉，大部分经海绵窦流入翼腭静脉丛到颈外静脉。③视网膜：前界为锯齿缘、后界为视盘周围、外为脉络膜、内为玻璃体。后极部可见一直径约1.5mm、边界清晰的淡红色圆盘状结构称为视盘。视盘内有视网膜中央动、静脉通过并分布于视网膜。视盘颞侧3mm处可见直径约2mm的浅漏斗状小凹陷称为黄斑，其中有一小凹为黄斑中心凹，为视网膜

视觉最敏锐的部位。视网膜为神经外胚叶发育而成，当视泡凹陷形成视杯时其外层发育为视网膜色素上皮层，内层分化为视网膜内9层。两层之间存在一个潜在的间隙，视网膜脱离即色素上皮层和神经上皮层之间的脱离。

眼内容　包括眼内腔和眼内容物两个部分。①眼内腔：包括前房、后房和玻璃体腔三部分。前房为角膜与虹膜、瞳孔区晶状体之间的空间，其内充满房水，容积约0.2ml。前房角是角膜缘后与虹膜根部前的隐窝，为房水排出的主要通路。小梁网位于前房角的角巩膜缘区，切面呈三角形，位于施瓦尔贝（Schwalbe）线与巩膜突之间，由很多薄层结缔组织重叠排列而成，充当瓣膜作用，使房水只能从小梁网排出而不能反流。后房指睫状体前端与晶状体悬韧带、晶状体前面的环形间隙，容积约0.06ml。玻璃体腔前界为晶状体、晶状体悬韧带和睫状体后面，后界为视网膜前面，其内充满透明的玻璃体。其容积占眼球容积的4/5、约4.5ml。②眼内容物：包括房水、晶状体、玻璃体三部分。房水是由睫状突无色素上皮细胞分泌产生的透明液体，充满前房和后房，主要功能是维持眼内压，营养角膜、晶状体和玻璃体，保护眼结构的完整性和光学透明性。房水与角膜之间的物质交换在角膜正常代谢过程中发挥重要作用。角膜从空气中获得大部分氧，周边角膜则从角巩膜缘的血管获得营养成分，中央区角膜从循环的房水中获得葡萄糖，氨基酸可能通过扩散进入角膜。晶状体由晶状体囊和纤维组成，形似双凸镜的透明体，借晶状体悬韧带与睫状体相连，固定在虹膜后、玻璃体前，富有

弹性。晶状体直径为9~10mm，厚度4~5mm，前后两面相接处为晶状体赤道部。晶状体囊为一透明膜完整地包绕在晶状体外面。晶状体纤维在一生中不断增生做规则排列。晶状体悬韧带是连接晶状体赤道及睫状体的纤维组织，由透明、坚韧缺少弹性的胶原纤维组成。玻璃体为充满眼球后4/5空腔内的透明无色胶体，其99%为水分，充满在晶状体后的眼内腔。玻璃体内没有血管和神经，在其外层有少量游走细胞。玻璃体组织由玻璃体界膜、玻璃体皮质、中央玻璃体、中央管及玻璃体细胞构成。玻璃体周围部分密度较高，称为玻璃体膜。为致密浓缩玻璃体，而非真正意义上的玻璃体膜，除玻璃体基底部的前方和透明管的后端外，其余部分均有界膜存在。依其部位的不同又可分为前界膜和后界膜（图2）。玻璃体皮质是玻璃体外周与睫状体及视网膜相贴部分，致密，由胶原纤维、纤维间隙内的蛋白质和黏多糖积聚而成。以锯齿缘为界将玻璃体皮质分为前皮质和后皮质。其中位于锯齿缘前2mm及之后4mm的区域为玻璃体与眼球壁结合最紧密的部位，即使受病

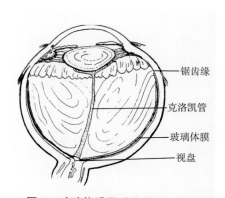

图2 玻璃体膜及附着关系示意图

注：玻璃体周围密度较高部分为玻璃体膜，向内为玻璃体皮质，以锯齿缘为界分为前皮质和后皮质，中央由后向前的管状区为克洛凯管。

锯齿缘
克洛凯管
玻璃体膜
视盘

理或外伤的影响也不致使之脱离，该处的玻璃体称为玻璃体基底部。玻璃体中央由后向前有一管状透明区，自视盘连向晶状体后极称克洛凯（Cloquet）管，为胚胎发育中的原始玻璃体所在部位，可有透明样动脉残留。

眼附属器　包括眼睑、泪器、结膜、眼肌、眼眶和血管等。

眼睑　分别为上睑和下睑，眼睑的游离缘称为睑缘，上、下睑缘之间的间隙称为睑裂。眼睑的血液由面部动脉系统和眼动脉的各分支供给，这些动脉相互吻合在睑板前后有交通支并在离上、下睑缘3mm处形成睑缘动脉弓，动脉弓的分支穿过睑板至睑结膜并营养之。

泪器　分为两个部分即泪液的分泌部和排出部。前者包括泪腺和副泪腺，后者包括泪小点、泪小管、泪囊和鼻泪管（图3）。泪腺主要功能为分泌泪液，位于眼眶的外上方额骨和眼球之间的泪腺窝内，由细管状腺和导管组成，长约20mm、宽约12mm，借结缔组织固定于眶骨膜上。泪腺由眼动脉分出的泪腺动脉供给血液，受三叉神经第一支泪腺神经支配。

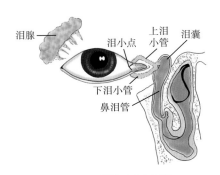

图3　泪器解剖示意图

注：泪液由泪腺分泌，自泪小点、泪小管、泪囊和鼻泪管排出。

结膜　为透明的薄黏膜，覆盖在眼睑内面和眼球的前面，止于角膜缘。结膜以上、下睑缘为其外口形成囊状称为结膜囊。结膜分为三部分，即睑结膜覆盖在眼睑后面、穹隆结膜为睑结膜和球结膜的移行部、球结膜覆盖在眼球的前部巩膜外。

眼肌　眼内肌在眼球内包括瞳孔括约肌、瞳孔开大肌和睫状肌。眼外肌共有6条，4条直肌和2条斜肌，包括内直肌、外直肌、上直肌和下直肌、下斜肌和上斜肌。除下斜肌外，其余的眼外肌均起自视神经孔周围的总腱环，向前附着于赤道部附近的巩膜上，见图4。

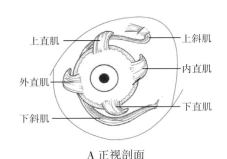

A 正视剖面

B 俯视剖面

图4　眼外肌解剖示意图

眼眶　为四棱锥形骨腔，左右对称开口向前向外，尖端朝向后内。眼眶壁由额骨、颧骨、蝶骨、筛骨、腭骨、上颌骨和泪骨构成，上壁称为眶顶、下壁称为眶底。眼眶的外侧壁较厚，其余三壁较薄且与额窦、筛窦、上颌窦相毗邻，若鼻窦发生病变可以累及眼眶。眼眶前面为眼睑，内为眼球和其他组织，成年人眼眶深度40～50mm，容积25～28ml。眶尖指向后内方，尖端有卵圆形的视神经管道通向颅腔即视神经孔，大小4～6mm，长度4～9mm，内有视神经及其3层鞘膜、眼动脉和交感神经小分支通过。

眼部血管　①动脉系统：包括眼动脉、视网膜中央动脉、睫状后长动脉和睫状后短动脉。眼动脉是颈内动脉的第一分支，通过视神经管与视神经相伴行进入眼眶。其在眶内的行程可以分为3部分。在眶外下方向前走行到视神经，然后在眶中部穿越视神经到其鼻上方，约85%的病例眼动脉在视神经的上方越过，其余在视神经的下方越过，在视神经鼻侧眼动脉分出其末支，见图5。视网膜中央动脉在眼球后约12mm进入视神经下表面，然后在视神经实质中向前行走直到眼球为止。在视神经内视网膜中央动脉和视网膜中央静脉相伴行。睫状后长动脉和睫状后短动脉包括6～8条短动脉和2条长动脉均在视神经附近进入眼内，睫状后短动脉为脉络膜、睫状后长动脉为虹膜和睫状体供血。睫状后短动脉为2～3支主干再分为6～8支终末支，因此其解剖变异较大，但是在视神经的鼻侧和颞侧至少各有一支睫状后短动脉。②静脉系统：包括眼静脉、涡静脉和视网膜中央静脉。眼静脉共两支即眼上静脉和眼下静脉，其中眼上静脉是引流眼球和其附属器的主要血管，直接向后引流至海绵窦；眼下静脉在进入海绵窦之前发出分支汇入眼上静脉，另一支汇入翼状丛。涡静脉为引流脉络膜、睫状体和虹膜的主要血管。脉络膜后部的静脉向前集合，赤道前的脉络膜

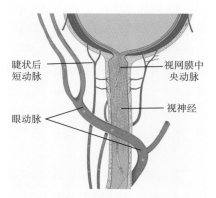

图5 血管解剖示意图

注：眼动脉、视网膜中央动脉及睫状后短动脉，眼动脉与视神经相伴行进入眼眶，视网膜中央动脉在视神经中前行直至球内，睫状后短动脉在视神经附近进入眼内。

血管则向后集合在赤道部附近形成4~5支涡静脉。视网膜中央静脉走行在视神经内与视网膜中央动脉伴行经眼上静脉或直接回流到海绵窦。

视路 指视觉纤维由视网膜到达大脑皮质视觉中枢的传导路径。包括视神经、视交叉、视束、外侧膝状体、视放射和视皮质。视神经是中枢神经系统的一部分，从视盘起至视交叉前脚的这段神经称为视神经，全长约40mm。按照部位划分为眼内段、眶内段、管内段和颅内段4个部分。

正常超声表现 包括以下几方面。

眼球 角膜表现为弧形带状回声，前房为半球形无回声区，虹膜为对称的带状回声，角膜中央区回声局限缺如为瞳孔区。晶状体囊呈类椭圆形中强回声，晶状体皮质为无回声区。玻璃体表现为无回声区且与眼球壁回声之间界限清晰。眼球壁回声为类圆形带状中强回声，与玻璃体的无回声形成明显的对比，见图6A。脉络膜和视网膜上均有血管，CDFI其上可见血流信号，见图6B。玻璃体内没有血管，CDFI

亦没有血流信号。

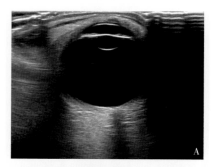

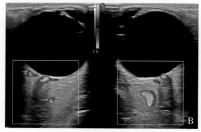

图6 眼球正常二维超声和彩色多普勒图像

注：A二维超声正常表现；B彩色多普勒正常眼球图像。

泪腺 正常睑部泪腺二维超声直接探查表现为类三角形，内回声为中等强度，与周边组织之间界限清晰，见图7。经球探查法即将探头置于眼球的鼻下方、探头方向指向颞上方显示，正常泪腺一般无异常回声显示。泪腺内可见点状血流信号但不丰富，见图7。泪腺周边可见点状血流信号。

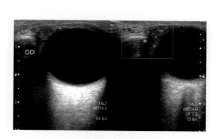

图7 正常泪腺二维超声和彩色多普勒超声图像

视神经 二维超声扫查视神

经显示为带状低至无回声区，与眶内其他组织之间界限清晰。

眼外肌 眼外肌的超声检查均使用经球纵切扫查，二维超声表现为紧邻眼球壁的带状中低回声，两侧的边缘回声略强，易与眶脂肪相鉴别。注意眼外肌检查时嘱受检者不能转动眼球，以免影响检查结果的准确性，见图8。

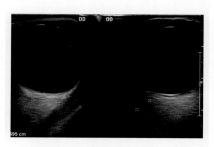

图8 眼外肌二维超声图像

眶内血管 眼眶内的血管根据其解剖及走行一般只检查眼动脉、视网膜中央动脉和睫状后短动脉。所有眼局部动脉血管的频谱与颈内动脉类似，为三峰双切迹状；区别在于频谱所显示的血流为湍流，故没有频窗，见图9。眼部的静脉表现为连续有轻度搏动的频带。视网膜中央静脉与视网膜中央动脉相伴行，二者一般同时出现，并且分别位于X轴的上下。

临床应用 主要用于以下几个方面：①任何导致眼屈光间质混浊而无法窥清眼底的情况均可选择超声检查，如玻璃体积血、玻璃体后脱离、视网膜脱离、脉络膜脱离、早产儿视网膜病变、寇特（Coats）病等；②眼内占位性病变可通过其声学特征进行诊断和鉴别诊断，如视网膜母细胞瘤、脉络膜黑色素瘤、脉络膜血管瘤、脉络膜转移癌等；③眶内占位病变、炎症、血管畸形等所

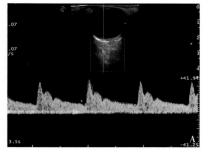
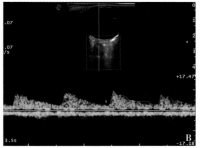
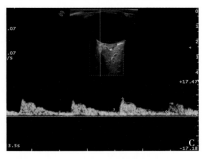
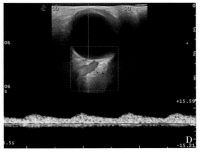

图9　眼部血管频谱超声图像

注：A.眼动脉；B.视网膜中央动、静脉；C.睫状后短动脉；D.眼上静脉（扩张）。

致的单侧或双侧眼球突出，如眶蜂窝织炎、球筋膜炎、炎性假瘤、颈动脉海绵窦瘘等可应用超声检查进行诊断和鉴别诊断；④外伤所致的眼部损伤，如眼内异物、巩膜裂伤等可通过超声检查了解损伤情况；⑤全身疾病的眼部表现，如甲状腺相关眼眶病、糖尿病视网膜病变等；⑥白内障手术前应用超声检查确定所选择的眼

内人工晶状体屈光度以及眼内情况；⑦眼部占位性病变等治疗的超声随访等。

（杨文利）

yǎnbù chāoshēng jiǎnchá jìshù

眼部超声检查技术（ultrasound examination of eye and orbit）

眼位于体表，为超声检查的极佳位置。应用高频线阵探头可以探查眼球、附属器和部分视路结构，应用彩色多普勒超声可以观察眼眶内的血管，二者的相互结合为眼部疾病的诊断与鉴别诊断提供帮助。

准备事项　进行眼部超声检查应尽量避免探头对眼球的直接压力，以免影响检查结果的准确性。如存在眼局部的急性炎症、未闭合的眼部伤口、眼内手术后一周内等特殊情况，一般不进行超声检查。

检查体位　眼超声检查最常用的体位为仰卧位，特殊病例如眼内有气体、硅油存留、体位性眼球突出等，可以使用坐位或俯卧位。

检查方法　包括以下方面。

眼球二维检查方法　横切扫查和纵切扫查是眼内超声最基本检查方法，轴位扫查为特殊的横切和纵切扫查方法。①横切扫查：探头标记方向与角巩膜缘相平行的检查方法。探头自角膜中心向眼球后极部移动依次得到探头对侧的后极部、赤道部和周边部子午线图像（图1A）。根据探头所在位置分为水平横切（探头标志指向鼻侧，探头置于6点、12点角巩膜缘）、垂直横切（探头标志指向上方，探头置于3点、9点角巩膜缘）和斜行横切（探头方向指向上方，探头置于1：30、4：30、7：30和10：30角巩膜缘）3种方法。②纵切扫查：探

头标记方向与角巩膜缘相垂直的检查方法，即将横切扫查的探头方向旋转90°。探头自角膜中心向眼球后极部做与角巩膜缘相垂直的运动，所得图像为探头对侧径线的切面（图1B）。探头置于角膜中心显示眼球后极部，探头接近穹隆部显示眼球周边部图像。③轴位扫查：为一种特殊的横切或纵切扫查切面，探头置于角膜的中央声束自晶状体中央穿过，将眼球的后极部以视神经为中心完整地分为两个部分的对称图像。一般用于与晶状体、视神经相关疾病的诊断和黄斑疾病的评估。采用水平轴位检查时，探头标记一般朝向患者鼻侧，这样黄斑的图像正好在视神经图像的下方/颞侧。垂直轴位检查探头标记一般向上，斜行轴位即1：30～7：30，10：30～4：30的轴位检查探头的标记一般向上（图1C）。

眼眶二维检查方法　球旁扫查用于眼球周围浅层的眼眶病变（常在眼眶周围可触及肿块，如鼻窦和泪腺等），可以显示前部病变与眼球和眶壁的关系，声束不经眼球也分横切扫查和纵切扫查。①球旁横切扫查：将探头置于患者闭合眼睑、眼球和眼眶之间，探头声束平行于眶缘和眼球，如探头置于眼睑横切扫查6点子午线，称球旁6点横切扫查。如前所述横切扫查时标志指向鼻侧，垂直扫查时标志向上，见图2A。②球旁纵切扫查：探头置于眼球和眶缘之间眼睑上与横切扫查垂直90°，声束前后扫查同时显示眼球周边和前部病变，如探头置于1：30，则称球旁1：30纵切扫查。扫查3点与9点方向时，探头标志指向骨壁；扫查下部眼眶时，探头标志指向眼眶中央，见图2B。经球横切扫查主要是观察

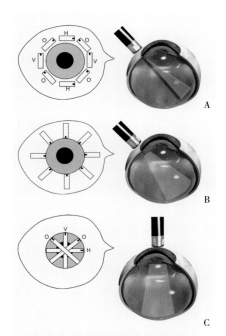

图1 眼球二维超声基本检查方法

注：A.横切扫查法示意图，探头标记方向与角巩膜缘相平行；H：水平横切，V：垂直横切，O：斜行横切。B.纵切扫查示意图，探头的标记方向与角巩膜缘垂直，探头做与角膜缘相垂直的前后运动；C.轴位扫查法示意图，探头位于角膜的中央，声束自晶状体中央穿过；H：水平轴位，V：垂直轴位，O：斜行轴位。

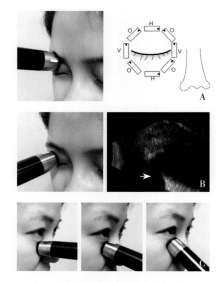

图2 眼眶二维超声基本检查方法

注：A.球旁横切扫查探头标志位置图像，探头置于眼球和眼眶之间，声束平行于眶缘和眼球。H：水平横扫，标志向鼻侧；V：垂直横扫，标志向上；O：斜行横扫，标志向上。B.球旁纵扫查探头标志位置图像，探头置于眼球和眶缘之间眼睑上，与横扫查垂直90°，水平及上方扫查探头标志向眶缘，下方扫查标志向眼球；球旁12点纵切扫查：探头于上睑标志指向12点，声束同时经过肿瘤和眼球上部，所以眶上部肿瘤（黑色箭头）显示在图像上方，眼球在下方（白色箭头）；C.眶上部纵示意图，如进行眶上部病变纵切扫查，则将探头置于下方，随着探头转动，声束逐渐向前扫查眶上方前部。

病变的左右范围、形状和厚度，纵切扫查显示病变的纵切面长度，此方法同时显示病变形态和眶深部病变后界，见图2C。

彩色多普勒超声 彩色多普勒血流成像不仅可以对眼动脉、视网膜中央动脉、睫状后动脉血管血流动力学指标进行定量测定；还可以通过血流信号与病变形态相结合的方法对疾病进行诊断。视神经是眶内血管定位的标志，首先做眼球水平轴位切面充分显示视神经。将多普勒取样点置于球后15～25mm处视神经的两侧寻找类似英文字母"S"形的粗大血管即眼动脉，在与多普勒取样线平行且没有分支血管处进行取样。调整取样框在眼球后10mm左右在视神经内可以发现红-蓝相间的血流信号即视网膜中央动

脉和视网膜中央静脉，在眼球壁后2～5mm处选择与取样线平行的位置进行取样。在视神经的两侧可以发现单一颜色的柱状血流信号为睫状后短动脉，在眼球壁后5～8mm处选择与取样线平行的位置进行取样即可。

测量方法 包括以下方面。

眼球二维结构测量方法 二维超声测量眼球结构的结果仅供诊断参考，不能用于人工晶状体屈光度的计算，具体方法如下。选择眼球3：00～9：00的轴位切面充分显示眼球结构，保证角膜的弧度无压缩，视神经清晰显示，自角膜最高点至视神经颞侧2.5mm处眼球壁连线所得数值为眼球轴

长。眼内、眶内病变大小的测量：如果眼内占位病变首先选择病变的最大径线测量基底值和高度值，旋转探头90°测量最大切面垂直切面的基底值和高度值并记录病变位置供复查用。

血流参数定量测量方法 对于眼球的动脉血管一般进行如下测量，包括收缩期峰值血流速度、舒张末期血流速度、时间平均最大血流速度等，计算搏动指数和阻力指数。定量的测量分析时，每条血管至少有3个心动周期以上的连续频谱进行测量，以保证测量结果的准确性。

（杨文利）

bōlitǐ jíbìng

玻璃体疾病（vitreous body disease） 玻璃体受周围组织病变的影响而发生病理变化的疾病。玻璃体自身无血管，故原发病变较少，主要为继发周围组织的病变，包括睫状体、脉络膜、视网膜及视盘等。上述组织的炎性病变、血管性病变、外伤、肿瘤及变性等均可累及玻璃体。玻璃体为眼屈光间质的重要组成部分之一，其清晰程度的变化直接导致患者视功能的改变，红细胞、白细胞以及色素上皮的色素侵入玻璃体均可引起玻璃体混浊而影响视功能。

（杨文利）

bōlitǐ jīxuè

玻璃体积血（vitreous hemorrhage） 由于视网膜、葡萄膜或巩膜血管破裂，血液流入和积聚在玻璃体腔内的疾病。

病理生理基础 眼外伤和内眼手术是玻璃体积血的常见原因，眼钝挫伤导致眼球瞬间形变引发视网膜脉络膜破裂而出血，前部玻璃体的积血可因睫状体损伤所致；白内障手术、视网膜脱离复

位手术、玻璃体视网膜手术等都可能导致玻璃体积血；非外伤致玻璃体积血如糖尿病视网膜病变、视网膜裂孔不伴视网膜脱离、玻璃体后脱离、孔源性视网膜脱离、视网膜新生血管等。

临床表现 玻璃体积血不仅使屈光间质混浊导致视力减退，如果积血长时间不吸收会导致玻璃体变性、玻璃体后脱离及增生性玻璃体视网膜病变。

超声影像学表现 包括以下方面（图1）。

二维超声 少量的玻璃体积血表现为玻璃体内局部弱点状回声；大量的玻璃体积血可以充满整个玻璃体腔，分布一般与出血的位置有关。点状回声不与眼球壁回声紧密相连，运动实验和后运动实验均阳性。玻璃体内积血运动一般无固定规律，为随眼球运动的随意运动。

彩色多普勒超声 由于玻璃体内的积血有轻微的流动性，但其流动的速度尚不足以引起多普勒效应，所以在玻璃体积血时病变内无异常血流信号发现。

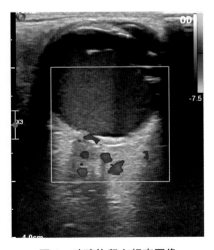

图1　玻璃体积血超声图像

注：二维超声玻璃体内充满均匀点状回声，不与眼球壁回声相固着；CDFI玻璃体积血内未见异常血流信号。

超声影像学鉴别诊断 ①玻璃体变性：玻璃体变性与玻璃体积血同样表现为玻璃体内点状回声，但变性内回声较积血强，而变性的动度较玻璃体积血小，这是二者在声像图的主要鉴别之处。②玻璃体积脓：玻璃体积脓与玻璃体积血同样表现为玻璃体内弱点状回声，区别在于玻璃体积脓可以伴有眼球壁回声增厚、脉络膜脱离和视网膜脱离等伴发症状，必要时可结合病史如眼部的外伤史、手术史、感染史等与玻璃体积血相鉴别。

（杨文利）

bōlitǐ hòu tuōlí

玻璃体后脱离（posterior vitreous detachment）

玻璃体基底部以后的玻璃体与视网膜相互分离的疾病。玻璃体后脱离多为老年变性引起，其发生率随年龄增长而增高，据统计，年龄50岁以上有53%发生玻璃体后脱离，超过65岁其发生率可高达65%。此外，炎症、出血、外伤等也可导致玻璃体后脱离。

病理生理基础 发生玻璃体后脱离前，通常先有玻璃体液化产生，由此产生液化腔，当液化腔足够大时其内的液体可以通过视盘前方的皮质孔洞进入玻璃体后方使玻璃体与视网膜分离。视网膜内界膜因老年改变而增厚，增厚的内界膜减弱了视网膜与玻璃体皮质之间的联系，进入玻璃体后间隙的液体随着眼球的运动不断地扩大玻璃体后脱离的范围，直至形成完全型玻璃体后脱离。而聚集在玻璃体腔内的成束纤维的收缩将玻璃体向前牵拉，加剧玻璃体脱离的过程。

临床表现 主要症状为飞蚊症和闪光感。

超声影像学表现 包括以下方面。

二维超声 根据玻璃体后界膜与球壁回声之间的关系将玻璃体后脱离分为两型。①完全型玻璃体后脱离：玻璃体内连续、光滑、条带状弱回声，不与后极部眼球壁回声相连，运动实验和后运动实验均为阳性，其运动是自眼球一侧向另一侧的波浪状运动。在后极部中央可探及双条带状弱回声或类环形回声，为韦斯（Weiss）环的超声表现，也是诊断玻璃体后脱离的特征之一（图1A）。②不完全型玻璃体后脱离：玻璃体内连续、光滑、条带状弱回声，但与视盘、黄斑等眼球壁结构之间连接紧密，运动实验和后运动实验也同样为阳性，运动的后界膜在玻璃体腔内随眼球运动而摆动（图1B）。

彩色多普勒超声 不论是完全型玻璃体后脱离还是不完全型玻璃体后脱离，CDFI检查均无异常血流信号发现（图1B）。

超声影像学鉴别诊断 ①视网膜脱离：对于完全型玻璃体后脱离，连续的光滑、连续、弱条带状回声和其典型的运动特征为其诊断的要点。不完全型玻璃体后脱离由于与眼球壁之间有固着关系，尤其与视盘有固着关系时，与视网膜脱离之间很难鉴别，动态观察视网膜脱离的活动度小于玻璃体后脱离，CDFI在脱离的视网膜上可见与视网膜中央动脉、静脉相延续的血流信号，而不完全型玻璃体后脱离则无血流信号。②玻璃体增生膜：玻璃体增生膜同样表现为带状回声但其形态不规则，与眼球壁之间的固着关系也不明确。如果不合并玻璃体积血，玻璃体增生膜的回声强度较玻璃体后界膜强。另外玻璃体后界膜为连续的条带状回声，玻璃

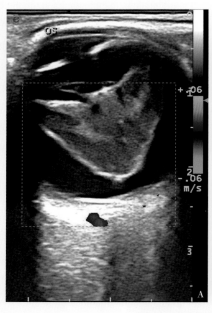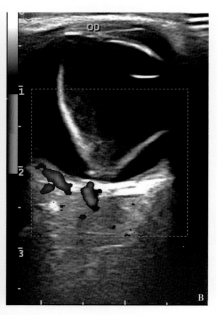

图 1　玻璃体后脱离超声图像

注：A.完全型玻璃体后脱离，玻璃体内条带状回声，不与球壁回声相连；B.不完全型玻璃体后脱离，玻璃体内条带状回声，与视盘回声相连；CDFI，玻璃体内带状回声上未见异常血流信号。

体增生膜则不一定连续，这也是二者的鉴别之处。

（杨文利）

bōlitǐ xīngzhuàng biànxìng

玻璃体星状变性（asteroid hyalosis）

玻璃体变性的良性疾病。一般不影响视力，中、老年人好发，80% 为单眼发病且无显著性别差异。

病理生理基础　玻璃体变性小球为介于液体与结晶体之间的磷脂液晶体，直径 0.01 ~ 0.1mm，由脂肪酸、磷酸钙盐组成但不含蛋白成分。故其超声表现较玻璃体积血、积脓等的回声强。

临床表现　玻璃体星状变性的混浊虽明显，但患者通常无视力障碍表现，多为体检或因其他疾病行眼底检查时偶然发现。眼底检查可见玻璃体内无数乳白色圆球形或圆盘状混浊，玻璃体无明显液化，患者眼球运动时混浊物在原位抖动。

超声影像学表现　包括以下方面（图 1）。

二维超声　玻璃体内可见均匀点状中强回声，病变前界不规则，后界呈圆弧形与眼球壁之间有显著的界限。运动特点为以原位为中心的小幅度移动，后运动实验一般阴性。部分病例在前玻璃体内可见多个点状中强回声，或者在玻璃体中后部见到带状排列的中强点状回声，其运动方式与典型病例基本相同。星状玻璃体变性可以合并玻璃体后脱离或玻璃体积血等。

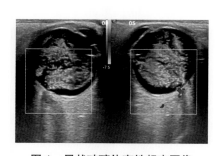

图 1　星状玻璃体变性超声图像

注：双眼玻璃体内可见均匀点状强回声，不与球壁回声相连；CDFI未见异常血流信号。

彩色多普勒超声　玻璃体病变内无异常血流信号发现。

超声影像学鉴别诊断　①玻璃体积血：玻璃体积血与玻璃体星状变性同样表现为玻璃体内点状回声，但积血的点为均匀细弱的点，变性的点为粗大、回声强的点。玻璃体积血运动实验和后运动实验均阳性，玻璃体星状变性为原位的抖动。这都是二者的主要相鉴别之点。②玻璃体积脓：玻璃体积脓与玻璃体积血的超声表现类似，但积脓一般还伴有眼球壁回声增厚、脉络膜脱离、"T" 形征等，这都是星状玻璃体变性所不具备的。

（杨文利）

yǒngcún bōlitǐ dòngmài

永存玻璃体动脉（persistent hyaloids artery）

原始玻璃体内玻璃体动脉未按时退化或退化不完全形成玻璃体动脉残留的疾病。胚胎发育 32 周左右原始玻璃体内玻璃体动脉可完全退化消失，残留的玻璃体动脉除血管系统本身组织外，还包括包围血管的胶质纤维及随动脉长入玻璃体胎基内的中胚叶组织。

病理生理基础　由于在发育阶段受到影响程度的不同，永存玻璃体动脉可以表现为完全残留和不完全残留两种类型。①玻璃体动脉完全残留：起自视盘并向晶状体后的玻璃体前界膜延伸的条索状组织，其中血流可完全闭塞，也可有血流。②玻璃体动脉不完全残留：有 3 种表现。附于晶状体后部的残留表现为晶状体后极部鼻侧下方附近玻璃体内灰白、致密、直径 1.5 ~ 2mm 大小的条索，与晶状体后囊相接触；视盘前残留表现为视盘边缘发出的纤维胶质组织伸入玻璃体内；玻璃体中残留表现为可附着于视盘或漂浮在玻璃体中。

临床表现 患者临床症状不明显或主诉眼前条索状黑影飘动。眼底检查可见视盘前直至晶状体后的玻璃体内索状、扇形或漏斗状灰白色膜状组织，可随眼球运动而运动，其内的动脉血管多数已经完全闭塞，少部分病例仍可见血管在膜状组织内。晶状体后极部玻璃体内可见灰白色致密混浊点且与晶状体紧密接触。

超声影像学表现 包括以下方面（图1）。

二维超声 ①完全玻璃体动脉残留：玻璃体内可探及带状弱回声，其一端与晶状体后相连，另一端与视盘回声相连，与克洛凯（Cloquet）管位置完全相同。带状回声表面光滑，一般不合并增生样改变，运动实验为阴性。②不完全玻璃体动脉残留：晶状体后残留的条带状回声与晶状体的后囊相连；视盘前残留的条带状回声与视盘紧密相连；玻璃体中残留表现为条带状弱回声飘浮在玻璃体中部，一般在克洛凯管附近；多数病例同时合并白内障。

彩色多普勒超声 玻璃体内带状回声如果与视盘相连可探及与视网膜中央动脉、静脉相延续的血流信号，频谱亦与之完全相

同；也可表现为单纯动脉血流信号；而与晶状体相连或飘浮在玻璃体内的病例无血流信号。

超声影像学鉴别诊断 ①早产儿视网膜病变：表现为双眼牵拉性视网膜脱离的超声表现，CDFI可见与视网膜中央动静脉相延续的血流信号。与永存玻璃体动脉不同之处在于早产儿视网膜病变多为双眼发病，且患儿一般同时有不足月分娩、产后吸氧和出生体重低的三个特点。②先天性白内障：先天性白内障患者的超声表现为晶状体回声不均匀性增强，而玻璃体内未见异常回声。玻璃体动脉残留一般合并白内障，超声检查时注意视盘前、晶状体后及克洛凯附近是否存在带状异常回声。如果儿童白内障合并玻璃体混浊，一定注意引起玻璃体混浊的原因以及玻璃体混浊的位置与克洛凯之间的关系，以免将不完全玻璃体动脉残留漏诊。检查时一定注意让患儿保持安静、配合检查，必要时可以行镇静后再行超声检查。

（杨文利）

yǒngcún yuánshǐ bōlǐtǐ
zēngshēngzhèng

永存原始玻璃体增生症（persistent hyperplasia of primary vitreous, PHPV）

由小眼球、白内障、向心性牵拉的睫状突、晶状体后纤维增生和玻璃体动脉残存等组成的玻璃体先天异常疾病。又称永存胚胎血管（PFV）。

病理生理基础 玻璃体动脉系统和玻璃体的发育在原始永存玻璃体增生症的发病中起着关键作用。玻璃体动脉系统由玻璃体动脉、玻璃体固有血管以及前部、侧部和后部三部分晶状体血管膜组成。妊娠6周时原始玻璃体已经完全形成，其原纤维与晶状体、

视网膜及未来的视盘紧密连接；妊娠11～12周玻璃体固有血管和晶状体血管膜开始退化，伴随原始玻璃体向眼球中央部萎缩；妊娠20周原始玻璃体向中央退缩形成克洛凯（Cloquet）管；妊娠28周玻璃体动脉血流停滞；妊娠32周玻璃体动脉基本退化消失。如原始玻璃体或玻璃体动脉未按时退化或退化不完全则形成永存原始玻璃体增生症。

临床表现 玻璃体内可见永存玻璃体动脉；原始玻璃体退化不完全伴纤维增生，发生晶状体后白色纤维血管膜和牵引突起的睫状突为临床特征，部分病例表现为后部型，在视盘处可见原始玻璃体增生；视网膜不附着，约56%患者可观察到视网膜脱离。

超声影像学表现 包括以下方面（图1）。

二维超声 玻璃体内可探及带状弱回声，前端包绕晶状体后向后沿克洛凯管延伸至视盘前且与视盘回声紧密相连；或起自视

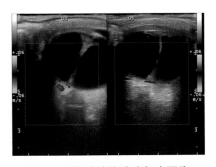

图1 永存玻璃体动脉超声图像

注：双完全玻璃体动脉残留，二维超声玻璃体内条带状回声，一端与视盘回声相连，另一端与晶状体回声相连；CDFI其上可见与视网膜中央动脉相延续的血流信号。

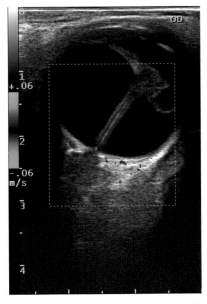

图1 永存原始玻璃体增生症超声图像

注：玻璃体内可见条带状回声一端与视盘回声相连，另一端与晶状体后囊回声相连，CDFI其上可见血流信号。

盘向视盘颞侧周边球壁回声相连；带状回声表面欠光滑，运动实验阴性。

彩色多普勒超声 病变内可见与视网膜中央动脉、静脉相延续的血流信号，频谱为与动脉、静脉伴行的频谱特征。

超声影像学鉴别诊断 永存玻璃体动脉：该病多发于足月生产的婴幼儿且以白瞳为主诉就诊，90% 为单眼发病。永存玻璃体动脉超声主要表现为晶状体与视盘之间的带状弱回声，一般不合并视网膜脱离的超声表现。

（杨文利）

zēngshēngxìng bōlǐtǐ shìwǎngmó bìngbiàn

增生性玻璃体视网膜病变（proliferative vitreoretinopathy）

视网膜表面发生无血管的纤维细胞性的膜增生的疾病。是裂孔源性视网膜脱离的常见并发症和导致复位手术失败的主要原因。

病理生理基础 发病机制是视网膜表面和玻璃体后广泛纤维增生膜收缩、牵拉而引起视网膜脱离。依据血眼屏障损害、视网膜表面膜和视网膜脱离的位置与程度将增生性玻璃体视网膜病变分为四级：A 为轻度，玻璃体内出现色素颗粒样混浊或灰色细胞团，视网膜表面金铂样反光，此期非增生性玻璃体视网膜病变特有；B 为中度，视网膜皱褶、裂孔卷边、血管扭曲抬高，提示增生膜存在；C 为重度，脱离的视网膜出现全层皱褶；D 为极重度，指固定皱褶累及 4 个象限，以视盘为中心呈放射状折叠，或巨大皱褶累及整个视网膜脱离呈漏斗状。

临床表现 增生性玻璃体视网膜病变增生程度及牵拉视网膜脱离范围不同，临床表现也不同。①玻璃体内可见棕色颗粒和灰色

细胞团；②玻璃体混浊增加，可见蛋白性条纹；③视网膜僵硬和皱褶为增生膜形成和收缩牵拉的表现；④牵拉性视网膜脱离形成典型的漏斗状视网膜脱离。

超声影像学表现 包括以下方面（图 1）。

二维超声 玻璃体内可见与视盘相连的带状中强回声，带状回声表面欠光滑，有弱点状、条状回声附着。弱点状回声如果不与眼球壁回声相固着，运动实验十分明显，后运动实验阳性；如果玻璃体内的增生膜与眼球壁之间有多个点固着，其运动实验可能为阴性。

彩色多普勒超声 与视盘相连的带状回声上可见与视网膜中央动脉、静脉相延续的血流信号，频谱为动脉与静脉相伴行的血流频谱。而视网膜表面的增生膜上一般无血流信号发现。

超声影像学鉴别诊断 ①视

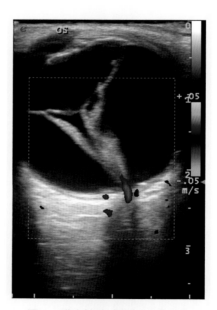

图 1 增生性玻璃体视网膜病变
超声图像

注：玻璃体内带状回声，分别与视盘和周边球壁回声相连类似漏斗状，前玻璃体内可见带状弱回声与带状回声相连，带状回声表面欠光滑；CDFI 其上可见与视网膜中央动脉、静脉相延续的血流信号。

网膜脱离：二者在形态上有相似之处，但增生性玻璃体视网膜病变有视网膜脱离复位手术史。超声检查在玻璃体内均可见视网膜脱离的声像图特点，但增生性玻璃体视网膜病变在脱离的视网膜上可见弱点状、条带状回声，且由于膜的收缩牵引形成闭合漏斗形视网膜脱离。②玻璃体内增生膜：二者在形态上也有类似之处，但二者的鉴别之处在于脱离的视网膜上可见与视网膜中央动、静脉相延续的血流信号，而玻璃体增生膜上一般无异常血流信号。

（杨文利）

shìwǎngmó jíbìng

视网膜疾病（retinal disease）

视网膜疾病包括视网膜自身的疾病，如视网膜脱离、老年黄斑变性等；也可以有原发于视网膜的良性或恶性肿瘤，如视网膜母细胞瘤、视网膜血管瘤等；还有全身疾病在眼部的特殊并发症，如糖尿病视网膜病变等。视网膜来自胚胎的原始视杯，属于脑的一部分且与中枢神经系统关系密切，是视感受器的重要组织。外界光线透射于视网膜上产生化学反应激发神经冲动，通过视网膜的神经元传至大脑视中枢产生视觉。视网膜的组成包括神经外胚叶和构成血管的中胚叶成分。神经组织部分主要包括三重神经元结构即视细胞（包括锥细胞和杆细胞）、双极细胞和神经节细胞。视网膜组织结构复杂而精密，新陈代谢旺盛。由视网膜中央动脉和睫状动脉分别组成视网膜和脉络膜的血液供应。

（杨文利）

shìwǎngmó tuōlí

视网膜脱离（retinal detachment）

视网膜色素上皮层与神经上皮层之间分离的疾病。

病理生理基础 视杯的神经外胚叶外层发育成视网膜的色素上皮层，视杯的神经外胚叶内层高度分化增厚形成视网膜神经上皮层，二者之间存在一个潜在的间隙。玻璃体与视网膜之间的关系改变对视网膜脱离的发生有重要作用。原发性视网膜脱离多见于近视眼，尤其是高度近视眼的患者，其中男性多于女性，且多为单眼发病，双眼病例占10%~15%。原发性视网膜脱离的发生与玻璃体及视网膜变性有关。视网膜裂孔并不一定产生视网膜脱离，只有液化的玻璃体沿裂孔积聚于视网膜之下，玻璃体牵引导致视网膜脱离。

临床表现 视网膜脱离初发时有"飞蚊症"或眼前漂浮物，某一方向有闪光感，眼前阴影遮挡且与脱离的视网膜区域相对应。视网膜脱离累及黄斑区时可表现为显著的视力减退，眼压多偏低。眼底检查可见脱离的视网膜变为蓝灰色，不透明，视网膜隆起呈波浪状，其上有暗红色的视网膜血管。

超声影像学表现 包括以下方面（图1）。

二维超声 局限性视网膜脱离表现为与球壁弧度相同的带状中强回声且与视盘回声相连，脱离的视网膜与视盘之间呈15°~30°角称为视盘斜入现象。完全性视网膜脱离则表现为玻璃体内类似"V"形的条带状中强回声，其尖端与视盘回声相连，两端分别与周边部球壁回声相连。脱离的视网膜带状回声表面光滑，与球壁回声的弧度基本一致。运动试验一般为阳性，且运动方向一般与眼球壁回声相垂直，为以脱离的视网膜为中心的垂直小幅度摆动。

彩色多普勒超声 脱离的视网膜上有点状、条带状血流信号，且与视网膜中央动脉的血流信号相延续。脉冲多普勒频谱分析脱离的视网膜上的血流信号表现动、静脉伴行的血流频谱。

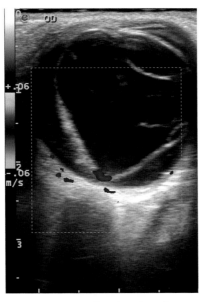

图1 视网膜脱离超声图像
注：玻璃体内可见类"V"形带状中强回声，一端与视盘回声相连，另一端连于眼球周边部，CDFI在带状回声上可见血流信号。

超声影像学鉴别诊断 ①脉络膜脱离：与脱离的视网膜同样表现为玻璃体内膜状回声，但脱离的脉络膜一般在眼球的周边部，且表现为对称的弧形带状中强回声；视网膜脱离则以眼球后极部多见，且多与视盘回声相连。血流特点上脉络膜脱离内为睫状后短动脉提供血供。②玻璃体后脱离：不完全型玻璃体后脱离尤其固着点在视盘的病例其二维超声表现与视网膜脱离十分类似。与脱离视网膜相鉴别之处在于玻璃体内膜状回声的活动度，视网膜脱离的活动度小于玻璃体后脱离。CDFI对二者的鉴别诊断有参考价值，脱离的视网膜上可以观察到

与视网膜中央动脉相延续的血流信号，而玻璃体后脱离膜上没有血流信号。

（杨文利）

tángniàobìng shìwǎngmó bìngbiàn

糖尿病视网膜病变（diabetic retinopathy，DR） 与持续高血糖及其他与糖尿病联系的状态相关的慢性、进行性、潜在危害视力的视网膜微血管疾病。糖尿病视网膜病变的发生和发展不仅取决于代谢障碍的程度，与糖尿病的发病年龄、病程长短、遗传因素和糖尿病的控制情况有关。

病因 糖尿病视网膜病变发生的确切原因不详，可能与多元醇代谢通路的异常、蛋白质非酶糖基化物的堆积、蛋白激酶C的活化、血管紧张素转换酶系统的作用有关。

病理 其病理改变主要为视网膜毛细血管内皮损害，包括选择性周细胞丧失、基底膜增厚、毛细血管闭塞和内皮功能失代偿发生的血浆成分渗漏。晚期病例可见新生血管和增生。

临床表现 初期一般无自觉症状，随着病程发展可表现为不同程度的视力障碍。如果病变累及黄斑，视野可出现中心暗影，中心视力下降和视物变形等症状。视网膜小血管破裂出血进入玻璃体内，可见眼前黑影，视力急剧下降。合并新生血管或视网膜血管闭塞、增生性视网膜病变等，均可导致视网膜脱离，视力可能丧失。

超声影像学表现 包括以下方面（图1）。

二维超声 背景期的患者超声检查一般无异常发现。Ⅳ期以上的病例可有相应的改变。依病程将出现玻璃体积血即玻璃体内均匀点状回声，不与球壁回声相

固着，运动和后运动试验均阳性等；玻璃体后脱离即玻璃体内连续条带状回声，可以无固着关系，亦可有一个或多个固着点；牵拉性视网膜脱离即玻璃体后界膜与被牵拉的视网膜之间形成类似英文字母"X"形的带状回声。

彩色多普勒超声 如果没有合并视网膜脱离，玻璃体内一般无异常血流信号发现。合并牵拉性视网膜脱离时其上可见与视网膜中央动脉、静脉相延续，频谱特征与视网膜中央动脉、静脉完全一致。如果玻璃体机化膜上有新生血管存在，CDFI检查如发现异常血流信号需与视网膜的血流信号相鉴别。

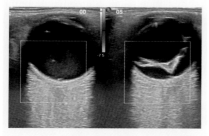

图1 糖尿病视网膜病变超声图像

注：右眼玻璃体内可见均匀点状回声，左眼玻璃体内可见类X形带状回声，为玻璃体后脱离合并牵拉性视网膜脱离；CDFI玻璃体内未见血流信号。

超声影像学鉴别诊断 ①视网膜脱离：糖尿病视网膜病变的超声诊断相对比较复杂，尤其对新生血管膜和牵拉视网膜脱离的诊断更困难。应用CDFI检查技术对二者的鉴别有一定的帮助。脱离的视网膜上的血流信号与视网膜中央动脉是相延续的，而且血流频谱为与视网膜中央动脉、静脉完全相同的动脉、静脉伴行的血流频谱。新生血管膜上的血流信号与视网膜中央动脉之间无确定的延续关系，频谱无特征甚至无血流频谱发现。②糖尿病视网

膜病变的超声诊断有一定的特点，即一般均双眼发病且玻璃体内病变以眼球的后极部为主，与普通玻璃体积血、机化膜不同，积累一定的经验后诊断就比较容易。

（杨文利）

shìwǎngmó mǔ xìbāo liú

视网膜母细胞瘤（retinoblastoma, RB）

由于Rb1抑癌基因变异导致神经外胚层异常的视网膜恶性肿瘤。是婴幼儿常见的眼内恶性肿瘤，严重危害患儿的生命和视功能。

病理生理基础 视网膜母细胞瘤可分为遗传型和非遗传型两类。约40%的病例为遗传型，其发病为合子前决定，即由患病的父母或基因携带者父母遗传所致，为常染色体显性遗传。约60%的病例为非遗传型，为视网膜母细胞突变所致，不遗传。少数病例（约5%）有体细胞染色体畸变。目前的研究已经证实Rb1基因具有抗癌性，主要与细胞周期在G1期停滞有关。Rb1基因两次突变而失活被公认为该病发生的重要机制。

临床表现 肿瘤发生在视网膜内核层向玻璃体内生长称为内生型；肿瘤发生在视网膜外核层向脉络膜生长称为外生型，常引起视网膜脱离。肿瘤位于眼底周边部，常不影响中心视力；如果位于后极部虽然体积较小，但仍可较早地引起视力障碍，产生斜视或眼球震颤；至肿瘤充满整个眼球或视网膜广泛脱离则视力丧失。由于视力丧失，瞳孔开大，经瞳孔可见黄白色反光，称为"黑矇性猫眼"。临床以"猫眼"为视网膜母细胞瘤的早期症状。

超声影像学表现 包括以下方面（图1）。

二维超声 根据病变的超声

表现进行描述如下。①形状：肿瘤形状多样，可以为半球形、"V"形、不规则形等；可以表现为眼球壁的广泛增厚；可以充满整个玻璃体腔；可以为单一病灶，可以为多发病灶。②大小：病变的大小超过1mm即可被仪器所发现，但此时多不具备超声诊断特征；如果已经有典型的临床改变如"白瞳"等均可有典型超声表现。病变大小的测量需首先确定病变最大基底所在的位置，然后旋转探头90°测量此两点病变大小准确记录。③位置：肿瘤以后极部多见，位于周边的病变可以累及睫状体；务必注意肿瘤与黄斑区之间位置关系，是否存在黄斑回避现象从而决定治疗方案。④边界：肿瘤边界清晰与周围组织之间可以准确地鉴别。形态不确定，有的光滑连续，有的表面有凹陷。⑤内回声：病变的内回声不均匀，70%～80%的病变内可探及不规则形斑块状强回声即"钙斑"，"钙斑"之后可见声影。⑥继发改变：由于肿瘤为视网膜的肿瘤，受肿瘤生长的影响极易出现视网膜脱离。如果肿瘤蔓延至眶内，可以在眶内发现与球内病变相延续且内回声强度基本相同的病变。

彩色多普勒超声 病变内CDFI可以发现与视网膜中央动脉、静脉相延续的血流信号，呈树枝状广泛地分布在病变内；频谱超声特点为与视网膜中央动脉、静脉完全一致的动脉与静脉伴行的血流频谱。

超声影像学鉴别诊断 ①寇特（Coats）病：多单眼发病，发生白瞳一般在病程的晚期。超声检查寇特病为渗出性病变，视网膜下的均匀点状回声有自运动的特点。CDFI在视网膜下的病变内

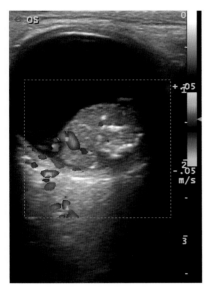

图 1　视网膜母细胞瘤超声图像

注：右眼玻璃体内未见异常回声，左眼玻璃体内不规则形实性病变，内回声不均匀，可探及点状强回声；CDFI 瘤体内可见与视网膜中央动脉、静脉相延续的血流信号。

未发现异常血流信号。②原始永存玻璃体增生症：该病为先天发育性异常，常单眼发病。超声检查主要表现为牵拉性视网膜脱离，脱离的视网膜下可见弱点状回声。CDFI 在脱离的视网膜上可见于视网膜中央动脉相延续的血流信号，但在视网膜下病变内未见异常血流信号。

（杨文利）

zǎochǎnér shìwǎngmó bìngbiàn

早产儿视网膜病变（retinopathy of prematurity, ROP）

未足月分娩的低体重婴儿的增生性视网膜病变。一般认为与出生后过量吸氧有关。孕 36 周以下、出生时体重低于 2000g、出生后大量吸氧的婴儿为该病的高发人群。

病理生理基础　胚胎 16 周由中胚叶间充质细胞分化而来的视网膜血管开始出现在视盘周围，随着胚胎发育血管向鼻侧和颞侧延伸，在胎儿 32 周时达到颞侧锯齿缘，有的在出生时达到锯齿缘，

故早产儿出生时视网膜血管尚未到达锯齿缘，该区为无血管区。正在向前发育的血管前端组织尚未分化为毛细血管，因此对氧特别敏感。当吸入高浓度氧气时，脉络膜血液中氧张力增加，提供给视网膜高浓度氧，致视网膜血管收缩和闭塞。当吸氧停止时，氧张力下降，脉络膜血管不能提供足够的氧到视网膜而形成缺血，刺激新生血管形成。

临床表现　临床表现分为急性活动期、退行期和瘢痕期三期。病变最早发生在视网膜周边部以颞侧最常见，重症病例可累及鼻侧。随病情的发展进入增生期，静脉扩张、迂曲，形成动静脉短路，新生血管形成；新生血管伴随纤维组织增生向后扩展直至视盘，向前进入玻璃体，产生渗出性或牵拉性视网膜脱离。瘢痕期根据病变的部位和程度分为 5 期，主要表现为周边玻璃体膜形成、视网膜皱褶、牵拉以至视网膜脱离，最终由于结缔组织增生和机化膜形成致视网膜全脱离。表现为"白瞳"，视力仅存光感或手动。

超声影像学表现　包括以下方面（图 1）。

二维超声　Ⅳ期病变表现为玻璃体内弱条带状回声，起自一侧周边球壁回声且颞侧较鼻侧多见，向后极部球壁回声相延续与视盘回声相连。玻璃体内可见弱点状回声，不与球壁及玻璃体内条带状回声相固着。Ⅴ期病例表现为玻璃体内晶状体后团状回声与晶状体回声紧密相连并包绕其周围，可向一侧周边球壁回声延伸（颞侧较鼻侧多），合并视网膜脱离时病变类似荷花状，前段膨大的"花体"与晶状体紧密相连并包绕之，向后逐渐变细为"茎部"呈弱条带状回声与视盘相连。

彩色多普勒超声　如果为单纯晶状体后病变，其内未见异常血流信号；如果合并视网膜脱离，在病变的"茎部"可见与视网膜中央动脉－静脉相延续的血流信号，脉冲多普勒频谱分析为动脉－静脉伴行的血流频谱，与视网膜中央动脉－静脉完全相同。

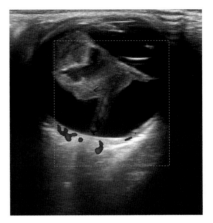

图 1　早产儿视网膜病变超声图像

注：玻璃体内可见"V"形带状回声与视盘回声相连，前端像花冠状包绕晶状体，向后逐渐变细与视盘回声相连；CDFI 在带状回声上可探及与视网膜中央动脉相延续的血流信号。

超声影像学鉴别诊断　与原始永存玻璃体增生症相鉴别。超声表现二者十分相似，主要表现为牵拉性视网膜脱离，脱离的视网膜下可见弱点状回声。CDFI 在脱离的视网膜上可见于视网膜中央动脉相延续的血流信号，但在视网膜下病变内未见异常血流信号。鉴别之处在于该病一般单眼发病，没有早产史和吸氧史等。

（杨文利）

Kòutè bìng

寇特病（Coats disease）

视网膜毛细血管扩张的疾病。又称视网膜毛细血管扩张症。1908 年首先由寇特（Coats）报道而得名。病因不明，认为可能与炎症有关，也有作者认为是先天视网膜小血

管异常所致。

病理生理基础 毛细血管扩张和小动脉、小静脉损害；血管壁有玻璃样变；内皮细胞下有黏多糖物质沉积致管壁增厚、管腔狭窄、血流缓慢、血管闭塞。由于血管壁屏障受损导致动脉瘤和微血管瘤形成，血管内浆液渗出和出血形成大块状渗出。

临床表现 儿童、青少年多见，平均发病年龄5.9岁，绝大多数单眼发病，视力下降或瞳孔出现黄白色反射、眼球外斜方引起注意。眼底检查的典型改变为视网膜渗出和血管异常。病变开始可出现于眼底任何位置，以颞侧尤其围绕视盘、黄斑附近最为常见。渗出为白色或黄白色，位于视网膜深层的视网膜血管后，附近可见点状发亮的胆固醇结晶小体及点状和片状出血。

超声影像学表现 包括以下方面（图1）。

二维超声 玻璃体内可以探及与视盘回声相连的条带状中强回声，表面光滑，其下为均匀弱点状回声，回声强度均匀，有自运动现象（即不需眼球运动点状

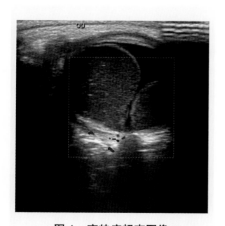

图1 寇特病超声图像

注：玻璃体内类"V"形带状回声与视盘回声相连，其下可探及均匀点状回声；CDFI可见"V"形带状回声上可见血流信号，且与视网膜中央动脉相延续。

回声有自上而下的运动）；部分病例在病变的基底部可以见到点状强回声。

彩色多普勒超声 玻璃体内的条带状回声上可探及与视网膜中央动脉、静脉相延续的血流信号，频谱为动脉、静脉伴行的血流频谱。

超声影像学鉴别诊断 与视网膜母细胞瘤相鉴别。视网膜母细胞瘤为实性占位病变，超声检查病变内回声不规则，可见"钙斑"。寇特病为渗出性病变，病变内回声均匀，有自运动为其超声诊断特征。

(杨文利)

视网膜血管瘤（retinal hemangioma） 一组先天性显性遗传视网膜疾病。1904年由德国学者冯希普尔（Von Hippel）首先描述为视网膜血管瘤。患者多在20岁以后发病，约20%的病例有家族显性遗传史。视网膜血管瘤可以单独存在，亦可合并颅内血管瘤。视网膜血管瘤合并颅内血管瘤称为冯希普尔－林道（Von Hippel-Lindau）病。

病理生理基础 斑痣性错构瘤又称母斑病，其含义为母亲留下的斑点或胎记，是散布在全身各器官的肿瘤和囊肿，可导致广泛的临床症状。1923年有学者总结4种表现即视网膜－脑血管瘤、大脑－颜面血管瘤病、结节性硬化和神经纤维瘤病。所有这些疾病都是由于先天存在的散发于系统尤其中枢神经系统、视网膜和皮肤的错构瘤组成。错构瘤指受累器官或组织本身存在的细胞构成的肿瘤，不同于正常不存在本部位组织的细胞构成的迷离瘤，该病仅为其中的一种即视网膜－脑血管瘤。

临床表现 周边型视网膜血管瘤最初肿物不明显，为小红点或小灰点，类似视网膜微血管瘤。随着毛细血管增生和瘤体的增大，形成动静脉短路造成输入小动脉及输出小静脉的迂曲扩张。在瘤体生长过程中，纤维血管组织突破内界膜进入玻璃体形成玻璃体牵引因素，加之血管瘤的渗液形成视网膜脱离。

超声影像学表现 包括以下方面（图1）。

二维超声 玻璃体内椭圆形、圆形实性病变，内回声均匀为中强回声，边界清晰、光滑。多数病例同时合并视网膜脱离，肿瘤为脱离的视网膜上的局限病变。

彩色多普勒超声 病变内可探及红－蓝相间的血流信号，自视网膜一直向病变内延伸，频谱特征与视网膜中央动脉、静脉完全相同。

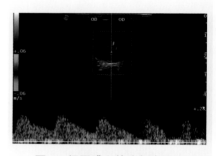

图1 视网膜血管瘤超声图像

注：后极部玻璃体内可见类椭圆形实性病变，局限膨大。CDFI其内可见与视网膜中央动脉、静脉伴行的血流信号。

超声影像学鉴别诊断 与脉络膜血管瘤相鉴别。视网膜血管瘤的早期未发生视网膜脱离前，与脉络膜血管瘤在二维超声表现上很难鉴别，二者同样为均匀一致、中等强度的内回声。但CDFI在二者的鉴别诊断上有价值，视网膜血管瘤为视网膜中央动脉和静脉提供血供，脉络膜血管瘤的

血供为睫状后短动脉。

（杨文利）

老年黄斑变性（senile macular degeneration）

随年龄增长中心视力下降的退行性黄斑疾病。又称年龄相关性黄斑变性（age-related maculopathy，AMD）。随年龄增长而发病率上升。

病理生理基础 发病机制尚不清楚，多数学者认为与视网膜色素上皮的代谢功能衰退有关。人到中年以后，色素上皮胞质中消化不全的残余体脂褐质颗粒逐渐增多，消化残屑不断沉积在玻璃膜上形成弥漫性的基底线状沉积，导致玻璃膜增厚或局限堆积在玻璃膜上形成玻璃膜疣等症状。由于色素上皮损害程度加重发生一系列病理变化，累及相应的感光细胞及脉络膜毛细血管，继发邻近组织的损害和萎缩，出现年龄相关性黄斑变性。

临床表现 年龄相关性黄斑变性临床可分为萎缩型和渗出型两型。①萎缩型：多为双侧发病，但可一先一后或一轻一重。主要感觉为中心视力敏锐度不断下降，除非合并色素上皮脱离，一般很少有视物变形或小视症状，最终留下永久性中心暗点。②渗出型：不仅有色素上皮细胞退变，还有脉络膜新生血管进入色素上皮下，引起渗出、出血和瘢痕形成的病理过程。其病变过程可分为三期即渗出前期、渗出期和结瘢期。渗出前期，眼底检查主要为玻璃膜疣和色素上皮改变明显。

超声影像学表现 包括以下方面。

萎缩型老年黄斑变性 即干性AMD。①二维超声：部分病例检测显示黄斑区呈局限扁平梭形实性病变，边缘清晰，内回声为均匀中强回声。部分患者可见形态规则的强回声，并伴有声影。病变高度一般不超过1.5mm，玻璃体内通常无继发性改变。②彩色多普勒超声：病变的基底部发现集中的血流信号。

渗出型老年黄斑变性 即湿性AMD。①二维超声：黄斑区不规则形实性病变，内回声欠均匀，以中低回声为主，间有小的无回声区。病变边缘不光滑，可为波浪状、锯齿状等，部分患者的边缘回声区可探及局限缺如。玻璃体内可探及点状或条带状回声与黄斑区病变相连，运动试验和后运动试验均为阳性。少数患者近球壁处可探及不规则形强回声，并伴有声影。此类患者多伴有玻璃体积血、玻璃体后脱离，且病变的隆起度较高。②彩色多普勒超声：病变基底部和表面均可探及血流信号，病变内部未见异常血流信号。基底部的血流信号一般与睫状后动脉相延续；表面的血流信号一般与视网膜中央动、静脉相延续，显示为动、静脉伴

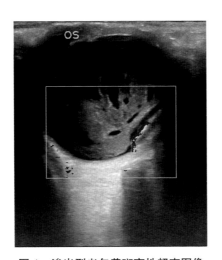

图1 渗出型老年黄斑变性超声图像

注：二维超声显示颞侧球壁回声局限隆起，表面光滑，内回声呈均匀中低回声。CDFI显示病变表面有血流信号；玻璃体内可见均匀弱点状回声，不与球壁回声相连。CDFI未见异常血流信号。

行的脉冲血流频谱（图1）。

超声影像学鉴别诊断 与脉络膜黑色素瘤相鉴别。湿型老年黄斑变性合并视网膜下出血时，二维超声表现与脉络膜黑色素瘤相似，表现为视网膜下低回声病变，CDFI有助于二者的鉴别诊断，脉络膜黑色瘤病变内可见血流信号，而湿性老年黄斑变性合并视网膜下出血时病变内无血流信号。

（杨文利）

葡萄膜疾病（uveal disease）

葡萄膜疾病比较复杂，主要包括先天发育异常、眼内炎症、血管性疾病和肿瘤。此外，某些全身疾病或肿瘤可以通过血液循环影响或转移到葡萄膜。

（杨文利）

脉络膜脱离（choroidal detachment）

脉络膜与巩膜之间分离的疾病。脉络膜脱离多见于外伤性眼病或眼内手术后，也可见于巩膜炎、葡萄膜炎等炎症疾病和眼局部循环障碍性疾病。

病理生理基础 脉络膜始于睫状体平坦部后方，止于视盘周围，为葡萄膜分布最广泛的部位。脉络膜在视盘附近与巩膜贴附紧密，其他部位仅有少量结缔组织相连，形成一潜在的组织间隙称为脉络膜上腔。由于脉络膜血管内皮细胞结合疏松，仅靠少量结缔组织和单层内皮细胞的窦腔连接，在外界因素的作用下，血管外压力突然下降导致血浆大量渗出，积聚于脉络膜上腔发生脉络膜脱离。

临床表现 一般患者的视力下降不显著，眼底检查在眼底周边部可发现灰褐色或棕黑色环形隆起，边缘清晰，表面的视网膜

正常无脱离。脉络膜脱离受涡静脉的影响可以被分割为大小、形态各不相同的多个局限性球形隆起。严重的脉络膜脱离可以越过涡静脉向眼球后极部发展甚至到达视神经的周围。脉络膜脱离通常在1～2周内可以自行消退，且消退后不留痕迹。但如果脉络膜脱离时间长，痊愈后眼底检查可见"斑驳"状或"颗粒"状色素改变。

超声影像学表现 包括以下方面（图1）。

二维超声 轴位切面眼球周边部可以探及至少2个条带状回声，与赤道部附近的球壁回声相连。带状回声的凸面相对，其下为无回声区。类冠状切面上可以探及多个弧形带状回声，有多个点与眼球壁回声相连，形态类似"花瓣"状，即花瓣征阳性。

彩色多普勒超声 脱离的脉络膜上有较丰富的血流信号，血流频谱呈低速动脉型血流频谱，

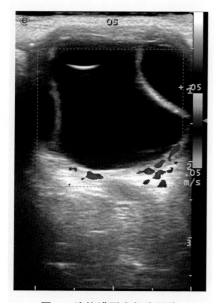

图1 脉络膜脱离超声图像
注：二维超声轴位切面上玻璃体内可见两个弧形带状回声，与周边部及赤道部附近球壁回声相连。CDFI带状回声上可见血流信号。

与睫状后短动脉的血流频谱特征相同。

超声影像学鉴别诊断 该病主要与其他表现为眼内膜状回声的疾病相鉴别，如视网膜脱离、玻璃体机化膜、玻璃体后脱离等。

(杨文利)

màiluòmó èxìng hēisèsù liú

脉络膜恶性黑色素瘤（choroidal melanoma）

发生于脉络膜基质内黑色素细胞的恶性肿瘤。为成年人眼内最常见的恶性肿瘤。该病好发于40～50岁的成年人，通常为单眼发病，以单病灶为多，极少数可呈弥漫性生长累及整个葡萄膜。

病理生理基础 ①布鲁赫（Bruch）膜破裂：随肿瘤体积增大，可引起局部布鲁赫膜破裂，瘤细胞经此裂隙向视网膜下生长，为脉络膜黑色素瘤蕈状生长的主要原因。②色素上皮增生或萎缩：体积小的肿瘤常伴有玻璃膜疣，增生的色素上皮细胞可以转变为黑色素性巨噬细胞呈小灶状聚集在瘤体表面，在眼底表现为瘤体表面橘皮样色素沉着。③视网膜变性和脱离：由于脉络膜毛细血管血供不足，导致视细胞缺血性病变，肿瘤局部的视网膜常发生早期变性或消失。临床检查可见相应的视野盲点。大多数脉络膜黑色素瘤可以引起继发浆液性视网膜脱离，体积较大的肿瘤可以引起广泛的视网膜脱离。④玻璃体积血和混浊：由于视网膜血管或脉络膜新生血管的破裂可引起玻璃体积血。部分病例的瘤细胞或黑色素性巨噬细胞侵入玻璃体内；坏死的肿瘤细胞诱发眼内炎性反应等均可导致玻璃体混浊。

临床表现 临床表现与肿瘤位置和大小有密切关系。位于眼球周边部的肿瘤或体积小的肿瘤

早期症状不明显；位于后极部或黄斑区的肿瘤多以视力下降、视野缺损和玻璃体内漂浮物为就诊的主要原因。典型病例眼底检查早期为结节状色素性肿物，由于生长在布鲁赫膜下故生长速度缓慢；如果随瘤体的增大突破布鲁赫膜和视网膜色素上皮层，则病变沿破裂处向视网膜下生长呈典型的蕈状病变，其表面可见斑块状橘皮样色素沉着，可以引起继发浆液性视网膜脱离。

超声影像学表现 包括以下方面（图1）。

二维超声 肿瘤未穿透布鲁赫膜，病变位于视网膜下呈半球形，隆起度一般不超过5mm，可见声衰减，继发视网膜脱离。肿瘤突破布鲁赫膜后所具备的典型超声表现一般有如下特征。①形状：病变为典型的蘑菇状，即头膨大、中央有缩窄区、基底较宽大。②边界：病变边界清晰、光滑。③内回声：病变内回声不均匀以中低回声为主。典型病例病变前缘回声强，向后回声逐渐减少，接近球壁形成无回声区，即所谓"挖空"现象。④肿瘤所在部位：脉络膜被瘤细胞浸润形成无回声区，呈盘状凹陷带，一般在病变的基底部可探及此征称为脉络膜凹陷征。⑤声影：因声衰减显著，肿瘤后眼球壁及球后脂肪回声较低或缺乏回声，用低增益条件检查更易发现声影。⑥继发改变：包括玻璃体混浊及视网膜脱离；肿瘤穿破巩膜后，可见相邻眶脂肪内出现低或无回声区。

彩色多普勒超声 肿瘤的表面和内部均可探及丰富的血流信号。肿瘤表面的血流信号为被覆在肿瘤表面的视网膜上的血管所产生；病变内的血流信号呈树枝状分布在整个瘤体内，血流频谱

表现为单纯动脉型血流频谱，与睫状后短动脉的血流特征相同。

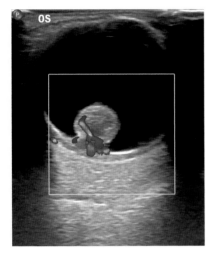

图 1　脉络膜黑色素瘤超声图像

注：后极部玻璃体内可见蕈状实性病变，边界清晰，内回声不均匀，声衰减（＋）。CDFI瘤体内可见较丰富血流信号。

超声影像学鉴别诊断　①脉络膜色素痣：脉络膜色素痣病变边界清晰，表面光滑且隆起度一般不超过2mm。超声检查内回声均匀且回声强度强，CDFI检查病变内无异常血流信号。②脉络膜血管瘤：血管瘤呈橘红色圆形实性病变，表面可有色素沉着。但内回声均匀，为中等强度，无脉络膜凹陷征和声衰减等超声特点，荧光血管造影检查与脉络膜黑色素瘤亦不相同。③脉络膜转移癌：为视网膜下结节状扁平隆起，边界欠整齐。内回声缺乏变化，较均一，典型的边界特点为其超声诊断的特征之一。

（杨文利）

màiluòmó xuèguǎn liú

脉络膜血管瘤（choroidal hemangioma）　在先天性血管发育不良基础上发展形成的良性、血管性、错构性病变。临床上将脉络膜血管瘤分为孤立性和弥漫性两类。孤立性脉络膜血管瘤多发

生在眼球后极部，边界清晰；弥漫性脉络膜血管瘤无明显界限，一般自锯齿缘延伸至眼球后极部，而且常伴发脑－颜面血管瘤。

病理生理基础　孤立性脉络膜血管瘤和弥漫性脉络膜血管瘤的病理学特点基本一致，不同之处在于后者病变范围广，可以累及整个脉络膜和睫状体。大多数脉络膜血管瘤为海绵状血管瘤，由数层充血扩张的大血管组成，血管之间有少量纤维分隔。

眼底表现与视网膜色素上皮增生的关系：临床上脉络膜血管瘤眼底检查并不表现为典型的橘红色或暗红色，而表现为黄色、黄白色或有散在的色素沉着，这与瘤体表面色素上皮继发性病理改变有关。发病时间长的病例色素上皮均有不同程度的增生和化生，如瘤体表面黄白色病灶与色素上皮的纤维状化生有关。瘤体表面的黑色素沉着，则是由于增生的色素上皮细胞堆积在视网膜下或瘤体表面所致。

临床表现　①孤立性：临床症状多于20～50岁出现，患者除眼部症状外同时合并颜面血管瘤或颅内血管瘤，为脉络膜血管瘤的最常见类型。眼底检查表现为无色素性、圆形或椭圆形橘红色或灰黄色肿物，表面可有散在的色素颗粒。肿瘤常见于眼球赤道后方的脉络膜，以视盘颞侧更加多见。瘤体周围可以继发浆液性视网膜脱离。②弥漫性：多见于10岁以下的儿童，通常伴有颜面血管瘤或中枢神经系统血管瘤。眼底检查表现为眼球后极部普遍增厚，呈橘红色或暗红色，表面视网膜血管迂曲、扩张。可以继发广泛的视网膜脱离和青光眼，表层巩膜或球结膜血管高度扩张。

超声影像学表现　包括以下方面（图1）。

二维超声　①孤立性：眼球后极部半球形实性病变，边界清晰，内回声均匀呈中等程度。病变与周围组织之间界限清晰，没有显著的声衰减，无挖空征和脉络膜凹陷征。部分病例可以同时伴有视网膜脱离、玻璃体积血等超声表现。②弥漫性：眼球壁回声的普遍增厚，如不仔细分辨可能会漏诊或者误诊为脉络膜水肿；随着病程进展可见局限的眼球壁回声增厚，回声强度较正常脉络膜回声强，界限清晰，隆起度一般在5mm之内。

彩色多普勒超声　病变的基底部和内部均可探及血流信号，但以基底部分布最为丰富，可以呈"血管池"样表现；频谱为低速动脉型血流频谱，与睫状后短动脉的血流频谱完全相同。

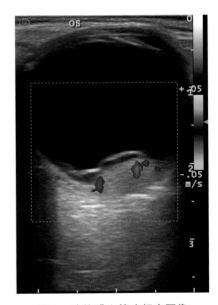

图 1　脉络膜血管瘤超声图像

注：后极部玻璃体内可见半球形隆起实性病变，边界清晰，内回声为均匀中强回声图。CDFI病变内可见丰富的血流信号。

超声影像学鉴别诊断　与脉络膜黑色素瘤相鉴别。形状和内

部回声为二者的主要鉴别点。脉络膜黑色素瘤内回声低且具有典型的声衰减，脉络膜血管瘤内回声均匀为中强回声，没有声衰减；典型的脉络膜黑色素瘤为蕈状，脉络膜血管瘤为半球形。

(杨文利)

màiluòmó zhuǎnyí xìng ái
脉络膜转移性癌（choroidal metastatic carcinoma）

身体内其他部位或器官的恶性肿瘤经血液循环扩散转移到脉络膜的肿瘤。

病理生理基础 由于脉络膜血流丰富且血流速度缓慢，而且眼球内组织不存在淋巴管，因此体内其他器官的肿瘤一般经过血行转移到眼内且种植在葡萄膜内。女性患者原发癌主要为乳腺癌，男性患者的原发癌主要为肺癌。也有少部分患者没有发现原发病灶，根据眼部特殊表现被诊断。

临床表现 视力下降和继发青光眼为脉络膜转移性癌的主要症状。转移癌多发在后极部脉络膜，眼底检查表现为单发或多发的黄白色病灶，常伴有渗出性视网膜脱离。发生在虹膜和睫状体较少见，睫状体转移癌很难早期发现。虹膜转移癌多发于虹膜表面，表现为无色素弥漫性肿物，生长速度快，常伴有前葡萄膜炎或继发青光眼的症状。

超声影像学表现 包括以下方面（图1）。

二维超声 眼球后极部扁平实性病变，内回声均匀为中低回声，边界清晰但不光滑，表面呈波浪状或表面有切迹，伴有视网膜脱离。

彩色多普勒超声 病变内可见血流信号，频谱为低速动脉型血流频谱。

超声影像学鉴别诊断 与脉络膜黑色素瘤相鉴别。二者同为

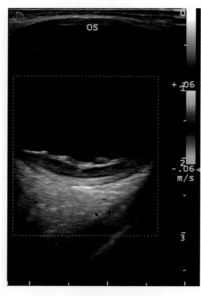

图1 脉络膜转移癌超声图像
注：后极部扁平实性隆起病变，边界清晰，内回声较均匀，病变表面呈波浪状。CDFI病变内可见较丰富血流信号。

发生于脉络膜的恶性肿瘤，内回声基本相同，但脉络膜黑色素瘤可见声衰减和挖空征，脉络膜转移癌的内回声基本一致，为中低回声。脉络膜转移癌的边界清晰、光滑，表面呈波浪状。

(杨文利)

màiluòmó gǔliú
脉络膜骨瘤（choroidal osteoma）

为成熟骨组织组成、发生在脉络膜的良性肿瘤。多数学者认为其为骨性迷离瘤，即胚胎性骨组织遗留在脉络膜内，出生后发展为骨瘤。与其他眼病引起的眼内组织骨化或钙化不同，患者不存在任何诱发脉络膜骨化的病史，除眼底改变外无其他眼部病变。

病理生理基础 肿瘤一般呈扁平状，厚度在0.5～2.5mm，镜下肿瘤由分化成熟的骨小梁结构和少量血管组成，其间可见骨细胞、骨母细胞和破骨细胞等。瘤体表面的脉络膜毛细血管层可变窄或闭塞。肿瘤顶部的色素上皮细胞可见萎缩、破坏，暴露下方

的骨组织，眼底镜检查瘤体为黄白色。肿瘤累及黄斑区可引起视网膜变性、视网膜下新生血管形成和出血，最终视力丧失。

临床表现 青年女性好发，多为单眼发病，双眼发病的病例少见。主要表现为视力减退、视物变形和与肿瘤部位相应的视野暗点。病变以眼球后极部视盘旁多见，可累及黄斑部。眼底检查瘤体为黄白色椭圆形轻度隆起，其周边多为橙红色，瘤体表面可见不均匀的色素沉着。可以继发浆液性视网膜脱离。

超声影像学表现 包括以下方面（图1）。

二维超声 眼球后壁局限扁平实性病变，内回声均匀为强回声，隆起度低一般不超过3mm，与周围组织之间界限清晰，其后为声衰减；降低仪器增益值，病变不随增益值的下降而下降，始终为眼内的强回声。

彩色多普勒超声 病变内无异常血流信号发现。

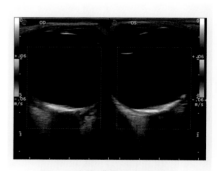

图1 脉络膜骨瘤超声图像
注：双眼后极部球壁可见不规则形扁平隆起强回声病变。CDFI病变内无血流信号。

超声影像学鉴别诊断 与球壁骨化相鉴别。球壁骨化通常为眼球萎缩的伴发表现，球壁与脉络膜骨瘤同样表现为强回声，不同之处在于脉络膜骨瘤为球壁的孤立性病变，球壁骨化一般伴有

眼球轴长较正常缩短、眼球内可见视网膜脱离等超声表现。

（杨文利）

bàofā xìng màiluòmó chūxuè

暴发性脉络膜出血（expulsive choroidal hemorrhage）

脉络膜血管因各种原因导致破裂、出血并寄存于脉络膜上腔的疾病。多为眼内手术罕见的并发症，为严重的脉络膜出血。主要见于老年黄斑变性和高度近视黄斑病变。此外急性脉络膜炎、视盘水肿等，以及全身疾病如高血压、动脉硬化、血液病、糖尿病等均可发生脉络膜出血。

病理生理基础 由于眼球壁的完整性遭到破坏、眼压突然下降、脉络膜血管急剧扩张等均可引起脉络膜血管破裂造成暴发性脉络膜出血。

临床表现 无论出血多少，由于其对前面视网膜的损害均可导致永久性视力障碍。局限性脉络膜出血表现为大小不等的暗红色、结节状或圆形团块，表面有视网膜血管经过。如果出血累及黄斑区则表现为中心视力减退。暴发性脉络膜出血由于出血量大，可将脉络膜和视网膜推向眼球中轴，脉络膜上腔积聚大量血液形成出血性脱离。

超声影像学表现 包括以下方面。

二维超声 单纯的脉络膜出血可以局限在眼球的某一象限，表现为玻璃体内条带状回声，两端分别与球壁回声相连，其下为均匀弱点状回声，无运动。暴发性脉络膜出血轴位切面玻璃体内可探及与球壁回声相连的双带状强回声，一般不与视盘相连。类冠状切面上可见多个弧形带状回声分别与球壁回声相连，一般固着点为涡静脉穿行处，带状回声

之下可以探及点状、斑块状中强至低回声，不与眼球壁回声相固着，动度与病程及病情相关。

彩色多普勒超声 带状回声上可见较丰富的血流信号，脉冲多普勒频谱表现为以单纯动脉型血流为主的血流特征，与睫状后短动脉的血流特征相同。其下的点状、斑块状回声内无异常血流信号发现（图1）。

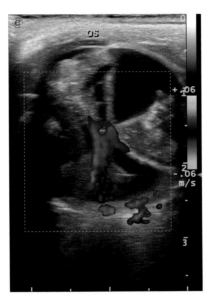

图1 暴发性脉络膜出血超声图像

注：脉络膜条带紧密相贴，示"对吻"征，CDFI带状回声上可见血流信号。

超声影像学鉴别诊断 与脉络膜黑色素相鉴别。二维超声与暴发性脉络膜出血相似，CDFI对二者的鉴别有意义。脉络膜黑色素瘤的病变内可见血流信号，暴发性脉络膜出血的出血内无血流信号。

（杨文利）

yǎn wàishāng

眼外伤（ocular trauma）

眼球及附属器官受到外来的机械性、物理性或化学性伤害而引起的各种病理性改变的疾病。是致盲的主要原因之一。外伤的不确定性导致其临床表现的复杂和多样

性，同一物质作用在眼不同的位置、不同的物质作用在相同的位置都可以引发不同的表现和结果。超声检查可以透过混浊的屈光间质、无创伤性为眼外伤提供诊断依据。

（杨文利）

yǎn nèi yìwù

眼内异物（intraocular foreign body）

致伤物穿破眼球壁滞留于眼球内的疾病。严重危害伤者的视功能，损害因素包括机械性破坏、化学及毒性反应、继发性感染等。异物伤中最多见为金属异物，其中磁性异物占78%～90%。屈光间质透明时可以借助裂隙灯及检眼镜直接发现前房、晶状体、玻璃体内的异物所在部位；眼内异物超声检查可以得到相应的诊断，必要时可参考CT诊断结果做出诊断。对于受伤眼的病史询问非常重要，受伤时的工作状态、致伤物等对诊断很有价值。穿通伤合并前房积脓或眼内炎者，多有异物存在。铁质及铜质沉着症的出现是眼内铁和铜异物存在的佐证。

病理生理基础 眼球位于体表，仅靠眼睑保护，在日常生活和工作中容易受到外界因素的影响和侵袭，为眼外伤时外来异物最易侵入的结构。

临床表现 寻找眼球的伤口是诊断的重点。应用裂隙灯显微镜可以观察到角膜上的伤口，甚至于角膜对应的虹膜上的穿通伤口；晶状体的局限性混浊、巩膜上局限的睫状充血等都是寻找眼内异物的指征。

超声影像学表现 位于眼球内的异物，不论异物的性质是金属异物还是非金属异物，二维超声都表现为眼内的最强回声。异物的形态不规则，内回声根据异

物的性质不同而不同，但一般都比较均匀。异物之后可见声影。部分病例球后异物的声波逐渐减低直至消失称为声衰减，部分病例球内异物后方可见"彗尾"征（图1）。

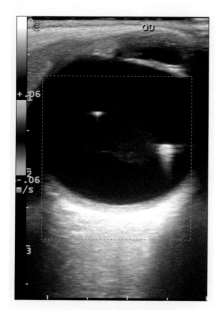

图1 球内异物超声图像

注：中部玻璃体内可见不规则形强回声，尾影（＋）；声影（＋）。

超声影像学鉴别诊断 该病根据眼外伤的病史及超声表现一般可明确诊断。必要时须与其他表现为眼内强回声的疾病相鉴别。如球壁的骨化、视网膜母细胞瘤病变内的"钙斑"，眼内手术后残留的重水等，必要时结合 CT 等其他影像学检查共同诊断。

（杨文利）

gǒngmó lièshāng

巩膜裂伤（scleral rupture）
因各种机械、外力及理化因素等所致巩膜完整性被破坏，使巩膜失去其对眼内结构的保护作用，进而引发眼内容物外溢、继发感染、脉络膜脱离、视网膜脱离、玻璃体积血等疾病。

病理生理基础 眼球受到外力影响可引起形态改变，但是眼球的容积没有发生改变，则只能增加表面积，导致在薄弱部位的巩膜破裂，巩膜破裂后眼球立即减压。

临床表现 临床检查可见严重的结膜充血和水肿、结膜下出血、眼压降低、前房积血、视力急剧下降，在眼球壁破裂的象限眼球的运动可以受限。

超声影像学表现 包括以下方面。

二维超声 病变一般在眼球的后极部、视神经的周围，表现为眼球壁回声局限缺如。玻璃体内一般都有点状回声为玻璃体积血。部分病例可以同时合并视网膜脱离和脉络膜脱离。破裂的眼球壁后可以探查到不规则的无或低回声区，为自眼球内外溢的玻璃体（图1）。

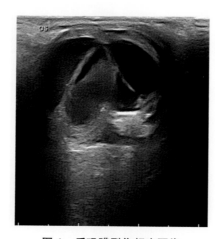

图1 后巩膜裂伤超声图像

注：复杂视网膜脱离、脉络膜脱离伴后巩膜裂伤，可见后极部球壁回声不连续，相邻处眶内不规则低回声，为眼内容物膨出。

彩色多普勒超声 破裂的眼球壁一般无异常血流信号发现。如果玻璃体内有脱离的视网膜、脉络膜可以有相关的表现。

超声影像学鉴别诊断 巩膜裂伤如果病史明确，一般超声检查可获得明确的诊断。

（杨文利）

jīngzhuàngtǐ jíbìng

晶状体疾病（lens disease）
物理化学因素导致晶状体透明程度发生改变、晶状体位置发生改变等的疾病。

（杨文利）

jīngzhuàngtǐ yìwèi

晶状体异位（ectopia lentis）
由于外伤或先天因素或其他病变引起纤细的悬韧带发生部分或全部断离，从而使悬韧带的固定作用产生不对称或完全丧失，使晶状体离开正常生理位置的疾病。

病理生理基础 导致晶状体异位的常见原因包括先天性、外伤性和自发性等。先天性晶状体异位多为双眼发病，有遗传倾向；外伤性晶状体异位有明确的眼外伤史，多为单眼发病，常合并外伤性白内障；自发性晶状体异位多因眼内其他病变所致，如炎症、肿瘤、视网膜色素变性、高度近视、剥脱综合征等。

临床表现 轻度的晶状体不全脱位，在临床上有时很难发现，即使在裂隙灯检查下，虹膜震颤也不明显。重度的不全脱位，患者可主诉单眼复视，检查可发现前房深浅不一，瞳孔区可见部分晶状体边缘，检查眼底时可发现所谓"双重眼底"现象。晶状体全脱位可向前脱入前房，向后脱入玻璃体。晶状体不全脱位或全脱位均可引起继发性青光眼。

超声影像学表现 晶状体脱位明显或者晶状体完全脱离正常的解剖位置进入玻璃体内可借助二维超声检查。①如果晶状体为不完全脱位，可以探及晶状体部分脱离正常的解剖位置，但仍有部分与正常附着点相附着。②如果晶状体完全脱入玻璃体内，则在玻璃体内可以探及椭圆形环状病变，环为中强回声，内为无回声区。如同时伴有晶状体混浊，超声可表现为椭圆形中强回声。椭圆形环可与球壁回声相连，亦可独立地存在于玻璃体内，此时可有轻度的运动（图1）。

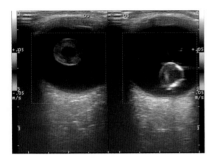

图1 晶状体脱位超声图像

注：双眼玻璃体内可探及环形强回声，不与球壁回声相连，为脱落的晶状体。

超声影像学鉴别诊断 与玻璃体内猪囊尾蚴相鉴别。同样表现为玻璃体内囊样病变，与脱位的晶状体不同之处在于囊尾蚴在囊样病变内可见点状中强回声，为囊尾蚴的头节回声。此为二者的鉴别诊断之处。

（杨文利）

yǎnkuàng jíbìng

眼眶疾病（orbital disease）

骨性眼眶和眶内容物（眼球除外）发生病变的疾病。眼眶由骨性眼眶和眼眶内容物组成，骨性眼眶容积约30ml容纳眼球、肌肉、神经、血管及脂肪等组织结构。眼眶疾病应用二维超声检查，可以实时、动态观察病变的形态、边界、大小、内部回声以及内回声与正常眶组织回声之间的对照关系；通过压缩实验，可以根据实验结果确定病变内是否含有液体的特性；结合彩色多普勒超声可以得到病变内的血流情况、病变内的血流与正常眶血管之间的关系等。但是受到超声诊断自身特点的限制，如位于眶尖部的病变应用超声检查因为穿透性的影响，可能得到假阴性的结果。受到超声对骨质穿透能力的影响，超声检查对眶内病变与周围组织之间的关系等的观察也存在一定的局限。因此，为获得全面的眶内病变的诊断结果，必要时，需要综合应用超声、CT、MR等检查手段，互相得到与临床更符合的影像学诊断结果。眼眶病变可以表现为单侧/双侧眼球突出、眼球内陷、上睑下垂、眼睑退缩、眼球运动障碍、复视、疼痛、视盘水肿、视神经萎缩、视网膜脉络膜皱褶等症状与体征，可以是肿瘤、炎症、血管畸形以及全身病的眼部表现等。

（杨文利）

yǎnkuàng hǎimiánzhuàng xuèguǎn liú

眼眶海绵状血管瘤（orbital cavernous hemangioma）

由静脉血窦及纤维间隔构成病变的主体具有完整包膜的眼眶原发性错构瘤。主要见于成年人，平均发病年龄近40岁。

病理 海绵状血管瘤瘤体多呈圆形、椭圆形、肾形，偶尔呈分叶状，紫红色，包膜完整，但肿瘤表面有较小的突起。镜下肿瘤主要由大小不等、形状不同的血窦构成，间质为纤维组织。海绵状血管瘤体积较大，多在2cm以上，肿瘤以单发为主，偶尔可见一眶多发肿瘤。

临床表现 主要临床表现为轴位眼球突出，无自发性疼痛。晚期可引起视力下降和眼球运动障碍。肿瘤长期压迫可致视神经萎缩、脉络膜皱褶。

超声影像学表现 包括以下方面（图1）。

二维超声 病变主要位于肌锥内，呈圆形或椭圆形，包膜完整、边界清晰、光滑，与眶内正常结构界限明确，内回声均匀为中强回声；肿瘤内含有液体，压缩实验阳性。如果肿瘤位于眶尖部且体积较小，超声检查可能出现假阴性。

彩色多普勒超声 多数肿瘤内缺乏血流信号。

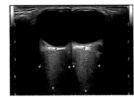

图1 眼眶海绵状血管瘤超声图像

注：二维超声眶内可见病变边界清楚，内回声均匀类椭圆形实性病变。CDFI在病变的周边可见血流信号。

超声影像学鉴别诊断 ①泪腺混合瘤：二者的超声表现均为眶内实性病变且内回声均为中强回声。不同之处在于泪腺混合瘤有特定的发病部位——泪腺区，海绵状血管瘤一般发生在肌锥内。②神经鞘瘤：可以发生在肌锥内，亦可发生在肌锥外，病变内可见囊样无回声区是神经鞘瘤与其他眶内占位病变的主要鉴别点。此外，神经鞘瘤的内回声一般较海绵状血管瘤低。

（杨文利）

shìshénjīng qiào liú

视神经鞘瘤（neurilemmoma）

起源于神经嵴施万细胞的眼眶周围神经鞘膜增生形成的神经外胚叶良性肿瘤。该病与多发性神经纤维瘤有关（约1.5%），病变可以位于肌锥内，亦可位于肌锥外间隙。

病理生理基础 施万细胞是一种周围神经的胶质细胞，为轴突提供支持并形成髓鞘。其功能极其活跃，可分泌多种活性物质，如神经营养因子、细胞外基质及黏附因子等。其分泌的物质对于维持神经纤维的存活、生长和再生具有重要意义。眼眶中有许多神经末梢，包括眼外肌的运动神经、交感神经、副交感神经、三叉神经的眼神经分支等。这也是神经鞘瘤可以在眶内多处生长的原因。

临床表现　该病可发生在任何年龄，以成年人（30～50岁）多见。肿瘤生长缓慢，初期缺乏典型体征；随病程进展可见复视、视力下降、球壁压迫等。起自运动神经或位于眼肌附近可引发眼外肌运动障碍和复视；起自睫状神经者常诉眼痛、头痛或侧卧时发生牵引性疼痛；起自眼眶边缘空隙在相当时间内不引起临床症状；起自眶尖或肿瘤很小时，影响到运动神经和视神经，可见眼球固定、视力丧失、视野改变（中心暗点）等，但眼球突出不明显。

超声影像学表现　包括以下方面。

二维超声　病变呈椭圆形、圆形或分叶状；边界清晰、光滑、有一定弹性；病变内部组织结构规则，以中低回声为主，常有囊性变，形成大小不等的囊腔；有中度声衰减，一般不伴有骨质压缩（图1）。

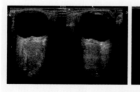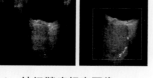

图1　神经鞘瘤超声图像

注：二维超声检查可见视神经不规则增宽，内回声均匀为中低回声，视盘回声隆起；CDFI病变内未见异常血流信号，病变周边可见血流信号。

彩色多普勒超声　病变内可见血流信号，病变周边血流信号较内部丰富。

超声影像学鉴别诊断　与眶海绵状血管瘤相鉴别。

（杨文利）

shìshénjīng jiāozhì liú

视神经胶质瘤（optic nerve glioma）

发生于视神经胶质细胞的良性或低度恶性肿瘤。肿瘤起自视神经孔附近，发生于眶内或颅内，儿童较成人多见，多为单侧发病，病变进程缓慢。

病理生理基础　视神经胶质瘤可见肿瘤呈梭形肿大，表面光滑，包膜完整。肿瘤呈灰白色，部分可液化。肿瘤较大的病例，眼底可见放射状条纹。如果肿瘤向颅内蔓延，可以引起视神经孔增大，眼底无明显改变。

临床表现　表现为视力下降、眼球向正前方突出、视神经水肿或萎缩等。且视力下降多发生在眼球突出之前。对于肿瘤较大的病例，眼底可见放射状条纹。如果肿瘤向颅内蔓延，可以引起视神经孔增大。晚期肿瘤增大，眼球高度突出，由正前方变为向眼球的外下突出，可在眼眶的内上触及质地坚硬的肿块。眼底检查可见明显的视神经萎缩，是该病与其他肌锥内肿瘤相鉴别的重要特点。

超声影像学表现　包括以下方面（图1）。

二维超声　视神经病变呈梭形、卵圆形，替代正常视神经的位置。病变内回声低，增粗的视神经边界清楚。视神经可呈扭曲状态，有声衰减。视盘回声受到肿瘤的影响可以向眼球内突出与视神经水肿也有关。

彩色多普勒超声　病变内血流信号不丰富。

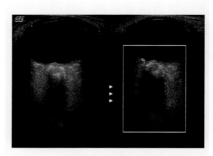

图1　视神经胶质瘤超声图像

注：A.二维超声图像，视神经回声较正常增宽，内回声减低，视盘回声隆起。B.CDFI图像，病变内未见异常血流信号。

超声影像学鉴别诊断　与视神经鞘脑膜瘤相鉴别。二维超声显示视神经胶质瘤与视神经鞘脑膜瘤均与视神经相关，表现为视神经的局限、不规则形增粗，病变内回声低。但脑膜瘤以儿童多见，最大的临床特点是眼球突出早于视力下降，可以伴有视神经盘水肿。

（杨文利）

shìshénjīng qiào nǎomó liú

视神经鞘脑膜瘤（optic nerve sheath meningioma）

起于视神经鞘蛛网膜细胞的良性肿瘤。但可恶变。肿瘤生长缓慢，但恶变后发展迅速。该病成年人多见，女性多于男性，年龄越小恶性程度越高。

病理　视神经鞘脑膜瘤是由脑膜细胞发生的肿瘤，视神经周围为三层脑膜包围，所以视神经鞘膜发生的肿瘤称视神经鞘脑膜瘤。大体标本上视神经呈管状、不规则形增粗，因肿瘤侵及脑膜，表面不光滑。

临床表现　由于肿瘤逐渐生长，眼球多向正前突出，晚期可向外下突出且眶缘可触及病变。未发生眼球突出之前视力正常，发生眼球突出之后视力逐渐下降。由于视神经受到机械性压迫，可见视盘慢性水肿、血管扩张、出血，黄斑区星芒状渗出等。晚期病例可见视神经萎缩。

超声影像学表现 包括以下方面（图1）。

二维超声 视神经呈管状、锥形增粗，视神经的宽度增加，边界清晰。视神经内回声低且不均匀，增粗视神经内常有强回声光斑或钙化，声衰减明显。因声衰减显著病变的后界一般显示欠满意。

彩色多普勒超声 病变内血流信号丰富，频谱以动脉型血流信号为主。

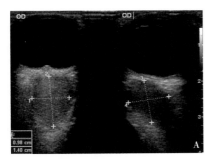
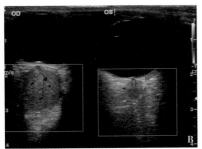

图1 视神经鞘脑膜瘤超声图像
注：A.B.二维超声不同切面视神经呈锥形增粗，视神经的宽度增加，边界清晰；C.CDFI病变内可见血流信号。

超声影像学鉴别诊断 与视神经胶质瘤相鉴别。

（杨文利）

lèixiàn duōxíngxìng xiàn liú
泪腺多形性腺瘤（lacrimal pleomorphic adenoma） 由上皮和间质成分构成的泪腺良性肿瘤。也称泪腺混合瘤。成年女性多见，眶部泪腺多发，很少累及睑部泪腺。肿瘤呈圆形或椭圆形，表面常有结节，一般包膜完整。因肿瘤内含有中胚叶间质成分和外胚叶上皮成分，且形态多样，称为泪腺混合瘤。病变一般向球后生长，可以压迫脉络膜、眼球壁及眶壁的骨质。如果病变只累及睑部泪腺，病变一般向眼前段生长且内有骨质受累。

病理 大体呈圆形或椭圆形，表面常有结节，一般包膜完整。肿瘤灰白色，质脆，切面细腻。镜下肿瘤由分化的上皮细胞构成的大量管状结构及形态各异的细胞巢构成，散在透明样、黏液样、软骨样结构。因肿瘤内含有中胚叶间质成分和外胚叶上皮成分，且形态多样，称为泪腺混合瘤。

临床表现 多见于成年女性，表现为眼球突出和内下方移位，眶外上方可触及硬性肿物，一般无眼睑肿胀和压痛。受病变的影响可导致眼球形变，引起屈光系统改变导致部分病例伴有视力下降。眼球向上运动受限。

超声影像学表现 包括以下方面（图1）。

二维超声 病变呈圆形、类圆形、椭圆形，边界清晰，内回声为中等强度，声衰减阳性。病变压迫局部骨质表现为后界明显向后突出但骨壁回声光滑，为泪腺上皮性肿瘤的典型特征。线阵探头可以将睑部和眶部泪腺病变均完整地显示。

彩色多普勒超声 CDFI检查病变内可见较丰富的血流信号，病变的周边可探及点状血流信号。脉冲多普勒频谱分析为中速动脉型血流频谱。

超声影像学鉴别诊断 与眶海绵状血管瘤相鉴别。

（杨文利）

yǎnkuàng yánxìng jiǎ liú
眼眶炎性假瘤（orbital pseudotumor） 可累及眶内所有结构如泪腺、脂肪、眼外肌、视神经、骨膜，甚至骨壁和眼球的一组炎性病变。病变可位于眼眶任何位置，可局限增生也可弥漫性不规则生长。

病理 主要由淋巴细胞构成，其间有少许纤维结缔组织和其他细胞。

临床表现 以中年人多见，男性多于女性，双侧患者约占25%。常累及眼眶内多种组织，如侵及眼眶蜂窝组织、泪腺和眼外

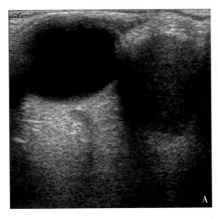
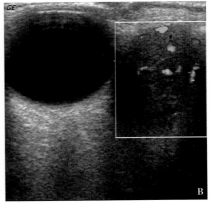

图1 泪腺多形性腺瘤
注：二维超声图像，泪腺椭圆形病变，内为中低回声，边界清晰；CDFI图像，病变内可见丰富的血流信号。

肌等。所有体征均与眶内组织炎性水肿、细胞浸润有关，如眶周疼痛，眼球突出和移位、眼睑水肿、结膜充血、视力下降、眶内触及肿块、眼球运动障碍等。复视多为暂时性，球结膜充血多沿直肌分布为该病特点。激素治疗有效，但减量或停药可导致复发。

超声影像学表现 包括以下方面（图1）。

二维超声 眼眶内不规则形实性病变、内回声低、无压缩性，如病变累及眼外肌、泪腺、视神经等结构，则在相应的结构内可见上述改变。合并"T"形征有助于诊断。

彩色多普勒超声 病变内未见异常血流信号，病变边缘可见点状血流信号。

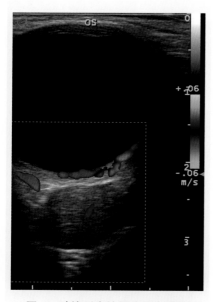

图1 肿块型炎性假瘤超声图像

注：眶内部规则形病变，内回声欠均匀，以中低回声为主；CDFI病变内及周围可见血流信号。

超声影像学鉴别诊断 与淋巴瘤相鉴别。与炎性假瘤同样表现为眶内不规则形低回声病变，炎性假瘤主要由纤维组织构成，超声检查病变不规则、内回声低、

无明显可压缩性等表现与淋巴瘤相鉴别。炎性假瘤二维超声如发现筋膜囊水肿即"T"形征对病变诊断和鉴别诊断是非常重要。

（杨文利）

jǐngdòngmài hǎimián dòu lòu

颈动脉海绵窦瘘（carotid-cavernous sinus fistula）

海绵窦与颈内动脉或硬脑膜动脉由于外伤或其他原因相互交通导致血管异常的疾病。可导致眼眶静脉扩张，动脉化及所有眼眶软组织充血。颈动脉海绵窦瘘多是单侧，偶有双侧病例的报道。

病理生理基础 颈内动脉海绵窦段的血管壁常有较薄弱区或病变，如动脉硬化、动脉瘤等，当某些原因（多为外伤后）引起动脉破裂时，动脉血向静脉系统流入，致邻近血管高度扩张如眼眶内血管，而后致静脉动脉化，引起一系列眼科症状，如搏动性眼球突出、眼部杂音、结膜血管扩张等。

临床表现 常为严重头外伤引起，部分可自发于动脉瘤的破裂，由于特征性的临床表现较容易诊断。体征包括：浅层巩膜静脉扩张，搏动性眼球突出、结膜水肿、眼部听诊有杂音，部分病例合并眼内压增高。长期者引起眼底静脉压增高、出血。

超声影像学表现 包括以下方面。

二维超声 眼上静脉扩张是该病超声诊断的特征表现。扩张的眼上静脉自鼻上方向眶上裂方向延伸，用探头压迫可见扩张的血管明显搏动，压迫同侧颈动脉可使搏动消失。眼上静脉依瘘内的血液速度和瘘口的大小呈轻度或中高度扩张，严重时可扩张至10mm以上。

彩色多普勒超声 扩张的眼

上静脉内可见红蓝相间的血流信号，频谱为动脉化的静脉型血流频谱伴有血管杂音（图1）。

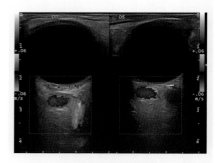

图1 颈动脉海绵窦瘘超声图像

注：眶内可见不规则形管道样病变，内充满红蓝相间的血流信号。

超声影像学鉴别诊断 与眶静脉曲张相鉴别。二维超声二者同样表现为眶内管道样低回声区，CDFI同样可见血流信号。颈动脉海绵窦瘘为动静脉混合的血流信号，频谱为动脉化的静脉型血流频谱，静脉曲张为单纯的静脉型血流频谱。

（杨文利）

kuàng jìngmài qūzhāng

眶静脉曲张（orbital varix）

眼眶先天性管壁发育薄弱的无瓣膜静脉扩张迂曲性病变。发生于眼眶内的静脉畸形扩张，可为囊状或多腔性。

病理生理基础 病变由一条或多条囊状扩张的静脉构成，常包绕眼眶正常结构如视神经、眼外肌等。血管腔大而壁薄，较大血管含有弹力纤维。畸形血管内可见血栓形成，导致血栓，然后钙化，最终形成静脉石。

临床表现 典型的体征为体位性眼球突出，即直立时眼球内陷或无突出，当头低位、瓦尔萨尔瓦实验等动作时眼球即突出。

超声影像学表现 包括以下方面。

二维超声 当颈部加压或患者低头时，眶内畸形血管充血，可见球后脂肪随之变厚，正常球后脂肪内出现一个或多个低回声占位，呈圆形、椭圆形或不规则形；眼眶静脉曲张的病变内常有静脉石出现对诊断非常有帮助。

彩色多普勒超声 颈部加压后血液向眶内充盈，可显示眶尖或眶上裂部位出现红色血流信号即朝向探头；当压力消失时血液向颅内回流，血流信号由红色变为蓝色（图1）。

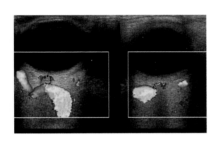

图1 眼眶静脉曲张超声图像

超声影像学鉴别诊断 与颈动脉海绵窦瘘相鉴别。

（杨文利）

jiǎzhuàngxiàn xiāngguān yǎnbìng

甲状腺相关眼病（thyroid-related orbitopathy）
因甲状腺功能亢进引起眼眶多种组织结构变化的免疫性疾病。通常以眼球突出、上睑退缩、迟落、复视和眼球运动障碍为特征的一组综合征。

病理生理基础 在疾病的早期由于眼眶组织和眼外肌的水肿、炎症，眼球向各方向运动均可受限，并出现复视。在疾病的晚期眼外肌水肿消退，但纤维化改变使之失去弹性，因而向拮抗肌方向运动受限。严重者肿大的眼外肌在眶尖肌锥部压迫视神经和血管，造成恶性突眼，视力下降。组织学检查眼外肌的间质水肿，淋巴细胞浸润。牵拉试验呈阳性，手术时可见肌肉纤维化而失去弹性。在疾病的炎症期应用皮质类固醇激素及免疫抑制剂治疗有效。但肥大的眼外肌多不能恢复正常的形态及运动功能。

临床表现 可发生于甲状腺功能亢进或正常的人，患者有单侧或双侧眼球突出，结膜充血水肿，上睑退缩。病变最常累及下直肌和内直肌，其他肌肉也可以受累。

超声影像学表现 二维超声示眼外肌肥大，以肌腹为主，呈梭形肿大。常在眶尖部挤压视神经和血管。受累肌肉依次为下直肌、内直肌、上直肌和外直肌。眼球突出明显的患者4条眼外肌甚至提上睑肌都显著肥大（图1）。

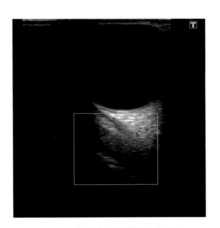

图1 眼外肌增厚超声图像

超声影像学鉴别诊断 该病应与其他可能导致眼球突出的疾病相鉴别，如眶内肿瘤、血管畸形、炎症等。甲状腺相关性眼眶病主要累及眼外肌，可合并眶脂肪垫增厚、泪腺水肿增大等表现。据此与其他眼眶疾病相鉴别。

（杨文利）

tuòyèxiàn chāoshēng

唾液腺超声（salivary gland ultrasound）
对唾液腺疾病进行评估。主要包括唾液腺炎症、唾液腺结石、唾液腺良性肥大、良性淋巴上皮病、唾液腺囊肿、唾液腺多形性腺瘤、唾液腺乳头状淋巴囊腺瘤、唾液腺恶性肿瘤等。

解剖 唾液腺主要包括腮腺、颌下腺及舌下腺三对大腺体，这三大腺体左右对称，均有导管与口腔相连。唾液腺中最大的腺体为腮腺，也是唾液腺疾病好发的腺体。腮腺位于外耳道前下方、下颌后窝内，呈楔形，分为深叶和浅叶，浅叶是肿瘤的好发区域。腮腺前上缘向前延伸成副腮腺。颌下腺位于颌下三角内，呈椭圆形或哑铃形，分为深、浅两叶。舌下腺位于口底舌下襞下方，形如杏仁。

正常超声表现 腮腺切面呈倒三角形，以下颌骨表面延长线为界，把腺体分为深叶和浅叶，浅叶边缘显示清晰，深叶后缘不容易显示。颌下腺纵切呈椭圆形或哑铃形，以下颌舌骨肌为界，分为浅叶和深叶。舌下腺呈椭圆形，舌下腺边界不容易完整显示。

唾液腺实质呈均匀高回声，血流信号呈稀疏点状、短棒状分布，动脉血流频谱呈高阻型。在腮腺周缘被膜下可见呈椭圆形、低回声的淋巴结。

临床应用 目前唾液腺常用的检查方法是高频彩色多普勒超声，它在唾液腺囊实性病变、炎症及结石等疾病的诊断较其他影像学检查更具优势。超声造影、超声弹性成像正逐步应用于唾液腺疾病的诊断。

（薛恩生）

tuòyèxiàn chāoshēng jiǎnchá jìshù

唾液腺超声检查技术（ultrasound examination of salivary gland）
超声作为唾液腺常用的检查方法，可以评估唾液腺的多种病变，在临床上应用十分广泛。

准备事项 唾液腺超声检查前，患者不需要做特殊准备。

检查体位 平卧位，检查腮腺时，头部偏向对侧。检查颌下腺、舌下腺时，上抬下颌，暴露下颌区。

检查方法 直接扫查，对唾液腺进行纵切、横切及多方位扫查。检查颌下腺、舌下腺时，声束朝向口底。一般选用高频线阵探头进行检查，频率10.0~14.0MHz。唾液腺肿大时，可加用低频率探头进行检查。

测量方法 ①平行于耳郭长轴纵切腮腺，取最大切面，测量上下径（长径）和左右径（厚径）。取腮腺最大横切面，测量前后径（宽径）。正常腮腺长径5~6cm，宽径4~5cm，厚径1.5~2cm。②平行于下颌骨纵切颌下腺，取最大切面，测量其长径和厚径。正常颌下腺的长径3~4cm，厚径1.5~2cm。③斜矢状面，纵切舌下腺，测量长径和厚径。斜冠状面，测量左右径（宽径）。舌下腺的长径2.5~3cm，厚径、宽径1~1.5cm。

（薛恩生）

tuòyèxiàn yán

唾液腺炎（sialadenits） 因病原微生物感染或免疫性疾病、结石、外伤等导致唾液腺发生急慢性炎症的疾病。炎症主要发生于腮腺，其次为颌下腺，舌下腺炎症很少见。急性腮腺炎以流行性腮腺炎多见，多发生于儿童和青少年。急性化脓性炎症少见，多发生于成年人，主要发生于腮腺及颌下腺。慢性阻塞性腮腺炎，因腺导管结石、外伤或异物的梗阻而引起。慢性复发性腮腺炎，多见于5岁以下儿童，有流行性腮腺炎病史。

病理生理基础 ①流行性腮腺炎：腺泡细胞肿胀或坏死，间质淋巴细胞、单核细胞及少量中性粒细胞浸润，腮腺管水肿，坏死脱落的上皮细胞阻塞导管管腔。②急性化脓性炎：唾液腺导管内及管周间质有大量中性粒细胞浸润，腺体组织坏死、脓肿形成。③慢性腮腺炎：腺体正常结构不清，腺泡不同程度变性、萎缩，腺体内小导管节段性狭窄或扩张，管周及间质炎症细胞浸润。

临床表现 急性炎症，局部红肿、疼痛，进餐时症状加剧，唾液腺导管开口充血、肿胀、化脓者可见脓液排出。慢性炎症时，导管口分泌物黏稠或稀脓液。

超声影像学表现 包括以下方面。

急性炎症 以单侧多见，流行性腮腺炎多为双侧性。腺体中度至重度肿大，被膜不清晰，实质回声不均匀，血流信号明显增多。脓肿形成后，腺体内出现含有点状回声漂浮的液性区，边界不清楚，脓腔后方可见声增强效应，腔内无血流信号显示（图1，图2）。

慢性炎症 腺体无肿大或轻度肿大，被膜不光滑，实质回声增粗、不均匀，或表现为局灶性不均匀回声区、边界不清晰，腺体内血流信号轻度增多。慢性阻塞性炎症，可见到导管扩张，内或可见到结石的回声（图3）。

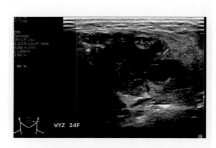

图2 急性化脓性腮腺炎超声图像

注：左侧腮腺肿大，内见不规则液性区，边缘见中等量血流信号。

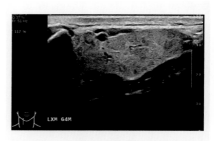

图3 慢性颌下腺炎超声图像

注：右侧颌下腺轻度肿大，回声不均匀。

超声影像学鉴别诊断 ①急性细菌性腮腺炎与流行性腮腺炎相鉴别，急性化脓性腮腺炎内见不规则液性区，容易诊断。但急性非化脓性腮腺炎与流行性腮腺炎的超声表现相似，需要结合流行病学、发病特征及血液检查等进行鉴别。②慢性炎症与良性淋巴上皮病相鉴别，部分病例慢性炎症与良性淋巴上皮病仅从图像上不容易区别，干燥综合征的症状及免疫性相关检查有助于两者的鉴别。③慢性局灶性炎症要注意与恶性肿瘤相鉴别，慢性局灶性炎症可呈团块状，形似肿瘤，急性炎症的病史及随访观察结果有助于两者的区别。

（薛恩生）

tuòyèxiàn jiéshí

唾液腺结石（sialolithiasis） 因唾液腺腺导管炎症，口腔反流物、导管上皮脱落等沉积于导管内，伴有钙化而形成结石的疾病。多

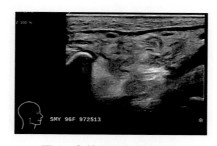

图1 急性腮腺炎超声图像

注：右侧腮腺肿大，回声不均匀。

发生于颌下腺导管内，多见于中青年人。

病理生理基础 唾液腺结石的成因与多种因素有关，如唾液腺炎症及导管局部狭窄、唾液高含量的黏蛋白、导管的走行及唾液的流动速度。颌下腺导管结石发生率最高，因其走行是由下向上、开口于口腔底部，唾液容易淤滞，口腔内容物也容易反流。导管结石致唾液淤滞，加重了唾液腺炎症。

临床表现 小结石可无症状，大结石引起唾液淤滞，局部胀痛，进餐时症状加重。

超声影像学表现 唾液腺结石，单发或多发，大多数为椭圆形，多位于腺门处导管内。典型的结石，表现为强回声团，后方伴声影，近段腺导管扩张（图1）。

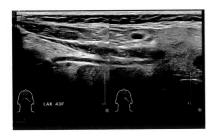

图1 左侧颌下腺结石超声图像
注：左侧颌下腺导管扩张，末段内见一结石回声。

超声影像学鉴别诊断 唾液腺结石应与腺体钙化灶相鉴别，结石位于腺导管内、伴有近段导管扩张，而钙化位于腺实质内或导管壁，不伴有近段导管扩张。

（薛恩生）

tuòyèxiàn liángxìng féidà
唾液腺良性肥大（salivary gland hypertrophy）
由全身因素或系统性疾病如糖尿病、高血压引起，唾液腺沿其外形膨大并持续存在不消退，一种非炎性、非免

疫性、非肿瘤性的唾液腺良性病变。多见于中老年人，好发于腮腺，下颌下腺少见。与肥胖、高血压、糖尿病及营养代谢异常等疾病有关。

病理 以唾液腺腺泡体积增大为主，可达正常腺泡的2～3倍，伴有腺小体间质脂肪细胞沉积，无炎症细胞浸润，导管系统无明显改变。

临床表现 唾液腺呈弥漫性、对称性、渐进性肿大，无痛，导管开口无红肿，分泌物外观正常。

超声影像学表现 ①大多数为双侧腮腺对称性肿大，腮腺浅叶腺体被膜清楚、光滑，深叶被膜显示不清楚。偶见颌下腺肿大，被膜清楚、光滑。②腺体实质回声呈均匀性增强，腺导管无扩张。彩色多普勒超声示腺体内分布有少量稀疏、点状血流信号（图1）。

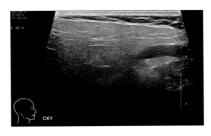

图1 腮腺肥大超声图像
注：右侧腮腺肿大，回声均匀性增强。

超声影像学鉴别诊断 唾液腺肥大应与唾液腺慢性炎症相鉴别。唾液腺肥大，腺体回声均匀增强；慢性炎症，腺体回声增粗不均匀，或伴有低回声灶。年龄、病史、症状及体征等有助于鉴别。

（薛恩生）

tuòyèxiàn liángxìng línbā shàngpí bìng
唾液腺良性淋巴上皮病（salivary benign lymphoepithelial lesion）
为唾液腺组织内以淋巴细胞弥漫性浸润为主的自身免疫性

良性病变。以中老年女性多见。

病理 早期病理表现，淋巴细胞浸润唾液腺小叶实质，一般不累及小叶间的结缔组织，小叶形态无明显改变，小导管扩张。后期病理表现，腺泡萎缩，甚至消失。少数良性淋巴上皮病可能发展为非霍奇金淋巴瘤。

临床表现 双侧腮腺无痛性肿大，大多数为对称性、弥漫性肿大，少数为局灶性肿大。病变可累及多对唾液腺腺体。患者口干明显，可伴有眼干、鼻干等症状。部分患者并发其他系统、器官、组织的损害。

超声影像学表现 ①双侧腮腺弥漫性肿大，腺实质回声不均匀，可见散在小低回声灶。少数病灶呈结节状或团块状，边界不清晰，内部为不均匀低回声。②彩色多普勒超声示大多数腺体内血流信号明显增多。③颌下腺或/和舌下腺也可发现相似的超声表现（图1）。

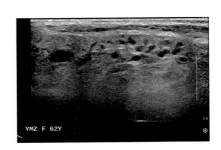

图1 良性淋巴上皮病超声图像
注：左侧腮腺肿大，腺实质内可见散在小低回声灶。

超声影像学鉴别诊断 良性淋巴上皮病应注意与慢性腮腺炎相鉴别，有的良性淋巴上皮病的超声表现形似慢性炎症，两者仅从图像上不容易区别，需要结合病史、症状及免疫学检查等进行鉴别。

（薛恩生）

唾液腺囊肿（salivary cyst）

tuòyèxiàn nángzhǒng

唾液腺腺导管因阻塞、分泌物潴留导致局部导管囊状扩张或因胚胎期残留的上皮成分发展而成的良性疾病。包括潴留性黏液囊肿和外渗性黏液囊肿，以及淋巴上皮囊肿。好发于舌下腺，腮腺、颌下腺少见。舌下腺囊肿多发生于青少年。

病理生理基础 ①潴留性黏液囊肿：因腺导管发育异常、阻塞或狭窄使局部导管呈囊状扩张，囊壁有导管上皮衬里，囊内黏液潴留。②外渗性黏液囊肿：因外伤致腺导管破裂，黏液外渗、淤滞于组织间隙而形成，亦称假性囊肿，囊壁成分为纤维组织或肉芽组织。③淋巴上皮囊肿：囊壁内有丰富的淋巴组织，其组织发生来源尚不明确。

临床表现 颌下区或腮腺区无痛性肿块，质软，边界清楚。

超声影像学表现 唾液腺囊肿形态多呈圆形、椭圆形，边界清楚。舌下腺囊肿可呈哑铃形，其两端分别位于颌下区和舌下区。囊肿囊壁薄，无血流信号显示。囊内呈无回声，或含有稀疏细点状回声。囊壁及后方伴有声增强效应（图1）。

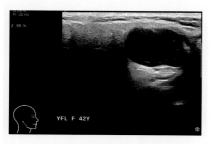

图1 腮腺囊肿超声图像
注：右侧腮腺囊肿，呈椭圆形，边界清楚，后方伴有声增强效应。

超声影像学鉴别诊断 ①腮腺囊肿要与第一鳃裂囊肿区别，后者可伴有鳃裂瘘；舌下腺囊肿要注意与口底皮样囊肿区别，后者位于口底正中，囊壁较厚，囊内透声差，含有皮脂性分泌物。②唾液腺囊肿含有密集细点状回声，呈类实性时，要注意与实性肿瘤区别，彩色多普勒超声有助于鉴别。

（薛恩生）

唾液腺多形性腺瘤（salivary plemorphic adenoma）

tuòyèxiàn duōxíngxìng xiàn liú

起源于唾液腺上皮，含有唾液腺组织、黏液和软骨样组织等结构的唾液腺良性肿瘤。是唾液腺良性肿瘤中最常见的类型，多见于腮腺，多为单发。

病理 多形性腺瘤形态多呈圆形，大的瘤体也可呈分叶状，瘤体边缘为纤维组织所包绕。病理成分多样，由上皮细胞、黏液样组织和／或软骨样组织等构成。大多数的瘤体呈实性，由上皮和间充质组织构成，有的瘤体呈囊性变。根据瘤内细胞与间质的比例，可分为细胞丰富型和间质丰富型，前者相对较容易恶变，后者术后相对较容易复发。

临床表现 偶然触及局部无痛性、缓慢生长的肿块。大约5%的多形性腺瘤可发生恶变。

超声影像学表现 ①单发多见，大多数瘤体形态呈圆形或椭圆形，部分形态可呈分叶状，瘤体边界清晰。瘤内回声多样，可呈均质或不均质低回声，或含有液性区或钙化灶。部分瘤体后方伴有回声增强。②彩色多普勒超声示大多数瘤体内部为少量血流信号，体积大的瘤体常显示较丰富的血流信号，动脉血流频谱多为低阻型（图1）。

超声影像学鉴别诊断 多形

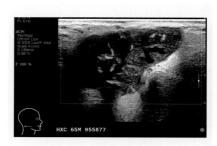

图1 多形性腺瘤超声图像
注：右侧腮腺，瘤体局部呈分叶状，边界清晰，瘤内呈不均质低回声，含有液性区、钙化灶。

性腺瘤要注意与沃辛瘤、恶性混合瘤相鉴别。①沃辛瘤：瘤体呈囊实性，多发性、多个唾液腺分布。②恶性混合瘤：边界不清楚，回声不均匀，伴有钙化点，瘤内动脉血流频谱为高速高阻型。

（薛恩生）

唾液腺乳头状淋巴囊腺瘤（salivary papillary lymphatic cystadenoma）

tuòyèxiàn rǔtóu zhuàng línbā nángxiàn liú

起源于唾液腺上皮和淋巴组织的唾液腺良性肿瘤。又称沃辛瘤（Warthin's tumor）。发生率仅次于混合瘤。好发于腮腺，可呈多发性，也可见于多个腺体中。以中老年男性多见。

病理 由腺上皮及淋巴组织组成，腺上皮能够分泌液体，潴留形成小囊腔结构，内充满粉红色物质，囊壁有乳头状结构。形态多呈圆形、椭圆形，也可呈分叶状，有包膜。

临床表现 肿块多位于腮腺后下极，为无痛性、缓慢生长，质地软，无压痛。

超声影像学表现 ①肿瘤常呈多发性，单个腺体或多个腺体分布，多位于腮腺后下极。形态多呈圆形或椭圆形，部分呈分叶状。②瘤体边界清晰，内部多呈低回声，可见到多发性小液性区，也可见到有分隔的囊性区。瘤体后方常伴有回声增强。③彩色多普勒超声示瘤体内可见到较丰富的血流信号（图1）。

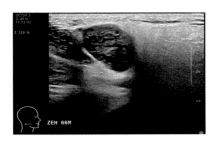

图1 腮腺沃辛瘤超声图像

注：右侧腮腺后下极，瘤体边界清晰，呈低回声，可见多发性小液性区。

超声影像学鉴别诊断 要注意与多形性腺瘤相鉴别。乳头状淋巴囊腺瘤的特点是瘤体位于腮腺后下极，呈多发性、囊实性、多个唾液腺分布。

(薛恩生)

tuòyèxiàn èxìng zhǒngliú

唾液腺恶性肿瘤（salivary malignant tumor）
起源于唾液腺上皮组织或间叶组织，并具有细胞分化和增生异常、浸润性和转移性等生物学特征的肿瘤。唾液腺恶性肿瘤最为常见的是黏液表皮样癌，为含有表皮样细胞、黏液细胞和中间细胞的上皮性恶性肿瘤，好发于腮腺；腺样囊性癌也较常见，为含有导管内衬上皮细胞和肌上皮细胞的上皮性恶性肿瘤，好发于颌下腺、舌下腺。

病理 ①黏液表皮样癌：根据不同类型细胞的比例组成，可分为低度、中度和高度恶性，低度恶性黏液表皮样癌不易与良性肿瘤区别，瘤体多无包膜，瘤内含有大小不等的囊腔。②腺样囊性癌：无完整包膜，呈实性，常伴有出血灶。

临床表现 大多数肿块生长缓慢，病程后期肿块质硬、边界不清，触痛明显，肿瘤常侵犯邻近神经、骨组织，伴发相关症状、体征。

超声影像学表现 ①以单发为主，形态多呈不规则，边界欠清晰或不清晰，无明显包膜回声。瘤体内可见到丰富血流信号，分布杂乱，多为高速动脉血流频谱。可伴有同侧唾液腺周围淋巴结肿瘤转移征象。②黏液表皮样癌，以不均匀低回声多见，内可含有液性区，呈囊实性。腺样囊性癌，以实性为主，内部为不均匀低回声，瘤体较大时，可出现小液性区（图1）。

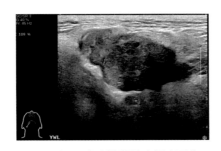

图1 颌下腺腺样囊性癌超声图像

注：右侧颌下腺，瘤体形态呈不规则，内部呈不均匀低回声，可见小液性区。

超声影像学鉴别诊断 唾液腺恶性肿瘤，根据其肿块的形态、边界、血流信号及周围淋巴结是否具有转移征象等，可与良性肿瘤进行鉴别，但要注意低度恶性肿瘤的声像图表现容易与良性肿瘤混淆。

(薛恩生)

jiǎzhuàngxiàn chāoshēng

甲状腺超声（thyroid ultrasound）
利用超声技术，包括灰阶超声、彩色超声多普勒、三维超声、超声弹性成像以及超声造影等技术，对甲状腺腺体及结节大小、形态、位置、回声等情况进行影像学评估的方法。甲状腺作为人体重要的内分泌器官，位置浅表而易于超声检查。随着高频探头功能开发与完善，超声对于甲状腺病变尤其微小病变的诊断优势更加明显。

解剖 正常成人的甲状腺一般由左、右两侧叶组成，由峡部连接，呈"H"形横跨于气管前方，位于环状软骨水平之下。30%~50%的人在峡部上缘有一尖端向上的锥状叶。

甲状腺由两层结缔组织被膜包裹。外层被膜较厚，为气管前筋膜包绕甲状腺形成的甲状腺鞘，由致密结缔组织和弹力纤维组成；内层被膜较薄，是甲状腺自身外膜，又称甲状腺固有膜，为紧贴于甲状腺表面、包被整个腺体的薄层结缔组织，可形成纤维束深入腺体实质内将腺体分为不同的小叶，其中有丰富的血管及淋巴管。内外两层被膜之间为疏松结缔组织、甲状腺动脉、静脉及淋巴、神经和甲状旁腺等。

甲状腺的血供较为丰富，由双侧甲状腺上、下动脉构成，少数个体存在甲状腺最下动脉。甲状腺的静脉起自甲状腺腺体表面和气管前面的静脉丛，分为上、中、下3对静脉。

正常超声表现 主要包括以下方面。

二维超声 正常甲状腺的上下径<5cm，左右径<2cm，前后径<2cm。当前后径>2cm时，可诊断为甲状腺肿大。甲状腺被膜为一薄而规整的高回声带，正常甲状腺实质呈分布均匀的细而密集的中等回声，回声水平高于邻近的胸锁乳突肌（图1）。

彩色多普勒超声 甲状腺实质内弥漫分布较为丰富的点状、条状血流信号（图2）。甲状腺上动脉位置表浅，走向较直，较甲状腺下动脉更容易显示，收缩期峰值流速为 22～33cm/s，RI 为 0.55～0.66。

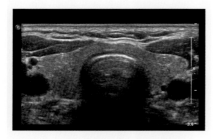

图 1　正常甲状腺二维超声图像

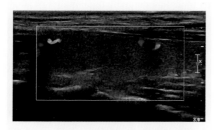

图 2　正常甲状腺彩色多普勒超声图像

临床应用　目前甲状腺超声是甲状腺病变的首选影像学检查，可以对甲状腺的大小、形态、回声、血流情况进行探查，对炎性病变、占位性病变等具有较好的诊断价值，在甲状腺疾病的诊断中占据重要的临床地位。

（张　青）

jiǎzhuàngxiàn chāoshēng jiǎnchá jìshù

甲状腺超声检查技术（thyroid ultrasound examination）

超声为甲状腺最常用的影像学检查技术，对甲状腺病变的诊断具有独特优势。

准备事项　不需要特殊准备。

检查体位　采取仰卧位，颈部垫枕，使头部后仰，充分暴露颈前区。检查一侧甲状腺时，头部后仰同时向对侧偏转。

检查方法　探头置于颈前正中、甲状软骨下方，从上向下滑行扫查直至甲状腺下极消失，分别对左右叶及峡部进行横切扫查；纵切扫查时，可沿左右叶长径由外向内或由内向外行滑行扫查。

测量方法　分别取左右叶最大横切面测量前后径及左右径；纵切时取最大长径分别测量左右叶上下径。横切扫查峡部时，取最厚处测量厚度。甲状腺结节应测量上下径、左右径和前后径，上述径线包括结节的声晕。

（张　青）

jiǎzhuàngxiàn xiāntiān xìng fāyù yìcháng

甲状腺先天性发育异常（thyroid congenital abnormality）

因遗传或环境因素导致的甲状腺形态、结构、位置或功能异常。主要指甲状舌管囊肿、甲状腺发育不全及异位甲状腺。

（张　青）

jiǎzhuàng shéguǎn nángzhǒng

甲状舌管囊肿（thyroglossal cyst）

胚胎发育过程中，甲状舌管未能完全闭合，部分扩张而形成甲状舌管囊肿。甲状舌管囊肿是颈中部肿块最常见的原因，最常见于舌骨的下方。

病理生理基础　胚胎在第 3～4 周开始形成甲状腺，在咽底部（相当于舌盲孔处）的内胚胎层增生，形成甲状舌管后下降到正常甲状腺处，发育成甲状腺左右叶及峡部，在胚胎第 5～6 周时，甲状舌管开始退化、闭锁、消失。如甲状舌管退化不完全则可在出生后有不同程度保留，部分扩张形成甲状舌管囊肿，部分病例在甲状舌管或囊肿内可残留甲状腺组织。

临床表现　大多生长缓慢，患者无自觉症状，偶然发现多见。

超声影像学表现　包括以下方面。

二维超声　①甲状腺上缘正中或左右侧可见圆形或不规则形无回声区，包膜完整，后方回声增强，内可见细小的浮动光点。②该无回声区可随吞咽或伸、缩舌运动而上下活动。③当内部液体黏稠时，可表现为低回声，当合并感染时，内可见大小不等的点状回声。④当其内残留甲状腺组织时，可显示甲状腺实质回声，其内甲状腺组织也可以发生癌变（图 1）。

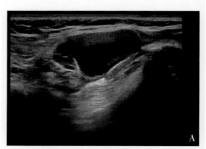

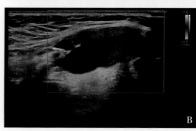

图 1　甲状舌管囊肿二维超声图像

注：颈中部舌骨上方无回声，边界清楚，内见部分低回声。CDFI：未见明确血流信号。

彩色多普勒超声　一般内部无明显血流信号。合并乳头状癌时实性部分内可探及血流信号。

超声影像学鉴别诊断　一般无特殊疾病需要与该病相鉴别。但当内部液体黏稠时需与肿瘤进行鉴别；合并残留的正常甲状腺组织或在此基础上发生各类甲状腺病变，应警惕误诊。

（张　青）

jiǎzhuàngxiàn fāyù bùquán

甲状腺发育不全（thyroid dysgenesis）

遗传或其他原因导致的甲状腺发育不完全引起甲状腺

功能低下的疾病。若出生后数月内不给予治疗，严重者将导致生长及智力发育障碍。

病理生理基础 甲状腺发育不全会导致甲状腺激素的合成及分泌发生障碍。

临床表现 患者表现为智力低下、生长发育迟缓、基础代谢低下。T_3 和 T_4 减低，TSH 升高、血清甲状腺球蛋白缺乏。

超声影像学表现 甲状腺完全未发育时，在甲状腺部位探查不到甲状腺组织。而当甲状腺发育不全则显示甲状腺明显小于正常大小但结构无明显异常，或者部分缺如常合并异位甲状腺（图1）。

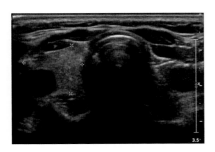

图1 甲状腺发育不全二维超声横切面图像

注：甲状腺峡部及左叶床未见甲状腺腺体回声，为甲状腺峡部及左叶缺如

超声影像学鉴别诊断 一般无特殊疾病需要与该病相鉴别。在甲状腺完全未发育或者部分发育不全时，需注意不要将颈前肌肉误认为甲状腺腺体。①甲状腺缺如与颈前肌肉的鉴别：正常解剖部位无甲状腺组织十分少见。若无典型的甲状腺组织，判断为甲状腺缺如时，应注意勿将颈前肌肉误诊为甲状腺组织。②甲状腺先天发育不全与后天性甲状腺萎缩的鉴别：后天性甲状腺萎缩常见于桥本甲状腺炎病程后期，表现为腺体回声减低、不均，并可见许多条状高回声；而甲状腺

发育不全均可出现甲状腺体积小，但腺体回声无明显异常。

（张 青）

yìwèi jiǎzhuàngxiàn

异位甲状腺（ectopic thyroid gland） 由于某种原因甲状腺部分或全部未下降到颈部正常解剖位置的胚胎发育异常的疾病。女性发病率是男性的4倍。

异位甲状腺常常合并正常解剖部位甲状腺缺如，少数表现为正常解剖部位甲状腺与异位腺体并存。异位腺体绝大多数（90%）位于舌根部。

病理生理基础 异位甲状腺为胚胎发育异常，甲状腺常出现在甲状腺下降途中的某些部位，如咽部、舌内、舌骨上、舌骨下、喉前、胸骨上、气管内、食管内、胸骨后及胸腔内等处。

临床表现 异位腺体的功能与其发育相关，可无临床症状，或表现为甲状腺功能减退。

超声影像学表现（图1，图2） ①正常解剖部位未能探及甲状腺组织，或腺体较正常明显减小，但声像图无明显异常。②在可能发生异位的部位探查到与正常甲状腺组织相同回声，表现为

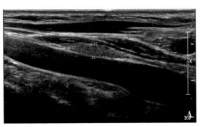

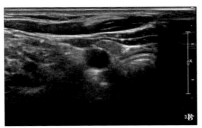

图1 异位甲状腺二维超声图像

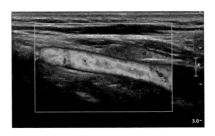

图2 异位甲状腺彩色多普勒超声图像

注：甲状腺右叶下极下方颈总动脉前方见甲状腺样回声，CDFI：内见点状血流信号。

均匀密集的中等回声，边界清晰，彩色多普勒血流超声示内部血流信号丰富。③异位甲状腺发生病变时声像图表现类似于正常解剖部位甲状腺病变。

超声影像学鉴别诊断 ①异位甲状腺与肿物的鉴别：前者表现为类似正常解剖部位的甲状腺回声，如边界清晰的均匀中等回声，分布规则的血流信号；而后者具有各类新生肿物、炎症等表现。②异位甲状腺常常合并甲状腺发育不全，鉴别点见甲状腺发育不全。

（张 青）

jiǎzhuàngxiàn zhǒng

甲状腺肿（goiter） 由于非炎症和非肿瘤原因，如碘缺乏、碘摄取低或者相关酶缺陷等引起的良性甲状腺上皮细胞增生形成的甲状腺肿大，不伴有临床甲状腺功能异常的疾病。又称单纯性甲状腺肿、非毒性甲状腺肿。常见的甲状腺肿包括毒性弥漫性甲状腺肿、单纯性结节性甲状腺肿和单纯性弥漫性甲状腺肿。

（张 青）

dúxìng mímàn xìng jiǎzhuàngxiàn zhǒng

毒性弥漫性甲状腺肿（toxic diffuse goiter） 伴有甲状腺激素分泌增多的器官特异性自身免疫病。又称原发性甲状腺功能亢进

症、突眼性甲状腺肿（exophthalmic goiter，EG）、格拉费斯（Graves）病（Graves disease，GD）或Basedow甲状腺肿（Basedow病）。多见于20~40岁青年女性，男：女约1:5。

病理生理基础　由于遗传、环境或其他因素导致患者的甲状腺刺激免疫球蛋白分泌过多，这种自身抗体与促甲状腺激素可导致甲状腺合成过多的甲状腺激素，导致甲状腺功能亢进。

临床表现　患者表现为多器官受累和高代谢状态，主要表现有心悸、怕热、多汗、食欲亢进、大便次数增多、消瘦、情绪激动等。

超声影像学表现（图1，图2）甲状腺弥漫性对称性肿大，被膜规整。未经治疗的初发者，腺体表现可分为两种类型。①弥漫回声减低型：双侧腺体弥漫性回声减低、较为均匀，CDFI表现为火海征。②散在回声减低型：双侧腺体内见多个边界模糊的片状回声减低区，探头挤压后回声增强、范围缩小。CDFI：回声减低处血流信号尤为丰富。此型常见于年龄较大者。有的病程较长或反复发作者，腺体回声水平可与正常腺体相当，不均匀，部分病例因形成纤维分隔而伴有条状高回声。多数病例甲状腺上、下动脉内径增宽，流速明显加快，阻力减低。

超声影像学鉴别诊断　毒性

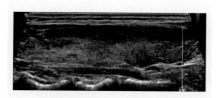

图1　毒性弥漫性甲状腺肿二维超声图像

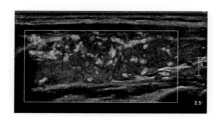

图2　毒性弥漫性甲状腺肿彩色多普勒超声图像

弥漫性甲状腺肿的弥漫回声减低型需与早期桥本甲状腺炎和单纯性甲状腺肿相鉴别，散在回声减低型需与亚急性甲状腺炎、单纯性结节性甲状腺肿相鉴别（表1，表2）。桥本甲状腺炎的病程后期或病程较长者，虽也表现为双侧腺体回声弥漫性减低，但腺体萎缩、纤维化改变更明显，血流信号仅轻度或无明显增加，与毒性弥漫性甲状腺肿声像图表现有较大差异，两者较易鉴别。

（张　青）

dānchún xìng jiéjié xìng jiǎzhuàngxiàn zhǒng

单纯性结节性甲状腺肿（simple nodular goiter）

甲状腺结节状肿大，一般不伴有甲状腺功能异常的疾病。是单纯性甲状腺肿发展至后期的表现。

病理生理基础　在甲状腺弥漫性肿大的基础上，滤泡上皮细胞反复增生和不均匀的复原，形成增生性结节（也称腺瘤样增生）。结节进一步发展，压迫结节间血管，使结节血供不足而发生变性、坏死、出血等病变。出血和坏死组织可逐渐纤维化，形成不规则瘢痕，其中可发生钙盐沉积。

临床表现　一般无明显症状，但肿大的甲状腺可压迫周围组织如气管和食管而产生相应症状。

超声影像学表现　①甲状腺正常大小或两侧叶不对称性增大，表面不平整。②腺体内见单个或多个回声不同的结节，边界清晰或模糊，可伴有弧形或颗粒状钙化。结节内血供状态不等，有的增生结节内部血流丰富，甚至呈彩球状，以退化为主（如囊性变、液化、坏死等）的结节内部无或少许血流信号（图1）。③结节以

表1　弥漫回声减低型毒性弥漫性甲状腺肿、早期桥本甲状腺炎与单纯性甲状腺肿超声鉴别

	毒性弥漫性甲状腺肿	早期桥本甲状腺炎	单纯性甲状腺肿
肿大特点	以侧叶长径增大为主	以侧叶前后径和峡部增大为主	以侧叶长径增大为主
腺体回声	弥漫性或散在性回声减低	弥漫性减低伴条状高回声，或网格样改变	正常水平、不均
腺体血供	"火海征"	"火海征"或中度增加	正常或轻度增加

注：毒性弥漫性甲状腺肿患者是指表现为弥漫性回声减低者，且未经抗甲亢药物治疗。

表2　散在回声减低型毒性弥漫性甲状腺肿、亚急性甲状腺炎与单纯性结节性甲状腺肿超声鉴别

	毒性弥漫性甲状腺肿	亚急性甲状腺炎	单纯性结节性甲状腺肿
病灶回声	类实性低回声，边界模糊	类实性低回声，边界模糊	回声水平不一，边界清晰或模糊
血供	回声减低区尤为明显	病变区无或轻度增加	病变区丰富程度不一
病灶占位效应	无，原有血管穿行	无，原有血管穿行	有，原有血管绕行
探头挤压后	回声减低区缩小	病灶区无明显变化	实性结节无明显变化

注：毒性弥漫性甲状腺肿患者是指表现为散在、局灶回声减低者，且未经抗甲亢药物治疗。

外的腺体回声可能表现为均匀、不均或散在的点状或条状高回声，血供无明显增多（图2，图3）。④甲状腺上动脉内径正常或稍增宽，流速在正常范围内或稍加快。

超声影像学鉴别诊断 该病需与单纯性弥漫性甲状腺肿、毒性弥漫性甲状腺肿和甲状腺肿瘤

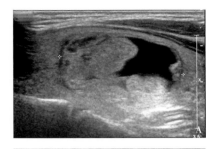

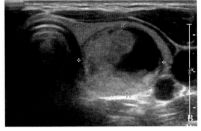

图1 单纯性结节性甲状腺肿二维超声图像

注：甲状腺左叶囊实性结节。

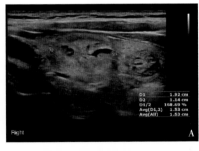

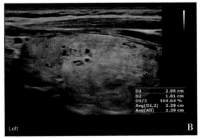

图2 单纯性结节性甲状腺肿二维超声图像

注：甲状腺多发结节。

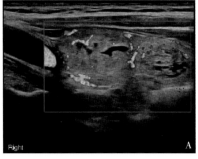

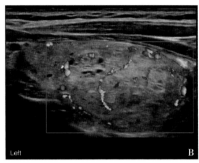

图3 单纯性结节性甲状腺肿彩色多普勒超声图像

注：甲状腺多发结节。

相鉴别。

（张 青）

dānchún xìng mímàn xìng jiǎzhuàngxiàn zhǒng

单纯性弥漫性甲状腺肿（simple diffuse goiter）

甲状腺弥漫性肿大，不伴有结节及甲状腺功能异常的疾病。单纯性弥漫性甲状腺肿是单纯性甲状腺肿的早期阶段。

病理 甲状腺呈弥漫性增大、质软、对称，腺泡细胞增生突入腺泡腔，腔内胶质成分少，一般不引起临床症状。

临床表现 甲状腺过度肿大者可压迫周围器官组织而产生相应的症状：压迫气管造成呼吸困难；压迫食管引起吞咽困难；压迫颈静脉、上腔静脉造成头面部及上肢水肿；压迫周围神经引起声音嘶哑或霍纳综合征（Horner syndrome）。

超声影像学表现 ①甲状腺呈弥漫性、对称性肿大，表面平

整，肿大程度常较毒性弥漫性甲状腺肿明显。腺体肿大明显时可压迫气管、颈部血管，并使血管移位。②病程早期腺体内部回声基本正常；病程后期除腺体实质回声普遍不均外，由于滤泡内充满胶质而高度扩张，腺体内显示弥漫分布的多发薄壁无回声区伴囊内点状强回声。③腺体内血流信号无明显增多，甲状腺上动脉内径正常或稍增宽，流速在正常范围内或轻度增高。

超声影像学鉴别诊断 该病需与毒性弥漫性甲状腺肿和单纯结节性甲状腺肿相鉴别。

（张 青）

jiǎzhuàngxiàn yán

甲状腺炎（thyroiditis）

自身免疫异常、感染、接触放射线等原因导致的甲状腺组织损伤的一组异质性疾病。常见的甲状腺炎性病变依据发病时间以及病理的不同分为急性化脓性甲状腺炎、亚急性甲状腺炎、慢性淋巴细胞性甲状腺炎。

（张 青）

jíxìng huànóng xìng jiǎzhuàngxiàn yán

急性化脓性甲状腺炎（acute suppurative thyroiditis）

由细菌或其他微生物感染引起甲状腺的急性炎症。儿童多见，随着抗生素的使用变得极为罕见。

病理生理基础 急性化脓性甲状腺炎常见的病原菌为金黄色葡萄球菌、溶血性链球菌、肺炎链球菌等，其中金黄色葡萄球菌最为多见。细菌可由血液循环、淋巴循环或邻近组织器官感染蔓延进入甲状腺，如梨状窝瘘，也见于异位甲状腺患者。

临床表现 患者表现为病变部位的剧烈疼痛、畏寒、发热、吞咽困难以及吞咽时疼痛加重。

超声影像学表现 ①脓肿多

位于甲状腺内侧中上部，呈不规则低回声、混合回声或无回声肿块，后方回声增强，边缘不清晰，多模糊，壁增厚。②梨状隐窝窦道和食管异物刺伤引起的患者，在甲状腺上部内侧组织内出现脓肿并向下延伸，内部显示气体回声。③脓肿液化后可见脓液挤压后流动。④脓肿早期内部血流增多，中后期血流减少或消失，血流阻力可较高。

超声影像学鉴别诊断 急性化脓性甲状腺炎需与亚急性甲状腺炎鉴别。亚急性甲状腺炎患者不发热、炎症部位血流轻度增多，内部不出现液化，甲状腺周围组织不会出现低回声或无回声肿块，结合临床表现易做出区别。

（张　青）

yà jíxìng jiǎzhuàngxiàn yán

亚急性甲状腺炎（subacute thyroiditis）

甲状腺亚急性、肉芽肿性的自限性、非化脓性炎性疾病。病因尚不明确，一般认为与病毒感染有关。患者多为女性，年龄多在 20～50 岁。

病理生理基础 目前认为亚急性甲状腺炎是由病毒感染或感染后的炎症过程引起的，患者发病前有上呼吸道感染史。发病后有一定的甲状腺功能变化规律。通常表现为甲状腺功能亢进，之后甲状腺功能正常、甲状腺功能减退，最终甲状腺功能恢复正常。

临床表现 发病初期有上呼吸道感染的表现，之后出现甲状腺局部肿痛，压痛明显，后累及一侧或对侧甲状腺，可放射至下颌、耳部或枕骨部。病程一般持续 2～3 个月，可自行缓解消失。

超声影像学表现 ①患侧甲状腺肿大，被膜下病灶常使甲状腺与颈前肌之间的间隙模糊或消失。②腺体内见边界模糊的散在

性或融合性片状低回声，被称为冲洗过征（wash-out sign），此为该病的特征表现。病程初期低回声区常有压痛。CDFI：病灶内可见原有甲状腺血管穿行，周边无明显环绕血管。③病灶回声随病程而改变，恢复期回声增强、不均，低回声区缩小甚至消失，恢复为正常腺体回声（图 1）。

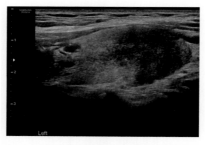

图 1　亚急性甲状腺炎二维超声图像
注：甲状腺左叶下极内见片状低回声，边界不清，与颈前肌分界模糊。

超声影像学鉴别诊断 该病需与甲状腺癌、局限性桥本甲状腺炎相鉴别（表 1）。

（张　青）

mànxìng línbā xìbāo xìng jiǎzhuàngxiàn yán

慢性淋巴细胞性甲状腺炎（chronic lymphocytic thyroiditis, hashimoto disease）

一系列细胞或抗体介导的以甲状腺为靶器官的慢性自身免疫性甲状腺炎。又称桥本甲状腺炎（Hashimoto thyroiditis）。多见于中青年妇女。

病理生理基础 甲状腺自身免疫反应引起甲状腺抗体的分泌，最常见的是抗甲状腺过氧化物酶抗体（TPoAb）、抗甲状腺球蛋白抗体（TgAb）和抗 TSH 受体抗体（TRAb），对甲状腺产生细胞毒作用，甲状腺细胞的凋亡性破坏导致甲状腺激素合成受阻。

临床表现 该病起病隐匿，常无特殊症状。出现甲状腺肿大时可出现颈部压迫症状，体检时可触及甲状腺正常大小或中度弥漫性肿大，质韧如橡皮，表面光滑，边界清楚。

超声影像学表现（图 1，图 2）①甲状腺两侧叶呈弥漫性肿大，前后径改变最为明显，峡部也明显增厚；病程后期可以表现为腺体萎缩。②腺体超声声像图表现为以下类型：弥漫回声减低型表现为肿大腺体弥漫性回声减低，较为均匀，伴有许多条状高回声，腺体内布满搏动性彩色血流信号，密集如一片火的海洋，罗尔斯（Ralls）称其为"火海征"，与毒性弥漫性甲状腺肿表现类似；弥漫网络型肿大腺体内可见许多散在细小低回声而呈网络状改变，

表 1　亚急性甲状腺炎、局限性桥本甲状腺炎与甲状腺癌的鉴别诊断

	亚急性甲状腺炎	局限性桥本甲状腺炎	甲状腺癌
数量	多发、多见，分布于双侧叶	单发、多见	单发、多见
占位效应	无	无	有
内部回声	可见正常腺体组织	散在条状高回声	实性不均质低回声
钙化	无	无	微小钙化
晕环	无	常无	常无
环绕血流	常无	常无	＜1/2 圈
内部血流	血供随病程有变化，正常穿行血管	血供丰富，正常穿行血管	血供丰富，分布不规则，无正常穿行血管
局部疼痛	发病初期常有	无	常无
颈部淋巴结转移	无	无	可有

彩色多普勒血流超声显示血供丰富，呈弥漫性分布；萎缩型腺体呈弥漫性萎缩，显示无或轻度血流信号增加；局限型病变局限在某一区域。③病程早期，甲状腺上动脉流速明显加快，血流量增多。

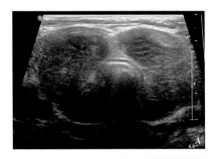

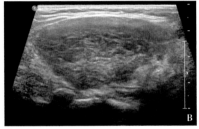

图1 桥本甲状腺炎二维超声图像

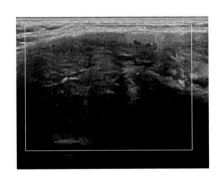

图2 桥本甲状腺炎彩色多普勒
超声图像

超声影像学鉴别诊断 该病需与毒性弥漫性甲状腺肿和亚急性甲状腺炎鉴别。

（张 青）

jiǎzhuàngxiàn jiéjié

甲状腺结节（thyroid nodule）

正常甲状腺组织中出现局限性肿块。可以是无功能性，也可以是有功能的。它是最常见的甲状腺疾病，发病率逐年增高，大多数患者发病于25～65岁，女性较男性发病率高，可分为良性结节和恶性结节。

（张 青）

jiǎzhuàngxiàn liángxìng jiéjié

甲状腺良性结节（benign thyroid nodules）

发生于甲状腺的良性局限性病变，占甲状腺肿瘤的90%～95%。主要包括单纯结节性甲状腺肿、毒性结节性甲状腺肿、甲状腺炎性结节、甲状腺囊肿、甲状腺腺瘤等。

（张 青）

jiǎzhuàngxiàn nángzhǒng

甲状腺囊肿（thyroid cyst）

发生于甲状腺的含有液体的囊性结节。是一种常见的甲状腺良性病变。病变多呈圆形，通常没有症状，体积较大或合并出血时可能造成一定压迫症状。该病好发于女性。

病理 一部分甲状腺囊肿为结节性甲状腺肿的退行性表现，内含液体或胶冻样成分，又称为胶质囊肿；另一部分甲状腺囊肿为甲状腺腺瘤出现的囊性变或合并囊内出血，含液体或血性物。

临床表现 患者一般无特殊表现。但当囊肿体积较大时，可突出于甲状腺外影响美观，甚至可压迫气管引起呼吸不畅或呼吸困难。

超声影像学表现 甲状腺内可见单发或多发的无回声区，边界清晰，壁较薄，其内可有浓缩胶质，表现为点状强回声后方伴彗星尾，此为良性结节的特征性表现。彩色多普勒血流超声显示其内无血流信号（图1）。

超声影像学鉴别诊断 需与极低回声的甲状腺淋巴瘤相鉴别。

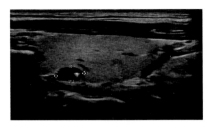

图1 甲状腺囊肿超声图像

甲状腺淋巴瘤较为少见，患者多有桥本甲状腺炎病史，好发50岁以上的女性。结节型甲状腺淋巴瘤多表现为腺体内单发或多发的极低回声，边界清晰，回声可不均，有时表现为蜂窝状回声，后方回声增强，血流信号丰富或不丰富，常伴有颈部淋巴结转移。适当调节仪器、CDFI可予以鉴别。

（张 青）

jiǎzhuàngxiàn xiàn liú

甲状腺腺瘤（thyroid adenoma）

甲状腺滤泡上皮发生的有包膜、具有滤泡细胞分化的良性肿瘤。可分为滤泡性腺瘤、乳头状腺瘤和混合型三种类型。多见于中青年女性。

病理生理基础 滤泡性腺瘤是最常见的甲状腺肿瘤，多为甲状腺功能正常的成年人，首先表现为甲状腺结节。许多患者甲状腺球蛋白水平升高，但很少伴有甲状腺功能亢进。

临床表现 患者一般无明显自觉症状。若肿瘤内突然出血，肿块迅速增大，伴局部疼痛。少数病例可发生功能自主性腺瘤，出现甲状腺亢进症状。10%的腺瘤可以发生癌变。体检可触及单个圆形或椭圆形肿块，质韧，表面光滑，无压痛，可随吞咽活动。

超声影像学表现 包括以下方面（图1，图2）。

二维超声 ①腺瘤一般为单发，极少数为多发；呈圆形或椭圆形，肿物长轴常与腺体长轴平行，如位于峡部的腺瘤长轴与矢状面垂直。②肿物内部回声类似正常腺体实质回声，多数为均匀等回声，少数为低回声；较大者易合并囊性变、出血或坏死，内部有不规则无回声区、钙化灶或

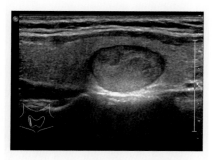

图 1 甲状腺腺瘤二维超声图像

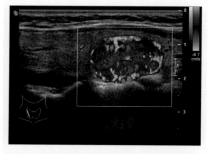

图 2 甲状腺腺瘤彩色多普勒超声图像

浓缩胶质。③肿物边界清楚、整齐，有高回声包膜，80%肿瘤周边见规整的薄晕环；后壁及后方回声增强或无明显变化。

彩色多普勒超声 肿瘤内部血供程度不等，多数内部可见丰富血流信号，有的形成网状或彩球状；周边常见较为完整的环绕血管。

超声影像学鉴别诊断 该病主要需与单纯性结节性甲状腺肿和甲状腺癌相鉴别（表 1）。

（张 青）

jiǎzhuàngxiàn èxìng zhǒngliú

甲状腺恶性肿瘤（malignant thyroid tumor） 源于甲状腺上皮细胞的恶性肿瘤。常见甲状腺恶性肿瘤包括甲状腺癌、甲状腺淋巴瘤等。甲状腺癌占所有恶性肿瘤的1%，是人体内分泌系统最常见的恶性肿瘤，女性较为多见，好发于40~50岁，但20岁以下者也并不少见，通常分为甲状腺乳头状癌、甲状腺滤泡状癌、甲状腺髓样癌和甲状腺未分化癌。甲状腺乳头状癌和甲状腺滤泡癌又称为分化型甲状腺癌。

（张 青）

jiǎzhuàngxiàn rǔtóu zhuàng ái

甲状腺乳头状癌（papillary thyroid carcinoma, PTC） 镜下分化良好的柱状上皮呈乳头状突起或特征性核改变的甲状腺癌。是甲状腺癌中最常见的一种类型，占所有甲状腺癌的75.5%~87.3%，女性多于男性，30~40岁女性比例明显增加。PTC为低度恶性肿瘤，发展缓慢，预后较好。

病理生理基础 患者甲状腺功能常无异常。

临床表现 大多数PTC首先表现为甲状腺结节，常在体检中偶然发现。也可有以颈部淋巴结肿大或远处转移癌为首发表现。

超声影像学表现 包括以下方面（图 1，图 2）。

二维超声 ①病灶表现为不均质低回声肿块，肿瘤体积越大，回声不均越明显。②形态多呈类圆形或不规则形，少部分也可呈椭圆形或扁形。③纵横比大于或等于1。④边界多模糊，体积大时更为明显。⑤边缘不规则，由于浸润性生长可导致边缘呈蟹足样改变，较大者更为明显。⑥部分病灶周围可见不规则、不完整、较厚的带状低回声晕环。⑦病灶后方回声多衰减，但也可见后方回声无改变或增强。⑧病灶内可见聚集或散在分布的微钙化，多为1~2mm的点状强回声，后方无声影。少部分可见粗大钙化或边缘钙化。⑨颈部转移淋巴结内出现微钙化，形态近球形，皮质向心性增厚，髓质变窄、偏心甚至消失，较大者可出现囊性变。

彩色多普勒超声 病灶内血供丰富，明显多于周边，分布杂乱、不规则。病灶越大内部血流越丰富，可出现动静脉瘘频谱，呈高速低阻频谱，同时也可探测高阻力型血流频谱。

表 1 甲状腺癌、甲状腺腺瘤与单纯性结节性甲状腺肿鉴别诊断

	甲状腺癌	甲状腺腺瘤	单纯性结节性甲状腺肿
数量	单发多见	单发多见	多发多见
形态	不规则	椭圆形或圆形	规则或不规则
边界	模糊，不整齐	清晰，整齐，有高回声包膜	清晰或模糊，整齐或不整齐
内部回声	多为实性不均质低回声	均匀，多为等或高回声	回声水平不等
囊性变	少见	常见	常见
晕环	多数无晕环，少数不规则晕环	常有规则晕环	有或无
钙化	微小钙化	少见，粗大	常见，弧形、颗粒状
后方回声	衰减或无变化	无变化或增强	无变化、增强或衰减
环绕血管	无或＜1/2圈	常有，＞1/2圈	有或无
血供	癌灶血供丰富，分布不规则	实性部分血供丰富，分布尚规则	血供程度不一
颈部淋巴结转移	可伴有	无	无

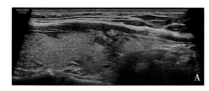

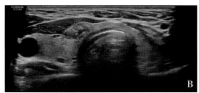

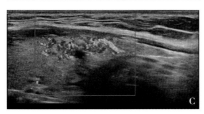

图1　甲状腺乳头状癌超声图像
（病例1）

注：A和B，二维超声示甲状腺右叶结节伴
微钙化；C.该结节的彩色多普勒超声表现。

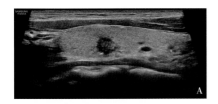

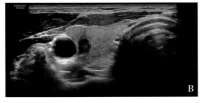

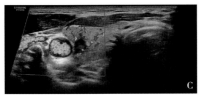

图2　甲状腺乳头状癌超声图像
（病例2）

注：图A和B，二维超声示甲状腺右叶结节，
纵横比＞1；图C为该结节的彩色多普勒超
声表现。

　　超声造影　PTC多以不均匀
低增强为主，廓清早于周边正常
甲状腺组织。

　　超声弹性成像　相对良性病

变，PTC的弹性评分往往更高，
较良性病变更硬。

　　超声影像学鉴别诊断　该病
需与单纯性结节性甲状腺肿、甲
状腺腺瘤、亚急性甲状腺炎进行
鉴别。

（张　青）

jiǎzhuàngxiàn lùpào zhuàng ái

甲状腺滤泡状癌（follicular th-yroid carcinoma, FTC）

　　显微镜
下可见滤泡细胞分化的甲状腺恶
性肿瘤。滤泡状癌的发病率居甲
状腺癌的第二位，占9%～22.5%，
多见于中老年，女性发病高于男
性，趋向于经血液转移，故多见
远处转移，而颈部淋巴结转移不
多见。

　　病理生理基础　甲状腺滤泡
细胞是产生和分泌甲状腺激素的
细胞。

　　临床表现　患者多无症状，
于体检时偶然发现，部分病灶较
大者可触及颈部包块。

　　超声影像学表现　包括以下
方面。

　　二维超声　甲状腺滤泡状癌
的超声表现类似甲状腺滤泡状腺
瘤，单从二维超声上诊断有一定
困难（图1）。①滤泡状癌形态更
趋向于扁平状，大多纵横比小于
1，边缘可呈微小分叶状或不规则，
大多周边有薄或厚的声晕，②病
灶多为实性等回声或高回声，也
可呈低回声，这取决于肿瘤内胶
质的含量，但肿瘤大多回声不均。
③病灶多无钙化，几乎无微钙化。

　　彩色多普勒超声　肿瘤大多
为中央血管为主要供血血管，可
见高速血流穿入。

　　超声影像学鉴别诊断　分化
较好的FTC与甲状腺滤泡状腺瘤
较难鉴别。结节呈不均匀低回声、
边界不清晰、形态不规则、无囊
性变、无晕环、血流信号丰富且

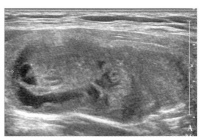

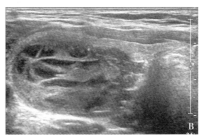

图1　甲状腺滤泡状癌二维超声图像

注：甲状腺右叶可见低回声区，内部回声不
均，可见无回声，形态不规则，边界欠清。

生长速度较快等特点对诊断有一
定价值。

（张　青）

jiǎzhuàngxiàn suǐyàng ái

甲状腺髓样癌（medullary thyr-oid carcinoma, MTC）

　　起源于
甲状腺组织内C细胞的甲状腺
癌。占甲状腺癌的5%～10%，各
年龄段均有发病，40～60岁为高
发期。包括散发性MTC和家族性
MTC。前者更为常见，平均发病
年龄50岁，后者发病年龄较前者
早10～20岁。

　　病理生理基础　甲状腺C细
胞属于神经内分泌细胞，有较强
的生物学活性，可以合成多种生
物学物质，如降钙素、促肾上腺
皮质激素等。降钙素可以作为甲
状腺髓样癌的特异性肿瘤标志物，
与瘤负荷密切相关。

　　临床表现　90%的甲状腺髓
样癌分泌降钙素，患者产生严重
腹泻和低钙血症，还可合并多发
性内分泌肿瘤的其他表现。

　　超声影像学表现　包括以下
方面（图1）。

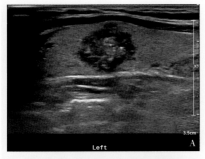

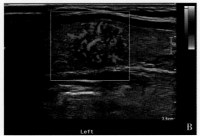

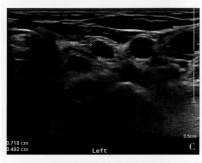

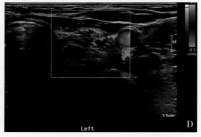

图1 甲状腺髓样癌超声图像

注：A.甲状腺左叶二维超声，显示低回声结节伴多发钙化，形态不规则，边界不清；B.甲状腺左叶能量多普勒超声，显示低回声结节血流丰富，分布杂乱；C.左侧颈部可见低回声淋巴结，皮髓质分界不清；D.左侧颈部低回声淋巴结CDFI为丰富血流信号，走行杂乱。

二维超声 ①病灶多位于甲状腺中上部，散发性MTC常为单发，无明显家族史，病灶分布无明显规律；而家族性MTC具有家族史，癌灶常为多中心或分布于双侧腺体。②病灶多为实性低回声，形态多呈卵圆形或不规则，

大多边界清晰、周边无声晕。病灶内可见微小钙化，部分可见粗大或蛋壳样钙化。MTC的钙化主要是由淀粉样物质包绕的局部钙盐沉积而形成。③转移淋巴结回声多低于颈前肌肉，内可见钙化，且以粗大颗粒样钙化多见，少见囊性变。

彩色多普勒超声 CDFI示病灶内血供丰富程度不等，分布不规则，大多血供比较丰富。

超声影像学鉴别诊断 与甲状腺乳头状癌相比，MTC内粗大钙化多见，多伴有降钙素升高，呈圆形或卵圆形，多合并淋巴结转移。

（张 青）

jiǎzhuàngxiàn wèi fēnhuà ái

甲状腺未分化癌（anaplastic thyroid carcinoma, ATC） 来源于甲状腺滤泡上皮的未分化肿瘤。较少见，占甲状腺癌的2%，50～60岁之后发病率上升，女性高于男性。与分化型甲状腺癌明显不同，未分化癌极具侵袭性，肿瘤恶性程度高，早期即发生浸润和转移，预后较差。

病理生理基础 不形成滤泡、乳头、小梁状、巢状结构，表现为鳞片样或肉瘤样结构的甲状腺癌。肿瘤生长迅速，发现时甲状腺大部分可能已经被高度坏死和出血性的实性肿瘤所取代。

临床表现 患者就诊时往往病灶体积较大，出现压迫症状。90%的病例在最初诊断时已经存在明显的区域和远处播散。区域侵犯的部位可以包括甲状腺周围脂肪和肌肉、淋巴结、喉、气管、食管、扁桃体及颈部和纵隔大血管。15%～50%的患者在初诊时即可见远处转移。远处转移最常见于肺，多达90%的远处转移患者肺受累。这些转移通常表

现为肺内包块，也可累及胸膜。5%～15%的患者有骨转移。

超声影像学表现 甲状腺未分化癌具备很多和甲状腺乳头状癌类似的恶性征象（图1），如形态不规则、边界不清、低回声、内部回声不均却很少发生囊性变、出现微钙化、内部血流丰富且不规则。

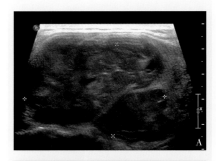

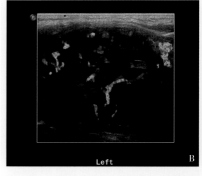

图1 甲状腺未分化癌超声图像

注：A.甲状腺左叶二维超声可见低回声，内部回声不均，形态不规则，边界不清；B.甲状腺左叶低回声结节CDFI可见稍丰富血流信号，走行不规则。

超声影像学鉴别诊断 易与甲状腺乳头状癌相混淆，但甲状腺乳头状癌病灶的纵横比多小于1，且发病率远低于甲状腺乳头状癌，但其侵袭性强，早期即可出现局部周边组织浸润和远处转移。

（张 青）

jiǎzhuàngxiàn wēi xiǎo ái

甲状腺微小癌（thyroid microcarcinoma, TMC） 最大直径≤1cm的原发性甲状腺癌。其中乳头状微小癌占65%～99%。因病

灶小而不易触及，发病隐匿。又称隐匿性甲状腺癌。随着彩色多普勒超声仪器的发展，已大大提高了微小癌的检出率。

病理生理基础 患者甲状腺功能一般无异常。

临床表现 缺乏特征性，常与结节性甲状腺肿、桥本甲状腺炎等其他甲状腺疾病并存。

超声影像学表现 包括以下方面（图1，图2）。

二维超声 病灶常表现为实性低回声或极低回声，纵横比

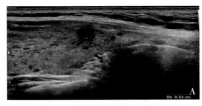

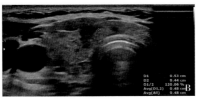

图1 甲状腺微小癌二维超声图像

注：二维超声示甲状腺右叶低回声，形态不规则，边界欠清，纵横比＞1。

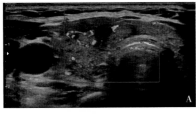

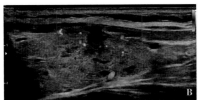

图2 甲状腺微小癌彩色多普勒超声图像

注：该结节的彩色多普勒超声示结节内点状血流信号。

≥1，形态不规则，边界常不清晰，周边多无声晕，部分病灶可见微钙化。

彩色多普勒超声 病灶内部大多少血供。

超声造影 最大直径0.5~1.0cm的甲状腺髓样癌多表现为不均匀增强，而最大直径＜0.5cm的TMC多表现为均匀增强，与良性结节不易分辨。

超声弹性成像 甲状腺微小癌弹性成像评分较高，结节相对较硬，但弹性成像独立诊断能力有限，可在常规超声基础上提供补充信息。

超声影像学鉴别诊断 部分TMC并存于单纯性结节性甲状腺肿、慢性淋巴细胞性甲状腺炎等其他甲状腺病变，且图像存在交叉，漏诊误诊率相对较高。

（张 青）

jiǎzhuàngxiàn línbā liú

甲状腺淋巴瘤（thyroid lymphoma）

甲状腺中异型淋巴细胞呈弥漫性浸润所致的恶性甲状腺肿瘤。非常罕见，占甲状腺恶性肿瘤的1%~5%。女性多见，常发生于淋巴细胞性甲状腺炎、桥本甲状腺炎背景之上。

病理生理基础 患者甲状腺功能一般无异常，多为非霍奇金淋巴瘤。

临床表现 典型表现为甲状腺弥漫性或局灶性无痛性迅速增大，甚至引发呼吸或吞咽困难。

超声影像学表现 甲状腺表现为弥漫性增大，回声减低（极低回声）；或者局灶性的回声减低（极低回声），常常短时间内增长迅速。病灶血流信号可无明显变化或减少。颈部可出现多发淋巴结增大，皮质增厚，血流信号丰富。

超声影像学鉴别诊断 主要

需与桥本甲状腺炎相鉴别。二者的病变均可表现为弥漫性或局灶性腺体回声减低、欠均匀，但甲状腺淋巴瘤常出现后方回声增强，且病程发展迅速，患者颈部常出现异常增大的淋巴结，桥本甲状腺炎则进展缓慢，短期内常无明显变化，不合并异常肿大的颈部淋巴结。甲状腺穿刺活检有助于二者的鉴别。

（张 青）

jiǎzhuàngpángxiàn chāoshēng

甲状旁腺超声（parathyroid ultrasound）

超声检查是临床上最为常用的甲状旁腺定位诊断方法，具有方便、快捷、无辐射等优点，可以反复进行多次检查。在高钙危象等急重症情况下，颈部超声可能也是能允许进行的为数不多的影像学检查手段之一。但超声操作者依赖性很强，与经验密切相关，因此，各医疗机构的统计分析数据间存在很大的差异。

解剖 人体通常有4个甲状旁腺，位置两上两下，每个大小约5mm×3mm×1mm。上甲状旁腺与甲状腺来源于第四咽囊，位置相对固定，多位于甲状腺侧叶上中部后方；下甲状旁腺与胸腺来源于第三咽囊，多位于甲状腺下极下方1~2cm附近，位置变化较大。甲状旁腺腺体颜色多为黄色或棕红色，其颜色深浅主要取决于血供、脂肪含量以及主细胞含量；腺体形状多样，通常呈卵圆形或豆状，也可以是球状、分叶状、细长或扁平状。

正常超声表现 正常甲状旁腺体积较小，含有较多脂肪细胞，与周围脂肪结缔组织不能形成良好的声学对比，超声显示有一定难度。近年来，随着超声仪器设备的进步，显示率逐渐提高。正常甲状旁腺多表现为椭圆形或类

圆形中高回声，边界清晰，长、宽、厚多为 6～7mm、3～4mm 及 2～3mm。部分甲状旁腺内可显示少量点状或条状彩色多普勒血流信号。

临床应用 主要包括：①定位已知或怀疑甲状旁腺亢进症病变。②引导穿刺、消融或其他介入操作。③甲状旁腺亢进症药物治疗、外科手术治疗或消融治疗前后的随访观察。④评估自体移植后甲状旁腺。

（夏 宇）

jiǎzhuàngpángxiàn chāoshēng jiǎnchá jìshù

甲状旁腺超声检查技术（parathyroid ultrasound examination）

对甲状旁腺病变进行超声定位、引导介入治疗或评估随访。

准备事项 要尽可能全面地了解患者的病史、相关实验室及其他影像学检查信息。

检查体位 患者取仰卧位，将枕头置于肩胛后保持颈部过伸位或不放置枕头直接进行扫查。

方法 检查前，要尽可能全面了解患者临床特点、相关实验室及影像学检查，参考其他影像学信息，参考 MIBI 甲状旁腺显像非常有帮助，可以缩小检查范围，进行重点的、有针对性的扫查。检查时，要求使用高频宽带探头（如 5～13MHz），对于肥胖患者或者甲状腺多发结节患者可使用较低频率探头以取得更好的穿透力。扫查选择纵切、横切及斜切等多个切面进行，重点扫查区域为两侧颈动脉之间、颈动脉分叉处水平至胸廓入口水平。一侧颈部检查完成后，按同样的方式检查另一侧。

注意事项 有 1%～3% 的甲状旁腺异位病变不在甲状腺附近。当甲状腺附近未能发现可疑

病变时，需扩大范围沿着颈动脉鞘、颌下、胸骨上凹及以下进行超声扫查。应注意甲状腺内部有无甲状旁腺异位，扫查上纵隔时可换用凸阵探头。由于异位甲状旁腺可隐藏在下颈部锁骨后方或上纵隔，检查时嘱患者做吞咽动作或左右侧动头部可能会有帮助。加压超声扫查法在甲状旁腺中也常用到，加压后皮下组织发生微小变形、肌肉牵拉可使深部较小的病变更容易显示。彩色多普勒超声可显示甲状旁腺病变的血供，有利于与其他组织结构相鉴别。

临床意义 甲状旁腺超声的主要作用为定位诊断，对是否为甲状旁腺癌诊断有一定帮助。目前认为高质量的颈部超声联合 MIBI 甲状旁腺显像及多切面四维 CT 是最为有效的定位组合。定位中，解剖标志描述及体表标记对手术有重要意义。

（夏 宇）

jiǎzhuàngpángxiàn zēngshēng

甲状旁腺增生（hyperparathyroidism）

甲状旁腺腺体的体积及重量增大的疾病。甲状旁腺增生可分为原发性和继发性，继发性多继发于慢性肾衰竭、高血磷、低血钙，原发甲状旁腺增生原因不明。

病理生理基础 多种因素导致血钙磷水平及维生素 D 水平或作用异常，从而刺激甲状旁腺。一般 4 个腺体均增生肥大，也有以一个增大为主。

临床表现 甲状旁腺增生多为继发性，可有肾功能不全表现及继发甲状旁腺功能亢进表现，包括骨折及骨量减少。

超声影像学表现 甲状旁腺增生多为多发（图1），形态多样，分为类圆形、不规则形、分叶形，内部均呈低回声，少数可伴有囊

性变。甲状旁腺增生具体的大小诊断标准为病变厚、宽以及长的径线均超过 8mm。彩色多普勒超声血流显像显示绝大多数甲状旁腺增生病变血流信号较丰富，为穿行或绕行血流信号；极少数表现为血流信号稀少，呈星点状血流信号。

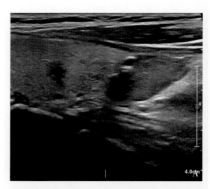
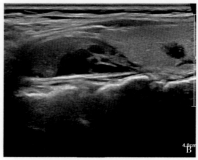
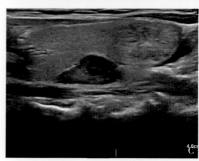

图 1 甲状旁腺增生超声图像
注：A.甲状腺左叶下极后方低回声；B.甲状腺左叶上部后方混合回声；C.甲状腺右叶中部后方混合回声。

超声影像学鉴别诊断 甲状旁腺增生单靠形态学很难与甲状旁腺腺瘤鉴别，如不止一处发现有甲状旁腺增大时，多考虑甲状旁腺增生，MIBI 甲状旁腺显像对多个病灶的显示能力较强（图2）。

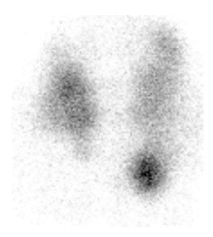

图2 甲状旁腺MIBI显像
注：示多个放射性增高区。

（夏　宇）

jiǎzhuàngpángxiàn xiàn liú

甲状旁腺腺瘤（parathyroid adenoma）

由主细胞、嗜酸细胞、过渡型嗜酸细胞或混合构成的良性肿瘤。多见于中老年人，女性多于男性。腺瘤可以是功能性或非功能性。

病理生理基础　甲状旁腺腺瘤单发多见，多发生于下甲状旁腺，为包膜完整的良性肿瘤，部分腺瘤缺少完整的结缔组织包膜，50%～60%的病例边缘可见正常甲状旁腺组织。甲状旁腺腺瘤是原发性甲状旁腺亢进症最常见的病因，约占甲状旁腺亢进症病因的80%。

临床表现　典型的临床表现为甲状旁腺亢进症，主要为高钙血症和低磷血症表现，包括骨折、骨量减少。

超声影像学表现（图1）　多表现为边缘光滑、内部回声均匀的低回声，彩色多普勒超声血流信号丰富。腺瘤侧颈长肌大于健侧为可能的间接征象。

超声影像学鉴别诊断　诊断时需纵切和横切两切面确认，以免将其他结构，如淋巴结或甲状

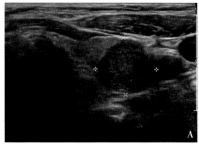

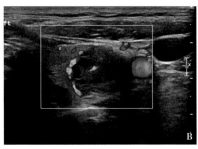

图1 甲状旁腺腺瘤超声图像
注：A.甲状腺左叶下极外侧低回声，形态规则，边界清晰；B.甲状腺左叶下极外侧低回声，血流信号较丰富。

腺结节误认为腺瘤。有文献报道甲状旁腺病变腹侧可见高回声线，可能为甲状旁腺与甲状腺之间非常薄的包膜。也有文献报道甲状腺结节边缘可有低回声晕，可能由甲状腺结节边缘血管或周围的腺体组织压缩产生。由此，凭借结节边缘高回声线或低回声晕可成为鉴别甲状旁腺结节和甲状腺内结节的征象，在甲状腺内异位甲状旁腺的诊断中有一定价值。

（夏　宇）

jiǎzhuàngpáng xiàn xiàn ái

甲状旁腺腺癌（parathyroid carcinoma）

源于甲状旁腺实质细胞的罕见的内分泌恶性肿瘤，患者常有高钙危象。术前发现淋巴结转移或远处转移能够帮助明确诊断，术中发现有周围组织浸润也有助于诊断；未出现远处转移或者局部浸润时，仅靠术中冷冻切片病理检查有时很难确定是否为甲状旁腺腺癌。

病理生理基础　甲状旁腺

癌患者常伴有明显的高钙血症以及高钙血症导致的临床症状，如多饮、多尿，乏力等，对于严重高钙血症的患者要警惕甲状旁腺腺癌的可能。甲状旁腺腺癌患者死亡的主要原因多为顽固甲状旁腺亢进症引起的并发症而非肿瘤扩散。

临床表现　常表现为明显的颈部肿块，患者多有较高的血钙及甲状旁腺激素水平，并多伴有明显的骨病。

超声影像学表现　甲状旁腺腺癌多分叶状、体积相对较大、边界不清、呈低回声、内部回声不均、周边及内部血流信号丰富（图1）。

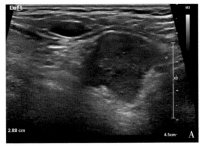

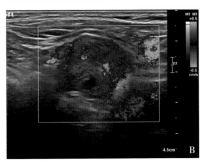

图1 甲状旁腺腺癌超声图像
注：A.分叶状低回声，边界不清，内部回声不均匀；B.低回声血流信号丰富、杂乱。

超声影像学鉴别诊断　超声对鉴别甲状旁腺腺瘤与甲状旁腺腺癌有一定帮助。甲状旁腺腺癌超声相对特点为当出现以下表现时，应将甲状旁腺腺癌列为鉴别诊断：①三个径线任意一条超过1.5cm。②内部血流信号紊乱、血

管粗细不一。③呈不规则类圆形，可见增厚的囊壁。囊性变对于甲状旁腺癌与甲状旁腺腺瘤的鉴别没有帮助。

（夏宇）

rǔxiàn chāoshēng
乳腺超声（breast ultrasound）

乳腺超声检查能清楚地显示乳腺各层软组织及其中肿块的形态、内部结构及相邻组织的改变。具有无创、快捷、重复性强等优点。乳腺疾病临床很常见，乳腺肿瘤是女性最常见的肿瘤之一，乳腺癌已成为中国多数地区女性恶性肿瘤发病之首，乳腺超声检查应用于乳腺癌诊断始于20世纪50年代。大量研究表明乳腺癌的早期诊断和及早治疗直接关系到该病的预后。乳腺位置表浅，非常适合高频超声检查，且不受乳腺结构致密、妊娠期或哺乳期的影响，已成为首选的影像检查方法。

解剖　女性乳腺呈半球形，位于第2～6前肋浅筋膜的浅深二层之间，自胸骨旁线向外可达腋中线。由疏松结缔组织贴附于胸大肌和部分前锯肌表面。乳腺的表面中央有乳头，乳头周围色泽较深的区域称为乳晕。乳腺组织由15～20个腺叶构成，每个腺叶又可分为若干小叶，每一腺叶发出一输乳管，末端开口于乳头。乳腺腺叶与输乳管都以乳头为中心，呈放射状排列，脂肪与结缔组织充填于乳腺腺叶、输乳管之间（图1）。

乳腺组织学可分为主质和间质。主质包括乳腺导管和小叶；间质由脂肪、纤维结缔组织、血管、淋巴管、神经及平滑肌构成。乳腺小叶是构成乳腺的基本单位，由小叶内终末导管、腺泡和小叶内间质组成。由终末导管和小叶共同构成终末导管小叶单位，此

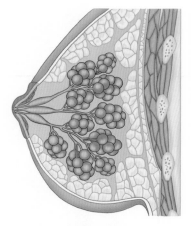

图1　乳腺解剖示意图

处是各种乳腺增生性病变及乳腺癌的主要发生部位。

正常超声表现　超声图像中由浅入深依次为皮肤、皮下组织、腺体层、腺体后组织（图2）。乳腺悬韧带（或称库柏韧带）（图3），指乳腺结缔组织中有许多与皮肤垂直的纤维束，一端连于皮肤和浅筋膜浅层，一端连于浅筋膜深层，起到悬吊和固定乳腺的作用。

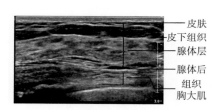

图2　正常乳腺超声图像

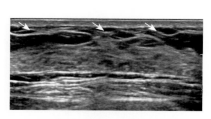

图3　乳腺悬韧带（或称库柏韧带）（箭头）超声图像

临床应用　随着近几年超声仪器分辨率和清晰度的提高，二维超声、彩色多普勒和能量多普勒超声的临床应用，乳腺癌的诊断符合率得到了明显的提高，该技术能显示病灶形态、边界、方位、回声、钙化、周围组织以及血供情况等信息，为诊断提供更多的依据。由于其检查经济、快捷、安全，已成为最易为患者接受的乳腺检查方法之一，更由于其诊断准确性高，在部分国家乳腺超声检查已作为乳腺筛查的重要手段。

（刘赫　王铭）

rǔxiàn chángguī chāoshēng
乳腺常规超声（conventional breast ultrasound）

常规超声可清晰显示乳腺解剖结构。

正常超声表现　见乳腺超声。

正常乳腺内血管是由胸廓动脉、胸外侧动脉、肋间动脉分支构成的血管吻合支，在各象限均可显示乳腺血管自乳腺的深面向皮下走行，在皮下脂肪层内常可见乳腺血管与库柏韧带的走行方向平行（图1）。在乳头附近的血流信号最丰富。

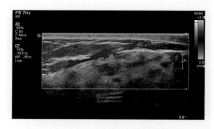

图1　正常乳腺血管超声图像

准备事项　检查前患者无须特殊准备。

检查体位　患者取仰卧位，充分暴露乳腺及腋窝等部位，双手上举至头上，达到减少乳腺厚度、减少腺体活动度的目的。检查外侧象限时，可调整为面向对侧的半侧卧位；检查乳腺下部时

若乳腺较大，需要用手向上托起腺体。

检查方法 ①选用高频线阵探头。在满足一定深度超声穿透力的前提下，应尽可能采用最高的频率检查，以提高图像的分辨率。②依据病灶的位置调节图像的深度，使病灶居于图像深度的1/2处。深度过深将致使图像过小，直接影响病灶细节的显示。③聚焦位于病灶处。④增益参照脂肪组织的回声，脂肪组织回声不可过低，否则容易漏诊低回声的乳腺病灶。⑤正常乳腺结构双侧对称，因此如果怀疑腺体或者乳头结构有异常，应同时观察对侧乳腺的相应部位。⑥检查乳腺时避免加压，以免改变肿块形态、位置等，特别是探查肿块内血流时，加压会使小血管不显示。尤其是对位置表浅的乳腺病灶，更应避免加压。⑦"剪草机"式的扫查方式达到超声扫查区域完全覆盖乳腺。上界锁骨下，下界乳腺下皱褶，内侧界胸骨旁线，外侧界腋中线。还应探查双侧腋窝处是否有副乳组织及淋巴结。另一种扫查方式为按顺时针或逆时针顺序，以乳头为中心向外做放射状扫查（图2）。⑧超声扫查乳头乳晕区域导管的技巧。乳头在超声声像图显示为均匀的中等回声，但因乳头致密纤维腺体组织和较大的输乳管常伴有声影，影响深

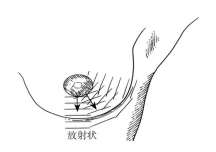

图2　放射状扫查示意图

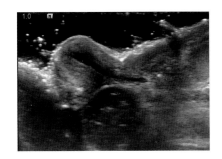

图3　乳头区域导管超声图像

部导管结构的观察。可使用足量耦合剂填平乳头与超声探头的间隙以获得良好的声窗，并将探头置于乳头旁，倾斜一定角度检查乳头后方（图3）。

测量方法 于乳腺腺体最厚处行横切面超声检查（通常位于乳腺外上象限），在此切面上测量乳腺最大前后径即厚度；乳头下方主导管长轴切面，测量乳头下主导管宽度。

如超声检查发现了乳腺病灶，

应对乳腺病灶位置规范描述。包括左侧/右侧；时钟方向显示肿块所在方向；肿块距乳头的距离，由于乳晕宽窄不一，乳头中心点是体表定位的可靠标志，如右乳外上象限10点钟距乳头3cm处。

（刘　赫　王　铭）

chāoshēng BI-RADS fēnjí

超声 BI-RADS 分级（breast imaging reporting and data system, BI-RADS）　超声乳腺影像报告和数据系统。由美国放射学会制定，使乳腺病灶特征术语和报告术语标准化，便于临床医师、影像科医师沟通的评价标准。涵盖乳腺 X 线检查、超声和磁共振领域。

超声 BI-RADS 的乳腺超声描述术语、报告系统与临床工作有密切关系。①描述术语：详细定义乳腺超声描述术语，包括乳腺背景回声、肿块、钙化、特殊状况、彩色多普勒血流显像。②诊

表1　超声 BI-RADS 诊断分级

诊断分级	含义	具体的超声情况	推荐处理原则
0	超声无法完全评估	超声征象可疑； 乳腺癌术后，超声难以鉴别的术后瘢痕和复发	进一步进行 X 线检查、MRI 检查
1	正常/阴性	无明显异常 未见明确肿物、结构紊乱、皮肤增厚、钙化等	—
2	良性	单纯性囊肿 乳腺内淋巴结 乳腺内植入物 稳定的术后改变 连续检查未见明确变化的纤维腺瘤	—
3	良性可能性大，恶性风险 < 2%	椭圆形、边界清、纵横比小于1实性肿物（纤维腺瘤可能性大），复杂性囊肿，簇状囊肿	定期复查（6，12，18，24个月）
4	可疑恶性，恶性风险 3%～94%	4a，恶性风险 3%～9% 4b，恶性风险 10%～49% 4c，恶性风险 50%～94%	活检病理学检查
5	高度恶性，恶性风险 ≥ 95%		活检病理学检查
6	活检证实为恶性		手术治疗

断分级：包括7类。详见表1。推荐根据超声特征，给予恶性风险分类，指导临床处理，而不是将影像诊断等同病理诊断。超声 BI-RADS 诊断不能简单依据其中任何单一征象，必须综合考虑。

（刘 赫 王 铭）

rǔxiàn tánxìng chéngxiàng

乳腺弹性成像（breast ultrasonic elastography）

在乳腺超声成像基础上，再收集其弹性信息，弹性参数经彩色编码后与灰阶超声图像融合形成弹性图像。传统的临床医师触诊是利用手指的触觉定性地判断乳腺内有无肿块，以及肿块的良恶性。1990年，有学者报道外力作用下软组织振动的超声成像，1991年有学者首次取名为弹性成像。近年来，超声弹性成像技术发展迅速，为判断乳腺病灶的硬度提供了一种新的定量方法，具有较好的临床应用前景。

基本原理 任何一个物体，被外力激励后，组织将产生一种应变位移。利用超声成像的原理及方法，用图像的颜色表示出弹性程度来。

适应证 乳腺肿物的超声辅助诊断（图1，图2）。

禁忌证 无禁忌证。

方法 下面将以应变力弹性成像为例，对其成像方法做简要介绍。选择具有弹性成像功能的超声仪器，使用高频线阵探头，进入弹性成像模式，实时双幅模式分别显示弹性图与灰阶图。弹性图的取样框大于病灶范围，上界包括乳腺的皮下脂肪组织，下界尽量包括部分胸肌组织，两侧界包括病灶周边至少5mm的范围。手持探头在病灶部位做持续性稳定轻度加压，控制仪器显示屏上的压力数字在2~3级为宜。弹性图中以彩色编码表示不同组织的软硬程度，同时参考仪器设置的软硬标识对图像颜色加以解读：通常绿色表示取样框内组织的平均硬度，红色表示比平均硬度更软，蓝色表示比平均硬度更硬。根据低回声病灶区显示的不同颜色，将病灶表现分为5级。1级：病灶区域整个变形明显，病灶表现为均匀的绿色，与周围乳腺组织相同。2级：病灶区域大部分扭曲变形，病灶表现为蓝绿相间的马赛克状。3级：病灶区域的边缘扭曲变形，病灶中心为蓝色，周围部分为绿色。4级：整个病灶区域没有明显变形，整个病灶表现为蓝色。5级：病灶区域及其周边没有明显变形，表现为整个病灶及其周边组织均为蓝色。

（刘 赫 王 铭）

rǔxiàn zìdòng sǎochá chéngxiàng jìshù

乳腺自动扫查成像技术（automated breast imaging scanning technique）

通过高频宽幅线阵探头进行自动容积扫查，采集乳腺灰阶影像，传输到专用影像数据处理系统，建立全容积数据库，该技术通过"定位""合成"和"重建"，可进行乳腺多切面成像，尤其是冠状面的图像。也称乳腺自动全容积成像。

适应证 乳腺肿物的辅助诊断（图1）。

禁忌证 无明确禁忌证。

方法 患者取仰卧位，双手置于头上方，充分暴露检查部位，嘱患者保持平稳呼吸，给探头施加适当的压力（患者能忍受为宜）

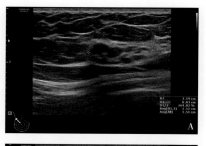
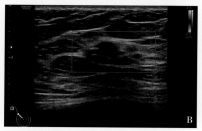
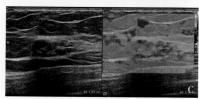

图1 乳腺纤维瘤超声弹性成像

注：A.右乳11点钟方向见一低回声，椭圆形，平行位，边缘光滑，后方回声无改变。肿块周围无结构扭曲，无导管改变。B.CDFI：肿块无血供。C.超声应变力弹性成像，质中，2级。

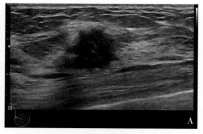
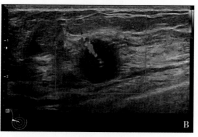
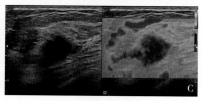

图2 浸润性乳腺癌超声弹性成像

注：A.右乳10点钟方向见一低回声，形态不规则，边界不清，可见成角及高回声晕。肿块周围无结构扭曲，无导管改变。B.CDFI：肿块内见粗大穿支血流信号。C.超声应变力弹性成像质硬，5级。

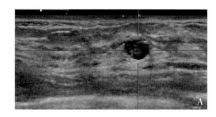

图 1　导管内乳头状瘤全乳自动容积成像

注：导管内乳头状瘤在横断面（A）与矢状面（B）上均呈低回声结节，形态规则，边界尚清，但在冠状面成像上（C）可见低回声周边出现环形无回声区，病理诊断为导管内乳头状瘤。

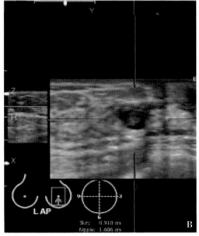

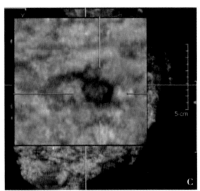

使其紧密贴于乳腺表面，启动自动扫描，对双侧乳腺进行正中位、外侧位和内侧位基本扫查，必要时加上上位或下位扫查，每次扫查可获取 15.4cm×16.8cm×6.0cm 的容积数据，层间距为 0.5mm。结束后系列传输数据至工作站影像数据处理系统，获取相应的乳腺横切面、矢状面及三维重建后的冠状面图像。

（刘　赫　王　铭）

乳腺超声造影（breast contrast-enhanced ultrasonography）

超声造影是通过静脉注射造影剂后，有效增强血液背向散射，有助于观察肿瘤血管形态，对乳腺肿瘤的鉴别诊断提供帮助的技术。早期研究多采用超声造影剂利声显（Levovist），结果显示其能有效增强乳腺肿块的能量多普勒血流信号。现在广泛应用的是第二代微泡造影剂声诺维（SonoVue），其稳定性进一步增强，与反向脉冲谐波造影技术相结合，可获得气泡在肿瘤微循环中的分布，通过显示乳腺肿瘤的微血管灌注形态和动态曲线，能够辅助诊断乳腺癌（图1，图2）。

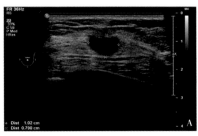

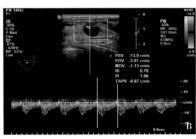

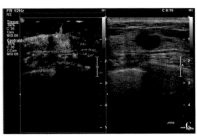

图 1　左侧乳腺浸润性癌超声造影图像

注：A.左乳12点方向见一低回声，直径约1cm，形态贝规则，边界尚清。B.CDFI：内见条状穿入血流信号，呈高阻动脉频谱。C.超声造影呈周边增强。

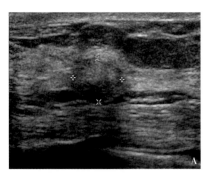

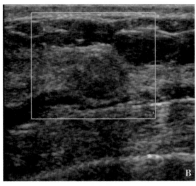

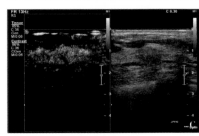

图 2　右侧乳腺浸润性癌超声造影图像

注：A.右乳12点方向见一低回声，直径约1cm，形态尚规则，边界尚清。B.CDFI：未见明确血流信号。C.超声造影呈周边增强。

适应证　乳腺肿物的超声辅助诊断。

禁忌证　①超声造影剂（声诺维微泡所含成分）过敏史。②伴有右向左分流的心脏病患者、重度肺动脉高压患者、未控制的高血压和急性呼吸窘迫综合征患者。③妊娠期及哺乳期妇女、年龄18岁以下的未成年人。④体外冲击波治疗前后24小时内者。

方法　选择具有超声造影功能的浅表探头及超声造影分析软件的超声仪器。首先使用常规模式显示乳腺内病灶，多发病灶者选取最可疑或图像最佳的一个病灶作为研究对象，并以病灶最大切面作为超声造影微血管显像的观察切面，切换进入造影模式。造影模式下观察切面尽量包括病灶及其周围正常组织，单点聚焦置于最深部，机械指数定为0.06～0.08，切勿加压。经患者肘静脉弹丸式注入2.4ml声诺维，同时启动计时器，固定探头位置保持观察切面不变，连续实时观察病灶，建议观察时间不少于3分钟。观察指标包括乳腺肿瘤的造影剂灌注方式（无增强、均匀增强、不均匀增强、弥漫性增强）、时间强度曲线（达峰时间、峰值强度、曲线下面积等）。

（刘　赫　王　铭）

rǔxiàn liángxìng jíbìng

乳腺良性疾病（benign breast disease）

根据超声 BI-RADS 分级，恶性风险为 0 即 BI-RADS 2 类病灶，如单纯囊肿、乳房内淋巴结、术后积液、乳腺植入物，或者至少经 2 年或 3 年无改变的复杂囊肿/纤维瘤；以及恶性可能性 > 0 但 < 2% 的 BI-RADS 3 类乳腺病灶。

常见的乳腺良性疾病包括乳腺囊肿、乳腺纤维腺瘤、乳腺腺病、乳腺炎、乳腺导管内乳头状瘤、乳腺良性叶状肿瘤以及乳腺错构瘤等。

（刘　赫　王　铭）

rǔxiàn nángzhǒng

乳腺囊肿（breast cyst）

乳腺内被覆上皮组织，囊内多为液体的疾病。最常见的乳腺良性疾病之一。乳腺囊肿分为单纯性囊肿、积乳囊肿（乳汁淤积性囊肿）、复杂囊肿。

病理生理基础及临床表现

①乳腺单纯性囊肿：为卵巢功能失调所致，在雌激素增多的作用下，乳腺腺泡与终末小管上皮增生、局部扩张，腺泡融合，不能维持分泌与再吸收的平衡，分泌物积聚，最终形成囊肿。囊肿壁内有一层扁平上皮，壁薄内含清亮液体。②积乳囊肿：又称乳汁淤积性囊肿，常在哺乳期或之后发现，是哺乳期因腺叶的乳汁排除不畅，致使乳汁在乳腺内积存形成。引起积乳囊肿的原因很多，但临床上较常见的是乳腺结构不良、炎症。囊肿可继发感染导致急性乳腺炎或乳腺脓肿，如不伴发感染时囊肿可长期存在，囊内容物变稠，随时间延长可使水分被吸收而使囊肿变硬。囊肿壁由薄层纤维组织构成，内面覆以很薄的上皮细胞层，囊内为无定形结构物质及吞噬乳汁的泡沫样细胞、多核细胞、淋巴细胞和浆细胞浸润，还可见小导管扩张及哺乳期腺小叶组织。③复杂囊肿：该病亦考虑与内分泌激素调节异常有关，孕酮缺乏性雌激素过多或孕激素缺乏，刺激乳腺腺体，使得乳腺腺体分泌物相应增多，乳腺结构紊乱，乳腺导管扩张呈蜂窝状及弯曲小管状，形成一个类圆形囊性区，内部可有细分隔、囊内结节状突起等。

超声影像学表现

①乳腺单纯囊肿：乳腺腺体层内可见圆形或椭圆形无回声区，单发或多发，边界清，透声好，有时囊内可见低回声沉积物。当囊肿合并感染时，囊壁增厚、囊内透声差，CDFI：多数无血流信号（图1）。②积乳囊肿：绝大多数为单发，多数位于乳晕区以外。囊性肿块有完整包膜、较薄、完整光滑，后方回声可增强；乳汁为完全浓缩，内部回声不均匀，可见密集的点状回声；乳汁完全浓缩，内部回声呈偏强回声，且后方可有轻度声衰减；有时可以出现水 - 脂分层现象；有时可以见囊性肿块与乳腺导管连通（图2）。③复

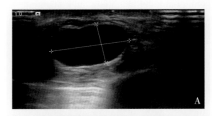
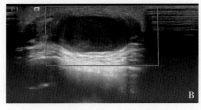

图 1　乳腺单纯性囊肿超声图像
A. 注：左乳见一无回声区，壁薄光滑，边界清，透声欠佳，可见絮状低回声，B. CDFI：未见明确血流信号。

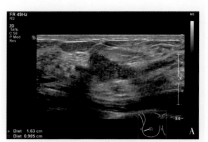
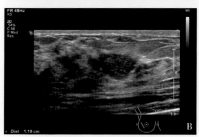
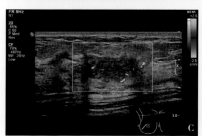

图 2　乳腺积乳囊肿超声图像
A. B 注：右乳见一无回声区，形态不规则，边界欠清，内透声差，充满点状中低回声，探头加压内容物有浮动感。C. CDFI：无回声周边见条状血流信号，内部未见明确血流信号。

杂囊肿：超声表现比较复杂，可以呈圆形、椭圆形、分叶状或不规则形，单发或多发，边界清楚或模糊，囊壁较厚或不规则，内部具有回声、隔膜、结节状隆起，囊肿内可出现液体与碎片间界面，后方回声轻度增强或出现衰减表现。CDFI：多数无血流信号。

超声影像学鉴别诊断 典型的乳腺囊肿超声诊断并不困难。当囊肿内出现低回声时，应注意与导管内肿物相鉴别，如发现低回声内部有血流信号，应该考虑导管内乳头状瘤或导管内乳头状癌的诊断。近年来，乳腺内放置硅胶假体的病例增多，超声可见乳腺腺体后间隙（或胸大肌深部）囊性物，假体囊壁是双层壁，易于鉴别。

（刘 赫 王 铭）

rǔxiàn yán

乳腺炎（mastitis, mammitis）

乳腺组织发生炎症的疾病。乳腺炎是女性常见疾病，根据病因不同可以分为急性化脓性乳腺炎、浆细胞性乳腺炎等。急性化脓性乳腺炎多发生于哺乳期妇女，尤其是初产妇，也可见于其他年龄妇女。非哺乳期的乳腺炎中最常见的是浆细胞性乳腺炎，好发于经产妇，以大量浆细胞浸润为特征性病理表现。

病理生理基础及临床表现 ①急性化脓性乳腺炎：多发生于初产妇、哺乳期。因细菌通过乳头损伤或乳腺导管阻塞继发感染。临床表现为发热、患处红肿热痛、乳腺肿块及患侧腋下淋巴结肿大。②非哺乳期的乳腺炎：最常见的是浆细胞性乳腺炎，病因可能与先天性乳头内陷或发育不良有关，可见于任何年龄。病变好发于乳头乳晕区，累及大导管。病程长，易复发，迁延不愈。

急性期可出现典型的红肿热痛症状，可形成脓肿，慢性期可形成硬结及皮肤瘘口。

超声影像学表现 包括以下方面。

急性化脓性乳腺炎 双侧乳腺呈哺乳期改变，局部压痛明显处可形成脓肿，表现为囊实性病灶，探头加压可见流动。CDFI：周边可有非常丰富的血流信号。同侧腋窝淋巴结可以出现反应性肿大。

浆细胞乳腺炎 依据病变时期，超声表现不同。

早期 可见导管扩张伴分泌物（图1）。

脓肿形成期（图2） ①病变位于乳头乳晕区，沿大导管方向走行，位置表浅。②病灶通常较大。③形态不规则，边界尚清晰。④病灶呈实性或囊实性，病灶内有密集点状回声，探头加压可见流动，对脓肿的诊断有很大帮助。⑤CDFI：周边可有非常丰富的血

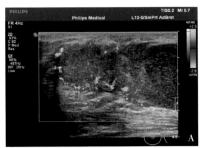
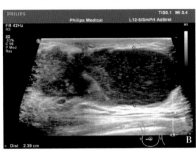

图2 浆细胞乳腺炎形成期超声图像
注：A.乳晕区可见脓肿形成，病灶大，沿大导管走行方向。B.CDFI：病灶周边及内部可出现异常丰富的血流信号。

流信号。⑥可见腋窝淋巴结反应性肿大。

慢性期 可见窦道和瘘管形成，脓肿破溃，迁延不愈（图3）。

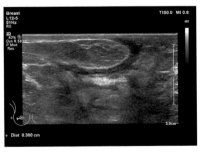

图1 浆细胞乳腺炎早期超声图像
注：乳头乳晕区可见导管扩张，导管内可见分泌物。

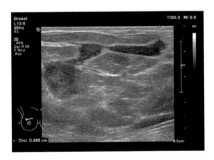

图3 浆细胞乳腺炎慢性期超声图像
注：超声显示瘘管自乳腺延伸至皮肤。

表1 急性细菌性乳腺炎与浆细胞性乳腺炎鉴别

	浆细胞乳腺炎（急性、亚急性期）	急性细菌性乳腺炎
发病时间	中青年，非哺乳期	初产妇哺乳期
感染	无菌性	金黄色葡萄球菌感染
全身症状	轻	重，寒战发热
抗生素	疗效不佳	疗效显著
声像图	实性或囊实性	脓肿形成快

表2 浆细胞性乳腺炎与乳腺癌鉴别

	浆细胞乳腺炎	乳腺癌
病史	红肿热痛史	少有
病程	长，迁延不愈，易复发	较短
肿块	有压痛	压痛不明显
位置	乳头乳晕区，表浅	任何位置
脓肿	后期可有	无
边界	相对清晰，无高回声晕	模糊，高回声晕
生长方向	横向，沿大导管方向	纵向
皮肤	后期可有乳管瘘	侵犯皮肤时有橘皮征或凹陷

超声影像学鉴别诊断 急性细菌性乳腺炎与浆细胞性乳腺炎、乳腺癌的鉴别见表1和表2。

（刘 赫 王 铭）

rǔxiàn xiàn bìng

乳腺腺病（adenosis of breast）由于内分泌紊乱，尤其是雌激素增高，引起的一系列乳腺增生性病变。乳腺增生症是最常见的乳腺疾病，好发年龄30～50岁。

病理 乳腺增生症是一组以乳腺主质和间质不同程度增生为主要表现的病变，表现为乳腺小叶增生，导管扩张形成囊腔，导管及腺泡周围纤维组织增生及淋巴细胞浸润。

临床表现 双侧乳腺增大，胀痛，呈周期性加重。月经来潮前3～4天症状加重，月经来潮后症状减轻或消失。可触及多个大小不等的质韧结节，多呈类圆形或条索状。

超声影像学表现 超声显示双侧乳腺增大，腺体增厚，结构紊乱、低回声的小叶结构体积增大、数目增多。一般为双侧对称。如有囊性扩张，乳房内可见大小不等的无回声区。乳腺腺体内有时可见大小不等的中等回声或低回声实性结节，圆形或椭圆形，边界清，体积一般较小，无明显包膜，亦称增生结节或瘤样增生。CDFI：血流信号不丰富（图1）。

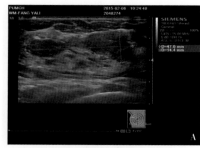
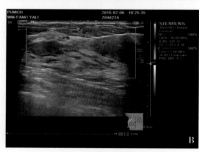

图1 乳腺腺病超声图像

注：乳腺腺体增厚，结构紊乱、小叶结构体积增大呈低回声实性结节，边界清，无明显包膜，呈瘤样增生，CDFI：未见明确血流信号。

超声影像学鉴别诊断 乳腺瘤样增生，需与乳腺纤维瘤、乳腺癌相鉴别。①乳腺纤维瘤：具有完整包膜，形态规则，边界清晰，较大者周边及内部均可见彩色血流信号。②乳腺癌：肿块多呈浸润性生长，形态不规则，无包膜，边缘呈毛刺状，肿块纵径大于横径，内部多可见粗大穿支血流信号。鉴别困难时，应定期随访或超声引导下穿刺活检。

（刘 赫 王 铭）

乳腺纤维腺瘤（breast fibroadenoma）由乳腺腺上皮和纤维组织两种成分混合组成的良性肿瘤。常见于生育年龄的妇女，特别是30岁以下的女性。随着影像学检查的广泛应用，许多触诊不到的纤维腺瘤也被发现。超声是该病的首选检查方法，尤其是对于年轻女性。由于超声即可准确地诊断该病，多数患者能够避免进行其他影像学检查。同时，超声能够对未手术的病变进行定期随访，以判断结节的大小、形态有无改变。

病理 肿瘤呈实性，可呈分叶状，常有完整包膜。腺体成分较多者，肿瘤质地软；纤维成分较多者，肿瘤质地硬。病程长的纤维腺瘤可发生玻璃样变、黏液变性和钙化。

临床表现 通常为无痛、实性、边界清楚、生长缓慢的孤立性结节，触之可移动。部分患者可在同侧或双侧、同时或不同时发生多发性结节。

超声影像学表现 ①肿块呈圆形、椭圆形或分叶状（图1）。②边界清晰，有完整包膜。③内部回声均匀，与乳腺实质相比为低回声，后方无衰减。④如合并钙化，表现为蛋壳样粗大钙化。⑤CDFI：较小的纤维腺瘤往往无彩色血流信号出现；较大的肿瘤周边及内部均可见彩色血流信号，肿瘤周边的血流信号多呈环绕走行，可见有细小分支进入肿瘤内部，血流信号走行及形态均规则。

超声影像学鉴别诊断 纤维腺瘤是最常见的乳腺良性肿瘤。典型的纤维腺瘤的诊断并不困难，年轻的女性乳腺内实性结节，触之可以活动，光滑，有韧性。超声显示：圆形或椭圆形，低回声，

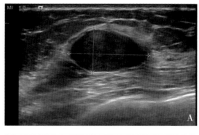

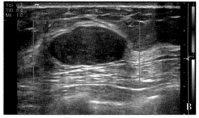

图 1　乳腺纤维瘤超声图像

注：A. 肿块呈分叶状，边界清晰，内部回声为低回声，后方无衰减，有侧方声影。B.CDFI：肿块未见明确血流信号。

边界清晰，有包膜，少血流，诊断该病并不困难。

乳腺纤维腺瘤需与乳腺癌鉴别，尤其是纤维腺瘤合并玻璃样变、黏液变性和钙化时（表 1）。

（刘　赫　王　铭）

rǔxiàn cuògòu liú

乳腺错构瘤（mammary hamar-tomas）

含有不同比例的纤维组织、脂肪组织、乳腺导管和小叶成分的少见的乳腺肿瘤样病变。根据瘤体内所含脂肪和纤维腺体成分的数量不同而异，可分为脂肪为主型、纤维（纤维腺体）为主型和脂肪纤维混合型 3 型。混杂回声及完整包膜是乳腺错构瘤的特征性表现。

病理　肿瘤由增生的脂肪、纤维组织和腺体实质所组成。与夹杂着脂肪组织的腺瘤或纤维腺瘤的形态相似，肿物表现为腺脂肪瘤或腺纤维脂肪瘤样结构。肿瘤内常见腺病样结构和正常腺实质组织，形成结节状形态，间质内常见到导管和腺小叶区域，其中混有不同程度的纤维组织和毛细血管，偶见间充质化生成的平滑肌瘤样或软骨瘤样成分。

临床表现　多以无痛性肿块为唯一的临床表现，少数伴胀痛感，一般孤立单发，以外上象限为多见，肿块生长缓慢。

超声影像学表现　乳腺错构瘤大多数为椭圆形，边缘光滑锐利、边界清楚，周边可见高回声包膜，探头加压肿瘤可被轻度压缩；内部回声多种，可为高回声、低回声或混杂回声，后方可有轻度回声增强，无声影，部分可见侧方声影（图 1）。CDFI 显示其内部血流不丰富（图 2）。

超声影像学鉴别诊断　实性乳腺错构瘤以脂肪成分为主应注意与脂肪瘤鉴别，以纤维腺体成分为主则与纤维腺瘤难以区分。但无论以何种成分为主，均不会以单一形式出现。故在诊断该疾

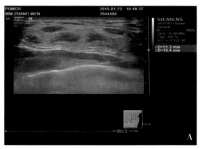

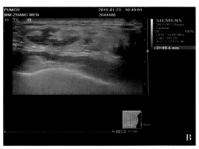

图 1　乳腺错构瘤二维超声图像

注：左乳见中高回声结节，形态规则，边界清，内部回声不均，内部可见低回声区。

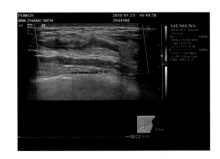

图 2　乳腺错构瘤彩色多普勒超声图像

注：CDFI 显示肿物周边及内部未见明确血流信号。

病时，应仔细观察肿块内部是否出现多种成分回声。此外，脂肪瘤较常发生在乳房的皮下脂肪层或乳腺腺体浅层，而乳腺错构瘤常发生乳腺腺体层，其生长部位有助于鉴别诊断。

（刘　赫　王　铭）

rǔxiàn liángxìng yè zhuàng zhǒngliú

乳腺良性叶状肿瘤（breast benign phyllodes tumor）

来源于间质和上皮组织的少见的乳腺良性疾病。其发病率占所有乳腺肿瘤的 0.3% ~ 1.0%。发病原因尚

表 1　乳腺纤维腺瘤与乳腺癌鉴别要点

	乳腺纤维腺瘤	乳腺癌
发病年龄	中青年女性多见	中老年女性多见
查体	可推动，与周围组织无粘连	不可推动，与周边粘连
声像图鉴别要点		
形态	类圆形或分叶状，横向生长	不规则，纵横比可大于 1
边界	清晰	不清晰，无包膜，成角、毛刺状
内部回声	一般均匀	不均，可有微钙化，较大者出血、囊性变
后方回声	增强或无变化	衰减常见
侧方声影	有	多无
彩色多普勒	血流较少、规则	血流多丰富、杂乱，周边血流穿入

不明确，可能与雌激素分泌和代谢紊乱有关。乳腺叶状肿瘤根据间质增生程度、核分裂程度及有无浸润等特征，分为良性、交界性和恶性。发病年龄较广，平均年龄大于 35 岁，即多发生于中年妇女。

病理　大体病理表现为边界清晰、质地硬的肿块，切面呈分叶状结构可见裂隙。镜下由纤维组织和上皮组织组成。

临床表现　最常见表现为乳房局部无痛性肿块，也有少数患者表现为乳房刺痛或轻度胀痛。90% 的叶状肿瘤呈良性过程，肿瘤一般生长缓慢，可在短期内迅速增大，当肿瘤体积较大，长径超过 5cm，有局部复发的风险。

超声影像学表现　病灶呈分叶状或椭圆形，体积大，内部多呈低回声，分布均匀或不均匀，部分叶状肿瘤内部可出现无回声

区，肿块较大时内部常可见条索状高回声（图 1）。彩色多普勒血流部分病例肿块血流丰富，可见皮下浅静脉扩张（图 2）。

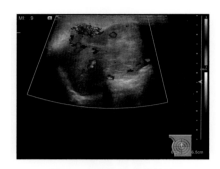

图 2　乳腺良性叶状肿瘤
彩色多普勒超声图像
注：CDFI 显示肿物周边及内部见较丰富条状血流信号。

超声影像学鉴别诊断　乳腺叶状肿瘤应注意与乳腺囊肿、乳腺癌、乳腺纤维腺瘤相鉴别。乳腺囊肿体积小，内部为无回声区。乳腺癌为实性低回声肿物，边界不整，低回声，伴有点状钙化，血流丰富。乳腺叶状肿瘤的声像图具有一定特点，结合患者年龄较大、肿块直径较大、内部可见液性回声、后方回声增强、血流较丰富等特征可与纤维腺瘤鉴别。同时如果肿瘤直径越大、内部有液性回声、血流越丰富诊断为交界性或恶性叶状肿瘤的可能性越大，当然最终结果仍需依靠病理诊断。

（刘　赫　王　铭）

rǔxiàn dǎoguǎn nèi rǔtóu zhuàng liú

乳腺导管内乳头状瘤（breast intraductal papilloma）

一类发生在乳腺导管上皮的良性肿瘤。可分为中央型和外周型。

病理　基本病理改变是导管上皮和间质增生，形成有纤维脉管束的乳头状结构。

临床表现　①中央型指位于

乳晕区大导管的乳头状瘤。多见于 40～45 岁妇女，最常见的临床症状为单侧单孔乳头溢液，特别是血性溢液。少数病例可在乳晕区触及肿块。②外周型指起源于终末导管小叶单位的乳头状瘤。很少伴乳头溢液，常无明显的临床症状，常因 X 线检查或超声检查而发现。多数为良性病变，5%～12% 可发生恶变，应早期进行手术治疗。外周型导管内乳头状瘤更易癌变，手术应完整切除肿瘤。

超声影像学表现　超声典型表现为病变导管扩张呈囊状无回声，内可见乳头状低回声或中等回声，直径约数毫米（图 1）。也可表现为乳晕处的导管扩张，管腔内可见边界清楚的低回声实性小结节。部分病变声像图表现与乳腺其他良性肿瘤相同，为低回声的实性结节，尤其是外周型导管内乳头状瘤。CDFI：在部分导管内乳头状瘤中，彩色多普勒超

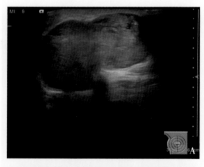
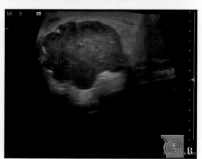

图 1　乳腺良性叶状肿瘤
二维超声图像
注：右乳见低回声肿物，呈大分叶状，部分切面可见小分叶，边界尚清，回声欠均匀，可见条索状高回声。

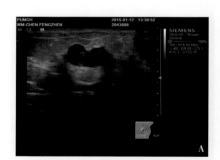
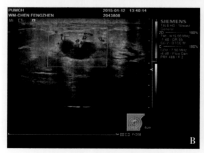

图 1　乳腺导管内乳头状瘤超声图像
注：A.乳腺导管扩张呈囊状，内可见乳头状中等回声；B.彩色多普勒血流超声：实性部分内可见穿入血流。

表 1 导管内乳头状瘤与导管内乳头状癌鉴别诊断

	导管内乳头状瘤	导管内乳头状癌
发病年龄	中青年女性多见（平均年龄43岁）	中老年女性多见（平均年龄65岁）
临床表现	均可有血性乳头溢液	
声像图	均可表现为扩张导管内中低回声肿物	
体积	较小	较大
边缘	多规则	不规则
肿块周围管壁	平整、回声强	增厚、不规则、回声衰减
彩色多普勒超声	血流丰富，但导管内乳头状癌更为丰富	

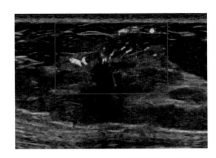

图 2　乳腺癌彩色多普勒超声图像
注：病灶周边及内部可见丰富血流信号。

声可见丰富血流，显示为轴心性的血流信号。

超声影像学鉴别诊断　导管内乳头状瘤应与乳腺增生症相鉴别，后者也可见导管扩张，但通常导管内无乳头状实性回声。较大的导管内乳头状瘤应与导管内乳头状癌相鉴别（表1），尤其是发生囊内乳头状瘤，后者病变通常较大（平均2cm），实性成分多，而且形态不规则。

（刘　赫　王　铭）

rǔxiàn èxìng zhǒngliú

乳腺恶性肿瘤（malignant breast tumor）

发生于乳腺组织的恶性肿瘤。乳腺恶性肿瘤来源多样，包括上皮性、间叶性、纤维上皮性、恶性淋巴瘤、转移性肿瘤，其中上皮来源的恶性肿瘤最为常见，称为乳腺癌。乳腺癌是中国女性发病率最高的恶性肿瘤。特殊病理类型的乳腺恶性肿瘤包括乳腺恶性淋巴瘤、乳腺转移性肿瘤、乳腺恶性叶状肿瘤等，以下乳腺癌一词指不包括上述特殊病理类型的乳腺恶性肿瘤。

临床表现　过去多数乳腺癌患者多有临床症状，包括乳房肿块、乳头异常（包括乳头溢液、乳头回缩等）、橘皮样改变等。但是随着影像学检查的普遍开展，越来越多的无症状乳腺癌患者被发现。女性腋窝淋巴结肿大常因乳腺癌转移造成，应该加以注意。

超声影像学表现　包括以下方面。

二维超声　乳腺癌多表现为低回声肿块、形态不规则、肿块纵横比＞1、边界不清或毛刺、高回声晕、病灶可伴有后方回声衰减、病灶内部或周边可伴有微小钙化（图1）。乳腺恶性肿瘤的间接征象包括库柏韧带连续性中断、皮肤水肿增厚、同侧腋窝多发淋巴结肿大且形态失常。

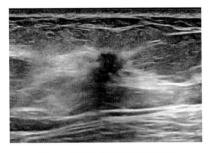

图 1　乳腺癌二维超声图像
注：病灶呈明显的低回声，肿块纵横比＞1，形态不规则，边界不清。

彩色多普勒超声　乳腺癌多表现为病灶周边血流丰富（图2），可见粗大的穿入型动脉血流，呈高速、高阻的血流频谱特征。但是，良恶性病变有一定程度的重叠，有时仅凭频谱多普勒超声结果难以准确鉴别良恶性。

超声弹性成像　乳腺癌的硬度明显高于良性肿瘤的硬度，超声弹性成像可无创评估乳腺病灶硬度的特性，通过定性或定量方法，为良恶性病灶的鉴别诊断、新辅助化疗疗效评估提供重要信息。多种弹性成像技术包括应变弹性成像、剪切波弹性成像等均可用于临床诊断。弹性成像对乳腺病灶的诊断须结合灰阶超声的结果。

超声造影　可显示肿瘤的微血管，为乳腺良恶性鉴别提供信息，但是乳腺良、恶性肿瘤超声造影的表现有较大重叠。目前仅限于临床研究，尚未常规应用于临床诊断。

超声影像学鉴别诊断　乳腺癌的超声表现多样，乳腺良、恶性肿瘤超声声像图表现有重叠，乳腺癌的诊断不能仅凭单一超声征象，必须结合患者的年龄、病史、声像图特征综合考虑，必要时还要结合其他影像学检查结果。乳腺肿块的超声声像图鉴别诊断，应该从肿块的形态、边界、纵横比、回声、是否伴有钙化、血流是否丰富以及血流形态等多个方面仔细分析，要仔细寻找病变有无恶性征象；如果病变没有任何的恶性征象，同时病变的形态为圆形或椭圆形，边界清晰或有完整的包膜，而且彩色多普勒超声无血流信号，则考虑病变为良性可能性大，进行定期随访。

（朱庆莉）

rǔxiàn dǎoguǎn yuánwèi ái

乳腺导管原位癌（ductal carci-noma in situ, DCIS）

乳腺导管上皮细胞显著增生并出现细胞异型性，但未突破基底膜的乳腺恶性肿瘤。DCIS有发展为浸润性癌的倾向，尤其是高级别DCIS。自开展乳腺筛查X线摄影检查以来，检出率显著增加。多数DCIS病变可伴有微小钙化，可被乳腺X线摄影检查敏感地发现，因此乳腺筛查X线摄影检查是诊断DCIS最重要的方法。

病理 病理学通常将DCIS分为低级别、中等级别、高级别3级。高级别DCIS的特征是粉刺样坏死，在肿瘤坏死区出现无定型钙化；低级别DCIS合并的微钙化常出现在肿瘤的分泌物中，呈沙砾体形。少数病变缺乏明显的微小钙化，可表现为结节性肿物或结构紊乱。

临床表现 绝大多数DCIS依靠影像学诊断，仅少数患者病变出现临床症状，包括肿块、乳头溢液或乳头佩吉特（Paget）改变等症状。

超声影像学表现 对照乳腺X线片显示的DCIS微小钙化，高频超声也可准确显示钙化所在区域。DCIS超声可表现有肿块（绝大多数DCIS超声表现为实性肿块，

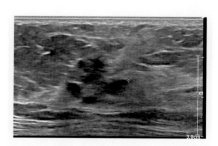

图1 高级别导管原位癌超声图像

注：超声显示：右乳外上象限病灶形态不规则，边界呈小分叶状。病理证实为高级别导管原位癌。

少部分为囊实性）（图1，图2）、导管扩张伴导管内部结节、结构紊乱（图3）；结节或扩张导管的内部或周围可伴有微钙化。

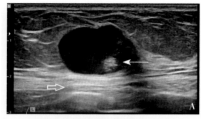

图2 包裹性乳头状癌超声图像

注：患者自行发现左乳肿物。A.二维超声显示：左乳外上象限2点方向距离乳头5cm处见囊实性肿物，形态规则，边界清，壁上见中等回声的实性成分（箭头），肿块后方回声增强（空心箭头）；B.能量多普勒血流显示：实性成分内见轴心样血流（箭头）。病理证实为包裹性乳头状癌。

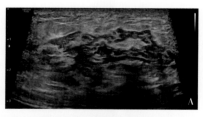

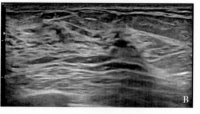

图3 导管原位癌超声图像

注：A.超声显示：右乳外象限见弥漫性乳腺结构紊乱，伴有多数点状强回声（钙化）；B.左乳外象限相应部分，双侧乳腺对比更容易识别结构紊乱。病理证实为导管原位癌（高级别，病变范围8cm×6.5cm×3.4cm），伴局灶微小浸润（多灶，最大径1mm）。

超声影像学鉴别诊断 中、低级别DCIS可表现为椭圆形或圆形低回声结节、边界清晰、无明显钙化，应与乳腺良性病灶相鉴别，如乳头状瘤、纤维囊性变和纤维腺瘤。部分DCIS累及乳腺大导管系统可以表现为乳头溢液，超声表现为不同程度的导管扩张，管腔内见可见多发低回声结节，应与导管内乳头状瘤、导管扩张症相鉴别。

（朱庆莉）

rǔxiàn xiǎoyè yuánwèi ái

乳腺小叶原位癌（lobular carc-inoma in situ, LCIS）

发生在乳腺终末导管小叶单位的上皮异型性增生的总称。又称乳腺小叶瘤变（lobular neoplasm）。是浸润性乳腺癌的危险因素和明确的癌前病变。随着乳腺癌筛查的开展和影像设备分辨率的提高，越来越多的癌前病变被发现并通过穿刺组织活检被证实。无症状患者常规进行X线检查时发现可疑钙化而进行活检，活检标本经病理检查发现并诊断伴随的LCIS病灶，这是LCIS最常见的发现及确诊方式；少数乳腺癌高危患者可以经超声发现LCIS病灶。如果穿刺活检病理诊断为小叶原位癌，往往需要进行切除活检以明确诊断并给予适当治疗。但是近年研究结果提出部分经过严格筛选的患者可进行主动的影像监测替代外科切除。

病理 LCIS病变中增生的上皮细胞形态为圆形或椭圆形，异型性低，细胞间黏附性差。相比小叶不典型增生，LCIS的病变范围更大，超过50%以上的终末导管小叶单位受累。通过切除活检或者随访观察被发现，约18%的LCIS病变可与导管内癌或浸润性癌合并存在。

临床表现 绝大多数 LCIS 依靠影像学诊断，无明显临床症状。

超声影像学表现 可分为肿块型、结构紊乱伴或不伴钙化灶。肿块型的超声特点为病灶直径小（多数小于 1cm）、椭圆形、平行生长、边界清晰或呈分叶状、后方回声可轻度增强（图 1）。

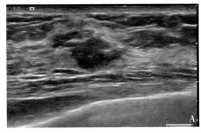
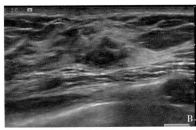
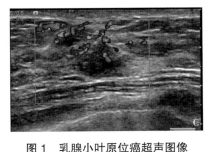

图 1 乳腺小叶原位癌超声图像
注：患者无症状。超声检查发现右乳结节。A. 病灶呈低回声，最大径 1cm，形态略不规则，平行生长，边界清晰；B. 另一切面可见肿块局部边界略呈分叶状、后方回声可轻度增强；C. 彩色多普勒血流图像显示肿块周边及内部血流信号增加。病理：小叶原位癌。

超声影像学鉴别诊断 LCIS 可表现为椭圆形或圆形低回声结节、边界清晰，无明显钙化，应与乳腺良性病灶相鉴别，如乳头状瘤、纤维囊性变和纤维腺瘤。如果患者合并乳腺癌的高危因素，或影像随访中出现变化，应考虑到 LCIS 的可能。

（朱庆莉）

rǔxiàn jìnrùn xìng dǎoguǎn ái

乳腺浸润性导管癌（invasive ductal carcinoma, IDC）

来源于乳腺导管上皮，其特征为肿瘤浸润邻近组织，并具有明显的远处转移趋向的乳腺癌。是浸润性乳腺癌中最常见类型。肿瘤缺乏充分的组织学特征，因此是一种异质性很强的乳腺癌类别，导致临床表现与影像学表现差异大。

病理 肿瘤起源于终末导管小叶单位，缺乏特异性的病理大体特征，肿瘤可呈不规则星芒状外形或结节状，质地硬。组织学形态也存在显著不同，肿瘤细胞可呈索状、簇状或小梁状排列，也可以合体细胞样浸润生长，间质成分很少。一部分浸润性导管癌可伴有明显的原位癌成分。

临床表现 浸润性导管癌是最常见的乳腺癌病理类型。以往患者多有临床症状，包括乳房肿块、与肿块相关的疼痛、乳头溢液、乳头回缩、橘皮样改变等。但是随着影像学检查的普遍开展，越来越多的无症状患者被发现，常缺乏明显的特异性症状和体征，需要和各种乳腺良性疾病鉴别。部分患者有明显家族遗传风险。

超声影像学表现 浸润性乳腺癌的形态多样，可表现为肿块、导管扩张伴导管内部结节、结构紊乱，其中以肿块最为常见。多数肿块呈明显的低回声，肿块可出现纵横比＞1，形态不规则，多数边界不清，或者呈毛刺样、边缘成角（图 1A），部分肿块可表现为边界清楚；病灶内可见钙化，但是相对乳腺导管内癌，浸润性导管癌病灶合并钙化的比例较低。大多数乳腺癌均表现为血流丰富（图 1B），肿瘤越大、分化越差，

血流越丰富。弹性成像显示肿瘤硬度明显增高（图 1C）。部分乳腺癌，尤其是炎性乳腺癌可见同侧腋窝淋巴结肿大、形态失常。

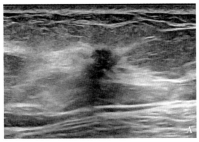
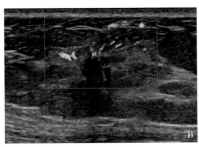
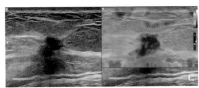

图 1 右侧乳腺浸润性癌超声图像
注：右侧乳腺浸润性癌（非特殊型，中分化，直径 0.7cm）。A. 病灶呈明显的低回声，肿块纵横比＞1，形态不规则，边界不清；B. 能量多普勒超声显示病灶周边及内部可见丰富血流信号；C. 弹性成像显示肿瘤硬度明显增高（蓝色），弹性成像评分为 5 分。

超声影像学鉴别诊断 见乳腺恶性肿瘤。

（朱庆莉）

rǔxiàn suǐyàng ái

乳腺髓样癌（medullary carcinoma, MC）

由低分化瘤细胞组成的边界清楚的乳腺癌。相对少见，占全部乳腺癌的 1%～7%。一般认为其预后好于常见的浸润性导管癌。

病理 大体检查可见肿瘤为圆形、境界清楚、质地较软的肿块，可见出血和灶性坏死。肿瘤

由大量低分化的合体细胞构成，肿瘤坏死稀少，肿瘤间可见少量疏松结缔组织分隔，肿瘤边界呈推挤状，在肿瘤周边形成清楚的纤维带，可见弥漫的淋巴、浆细胞浸润。

临床表现　年轻患者更常见，临床通常表现为触及边界清楚、质地较软的肿块。

超声影像学表现　通常表现为圆形、椭圆形或者分叶状的肿块，肿瘤局部形态不规则，边界清晰，肿块回声极低，内部回声均匀，可出现后方回声增强。钙化少见（图1）。

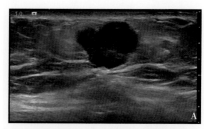

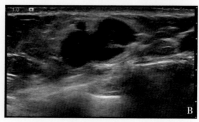

图1　乳腺髓样癌超声图像
注：A.超声显示肿块边界清晰、回声极低、内部回声均匀、后方回声增强；B.多切面扫查可见肿块局部形态不规则。

超声影像学鉴别诊断　髓样癌的边界通常比较清楚，需与多种乳腺良性病变相鉴别。

（朱庆莉）

rǔxiàn niányè ái

乳腺黏液癌（mucinous carcinoma）　产生丰富的细胞外和细胞内黏液为特征的乳腺癌。约占全部乳腺癌的2%。通常可把黏液癌分为单纯型和混合型，后者指肿瘤中包含一定比例的其他浸润癌成分。单纯性黏液癌的预后好于混合性黏液癌。

病理　大体呈胶冻状，呈推挤状生长，边界清，质地软。组织学特点是分化好的肿瘤细胞呈簇状漂浮于黏液湖内，间有纤细的纤维分隔，肿瘤内钙化少见。

临床表现　多见于年长的患者，中位年龄超过60岁。多以触及乳腺肿块就诊。

超声影像学表现　黏液癌通常表现为圆形、椭圆形或者分叶状的肿块，边界清晰，由于肿块内存在大量的黏液成分，肿块后方回声增强的特征往往比较突出（图1A，1B）。单纯性黏液癌往往表现为等回声、边界清楚、肿块内部回声均匀；而混合性黏液癌则可表现为低回声、边界模糊、内部回声不均。黏液癌合并钙化少见。弹性成像显示病灶质硬，

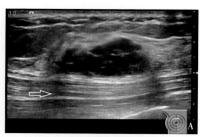

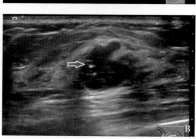

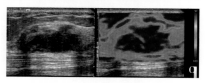

图1　乳腺黏液癌超声图像
注：A.肿块形态欠规则，略呈分叶状，内部回声不均匀，后方回声明显增强（箭头）；B.垂直切面显示：肿块内散在点状强回声（箭头）；C.弹性成像显示肿块质地硬（蓝色），弹性评分为5分。

但是不同黏液癌病灶的硬度可能存在很大差异（图1C）。应用弹性成像有助于显示灰阶超声表现为等回声的黏液癌病灶。

超声影像学鉴别诊断　黏液癌的边界通常比较清楚，需与多种乳腺良性病变相鉴别。

（朱庆莉）

rǔxiàn yánzhèng xíng ái

乳腺炎症型癌（inflammatory breast carcinoma）　由于乳腺真皮淋巴管内广泛癌细胞浸润，阻塞淋巴管造成具有乳腺出现广泛的红、肿，但通常触及不到明显的乳腺肿块，临床表现独特的特殊类型乳腺癌。尽管该病的名称中有炎症的字样，但是并不是炎症病变，仅是临床表现看来与炎症相似。预后较差。

病理生理基础　引起乳腺炎症型癌的浸润性癌并没有特殊的组织学特点，多数形态为非特殊类型浸润性导管癌。皮肤有淋巴管阻塞的表现。真皮淋巴管瘤栓出现的位置有可能和临床皮肤炎症性表现的部位不一致，导致皮肤活检假阴性。

临床表现　广泛的乳房红肿、橘皮样变、皮温增高等，为肿瘤引起的皮下淋巴管阻塞和继发水肿所致，引起炎症型乳腺癌多数为非特殊型浸润性导管癌。

超声影像学表现　超声可见乳腺皮肤层明显增厚。皮下组织显著增厚，内可见条状无回声，即"鹅卵石"征，为淋巴管阻塞的直接征象（图1）。超声还可显示乳腺内的肿块，引导穿刺活检明确诊断；判断同侧腋窝淋巴结、锁骨下、锁骨上区是否有转移淋巴结（图2）。

超声影像学鉴别诊断　一般来说乳腺炎症型癌的临床表现比较典型，结合乳腺肿块组织学活

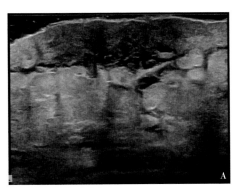
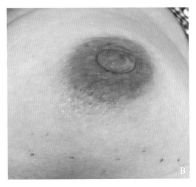

图1 乳腺炎症型癌（乳腺浸润性导管癌）超声图像

注：A.左乳下象限乳晕处皮肤明显增厚，回声减低；皮下组织内可见多数条状无回声，呈"鹅卵石"征，为淋巴管阻塞的直接征象。B.患者照片显示下象限皮肤红肿，呈橘皮样改变。病理：乳腺浸润性导管癌（非特殊型，中分化），脉管内可见癌栓。

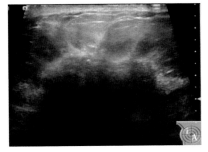
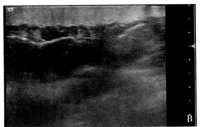
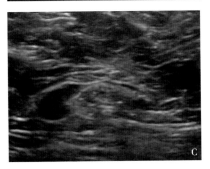

图2 乳腺炎症性癌（乳腺浸润性小叶癌）超声图像

注：A.右侧乳腺外象限区见低回声区，形态不规则，边界不清，后方回声明显衰减。皮下组织内回声不均。B.右侧乳腺皮肤层明显增厚，较厚处约0.6cm，回声不均。C.右侧腋下见肿大淋巴结，局部皮质增厚。病理：乳腺浸润性小叶癌（低分化，大小9cm×6cm×5cm），淋巴结转移性癌（腋窝9/11）。

检、皮肤活检发现真皮淋巴管癌栓可以确诊。少数病例症状不典型，需与真正的炎症性病变相鉴别。

（朱庆莉）

rǔxiàn èxìng yè zhuàng zhǒngliú

乳腺恶性叶状肿瘤（malignant phyllodes tumour） 由乳腺上皮成分和周围过度生长的间叶成分组成的乳腺肿瘤。间叶成分具有明显的肉瘤特征，容易局部复发，并可发生血行转移，具有恶性肿瘤的生物学行为。约占全部叶状肿瘤的20%。

病理 恶性叶状肿瘤为质硬的肿块，边界呈浸润性，切面可见叶状的裂隙，部分肿块内部可见出血或坏死。间质显示出明确的肉瘤性质，通常为纤维肉瘤改变。间质细胞数量显著增多，细胞多形性显著，核分裂多（>10/10HPF）。

临床表现 好发于中年妇女，发病年龄比纤维腺瘤患者大15~20岁。通常临床表现为单侧、质硬、无痛性、近期生长迅速的乳腺肿块。

超声影像学表现 肿块体积较大，常大于5cm，活动性好。超声表现为低回声肿块，肿块为

圆形或呈多个结节融合状，边界清楚，内可见较多不规则囊腔，肿块后方回声增强。彩色多普勒超声血流显像可见肿瘤内血流丰富（图1）。

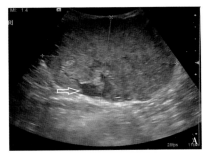
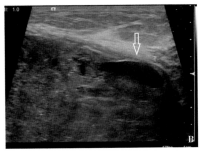
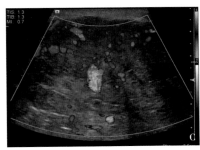

图1 乳腺恶性叶状肿瘤超声图像

注：A.超声显示一巨大低回声肿块（最大径11cm，仅能以凸阵探头显示全貌），肿块呈圆形，边界清楚，内可见不规则无回声囊腔（箭头），肿块后方回声增强。B.高频线阵探头可清晰显示肿块内不规则囊腔（箭头）。C.彩色多普勒血流显像可见肿瘤内血流丰富。

超声影像学鉴别诊断 恶性叶状肿瘤形态为圆形，边界清晰，具有部分良性肿瘤的特点，需与纤维腺瘤相鉴别。但是恶性叶状肿瘤常见于中年女性，肿瘤体积多大于5cm，并有近期迅速生长的特点，有助于鉴别诊断。恶性肿瘤体积较大、生长迅速，还需

要与乳腺肉瘤、乳腺淋巴瘤等相鉴别。

（朱庆莉）

rǔxiàn zhuǎnyí xìng zhǒngliú

乳腺转移性肿瘤（metastasis to the breast from extra-mammary malignancie）

乳腺转移性肿瘤的发病率极低，以乳腺为首发转移部位的极少见。淋巴瘤、白血病、恶性黑色素瘤是最常见的乳腺转移性肿瘤。转移至乳腺的病变是肿瘤全身转移的一个表现，预后取决于原发肿瘤的部位和组织学类型。

病理 肿瘤呈结节状，界限清楚。多结节状是支持转移癌的一个重要特征。确认组织学形态和原发性乳腺癌不同，是病理诊断的重点和难点。

临床表现 多数为患者自行触及包块，肿块生长迅速，病变可发生于双侧乳腺，或者呈多结节状。

超声影像学表现 肿块生长迅速，病变可发生于双侧乳腺，或者呈多结节状，边界清楚，极少伴有钙化。

超声影像学鉴别诊断 转移性肿瘤多数表现为边界清楚的肿块，应与髓样癌、囊内乳头状癌等原发性乳腺癌相鉴别。患者有乳腺外原发肿瘤的病史时，应考虑到转移性肿瘤的可能性。

（朱庆莉）

rǔxiàn èxìng línbā liú

乳腺恶性淋巴瘤（malignant lymphoma）

乳腺为首发或主要发病器官的恶性淋巴瘤。可分为原发性或继发性，但均很少见。预后与其他部位同类型、同临床分期的淋巴瘤相似。

病理 原发性和继发性淋巴瘤的形态学没有区别。大体常表现为边界清楚的肿瘤，大小不等，最大直径可达 20cm。肿瘤质软或硬，偶见出血和坏死。大部分乳腺原发性淋巴瘤为弥漫性大 B 细胞淋巴瘤。

临床表现 乳腺原发性淋巴瘤临床表现与乳腺癌无差别，常为无痛性包块。

超声影像学表现 肿瘤较大，平均大小约为 3cm。肿瘤多为极低回声，形态不规则，边界清，内部回声均匀，可出现后方回声增强，肿瘤极少合并钙化。彩色多普勒超声显示肿瘤血流丰富。

超声影像学鉴别诊断 影像学无法鉴别原发性或继发性淋巴瘤。有时乳腺恶性淋巴瘤需要与其他乳腺癌鉴别。

（朱庆莉）

rǔxiàn jiāojiè xìng yè zhuàng zhǒngliú

乳腺交界性叶状肿瘤（borderline phyllodes tumour）

由乳腺上皮成分和数量上占优势的间叶成分组成的、双向分化的肿瘤。根据间质细胞密度、细胞多形性、核分裂数目等组织学特征，叶状肿瘤可分为良性、交界性和恶性，其中交界性叶状肿瘤约占全部叶状肿瘤的 20%，生物学行为介于良性和恶性之间。术后局部复发率高。

病理 乳腺交界性叶状肿瘤为膨胀性生长，形成边界清楚、质硬的肿块。切面可见旋涡状结构或裂隙，出血和坏死少见。乳腺交界性叶状肿瘤的组织学显示中间型特点，间质常类似低级别的纤维肉瘤。

临床表现 好发于中年妇女，发病年龄比纤维腺瘤患者大 15~20 岁。通常临床表现为单侧、质硬、无痛性、近期生长迅速的乳腺肿块。

超声影像学表现 交界性叶状肿瘤肿块体积较大，常大于 5cm，活动性好，超声表现为低回声肿块，肿块为圆形或呈多个结节融合状，边界清楚，内可见裂隙状无回声结构。仅从超声特征上鉴别良性、交界性和恶性叶状肿瘤非常困难。

超声影像学鉴别诊断 交界性叶状肿瘤形态为圆形，边界清晰，具有部分良性肿瘤的特点，需与纤维腺瘤相鉴别。如患者既往有良性叶状肿瘤的手术史，原手术侧出现新发的实性肿块，应首先考虑为复发病灶，同时叶状肿瘤复发有可能出现组织学升级，即良性叶状肿瘤复发成为交界性甚至恶性叶状肿瘤，应引起足够的重视。

（朱庆莉）

qiǎnbiǎo línbājié chāoshēng

浅表淋巴结超声（superficial lymph node ultrasound）

对浅表淋巴结情况进行评估。主要包括急性淋巴结炎、结核性淋巴结炎、淋巴结反应性增生、淋巴瘤及淋巴结转移癌等。

解剖 正常人有 300~400 个浅表淋巴结，主要分布于颈部、腋窝及腹股沟。淋巴结形态呈豆形，被覆被膜，淋巴门位于被膜凹陷的一侧，动脉、静脉、神经和输出淋巴管穿过淋巴门进出淋巴结实质，输入淋巴管有数条，从隆起的一侧被膜进入淋巴结实质。淋巴结实质可以分为皮质区和髓质区，其皮质区位于淋巴结周边、被膜下，髓质区位于淋巴结中央。

正常超声表现 淋巴结纵切面呈扁椭圆形或椭圆形，横切面呈椭圆形。被膜呈线状高回声。实质呈均匀低回声，淋巴门处被膜陷入实质形成呈条带状高回声，即淋巴门部。淋巴门部可见到呈树杈状分布的血流信号，实质内血流信号呈条状或稀疏点状分布。

频谱多普勒检测动脉血流为低速低阻型或低速高阻型。

临床应用 炎症、免疫反应、肿瘤等都可引起浅表淋巴结痛性或无痛性肿大，并且容易被扪及。高频彩色多普勒超声能够清晰显示浅表淋巴结的被膜、实质、淋巴门部等结构，以及血流分布情况。通过超声检查，能够对浅表淋巴结的良恶性疾病做出初步的鉴别。超声引导下活检，能够进一步明确浅表淋巴结肿大的病因。超声造影也有助于鉴别诊断。

（薛恩生）

qiǎnbiǎo línbājié chāoshēng jiǎnchá jìshù

浅表淋巴结超声检查技术（ultrasound examination of superficial lymph node）

超声作为浅表淋巴结首选影像学检查方法，可以评估浅表淋巴结的多种病变，临床应用十分广泛。

准备事项 患者一般无特殊准备。

检查体位 患者取仰卧位，充分暴露受检部位。检查颌下淋巴结时要上抬下颌，检查腋窝淋巴结时要上举上臂。

检查方法 使用彩色多普勒超声诊断仪，线阵探头、频率10～14MHz。根据疾病的发生部位检查相关引流区域的浅表淋巴结。观察淋巴结的位置（分区）、形态、大小、边界、内部结构及血流分布特征等，必要时检测淋巴结血流动力学的变化。

颈部淋巴结超声分区 ① I 区：位于下颌骨、下颌舌骨肌、舌骨体、颌下腺下缘、两侧二腹肌后腹、颌下腺外侧缘之间，分为 I A 和 I B 亚区。两侧二腹肌前腹之间为 I A 区，二腹肌前腹、颌下腺外侧缘之间为 I B 区。② II 区：位于颌下腺后缘、颈内动脉内缘、胸锁乳突肌后缘、乳突尖、颈总动脉分叉处上方 1～1.5cm（舌骨体水平）之间，以颈内静脉后缘为界，分为 II A 和 II B 亚区。③ III 区：位于颈总动脉内缘、胸锁乳突肌后缘、颈总动脉分叉处上方 1～1.5cm、肩胛舌骨肌与颈内静脉交叉处（环状软骨水平）之间。④ IV 区：位于颈总动脉内缘、胸锁乳突肌后缘、肩胛舌骨肌与颈内静脉交叉处、锁骨上缘之间，以颈横动脉为界，分为 IV A 和 IV B 亚区。⑤ V 区：位于胸锁乳突肌后缘、斜方肌前缘、舌骨体水平、锁骨上缘之间，分别以肩胛舌骨肌与颈内静脉交叉处、颈横动脉为界，分为 V A、V B、V C 亚区。⑥ VI 区：位于舌骨下缘、颌下腺下缘、胸骨柄上缘、颈总动脉内缘之间。包括喉前、气管前、气管旁的淋巴结。

锁骨上淋巴结 位于颈横动脉下缘与锁骨上缘之间，包括 IV B 区（内侧区）、V C 区（外侧区）的淋巴结。

腋窝淋巴结分区 ① I 区：位于胸小肌外侧缘外下侧、腋窝内淋巴结。② II 区：位于胸小肌深面的淋巴结，胸大小肌间的淋巴结。③ III 区：位于胸小肌内侧缘内上侧、锁骨下区的淋巴结。

腹股沟淋巴结分区 ①浅群：位于腹股沟韧带、大隐静脉末端周围，其中外上群沿腹股沟韧带分布，内下群沿大隐静脉末端分布。②深群：位于阔筋膜深面，股静脉周围。

测量方法 淋巴结纵切，沿长轴测量其长径。横切，取最大横断面，垂直于淋巴门部结构，测量其厚径。正常淋巴结长径可超过 3.0cm，厚径＜0.5cm，两者之比＞2。

（薛恩生）

jíxìng línbājié yán

急性淋巴结炎（acute lymphadenitis）

主要是由淋巴结引流区域的器官或组织的感染所累及的，由细菌、病毒及真菌等感染引起的淋巴结炎症性的疾病。

病理 淋巴结充血、水肿，淋巴细胞、巨噬细胞增生，中性粒细胞、单核细胞及浆细胞浸润，严重者形成脓肿和坏死。

临床表现 淋巴结肿大，局部肿痛，伴有淋巴管炎者局部皮肤可见到的"红线"，感染严重者可伴有发热及白细胞增多等。

超声影像学表现 ①淋巴结肿大，呈椭圆形或圆形，长厚径之比＞2。被膜清楚，淋巴结之间无融合。②实质增厚，呈低回声，淋巴门部居中，呈高回声。③血流信号明显增多，沿淋巴门部呈放射状分布。④脓肿形成，实质回声不均匀，淋巴门部显示不清，可见不规则液性区，内无血流信号显示。脓肿破溃者，淋巴结轮廓不清（图1）。

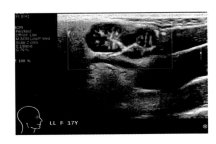

图1 急性淋巴结炎超声图像

注：右侧颈部 II 区淋巴结肿大，血流信号明显增多，沿淋巴门部呈放射状分布。

超声影像学鉴别诊断 急性淋巴结炎主要与结核性淋巴结炎区别。急性淋巴结炎多表现为实质呈低回声，淋巴门部居中，血流信号明显增多、放射状分布。结核性淋巴结炎多表现为实质回声不均匀，淋巴门部偏心或显示不清，血流信号增多、分布杂乱。两者图像判别有困难时，可根据病史、其他检查资料及相关疗效进行鉴别。

（薛恩生）

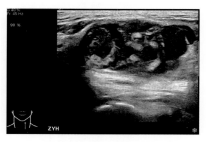

图1 颈部淋巴结结核超声图像

注：左侧颈部Ⅳ区淋巴结肿大，内部回声不均匀、杂乱。

jiéhéxìng línbājié yán

结核性淋巴结炎（tuberculous lymphadenitis）

主要是由淋巴结引流区域的器官结核感染所累及的，由结核分枝杆菌所引起淋巴结慢性炎症的疾病。多见于颈部，大多数病例是继发于扁桃体、呼吸道的结核。

病理 早期为炎症反应，进而出现干酪样坏死、液化，严重者形成脓肿，甚至破溃，形成窦道。后期，干酪样坏死、液化等吸收后，形成纤维化、钙化病灶。

临床表现 局部单个或多个淋巴结肿大，大小不等，质地较硬，早期可无症状。急性发作时，局部有红肿、疼痛的表现。晚期皮肤色素沉着，淋巴结相互融合成团，并与皮肤粘连，或有波动感，严重者皮肤破溃。并可有低热、盗汗、消瘦等表现。

超声影像学表现 ①淋巴结肿大，单发或多发，大小不等，多呈椭圆形，长径厚径之比＜2。轮廓清楚，或不清楚，或融合成串珠状。②实质回声不均匀，以低回声为主，淋巴门部偏心、变形或显示不清。淋巴结内血流信号增多，分布杂乱。脓肿形成，可见不规则液性区，含有可漂动的细点状或絮状回声。脓肿破溃，淋巴结轮廓不清，周围出现不规则液性区。干酪样坏死、脓肿无血流信号显示。③后期淋巴结缩小，内部回声增强，可见到斑片状强回声，无明显血流信号显示（图1～3）。

超声影像学鉴别诊断 结核性淋巴结炎要注意与淋巴瘤、转

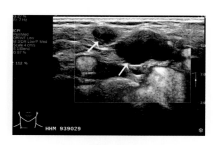

图2 颈部淋巴结结核性肉芽肿炎超声图像

注：右侧锁骨上淋巴结肿大（箭号），呈不均匀低回声，淋巴门部结构消失，内无血流信号显示。

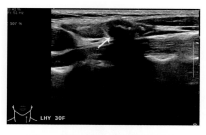

图3 颈部淋巴结结核伴钙化超声图像

注：左侧颈部Ⅲ区淋巴结结核治疗后，结内见钙化灶（箭号）后伴声影。

移癌鉴别，结核性淋巴结炎多表现为实质回声不均匀，淋巴门部偏心或显示不清，结内血流信号增多、分布杂乱，可伴有液化、钙化。淋巴瘤以低回声为主，无液化、钙化。转移癌图像与原发癌病理类型有关。二者图像判别有困难时，可结合临床相关病史及其他检查进行鉴别。必要时，可进行细针穿刺细胞学检查或粗针活检。

（薛恩生）

línbājié fǎnyìng xìng zēngshēng

淋巴结反应性增生（lymph node reactive hyperplasia）

各种损伤和刺激引起淋巴结内的淋巴细胞和组织细胞的反复增生并导致淋巴结肿大的良性疾病。主要与免疫反应有关，是最常见的浅表淋巴结疾病。受细菌、病毒等病原微生物慢性感染后的淋巴结可发生免疫反应，免疫性疾病（如甲状腺功能亢进症、桥本甲状腺炎等）也可导致相关区域的淋巴结发生免疫反应。

病理 以淋巴细胞、巨噬细胞增生为主，淋巴滤泡增大，皮髓质结构无明显改变。

临床表现 淋巴结肿大，常为多发性，可滑动，无压痛，局部皮肤外观无改变。

超声影像学表现 ①淋巴结肿大，呈多发性，多为椭圆形，长径与厚径之比＞2，其轮廓清楚。②实质增厚，呈均匀低回声，淋巴门部结构居中，与实质分界清楚。少数淋巴结淋巴门部偏移或消失（图1）。③淋巴结内血流信号轻度增多，呈树权状分布于淋巴门部、实质，或可分布于整个淋巴结。少数可无血流信号显示。

超声影像学鉴别诊断 淋巴

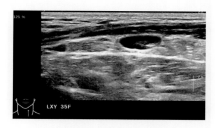

图1 颈部淋巴结反应性增生超声图像

注：左侧颈部Ⅲ区淋巴结肿大，长径厚径之比＞2，实质增厚，淋巴门部结构居中。

结反应增生要与结核性淋巴结炎、恶性淋巴结肿大相鉴别，尤其是反应性增生的淋巴门部结构偏移或消失时，不易与淋巴结转移癌相鉴别。可依据病史及其他检查资料帮助鉴别，必要时，进行细针穿刺细胞学检查。

（薛恩生）

línbā liú

淋巴瘤（lymphoma）

起源于淋巴造血系统的恶性肿瘤。分为霍奇金淋巴瘤和非霍奇金淋巴瘤。霍奇金淋巴瘤主要发生于淋巴结，非霍奇金淋巴瘤发生于淋巴结或结外淋巴组织。

病理 主要表现为肿瘤细胞替代了淋巴结的正常结构。霍奇金淋巴瘤有多形性及特征性里德－斯德伯格（Reed-sternberg）的瘤细胞，伴有淋巴细胞、浆细胞等反应性细胞。非霍奇金淋巴瘤，细胞形态单一，包括 B 细胞、T 细胞和 NK/T 细胞，最常见的为 B 细胞。

临床表现 浅表淋巴结无痛性肿大，以多发为主，生长缓慢。早期，淋巴结质地较软、可滑动、无触痛。晚期，淋巴结质硬、固定、相互融合，常伴有发热、消瘦等全身症状。

超声影像学表现 ①淋巴结肿大，大小不等，呈椭圆形、圆形，长径厚径之比＜2。轮廓清楚或不清晰，或相互融合。②实质明显增厚，呈均匀或不均匀低回声，淋巴门部结构显示不清或消失。部分淋巴结呈极低回声，甚至为无回声。无钙化，液化罕见。③淋巴结血流信号轻度或明显增多，分布杂乱。少数可呈树杈状分布（图1，图2）。

超声影像学鉴别诊断 恶性淋巴瘤要注意与结核性淋巴结炎、淋巴结转移癌相鉴别。淋巴结转

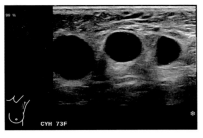

图 1　腋窝淋巴结弥漫大 B 细胞淋巴瘤超声图像

注：左侧腋窝Ⅰ区淋巴结肿大，多发性，长径厚径之比＜2，呈无回声。

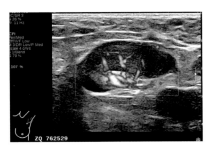

图 2　腋窝淋巴结淋巴瘤超声图像

注：左侧腋窝Ⅰ区淋巴结肿大，实质增厚，淋巴门部结构偏移，血流信号明显增多。

移癌，结内回声不均匀，常伴有钙化、液化等。必要时，可进行粗针穿刺组织学检查。

（薛恩生）

línbājié zhuǎnyí ái

淋巴结转移癌（lymph node metastases）

器官或组织的原发恶性肿瘤穿破淋巴管壁、沿淋巴回流系统转移至其引流区域淋巴结。恶性肿瘤转移的第一站淋巴结称为前哨淋巴结。

病理生理基础 脱落的恶性肿瘤细胞沿输入淋巴管种植于淋巴结内的皮窦，继而浸润整个淋巴结，伴有大量走行杂乱的新生血管形成。肿瘤细胞可沿输出淋巴管继续转移，也可穿透淋巴结被膜，侵犯周围组织。不同来源的恶性肿瘤，形成不同的病理表现，包括钙化、液化、坏死等。

临床表现 原发恶性肿瘤引

流区域的淋巴结呈进行性、无痛性肿大，质硬、固定。晚期，淋巴结可相互融合，并与周围组织粘连。

超声影像学表现 ①淋巴结肿大，多发为主，椭圆形、圆形，长径厚径之比＞2，轮廓清楚，或不清楚、融合成团。实质弥漫性增厚或局限性增厚、隆起。②淋巴结多呈不均匀回声，或有钙化或液化。淋巴门部偏心、变形或消失。结内回声因原发肿瘤类型不同而异，甲状腺乳头状癌内的沙砾体可见于转移淋巴结内，呈现簇状分布的点状强回声。③淋巴结内血流信号丰富，分布杂乱，可分为边缘（局部）型、中央型和混合型（图1～3）。

超声影像学鉴别诊断 淋巴结转移癌要注意与淋巴结结核、恶性淋巴瘤相鉴别。转移癌，结

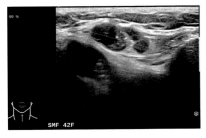

图 1　颈部淋巴结转移癌超声图像

注：甲状腺癌颈部Ⅵ区淋巴结转移，淋巴结肿大，实质回声不均匀，可见点状强回声、液化区。

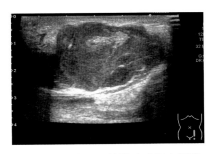

图 2　腹股沟淋巴结转移癌超声图像

注：直肠癌左侧腹股沟淋巴结转移，淋巴结肿大，被膜不平滑，内部回声不均匀。

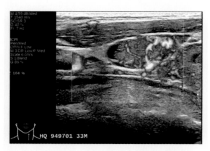

图3 颈部淋巴结转移癌超声图像

注：甲状腺癌左侧颈部Ⅲ区淋巴结转移，淋巴结肿大，实质回声增强、不均匀，可见液化区，血流信号丰富，分布杂乱（混合型）。

内回声可呈混合回声、钙化、液化等；淋巴瘤，淋巴结以低回声为主；结核性淋巴结炎有相关的结核病史。

（薛恩生）

yīnnáng chāoshēng

阴囊超声（scrotal ultrasound）

对阴囊疾病进行评估。主要包括阴囊急症（急性睾丸附睾炎、睾丸扭转、睾丸附睾附件扭转）、外伤、占位性病变、先天性异常、精索静脉曲张及鞘膜积液等。

解剖 阴囊内容物包括睾丸、附睾、附件及精索等。睾丸呈卵圆形，大部分由鞘膜脏层所包裹，光滑而游离。睾丸鞘膜腔由鞘膜脏层和鞘膜壁层构成，内有少量液体。睾丸被膜由鞘膜脏层、白膜和血管膜构成。睾丸纵隔位于睾丸后缘，呈条索状，内含睾丸网。附睾分为头部、体部和尾部，附着于睾丸及阴囊壁。附睾头部由输出小管和附睾管构成，体部和尾部由附睾管构成。输出小管连接睾丸网和附睾管。睾丸和附睾的附件分别附着于睾丸上极和附睾头，大多数附件为带蒂、卵圆形。精索包含输精管、动脉及蔓状静脉丛等。精索外静脉位于蔓状静脉丛后方，蔓状静脉丛与精索外静脉之间存在交通支。

正常超声表现 睾丸纵切呈卵圆形，横切呈近圆形，实质呈中等回声，分布均匀。睾丸纵隔位于睾丸后外侧缘，呈条索状高回声。附睾头部、尾部膨大，体部狭小。头部部分区域呈中等回声、部分区域呈低回声，体部尾部呈低回声。精索上段走向较平直、下段弯曲，呈不均匀高回声，内可见到数条管状结构。大多数附件的形态呈卵圆形、带蒂，少数呈其他形状，内呈均匀、中等回声，少数呈无回声。正常成年人的睾丸鞘膜腔内可存在少量液体。睾丸实质内血流信号呈点状或条状分布。在平静呼吸状态下，蔓状静脉丛的血流不易显示，深吸气时可见血液回流。睾丸内的动脉血流频谱为低速低阻型。

临床应用 高频彩色多普勒超声检查是诊断阴囊疾病的首选方法，包括阴囊炎症、阴囊结核、阴囊肿瘤、阴囊疝等。是临床鉴别阴囊急症病因的主要方法，能够判别睾丸扭转的程度及其预后。大多数隐睾患者通过超声检查，可获得明确诊断，并与滑行睾丸、回缩睾丸及异位睾丸相鉴别。判断睾丸外伤程度，对精索静脉曲张进行诊断和分级。超声造影、超声弹性成像等新技术对睾丸扭转、肿瘤的诊断也有一定的帮助。

（薛恩生）

yīnnáng chāoshēng jiǎnchá jìshù

阴囊超声检查技术（ultrasound examination of scrotal）

超声作为阴囊常用的影像学检查方法，可以评估阴囊的多种病变，在临床上应用十分广泛。

准备事项 常规阴囊检查，患者一般无特殊准备，寻找盆腔内隐睾时应适当充盈膀胱。检查过程要注意保护患者的隐私。

检查体位 一般采用平卧位，充分暴露外阴部。检查精索静脉曲张、疝时，应加站立位。

检查方法 常用彩色多普勒超声诊断仪，常规选用10~14MHz频率的线阵探头。阴囊明显肿大时，加用3.0~6.0MHz频率的凸阵探头。

用灰阶超声观察阴囊壁、睾丸、附睾、附件、鞘膜腔及精索的形态和回声，多切面和双侧对照扫查，必要时测量睾丸、附睾的大小。利用彩色多普勒超声观察睾丸、附睾的血流信息。采用瓦尔萨尔瓦动作，改变腹腔内压力，以利于精索静脉曲张、隐睾及疝的诊断。

测量方法 取睾丸最大纵切面和横切面，分别测量长径和厚径、宽径。正常成年人，睾丸长径3.5~4.5cm，厚径1.8~2.5cm，宽径2~3cm。取附睾最大纵切面，分别测量头部、尾部的厚径。附睾头部厚径小于1cm，尾部厚径小于0.8cm。

（薛恩生）

jíxìng gāowán fùgāo yán

急性睾丸附睾炎（acute epididymo-orchitis）

急性附睾炎（acute epididymitis）主要是因后尿道、前列腺、精囊等处的细菌通过输精管逆行感染所致附睾炎症的疾病；临床较多见，以中青年为主。急性睾丸炎（acute testitis）主要为血源性感染或经淋巴途径感染而引起的睾丸炎症性疾病，多继发于流行性腮腺炎或并发于急性附睾炎，单纯性急性睾丸炎罕见。

病理生理基础 急性附睾炎，附睾局部肿大，多见于附睾尾部，或可弥漫性肿大，或伴有睾丸弥漫性肿大。睾丸附睾组织水肿、充血，严重者可形成脓肿。继发于流行性腮腺炎的急性睾丸炎，有流行性腮腺炎的病史，后期可出现睾丸萎缩。

临床表现 阴囊红肿、疼痛，以一侧多见，少数患者伴有高热、寒战等症状。

超声影像学表现 包括以下方面。

二维超声 ①急性附睾炎：附睾尾部肿大，或弥漫性肿大，病灶多呈不均匀低回声。②急性睾丸炎：睾丸弥漫性肿大，回声不均匀，继发于流行性腮腺炎的炎症可以发生于双侧睾丸。③脓肿形成，炎症区内出现含细点状回声的液性区，边界多不清晰。④常伴发精索急性炎症，精索增粗，回声不均匀增强。患侧阴囊壁明显增厚，回声不均匀。鞘膜腔少量积液，或含有细点状、细条状回声。

彩色和频谱多普勒超声 炎症区域血流信号明显增多，附睾内分布不均匀，睾丸内呈扇形分布。脓肿内无血流信号显示。睾丸动脉及其分支的血流速度加快，频谱呈高速低阻型（图1）。

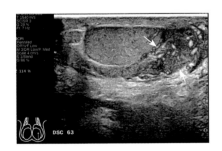

图1 急性附睾炎超声图像

注：左侧附睾尾部肿大（箭号），回声不均匀，血流信号丰富。

超声影像学鉴别诊断 急性附睾炎应注意与附睾结核急性期相鉴别，急性睾丸附睾炎与睾丸附睾结核的急性早期的图像非常相似，如有结核病史及附睾胀痛反复发作史，支持结核的诊断。

急性睾丸炎应注意与睾丸扭转后自行松解相鉴别。扭转自行松解时，睾丸内血供增多，但疼痛明显减轻。

（薛恩生）

gāowán fùgāo jiéhé

睾丸附睾结核（orchi-epididy-mal tuberculosis）

因结核分枝杆菌感染而引起的结核性睾丸附睾炎。大多数的睾丸附睾结核继发于泌尿系结核，也可继发于肺或其他器官结核，也可单独发病。结核病灶多起始于附睾尾部，继而弥散于整个附睾。严重者，结核病灶可以侵及精索、睾丸、阴囊壁。

病理 主要的病理改变包括急性期的结核性肉芽肿、干酪样坏死、脓肿，以及慢性期的纤维化、钙化等。

临床表现 常表现附睾痛性肿块，边界触诊不清，并有反复发作史。急性期，疼痛加剧，病灶增大，可伴有阴囊壁红肿。后期，睾丸附睾触诊不清，阴囊壁或触及结节，皮肤破溃。

超声影像学表现 包括以下方面。

二维超声 ①附睾结核：多表现为附睾尾部肿大，病灶多呈不均匀低回声，边界不清楚。病灶也可弥散于整个附睾。②睾丸结核：其大小正常或增大，病灶以低回声多见，边界清楚或不清楚，多为散在分布。附睾结核浸润睾丸，其局部被膜不完整。③脓肿形成时，病灶内含有液性区，边界不清楚，内见飘浮的细点状回声。慢性期，病灶多呈等至高回声，边界不清楚，也可见到斑点状钙化。④阴囊壁结核：壁局部增厚，回声不均匀，或可见低回声结节，或可见液性区，常伴有鞘膜腔积脓。

彩色多普勒超声 急性期，病灶内血流信号较丰富，分布杂乱。脓肿区内无血流信号显示。慢性期，病灶仅有少量或无血流信号显示（图1）。

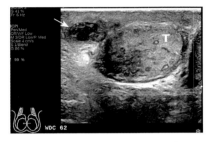

图1 睾丸附睾结核超声图像

注：右侧睾丸（T）、附睾（箭号）内病灶呈不均匀低回声，边界不清楚。

超声影像学鉴别诊断 睾丸附睾结核应注意与睾丸附睾炎、睾丸附睾肿瘤鉴别。睾丸附睾结核的急性早期的图像与急性睾丸附睾炎非常相似，必须结合临床疗效予以鉴别，结核的后期病灶回声杂乱，伴有脓肿、干酪样坏死、钙化等，容易诊断。无结核病史、症状的孤立性结核病灶，仅仅从声像图表现不容易与肿瘤区别，必要时进行活检。

（薛恩生）

gāowán zhǒngliú

睾丸肿瘤（testicular tumor）

在各种致瘤因子作用下，睾丸局部上皮组织或间叶组织的细胞增生所形成的肿瘤。睾丸肿瘤中大多数为恶性肿瘤。恶性肿瘤多为原发性的，其中精原细胞瘤占35%～71%，好发年龄30～50岁。胚胎癌和畸胎瘤（癌）好发于青少年，卵黄囊瘤多见于婴幼儿。继发性恶性睾丸肿瘤多见于白血病睾丸浸润。睾丸良性肿瘤包括表皮样囊肿、间质性肿瘤等。

病理生理基础 生殖性肿瘤来源于生殖上皮，包括精原细胞瘤、混合性生殖细胞瘤、胚胎癌、畸胎瘤、卵黄囊瘤、绒毛膜上皮癌等。非生殖性肿瘤来源于间质细胞、支持细胞等，包括间质细胞瘤、支持细胞瘤、表皮样囊肿、淋巴瘤等。继发性睾丸肿瘤主要有睾丸白血病浸润、恶性淋巴瘤的转移。

临床表现　睾丸肿大，质地变硬。当肿瘤出血、坏死时，可伴发阴囊疼痛。也可无任何症状和体征，仅在超声检查阴囊时被偶然发现。恶性睾丸肿瘤以淋巴结转移为主。患者肿瘤标志物检查，卵黄囊瘤、畸胎瘤及 60%胚胎癌的 α-FP 升高，绒癌、50%胚胎癌和10%精原细胞瘤的 HCG 阳性。

超声影像学表现　①原发性睾丸恶性肿瘤：单发为主。精原细胞瘤，呈实质性团块，以不均匀低回声多见，境界清楚或局部欠清楚。胚胎癌、卵黄囊瘤、畸胎瘤，以实性为主，回声不均匀，可含有少量液性区，境界清楚或不清楚。肿瘤侵及被膜时，被膜回声不完整。肿瘤血流信号丰富，分布紊乱，血流速度加快（图1）。②继发性睾丸肿瘤：多为双侧性，实质内出现散在斑片状回声，或多发低回声小结节，境界清楚或不清楚。③睾丸良性肿瘤：畸胎瘤呈多房性囊性团块，囊腔内含有细点状回声及团状强回声等，境界清楚；血流信号不丰富，主要分布于分隔内。表皮样囊肿呈圆形或椭圆形，境界清楚，内部回声不均匀，呈类实性改变；典型声像图呈"洋葱环"征，瘤内无血流信号显示（图2）。间质性肿瘤呈圆形或椭圆形，内部多为低回声，较均匀，边界清楚；瘤内可有较丰富血流信号显示。

超声影像学鉴别诊断　①睾丸肿瘤要注意与睾丸结核、局灶

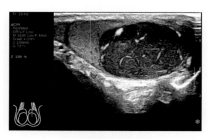

图1　睾丸精原细胞瘤超声图像
注：左侧睾丸，瘤体呈不均匀低回声团块，境界清楚，血流信号丰富，分布杂乱。

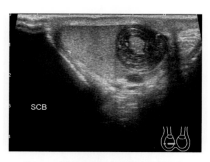

图2　睾丸表皮样囊肿超声图像
注：右侧睾丸，瘤体呈圆形，境界清楚，内部呈"洋葱环"征。

性炎症或坏死相鉴别。肿瘤形态多呈球形，常偶然发现；结核、局灶性炎症或坏死，形态不规则，一般无明显球形感，具有相应的症状与体征。②睾丸良恶性肿瘤的鉴别，肿瘤的边界、回声、血流分布以及病程、血液肿瘤标志物检测等有助于鉴别。

(薛恩生)

fùgāo zhǒngliú

附睾肿瘤（epididymal tumor）

附睾局部上皮组织或间叶组织细胞增生所形成的肿瘤。临床少见，多数为单发，好发于附睾尾部。附睾肿瘤大多数为良性肿瘤，常见的是腺瘤样瘤，其次为平滑肌瘤及囊腺瘤；恶性肿瘤主要为肉瘤和癌。

病理　①良性肿瘤：部分肿瘤以单一肿瘤细胞为主，部分肿瘤由多种瘤细胞混合而成。腺瘤样瘤来源于间皮组织，由上皮细

胞和纤维间质细胞构成。附睾囊腺瘤可能来源于附睾表面上皮，上皮增生分泌形成囊腔。②恶性肿瘤：无包膜，边界不清，常常侵及周围组织。

临床表现　多为患者偶然触及附睾局部硬结，无压痛或轻微压痛。良性肿瘤，生长缓慢，无明显疼痛；恶性肿瘤生长迅速。

超声影像学表现　①良性肿瘤：多位于附睾尾部，形态呈圆形或椭圆形，边界清楚。腺瘤样瘤以实性为主，回声均匀，呈低至高回声，血流信号不丰富。囊腺瘤，瘤体呈多房囊性，分隔见少量血流信号（图1）。②恶性肿瘤：形态多不规则，边界不清楚，回声不均匀，血流信号较丰富。

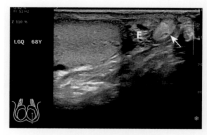

图1　附睾腺瘤样瘤超声图像
注：左侧附睾尾部（E），瘤体（箭号）呈均匀高回声，边界清楚。

超声影像学鉴别诊断　附睾肿瘤要注意与慢性附睾炎、附睾结核相鉴别。①慢性附睾炎：病灶回声不均匀，无明显边界，病程长，或有急性附睾炎症病史。②附睾结核：病灶回声不均匀、杂乱，边缘不规则，边界不清晰，常有反复发作史，有结核感染病史与症状。

(薛恩生)

gāowán fùgāo nángzhǒng

睾丸附睾囊肿（cyst of testis and epididymis）

生精小管、输出小管、附睾管因阻塞、分泌物

潴留导致局部小管囊状扩张或因胚胎期残留的上皮成分发展而形成囊性病变的疾病。睾丸囊肿（testicle cyst）根据其发生部位，分为单纯性囊肿、白膜囊肿和睾丸网囊肿。

病理生理基础 单纯性囊肿，因曲细精管、直细精管等局部阻塞、囊状扩张而形成的。睾丸网囊肿，因睾丸网局部囊状扩张而形成。白膜囊肿来源于睾丸白膜。附睾囊肿因附睾内输出小管或附睾管局部阻塞、囊状扩张而形成。体积大的睾丸网囊肿、附睾囊肿可引起精道梗阻。囊肿内含有大量精子时，即为精液囊肿。

临床表现 单纯性囊肿和睾丸网囊肿，临床不容易扪及，无相应症状。白膜囊肿可向睾丸表面凸起，容易触及，无触痛。附睾囊肿以附睾头囊肿多见，大的囊肿容易扪及，质地软，无触痛。

超声影像学表现 ①睾丸囊肿单发多见。单纯性囊肿位于实质内；睾丸网囊肿位于纵隔内；白膜囊肿位于被膜内；附睾囊肿多位于附睾头内，单发或多发。②囊肿呈圆形或椭圆形，边界清晰；精液囊肿多见于附睾头部，囊内可见大量细点状回声漂浮或沉积。囊壁薄，内透声好，少数囊内可见细分隔，无血流信号显示。大的囊肿后方回声增强（图1，图2）。

超声影像学鉴别诊断 睾丸网囊肿要注意与睾丸网扩张相鉴别。睾丸网囊肿可以多发，但囊肿呈圆形或椭圆形，囊腔之间不相通；睾丸网扩张，其囊腔之间相通。睾丸白膜囊肿要注意与鞘膜壁层囊肿相鉴别。挤压阴囊，白膜囊肿随睾丸而移动，而鞘膜壁层囊肿不随睾丸而移动。囊肿出血时，要注意与精液囊肿、睾

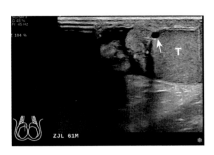

图1 睾丸白膜囊肿超声图像

注：右侧睾丸（T）上极，白膜下小囊肿（箭号），边界清晰，内透声好。

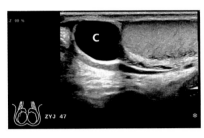

图2 附睾囊肿超声图像

注：右侧附睾头部囊肿（C），囊肿边界清晰，囊壁薄，内透声好，囊肿后方回声增强。

丸肿瘤相鉴别。囊肿出血，囊内无血流信号，肿瘤内多有血流信号显示。

（薛恩生）

yǐngāo

隐睾（cryptorchidism） 睾丸在下降过程中因受精索过短、睾丸引带畸形等多种因素影响，使睾丸不能降至阴囊而停留在腹膜后、腹股沟管或阴囊入口处的疾病。以腹股沟隐睾多见，约为75%，盆腔、膜后隐睾约为25%。隐睾容易发生恶变，也可发生扭转，双侧隐睾可导致不育。

病理 睾丸生精小管退变、萎缩，周围间质纤维化，精原细胞数量少。青春期后睾丸生精功能低下。

临床表现 自幼阴囊空虚，以单侧多见，部分腹股沟隐睾可被扪及。

超声影像学表现 ①隐睾呈椭圆形，境界清楚，内部回声均匀。有的隐睾周围存在少量积液。恶变时，睾丸实质内可见低回声团块，境界清楚或不清楚。合并扭转时，睾丸体积较前明显肿大，回声不均匀，触痛明显（图1）。②小隐睾、腹膜后隐睾血流信号不易显示。③隐睾恶变：团块内可见较丰富的血流信号。④合并扭转，隐睾无血流信号显示。

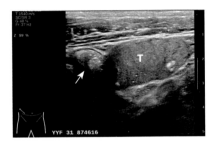

图1 隐睾超声图像

注：右侧盆腔隐睾（T），箭号：肠管。

超声影像学鉴别诊断 隐睾要注意与腹股沟或腹膜后肿大的淋巴结及肿瘤相鉴别。腹股沟隐睾在瓦尔萨尔瓦动作或外力作用下可滑动，而淋巴结不移动。隐睾呈均匀低回声，淋巴结可见淋巴门结构，肿瘤回声不均匀。

（薛恩生）

gāowán niǔzhuǎn

睾丸扭转（testicular torsion） 因发育异常引起精索扭转、睾丸缺血乃至坏死的睾丸缺血性疾病。正常睾丸后侧缘通过睾丸系膜固着于阴囊壁，当系膜发育异常时，睾丸悬空于阴囊内，形成"钟摆"式睾丸，是睾丸扭转的主要原因。阴囊过度收缩或碰撞可发生睾丸扭转。

病理生理基础 睾丸扭转时，精索内血管受压、血液供应受阻，睾丸淤血、缺氧，乃至缺血、坏

死。睾丸扭转可分为完全扭转和不完全扭转，后者多见。当扭转大于360°、扭转时间超过24小时，睾丸可发生完全坏死。

临床表现 发病急骤，患侧阴囊剧痛，皮肤红肿，触痛明显。扭转后期（慢性扭转），睾丸体积缩小。少数扭转可自行松解，但也容易复发。

超声影像学表现 ①睾丸完全扭转：睾丸体积轻度增大，实质回声不均匀，无血流信号显示。②睾丸不完全扭转：早期，睾丸可无增大或轻度增大，实质回声尚均匀，血流信号较健侧有所减少，动脉血流频谱呈低阻型；中期，睾丸淤血肿大，实质回声不均匀，血流信号明显减少，动脉血流频谱呈高阻型，舒张期可出现反向血流；晚期，睾丸缺血坏死，实质内出现小片状低回声区，或放射状低回声，无血流信号显示。③精索末段扭曲、增粗，呈"线团"征，并可嵌入"睾丸门"而形成"镶嵌"征。④附睾肿大，回声不均匀，无血流信号显示。⑤阴囊壁增厚，回声不均匀，血流信号增多（图1）。

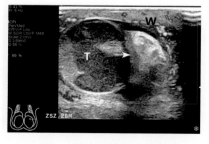

图1 睾丸扭转超声图像

注：左侧睾丸（T）扭转，实质内见低回声区，内无血流信号。精索扭曲呈高回声（箭号），内无血流信号。阴囊壁增厚，回声不均匀，血流信号增多。

超声影像学鉴别诊断 睾丸扭转自行松解应注意与急性睾丸炎相鉴别。扭转自行松解时，患侧睾丸血供虽然较健侧明显增多，但患者阴囊疼痛明显减轻。要注意睾丸不全扭转早期的诊断，当患者有典型的睾丸扭转症状时，尽管声像图表现不典型，仍然要注意早期不完全扭转的可能，应在数小时内密切超声随访。

（薛恩生）

gāowán fùgāo fùjiàn niǔzhuǎn

睾丸附睾附件扭转（torsion of testicular appendage） 因发育异常引起睾丸附睾附件蒂部扭转、附件缺血乃至坏死的睾丸附睾附件缺血性疾病。正常睾丸附睾各有一个附件，分别附着于睾丸上极和附睾头，睾丸附件为副中肾管的残留体，附睾附件为中肾管的残留体。附件多呈卵圆形，有的附件蒂部细而短，在外力的作用下容易发生附件扭转。附件扭转发生于儿童、少年。

病理生理基础 扭转的附件淤血、肿胀，严重者缺血坏死，附件附着处组织充血、水肿。

临床表现 患侧阴囊突发疼痛，轻度红肿，局部触痛明显。部分患儿，扭转处阴囊皮肤呈紫蓝色，即"蓝点"征。

超声影像学表现 ①扭转的附件位于睾丸上极或附睾头旁，体积肿大，呈卵圆形或圆形，回声不均匀，内无血流信号显示，其周围组织血流信号增多。②附睾附件扭转，附睾头肿大，回声不均匀，血供增多。③患侧阴囊壁增厚，伴有睾丸鞘膜腔少量积液（图1）。

超声影像学鉴别诊断 附件扭转要与睾丸不全扭转早期相鉴别，扭转的附件呈圆形或椭圆形、边界清楚，扭转的精索呈团块状、部分边界不清楚。附睾附件扭转也要与急性附睾炎症相鉴别，主

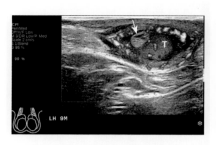

图1 睾丸附件扭转超声图像

注：左侧睾丸（T）附件（箭号）肿大，回声不均匀，内无血流信号。

要识别有无扭转的附件。

（薛恩生）

yīnnáng wàishāng

阴囊外伤（scrotal trauma） 大多数因各种外力撞击所致的阴囊闭合性损伤。常见的损伤部位是阴囊壁和/或睾丸，附睾、精索少见。

病理生理基础 阴囊壁局部水肿、充血，严重者血肿形成，睾丸鞘膜腔积血。睾丸损伤可分为：①钝挫伤，睾丸被膜完整，实质局部充血或血肿形成；②挫裂伤，局部被膜破裂，内容物溢出；③破碎，多处被膜破裂，大部分实质碎裂。

临床表现 阴囊肿痛，皮肤淤血，睾丸、附睾触诊不清楚。

超声影像学表现 ①阴囊挫伤：壁局部增厚，回声不均匀，血流信号增多。血肿形成，壁内出现液性区，形态不规则，内含有细点状或絮状回声，内无血流信号显示。睾丸鞘膜腔积液，内含有细点状或絮状物回声。②睾丸钝挫伤：睾丸大小正常或轻度增大，被膜完整，被膜下出现不均匀低回声区，边界不清晰，或呈局限性积液。损伤区多无血流信号显示，其周围实质血流信号增多。③睾丸挫裂伤：睾丸增大，局部被膜中断，实质回声不均匀，其周围鞘膜腔内出现回声不均匀

团块，形态不规则，无血流信号。④睾丸破碎：睾丸轮廓显示不完整，实质多处断裂，损伤区回声不均匀、杂乱，或间有不规则液性区，多无血流信号显示。严重者，阴囊内结构显示不清楚（图1）。

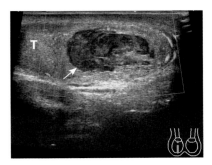

图1 睾丸外伤超声图像

注：右侧睾丸（T）中下部见一不均匀低回声区（箭号），内无血流信号，周围实质血流信号增多。

超声影像学鉴别诊断 睾丸钝挫伤要注意与睾丸肿瘤或局灶性炎症相区别，睾丸钝挫伤可呈局灶性低回声，形似睾丸肿瘤或局灶性炎症，外伤或炎症的病史及复查病灶大小、回声的变化都有助于鉴别。睾丸破碎要注意与斜疝嵌顿相鉴别，要关注病史并寻找是否存在形态完整的睾丸，必要时使用腹部探头检查。此外，还要注意的是外伤也可导致睾丸扭转。

（薛恩生）

jīngsuǒ jìngmài qūzhāng

精索静脉曲张（varicocele）

因精索内静脉蔓状静脉丛的扩张、异常伸长和迂曲而导致的疾病。多见于青壮年，是男性不育的常见原因之一。

病理生理基础 精索内静脉瓣缺如或关闭不全，肾静脉的血液经精索内静脉反流至蔓状静脉丛，日积月累而致静脉丛扩张、迂曲。淤滞的血液，导致睾丸微循环障碍，使睾丸附睾的生精、

精子成熟等功能下降，严重者导致不育。

临床表现 轻度精索静脉曲张无任何症状和体征；重度精索静脉曲张，阴囊扪及索状肿块，伴有胀痛，长时间站立或行走时症状尤为明显。亚临床型精索静脉曲张是指蔓状静脉丛扩张并伴有彩色多普勒超声能够检出血液反流而临床不能触及发现。

超声影像学表现 包括以下方面。

二维超声 蔓状静脉丛扩张，内径超过1.5mm。静脉重度曲张者，静脉走行迂曲、杂乱，内可见缓慢的血流，可伴精索外静脉的扩张。

彩色多普勒超声 ①瓦尔萨尔瓦试验时，扩张的蔓状静脉丛内出现反向血流，反流时间超过1秒。同时，如伴有精索外静脉回流增多，提示蔓状静脉丛与外静脉之间交通支开放。②精索静脉反流阳性的彩色多普勒超声诊断标准：患者站立位，瓦尔萨尔瓦试验时，蔓状静脉丛连续出现反流、时间超过1秒。③精索静脉反流的彩色多普勒超声分级：Ⅰ级，仅在瓦尔萨尔瓦试验时，蔓状静脉丛出现反流阳性；Ⅱ级，深呼吸时蔓状静脉丛出现反流，瓦萨瓦试验反流加重；Ⅲ级，平静呼吸时蔓状静脉丛即可出现反流，深呼吸及瓦尔萨尔瓦试验反

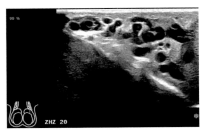

图1 精索静脉曲张超声图像

注：左侧蔓状静脉丛迂曲、扩张。

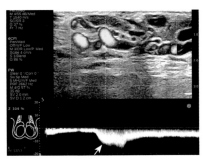

图2 精索静脉曲张超声频谱图像

注：左侧蔓状静脉丛扩张，Ⅲ级反流，平静呼吸时出现反流，瓦尔萨尔瓦试验反流加重（箭号）。

流加重（图1，图2）。

超声影像学鉴别诊断 精索静脉曲张要注意与扩张的精索外静脉及阴囊后壁静脉相鉴别，精索外静脉血液回流至髂外静脉，阴囊后壁静脉血液回流至阴部内静脉，这两者静脉即使曲张也不易出现反流。

（薛恩生）

qiàomó jīyè

鞘膜积液（hydrocele）

鞘膜腔内积聚的液体超过正常生理量的疾病。根据积液的部位可分为精索鞘膜积液、睾丸鞘膜积液、混合型鞘膜积液、交通性鞘膜积液4型。

病理生理基础 胎儿期睾丸下降时，局部腹膜形成鞘状突并伴随着睾丸通过腹股沟管进入阴囊。包绕精索的鞘状突为精索鞘膜，在睾丸进入阴囊后则闭锁，闭锁不良者可产生精索鞘膜积液。包绕睾丸的鞘状突形成睾丸鞘膜腔，阴囊炎症、阴囊静脉回流障碍、淋巴管阻塞以及低蛋白血症等均可导致睾丸鞘膜积液。精索鞘膜腔与腹腔相通，或睾丸鞘膜腔与腹腔相通，则形成交通性鞘膜积液。

临床表现 ①精索鞘膜积液：为腹股沟或阴囊根部无痛性包块，

触及呈囊性感。②睾丸鞘膜积液：阴囊无痛性肿大，大量积液时睾丸附睾触诊不清。③交通性鞘膜积液，为站立位腹股沟扪及包块或阴囊增大，而平卧后缩小。

超声影像学表现 ①精索鞘膜积液：呈长椭圆形，包绕精索，境界清楚。②睾丸鞘膜积液：少量积液，液体聚集于睾丸上下极周围，中至大量积液，液体环绕睾丸（除后缘外）（图1）。③混合型鞘膜积液：积液延伸至精索（下段）周围。④交通性鞘膜积液：精索鞘膜腔或睾丸鞘膜腔内聚集过多的液体量，在平卧位或被挤压时可明显减少。⑤鞘膜伴有炎症或出血时，积液内可见细点状、带状或絮状物回声。

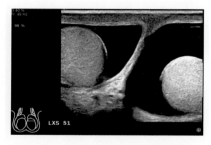

图1 睾丸鞘膜积液超声图像

注：双侧睾丸鞘膜积液。

超声影像学鉴别诊断 睾丸、精索鞘膜积液要注意与睾丸旁囊肿、精索囊肿相鉴别，后者为积液包绕睾丸、精索，囊肿位于睾丸、精索一侧。

（薛恩生）

xiéshàn

斜疝（indirect hernia） 腹股沟管内腹膜鞘状突未闭锁而导致大网膜或/和肠管进入腹股沟甚至阴囊而形成的疝。多见于少儿及老年人。

病理生理基础 胎儿期时，局部腹膜形成鞘状突并伴随着睾丸下降进入腹股沟管、阴囊。鞘状突未闭锁、腹内压增高，使大网膜或/和肠管突入腹股沟、阴囊。可复性疝，疝囊颈部宽大，疝内容物容易突入、还纳。难复性疝，疝囊颈部狭小或粘连，疝内容物不能还纳腹腔内。斜疝嵌顿多发生于腹内压骤增或疝内容物旋转时，可导致大网膜、肠管的缺血、肿胀，甚至坏死。

临床表现 可复性疝，腹股沟或/和阴囊内无痛性包块，平卧位或挤压时，包块可缩小或消失。难复性疝，包块持续存在，并逐渐增大。斜疝嵌顿，突发剧烈疼痛，疝内容物为肠管时伴有肠梗阻症状。

超声影像学表现 ①腹股沟疝内容物多呈条索状，阴囊内疝内容物呈条索状或团状，其周围常有少量液体聚集。②疝内容物为大网膜时，呈不均质高回声，无蠕动现象。内容物为肠管时，可见到肠壁、肠内容物及肠蠕动（图1）。③瓦尔萨尔瓦试验，可复性疝可见内容物向下滑动、体积增大；难复性疝，其内容物不易滑动，体积不易变化。大网膜或肠管壁内有少量血流信号显示。④完全嵌顿疝疝内容物不滑动，触痛明显，内无血流信号显示。⑤肠管嵌顿，肠蠕动亢进或消失，肠腔明显扩张、积液。

超声影像学鉴别诊断 ①斜

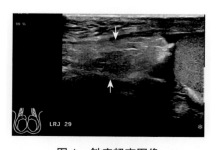

图1 斜疝超声图像

注：右侧斜疝，内容物为大网膜（箭号），呈不均匀高回声。

疝应注意与精索肿瘤相鉴别，超声图像监测下示精索肿瘤不随腹压改变而滑动或发生体积变化。②斜疝应注意与直疝相鉴别，先寻找并横切腹壁下动脉，观察疝内容物与腹壁下动脉的关系，斜疝疝内容物经腹壁下动脉外侧的腹股沟管内环进入腹股沟管，直疝疝内容物经腹壁下动脉内侧的腹股沟三角进入腹股沟区。

（薛恩生）

gāowán wēi xiǎo jiéshí

睾丸微小结石（testicular microlithiasis） 睾丸曲细精管内散在分布微小钙化体的疾病。病因不清楚，常伴发于隐睾和精索静脉曲张。

病理生理基础 微小结石位于曲细精管内，呈球形，其核心为小管上皮细胞的碎屑，糖蛋白和钙盐呈环形分层沉积在碎屑上，外周包绕数层胶原纤维样组织。大量的微小结石可阻塞曲细精管，阻碍精子发育和运动，降低睾丸生精功能。

临床表现 临床上无特异的症状与体征。

超声影像学表现 双侧睾丸实质内，散在分布的点状强回声，直径小于1mm，后无声影。睾丸大小正常，实质内血流分布、血流动力学无特异表现。可伴发于隐睾和精索静脉曲张等（图1）。

超声影像学鉴别诊断 睾丸

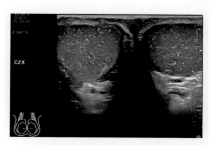

图1 睾丸微小结石超声图像

微小结石应注意与睾丸钙化灶相鉴别，钙化呈局灶性分布，表现为斑点状、短棒状、小片状强回声，或后方伴有声影。

（薛恩生）

fùgāo yūjī zhèng

附睾淤积症（epididymal stasis）

主要因输精管结扎术导致输精管的梗阻而使附睾管扩张、附睾肿大的疾病。

病理生理基础　附睾具有贮存和运送精子的功能，输精管梗阻后，精子、睾丸和附睾分泌液不能排出而滞留于附睾管内，引起附睾管扩张。输精管炎症或发育异常也可使输精管梗阻，精子潴留，形成梗阻性无精症。

临床表现　主要表现为双侧或单侧附睾胀痛，于疲劳或性交后症状加重。当身体抵抗力下降时，容易并发感染。

超声影像学表现　双侧或单侧附睾弥漫性肿大，附睾管扩张。附睾管走行蟠曲，因而扩张的管腔显示为"细网格样"改变，管间有少量血流信号显示。伴有输精管梗阻近段的扩张（图1）。

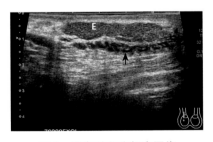

图1　附睾淤积症超声图像

注：显示右侧附睾（E）肿大，附睾管扩张呈"细网格样"改变，输精管起始段（箭号）扩张。

超声影像学鉴别诊断　附睾淤积症主要与附睾弥漫性疾病（如急性附睾炎、附睾结核）相鉴别。后两者附睾回声不均匀，附

睾管无扩张，血流信号丰富。

（薛恩生）

nèizàng xuèguǎn chāoshēng

内脏血管超声（visceral vascular ultrasound）

腹腔大血管及其主要分支的超声检查，可以观察血管管壁结构、测量血管管径及管腔内血流参数。

解剖　内脏血管指腹腔大血管及其主要分支，包括动脉和静脉。动脉包括腹腔干、肝动脉、脾动脉、肾动脉、肠系膜上动脉、肠系膜下动脉等；静脉包括肝静脉、门静脉、肠系膜上静脉、脾静脉、肾静脉等（图1）。

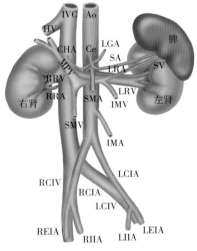

图1　腹部血管解剖示意图

注：AO，腹主动脉；Ce，腹腔干；LGA，胃左动脉；CHA，肝总动脉；SA，脾动脉；SMA，肠系膜上动脉；IMA，肠系膜下动脉；LCIA，左髂总动脉；RCIA，右髂总动脉；IVC，下腔静脉；HV，肝静脉；MPV，门静脉；SV，脾静脉；SMV，肠系膜上静脉；RRV，右肾静脉；LCIV，左髂总静脉；RCIV，右髂总静脉；LEIA，左髂外动脉；LIIA，左髂内动脉；RIIA，右髂内动脉；REIA，右髂外动脉。

腹主动脉为人体最大的动脉，腹腔干为腹主动脉的第一个分支，从腹主动脉左前壁发出，其三大分支为胃左动脉、肝总动脉和脾动脉；腹腔干下方约1cm处为肠系膜上动脉，通常起自腹主动脉

前壁，供应小肠、右半结肠和大部分横结肠的血液；肠系膜下动脉起自腹主动脉前壁，供应降结肠、乙状结肠和直肠上段的血液。

下腔静脉是人体最大的静脉，收集下肢、盆部和腹部的静脉血。下腔静脉由左、右髂总静脉汇合而成，位于脊柱右前方，沿腹主动脉右侧上行，开口于右心房。

门静脉由肠系膜上静脉和脾静脉汇合而成。

正常超声表现　灰阶超声可以观察到较为粗大的动脉，如腹主动脉、腹腔干动脉、肠系膜上动脉及肾动脉主干的管壁结构；彩色多普勒超声可以观察管腔内血流是否通畅，频谱多普勒超声可以测量血流速度等参数，从而判断管腔是否存在狭窄（图2）。

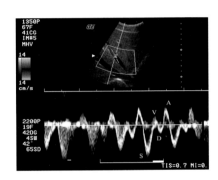

图2　正常肝静脉血流多普勒频谱

注：其波形依次由S波、V波、D波和A波组成。

临床应用　内脏血管超声临床应用十分广泛，可以协助诊断多种疾病，如动脉粥样硬化、动脉瘤、动脉夹层、动脉狭窄、静脉血栓及动静脉瘘等多种病变。

（李建初）

nèizàng xuèguǎn chāoshēng jiǎnchá jìshù

内脏血管超声检查技术（ultrasaound examination of visceral vessel）

超声作为腹部内脏血管最常用的首选影像学检查方法，

可以评估内脏动静脉血管的多种病变，在临床上应用十分广泛。

准备事项 除患者病情危急需立即行超声检查外，应嘱患者禁食8小时以上，以清晨空腹检查为宜。

检查体位 根据不同的扫查部位和所针对的血管检查项目，可相应地取仰卧位、侧卧位或俯卧位。站立位利用下移的肝脏做透声窗，有助于一些血管段的检查，也可使一些静脉扩张而方便检查。

检查方法 主要包括以下方面。

腹主动脉及其主要分支 ①腹主动脉：腹正中纵切和横切扫查是检查腹主动脉的常用切面，深吸气后屏气利用下移的肝脏作透声窗，有助于腹主动脉上段的检查，探头加压可消除部分肠道气体的干扰，也有助于检查，注意动脉瘤处不宜加压。但肥胖、腹胀及大量腹水患者可导致上述切面检查不满意甚至失败，此时，采用右侧卧位左侧腰部冠状面扫查，利用脾、肾做透声窗来显示腹主动脉。观察腹主动脉的病变情况有助于对其分支血管病变的评估，例如腹主动脉有广泛的动脉粥样硬化并斑块形成时，需警惕其分支血管存在类似病变，尤其注意观察血管起始处斑块和狭窄。②腹腔干，肠系膜上、下动脉：此三条血管的检查均采取仰卧位横切和纵切扫查，超声观察内容与腹主动脉一致。其中，腹腔干位于肝尾状叶下方、肠系膜上动脉和胰腺的上方，纵切显示其与腹主动脉垂直或与腹主动脉形成向头侧的夹角，横切显示腹腔干及其分支肝总动脉和脾动脉形成"Y"形或"T"形，另一分支胃左动脉常不易显示。腹腔干

根部下缘至肠系膜上动脉根部上缘的距离为0.1~0.6cm。纵切稍偏右显示肠系膜上动脉长轴，其起始于腹主动脉前壁，经脾静脉和胰颈的后方下行，右侧有肠系膜上静脉伴行。在髂总动脉分叉处上方3~4cm处，纵切稍偏左显示肠系膜下动脉起始于腹主动脉左前壁，沿腹后壁腹膜深面朝左下走行。③肾动脉：首先在肠系膜上动脉起始下方1cm处测量腹主动脉峰值流速；然后使用腹正中横切扫查、右前腹肋间或肋缘下横切扫查或侧腰部冠状面扫查，观察肾动脉主干血流充盈情况和有无紊乱血流，测量收缩期峰值流速；最后，测量叶间动脉的峰值流速、收缩早期加速时间和阻力指数（图1）。过度肥胖、肠气干扰等影响因素可使肾动脉主干检查失败。

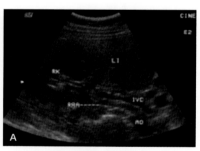
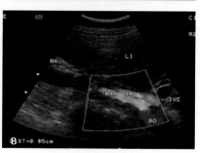

图1 肾动脉二维超声和彩色多普勒血流超声图像

注：A.肾动脉管壁为线状回声带，其间为无回声；B.彩色多普勒血流显像显示肾动脉管腔内血流信号均匀充盈，其前方为肾静脉和下腔静脉。LI示肝脏；RK示右肾；AO示腹主动脉；IVC示下腔静脉；RRA示右肾动脉；RRV示右肾静脉。

下腔静脉及其属支 ①下腔静脉：下腔静脉由双侧髂静脉汇合而成，在腹主动脉右侧走行，汇入右心房。检查时，将探头置于剑突下腹正中线偏右约2cm处，自上往下进行纵切、横切追踪观察下腔静脉的管壁和管腔内情况，注意管腔内有无异常回声，探头加压后管腔的改变。或将探头置于右前腹肋间或右侧腰部，行冠状面扫查，利用肝和右肾做透声窗，能够显示呈平行排列的下腔静脉和腹主动脉的长轴图像。站立位或瓦尔萨尔瓦动作时，由于下腔静脉扩张，有助于此静脉的观察。CDFI主要用于观察管腔内血流是否通畅、血流方向、充盈情况及频谱的期相性等。②肝静脉：剑突下纵切和横切扫查三支肝静脉，观察其内有无异常回声、血流充盈情况和频谱形态。探头置于右肋缘下，声束指向右上方，进行右肋缘下斜断扫查，主要用于观察肝右静脉、肝中静脉以及它们之间的交通支。也可以将探头置于右前腹肋间，呈冠状面扫查肝右静脉。③肾静脉：与同名动脉的超声探测方法基本类似。

测量方法 探头频率不宜过高，一般使用3.5MHz凸阵探头，体瘦者可选用5.0MHz凸阵探头或者9MHz线阵探头，肥胖者和位置深在的血管可采用2MHz探头。灰阶模式下测量管径宽度需垂直于管壁，测量管壁之间内径；频谱多普勒超声测量声束与血流方向夹角不宜过大，应小于60°，取样门大小为所查血管内径的1/3~1/2。

（李建初）

mén jìngmài gāoyā zhèng

门静脉高压症（portal hypertension） 门静脉压力持续升高（＞10mmHg）的疾病。正常门静

脉压力为 5～10mmHg。

病理生理基础 门静脉由肠系膜上静脉和脾静脉汇合而成，收集了胃肠道、脾、胰、胆囊的血液。各种原因导致门静脉受阻和/或血流量增加所引起的门静脉系统压力增高，继而引起脾大和脾功能亢进、食管－胃底静脉曲张、呕血和黑便等。门静脉高压包括肝前型、肝内型和肝后型，以肝内型最为常见，常为肝炎后肝硬化引起。

临床表现 主要表现为肝脏弥漫性病变、侧支循环的建立与开放、脾大和腹水。

超声影像学表现 包括以下方面（图1）。

二维超声 ①肝实质回声增粗、肝包膜表面欠平整。②门静脉内径增宽，宽约大于1.3cm。③脾静脉内径增宽，宽大于1cm。④脾大。

彩色及频谱多普勒超声 肝门静脉血流速度减低，通常低于15cm/s，频谱形态低平，随呼吸

运动频谱改变现象消失，或出现门静脉双向或离肝血流。出现门－体静脉侧支循环形成。

超声影像学鉴别诊断 ①充血性心力衰竭：心功能减低可导致下腔静脉、肝静脉、门静脉均增宽。②单纯脾大：主要由血液系统疾病、脾功能亢进引起，表现为单纯脾大，无门脉高压其他临床和超声表现。

（李建初）

nèizàng dòngmài liú

内脏动脉瘤（visceral aneurysms）

腹主动脉所属各内脏动脉及其分支所产生的动脉瘤。内脏动脉瘤是罕见的血管疾病，文献报道其发生率约为0.2%，随着影像技术的发展和检测手段的提高，内脏动脉瘤的检出和文献报道日渐增多，且大多数患者无症状或症状轻微，提示内脏动脉瘤的发生率可能远高于以往文献报道。

内脏动脉瘤按其发生率高低依次为脾动脉瘤（60.0%）、肝动脉瘤（20.0%）、肠系膜上动脉瘤（5.5%）、腹腔动脉瘤（4.0%），还有肾动脉瘤、胃及胃网膜动脉瘤、肠系膜下动脉瘤等。

病理生理基础 内脏动脉瘤病因主要有动脉管壁中层先天性发育不良、动脉粥样硬化、外伤、感染、结节性多动脉炎、坏死性血管炎、动脉先天发育异常、腹内压波动等，胆管引流、肝动脉插管化疗、血管造影等医源性原因也可导致该病。另外，文献报道肝硬化门静脉高压、多次妊娠与脾动脉瘤形成相关。

临床表现 一般临床症状隐匿，多在检查其他疾病时偶然发现，部分患者以动脉瘤破裂为首发症状。

超声影像学表现 内脏动脉瘤位置各异，综合而言，具有以

下共性超声表现（图1，图2）。

二维超声 腹主动脉所属各内脏动脉主干或初级分支区域梭形无回声、低回声或混合性回声区，有搏动感，有时可见病灶与内脏动脉相连。

彩色多普勒超声 ①可在无回声区或混合性回声中无回声区呈现涡流样血流信号，且两端均与内脏动脉相连。②若为近端动脉狭窄所致狭窄远端动脉瘤，则瘤体内血流更为紊乱，在瘤体近端动脉内可探及高速血流信号。③有时病变处可见低或中等回声的附壁血栓，如果有附壁血栓形成，则瘤内彩色血流信号可以见充盈缺损。

频谱多普勒超声 病变处为涡流频谱，与其相连的血管内均为动脉频谱。

超声影像学鉴别诊断 ①假性动脉瘤：不同于真性动脉瘤的

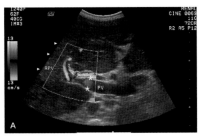
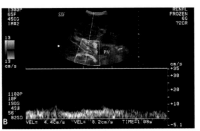

图1 门脉高压症超声图像

注：A. *之间为门静脉主干，管径增宽，门静脉右支血流反向；B.CDFI：门静脉流速减低，最高流速10.1cm/s. PV示门静脉，RPV示门静脉右支。

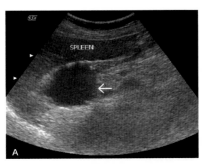
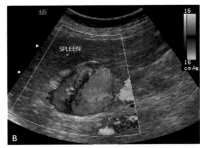

图1 脾动脉瘤超声图像

注：A.脾门内侧见无回声区（箭头），声像图表现与囊肿类似，但可见多发附壁点状强回声；B.CDFI显示该无回声区充满"旋转"的血流信号，其两端与脾动脉血流相通。SPLEEN示脾脏。

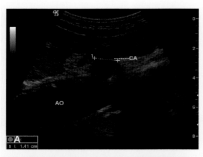

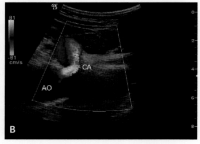

图2　腹腔干动脉瘤超声图像

注：A. "+"之间为腹腔干起始段呈梭形膨大，增宽，达1.4cm；B.CDFI显示该动脉瘤与腹腔干动脉相连，内为涡流。AO示腹主动脉，CA示腹腔干。

瘤壁具有三层管壁结构，假性动脉瘤瘤壁由周围纤维组织构成，缺乏动脉壁的三层结构，瘤颈部血流为红蓝交替，常能引出"双期双相"的特征性频谱。②动静脉瘘：瘘口处及瘘口近端的动脉为高速低阻血流频谱，瘘口远端的静脉增宽并出现动脉化血流频谱。③静脉瘤：静脉瘤的瘤壁通常极薄，在灰阶超声上难以显示瘤壁回声，瘤体无搏动性，彩色多普勒超声显示瘤体内血流较黯淡，为静脉频谱。④囊性或囊实性肿物：彩色多普勒超声内无血流信号，或在实性部分可探及血流信号。

（李建初）

nèizàng dòngmài shuānsè

内脏动脉栓塞（visceral embolism）　内脏动脉或其分支动脉堵塞导致由该血管供血的内脏器官发生缺血坏死的疾病。

病理生理基础　内脏动脉急性栓塞可由栓子脱落栓塞或动脉血栓形成所致。内脏动脉栓塞的栓子通常来源于心脏，与房颤、充血性心力衰竭、二尖瓣疾病及心肌梗死等疾病密切相关。

临床表现　根据栓塞位置不同而不同，如肾动脉栓塞主要表现为高血压、腰痛、血尿、蛋白尿等，脾梗死急性期主要症状为脾区疼痛。

超声影像学表现　包括以下方面（图1）。

二维超声　①病变段动脉管腔内低回声或中等回声，形状规则或不规则，通常与血管壁分界不清，如为陈旧性血栓脱落所致栓塞，后方可以有衰减或声影。②栓塞实质脏器如肾脏、脾脏或肝脏的灰阶超声图像可表现为相应区域多呈楔形，基底较宽，位于包膜面，回声减低，不均匀，但无明显占位感；之后梗死区可

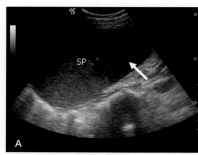

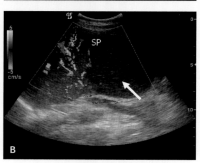

图1　脾动脉分支栓塞超声图像

注：A.脾脏下部（箭头所指处）回声减低，呈楔形，与正常脾脏组织之间的分界清晰；B. CDFI：正常脾脏组织内血管走行及分布未见异常，病变部分（箭头所指处）内部无血流信号。SP示脾脏。

逐渐回声增强，体积缩小，边界模糊，有时可见钙化灶。

彩色多普勒超声　①动脉急性完全性栓塞时，受累区域无明显血流信号，或探及少许血流信号。②不完全栓塞时，可见血流于病变处出现明显充盈缺损，残余管腔内血流束呈不规则细条状。如远端血管尚通畅，则病变段血流色彩明亮；如远端血管亦有栓塞，病变段血流色彩暗淡。③急性动脉栓塞常无侧支形成，栓塞后期可形成侧支循环。

频谱多普勒超声　①完全性栓塞时，远端血管腔内无血流信号显示。②不完全栓塞时，病变段血流速度较快，远段频谱呈低速低阻表现。

超声影像学鉴别诊断　①动脉粥样硬化斑块：有时其声影可影响彩色血流的显示，造成血流中断的假象，检查时应多切面、多角度观察，以免误诊。②脏器占位性病变：内脏动脉栓塞引起的脏器超声改变在急性期形态较特异，梗死区呈楔形，无占位效应，内部无血流信号，据此可与其他占位性病变相鉴别。

（李建初）

fùbù dòng-jìngmài lòu

腹部动静脉瘘（abdominal arteriovenous fistula）　腹部动脉与伴行静脉之间存在异常通道的疾病。比较少见，多由于外伤性或医源性原因所致。

病理生理基础及临床表现　病因包括先天性和后天性。先天性动静脉瘘较为少见，多发生于细小动静脉之间。后天性动静脉瘘常见于动脉瘤破裂、外伤、医源性及肿瘤。其中，腹主动脉－下腔静脉瘘、脾动静脉瘘、肾动静脉瘘相对常见。腹主动脉－下腔静脉系统动静脉瘘分流量大，回

心血量增多明显，血容量及组织间液代偿性增多，较易发生心功能衰竭。临床症状典型者出现三联征，即腰腹部疼痛、腹部可触及搏动性肿块、瘘口附近可闻及粗糙连续的机器样杂音。与体循环动静脉瘘不同的是，脾动静脉瘘一般不会形成心输出量的明显增加，但会使门静脉的血流量增多，进而使门脉压力增高，因此，脾动静脉瘘是导致肝前性门脉高压症的原因之一。肾动静脉瘘主要症状为血尿，由于动静脉分流

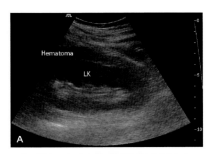

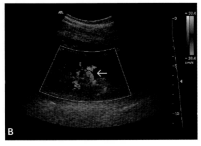

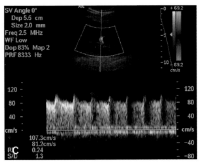

图1　肾穿刺后肾内小动静脉瘘超声图像

A.二维超声：左肾肾穿刺后肾周见低回声血肿，肾实质略受压，未见异常回声；B.CDFI：肾下极实质内局部见杂色血流信号（箭头所示）；C.频谱显示该处血流PSV 107cm/s，RI 0.24。LK 示左肾；Hematoma 示血肿。

可导致肾缺血并继发高血压，分流量大时可能出现心力衰竭。动静脉瘘较大时体检可在腰部闻及典型的连续性杂音。

超声影像学表现　包括以下方面（图1）。

二维超声　①可见圆形或梭形的无回声区。②与瘘道相连的近端动脉内径正常或明显增宽。③与瘘道相连的静脉明显扩张，可形成搏动性肿块。

彩色及频谱多普勒超声　①可见无回声区内充满红蓝相间或紊乱血流信号，可显示动脉及静脉分别与之相连。②瘘口处为紊乱的血流信号，呈动脉样高速低阻血流频谱。③与瘘道相连的近端动脉流速明显加快，阻力减低。④与瘘道相连的静脉内充满紊乱的血流信号，频谱显示静脉血流动脉化。

超声影像学鉴别诊断　①囊性病变：应常规行彩色多普勒超声检查，当发现"囊性肿物"内无血流信号时，则是囊性病变。②动脉瘤：见内脏动脉瘤。

（李建初）

fù zhǔ–qià dòngmài bìsè xìng jíbìng

腹主–髂动脉闭塞性疾病（occlusive diseases of abdominal aorta and iliac artery）　腹主–髂动脉狭窄或闭塞引起远端动脉供血减少或消失的疾病。

病理生理基础及临床表现　腹主–髂动脉狭窄的主要病因为动脉粥样硬化、多发性大动脉炎、先天性及外压性因素等。动脉狭窄可导致动脉功能不良，使远端器官及组织缺血。严重狭窄或闭塞导致缺血性病变的程度，与病变发生的速度、部位、范围以及侧支循环等多种因素相关。最早出现的症状多为间歇性跛行，足背动脉或踝部胫后动脉搏动减弱

或消失；之后可出现股、腘动脉搏动消失，肢端温度低、皮肤苍白，静脉充盈时间和皮肤色泽恢复时间延迟等表现；后期出现组织营养障碍性病变，如足趾冰冷、发绀、趾甲增厚、溃疡、坏疽。腹主动脉严重狭窄但未闭塞时，可在腹部相应部位闻及收缩期血管杂音。

动脉粥样硬化　中老年患者多见，男性多于女性。腹主动脉内膜下有粥样硬化斑块形成向管腔内突出，使管腔狭窄，同时可并发其他病变如斑块溃疡及出血导致血栓形成，斑块或血栓脱落导致远端动脉急性栓塞、继发动脉瘤等。粥样硬化斑块不断发展使动脉狭窄程度逐渐加剧并最终导致动脉闭塞。

多发性大动脉炎　多见于青年女性。多发性大动脉炎是一种慢性非特异性炎症，主要累及主动脉及其主要分支。早期为动脉周围炎及动脉外膜炎，以后向动脉壁中层及内膜发展，后期血管壁全层均被破坏。动脉壁的病变以纤维化为主，导致管腔节段性狭窄甚至闭塞。早期症状无特异性，如乏力、消瘦、低热、关节痛等，后期发生动脉狭窄及闭塞时，可出现受累脏器或组织缺血的相应临床表现。

先天性腹主动脉狭窄　病因不明，可能与先天性发育缺陷或宫内感染有关。较为少见，可累及任意节段并有可能合并肾动脉狭窄。临床表现为上半部躯体的继发性高血压和下半部躯体的低血压，患者常有乏力、头痛等表现。

超声影像学表现　包括以下方面（图1，图2）。

二维超声　①灰阶图像表现主要取决于病因。②动脉粥样硬

化性狭窄，可见病变动脉血管粥样硬化表现，如内中膜不均匀增厚，并形成斑块向管腔内突起，横切面上残余管腔不规则，常偏于血管一侧，非狭窄段动脉管壁通常也有程度不同的相似改变。③大动脉炎所致动脉狭窄，可见管壁弥漫性或节段性环形增厚，横切面可见残余管腔仍为近似圆形，非病变管壁回声正常。

彩色多普勒超声　①狭窄处血流束变细，呈射流表现；靠近狭窄下游处呈明显的杂色血流信号。②完全闭塞者，闭塞段管腔内无血流信号。③超声诊断指标主要为PSV比值（狭窄段PSV/上游正常动脉PSV）和狭窄段PSV增高值（狭窄段PSV－上游正常动脉PSV），另外狭窄段EDV也有一定的诊断价值。有学者报道其超声诊断标准如下：如PSV比

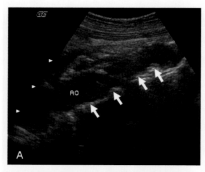

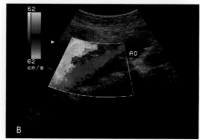

图1　腹主动脉粥样硬化性狭窄超声图像

注：A.腹主动脉管壁不平整，可见多处强回声及中低回声斑块突入管腔内，内膜回声不清晰，斑块边缘显示不清（箭头所示）；B.CDFI示腹主动脉内血流束局部变细，流速未见明显增高。AO为腹主动脉。

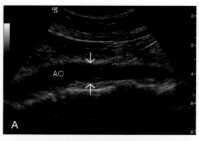

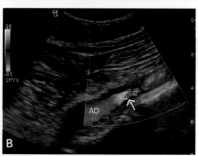

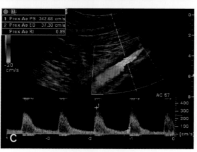

图2　多发性大动脉炎（腹主动脉炎性狭窄）超声图像

注：A.腹主动脉节段性管壁增厚（箭头所指），回声较均匀，内膜面较平整；B.CDFI：腹主动脉狭窄段血流束变细，色彩明亮，混叠明显（箭头），邻近狭窄处下游呈杂色血流，血流紊乱；C.频谱显示狭窄处为高速射流，频谱充填，PSV 343cm/s，EDV 37cm/s。AO示腹主动脉。

值≥2.5，可诊断为腹主－髂动脉内径狭窄≥50%；如PSV为1.5～2.5，静息时狭窄处PSV增高值≥140cm/s，可诊断为腹主－髂动脉内径狭窄≥50%；如PSV比值＜1.5，或PSV比值为1.5～2.5而静息时狭窄处PSV增高值＜140cm/s，腹主－髂动脉内径狭窄＜50%。

频谱多普勒超声　①狭窄段上游血管流速减慢，阻力增高，甚至出现反流。②狭窄段或其远端动脉管腔内可探及高速射流频

谱，频窗充填，峰值流速明显升高。③远离狭窄段的下游动脉不再受到狭窄处射流的影响，血流频谱呈狭窄下游改变，即频谱形态圆钝，峰值流速减低，反向波消失，收缩期加速度减小及阻力减低等。

超声影像学鉴别诊断　①腹主动脉外压性狭窄：动脉管壁外侧占位性病变引起主动脉狭窄。②主动脉壁间血肿：血肿位于中膜与外膜之间，但无破口且不与管腔相通。

（李建初）

fù zhǔ dòngmài liú

腹主动脉瘤（abdominal aortic aneurysm）　腹主动脉局限性扩张超过正常血管直径50%的疾病。通常情况下，腹主动脉外径＞3cm可以诊断腹主动脉瘤。

病理生理基础　真性腹主动脉瘤常由腹主动脉管壁粥样硬化引起，也可因感染所致。主要由于管壁中层平滑肌萎缩，弹力膜断裂，局部管壁变薄，在血流冲击下局部逐渐膨大形成。好发于肾动脉水平以下的腹主动脉；上段腹主动脉瘤很少发生，一旦发生，有可能与胸主动脉瘤并存。

临床表现　多见于老年男性，55岁以后发病率明显升高。多数患者无临床症状，体瘦者可触及腹部搏动性肿物。

超声影像学表现　包括以下方面。

二维超声　①病变段腹主动脉局限性扩张，多呈梭形、纺锤形或囊状，横径明显增宽。②可合并附壁血栓形成，表现为管腔内壁一侧或两侧见低回声（图1）。③腹主动脉瘤的存在可使腹主动脉走行扭曲。④如为粥样硬化所致，腹主动脉管壁上可有强回声伴声影。

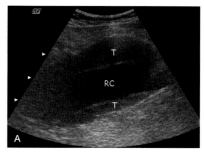

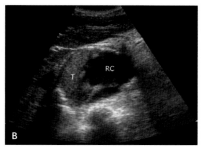

图1 腹主动脉瘤超声图像

注：A.纵切面腹主动脉管腔明显增宽，前后壁均可见附壁低回声血栓，残余管腔无明显狭窄；B.腹主动脉瘤横切面显示病变段动脉横径增宽较明显，附壁血栓为中等回声，呈新月形，边界不平整，残余管腔近似圆形。T示附壁血栓，RC示残余管腔。

彩色多普勒超声 ①腹主动脉瘤内出现明显涡流，呈杂色血流信号。②如有附壁血栓存在，该处血流充盈缺损。

频谱多普勒超声 腹主动脉瘤腔内可探及明显的收缩期湍流信号，为高阻频谱。

超声影像学鉴别诊断 真性腹主动脉瘤应与假性腹主动脉瘤和夹层动脉瘤鉴别。假性动脉瘤瘤体位于腹主动脉外侧，病变处腹主动脉管壁连续性中断，通过断口与瘤体相通，瘤口处可探及"双期双向"动脉血流。夹层动脉瘤为中膜的撕裂，可漂浮于管腔形成中高回声带，将腹主动脉分成真、假两腔，当假腔内血栓形成时，可根据内膜与血栓的位置关系与真性腹主动脉瘤伴附壁血栓相鉴别。

（李建初）

fù zhǔ dòngmài liú qiāng nèi zhījià
xiūfù shù hòu chāoshēng píngjià

腹主动脉瘤腔内支架修复术后超声评价（ultrasound evaluation of endovascular stent repair of abdominal aortic aneurysm）

主动脉瘤腔内修复术是使用覆膜支架来隔离大动脉瘤的介入治疗。其原理为将带膜支架置于腹主动脉瘤腔内，从而将瘤体和血流隔开，腹主动脉瘤腔内形成血栓并逐渐机化，致瘤体逐渐缩小而达到治愈效果。其已经逐渐发展成为治疗腹主动脉瘤的主要手段之一。

病理生理基础 内漏是主动脉瘤腔内修复术最常见的并发症，发生率高达10%~45%。由于内漏的存在，血流动力学发生改变，瘤体的内压力增高，更易造成动脉瘤的破裂。按内漏来源不同，将内漏分为Ⅰ~Ⅴ型，Ⅰ型内漏为支架附着点处的内漏；Ⅱ型内漏为主动脉侧支（例如肠系膜下动脉或者腰动脉）的回流；Ⅲ型内漏为支架撕裂或者相互覆盖的膜片间的缝隙处出现内漏；Ⅳ型内漏为支架壁穿孔；Ⅴ型内漏为未发现内漏，但是动脉瘤最大直径增大。Ⅰ型、Ⅲ型内漏会导致动脉瘤囊压力增加，后果严重。

超声影像学表现 ①常规超声对内漏的检测效果欠佳，难以观察到内漏破口。②灰阶超声可观察动脉瘤的位置、大小、形态和内部回声，以及支架的位置和形态，其中，对瘤体大小的随访对判断有无内漏尤其重要。③彩色多普勒超声可实时监测支架内部和周围的血流信号，探测是否有来自腹腔的血流信号与此瘤体相通（图1）。④超声造影对内漏的判断具有重要意义：可以追溯微泡来源部位，根据其与支架、

周边血管之间的关系，判断内漏的分型；根据微泡信号出现的时间早晚，也可以辅助判断内漏分型，Ⅰ型和Ⅲ型内漏微泡信号出现的时间，往往与支架内微泡信号出现的时间同步；而Ⅱ型内漏微泡信号的时间，明显滞后于支架内微泡信号出现的时间。

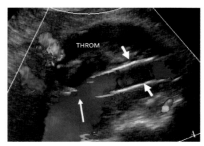

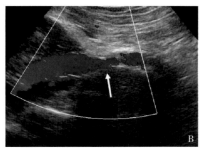

图1 腹主动脉瘤支架置入术后超声图像

注：A.支架为强回声（短箭头所示），其旁瘤体为不均质低回声血栓，支架上缘（长箭头）及支架连接部未见明显内漏；B.支架下缘（长箭头）及支架连接部未见明显内漏。THROM示血栓。

超声影像学鉴别诊断 支架内漏应与假性动脉瘤和血管壁血肿等鉴别。①假性动脉瘤：缺乏动脉壁的三层结构，瘤壁由周围纤维组织构成，缺乏动脉壁的三层结构，瘤颈部血流为红蓝交替，常能引出"双期双相"的特征性频谱。②血管壁内血肿：血管壁呈"新月形"或环形增厚，无内膜破裂形成，无内膜撕裂口及壁内血肿，与真腔无交通。

（李建初）

shèn dòngmài xiázhǎi

肾动脉狭窄（renal artery stenosis）

肾动脉主干或其分支直径减少≥50%，狭窄两端收缩压差≥20mmHg或平均压差≥10mmHg的疾病。是引起高血压和肾功能不全的重要原因之一。

病理生理基础 常见病因如下。①动脉粥样硬化：多见于老年人，男性多于女性。狭窄部位多在肾动脉起始段。②多发性大动脉炎：多见于青年女性，肾动脉起始段受累较常见。③纤维肌性发育不良：常见于青年人，女性多于男性。主要发生于肾动脉中远段，常累及分支，单侧受累者以右侧多见。当肾动脉的狭窄两端收缩压差≥20mmHg或平均压差≥10mmHg时，会引起显著肾血流量下降，并影响肾灌注压和肾小球滤过率，激活病理生理进程。

临床表现 临床上主要表现为肾血管性高血压和缺血性肾病。肾血管性高血压的临床特征有：①青年发病者常小于30岁；②老年发病者常大于50岁；③患者原有较长期高血压病史，血压突然加剧；④腰部或腹部疼痛后血压急剧升高；⑤病程较短或发展迅速；⑥腹背部可听到血管杂音；⑦无高血压家族史；⑧药物治疗无效。病情严重未获及时治疗者可出现肾脏萎缩和肾功能恶化。

超声影像学表现 包括以下方面（图1）。

二维超声 ①肾动脉：对大多数成人来说，灰阶图像难以清晰显示肾动脉狭窄处管壁结构，因而不能准确测量残留管腔内径。②肾脏：患侧肾脏可萎缩，长径<9cm，或长径较健侧肾脏小1.5cm以上。

彩色多普勒超声 ①狭窄段血流束变细，靠近狭窄远端呈现明显的杂色血流信号，为高速射流和管壁震颤所致，因此杂色血流信号常明显超出管腔范围且延续至狭窄段远端一段距离。②轻、中度狭窄者，患侧肾内血流信号的分布无明显异常；严重狭窄者，患侧肾内血流信号可明显减少。肾动脉狭窄伴侧支循环时，可显示患侧肾脏由侧支动脉供血的部分血流信号较为丰富，而其他部分血流信号减少。

频谱多普勒超声 ①狭窄段

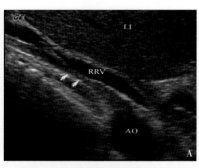

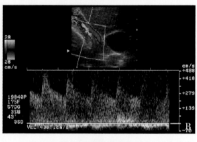

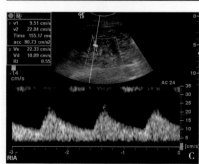

图1 肾动脉狭窄患者超声图像

注：A.二维超声示右肾动脉中段狭窄（箭头），管壁结构及残余管腔显示欠清；B.右肾动脉主干狭窄处多普勒频谱：峰值流速明显升高，PSV 438cm/s；C.肾动脉主干狭窄下游频谱：测量处为叶间动脉频谱，呈狭窄下游改变，加速时间0.16s，RI:0.55。AO示腹主动脉；RRV示右肾静脉；LI示肝脏。

流速明显升高，靠近其下游的频谱呈毛刺状，频谱充填。②中度肾动脉狭窄（内径减少≥60%），狭窄处峰值流速≥180cm/s。③重度肾动脉狭窄（内径减少≥70%或80%）：狭窄远端小慢波改变，主要特征为收缩早期波峰消失、收缩早期频谱上升倾斜、流速减低、阻力减低，频谱形态圆钝。④肾动脉闭塞为肾动脉主干管腔内既无血流信号，也未能探测血流频谱。

超声影像学鉴别诊断 除了肾动脉狭窄外，肾动脉先天发育不良、肾动-静脉瘘、肾静脉血栓形成、主动脉狭窄等也可引起肾血管性高血压，需要与肾动脉狭窄相鉴别。①肾动脉先天发育不良：常表现为一侧肾动脉主干普遍细小，且常伴有同侧肾脏较正常小，但肾脏结构正常，肾动脉主干流速无明显升高，肾内动脉频谱形态无明显异常。②肾动静脉瘘：瘘口近端的肾动脉血流阻力减低，流速可以加快，同侧肾静脉内探及动脉样血流频谱。③腹主动脉狭窄：肾动脉上游的主动脉严重狭窄可导致肾脏缺血从而引起高血压，且双肾内动脉分支血流频谱呈现收缩早期加速时间延长和加速度减小等狭窄下游改变，易与肾动脉狭窄混淆。肾动脉主干血流可因其上游主动脉狭窄所致射流的影响，而引起流速加快。但可发现主动脉狭窄处呈现杂色血流信号，流速加快，腹主动脉下游可表现为频谱圆钝、无反向波等狭窄下游改变。④肾静脉血栓形成：肾静脉内探及血栓回声，其内无明显血流信号，同侧肾动脉血流阻力明显升高甚至出现反向波，但收缩早期加速时间不延长，也无高速射流。

（李建初）

cháng xìmó quēxuè zōnghézhēng

肠系膜缺血综合征（mesenteric ischemia syndrome）

由各种原因引起肠道急性或慢性血流灌注不足或回流受阻所致的肠壁缺血坏死和肠管运动功能障碍的一类疾病的总称。

病理生理基础 肠系膜动脉包括肠系膜上动脉和肠系膜下动脉。肠系膜静脉通过肠系膜上、下静脉回流至门静脉系统。凡全身血液循环动力异常、肠系膜血管病变以及其他全身或局部疾病引起的肠壁缺血，均可引发该病。此病可累及全消化道，以左半结肠（尤其是结肠脾曲）较为常见，这是由于结肠脾曲是由肠系膜上、下动脉末梢吻合部供血，对抗缺血的能力最弱，易于发生供血不足。肠系膜缺血综合征的常见病因包括肠系膜动脉栓塞、肠系膜动脉血栓形成、肠系膜动脉狭窄、肠系膜静脉血栓形成、非阻塞性的肠系膜血管缺血，多发生于充血性心力衰竭、心肌梗死等可导致低血流量低灌注的疾病中。

临床表现 尽管急性肠系膜血管供血不全的病因不同，最终结果均为节段性或广泛性肠梗死，肠壁黏膜下广泛肿胀、淤血伴黏膜坏死乃至肠壁全层坏死。

超声影像学表现 包括以下方面。

肠系膜动脉栓塞或血栓形成（图1） ①灰阶超声：动脉血栓形成或栓塞的灰阶超声表现不特异，动脉形态与走行常无明显变化，管腔内透声不佳；对于动脉粥样硬化性狭窄基础上出现的血栓形成，灰阶超声有时可显示动脉壁上强回声斑块。②彩色及频谱多普勒超声：栓塞段及其远段动脉管腔内无血流信号，不能探测到动脉频谱。

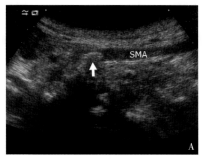
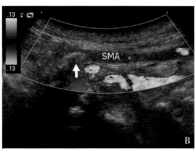

图1 肠系膜上动脉栓塞超声图像

注：A.肠系膜上动脉管径显示清晰，近心端可见强回声斑块突入管腔中；B.CDFI示肠系膜上动脉内无血流信号。SMA示肠系膜上动脉。

肠系膜静脉血栓形成（图2） ①二维超声：肠系膜上静脉内径增宽；管腔内充满低回声，探头加压后管腔不能被压瘪。②彩色及频谱多普勒超声：管腔内无血流信号，不能探测到静脉频谱。

肠系膜上动脉粥样硬化性狭窄（图3） ①二维超声：病变部位动脉管壁增厚或合并强回声斑块。②彩色及频谱多普勒超声：肠系膜上动狭窄处血流束变细，靠近狭窄下游收缩期呈杂色血流信号；频谱多普勒表现显示峰值流速明显高于正常，舒张早期反向血流消失；禁食时肠系膜上动脉峰值流速 ≥ 275cm/s 或舒张末流速 > 45cm/s 提示管径狭窄 > 70%。

超声影像学鉴别诊断 门静脉高压所引起的肠系膜上静脉血流淤滞：也可导致肠系膜上静脉管径增宽，流速减低，检查时容易因脉冲重复频率（PRF）设置

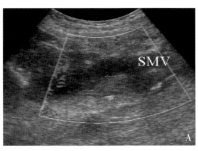
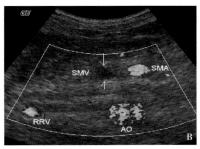

图2 肠系膜上静脉血栓形成超声图像

注：A.肠系膜上静脉管径增宽，内充满低回声，内无血流信号显示；B.上腹部横切面加压后，肠系膜上动脉、腹主动脉、右肾静脉内血流通畅，下腔静脉被压瘪，未显示。肠系膜上静脉管腔未被压瘪（箭头），内充满低回声，无血流信号显示。SMV示肠系膜上静脉；SMA示肠系膜上动脉；AO为腹主动脉；RRV示右肾静脉。

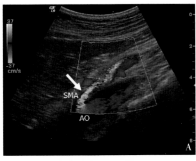
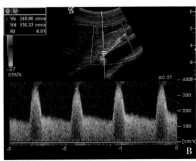

图3 肠系膜上动脉狭窄超声图像

注：A.CDFI：肠系膜上动脉（SMA）起始段血流束较细，呈杂色血流信号，远端血流紊乱；B.频谱多普勒显示该处 PSV 349cm/s，EDV 136 cm/s，RI 0.61，频谱充填。SMA示肠系膜上动脉；AO示腹主动脉。

过高、增益过低、多普勒校正夹角过大等原因导致管腔内无血流信号显示，同时由于常合并腹胀，加压时静脉管腔不易被压瘪。因此，检查中应注意仪器条件的设置以及对周围组织、器官的观察和比较，以免引起假阳性。

（李建初）

cháng xìmó shàng dòngmài yāpò zōnghézhēng

肠系膜上动脉压迫综合征（superior mesenteric artery compression syndrome）

十二指肠受肠系膜上动脉压迫所致肠腔梗阻，以致其近端扩张、淤滞而产生的综合征。可发生于任何年龄，多发于瘦长体型的青、中年女性或长期卧床者。

病理生理基础 肠系膜上动脉与腹主动脉之间夹角过小，压迫十二指肠横段或上升段导致十二指肠梗阻，以慢性梗阻最常见。

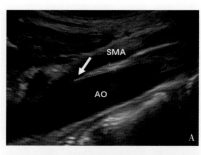
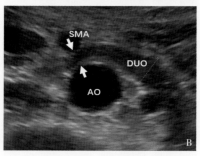

图 1 肠系膜上动脉压迫综合征超声图像

注：A.肠系膜上动脉与腹主动脉夹角小（长剪头所指处）；B.受夹处十二指肠内径（短箭头之间）较近心段和远心段变细。AO 示腹主动脉；SMA 示肠系膜上动脉；DUO 示十二指肠。

临床表现 主要症状为餐后上腹胀痛、恶心、呕吐等。反复发作患者可有消瘦、贫血等营养不良表现。

超声影像学表现（图 1） 二维超声：①腹主动脉与肠系膜上动脉之间的夹角较小，多数小于20°，也有研究者认为小于13°。②通过饮水或其他胃肠造影剂，可发现肠系膜上动脉与腹主动脉之间的十二指肠受压，最大前后径小于 10mm，其近端十二指肠扩张，形态呈漏斗形或葫芦形。

超声影像学鉴别诊断 该病属于排除性诊断，根据超声测量肠系膜上动脉与腹主动脉夹角小、十二指肠水平段有压迫征象并随体位改变而变化以及间歇性进食后腹胀、恶心呕吐、症状与体位有关等临床表现，排除其他器质性疾病后，可进行诊断。

（李建初）

Bù-jiā zōnghézhēng

布－加综合征（Budd Chiari syndrome）

肝与右心房之间肝静脉或/和下腔静脉发生阻塞而引起肝静脉回流受阻产生的综合征。又称巴德－基亚里综合征。

病理生理基础 多见于青壮年，病因为先天隔膜、血液高凝状态、肿瘤压迫或侵犯静脉，以及血栓性静脉炎等。肝脏的病理变化主要是由于肝静脉血流受阻而引起肝脏广泛淤血，整个肝脏增大，尤以肝左叶和尾状叶增大明显；后期可出现肝硬化。

临床表现 发病大多缓慢，自觉腹胀、腹痛、恶心、食欲缺乏、全身乏力等。

超声影像学表现 包括以下方面。

二维超声 下腔静脉内异常回声，如隔膜（图1）、血栓等。血栓或癌栓所致者管腔内见实性低

或中强回声。肝脏的弥漫性回声改变、门静脉高压、脾大、腹水等。

彩色多普勒及频谱多普勒超声 ①狭窄处呈花色血流信号，流速增高。②侧支循环形成，包括肝静脉之间交通支、第三肝门开放、肝静脉通过包膜下静脉与体循环静脉相交通、肝静脉与门静脉相交通等。

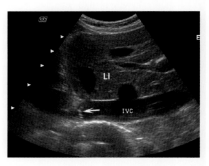

图 1 布－加综合征超声图像

注：下腔静脉近右心房处可见隔膜（箭头所示），隔膜上可见多个小孔。IVC 示下腔静脉；LI 示肝脏。

超声影像学鉴别诊断 ①肝硬化：长期肝炎病史，有肝炎病毒感染的免疫学证据，肝脏回声粗糙，包膜明显不光滑，甚至呈锯齿样，且肝静脉无闭锁，肝静脉之间无交通支形成。②肝大、腹水等原因导致下腔静脉肝段外压性狭窄：这种狭窄位于肝静脉开口的远心段，不影响肝静脉回流。③门脉海绵样变：门静脉狭窄闭塞，周围侧支循环形成，引起脾大、腹水，肝静脉、下腔静脉无异常。④下腔静脉远心段或双侧髂静脉梗阻：回心血量减少，下腔静脉肝段变细，但肝静脉回流不受阻，不难鉴别。

（李建初）

xiàqiāng jìngmài zōnghézhēng

下腔静脉综合征（inferior vena cava syndrome）

肾静脉水平以下的下腔静脉回流障碍，导致

下肢、腹部和盆腔的静脉回流受阻而产生的综合征。

病理生理基础 主要病因是血栓形成，其次为腹腔或腹膜后组织的炎症或肿瘤。

临床表现 主要由静脉回流障碍所引起。由于阻塞水平大都位于肾静脉平面远侧，所引起的症状主要是双侧下肢静脉功能不全，尚可累及外生殖器和下腹壁，表现为重垂感及酸胀不适等。

超声影像学表现 超声表现取决于梗阻病因、程度、范围和病程。①血栓（图1）：急性血栓为低回声，血栓段下腔静脉扩张，管腔内血流充盈明显缺损；慢性血栓为中强回声，边界不规则，静脉壁毛糙，血栓之间或血栓与管壁之间探及条状或片状血流信号，超声造影显示血栓无明显强化。不论哪一种血栓，血栓处管腔均不能被完全压瘪。②癌栓：管腔内见单个或数个椭圆形或不规则形低或中强回声区，边界清晰，内可见滋养动脉血流信号，超声造影可见明显强化。③外压性：受压处下腔静脉移位或有局部压迹，管腔狭窄，但静脉壁回声正常，狭窄远心段下腔静脉扩张。在下腔静脉邻近有异常回声团块。CDFI：受压处下腔静脉血流束明显变细，见杂色血流信号，流速明显升高。上述病因均可导致梗阻远心段下腔静脉流速减慢，频谱形态失常，并且受呼吸或瓦尔萨尔瓦（Valsalva）动作的影响减弱或消失。

超声影像学鉴别诊断 需与布–加综合征、右心功能衰竭、缩窄性心包炎和肾病综合征等引起下肢肿胀的疾病进行鉴别。还应注意引起该病的各种病因的相互鉴别，癌栓呈椭圆形，边界规则，内部有滋养血流信号，常可发现原发灶；而血栓则呈管状，边界不规则，内部无滋养血管血流信号。

（李建初）

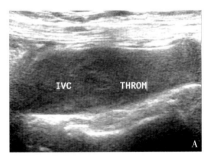

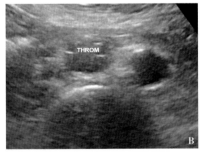

图1 下腔静脉血栓超声图像
注：A.纵切面示下腔静脉管腔内充满低回声血栓；B.横切面示下腔静脉管腔内充满低回声。IVC 示下腔静脉；THROM 示血栓。

shèn jìngmài xuèshuān xíngchéng

肾静脉血栓形成（renal vein thrombosis） 肾静脉主干和/或属支内血栓形成，导致肾静脉部分或完全阻塞的疾病。

病理生理基础 肾静脉血栓常从肾内小静脉开始，逐渐向肾静脉主干蔓延，甚至可达下腔静脉，引起肺栓塞。发病常与下列因素有关：血液高凝状态，如肾病综合征、妊娠、产后、使用避孕药、脱水、肿瘤等，其中，以血液高凝状态最为常见。

临床表现 常为突发性剧烈腰腹痛，难以解释的血尿增多或尿蛋白增加，难以解释的肾功能急剧下降等。

超声影像学表现 包括以下方面（图1）。

二维超声 ①急性期可见受累肾脏增大，皮质回声减低；慢性期肾脏可萎缩。②肾静脉主干扩张。③新鲜血栓为低回声，陈旧性血栓常表现为高回声或等回声。

彩色多普勒超声 ①肾静脉主干完全阻塞时，管腔内无血流信号。②部分受阻时，残存管腔内可见纤细血流信号通过。

频谱多普勒超声 肾静脉患侧血流信号消失或减少，动脉阻力增大，甚至舒张期出现反向波。

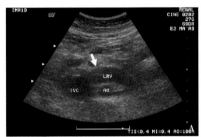

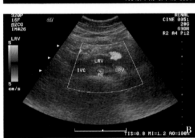

图1 左肾静脉主干血栓超声图像
注：A.箭头所示左肾静脉主干内充满低回声；B. CDFI：内未见血流信号。IVC 示下腔静脉；AO 示腹主动脉；LRV 示左肾静脉。

超声影像学鉴别诊断 肾静脉癌栓：具有原发病病史，且癌栓内部有时可探查到滋养血管血流信号，表现为低阻低速动脉频谱，而血栓内部无血流信号。

（李建初）

hútáojiá xiànxiàng

胡桃夹现象（nutcracker phenomenon） 当主动脉和肠系膜上动脉之间夹角过小时，其间的左肾静脉受压区域狭窄，血管远端部分扩张，引起血尿、蛋白尿和左侧腰腹痛等症状的现象。多见于体形瘦长的儿童或青少年。

病理生理基础 正常情况下，腹主动脉与肠系膜上动脉夹角45°～60°，左肾静脉不受压迫，当此夹角过小可导致左肾静脉受压迫产生一系列临床症状。

临床表现 肉眼及镜下血尿、乏力、腰痛、蛋白尿等。

超声影像学表现 包括以下方面。

灰阶超声 ①腹主动脉与肠系膜上动脉之间的间隙变小，致使左肾静脉受压变窄及其远心段扩张。②仰卧位左肾静脉扩张处与狭窄处前后径比值大于3或脊柱后伸位20分钟后此比值大于4（图1）。

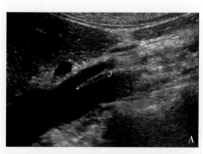
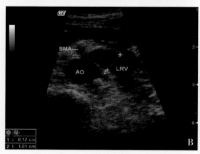

图1 胡桃夹现象超声图像
注：A.肠系膜上动脉与腹主动脉之间夹角变小；B.左肾静脉受肠系膜上动脉压迫，该处肾静脉内径狭窄（0.12cm），远心段内径增宽（1.01cm）。AO示腹主动脉；SMA示肠系膜上动脉，LRV示左肾静脉。

彩色及频谱多普勒超声 ①左肾静脉受压处血流束变窄，呈花色，狭窄处最大流速／扩张处最大流速＞3。②狭窄远心段流速低，频谱低平。

超声影像学鉴别诊断 胡桃夹现象为排除性诊断，即排除实质性病变引起的血尿、蛋白尿的情况后才考虑此诊断。也应与肾静脉血栓相鉴别，两者较好鉴别。

（李建初）

lúnǎo xuèguǎn chāoshēng

颅脑血管超声（cerebrovascular ultrasound）

通过二维彩色血流成像和／或单纯脉冲多普勒超声技术对颅内动脉的血流动力学、血管功能及颅内压升高等病变的无创性检查手段。它包括经颅多普勒超声和经颅频谱多普勒超声。该项技术的医生应掌握相关脑血管的解剖学与血流动力学的病理生理基础。

解剖 正常人脑的血液供应丰富，在安静状态下脑血流灌注占全身供血总量的20%左右。脑组织对血液供应依赖性很强，对缺氧十分敏感。脑动脉血管壁较薄；而脑静脉血管壁缺乏中层平滑肌、无瓣膜、不与动脉伴行、形成独特的硬脑膜静脉窦回流系统；血液与神经元间存在血脑屏障。正常人脑组织的血流灌注主要来源于椎－基底动脉与双侧颈内动脉两大系统。其中80%～90%来自颈内动脉系统，10%～20%来自椎－基底动脉系统。

临床应用 颅脑血管超声检查是一种通过颅内动脉血流充盈成像和／或单纯脑动脉血流动力学参数的检测，对脑血管结构的完整性和脑血流灌注与回流相关功能的评估方法。

（华扬）

jīng lú Duōpǔlè chāoshēng

经颅多普勒超声（transcranial doppler, TCD）

采用脉冲多普勒探头，检测颅底动脉主干血流动力学参数，通过多普勒效应分析法，无创性地评估脑血管病变

的检查。它是挪威学者阿斯利德（Aaslid）于1982年首先发明并应用于临床。

经颅多普勒超声是一种基于特定的颅骨声窗完成对颅内动脉主干血流频谱的采集与血流动力学参数检测，包括血流速度的测定、血流方向的识别、血流音频的特征性变化等，实现对脑动脉血流灌注功能评估的手段。经颅多普勒超声是颅内动脉病变筛查的无创性超声检查手段。

准备事项 无须特殊准备，检查前正常饮食，但应避免食用过度兴奋神经类的饮料或药物，如咖啡、含乙醇类饮品等。

检查体位 常规检查体位包括平卧位、左右侧卧位及坐位的联合模式。

检查方法 通过颅骨特定的检测部位（声窗）完成。声窗是指颅骨相对薄、易于超声波穿透的位置，包括颞窗（颞骨鳞部）、眼窗（闭合的眼睑上）、枕窗（枕骨大孔）及下颌下窗（下颌角下方）。采用1.6MHz或2.0MHz脉冲多普勒探头，经上述声窗完成对颅内动脉的检测。

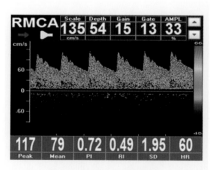

图1 正常TCD检查图
注：RMCA示右侧大脑中动脉。红色箭头为血流方向朝向探头。Scale速度标尺135cm/s。Depth检查深度54mm。Gain频谱增益15DB。Gate取样门（取样容积）13mm。AMPL多普勒检查功率33%。Peak峰值流速117cm/s。Mean平均流速79cm/s。PI血管搏动指数0.72。RI血管阻力指数0.49。SD收缩舒张期流速比1.95。HR心率60次/分。

测量方法 根据动脉血管的深度、血流方向、血流速度、血管搏动指数、血管阻力指数等，可对颅内动脉主干血管进行定位、定性和定量诊断（图1）。

临床应用 经颅多普勒超声可用于颅内动脉狭窄闭塞性病变、颅内高压、脑动静脉畸形等病变的诊断评估，原发性与继发性蛛网膜下腔出血后脑血管痉挛的发生、发展与预后的评估，心血管术中脑血流监测（如冠状动脉搭桥术），脑死亡判断等。

（华 扬）

jīng lú cǎisè Duōpǔlè chāoshēng

经颅彩色多普勒超声（transcranial colour coded doppler/transcranial colour coded sonography, TCCD/TCCS）

通过彩色多普勒血流成像与脉冲多普勒相结合，完成颅内动脉血管结构成像与血流动力学参数等综合评估脑动脉自动调节功能、血管结构与血流动力学异常的检查。它不同于经颅多普勒超声单纯基于脉冲多普勒模式，是通过彩色多普勒血流成像直观并识别颅内动脉主干及其1~2级分支动脉血流成像，并联合多普勒频谱检测，较经颅多普勒超声更加准确获取受检动脉血流动力学参数等指标。

TCCD/TCCS 与经颅多普勒超声检查体位、途径、方法、参数基本相同。TCCD/TCCS 经颞窗、枕窗、眼窗可直视动脉、静脉（中深静脉、基底静脉等）分别检测。临床应用除经颅多普勒超声评估功能以外，可以通过脑实质结构的二维成像（约80%声窗良好的受检者）与彩色多普勒血流成像的结合，直接观察到颅内动脉狭窄闭塞性病变、动静脉畸形、动静脉瘘、动脉瘤等病变特征外，且对于颅内高压引起的中线移位、

脑积水导致的脑室扩张、帕金森病相关中脑黑质回声的增强、脑实质出血后的脑组织回声增强等特征变化，提高颅脑血管超声的临床诊断及应用价值。

准备事项 见经颅多普勒超声相关检查前准备要求。

检查体位 通过左右侧卧位与俯卧位或坐位，分别检查评估左右侧大脑半球、椎－基底动脉相关的颅内动脉血流充盈成像与血流动力学参数。对于行动不便者，可依据患者病变情况采用适

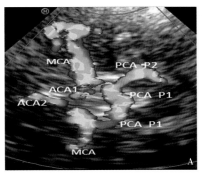

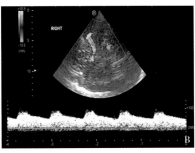

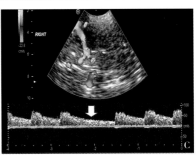

图 1 TCCD/TCCS 检查图

注：A. 颅内动脉彩色血流成像。MCA 示大脑中动脉。ACA1 示大脑前动脉交通前段。ACA2 示大脑前动脉交通后段。PCA1 示大脑后动脉交通前段。PCA2 示大脑后动脉交通后段。B. 右侧大脑中动脉血流频谱检测。C. 通过要试验血流速度的下降（白色箭头）对检测动脉进行鉴别。

宜的检查体位。

检查方法 采用 2.0～2.5MHz 相控阵探头，置于颞窗、眼窗、枕窗及下颌下窗对颅内血管进行检测，图显示了经颞窗对大脑半球动脉超声血流的成像（图1A）、多普勒血流频谱（图1B）与检查血管鉴别（图1C）。

测量方法 同经颅多普勒超声检查方法，根据所探查血管的深度、血流方向、血流速度、血管搏动指数、彩色血流成像进行定位、定性和定量诊断。注意测量血流速度时应根据动脉血流成像，及时调节声束与血流束之间的夹角≤45°。

（华 扬）

lú nèi dòngmài xuèguǎn chāoshēng

颅内动脉血管超声（transcranial colour coded doppler/transcranial colour coded sonography, TCCD/TCCS）

从事经颅多普勒超声和/或经颅彩色多普勒超声检查评估颅内动脉病变的医生，首先应熟悉颅内动脉血管的解剖学基础及各种解剖变异，是应用颅脑血管超声对脑血管疾病诊断的重要基础。解剖结构变异可直接影响脑血流动力学的改变，与脑血管病变发生密切相关。

解剖 正常人脑动脉供血由颈内动脉系、椎－基底动脉系两大系统和颅底动脉环组成。①颈内动脉系：向颅脑的前3/5供血，包括大脑半球前部（顶叶、额叶和部分颞叶）和间脑的一部分。②椎－基底动脉系：向颅脑的后2/5供血，包括大脑半球的后部及脑干、小脑和部分间脑。③颅底动脉环：也称大脑动脉环。正常人是由两侧颈内动脉终末段、大脑前动脉交通前段、前交通动脉、后交通动脉和双侧大脑后动脉交通前段组成的一个类似"六

边形"的颅底动脉环结构。正常情况下，仅有极微量的血液通过交通动脉。但是，当一侧或双侧颈内动脉系或椎－基底动脉系发生重度血管狭窄或闭塞时，大脑动脉环是颅内动脉侧支循环开放的重要通路。

正常超声表现　采用 TCCD/TCCS 检查正常人的大脑动脉环呈类似"六边形"血流成像（见于 80% 的声窗透声良好的受检者），大脑中动脉、颈内动脉终末段、大脑前动脉及大脑后动脉血流充盈成像清晰（见经颅彩色多普勒超声）。常见解剖变异有前交通动脉、后交通动脉、大脑前动脉或大脑后动脉的交通前段生理性缺如；大脑前动脉交通前段生理性发育不良、大脑后动脉胚胎型等。

临床应用　临床上主要根据颅内动脉血流速度、血管搏动指数、声频、多普勒频谱及颅内动脉侧支循环的开放与否，对颅内外动脉相关的脑血管病变进行筛查与诊断、治疗前后评估与随访。

（华扬）

lú nèi dòngmài cèzhī xúnhuán pínggū

颅内动脉侧支循环评估（assessment of collaterals circulation intracranial artery, CCIA）

颅内动脉侧支循环的评估，对于颅外段颈内动脉狭窄闭塞性病变相关的血流动力学代偿功能状态的评估、药物及手术治疗方案的选择、外科血运重建术的成功性及远期预后的随访等具有重要的临床指导价值。颅内动脉侧支循环主要有三条途径，包括前交通支、后交通支与颈内外动脉之间的侧支通路。通过 TCD 和/或 TCCD/TCCS 单项或联合检查模式，根据颅内大脑前动脉、后交通动脉的血流方向、眼动脉血流方向；以及颈总动脉（common carotid

artery，CCA）压迫实验产生的即刻血流动力学参数与血流方向的变化等，鉴别前交通支和/或后交通支、颈内外动脉侧支循环途径的开放。

正常超声表现　①前交通支开放：TCD 或 TCCD/TCCS 检查发现患侧大脑前动脉（anterior cerebral artery，ACA）的交通前段血流方向逆转为朝向探头（正常人是背离探头）。压迫对侧 CCA1~2 秒，患侧大脑中动脉（middle cerebral artery，MCA）血流速度减低，是前交通动脉开放的重要标志。②后交通动脉开放：通过 TCD 和/或 TCCD 检查显示患侧大脑后动脉（posterior cerebral artery，PCA）流速明显升高，分别通过患侧或健侧 CCA 压迫实验显示，患侧 PCA 血流速度短时升高的特征，可证实 PCA 血流来源于前循环，是后交通开放的重要标志。TCCD/TCCS 检查可发现患侧 PCA 与患侧颈内动脉终末段（terminal internal cerebral artery，TICA）之间有朝向探头的血流成像（PCA 向 MCA 供血特征），即后交通支开放特征。③颈内－外动脉侧支开放：TCD 或 TCCD/TCCS 检查显示患侧眼动脉血流方向逆转，流速正常或相对升高，搏动指数相对减低的特征。

准备事项　充分向患者解释压迫试验的必要性，但可能存在不适与风险。嘱其颈部充分放松，以期达到良好配合的目的。建议先行颈部动脉二维灰阶超声检查，确定颈动脉是否存在动脉粥样硬化斑块及其大小、声像图特征等，确定斑块的位置与易损性，明确压迫试验的实施部位。

检查体位　见经颅彩色多普勒超声。

检查方法　经颅彩色多普勒

超声已述及，CCIA 的评估必要时可通过颈总动脉的压迫试验完成。操作步骤包括：首先嘱患者颈部放松，颅内血管超声探头检查的靶血管是患侧大脑中动脉 MCA。操作人员（进行过专业培训）在锁骨上窝，通过示指与中指的联合，触及 CCA 并短暂性（1~2 秒）向颈椎横突方向压迫，同时观察靶血管血流的下降特征，可以证实前交通支的开放。

注意事项　颅内动脉环的清晰成像（TCCS）是判断侧支循环开放的重要手段。血管解剖变异是侧支循环能否开放的结构基础，前后循环之间、双侧颈内动脉系统之间的压力差异是侧支循环开放的重要条件。当合并多血管病变时，要结合患者颅内外动脉的病理结构与血流动力学变化特征进行综合分析。当患者颈部有手术治疗创口时（如颈动脉血运重建术后），尽量不要做颈动脉压迫实验。

（华扬）

nǎo dòngmài fǎnyìng xìng píngjià

脑动脉反应性评价（cerebral vascular reactivity, CVR）

在外界条件下，如给予血管活性药物前后、颈总动脉压迫试验前后等，评估脑小动脉收缩与舒张对血流量的影响。CVR 与脑血流量（cerebral blood flow，CBF）的稳定性密切相关。通常以基础状态下的 CBF 为基值（CBF0），给予相关血管舒缩影响的药物或物理刺激后的 CBF 测值为 CBF1。CVR%=（CBF1−CBF0）/CBF0 前 ×100%。目前临床评估 CVR 主要手段有屏气或过度换气试验（图 1）、CO_2 吸入试验、乙酰唑胺药物试验、束腿试验和 L 精氨酸试验。TCD 是检测 CVR 的重要方法。

准备事项　检查时确保环境

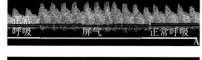
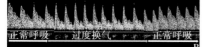

图 1 脑动脉反应性检查

注：A.通过 TCD 观察脑血流从正常呼吸、屏气、正常呼吸三个时段的脑血流速度频谱的动态变化。B.通过 TCD 观察脑血流从正常呼吸、过度换气、正常呼吸三个时段的脑血流速度频谱的动态变化。

温度适宜，无明显光源刺激。确保检查设备和患者移动所需的足够空间，特别是患者行动不便时。

检查体位 患者在清醒状态下取仰卧位。固定 TCD 监测头架后，经双侧颞窗获取 MCA 血流信号并固定探头。

检查方法 要求受试者于一次正常吸气末屏住呼吸 30 秒（根据不同患者屏气能力差异，记录屏气时间）。

测量方法 平卧 5 分钟后，开始持续记录平静呼吸状态 1 分钟的 MCA 平均流速（mean velocity，MV）（MCA$_{MV}$）为基值（MCA$_{MV}$0）。屏气后全程记录，30 秒后的最后 4 秒 MCA$_{MV}$ 作为屏气峰值流速（MCA$_{MV}$1）。休息 5 分钟后，重复前次试验，分别计算屏气指数（breath holding index，BHI）。BHI=[（MCAmv1−MCAmv0）/MCAmv0 ×100%]/屏气时间。通常取两次屏气试验的平均值作为最终 BHI 指数，可以反映脑血管反应性功能状态。

（华 扬）

lú nèi dòngmài xiázhǎi jí bìsè

颅内动脉狭窄及闭塞（intracranial artery stenosis and occlusion）

因动脉粥样硬化或其他原因引起的颅内动脉内膜增厚、管径变细，使血流通过受阻甚至完全中断的疾病。由于种族及地域差异，亚洲人颅内动脉狭窄、闭塞发生率明显高于西方人。

检查技术 通过 TCD 和 / 或 TCCD/TCCS 单独或联合模式，对颅内动脉狭窄、闭塞进行检查、评估。

检测方法 ①经颞窗检测大脑中动脉（middle cerebral artery，MCA）：深度 45 ~ 65mm（头围越大探测深度范围越大），血流方向朝向探头。TICA：沿 MCA 主干连续加深深度在 60 ~ 70mm，出现双向血流频谱，其中正向血流频谱为 TICA。负向血流频谱为 ACA。②大脑后动脉（posterior cerebral artery，PCA）：深度 60 ~ 70mm、声束朝向枕部，探测到正向血流信号为 PCA，但血流速度及声频均相对低于前循环动脉。③椎动脉（vertebra artery，VA）、基底动脉（basilar artery，BA）：患者取侧卧位或坐位或俯卧位，探头放置于枕骨大孔或枕骨大孔旁，检测深度由 55mm 逐渐加深至 90 ~ 100mm，分别获得左右侧背离探头、负向血流信号，即 VA 与 BA。VA 的检查深度在 55 ~ 80mm，BA 检查深度在 75 ~ 100mm，根据患者身高的差异、追踪 VA 血流速度的动态变化，分别确定 VA 与 BA 的检查深度与血流动力学参数测值。

超声影像学表现 包括以下方面。

颅内动脉狭窄 MCA、VA 和 BA 狭窄是缺血性脑卒中的最常见原因，以重度狭窄超声检查特征概述，无论 MCA 或 VA 或 BA 重度狭窄者，其超声检查特征如下（图 1）。①血流动力学变化共同特征：狭窄段流速显著升高伴涡流和 / 或湍流相间的混杂血流频谱。狭窄以远段、远段流速相对减低或明显减低，伴低阻力性、达峰时间延迟的血流频谱特征改变。狭窄段与狭窄远段流速比值 ≥ 3∶1（狭窄段 MCA1/ 狭窄远段 MCA2；VA1 狭窄段 / 汇合水平以近段 VA2；BA/PCA，无后交通动脉开放或胚胎型 PCA 的情况下可

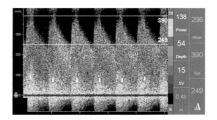
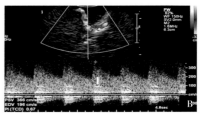
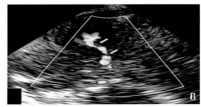
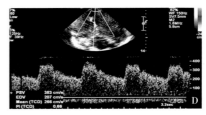

图 1 颅内动脉 TCD 与 TCCD/TCCS 检查

注：A.TCD 检查颅内动脉狭窄频谱。检查功率（Power）138。检查深度（Depth）54mm。取样容积（SV）15mm。血管搏动指数（PI）0.48。平均流速（Mean）296cm/s。峰值流速（Sys）390cm/s。舒张期末流速（Dia）249cm/s。B.TCCD 检查颅内动脉狭窄。彩色血流成像与多普勒取样。峰值流速（Sys）366cm/s。舒张期末流速（Dia）196cm/s。血管搏动指数（PI）0.67。基线上下线状高信号。C.彩色血流成像显示动脉狭窄成像（白色箭头）。D.狭窄段多普勒血流参数检测。峰值流速（Sys）383cm/s。舒张期末流速（Dia）207cm/s。血管搏动指数（PI）0.66。

通过比值计算）。②病变毗邻动脉血流动力学代偿特征：MCA 重度狭窄者毗邻的 ACA 与 PCA 血流速度代偿性升高。一侧 VA 狭窄，另一侧 VA 代偿。BA 狭窄导致双侧 PCA 血流灌注下降后，一侧或双侧的后交通动脉开放、毗邻的 MCA 血流速度代偿升高，通过脑膜支微小动脉代偿。

颅内动脉闭塞　主要包括 MCA 闭塞、VA 闭塞及 BA 闭塞。

MCA 闭塞　临床上 MCA 闭塞可分为急性闭塞与慢性闭塞。① MCA 急性闭塞：经颅多普勒超声检查沿 MCA 主干至远段 M 段分支水平无血流信号，经颅彩色多普勒超声显示无血流成像，同侧 ACA 与 PCA 可探及血流或显影正常。② MCA 慢性闭塞：经颅多普勒超声沿 MCA 主干可检测到不连续、不同方向的低速低阻力性血流频谱。经颅彩色多普勒超声检测无 MCA 主干血流，于 MCA 供血区出现多支低流速血流信号。病变同侧 ACA 和／或 PCA 血流充盈良好，血流速度代偿性增快。

VA 闭塞　一侧 VA 闭塞时，患侧 VA 血流信号消失，健侧 VA 血流速度代偿。双侧 VA 闭塞时，须与颈动脉超声联合评估其侧支循环途径，结合颈动脉压迫实验判断交通支的开放。

BA 闭塞　BA 急性闭塞患者病情重，通常不适宜 TCD 和／或 TCCD 筛查评估。对于 BA 慢性闭塞者，TCD 和／或 TCCS 超声检查特征包括：① BA 闭塞远段双侧 PCA 血流方向异常，后交通支开放，经 PCA 向 BA 远端供血。② BA 闭塞近段的 VA 血流速度减低、阻力明显升高（PI 值升高）。

超声影像学鉴别诊断　颅内动脉狭窄导致病变动脉的高流速特征要与以下病变鉴别。①脑血管痉挛：无论是原发性或继发性蛛网膜下腔出血后均可能导致颅内动脉血流速度升高，是脑血管痉挛的典型血流动力学变化特征。但是，随着患者血管痉挛程度与病程的变化，颅内血流速度会出现高峰期、平台期和缓解期的动态变化，流速升高是全程改变，无节段性改变特征，是与颅内动脉狭窄鉴别的重要依据。通过脑血管扩张药物治疗，脑血管痉挛性颅内动脉血流速度可以改善。脑血管痉挛程度的评估通过颅内动脉速度的测值及颅内 MCA 与颅外 ICA 的血流速度的比值进行分类，可定义为轻度、中度与重度。②动静脉畸形：该病为动脉与静脉之间的血管短路，局部形成扩张血管团。畸形血管团的供学动脉可探测到高速血流信号，以舒张期流速升高伴"毛刺样"血流频谱改变为典型特征。血管搏动指数（pulsitility index，PI）明显减低。③侧支循环开放血流代偿征：当颈内动脉颅外段出现重度狭窄或闭塞时，由于患侧大脑半球血流灌注减低，健侧颈内动脉系通过交通支向患侧代偿供血，继发健侧半球的动脉主干如 ACA 或 PCA 血流速度代偿升高，误以为动脉狭窄。因此，检查过程中应结合颅内外动脉血流动力学参数变化与相关病变情况，结合颈动脉压迫试验结果综合判断做出诊断。

(华　扬)

wēi shuānzǐ jiǎncè

微栓子检测（micro emboli detection）

微栓子是由心脏或升主动脉或颈动脉血栓或斑块破裂、脱落而产生。微栓子到达颅内动脉，引发动脉的闭塞，是导致颅内动脉缺血性脑卒中的重要原因。TCD 是监测微栓子信号（micro emboli signal，MES）的重要技术方法。由于 MES 在血液中随血流运动，且散射强度高于血细胞，可以被 TCD 检测到。MES 特征包括：多普勒频谱中出现短时程（< 300ms）、单方向、高强度、移动性深度变化与时程的改变、高声频呈"哨鸣"音。TCD 微栓子监测适用于：①心源性栓子监测，如可疑心脏瓣膜病、人工心脏瓣膜置换术后、卵圆孔未闭、室壁瘤、房颤等心律失常相关的左心房、左心耳或左心室血栓形成等；心脏搭桥或先天性心脏病术中 MES 监测；②主动脉弓粥样硬化性斑块脱落；③颈动脉狭窄易损斑块破裂、颈动脉支架或内膜切除术中微栓子监测等。

准备事项　为患者佩戴经颅多普勒超声监测头架，采用 1.6MHz 或 2.0MHz 频率的监护探头，实施单通道单深度和多深度、双通道单深度或双通道多深度的监测模式。

检查体位　患者取仰卧位，保持安静。

检查方法　①设置仪器检查条件为监护模式，参数设定包括：发射功率、取样容积、深度、增益、监测动脉标志等。②选择 TCD 监测头架固定监测探头于双侧颞窗。③双深度监测取样门（容积）要小于双深度差值。④常规选择 MCA 为监测动脉。⑤开启 M-型多普勒模式（M-mode Doppler）有助于提高 MES 检出的敏感性及高能量 MES 轨迹特征。⑥监测时间 30～60 分钟。

MES 计量方法　通常 TCD 自动监测系统可实时记录 MES 数量与存储，监测结束后可进行记录回放与人工识别的方法进行 MES 计数和分类分析。

(华　扬)

fāpào shíyàn jīng lú Duōpǔlè yòu xiàng zuǒ fēnliú jiǎncè

发泡实验经颅多普勒右向左分流检测（foaming experiment detection right-to-left shunt by transcranial doppler）

通过 1ml 静脉血与 9ml 生理盐水快速混合制备的红细胞、生理盐水混合液，经肘静脉注射后，配合深吸气末屏气动作（瓦尔萨尔瓦试验），采用 TCD 实时监测双侧或单侧 MCA 血流速度与气泡栓子信号的发生时间与数量，判断心脏存在右向左分流的方法。是临床上对于不明原因的脑卒中（隐源性卒中）患者筛查的重要方法之一。

准备事项 确保环境温度适宜，患者安静平卧位。

试验前准备 ①预先准备好相关试验用品：注射器、静脉滴注用"三通管"，生理盐水等。②采用静脉可留置的穿刺针经肘正中静脉穿刺并留置。③向患者充分解释操作过程并培训患者进行瓦尔萨尔瓦呼吸动作，模拟一到两次，指导患者做一次深吸气后屏气动作并坚持 10 秒左右后，换气并用腹部力量做咳嗽动作，以便患者试验中达到良好配合，提高检出率。

标准瓦尔萨尔瓦动作 为了确保每一个患者都能有效地完成标准瓦尔萨尔瓦动作，推荐在正式注射前进行一至两次练习。或采用压力表方法，深吸气后用力吹起，使压力表刻度达 40mmHg，并坚持 10 秒。一个有效的瓦尔萨尔瓦动作可在动作时发现血流速度减慢，10~15 秒后出现反应性充血，并在瓦尔萨尔瓦动作后注意 MCA 血流速度的升高，表明瓦尔萨尔瓦动作成功。

生理盐水微泡注射 首先，准备 2 支 10ml 注射器，一支注射器抽吸 9ml 生理盐水，另一支注射器抽取患者 1ml 自体静脉血，并分别连接液体输入三通管。快速将 1ml 血液与 9ml 生理盐水进行混合，通过血细胞与生理盐水的快速混合，增加血细胞运动悬浮，形成生理盐水与血细胞的混悬液，伴随瓦尔萨尔瓦动作深吸气末屏气后进行快速注射。

检查体位 患者于仰卧位，固定经颅多普勒超声头架，经颞窗监测双侧 MCA，调节探头处于最佳位置。经颅多普勒超声采用双通道多深度及 M 模式提高栓子检出的敏感性。调节合适的取样容积和监测深度。

检查方法 当受检患者存在右向左分流时，微泡可从右心房直接进入左心房、不经过肺循环滤过。从左房到左室进入主动脉，经主动脉弓上三条大动脉进入脑循环，经颅多普勒超声可在脑血管内探测到微泡信号，并可根据监测的微泡数量判断分流程度。

测量方法 在完成一次标准的瓦尔萨尔瓦动作后，通过 TCD 仪器的自动微栓子分析软件，识别、记录和计算气泡栓子数量；或通过全程记录后回放并人工识别，计算气泡栓子数量，进一步根据分级量表对气泡栓子数目进行量化分级：Ⅰ级气泡栓子 < 10 个；Ⅱ级气泡栓子 > 10 个，< 25 个；Ⅲ级气泡栓子 ≥ 25 个。

（华 扬）

lú nèi jìngmài chāoshēng

颅内静脉超声（intracranial venous ultrasound）

颅内静脉超声长期以来未被广泛应用于临床。其主要原因是缺乏对颅内静脉解剖知识的了解，且认为颅内静脉及静脉窦的解剖变异较大，血流速度低不易探测。然而，脑静脉循环在全脑循环中占 60%~70% 的血流量，在脑灌注及各种脑动静脉病变中发挥了重要功能。

解剖 颅内静脉系统分为浅静脉和深静脉两部分。浅静脉主要引流大脑半球和小脑半球的皮质静脉回流血液，主要有大脑浅静脉、大脑上静脉、大脑深中静脉等，最后汇入上矢状窦、横窦或直窦。深静脉主要引流大脑半球髓质、基底节、间脑以及脑室脉络丛的静脉血流，主要有盖伦（Galen）静脉和基底静脉，最后汇入上下矢状窦和直窦。

正常超声表现 通过 TCCD 彩色多普勒检查模式，超声检查容易获取的静脉血流信号主要是大脑深中静脉与基底静脉。常规检查：首先获得同侧的 MCA 血流成像，然后调整声束角度显示与 MCA 伴行的大脑中深静脉。其次，获取 PCA 血流成像，与其伴行的无搏动血流信号即为基底静脉。在枕骨大孔窗的入径下可以检测直窦血流信息。

临床应用 脑静脉血栓（cerebral venous thrombosis，CVT）是颅内静脉疾病的主要原因。TCD 和 / 或 TCCD 可以探测 CVT 主要回流静脉的血流信号。但是，颅内静脉窦血栓的检查超声不具有优势，此处介绍是一种手段，但不具备精准诊断的行业规范与标准等。

（华 扬）

nǎo xuèguǎn jìngluán

脑血管痉挛（cerebral vasospasm, CVS）

各种原因导致蛛网膜下腔出血继发颅内动脉呈持续性收缩状态的疾病。如果仅在血管造影时发现血管处于痉挛状态，患者没有相应的神经功能缺损症状，称为无症状血管痉挛；如果患者出现神经功能缺损症状，则称为症状性血管痉挛，又称迟发性缺血性神经功能障碍。此外，根据脑血管痉挛的时间与程度可将脑血管痉挛进行分级和分期评估：①阿斯利德（Aaslid）1984年将脑血管痉挛分为三级：Ⅰ级，为局部脑血管痉挛，累及血管＜50%；Ⅱ级，为局部血管痉挛，累及范围超过50%；Ⅲ级，为弥漫性、广泛性脑血管痉挛。②脑血管痉挛分为两期，蛛网膜下腔出血（subarachnoid hemorrhage，SAH）后1～3天为急性期，随后是慢性痉挛期，可持续10～14天后才逐渐消退。脑血管急性痉挛期死亡率高，以颅内压增高、脑血流量降低和脑灌注压降低为临床特征。

病理生理基础　脑血管痉挛是动脉瘤性蛛网膜下腔出血最常见的并发症之一，流入蛛网膜下腔的血液及其降解产物是导致脑血管痉挛最主要的原因。颅脑损伤、颅脑手术、血管内介入治疗、结核性和化脓性脑膜炎、偏头痛、高血压性脑病等也可诱发脑血管痉挛。

临床表现　脑血管痉挛本身并无典型的特异性临床表现。一般在蛛网膜下腔出血后3～5天，如果出现意识状态的恶化，甚至伴随新出现的局灶定位体征，如偏瘫、偏身感觉障碍、失语，以及颅内压增高的表现，如头痛、呕吐等，临床除外电解质紊乱，CT检查除外继发性脑积水及颅内血肿后，需高度怀疑脑血管痉挛的可能性。

超声影像学表现　经颅多普勒超声是无创性检测脑血管痉挛的有效方法。国际上诊断标准包括：轻度血管痉挛MCAmv＞120cm/s，中度血管痉挛MCAmv为150～200cm/s，重度血管痉挛MCAmv＞200cm/s。林得高（Lindegaard）采用MCA与颅外段ICA平均流速比值判断血管痉挛程度，该比值对临床具有重要指导意义。当指数＞3∶1时，提示血管痉挛存在，比值越高，痉挛程度越重。

超声影像学鉴别诊断　①多发脑血管狭窄：颅内动脉狭窄的患者多具有动脉粥样硬化的慢性病程，脑血流速度呈节段性升高，短期治疗后无明显好转。②脑血管痉挛合并高颅压SAH早期血流速度升高、PI值减低，随后血管痉挛越严重、脑组织缺氧越明显，引起脑组织水肿，促使颅内压增高，此时PI值升高（＞1.10）。当颅内压进一步升高时血流灌注减低，血流速度相对减低而PI值持续升高，此时需考虑颅内压对血流的影响，为病情进展，而非血管痉挛的缓解。

（华　扬）

lú nèi gāoyā

颅内高压（intracranial hypertension，ICH）　在安静状态下，颅内压持续超过200mmH$_2$O的病理现象。颅腔内正常内容物包括脑组织、脑脊液和脑血管及其血液，脑组织内容物对颅腔壁硬脑膜产生的一定压力。颅内压（intracerebral pressure，ICP）是指在侧卧位时，腰椎穿刺测得的脑脊液压力，正常成人ICP为70～180cmH$_2$O，儿童为50～100cmH$_2$O。

病理生理基础　①颅腔内容物体积增加：各种原因导致脑组织缺血、缺氧继发脑水肿；各种阻塞性或交通性脑积水，脑脊液循环通路受阻导致脑脊液增多；颅内占位性病变；高血压、高碳酸血症导致的颅内动脉灌注压升高继发脑血流量灌注增加。②颅腔容积缩小：各种引起的颅腔空间缩小，如颅底凹陷症、颅骨骨折、颅骨纤维结构发育不良等疾病。

临床表现　①头痛：70%～80%的患者出现头痛症状，多表现为弥漫性，且为进行性加重趋势。②呕吐：后颅窝肿瘤可直接压迫呕吐中枢，多为喷射性，晨间多发。③视神经盘水肿：多伴有复视或视力减退。④其他：肿瘤压迫脑神经导致相应脑神经受损的表现，严重颅内高压可导致意识障碍。

超声影像学表现　①血流速度变化：ICP增加导致脑血流灌注下降，脑血流速度随之减低。早期以舒张期末血流速度下降为主，平均流速相对减低，随ICP不断增加，收缩期血流速度也下降。②血管阻力变化：随着ICP的升高，脑血流灌注阻力升高，表现在血管阻力指数（vascular resistance index，VRI）与血管搏动指数（vascular pulsatility index，VPI）高于正常上限值。③血流频谱变化：ICP增加，血流灌注阻力的升高，血流频谱逐渐形成高阻力特征，收缩期血流频峰高尖，舒张期流速快速下降，形成高阻力性血流频谱改变。当ICP升高与动脉舒张压相等时，舒张期末流速为零，血流频谱呈低速（＜50cm/s）单峰型特征（无舒张期血流信号）。

超声影像学鉴别诊断　ICP导致颅内动脉血管阻力增加，但不具有临床相关症状、体征者，应注意脉压增加导致类似ICA升高的血流改变。此类患者多随着年龄增长，特别是老年人群的脑血管阻力增加，导致收缩压与舒张压之间的脉压明显升高时，TCD检查可以出现因"脉压"增加导致的高阻力性脑血流改变。脑水肿致 ICP 升高的患者，经给予降颅内压相关的药物或外科治疗后有效者，随着病情的稳定与转归，颅内动脉血流动力学参数可以恢复正常。

（华　扬）

脑死亡（brain death）

nǎo sǐwáng

包括脑干在内的全脑功能完全丧失不可逆转的病理现象。即脑干死亡。但临床检查血压、心率尚存在，患者在气管插管等措施下，可能在短时间内维持基本的生命体征，但无自主呼吸及相关神经反射。

临床脑死亡特征　不可逆的深度昏迷；无自主呼吸；脑干反射消失；脑电活动消失。符合以上标准，且在 24 ~ 72 小时内重复测量结果无变化，即可宣告脑死亡。但是，患者在呼吸机、药物支持下可以维持血压与心律、心率，但无神经反射。

病理生理基础　TCD 脑血流检测是判断脑循环停止的一项主要检查手段。在生理条件下，ICP 正常值为 0 ~ 15mmHg，平均动脉压（mean arterial pressure，MAP）与 ICP 之间的压力梯度为脑灌注压（cerebral perfusion pressure，CPP）以保障脑血流的供应，颅内动脉血流呈现相对低阻力性频谱特征。当 ICP 增高时 CCP 相对减低，脑血流量减少，TCD 和 / 或 TCCS（TCCD）表现为舒张期末血流速度减低，血管阻力相对增加；随着 ICP 升高达到舒张压水平时，舒张期脑血流停止，大脑仅在收缩期有血流灌注。此时，血流频谱表现为舒张期血流消失，仅存在收缩期单向血流频谱；当 ICP 进一步升高超过患者收缩压水平时，CPP 为零，脑循环停止（图 1）。

超声影像学表现　三种特

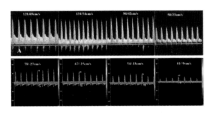

图 1　TCD 颅内高压与脑死亡血流频谱检查特征

注：A. 颅内压升高脑血流速度变化。随着颅内压不断升高，脑血流速度从收缩期 / 舒张期 131/69cm/s 降至 50/23cm/s。B. 脑死亡脑血流速度变化。当颅内压高于舒张期血压时，舒张期末流速呈负向。当颅内压高于收缩期血压时，血流信号逐渐消失。B. 是 TCD 检查的收缩期 / 舒张期血流速从 78/27cm/s 至 41/9cm/s 颅内动脉血流动力学参数的变化过程，也是从颅内高压到脑死亡的不可逆过程。

征性多普勒频谱特征：①收缩与舒张期血流方向不一致，呈现双向"震荡"形血流频谱改变。②单向收缩期小尖波（持续时间 < 200ms，收缩期峰值流速 < 50cm/s）。③无血流。经颅多普勒超声对脑死亡诊断具有较高的敏感性（75% ~ 90%）和特异性（98% ~ 100%）。其局限性在于患者需要具备透声良好的骨窗。值得注意的是，经颅多普勒超声是根据脑循环是否停止判断脑死亡，而非对脑干神经系统的直接评价。

超声影像学鉴别诊断　重度高颅压：脑血流速度减低伴有阻力指数明显升高，舒张期血流存在。脑死亡是在重度高颅压的基础上进一步发展，直至血流信号消失的过程。脑死亡诊断需严格遵循国际神经科学脑死亡神经超声工作组的建议：排除声窗不穿透、排除可逆性昏迷、相隔至少 30 分钟进行两次检查且结果相符、大脑中动脉及基底动脉相关的前后循环脑血流供血动脉均具有上述血流速度与血流频谱变化特征的证据，并在完全遵循上述国际

神经超声工作组建议的前提下，才能提示脑死亡。

（华　扬）

脑实质超声（brain parenchyma ultrasound）

nǎo shízhì chāoshēng

通过 TCCS 获取的具有相关脑组织结构解剖标志的清晰的二维灰阶成像。如脑中线、侧脑室、丘脑、第三脑室、大脑半球及小脑等，协助临床进行脑疾病诊断。

在儿童主要用于 2 岁以内囟门未闭的小儿，通过囟门作为"声窗"进行扫查，如新生儿缺血缺氧性脑损伤造成的脑室周围白质软化症。在成人，已成功应用于帕金森病的黑质超声测评、脑深部电刺激术后电极位置定位以及神经重症领域对脑中线移位的监测等。

（华　扬）

外周血管超声（peripheral vascular ultrasound）

wàizhōu xuèguǎn chāoshēng

外周血管是除了心脑血管以外的血管，包括四肢、头颈部、躯干的动静脉血管。超声检查已经广泛应用于外周血管疾病，并成为血管疾病检查的一项首选及常规检查。它可以了解人体的血流信息，确定与疾病相关的血流类型以及病变的程度与范围，其具有重要的临床价值。

解剖　动脉壁具有内膜、中层和外膜 3 层结构。血管壁由内皮、平滑肌、弹力纤维和胶原纤维 4 种成分构成。根据血管功能特点，4 种成分的比例有很大差异。内膜是管壁的最内层，由内皮层、内皮下层及内弹力膜构成。中层最厚，占管壁主要部分，由平滑肌、弹力纤维和胶原纤维 3 种主要成分构成。外膜位于管壁最外层，主要由弹性组织构成，

是疏松排列的结缔组织。不同性质的动脉疾病，管壁受损的部位不同，如血栓易于内膜受损伤处形成，动脉粥样硬化主要发生在动脉内－中膜层。静脉管壁结构与动脉相似，也分为内膜、中层和外膜3层。与相应的动脉比较，静脉管壁较薄，尤其是中层更为明显，三层膜之间的界限不如动脉清楚。

正常超声表现（图1）动脉管壁较厚，多可见高回声－低回声－高回声的3层结构；静脉管壁较薄，很难清晰地显示三层管壁结构。利用多普勒频谱可以容易区分动脉和静脉，动脉有明显的搏动性，受心脏搏动影响；静脉表现为随呼吸运动出现轻度起伏的时相波形。彩色血流的颜色也在一定程度上代表了血流的速度，颜色越明亮，流速越高。动脉内可见搏动性彩色血流，静脉内血流一般不随心动周期改变。

临床应用 血管超声检查主要有灰阶超声、彩色多普勒超声、脉冲多普勒超声，随着众多超声技术的不断更新，目前还有一些新技术处于尝试与研究阶段，如三维血管超声成像、超声造影及弹性成像等。主要用于评估动脉包括颈动脉、四肢动脉，有无动脉瘤、有无炎症、有无斑块，及是否存在狭窄、狭窄程度、累及范围等；评估静脉有无血栓形成、瓣膜功能及交通静脉情况等。慢性肾病动静脉造瘘的患者术前术后的血管评估也离不开超声检查。

（郑艳玲）

wàizhōu xuèguǎn chāoshēng jiǎnchá jìshù

外周血管超声检查技术（ultrasonic examination of peripheral vessels）

外周血管疾病检查常用超声检查包括灰阶超声、彩色多普勒超声和频谱多普勒超声，临床上三者往往结合使用，提供更丰富的解剖和血流信息，对血管疾病进行诊断及鉴别诊断。目前也有一些新技术在起步阶段，包括超微细彩色血流成像及超声造影等。

准备事项 患者一般无须特殊准备。

检查体位 一般采用仰卧位。颈部血管检查时头略后仰，充分暴露颈部；上肢手心朝上，略外展；下肢检查时髋关节需保持外旋外展。

检查方法 实时灰阶成像提供组织和器官结构、形态和内部回声等信息；多普勒超声则实时显示血流的方向、分布及流速等血流动力学信息。三者结合起来应用，评价血管通畅情况以及根据流速变化评估其上下游是否存在狭窄等。

成像原理 包括以下方面。

灰阶超声 成像利用脉冲－回波原理，当声波进入组织后，在声束路径上具有不同声阻抗的两个界面会发生反射或散射等现象，这样就有一部分能量可以再返回到探头并被接受处理，这一部分即为回波信号。由于这些反射界面的深度及声阻抗不同，反射回来被接受的回波信号也各有不同，这些信号经过计算机处理以不同的灰度在显示器上显示出来，即为灰阶超声，灰阶超声反映了声束前进方向上组织的特征（图1A，1B）。

多普勒效应 频谱多普勒和彩色多普勒都是利用多普勒效应原理，这一名词是为纪念奥地利物理学家及数学家克里斯琴·约翰·多普勒（Christian Johann Doppler）而命名的，他于1842年首先提出了这一理论。他在观察星球的光色变化时发现当星球与地球迎向运动时，光色向光谱的紫色端移位，反之光色向光谱的红色色端移位，这种光源与接收器之间的相对运动而引起的接受频率与发射频率之间的偏差被称为多普勒频移，这种物理学效应被称为多普勒效应。一个常被使用的例子是火车的汽笛声，当火车由远而近接近观察者时，观察者会感觉汽笛声越来越刺耳。你可以在火车经过时听出刺耳声的变化。临床上利用这种原理来检测血流、组织和器官的运动信息。

频谱多普勒超声 包括连续多普勒和脉冲多普勒，连续多普勒具有很高的速度分辨力，能够

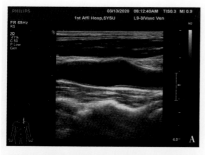
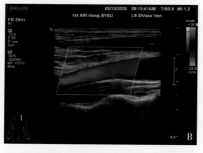
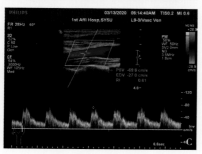

图1 正常颈动脉超声图像

注：A.正常颈总动脉分叉处及颈内动脉灰阶超声；B.正常颈内动脉彩色多普勒表现；C.正常颈内动脉脉冲多普勒表现。

检测到很高速的血流，这是它主要的优点。而其最主要的缺点是缺乏距离分辨能力，而脉冲多普勒由于采用深度选通（或距离选通）技术，可进行定点血流测定，因而具有很高的距离分辨力，但是由于脉冲多普勒的最大显示频率受到脉冲重复频率的限制，在检测高速血流时容易出现混叠。根据两种多普勒的特征，临床上外周血管检查主要应用脉冲多普勒（图 1C，1D）。

彩色多普勒超声　是在脉冲多普勒技术上发展起来的超声诊断技术，它可以直观地把血流信号用红色和蓝色表示，并叠加在灰阶图像上显示出来，同时显示灰阶解剖及血流形态特征。彩色多普勒和脉冲多普勒一样都是利用多普勒效应原理，都会有一定的局限性，会受到声束与血流方向夹角（多普勒）、脉冲重复频率等因素的影响（图 1E，1F）。

测量方法　灰阶模式下测量管径宽度需垂直于管壁，测量管壁之间内径；频谱多普勒超声测量声束与血流方向夹角不宜过大，应 ≤ 60°，取样门大小为所查血管内径的 1/3 ~ 1/2。出现斑块时，纵切测量斑块长轴，横切测量斑块短轴。

（郑艳玲）

xiàzhī dòngmài yìnghuà bìsè zhèng

下肢动脉硬化闭塞症（arteriosclerosis obliterans of lower extremity）　由于下肢动脉粥样斑块形成，引起下肢动脉狭窄、闭塞，进而导致相应肢体慢性缺血的疾病。动脉粥样硬化及动脉中层钙化是下肢动脉硬化的常见类型。随着社会整体生活水平的提高和人口的老龄化，下肢动脉硬化闭塞症的发病率逐年提高。

病理生理基础　动脉的病理变化包括内膜下不规则形粥样硬化斑块、钙化和纤维化。该病变内膜下脂质沉积，内膜灶状纤维化，粥样斑块形成，致管壁变硬、管腔狭窄。随着动脉粥样硬化病变的发展，动脉粥样硬化斑块可发生溃疡出血、平滑肌增生、细胞外基质及脂质聚集，动脉管腔可继发血栓形成。动脉病变逐渐加重可致使动脉管腔逐渐狭窄以致完全闭塞。

临床表现　缺血的肢体发冷、麻木、间歇性跛行、静息痛，肢端溃疡或坏疽。

超声影像学表现　灰阶超声常表现为动脉内膜和中层增厚、管壁钙化、斑块形成，并伴有附壁血栓。病变可为局限性，也可弥漫累及下肢动脉全程。合并血栓时，新鲜血栓与血液成分类似，灰阶难以区分，须应用彩色多普勒血流成像帮助鉴别（图 1A）。

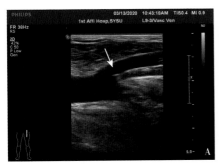
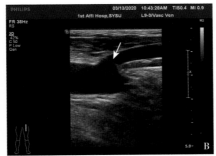
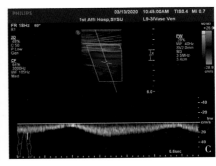
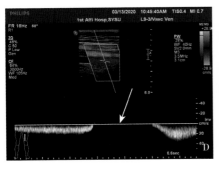
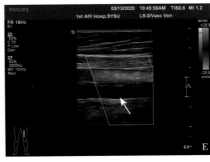
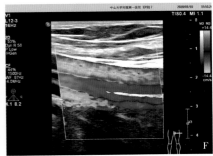

图 1　正常下肢静脉血流超声图像

注：A. 大隐静脉汇入股总静脉处（箭头所指为开放状态的隐股静脉瓣）；B. 大隐静脉汇入股总静脉处（箭头所指为关闭状态的隐股静脉瓣）；C. 股浅静脉平静呼吸时的脉冲多普勒频谱（频谱呈随呼吸变化的期相性改变）；D. 瓦尔萨尔瓦试验时股浅静脉的脉冲多普勒频谱（箭头所指为静脉瓣膜功能正常，屏气时瓣膜关闭、血流中断）；E. 瓦尔萨尔瓦试验时股浅动静脉的彩色多普勒表现（箭头所指为静脉瓣膜功能正常，屏气时瓣膜关闭、血流中断，腔内无血流信号；股浅动脉不受呼吸影响）；F. 平静呼吸时股浅、股深动静脉的彩色多普勒表现（红色为背离探头的动脉，蓝色为朝向探头的静脉）。

当斑块内纤维组织成分增多时，斑块内回声增多，灰阶成像易于显示（图1B）。动脉内斑块钙化后方产生的声影可导致局部管腔显示不清，此时应配合彩色多普勒、脉冲多普勒尽量多角度显示被检查的管腔以及从钙化上下方血流速度的变化来间接判断钙化区域的狭窄程度。当管腔完全闭塞时，管腔内可见低回声或混合回声充满管腔，彩色多普勒显示无血流信号，周边可探及细小侧支动脉，狭窄远端动脉血流速度下降。

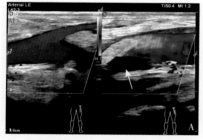
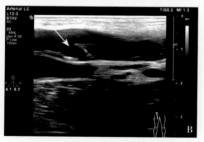

图1 股总动脉斑块超声图像

注：A.股总动脉低回声斑块（箭头所指），灰阶超声难以显示，彩色多普勒超声可见充盈缺损；B.股总动脉低回声斑块溃疡形成（箭头所指），回声增高。

超声影像学鉴别诊断 下肢动脉硬化闭塞症应常与下列狭窄性动脉疾病鉴别。动脉硬化闭塞症继发于动脉内膜钙化斑块形成，管腔狭窄，若斑块破裂可导致表面血栓形成引起的慢性闭塞性疾病。患者病史较长，下肢动脉缺血程度不同，临床表现轻重不同。①急性下肢动脉栓塞：栓塞处可

见实性回声，远段动脉内无血流频谱或低速静脉样血流频谱，近端血流截断，内中膜可有或无增厚、有或无斑块等改变。患者临床症状表现为受累肢体远端疼痛明显，常伴有房颤病史。②血栓闭塞性脉管炎：好发于男性青壮年，与长期吸烟有关，主要发生于腘动脉及以下中小动脉，累及股动脉者罕见。呈节段性改变，受累动脉管壁常成向心性狭窄，几乎不伴有动脉粥样斑块形成。而动脉硬化闭塞症好发于老年人，患有高血脂、高血压、糖尿病等的患者，病变以大中动脉为主，病变范围广泛，管腔内可见斑块形成。

（郑艳玲）

jíxìng dòngmài shuānsè

急性动脉栓塞（acute arterial embolism）

各种不同来源的栓子随动脉血流冲入并堵塞远端动脉，继而引起以受累动脉供血器官或肢体急性缺血为临床表现的疾病。栓子随血液循环停留在口径较小的周围动脉或内脏动脉产生栓塞，造成受累动脉供应的肢体、脏器组织等急性缺血甚至坏疽（死）。血栓栓子的90%以上来自心脏病，而且栓子嵌塞于腹主动脉末端及其下方的下肢动脉者占90%。其主要特征是发病突然、症状明显、进展迅速、预后严重，需要紧急处理。急性动脉栓塞主要分为两大类，即周围动脉栓塞和内脏动脉栓塞，以下主要介绍周围动脉栓塞。

动脉栓塞的栓子可以是血栓、空气、肿瘤、脂肪、羊水、子弹等，但最常见的是血栓。血栓最主要的来源是心脏病、动脉病、人工瓣膜代用材料。其中心脏病为主要来源。

病理生理基础 动脉栓塞的

部位与血栓栓子的大小有密切关系，绝大多数的栓子位于动脉分叉处，这是因为分叉处动脉管腔突然变窄，阻力增大；同时也与动脉分支的角度和血流有关。栓塞导致动脉管腔部分或完全阻塞后，阻塞远端的动脉及其侧支发生动脉痉挛、血管壁变性、栓塞近端继发性血栓形成等一系列病理生理变化。

受累肢体发生一系列变化与组织缺血缺氧有关，如皮肤颜色改变、感觉和运动障碍、动脉搏动消失等一系列征象。当肢体缺血发生坏疽时，造成代谢障碍，出现氮质血症、高钾血症、肌蛋白尿和代谢性酸中毒，最终导致肾衰竭。栓塞动脉越大，阻塞和痉挛越明显，对心脏的影响越大，如果心脏不能代偿这种血流动力学改变，就会出现血压下降、休克和左心衰竭，甚至导致死亡。

临床表现 临床常根据"5P"征象做出初步诊断，即疼痛（pain）、苍白（pallor）、无脉（pulselessness）、感觉异常（paresthesia）、运动障碍（paralysis）。

超声影像学表现 灰阶超声显示管腔内不均质实性偏低回声（图1A），有时在栓塞近端可见血栓头漂浮于管腔内。完全栓塞时，彩色血流在栓塞部位突然中断（图1B）；不完全栓塞时，彩色血流呈不规则细条或细线状。栓塞远心端动脉内血流速度下降（图1C），色彩暗淡，脉冲多普勒可探及低速低阻或单相连续性带状频谱。

超声影像学鉴别诊断 肢体动脉急性动脉栓塞的诊断并不困难，结合典型的"5P"症状，可以迅速做出诊断。主要应注意急性深静脉血栓发生股青肿时也可以引起动脉反射性痉挛，出现相

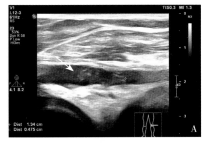

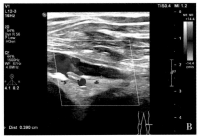

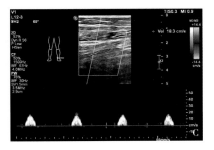

图 1　左腘动脉栓塞超声图像

注：患者有急性心力衰竭、快速性心房颤动病史。A.左侧腘动脉内栓子（箭头所示）；B.左侧腘动脉低回声内栓子，彩色多普勒超声未见血流信号；C.栓塞远端左侧胫后动脉流速下降，呈单相波。

似的临床症状而误诊为动脉栓塞。深静脉血栓时灰阶超声可见静脉内实性低回声，彩色多普勒静脉内未探及血流信号，同时动脉内血流通畅，两者易于鉴别。

（郑艳玲）

wàizhōu xuěguǎn dòngmài liú

外周血管动脉瘤（aneurysm of peripheral vascular）

动脉壁因局部病变（薄弱或结构破坏）而向外膨出，形成永久性、局限性扩张的疾病。动脉瘤的病因可有先天性和后天性之分，后天性的动脉瘤多继发于动脉粥样硬化、细菌感染和梅毒等。

分类　动脉瘤根据形态和结构主要分为真性动脉瘤、假性动脉瘤和夹层动脉瘤。现主要介绍假性动脉瘤。①真性动脉瘤：是指动脉直径≥正常值的 1.5 倍以上（从外壁到外壁），在真性动脉瘤中，动脉壁拉伸扩张，但结构完整。动脉壁的内膜常不规则，出现增厚、钙化、血栓等。②夹层动脉瘤：是指血液通过动脉内膜的缺损（入口处）进入血管壁中间，内膜与中层剥离，沿动脉的长轴形成夹层，原来的管腔为真腔，内膜剥离形成的腔为假腔。血液经破裂口进入假腔后可以顺行或逆行向远处发展，在发展过程中，有时会在夹层内继发通道，通道可以减轻假腔内的血流压力。③假性动脉瘤：多见于外伤后，动脉壁上出现破口，血液自破口流出被周围的组织包裹而局限在破口周围形成假性动脉瘤，假性动脉瘤内的血液可以部分凝固并机化形成纤维壁，可进展为囊状或梭形动脉瘤，晚期继续扩张，甚至再次发生破裂。真性动脉瘤及夹层动脉瘤主要见于胸腹主动脉。

病理生理基础　假性动脉瘤动脉壁全层破损，引起局部出血及动脉旁血肿形成，常见于局部创伤，如动脉穿刺、插管、挫伤等，其他如动脉炎性病变、吻合术后、感染等。当血管损伤后，血液进入肌肉和筋膜间隙，形成搏动性血肿。如果动脉破口自行愈合血肿可自行吸收，否则动脉管腔与血肿之间存在血液交通、血肿中心为液性，周边形成凝血块，凝血块和血肿的周围机化吸收，形成纤维组织的外层，由于局部压力的影响，假性动脉瘤可能破裂或伴有症状。

临床表现　不同原因所致、不同部位的假性动脉瘤，临床表现有所不同。多数伴有疼痛，如果瘤体压迫周围脏器组织，可能产生局部压迫症状，也可能伴有感染症状，表浅的假性动脉瘤可表现为搏动性包块。

超声影像学表现　灰阶超声可见动脉外侧的无回声病变，呈类圆形或不规则形，无回声区为瘤腔（图 1A），当伴有血栓形成时，瘤壁可见厚薄不一的低或中等回声。彩色多普勒显示瘤腔内血流信号紊乱或呈涡流改变（图 1B），在彩色多普勒条件下有助

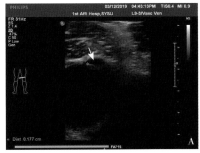

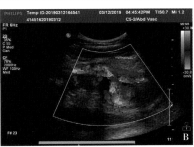

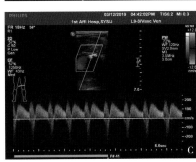

图 1　左股浅动脉假性动脉瘤超声图像

注：患者有多发骨软骨瘤病史，发现左大腿下段肿物一年，逐渐增大。A.左股浅动脉下段（箭头所示为股浅动脉横断面）内侧壁可见直径约 1.8mm 破口，其内后方可见无回声假性动脉瘤，范围约 65mm×59mm，边界清楚；B.彩色多普勒超声显示瘤腔内湍流血流信号；C.脉冲多普勒超声显示破口处的双向高速血流。

于发现破口处的收缩期高速血流信号流向瘤腔，舒张期血流流回动脉，流速较低、颜色暗淡。在破口处可探及双向血流频谱（图1C），即收缩期流入瘤腔的高速血流频谱，舒张期流向动脉的反向低速血流频谱，这也是假性动脉瘤的诊断要点。

超声影像学鉴别诊断 假性动脉瘤的诊断并不困难，主要与真性动脉瘤及夹层动脉瘤鉴别，依据外伤史或动脉导管操作病史，结合超声表现如动脉壁的连续性中断、破口处双期高流速等很容易做出诊断。

（郑艳玲）

xuèshuān bìsè xìng màiguǎn yán

血栓闭塞性脉管炎（thrombo-angiitis obliterans, TAO）

以周围血管炎症和闭塞为特点的进展缓慢的动脉和静脉阶段性炎性病变的疾病。主要累及四肢中小动静脉，以下肢血管为主。1908年伯格（Buerger）对该病进行了病理研究发现动静脉均有炎症反应及血栓形成，故又称伯格（Buerger）病。该病常发生在45岁以下的男性吸烟者，近年女性患者比例也在增加。

病理生理基础 病变为血管壁全层非化脓性炎症，在全层血管壁内有广泛淋巴细胞浸润及内皮细胞和成纤维细胞增生。急性期有血栓形成、管腔闭塞，血栓周围有微脓肿形成，临床上常表现为游走性血管炎。进展期血栓机化，血管闭塞，并有大量炎症细胞向血栓内浸润，此时血管壁的炎症反应要轻得多。后期主要表现为血栓机化再通并伴有新生毛细血管形成，动脉周围广泛纤维组织形成，常包绕静脉和神经，形成纤维条索。病变呈节段性，病变之间有正常的管腔和内膜，两者之间界限分明。在血管闭塞的同时，侧支循环也逐渐建立，但是不足以代偿，因而肢体供血不足。

临床表现 疼痛是该病的主要症状，常由于肢体缺血、缺血性神经炎和感染引起。早期表现为间歇性跛行，随着病情进展患者会出现静息痛，肢体缺血明显，组织营养障碍，引起缺血性神经炎，导致持续性疼痛，尤以夜间为甚。疾病进展到晚期出现组织坏死，患肢趾端发黑、干瘪、坏疽、溃疡形成，当继发感染成为湿性坏疽时，疼痛更剧烈。

超声影像学表现 包括以下方面。

灰阶超声 见病变段动脉内径不均匀变细甚至闭塞，内膜面粗糙不平呈"虫蚀状"，管壁不均匀增厚多以腘动脉以下为主，呈节段性，正常动脉段与病变动脉段交替出现（图1A），正常动脉段的内中膜无动脉粥样斑块形成，一般无钙化（图1B）。

彩色多普勒超声 显示管腔内血流变细、稀疏或消失，如完全闭塞则无血流信号（图1C）。病变轻微时脉冲多普勒频谱可显示接近正常的三相波。但多数情况下呈单相波，流速增高或减低，狭窄远端的正常动脉内探及"小慢波"。

超声影像学鉴别诊断 根据典型的超声表现及临床表现特点，诊断血栓闭塞性脉管炎难度不大。主要与以下两种疾病进行鉴别。①动脉粥样硬化：老年人多发，动脉管壁上可见粥样斑块及钙化。②结节性动脉周围炎：该病主要累及中小动脉，肢体出现类似血栓闭塞性脉管炎的缺血症状，但是该病范围广，常累及心、肾等脏器，临床常有乏力、发热和红细胞沉降率增快等特点。

（郑艳玲）

duōfā xìng dà dòngmài yán

多发性大动脉炎（polyarteritis）

原因未明，发生在主动脉和/或

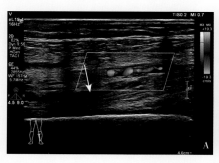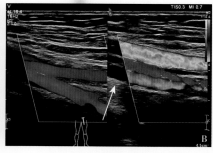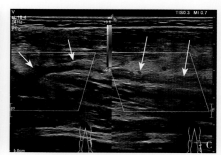

图1 左下肢动脉血栓闭塞性脉管炎超声图像

注：A.彩色多普勒示左侧腓动脉中段未见血流信号（箭头所示），腓动脉下段见不规则血流信号；B.彩色多普勒示左侧股浅、股深动静脉血流通畅，股浅动脉内中膜光滑，未见增厚（箭头所示）；C.彩色多普勒超声示左侧胫前动脉内膜不光滑，管壁不均匀增厚，未见明显斑块及钙化，全程闭塞，未见血流信号（箭头所示）。

其主要分支的慢性非特异性炎性疾病。受累血管产生炎性狭窄或闭塞，少数可以引起扩张或动脉瘤形成。1908年日本眼科教授高桥（Takayasu）第一次科学地描述了该疾病。该病命名繁多，又称高桥（Takayasu）疾病（Takayasu disease，TA）、无脉症（pulseless disease）、非特异性主动脉炎（nonspecific aortoarteritis）、主动脉弓综合征（aortic arch syndrome）或阻塞性血栓性主动脉病（occlusive thrombus aortopathy）等。肢体多发性大动脉炎多为全身性病变的一部分，较少独立发生。多累及上肢动脉，颈动脉常同时受累。

病理生理基础 病变的血管呈灰白色，管壁僵硬、钙化、萎缩与周围组织粘连，管腔狭窄或闭塞。血管壁广泛破坏而结缔组织修复不足，引起动脉扩张，甚至动脉瘤形成。全层动脉炎呈节段性分布，早期是动脉周围炎及动脉外膜炎，以后向血管中层及内膜发展。有不同程度的浆细胞及淋巴细胞浸润，弹性纤维断裂，肌层破坏，纤维结缔组织增生。内膜增生水肿，滋养血管增生、肉芽肿形成，管腔变窄，到后期则全层血管壁均被破坏，管腔内可有血栓形成，以致完全闭塞。病理生理改变是病变的远端缺血，近端高血压，根据狭窄程度产生相应的缺血症状。由于阻塞位置和程度不同会有不同的影响。

临床表现 肢体疼痛、无力、麻木、脉搏减弱或无脉。

超声影像学表现 多发性大动脉炎在外周主要累及颈动脉及上肢动脉如腋动脉、肱动脉等，管壁局部增厚、回声减低、管腔变细（图1A），血流细小，甚至闭塞（图1B～1D）；狭窄处血流

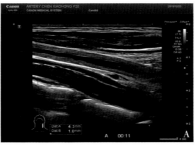
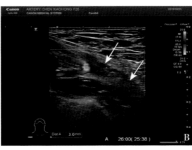
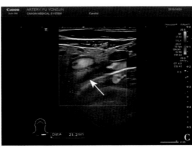
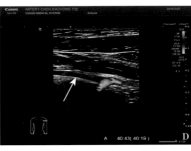
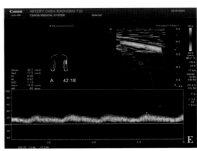

图1　多发性大动脉炎超声图像

注：患者大动脉炎累及左侧颈总动脉、双侧锁骨下动脉及左侧腋动脉。A. 左侧颈总动脉管壁明显增厚，管腔狭窄；B. 右侧锁骨下动脉完全闭塞（箭头所示），由侧支供应右上肢动脉；C. 左侧锁骨下动脉完全闭塞（箭头所示）；D. 腋动脉内见点状血流信号（箭头所示），源于侧支的血流供应肱动脉；E. 肱动脉内血流呈小慢波改变。

速度增高呈湍流，颜色明亮，狭窄远端血流速度下降，血流颜色暗淡；脉冲多普勒超声显示狭窄处的高速高阻血流，狭窄远端正常血管内血流频谱呈"小慢波"改变（图1E）。

超声影像学鉴别诊断 该病的诊断根据各种影像学检查并结合临床表现及实验室检查可获得最终诊断。主要的鉴别诊断疾病如下。①结缔组织性疾病：多发性大动脉炎早期有乏力、发热、肌肉关节痛等非特异症状，与结缔组织疾病相似，需要进一步测定类风湿因子、抗核抗体等实验室检查来鉴别。②血栓闭塞性脉管炎：该病绝大多数发生于青年男性，有吸烟史，以下肢多见，常引起趾端坏疽。③动脉粥样硬化性闭塞：该病多见于40～50岁以上的老年患者，主要累及大中动脉，常伴有高血压、高血脂、糖尿病等。

（郑艳玲）

xiàzhī jìngmài bàn gōngnéng bùquán

下肢静脉瓣功能不全（venous insufficiency of lower extremity）　下肢深静脉瓣膜功能不全不是一个独立的疾病，是一组疾病，统称为慢性下肢静脉功能不全（chronic venous insufficiency，CVI）。下肢静脉瓣功能不全包括原发性下肢深静脉瓣膜功能不全和继发性下肢深静脉瓣膜功能不全。两者病因完全不同，但病理基础相同，都是源于静脉高压、交通静脉瓣膜功能不全和深静脉血液逆流。两者治疗方法不同，对其鉴别有重要的临床意义。现主要讲述原发性深静脉瓣膜功能不全。原发性深静脉瓣膜功能不全是由于各种因素，如遗传、妊娠、长期站立、负重、肥胖等引起静脉高压，以致静脉扩张，瓣

膜反流，瓣膜功能损害以及静脉壁改变。手术分为两类：第一类为静脉开放手术，包括静脉内瓣膜修复成形术、静脉瓣膜移植术和移位术；第二类为静脉壁外部手术，包括静脉瓣膜包裹环缩、环缝、腘静脉肌瓣替代术等。这些手术的目的是纠正深静脉瓣膜功能不全所致的反流。

分类 包括以下两类。

原发性下肢深静脉瓣膜功能不全 是指无确定病因的由于深静脉瓣膜延长、松弛和脱垂或深静脉扩张致深静脉瓣膜关闭不全所引起的反流性血流动力学病理改变。可进一步导致静脉高压、血液淤滞，从而引起一系列静脉功能不全表现，是慢性静脉功能不全的重要病因。

继发性下肢深静脉瓣膜功能不全 是指下肢深静脉血栓形成后综合征，是继发于血栓形成后再通的后遗症。血栓机化再通后会留有静脉壁和瓣膜的永久性损伤，导致瓣叶活动受限，导致深静脉发生反流。

病理生理基础 正常的静脉瓣呈双瓣叶形，瓣叶为袋状，是由内膜皱折而形成，袋形的两侧和底部均附着于内膜上，袋形的上侧游离。瓣叶与管壁潜在的间隙称为瓣窝。生理状态下血液向心回流时，两瓣叶贴附于管壁的内膜，使管腔处于通畅状态，当近侧逆向压力增加时，血液反流使瓣窝充满血液，两个瓣叶的游离缘向管腔正中合拢，形成水式关闭状态，阻止血液反流。当各种原因所指的瓣膜功能不全时，瓣膜失去阻止血液反流的作用，使回心血液又反流到瓣膜以下，造成下肢静脉容量扩大，血液淤积，从而引起一系列静脉系统病理改变。

临床表现 主要临床表现有浅静脉曲张、下肢肿胀、足靴区色素沉着、湿疹、溃疡等。

超声影像学表现 原发性下肢深静脉瓣膜功能不全的超声表现如下。

灰阶超声 可见深静脉管腔增宽，管壁内膜平整、不增厚，管腔内无实性回声，探头加压后管腔能被压瘪。部分患者超声能显示较大静脉内的高回声线状瓣膜，观察到瓣膜关闭不全或可见瓣膜不对称、瓣膜增厚等。

彩色多普勒超声 可见静脉内回心血流与正常静脉相似，瓦尔萨尔瓦（Valsalva）实验或挤压小腿放松后，可见静脉瓣膜处显示线样或束状反向血流信号（图1A），其持续时间的长短与瓣膜功能不全的程度有关。

脉冲多普勒频谱 是用来判断反流及反流程度的主要参考依据。虽然尚无统一的诊断标准，多数学者认为反流时间小于0.5秒提示正常，以反流时间大于1.0秒来诊断下肢深静脉瓣膜功能较为合适。采用反流峰值流速来诊断下肢静脉瓣膜功能不全存在较大争议。临床根据逆行静脉造影，于患侧腹股沟股静脉或对侧股静脉插管经下腔静脉进入患侧股静脉，注入造影剂观察血液反流的范围，对静脉瓣膜功能进行分度，采用希斯特纳（Kistner）分度法

表1 深静脉瓣膜功能不全分度（希斯特纳分度法）

0度	瓣膜功能正常，无反流
Ⅰ度	极少量反流局限在大腿上段
Ⅱ度	更多反流量到达大腿下段，腘静脉瓣膜功能正常，小腿水平无反流
Ⅲ度	在Ⅱ度反流基础上伴腘静脉瓣膜功能不全
Ⅳ度	瓣膜功能异常，大量反流进入小腿达胫后静脉

（表1）。

超声影像学鉴别诊断 ①原发性与继发性深静脉瓣膜功能不全鉴别：两者均可引起深静脉瓣膜功能不全、浅静脉曲张、交通静脉扩张（图1B，1C）、湿疹样皮炎、色素沉着、溃疡形成。主要鉴别点在于是否伴有深静脉血栓病史、静脉管壁是否光滑（图2A，2B）、瓣膜活动是否正常。②克利佩尔－特伦诺内（Klippel-Trenaunay）综合征：因为先天性静脉畸形（深静脉缺如、阻塞）所致，可出现深静脉瓣膜功能不全。根据该综合征临床症状的"三联征"进行鉴别，包括广泛浅静

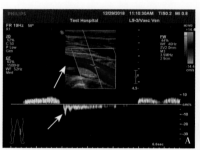
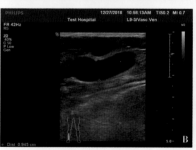
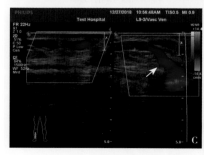

图1 左下肢静脉曲张超声图像

注：A.左腘静脉内膜光滑，血流形态规则，瓦尔萨尔瓦试验可见反向血流信号（箭头所示）；B.左小腿处皮下浅静脉扩张；C.交通静脉扩张，血流反向（由深静脉流向浅静脉，箭头所示）。

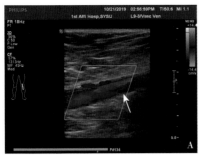
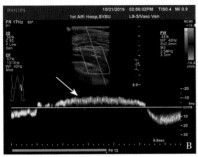

图2　继发性下肢深静脉瓣膜功能不全超声图像

注：患者有左下肢深静脉血栓病史。A.左股浅静脉下段管壁不光滑，血流形态不规则（箭头所示）；B.左腘静脉在瓦尔萨尔瓦实验时血流全程反向（箭头所示）。

脉曲张、患侧肢体增粗增长及皮肤大片"葡萄酒色"血管痣。

（郑艳玲）

wàizhōu dòng–jìngmài lòu

外周动静脉瘘（arteriovenous fistula, AVF）　外周血管存在动脉和静脉之间不经过毛细血管床的异常交通。有先天性和后天性两种。动静脉瘘可以发生在任何血管，使动脉和静脉之间的血流出现短路，对局部、周围循环和全身循环造成不同程度的影响。先天性动静脉瘘是由于胚胎的中胚层在发育演变过程中，动静脉之间残留的异常通道引起，先天性动静脉瘘瘘口小而多发，瘘口形成后不断发展和蔓延，常广泛地侵犯邻近的组织器官。后天性动静脉瘘主要是外伤引起，如枪伤、刀伤、骨折断端穿刺伤等；其次是医源性血管损伤，如动脉或静脉穿刺、置管、血管手术；

此外感染和恶性肿瘤也可引起该病。后天性动静脉瘘有裂孔型（受伤的动静脉紧密相连，通过瘘直接交通）、导管型（动静脉之间形成一条管道）和囊瘤型（瘘口部位有外伤性动脉瘤，即假性动脉瘤形成）3种基本类型。

病理生理基础　①局部变化：血流经过瘘口可在听诊中闻及连续性隆隆样收缩期杂音，这种特征往往是诊断的依据，有杂音的瘘口，在附近可触及震颤。杂音响度较多地取决于动静脉之间的压力差，不一定和瘘口大小有关。瘘口近端的动脉压力通常正常，相反，瘘口远端的动脉压总是偏低（因部分血液流入静脉）。瘘口近端的静脉压很低，瘘口远端的静脉由于动脉压力的冲击，静脉管腔扩大，静脉压力也明显增高。由于血流量和压力的影响，使血管管径扩张、扭曲、管壁变薄，晚期可出现血管壁退行性变和动脉瘤样扩大。静脉管腔扩大后，瓣膜失去功能，静脉血倒流和淤滞，使肢体肿胀，静脉迂曲，皮肤色素沉着，甚至发生溃疡。瘘口远端动脉血流减少，可发生缺血现象。②全身循环影响：动静脉之间的异常通道使得周围阻力下降，由于阻力下降，引起中心动脉压降低，中心静脉压升高，灌注周围组织的血流减少。由于瘘口远端的动脉血流减少和周围血管阻力降低，促使心搏出量的增加和舒张压下降，瘘口附近的静脉血流增多，静脉压增高和回心血量增加常促使心率加快和平均动脉压升高，瘘口周围的血管床扩大和血容量增多，经过一定的时间后，均可使心脏肥厚、扩大，导致心力衰竭。动静脉瘘对全身循环的影响，取决于瘘口的部位、大小、存在时间及瘘口周

围纤维化的程度。

临床表现　先天性动静脉瘘在婴幼儿期常无明显症状，到学龄期或青春期逐渐显示出临床症状。常表现为患侧肢体增长增粗，肢体沉重、肿胀、疼痛等。由于血供丰富和静脉充血，患侧肢体局部温度明显增高，一般比健侧高3～6℃。局部可伴有毛细血管扩张或血管瘤。有血管瘤时，皮肤呈蓝色。瘘口较大时可引起静脉瓣功能不全，肢体浅静脉曲张、色素沉着、溃疡等。当指（趾）端动脉供血不足时，可出现坏疽。

超声影像学表现　①先天性动静脉瘘：灰阶超声显示受累部位多发、散在管状和圆形无回声区，呈蜂窝状改变（图1A）。彩色多普勒超声显示无回声区内充满色彩明亮的五彩镶嵌的血流信号（图1B）。脉冲多普勒显示病变部位的动脉血流为高速低阻型，有些扩张的静脉内探及动脉样血流频谱。在病变的近心端参与瘘血供的动脉常增宽，走行弯曲，甚至呈瘤样扩张（图1C，1D，1E）。②后天性动静脉瘘：动静脉瘘较大者瘘口近心端动脉内径增宽或呈瘤样扩张，而远心端动脉变细。动静脉瘘较小者动脉管径变化不大。近心端动脉流速升高阻力下降。引流静脉管腔内探及动脉样血流频谱，高速血流造成引流静脉明显扩张、有搏动性、血流紊乱（图2A）和静脉功能损害。有时灰阶超声可见动静脉之间的无回声管道结构（导管型）和裂孔（裂孔型），有时瘘管呈瘤样扩张。彩色多普勒显示血流持续从动脉流向静脉（图2B，2C），由于震颤瘘口或瘘管周围的组织产生五彩镶嵌的血流信号，脉冲多普勒瘘口处探及持续高速血流信号（图2D）。合并

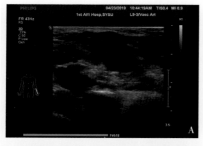

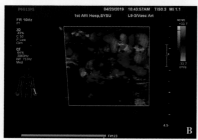

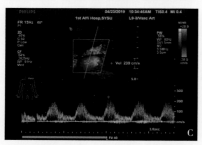

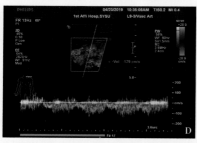

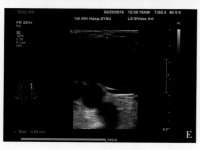

图1 左上肢多发动静脉瘘超声图像

注：患者左上肢多发动静脉瘘伴蔓状血管瘤形成。A.左上肢动、静脉明显迂曲扩张（以手腕、手掌及锁骨下动静脉周围为主）；B.左上肢动、静脉明显迂曲扩张（以手腕、手掌及锁骨下动静脉周围为主），部分可见小分支动静瘘，局部呈湍流信号；C.左侧锁骨下动脉流速升高，Vmax为239cm/s，频谱呈毛刺样改变；D.左侧锁骨下静脉流速升高，Vmax为129cm/s，频谱呈毛刺样改变；E.左锁骨下静脉腋静脉内径明显增宽，最宽处内径2.8cm。

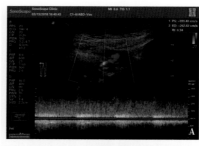

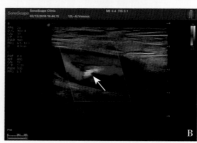

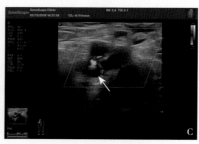

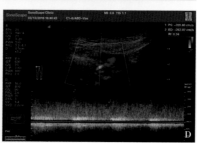

图2 右股深动脉－股总静脉动静脉瘘超声图像

注：患者右股深动脉－股总静脉动静脉瘘形成。急性下壁心肌梗死，股动脉穿刺冠脉造影手术史。A.破口上方股总静脉血流速度升高，随呼吸期相性消失，频谱呈毛刺样改变；B.右股深动脉－股总静脉间破口，内径约1.6mm，五彩镶嵌血流自股深动脉流入股总静脉（纵切面，箭头所示）；C.右股深动脉－股总静脉间见五彩镶嵌血流（横切面，箭头所示）；D.破口处高速血流信号PSV 399.4cm/s。

假性动脉瘤时，要注意仔细探查静脉，静脉内的高速血流提示两者同时存在。

超声影像学鉴别诊断 根据病史、体检和彩色多普勒超声检查，诊断一般并不困难。先天性动静脉瘘伴有静脉曲张，因此在儿童或青少年发现肢体静脉曲张而无明确原因，如同时伴有肢体增长、增粗，局部组织肿胀，伴有海绵状或蔓状血管瘤并闻及杂音时，更有助于诊断。后天性动静脉瘘与假性动脉瘤同时存在时容易被忽略，要注意局部有无震颤，伴行静脉内血流速度有无升高来鉴别。

(郑艳玲)

jǐng dòngmài zhōuyàng yìnghuà bìsè zhèng

颈动脉粥样硬化闭塞症（arteriosclerosis obliterans of carotid）

颈动脉粥样硬化斑块常导致管腔狭窄，甚至闭塞的疾病。常见于颈内动脉起始处和威利斯（Willis）环。是全身动脉粥样硬化病变的重要组成部分，是引起缺血性脑血管病变的重要因素。

病理生理基础 纤维斑块是指动脉内膜散在不规则、表面隆起的斑块，斑块表面为大量胶原纤维，胶原纤维可发生玻璃样变。内膜下大量泡沫细胞聚集，泡沫细胞内含脂质成分。随斑块进展，脂质逐渐被埋藏在深层。纤维斑块深层细胞坏死后发展形成粥样斑块，斑块底部和边缘可出现肉芽组织，中膜因斑块压迫、弹力纤维破坏而变薄。在纤维斑块和粥样斑块基础上可发生继发改变，包括斑块内出血、斑块破裂、血栓形成、钙化、血管瘤形成以及管腔狭窄等。

不同的继发性改变会造成相应的临床症状，比如斑块内新生血管破裂出血形成的血肿可导致斑块进一步隆起，引起管腔急性狭窄甚至闭塞。斑块表面纤维帽破裂后，斑块内的坏死物质和脂质可形成胆固醇栓子，引起栓塞，导致脑组织梗死。

临床表现 可表现为出现单眼一过性黑蒙，偶见永久性失明，伴对侧偏瘫、偏深感觉障碍或同向性偏盲等（大脑中动脉缺血），优势半球受累伴失语症，非优势半球可有体象障碍。颈动脉搏动减弱或血管杂音，亦可出现晕厥发作或痴呆。临床严重程度差异颇大，取决于侧支循环状况。

超声影像学表现 颈动脉狭窄的主要原因是动脉粥样硬化，颈动脉粥样硬化斑块的形成是逐渐发展的过程。根据斑块的声像图特征，通常将斑块分为低回声、等回声和强回声斑块，或者是均质性和不均质性斑块（图1）。均

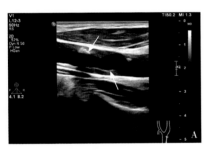

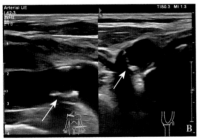

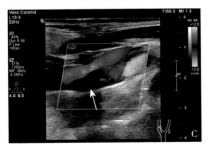

图1 颈动脉斑块超声图像

注：A. 颈总动脉不均质斑块（箭头所示），低回声为主伴少量强回声；B. 左图为锁骨下动脉起始处强回声斑块，右图为颈总动脉分叉处强回声斑块；C. 颈内动脉起始处均质性低回声斑块（箭头所示）。

质性斑块是指回声和斑块内构成成分一致，表现为均匀的低回声、等回声或强回声；不均质斑块内回声和构成成分混杂，其纤维帽可能存在蜕变，易引起血小板凝集、血栓形成，有造成栓塞的潜在风险。

灰阶超声、彩色多普勒超声和脉冲多普勒频谱分析都有助于显示颈动脉狭窄的病变，在灰阶超声或彩色多普勒超声显示狭窄的区域，详细观察狭窄前后区域的多普勒频谱，测量血流速度，寻找狭窄部位。该方法是超声诊断颈动脉狭窄的准确、规范并得到广泛认可的方法。大多数颈动脉狭窄和闭塞发生在颈内动脉近端。目前国际采用的标准是2003年美国放射学年超声会议公布的标准（表1）。

超声影像学鉴别诊断 除颈动脉粥样硬化可致颈动脉狭窄外，其他原因也可以造成颈动脉狭窄，如动脉夹层、多发性大动脉炎、肌纤维发育不良等因素。不论是何种原因所致的颈动脉狭窄，只要是局限性狭窄，均可参照动脉粥样硬化所致狭窄的诊断方法。①颈动脉夹层：在临床上比较少见，彩色多普勒可以作为首选诊断方法，清晰显示分离的内膜，有无并发血栓、鉴别真腔和假腔，当假腔内存在血栓时仔细寻找分离的内膜可作为主要鉴别点。②颈动脉多发性大动脉炎：主要见于年轻女性，管壁正常结构消失、向心性增厚、轮廓一般较规

则，呈相对不均匀低回声或偏低回声，外膜因为炎性改变与周围组织分界不清，管腔不同程度狭窄或闭塞。病变段血流形态不规则，多数为弥漫性，病变段可能无明确高速血流，代之以低速血流。如病变范围局限，病变处血流速度增高。③肌纤维发育不良：一种不明原因中等动脉发育异常疾病。病理改变是管壁平滑肌细胞和纤维组织增生过度，不伴有退行性变或炎症。典型患者颈内动脉远段管壁可见一系列隆起性病变、回声增高，管腔狭窄和扩增交替出现，呈"串珠样"改变。彩色多普勒可见局限性高速血流，呈五彩镶嵌的湍流信号。

（郑艳玲）

jǐng nèi dòngmài xiānwéi fāyù bùliáng

颈内动脉肌纤维发育不良（fibromuscualr dysplasia of internal carotid artery, FMD） 病因不明的先天性颈内动脉的节段性非动脉粥样硬化性和非炎症性血管病。是先天性颈内动脉血管壁结构异常性病变，其病情多随年龄增长而逐步显现，FMD主要发生于20～60岁女性，但也有男性和年龄更长的单发病例。

病理生理基础 FMD主要由于血管壁的胶原蛋白增生、内弹力层的破坏，致使血管中膜的结构混乱，从而引起中层发育不良，平滑肌分布异常，但血管病变不伴动脉粥样硬化或炎症。病理显示动脉中层肌纤维结构异常，中膜层增厚与变薄的病理改变交替

表1 颈动脉狭窄超声诊断标准

狭窄程度	PSVICA（cm/s）	EDVICA（cm/s）	PSVICA /PSVCCA
正常或 < 50%	< 125	< 40	< 2.0
50%～69%	125～230	40～100	2.0～4.0
70%～99%	≥ 230	≥ 100	≥ 4.0
闭塞	无血流信号	无血流信号	无血流信号

存在，增厚处中膜纤维和平滑肌细胞增生肥大，突向管腔，造成血管狭窄，管壁变薄处中膜肌纤维减少，形成微血管瘤或小的囊性血管瘤，血管造影显示动脉管腔呈串珠样改变。

临床表现 患者出现血管狭窄型病变、动脉瘤及血管扩张症状等。FMD累及全身的主要血管，主要在肾动脉，其次是颈内动脉，25%FMD患者累及脑血管，颈内动脉受累约占脑血管FMD患者的95%，双侧颈内动脉受累占60%～80%。

超声影像学表现 包括以下方面。

灰阶超声 FMD表现为血管管径不均匀性缩窄，动脉内-中膜结构不清，无正常中膜平滑肌特有的低回声暗区。

彩色多普勒超声 显示血管无中心亮带血流特征，采用低频率凸阵探头，可显示病变侧颈内动脉颅外段全程管腔内血流充盈不全，呈串珠样改变，远段血流信号减弱（图1）。

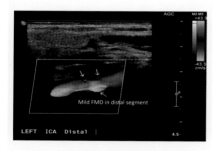

图1 左颈总动脉肌纤维发育不良彩色多普勒超声图像

注：显示左颈总动脉管腔内血流充盈不全，呈串珠样改变。

频谱多普勒超声 病变侧颈内动脉血流频谱呈低流速高阻力特征，伴节段性血流速度升高或减低。

超声影像学鉴别诊断 ①动脉粥样硬化性狭窄：多累及动脉近端，动脉管壁正常三层结构消失，内膜不平，不规则增厚，可见形态不一、大小不等的粥样硬化斑块，斑块的形态多不规则，内部结构呈弱回声或等回声者为软斑，回声增强为硬斑，斑块表面出现形似"火山口"的龛影为斑块表面溃疡形成。彩色多普勒超声显示狭窄段动脉内有五彩斑斓的血流信号，频谱多普勒超声显示病变血管频谱频带增宽，频窗消失，血流速度增快。②大动脉炎：病变段动脉管壁结构紊乱或消失，内、中膜弥漫性不规则增厚，造成管腔不规则向心性狭窄，彩色多普勒超声显示狭窄处血流分布紊乱，呈涡流。频谱多普勒超声显示动脉收缩期及舒张期血流速度差小，病变处血流速度加快，频谱频带增宽。③动脉夹层：病变处可见掀起的内膜，血流自掀起的内膜处流入内膜下，形成假腔，血流流入假腔使血流呈双腔状或偏心狭窄。

（王红燕　蔡思曼）

zhuī dòngmài xiázhǎi

椎动脉狭窄（vertebral artery stenosis）

椎动脉发生阻塞的疾病。可在颅外或颅内任何部位发生，占后循环缺血性卒中的20%，常见于椎动脉起始段。椎动脉狭窄的原因有动脉粥样硬化、头臂动脉型多发性大动脉炎、椎动脉型颈椎病等。椎动脉狭窄好发的部位为椎动脉起始部，且以管径较细侧为主，好发年龄以老年人居多。

病理生理基础 一侧或双侧椎动脉狭窄者均具有节段性血流速度升高的特征。重度狭窄时（狭窄≥70%），单侧与双侧椎动脉狭窄远端的基底动脉、大脑后动脉流速及血流频谱变化将出现不同的血流动力学变化。双侧椎动脉重度狭窄或一侧椎动脉闭塞并另一侧重度狭窄时，病变远端的基底动脉、大脑后动脉血流速度、血管搏动指数明显减低，出现典型低流速低搏动性血流频谱。

临床表现 常导致椎-基底动脉供血不足的症状。常见症状为头晕、共济失调、视力障碍和运动感觉改变，头痛、猝倒发作和智力下降少见，严重影响患者的生活质量。

超声影像学表现 包括以下方面。

二维超声 椎动脉管壁增厚，内膜毛糙，管腔内无回声结构显示不清，可伴有大小不一的斑块形成。

彩色多普勒超声 椎动脉起始处狭窄者表现为起始处血流呈明亮的花色血流，流速增高，远心端流速减低；非椎动脉起始处狭窄者表现为管壁弥漫不均匀增厚，管腔粗细不均，狭窄处见花色血流，流速增高，狭窄远端见纤细、不规则暗淡血流显示，流速较低。对侧椎动脉可呈代偿性改变，表现为管腔内径增宽、流速加快和血流量的增加（图1）。

频谱多普勒超声 正常椎动脉血流频谱呈低阻力型、连续的三峰频谱，流速低于颈内动脉。当血管管腔狭窄时，流速明显增高。椎动脉狭窄参数评价标准如表1所示。

超声影像学鉴别诊断 ①椎动脉不对称：一般情况下，双侧椎动脉的粗细差异无临床意义。但当一侧椎动脉细小（内径<2mm），可引起椎-基底动脉供血不足。一侧椎动脉发育不全表现为管腔普遍细小，但血流充盈满意，频谱形态正常，对侧椎

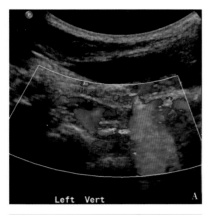

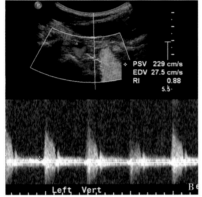

图 1　左侧椎动脉起始处狭窄超声图像

注：A：左侧椎动脉起始处呈明亮的花色血流；B：左侧椎动脉起始处流速增高，PSV 为 229cm/s。

动脉可增宽。而椎动脉狭窄表现为某段管腔血流束变细，流速局部增快。二者较易鉴别。②锁骨下动脉狭窄：对于单独的椎动脉起始部的狭窄与锁骨下动脉开口后狭窄的鉴别，仅依据在椎动脉远端或上肢动脉分别探及狭窄下游血流频谱，二者比较容易鉴别。而对于锁骨下动脉、椎动脉开口前的狭窄，同侧远端椎动脉和上肢动脉同时呈现下游的频谱改变。

如果在自然状态下或行束臂实验时，同侧椎动脉出现逆向血流，则支持锁骨下动脉、椎动脉开口前的狭窄。但锁骨下动脉椎动脉开口前狭窄所致射流，可以同时引起同侧椎动脉起始段血流紊乱和流速加快，此时，判断是否合并椎动脉起始段狭窄存在一定困难。③锁骨下动脉、椎动脉和对侧椎动脉闭塞性疾病：二者均可以引起椎动脉流速代偿性升高，但是锁骨下动脉、椎动脉和对侧椎动脉闭塞性疾病为整条椎动脉流速均升高，而椎动脉狭窄处流速加快，且其远端呈狭窄后的紊乱血流。

（王红燕　蔡思曼）

zhuī dòngmài bìsè

椎动脉闭塞（vertebral artery occlusion）

常由动脉粥样硬化和大动脉炎所致，可引起不同程度脑供血不足症状的疾病。由于受检查条件的限制，超声只能探及椎动脉起始段和椎间段的血流情况。

病理生理基础　急性和亚急性椎动脉起始段闭塞时，椎间段管腔内压力降低，使未闭的椎间段管腔两端出现压力阶差，血液从对侧正常的椎动脉或从远段侧支动脉反向流入患侧椎动脉未闭管腔，椎间段可探及反向血流；慢性的动脉硬化等原因使椎动脉起始段逐渐闭塞，为满足椎动脉远侧段血供，椎间段受侧支供血可产生正向血流信号。

临床表现　患者出现眩晕、

头痛、恶心、呕吐，听力及视力障碍，甚至出现猝倒、共济失调、脑梗死等症状。

超声影像学表现　包括以下方面。

二维超声　管壁显示为平行的线状中高回声，管腔内充满低回声（急性或亚急性闭塞）或充填中强回声并伴有管腔变细（慢性闭塞），无搏动性。

彩色多普勒超声　可观察到椎动脉固有管腔结构，但未测及血流信号（图 1）。当椎动脉起始段闭塞而远端无侧支循环建立时，CDFI 显示椎动脉颅外段全程未探及高阻型多普勒血流信号或探及反向血流信号；当椎动脉起始段闭塞而远端侧支循环建立时，CDFI 显示椎动脉起始段血流信号消失，但椎间隙段可探及侧支循环形成的血流信号。此处需要指出，采用高频线阵探头可出现假阳性结果，应转换低频凸阵探头重复检查。

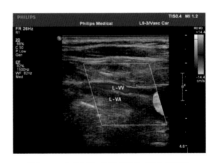

图 1　左侧椎动脉闭塞超声图像

注：管腔内可见低回声，CDFI 未见血流信号。注：L-VV 示左侧椎静脉；L-VA 示左侧椎动脉。

频谱多普勒超声　椎动脉正常血流频谱呈低阻力型、连续的三峰频谱，当椎动脉内探及短暂反向血流信号或频谱呈窄幅单峰改变，而双侧锁骨下动脉起始部未见狭窄，多提示椎动脉远端重

表 1　椎动脉起始段狭窄评价标准

狭窄程度	PSV(cm/s)	EDV(cm/s)	PSV 起始段、V1 段 /PSV 椎间隙段、V2 段
正常或<50%	≥ 85，< 140	≥ 27，< 35	> 1.3，< 2.1
50%～69%	≥ 140，< 220	≥ 35，< 50	≥ 2.1，< 4.0
50%～69%	≥ 220	≥ 50	≥ 4.0
闭塞	无血流信号	无血流信号	无血流信号

度狭窄或闭塞。而健侧椎动脉内径不变，PSV 和 EDV 均加快，RI 减低。

超声影像学鉴别诊断 ①椎动脉狭窄：椎动脉闭塞为管腔内充填低回声或中高回声，对侧椎动脉闭塞及椎动脉狭窄均可引起椎动脉流速代偿性升高，但椎动脉狭窄处流速加快，且其远端呈狭窄后的紊乱血流。②椎动脉变异：主要与椎动脉缺如鉴别，椎动脉闭塞可见管腔结构，管腔内无彩色血流信号。

（王红燕　蔡思曼）

zhuī dòngmài biànyì

椎动脉变异（vertebral artery variations）

胚胎时期后循环发育变异，常见的椎动脉变异包括生理性发育不对称、椎动脉走行异常、椎动脉扭曲、椎动脉缺如等。先天性椎动脉变异可造成椎 - 基底动脉供血不足，椎 - 基底动脉供血不足是常见的缺血性脑血管病。

病理生理基础　双侧椎动脉起源于双侧锁骨下动脉，也可能直接起源于主动脉弓（起源异常），常分为 4 个节段。横突前段 V1：由椎动脉起始处至颈 6 横突孔；横突段 V2：位于颈 6 至颈 2 横突孔之间，正常椎动脉横突段行于横突孔，为节段性血管腔结构，当出现椎动脉绕行一个或多个椎体前方上行时，可以观察到长段无椎体遮挡的椎动脉管腔，即走行变异；枕下段 V3：为颈 2 横突孔至椎动脉穿硬膜处；颅内段 V4：由椎动脉穿硬膜及蛛网膜进入蛛网膜下腔，直至与对侧椎动脉汇合成基底动脉。椎动脉主要供应后循环的血运，包括脑干（中脑、脑桥和延髓）、小脑、枕叶、丘脑和颞枕交界区。一侧椎动脉发育变异可出现血流减少、

流速降低并且对侧椎动脉出现代偿，这可能是由于低灌注所造成的缺血性事件的发生基础。

临床表现　先天性椎动脉变异可造成椎 - 基底动脉供血不足，患者可出现头晕、晕厥等神经系统症状。

超声影像学表现　包括以下方面。

生理性发育不对称　文献报道正常人群中 50% ～ 73% 双侧椎动脉发育不对称。声像图表现为双侧椎动脉管径不一致（相差 0.5mm ± 0.04mm），一侧相对较小，但管壁结构正常，而且从锁骨下动脉发出至椎间隙段、枕段管径一致，椎动脉纤细（≤ 2.0mm）时阻力指数可升高。

椎动脉走行异常　正常椎动脉从锁骨下动脉发出后，经颈段进入第 6 颈椎横突孔上行。当椎动脉未经第 6 颈椎横突孔，而是沿椎体前外侧经其他椎间隙的横突孔上行时，即为椎动脉走行异常（图 1）。

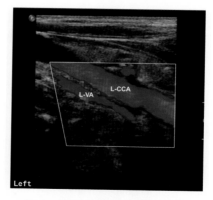

图 1　椎动脉走行异常超声图像
注：左侧椎间隙未探及椎动脉，椎体外侧可见椎动脉走行，与颈总动脉同向。

椎动脉扭曲　椎动脉走行不在一条直线上，出现局部弯曲，某一节段或全程多处走行呈"S"或"Z"形扭曲，彩色多普勒超声

血流呈弯曲状，转折处可呈五彩镶嵌血流。

椎动脉缺如　椎静脉后方找不到椎动脉可以考虑椎动脉缺如，但是需要与椎动脉闭塞相鉴别。

超声影像学鉴别诊断　①椎动脉狭窄：表现为某段管腔血流束变细，流速局部增快，而椎动脉先天变异一侧发育不全表现为管腔普遍细小。②椎动脉闭塞：椎动脉缺如需与椎动脉闭塞相鉴别，后者可见管腔结构，管腔内无彩色血流信号。

（王红燕　蔡思曼）

suǒgǔ xià dòngmài qièxuè zōnghézhēng

锁骨下动脉窃血综合征（subclavian steal syndrome, SSS）

锁骨下动脉起始部或无名动脉近侧段狭窄或闭塞后，对侧椎动脉血流经过基底动脉反流至患侧椎动脉，重新为患侧锁骨下动脉或无名动脉的供血，从而导致椎 - 基底动脉及患侧上肢供血不足的一组综合征。左侧较右侧多见。

病理生理基础　正常椎动脉血流方向与颈总动脉一致，当锁骨下动脉在椎动脉开口前出现严重管腔狭窄或闭塞时，同侧上肢动脉及椎动脉的血供受阻，血流由椎 - 基底动脉供血，因此出现患侧椎动脉血流方向逆转（图 1）。

临床表现　主要为脑部和患侧上肢缺血的表现。往往在患侧上肢用力时，脑部缺血症状发作，主要症状为耳蜗前庭神经症状、眩晕、晕厥、双侧视力障碍、复视等。约 1/3 的患者出现了运动诱发的手臂疼痛、疲劳、发凉、感觉异常或麻木，但是缺血和营养变化少见。

超声影像学表现　包括以下方面。

二维超声　锁骨下动脉起始

段或无名动脉近心段管腔狭窄或闭塞（图2）。

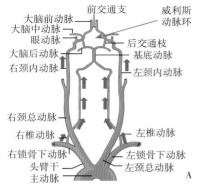

图1 SSS血流动力学基础示意图

注：A.正常椎动脉血流方向为入颅方向；B.左侧锁骨下动脉起始处狭窄，左侧椎动脉反向。

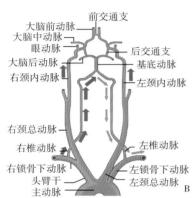

图2 右侧锁骨下动脉起始处斑块超声图像

注：右侧锁骨下动脉起始处斑块形成。

彩色多普勒超声 ①部分窃血：患侧椎动脉收缩期反向血流，舒张期正向，即椎动脉收缩期与颈动脉血流颜色相反，舒张期与颈动脉血流颜色相同——出现双色。②完全窃血：收缩期与舒张期均呈反向血流。患侧椎动脉与同侧颈动脉血流方向相反，与伴行的椎静脉颜色相同。

频谱多普勒超声 包括以下类型。①隐匿型：患侧椎动脉血流频谱显示收缩期切迹（图3）。②部分型：患侧椎动脉血流方向部分逆转，收缩期血流逆转越过基线，但舒张期血流仍为正向（收缩期倒流，舒张期为进颅方向血流），呈双向"振荡性"血流频谱（图4）。③完全型：患侧椎动脉血流方向完全逆转，与颈动脉频谱完全相反，呈单向性血流频谱。健侧椎动脉流速代偿性升高，

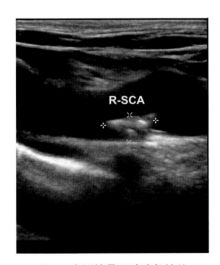

图3 隐匿型椎动脉频谱多普勒超声图像

注：椎动脉频谱显示收缩期"切迹"。

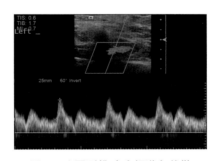

图4 部分型椎动脉频谱多普勒超声图像

注：收缩期与舒张期血流方向相反，呈现双向"振荡性"血流频谱。

同侧受累锁骨下动脉远段呈"小慢波"（图5）。

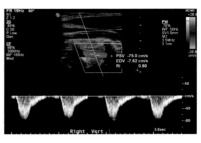

图5 完全型椎动脉频谱多普勒超声图像

注：右侧椎动脉血流方向完全反向。

超声影像学鉴别诊断 ①锁骨下动脉椎动脉开口后狭窄：狭窄部位位于锁骨下动脉开口后，患侧椎动脉无反向血流及窃血样频谱。②椎动脉循环阻力增大：阻力增大舒张早期出现反向波，持续时间短。

（王红燕 蔡思曼）

jǐng jìngmài kuòzhāng zhèng

颈静脉扩张症（internal jugular phlebectasia） 颈外静脉、颈内静脉或颈前静脉的局限性全周扩张的良性疾病。该病以儿童发病居多，且右侧多于左侧。

病理生理基础 该病病因目前尚未明确，通常被认为是一种先天性发育畸形，或归因于颈部静脉平滑肌细胞先天性缺乏等。大部分组织病理学研究显示为正常扩张的静脉，但有些病例病理显示静脉壁平滑肌细胞、弹性纤维及结缔组织等存在缺失或排列紊乱等现象。

临床表现 原发性颈静脉扩张症均表现为颈部无痛性肿物，呈类圆形或梭形，质软，囊性感，无压痛，压之缩小，解除压迫后恢复原状，界限欠清楚，活动度差。大多数病例伴有患侧头颈部酸胀，少数病例有同侧肩部酸胀、

吞咽不适等症状。该病属一种颈部的良性肿块，但随静脉逐渐扩张，管壁遭破坏、变薄，随时可以发生血管破裂，同时由于病变段静脉血发生涡流，可以导致附壁血栓形成，血栓脱落可以引起肺栓塞。

超声影像学表现 包括以下方面。

二维超声 颈内静脉呈节段性梭形、柱状或囊状扩张（图1），平静呼吸时患侧静脉的前后径及左右径是健侧的2~3倍，瓦尔萨尔瓦实验对患侧内径增加更为明显。扩张静脉内部均为无回声暗区，未见血栓形成，静脉内膜光滑、完整。

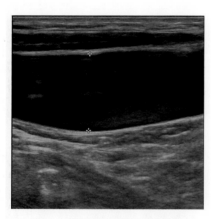

图1 左侧颈内静脉超声图像
注：左侧颈内静脉节段性扩张。

彩色多普勒超声 可探及向心静脉血流或无反流，探头加压可见前后径明显变小。

超声影像学鉴别诊断 ①上腔静脉综合征：表现多为双侧颈内静脉扩张，超声可探查到上腔静脉受压闭塞或狭窄及上纵隔肿块回声。患者出现头面部及上肢静脉广泛扩张，彩色多普勒超声显示颈内静脉血流明显减慢或无血流信号，血管腔内回声不清晰。②右心衰引起的腔静脉高压：有

明显的心脏疾病改变，特别是右心系疾病；上下腔静脉同时出现扩张表现，双侧颈静脉扩张。而颈静脉扩张症常表现为单侧颈静脉扩张，无下腔静脉、头面部及上肢静脉扩张。上腔静脉血流通畅，无狭窄、受压现象。③其他疾病：喉外憩室、气管囊肿等与气道相通的包块屏气后颈部X线平片可见气体进入包块，必要时辅助性超声检查均有助于鉴别。胸廓出口综合征及颈动静脉瘘可引起继发性颈静脉扩张，但出口综合征尚有其他一系列神经、血管受压的特殊临床表现，动静脉瘘所形成包块具有搏动感、听诊有血管杂音，结合超声均不难鉴别。

（王红燕 蔡思曼）

jǐng nèi jìngmài xuèshuān xíngchéng

颈内静脉血栓形成（internal jugular vein thrombosis, IJVT）

静脉血液在颈内静脉内凝结的疾病。颈内静脉血栓形成是一种少见但凶险的血栓性疾病，可并发肺栓塞直接导致患者死亡。颈内静脉血栓可单独出现，大多数伴发深静脉血栓，长期静脉受压、静脉穿刺、插管和安装心脏起搏器是颈内静脉血栓形成的主要原因。颈内静脉血栓大多发生于中年女性，少数可发生于年轻人。

病理生理基础 颈内静脉是颈部最粗大的静脉之一，与锁骨下静脉汇合，回流入上腔静脉，注入右心房。颈静脉的血流动力学情况与心脏的改变是相互作用的过程，颈内静脉回流障碍会导致心血管系统产生一系列变化，反之亦然。静脉血栓是在静脉血流迟缓、血液高凝状态及血管内膜损伤条件下，静脉发生急性非化脓性炎症，继发血栓形成的疾病。颈内静脉血栓可自发，或继

发于中心静脉置管、外伤、颈部手术、凝血功能障碍、高凝状态、肿瘤、反复注射、红细胞增多症、颈部夹层、放疗、药物滥用、卵巢刺激综合征、颈部或口咽部感染、淋巴结结核等。

临床表现 大多数为发热、颈部疼痛、肿块或颈部肿胀，部分可无任何临床症状。颈内静脉血栓并发症有肺栓塞、颅内静脉窦血栓、颅高压、咽峡后脓毒症、化脓性栓塞、面部水肿和视力丧失。

超声影像学表现 根据血栓形成时间可分为：急性期血栓（数天至数周）、亚急性期血栓（数周至数月）、慢性血栓（数月至数年）。①急性期血栓：管腔内径常稍宽，可见弱回声充填或血流在极低速度标尺下仍呈明显淤滞状态，部分可见血栓浮动，加压管腔不能被完全压瘪，完全性血栓无血流信号，不完全性血栓可见血流充盈缺损。②亚急性期：管腔内径正常或稍宽，回声较急性期增高，常表现为混合回声，血栓附着于静脉壁上，加压管腔不能被完全压瘪，由于部分再通彩色多普勒可见血流信号增多。③慢性血栓：管径正常或变小，管壁不规则增厚，血栓为中强回声，表面不规则，管腔狭窄，血栓机化时可与静脉壁混为一体。部分再通者彩色多普勒超声可见充盈缺损，完全再通者管腔内充满血流信号，部分可见侧支循环建立（图1）。

超声影像学鉴别诊断 ①颈内静脉癌栓：可能与肿瘤直接浸润或隐匿的恶性肿瘤转移有关。大多数是甲状腺癌直接浸润，少部分可为甲状腺转移癌（如肾细胞癌），肿瘤细胞侵入血管，引起颈内静脉癌栓。因此发现甲状

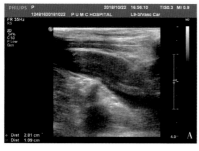
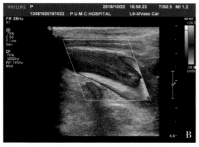

图1 颈内静脉血栓超声图像

注：A.二维超声显示颈内静脉内见低回声；
B.彩色多普勒超声显示血流信号充盈缺损，
其旁血流束变细。

腺原发或继发性肿瘤，应警惕颈内静脉癌栓。颈内静脉癌栓的症状和体征取决于癌栓在管腔内的位置，但常引起颈部的肿胀和疼痛。其并发症主要为肿瘤栓塞或右心房阻塞引起的猝死。颈内静脉癌栓的超声表现为颈内静脉内低回声团块，内部可见彩色血流信号，血流阻力指数与肿瘤具有相关性。②颈内静脉肿瘤：颈内静脉原发性肿瘤罕见，如脂肪瘤、平滑肌瘤、血管瘤、平滑肌肉瘤等，报道较多的是平滑肌肉瘤。颈内静脉肿瘤常表现为颈部包块，大多无明显症状，超声表现为颈内静脉内低回声团块，常规二维及彩色多普勒超声诊断较困难。若行超声造影，肿瘤可显示造影剂充填，根据肿瘤病理特点，造影充填模式也有不同。有学者认为超声造影是鉴别颈内静脉血栓、癌栓及肿瘤的金标准。

（王红燕　蔡思曼）

wàizhōu xuèguǎn jièrù chāoshēng

外周血管介入超声（interventional ultrasound of peripheral vessels）

在实时超声的监视或引导下，完成外周血管各种穿刺、X线造影以及抽吸、插管、注药治疗等操作的技术。目前利用超声的优势用于临床工作的有动静脉穿刺置管、外周血管成形术（如人工内瘘术后静脉狭窄支架成形术、下肢动脉硬化性闭塞症血管成形术）、股动脉假性动脉瘤超声引导下压迫治疗以及超声引导下凝血酶注射等。

准备事项　治疗前对患者进行充分评估，包括实验室检查、各种影像学检查（CT血管造影检查、磁共振血管造影以及彩色多普勒超声检查等全面评估病情），由于手术与血管有关，还需要评估心肺功能等。

检查体位　根据需要治疗的具体部位，术前选择合适的体位，充分暴露肢体，按照无菌操作，有序进行。

检查方法　术中实时监测，根据情况调整检查模式，包括二维超声、彩色多普勒超声以及脉冲多普勒超声，了解血管通畅及血流速度等情况。

测量方法　要注意治疗前后管腔内径及流速对比、假性动脉瘤瘤腔闭塞前后的彩色多普勒变化等，测量时注意检查规范及机器条件的调节。

（郑艳玲）

wàizhōu xuèguǎn chāoshēng zàoyǐng

外周血管超声造影（contrast enhanced ultrasound of peripheral vessels）

使用超声造影剂和特殊的显像技术即血池显像来评估外周血管疾病的技术。近年来增加了血流灌注模式信息的超声造影，其广泛应用于临床，如在肝脏肿瘤的鉴别、肾脏血流灌注以及浅表小器官肿瘤的诊断等方面取得满意的结果。尽管在外周血管疾病中超声造影的应用还是起步阶段，但超声造影对血管疾病的诊断也有明显优势，比如在下肢动脉性疾病狭窄程度的判断、下肢深静脉血栓检查以及颈动脉斑块新生血管的研究等都有重要价值。

准备事项　患者无特殊要求，主要是了解患者有无造影剂注射禁忌证。常规准备急救药品，以防过敏。

检查体位　根据需要检查的具体部位，术前选择合适的体位，充分暴露肢体或颈部，有序进行。

检查方法　检查前应常规进行灰阶超声、彩色多普勒超声及脉冲多普勒超声，了解需要密切观察的位置，调节到造影模式，在双幅实时条件下观察管腔的通畅情况或者颈动脉斑块的新生血管情况。

测量方法　对于颈动脉和下肢动脉的狭窄程度分级参照普通超声检查，超声造影与普通超声两者结合判断管腔狭窄程度。

（郑艳玲）

jīròu gǔ guānjié chāoshēng

肌肉骨关节超声（musculoskeletal ultrasound）

利用超声影像学方法进行肌肉、骨骼、关节、神经等运动系统组织病变的诊断与引导介入治疗。

（崔立刚）

jīròu gǔ guānjié chāoshēng jiǎnchá jìshù

肌肉骨关节超声检查技术（musculoskeletal ultrasound examination）

利用超声进行运动系统，包括肌肉、肌腱、韧带、神经、骨骼、关节及相关附属组织的影像学检查。

准备事项 根据超声扫查目标选择适合的探头，在保证扫查深度的前提下尽可能选择高频率探头。受检者无须特殊准备，对皮肤破损区的超声检查应遵循无菌原则。

检查体位 根据扫查部位确定，包括患者体位，扫查肢体或关节的位置以及探头的位置。以所扫查结构能够清晰显示、操作者和受检者舒适为原则。

检查方法 采用短轴切面、长轴切面相结合的方式，连续扫查。注意扫查过程中各向异性伪像对声像图的影响。必要时，结合活动状态下的动态扫查以及双侧相同部位对比扫查。

测量方法 肌肉骨关节系统病变多数情况下无须测量，双侧对比有利于判断病变的有无及程度。如需测量，一般应在病变最大长轴切面和短轴切面测量病变的最大长径、横径与前后径。

（崔立刚）

jiān guānjié chāoshēng
肩关节超声（shoulder ultrasound）
对肩关节、肩袖及周围软组织进行高频超声检查。超声检查能够明确肩袖撕裂、肩袖退行性变（包括钙化性肌腱病）、肩峰下滑囊炎、肩关节积液等多种引起肩关节疼痛的病变。结合动态评估，肩关节超声还可以提供关节活动范围、肩峰下撞击、肌肉功能等信息。

解剖 肩关节由肱骨头和肩胛骨的关节盂构成，关节囊薄而松弛，是全身最灵活的关节。关节周围有喙肱韧带和盂肱韧带加强。肩胛下肌腱、冈上肌腱、冈下肌腱、小圆肌腱分别由关节前方、上方和后方跨过，依次止于肱骨小结节、大结节。肩关节前方，肱二头肌长头腱由结节间沟穿行进入关节囊止于盂上结节。

正常超声表现 肩关节肱骨头及肩胛骨骨皮质光滑、规则，关节隐窝无积液及滑膜增生。肩袖结构形态及走行自然，无肿胀（图1，图2）。

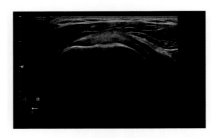

图1 肩胛下肌腱长轴切面超声图像
注：示肌腱走行自然，肌腱深方肱骨大结节及肱骨头骨质光滑。

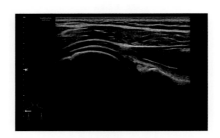

图2 右肩关节后方横断面超声图像
注：关节后隐窝处可见强回声盂唇，未见积液及滑膜增生。

临床应用 文献表明，超声检查对于肩袖撕裂的敏感性、特异性同于MRI。对于体位受限、恐惧幽闭症的患者都有特殊的价值。肩关节本身及周围结构的病变，如关节积液、肩峰下滑囊炎、臂丛神经损伤等，超声检查都能进行诊断与鉴别。

（崔立刚）

jiān guānjié chāoshēng jiǎnchá jìshù
肩关节超声检查技术（shoulder ultrasound examination）
采用高频线阵探头，对肩关节、肩袖及周围软组织进行系统超声检查。

准备事项 选用10MHz或以上频率高频线阵探头，受检者无须特殊准备，如局部皮肤有破损，应遵循无菌原则。

检查体位 肩关节超声检查时，受检者取坐位。根据扫查结构的不同，肩关节相应选择内收、外展、内旋、外旋等体位。特殊体位，如患者卧床、肩关节活动受限等，也能完成部分结构的扫查。

检查方法 对每一结构至少采用长轴切面和短轴切面相结合的方式进行扫查。探头在体表充分利用平移、前后摆动、左右扇扫动作显示所观察结构，同时结合关节的动态运动充分评估。识别并利用各向异性伪像。必要时应与对侧同名结构在同一位置行对比扫查。

测量方法 肩关节超声检查一般无须测量。肱二头肌长轴肌腱腱鞘积液/增厚的测量应在结节间沟水平的短轴切面上，测量积液/增厚腱鞘的厚径。肩关节积液时，可以在关节后隐窝处积液最大切面测量液体前后径。

（崔立刚）

jiānxiù bìngbiàn
肩袖病变（rotator cuff pathology）
肩袖结构损伤的疾病。主要累及冈上肌腱。肱骨大结节反复、超常的急、慢性运动，引起肩袖的慢性劳损、微小或部分撕裂，甚至完全断裂。除肩袖结构自身外，病变还常累及肩峰下滑囊、肌腱附着处肱骨、肩峰。现主要介绍撕裂与肌腱病。

病理生理基础 肩袖肌腱病的病理特点属于滑囊型末端病，肌腱纤维出现黏液变性、玻璃样变性，发生细小撕裂，继而局部填充坏死和瘢痕组织。有时，在变性的腱纤维中出现钙化或骨化现象。多数肩袖撕裂都发生在肌腱退行性变的基础之上，撕裂的部位在冈上肌腱大结节附着处近端 1~2cm 处，此处为冈上肌腱乏血管区。按撕裂程度，可分为完全撕裂与部分撕裂，依据累及部位，部分撕裂又进一步分为肌腱滑囊面撕裂、肌腱关节面撕裂、肌腱腱体内撕裂。

临床表现 主要表现为肩关节活动受限，无力。肩关节活动伴不同程度的疼痛。轻者间断疼痛，尚不影响正常工作、生活。病情加重，疼痛为持续性，可放射至同侧上肢。

超声影像学表现 包括以下方面。

肩袖肌腱病 表现为受累肌腱肿胀，失去正常内部结构，腱体内回声不均匀，可见局灶或广泛的低回声区（图1）。冈上肌腱的肌腱病多合并肩峰下滑囊积液、壁增厚。肌腱附着处的骨皮质改变，如不规则、骨赘形成并非少见。

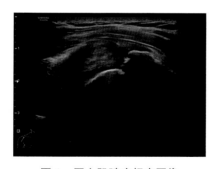

图1 冈上肌腱病超声图像

注：右肩冈上肌腱肿胀，回声减低，局部结构不清晰。

肩袖撕裂 完全撕裂容易被超声显示，局部可见肩袖结构的缺失、肩峰下滑囊积液、肱骨大结节骨质不规则、三角肌直接贴附在肱骨大结节表面等征象（图2）。部分撕裂时由于只累及肌腱厚度的一部分，其声像图表现可能并不典型，主要包括局部肩袖

外形失常、结构缺失或回声减低，细小撕裂也可能表现为局灶不规则的高回声。滑囊面撕裂可合并肩峰下滑囊积液，关节面撕裂可合并肱骨大结节骨质改变。

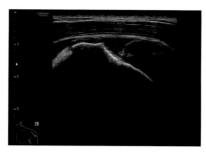

图2 冈上肌腱完全撕裂超声图像

注：左肩冈上肌腱长轴声像图，显示冈上肌腱大结节附着处完全缺失，断端挛缩，局部可见无回声积液填充。

超声影像学鉴别诊断 肩袖病变的超声检查应注意多切面观察，长轴切面和短轴切面应相互印证。检查过程中，注意识别各向异性伪像。部分撕裂与肌腱病无法鉴别时，应结合双侧对比、肩袖动态活动下观察等方法。

（崔立刚）

jiānfēng xià huá'náng yán

肩峰下滑囊炎（subacromial bursitis） 肩峰下滑囊发生炎症改变的疾病。多继发于肩袖病变、肩峰撞击征等。如果肩袖完全撕裂，则滑囊与肩关节腔相通。类风湿疾病等全身系统性炎症也可累及。

病理生理基础 肩峰下滑囊内衬滑膜细胞，在创伤、炎症的刺激下，滑膜细胞液体分泌增多，出现滑囊内积液。刺激因素持续存在，滑膜细胞增生及周围纤维结缔组织增生，此时滑囊壁增厚。急性创伤还能引起囊内出血。

临床表现 主要表现为肩部活动时疼痛，多为肩关节外展、前屈动作。部分患者主诉用力外

展抬高时，在某一活动范围内疼痛，继续外展时，疼痛反而减轻。重症患者，外展时合并弹响或外展完全受限。

超声影像学表现 正常肩峰下滑囊仅表现为三角肌和肩袖之间的界面结构，不易分辨。当滑囊积液或滑囊壁增厚时，能够被超声显示，厚度一般大于 2mm（图1）。肩关节前屈、外展动态观察，有时可见增厚滑囊在肩峰下、喙肩韧带等位置滑动受阻或弹跳。彩色多普勒超声检查时常见局部血流信号增多。

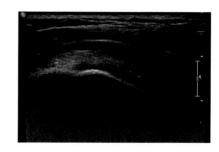

图1 肩峰下滑囊炎超声图像

注：冈上肌腱长轴切面扫查，冈上肌腱与三角肌之间可见增厚的肩峰下滑囊，为低回声带状结构。

超声影像学鉴别诊断 肩峰下滑囊增厚或积液的超声诊断并不困难。超声发现异常时，应注意寻找滑囊病变的原因，如肩袖有无异常、有无系统性炎症等。

（崔立刚）

gōng èrtóujī chángtóu jījiàn duànliè

肱二头肌长头肌腱断裂（rupture of long head tendon of biceps brachii） 肱二头肌长头肌腱连续性中断的疾病。

病理生理基础 肱二头肌长头肌腱断裂常在肱骨结节间沟位置，多因肌腱在沟中慢性磨损使得肌腱出现退行性改变，继而一次明显或不明显的肱二头肌突然收缩而将其拉断。

临床表现 该病临床诊断并不困难，由于肌腱断裂，远端肱二头肌肌腹挛缩，常常在上臂下段形成局部肿物样隆起。患者多出现前臂屈曲和旋前力量下降。

超声影像学表现 肱二头肌长头肌腱断裂的直接征象是肌腱连续性中断，断端挛缩，急性期局部可见出血形成的血肿，远端肌腹挛缩。肱骨结节间沟内空虚，无肌腱结构（图1）。

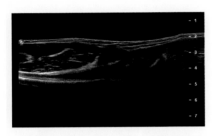

图1 肱二头肌长头肌腱断裂超声图像

注：肱二头肌长头肌腱长轴切面图像图显示肌腱位置回声缺失，远端肌腹挛缩，周围可见无回声积血。

超声影像学鉴别诊断 肱二头肌长头肌腱撕裂慢性期，由于局部瘢痕和纤维组织形成，可能误诊为残存的肌腱或变细的肌腱，结合病史、双侧对比扫查有助于明确诊断。

（崔立刚）

gōng èrtóujī chángtóu jījiàn jiànqiào yán

肱二头肌长头肌腱腱鞘炎（tenosynovitis of long head of biceps brachii）

肱二头肌长头肌腱腱鞘滑膜发生炎症的疾病。肱二头肌长头肌腱慢性劳损、局部反复撞击引发肌腱退行性改变，是腱鞘炎的常见病因。此外，由于肱二头肌长头肌腱腱鞘与肩关节腔相通，肩关节相应病变也会累及。

病理 腱鞘滑膜分泌液体增多、滑膜增生是其基本病理改变。

临床表现 肱二头肌长头肌腱腱鞘炎往往与肩关节病变伴发，患者表现为肩部不适、疼痛、活动受限。紧张肱二头肌长头肌腱或者在结节间沟处局部按压，可诱发疼痛。

超声影像学表现 短轴连续扫查有利于明确有无腱鞘炎。正常肱二头肌长头肌腱腱鞘内可见少量液体，短轴横断面扫查，一般位于内侧，宽度不超过2mm。腱鞘积液时，早期出现在结节间沟远端，可以为单纯无回声，也可以出现点状及条索样中等回声。如果滑膜增厚，则表现为环绕肌腱的低回声。CDFI血流信号增多（图1，图2）。

超声影像学鉴别诊断 该病

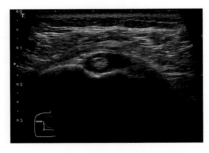

图1 肱二头肌长头肌腱腱鞘炎超声图像

注：右侧肱二头肌长头肌腱短轴切面声像图显示腱鞘明显增厚，以内侧为主。低回声腱鞘环形包绕肌腱。

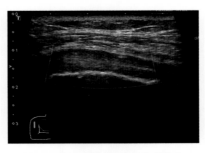

图2 肱二头肌长头肌腱腱鞘炎超声图像

注：右侧肱二头肌长头肌腱长轴切面声像图显示腱鞘增厚，其上血流信号丰富。

诊断不难，少量积液应与对侧比较判断。还应扫查肩关节以除外关节病因所致。

（崔立刚）

jiānzhōu yán

肩周炎（adhesive capsulitis of shoulder）

肩关节囊及周围滑囊、软组织的慢性损伤性炎症。也称粘连性肩关节囊炎、冻结肩。该病的病因尚不明确，组织退行性变、姿势不良、肩关节制动等因素都是可能的致病因素。

病理生理基础 肩关节囊早期滑膜充血、水肿，继而出现慢性纤维化，局部粘连，导致关节腔狭窄。关节周围韧带，如盂肱韧带、喙肱韧带增厚、挛缩，均造成关节活动受限。

临床表现 由于多种原因导致肩关节囊炎性粘连，失去弹性，引起肩关节及其周围疼痛，伴多方向活动受限。一般40～60岁的人群好发，女性多于男性。

超声影像学表现 该病超声诊断的第一目的是除外肩袖及其相关组织病变。典型的肩周炎可以在肩袖间隙、关节后隐窝、关节腋下隐窝显示关节囊增厚（图1），急性期可见血流信号增多。

超声影像学鉴别诊断 应与肩袖病变、肩峰下滑囊炎鉴别。结合病史、关节活动受限，多可

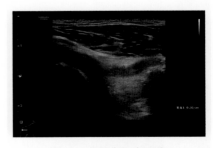

图1 肩周炎超声图像

注：右侧喙肱韧带及肩袖间隙横断面声像图，显示肩袖间隙软组织增厚，喙肱韧带肿胀，回声减低，增厚约0.35cm。

提示诊断。

（崔立刚）

zhǒu guānjié chāoshēng

肘关节超声（elbow ultrasound）

对肘关节周围软组织进行高频超声检查。超声检查能够明确肘关节周围肌腱有无损伤，神经（特别是尺神经）有无卡压，动态活动下评估神经脱位情况，并且在关节前、后隐窝处显示有无关节积液。

解剖 肘关节由尺、桡骨近端与肱骨远端共同构成，关节囊前、后壁薄而松弛，内、外侧壁厚而紧张，内侧有尺侧副韧带，外侧有桡侧副韧带加强。

正常超声表现 关节端骨皮质光滑、规则，表面可见关节软骨，呈均匀一致的低回声。关节隐窝无积液及滑膜增生（图1）。关节周围肌腱、韧带及神经走行自然。

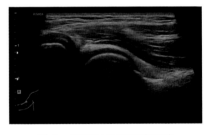

图1　正常肘关节超声图像

注：肘关节前方纵断面声像图显示关节面骨质规则，关节软骨清晰可见，关节隐窝未见积液。

临床应用 肘关节位置表浅，涉及关节周围的肌肉、肌腱、韧带、神经以及关节本身病变都能进行超声评估，给出明确的诊断或鉴别诊断意见。

（崔立刚）

zhǒu guānjié chāoshēng jiǎnchá jìshù

肘关节超声检查技术（elbow ultrasound examination）

采用高频线阵探头对肘关节及周围软组织进行系统超声检查。

准备事项 选用12MHz或以上频率高频线阵探头，受检者无须特殊准备，如局部皮肤有破损，应遵循无菌原则。

检查体位 进行肘关节超声检查时，受检者坐在检查者对面。扫查前区时，肘关节伸展、掌心朝上；扫查外侧区时，肘关节屈曲90°、掌心朝下；扫查内侧区时，肘关节伸展，前臂轻度外旋；扫查后区时，肘关节屈曲90°，掌面向下平撑在检查床上，鹰嘴朝向检查者。特殊体位，如患者卧床、肘关节活动受限等，也能完成部分结构的扫查。

检查方法 对每一结构至少采用长轴切面和短轴切面进行评估。探头在体表充分利用平移、前后摆动、左右扇扫动作显示所观察结构，同时结合关节的动态运动充分评估。识别并利用各向异性伪像。必要时应与对侧同名结构在同一位置进行对比扫查。

测量方法 肘关节超声检查一般无须测量。肘关节积液、滑膜增生的测量应在其前区的纵切面（矢状面）上进行，选择桡窝或冠突窝切面，测量积液的最大液深或滑膜增生的最大厚度。

（崔立刚）

gōnggǔ wàishàngkē yán

肱骨外上髁炎（lateral epicondylitis）

肱骨外上髁处伸肌总腱起点附近的慢性损伤性炎症。因最早发现网球运动员容易发生该病，故也称网球肘（tennis elbow）。该病是外侧肘部最常见的病变，也是肘部疼痛的最常见原因。诱发病因包括手部使用工具不当或球拍反复震动等，导致肘部外侧出现急性损伤或反复慢性劳损，使附着于外上髁处的伸肌总腱出现退行性和炎性改变。

伸肌总腱包括桡侧腕短伸肌腱、指伸肌腱、小指伸肌腱和尺侧腕伸肌腱，其中以桡侧腕短伸肌腱最常受累。

病理 病变的伸肌总腱出现胶原纤维断裂、成纤维血管增生、黏液样变性和玻璃样变性等组织坏死和纤维化。

临床表现 常见于40～50岁人群，无明显性别差异，多数起病慢、病程长。患者自觉肘关节外上方酸胀不适，活动时疼痛，可向前臂桡侧方向放射，少数疼痛向上累及上臂甚至肩部。

超声影像学表现 伸肌总腱在肱骨外上髁附着处肿胀、增厚，回声减低且不均匀，病变区域肌腱纹理不清。彩色多普勒超声和能量多普勒超声检查在病变区可探及较丰富血流信号（图1）。在慢性病例中，肌腱附着处可见强回声钙化，肱骨外上髁骨表面不规则，甚至出现骨赘。有些病例伴有伸肌总腱部分撕裂，表现为伸肌总腱较对侧变薄，内可见低－无回声区，通常与肌腱病局部腱体的低回声区难以鉴别。

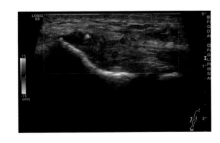

图1　肱骨外上髁炎超声图像

注：右侧肘关节外侧伸肌总腱处长轴切面声像图显示肌腱增厚，回声减低。CDFI显示血流信号丰富。

超声影像学鉴别诊断 结合肱骨外上髁炎的典型临床和超声表现，通常不需鉴别。需要注意避免因肌腱各向异性伪像而导致假阳性。

（崔立刚）

chǐcè fù rèndài sǔnshāng

尺侧副韧带损伤（medial collateral ligament injury）

肘关节尺侧副韧带的扭伤、部分断裂、完全断裂和联合性损伤的疾病。尺侧副韧带较桡侧副韧带更为厚韧，它是肘关节稳定和对抗外翻应力的主要结构，尺侧副韧带撕裂会造成肘关节不稳定。尺侧副韧带撕裂主要是较大的外翻力作用于肘部所致，任何使肘关节被动外翻、过伸的运动都可能造成内侧副韧带损伤，最常见于棒球投手和标枪等投掷项目选手。

病理生理基础 在急性损伤时，损伤处韧带出现充血、出血、肿胀，周围软组织亦可出现炎症反应。若反复慢性损伤，则内侧副韧带可出现松弛变性，有时损伤的韧带可钙化。

临床表现 一般都有外伤病史，男性多于女性。受伤时有时可能听到韧带断裂的声响，局部疼痛。肘关节内侧区域肿胀、压痛。关节间隙可能合并积血。患者不敢活动肘关节，特别是不敢做外翻动作。

超声影像学表现 尺侧副韧带损伤时可表现为韧带肿胀、增厚、回声减低，周围可伴有积液（图1）。完全撕裂时，韧带内纤

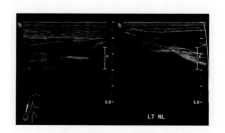

图1 尺侧副韧带损伤超声图像
注：双侧对比扫查，右侧肘关节尺侧副带（左图）较左侧（LT）正常韧带（NL）肿胀，回声减低。

维状中强回声结构连续性中断，结构不清，并伴有无回声的积液或混合回声的血肿。撕裂韧带断端间出现积液有助于诊断韧带完全撕裂。

超声影像学鉴别诊断 通常无须鉴别诊断。通过外力使肘关节尽量被动外翻测量肱尺关节间隙距离，与健侧进行对比观察，可以帮助明确是否存在韧带部分撕裂。

（崔立刚）

gōnggǔ nèishàngkē yán

肱骨内上髁炎（medial humeral epicondylitis）

附着于肱骨内上髁的屈肌总腱发生的慢性损伤性炎症。也称高尔夫球肘（Golfer's elbow）。在高尔夫球选手中多见，因此得名。多由长期过度使用使屈肌总腱的肱骨内上髁附着处反复微小损伤引起。高尔夫、网球、棒球多种运动以及纺织工、泥瓦工、洗衣工等经常使用肘部进行劳作均可造成内上髁炎性病变。但肱骨内上髁炎比肱骨外上髁炎发病要少得多。

病理 在病理上与网球肘类似，病变的屈肌总腱出现胶原纤维断裂、成纤维血管增生、黏液样变性和玻璃样变性等组织坏死和纤维化。

临床表现 该病较肱骨外上髁炎相对少见，患者逐渐出现肘关节内侧区域疼痛，在用力握拳、屈腕时症状加重。体格检查时，局部压痛明显。

超声影像学表现 与其他部位肌腱病相似，表现为肱骨内上髁附着处屈肌总腱变厚，肌腱回声减低不均匀，急性期可见病变区彩色血流信号增多（图1），有时可见肌腱周围软组织肿胀，有些可伴有肌腱微小撕裂或部分撕裂，肌腱完全撕裂非常罕见。在

慢性病例中可见肌腱内强回声钙化、肱骨内上髁骨质表面粗糙不规则等表现。

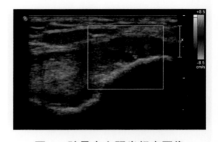

图1 肱骨内上髁炎超声图像
注：肱骨内上髁屈肌总腱长轴切面声像图显示屈肌总腱肿胀，回声减低，局部彩色血流信号增多。

超声影像学鉴别诊断 需要注意避免因肌腱各向异性伪像而导致假阳性。

（崔立刚）

zhǒuguǎn zōnghézhēng

肘管综合征（cubital tunnel syndrome）

尺神经在肘管内由于受挤压或牵拉所引起的尺神经卡压综合征。其发病率在外周神经卡压综合征中居于第2位（第1位为腕管综合征）。

病理生理基础 肘关节反复、过度屈伸时，肘管内压力增加，尺神经受到反复牵拉、摩擦，使其发生机械性卡压、慢性缺血，致使尺神经慢性损伤，是肘管综合征发生的主要原因。而肘管周围结构异常导致尺神经卡压的因素也有很多，包括肘管周围软组织结构的肿胀、肘管支持带〔又称奥斯本（Osborne）韧带，构成肘管的顶部〕和弓状韧带（尺侧腕屈肌尺骨头与肱骨头之间的腱膜弓）的炎症增厚、肘管底部内侧副韧带后束增厚、肘管处骨性结构异常（如既往骨折引起的肘外翻畸形或复位不良、肘管内骨质不规则以及骨赘形成）、关节

内游离体、腱鞘囊肿、占位性病变、副肌（肘滑车上肌，且出现率为 1%~34%）等。

临床表现　常见于中年男性，以体力劳动者多见，可单侧或双侧发病，起病可以是急性或慢性。主要临床表现为尺神经支配区域的感觉及运动异常，包括肘内侧疼痛、第 4 指尺侧半及第 5 指麻木不适，刺痛感或蚁走感等感觉异常，尺侧肌肉运动异常，手部精细动作不灵活，手无力，晚期可出现"爪形手"畸形及手的内在肌萎缩等。体格检查可见骨间肌、小鱼际肌萎缩及肌力减退，严重者可出现"爪形手"畸形，即小指和无名指不能伸直。

超声影像学表现　应用高频超声在肘关节后内侧内上髁上方约 5cm 处开始进行连续的横切面扫查，直至内上髁下方约 5cm 范围，并测量尺神经在横切面上的长、短径及横截面积。典型超声声像图表现为肘管附近局部尺神经受压变细，病变近端尺神经肿胀增粗（通常认为横截面积超过 7.5mm^2，但在测量时注意不要把高回声的神经外膜测进去），回声减低，神经束带状结构消失（图 1）。肿胀的尺神经如果充血则可见较丰富的彩色血流信号。肘管处有时可以探及增厚的支持带、占位性病变或者异常的骨性结构等。

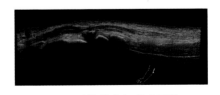

图 1　肘管综合征超声图像

注：右侧肘管处沿尺神经长轴切面扫查，显示尺神经局部受压变细，其近端神经明显增粗，回声减低，失去正常结构。

超声影像学鉴别诊断　正常尺神经的横截面积在不同部位略有不同，在肱骨内上髁处生理性稍增粗且回声略低，平均横截面积约 6.8mm^2，在上臂远端约 5.7mm^2，在前臂近端约 6.2mm^2。超声扫查应注意勿将这种尺神经走行中径线的正常变化误诊为肘管综合征。当患者存在肢端肥大症或糖尿病时，上述正常截断值可能不同。对于不确定的病例，双侧对比有助于诊断。

（崔立刚）

wàn jí shǒuzhǐ guānjié chāoshēng

腕及手指关节超声（ultrasound of the wrist and hand）

对腕关节、掌骨间关节、掌指关节、指间关节及周围软组织进行高频超声检查。

解剖　腕关节及手是全身活动最活跃的关节，运动复杂，功能强大，由腕关节、腕骨、掌骨和 5 组指骨构成。手腕部周围有多条肌腱，包括背侧的 6 组伸肌腱（骨纤维管 1 内的拇长展肌腱、拇短伸肌腱，骨纤维管 2 内的桡侧腕长伸肌腱、桡侧腕短伸肌腱，骨纤维管 3 内的拇长伸肌腱，骨纤维管 4 内的指伸肌腱和示指伸肌腱，骨纤维管 5 内的小指伸肌腱，骨纤维管 6 内的尺侧腕伸肌腱），以及掌侧腕管内的 9 条屈肌腱（拇长屈肌腱和 4 条指浅屈肌腱、4 条指深屈肌腱）。手腕部需要关注的神经包括走行于腕管内的正中神经，以及走行于腕尺管内的尺神经。

正常超声表现　腕关节及手指骨皮质光滑、规则，各关节无积液及滑膜增生（图 1）。手腕掌侧及背侧各肌腱、正中神经、尺神经形态及走行自然，无肿胀。

临床应用　手、腕部超声检查最主要的应用是评价软组织病变以及评估关节积液及滑膜增生情况。对于外伤性的骨折及关节脱位，一般仅需 X 线平片，但超声对于软组织异物及关节游离体则有很高的敏感性。

（崔立刚）

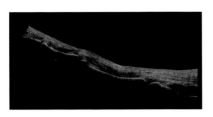

图 1　正常手指关节超声图像

注：第三指掌侧长轴全景声像图显示正常掌指和指间关节，各关节表面骨质光滑、规则，关节隐窝未见积液及滑膜增生。

wàn jí shǒuzhǐ guānjié chāoshēng jiǎnchá jìshù

腕及手指关节超声检查技术（ultrasound examination of the wrist and hand）

超声图像可以清晰显示手、腕部的软组织如肌腱、韧带、神经及骨表面，并且可以根据解剖部位进行多方位、多平面扫查，诊断准确性高。超声检查过程中还可以结合关节的实时运动，有着 MRI 不可替代的优势。

准备事项　选用 12MHz 或以上频率高频线阵探头，小巧靴形高频探头更佳。受检者无须特殊准备，如局部皮肤有破损，应遵循无菌原则。

检查体位　进行腕及手指关节超声检查时，受检者坐在检查者对面。扫查掌侧时，腕关节自然伸直位、掌心朝上；扫查背侧区时，腕关节自然伸直位、掌心朝下。

检查方法　对每一结构至少采用长轴切面和短轴切面进行评估。探头在体表充分利用平移、前后摆动、左右扇扫动做显示所观察结构,同时结合关节的动态运动充分评估。识别并利用各向异性伪像。必要时应与对侧同名结构在同一位置进行对比扫查。

测量方法 腕及手指关节超声检查一般无须测量。关节积液、滑膜增生的测量应在关节纵切面(矢状面)上进行,测量积液的最大液深或滑膜增生的最大厚度。

(崔立刚)

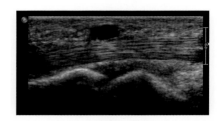

图 1 腱鞘囊肿超声图像

注:手指屈肌腱长轴切面声像图显示肌腱旁类圆形无回声囊肿,边界清晰,后方回声增强。

jiànqiào nángzhǒng

腱鞘囊肿(ganglion cyst)

腕部关节、肌腱附近形成囊性病变的疾病。为手、腕部最常见的软组织肿块,贴附于肌腱、肌肉或关节囊旁。囊内含有胶冻状、黏液样稠厚液体,囊壁由纤维组织包裹,不含真正的滑膜上皮,从而与滑囊积液及关节隐窝积液相鉴别。

病理生理基础 其病因不清,有学者认为滑囊向外疝出增大,疝出部逐渐与滑囊脱离,内含液体则吸收浓缩。另有学者认为囊肿继发于关节旁结缔组织的退行性变并伴发黏液变性。

临床表现 女性相对常见,好发于腕关节背侧、手指屈肌腱旁。病变呈现缓慢增长的局部包块,多无症状。体积较大时,可压迫周围组织带来相应不适。触诊感觉质韧,一般无压痛。

超声影像学表现 腱鞘囊肿的声像图特征与囊肿的发生时间和位置有关,新近形成的囊肿表现为囊壁光滑的无回声,内部无分隔或分隔纤细(图1)。陈旧囊肿内部回声增多,可见粗大的分隔,部分腱鞘囊肿可类似实性肿物回声。彩色多普勒超声显示其内不存在血流信号。

超声影像学鉴别诊断 应与滑囊和腱鞘内积液相鉴别。腱鞘囊肿质韧,探头加压不可压缩,或仅部分被压缩,而滑囊积液和腱鞘积液则容易挤压变形。

(崔立刚)

wànguǎn zōnghézhēng

腕管综合征(carpal tunnel syndrome)

正中神经在腕管内受压而导致的综合征。是周围神经卡压综合征中最常见的一种。多种原因可引起腕管内压力增加,包括创伤〔如严重的Colles(科利斯)骨折〕、局部占位性病变(如腱鞘囊肿、脂肪瘤、骨质增生、异物)、系统性疾病(各种原因所导致的腱鞘炎)等。

病理生理基础 腕管内压力增加,引起正中神经受压水肿并逐渐发生纤维化。

临床表现 中年女性多见,患者常主诉桡侧三个手指末端麻木、胀痛,夜间或清晨加重,适当甩动手腕后可以缓解。严重者,主诉各个手指末端均出现症状,疼痛也发散至前臂。

超声影像学表现 腕管压迫近端正中神经致其肿胀,超声图像显示横断面积增大。腕管段正中神经受压变平,扁平指数大于3(横径/前后径)。正中神经边界模糊,回声减低,内部结构不清(图1),部分病例可见神经内血流信号增加。超声检查还可观察到引起腕管综合征的原因,如腱鞘囊肿、腱鞘炎等。

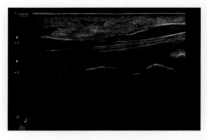

图 1 腕管综合征超声图像

注:右侧腕部正中神经长轴切面声像图显示腕管处正中神经受压变细,其近端及远端神经肿胀增厚,回声减低。

超声影像学鉴别诊断 结合典型临床表现和超声表现,通常不需鉴别。对于不确定的病例,双侧对比有助于诊断。但超声检查阴性的患者不能除外腕管综合征,仍需结合肌电图检查。

(崔立刚)

xiázhǎi xìng jiànqiào yán

狭窄性腱鞘炎(stenosing tenosynovitis)

腱鞘因机械性摩擦而引起慢性无菌性炎症改变的疾病。肌腱和腱鞘炎症时,腱鞘滑车处坚韧缺乏弹性,类似增厚、肿胀的腱鞘局部狭窄,卡压肌腱。具有骨-纤维管道结构或腱鞘处均可发生腱鞘炎。临床上较常见的是手与腕部狭窄性腱鞘炎,多见于长期、快速、用力使用手指和腕部的工作,如打字员、钢琴家等,亦可见于中老年女性。发生在拇长展肌和拇短伸肌的腱鞘炎特称为桡骨茎突狭窄性腱鞘炎或德凯尔万(de Quervain)病,俗称"妈妈腕"。

病理生理基础 肌腱与腱鞘反复摩擦引起损伤性炎症。

临床表现 该病起病缓慢,逐渐出现受累肌腱活动受限,但仍能维持功能。随病程延长,肌腱逐渐不能屈伸,活动时可伴弹响和疼痛。严重者,肌腱位置固定,丧失功能。体格检查时,多可扪及局部皮下质硬、压痛结节。

超声影像学表现 受累腱鞘不均匀增厚、回声减低，腱鞘内可有无回声积液。彩色多普勒超声通常可以显示增厚的腱鞘内血流信号丰富（图1）。

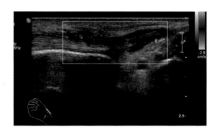

图1 狭窄性腱鞘炎超声图像

注：右腕桡骨茎突处长轴切面声像图，显示拇长展肌腱鞘增厚，回声减低，局部血流信号丰富。

超声影像学鉴别诊断 超声检查时应动态偏转声束角度扫查，避免各向异性伪像的干扰，导致误诊。此外，屈肌腱鞘积液或增厚的腱鞘要注意与其旁低回声的蚓状肌相鉴别。

（崔立刚）

jiànqiào jù xìbāo liú

腱鞘巨细胞瘤（tenosynovial giant cell tumor）

腱鞘滑膜细胞增生伴组织细胞增生形成肌腱旁孤立性质硬结节的疾病。是手腕部第二常见的软组织肿瘤。

病理生理基础 发病机制不清，多数情况下是一种良性增生性过程，可分为局限型和弥漫型，极少数可发生恶变。

临床表现 好发于30～50岁的人群，表现为关节外无痛性、缓慢生长的肿物。

超声影像学表现 肌腱旁低回声肿物，包绕肌腱生长，内部回声较均匀。屈伸肌腱动态观察，肿物与肌腱无粘连（图1）。彩色多普勒血流显像通常能够显示其内不同程度的血流信号。

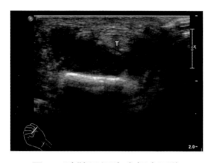

图1 腱鞘巨细胞瘤超声图像

注：右手第二指屈肌腱横断面声像图显示肌腱（T）周围呈半环状包绕的低回声肿物。

超声影像学鉴别诊断 ①腱鞘纤维瘤：一种良性增生性疾病，较腱鞘巨细胞瘤少见，灰阶超声表现与腱鞘巨细胞瘤类似，但血流信号缺失或稀少。②神经鞘瘤：也可以发生在手腕部，临床表现和超声表现与腱鞘巨细胞瘤类似，部分患者存在蒂内尔（Tinel）征（叩诊肿块时，引起神经远端支配区域的疼痛、麻木感）。总体来说三者不易鉴别。

（崔立刚）

wàn jí shǒuzhǐ guānjié huámó yán

腕及手指关节滑膜炎（wrist and hand joint synovitis）

腕及手指关节滑膜发生炎性病变的疾病。手腕部小关节内衬滑膜，易受到类风湿关节炎及其他自身免疫性疾病的累及。64%～95%的类风湿关节炎患者可出现手腕部小关节滑膜炎。第二、第三掌指关节以及近端指间关节最易发病，其余掌指关节、近端指间关节、桡腕关节和腕骨间关节也可受累。

病理生理基础 滑膜炎是主要病理改变。早期滑膜充血、水肿，内皮细胞增生、肥厚，滑膜边缘形成肉芽组织血管翳。肉芽组织中的炎症细胞释放蛋白酶等使关节软骨逐渐破坏、吸收。软骨下骨质也可被破坏、侵蚀，发

生骨质疏松。晚期肉芽组织互相粘连并纤维化，导致关节僵直、畸形、功能障碍。

临床表现 手腕及手指疼痛、肿胀、活动受限，晚期可出现关节僵直、畸形。

超声影像学表现 小关节滑膜炎是类风湿关节炎最早期改变，超声表现为滑膜增厚，回声减低，伴或不伴有关节积液（图1）。类风湿关节炎炎症活动期，增厚的滑膜血管翳内血流信号较丰富，程度与临床症状相关。当药物治疗有效时可见血流信号减少或消失。超声还能早期发现类风湿关节炎所引起的骨质侵蚀，表现为骨皮质局部缺损，外形不规则。

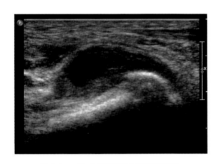

图1 关节滑膜炎超声图像

注：第一掌指关节掌侧纵断面声像图显示掌骨头处关节滑膜明显增厚，呈低回声表现。局部关节隐窝未见积液。

超声影像学鉴别诊断 结合典型临床和超声表现，诊断通常较为明确。但多种病因均可引起关节滑膜炎，除了类风湿关节炎以外，还有痛风、感染、创伤等其他原因，需结合临床及实验室检查方可鉴别。

（崔立刚）

jiànqiào huámó yán

腱鞘滑膜炎（tenosynovitis）

腱鞘滑膜发生炎性病变的疾病。手腕部腱鞘内衬滑膜，容易受到类风湿病及其他自身免疫性疾病

的累及。腱鞘滑膜炎往往与手腕部关节滑膜炎伴随出现，类风湿腱鞘滑膜炎最常见于尺侧腕伸肌腱的腱鞘。

病理生理基础 见腕及手指关节滑膜炎。

临床表现 受累肌腱肿胀，肌腱活动受限，局部压痛。慢性腱鞘滑膜炎还会增加肌腱撕裂的风险。

超声影像学表现 腱鞘内出现积液，腱鞘滑膜增厚呈低回声，彩色多普勒血流显像时血流信号增多（图1）。早期肌腱回声及结构正常，随病程进展肌腱破坏可出现肌腱肿胀，结构消失，回声减低，甚至连续性中断等改变。

图 1 腱鞘滑膜炎超声图像
注：第二指屈肌腱长轴切面声像图显示腱鞘增厚，回声减低，局部血流信号丰富。

超声影像学鉴别诊断 见腕及手指关节滑膜炎。

（崔立刚）

kuān guānjié chāoshēng

髋关节超声（hip ultrasound）

利用超声仪器设备探查髋部结构，并对髋部疾病进行诊断的检查。既往主要应用于探查婴儿发育性髋关节发育不良，近年来在成人髋关节疾病检查中越来越被广泛应用。

解剖 髋关节是球窝关节，由股骨头和髋臼构成。髋臼是由髂骨、耻骨、坐骨三部分相关结构构成的腔，呈内凹状半球形，朝向前下外方。髋臼唇是附着于髋臼边缘的纤维软骨结构，断面呈三角形，尖端游离超出髋臼缘，主要作用是加深髋臼，包裹股骨头，维持关节的稳定性。髋关节纤维囊致密，从髋臼侧向外侧延伸，围绕股骨头和股骨颈。髋关节周围软组织有很多肌腱和肌肉，根据部位分为前群、内侧群、外侧群和后群；前群有缝匠肌、阔筋膜张肌、股直肌、髂腰肌和耻骨肌；内侧群有长收肌、短收肌、大收肌和股薄肌；外侧群有臀大肌的前部、臀中肌和臀小肌；后群有臀大肌、梨状肌、股方肌、股二头肌、半腱肌、半膜肌。

正常超声表现 包括以下几方面（图1，图2）。

髋关节前侧区 此区检查的主要结构为髋关节及其前隐窝、髋臼唇、髂腰肌及其肌腱、髂腰肌滑囊、大腿近段肌肉的起点（股直肌和缝匠肌）、股动静脉、股神经和股外侧皮神经等。①髋关节：检查时患者仰卧位，髋关节和膝关节伸直。将探头平行于股骨颈，斜矢状位扫查，此时可清晰显示股骨颈的强回声骨皮质回声及覆盖于其上的关节囊回声。正常髋关节前隐窝厚 4~6mm，包括前关节囊的前层、后层，关节腔内有少量生理性液体。当关节腔内有积液或滑膜增生时，关节囊的前层被向前推移。向上移动探头，可显示股骨头，呈圆形结构，其表面覆盖一层厚度均匀的低回声透明软骨，再向上为髋臼的前缘。于髋臼的周缘可见前上盂唇，显示为三角形的等回声结构附着于髋臼周缘。超声仅能显示前上髋臼唇。髂股韧带呈等回声，其上端附于髂前下棘，下端附于转子间线。②缝匠肌和股直肌：缝匠肌呈扁带状，起自髂前

上棘，斜向内下方，在股部构成股三角的外界。超声在髂前上棘处检查附着的缝匠肌。检查股直肌时，超声可首先显示股骨头，然后探头向上、外侧移动，以显示髂前下棘的骨性标志，然后探头横切放置在髂前下棘处，可显示股直肌起点。长轴检查时，股直肌上端的直头和斜头分别起自于髂前下棘和髋臼顶，直头紧邻髂前下棘浅侧，而斜头则位于髋臼的外侧面。纵切面检查股直肌斜头时，由于其向近侧深方走行，因各向异性伪像而呈低回声。横切面向下追踪探查，可见股直肌的直头肌腱移行为浅层腱膜，而斜头移行为该肌腱的中央腱。③髂腰肌：髂腰肌由髂肌和腰肌组成，经腹股沟韧带的深部出盆腔，经髋关节的前内侧止于股骨小转子。髂腰肌肌腱位于髋臼唇的前内侧呈高回声，并位于髂腰肌腹的后部，邻近髋关节囊。由于其附着于股骨小转子，检查髂腰肌腱附着处时，需让患者髋部外旋、膝屈曲，即蛙式位进行检查。检查时，探头可首先横切放置于股骨干前内侧的近段，缓慢向上移动探头，可发现股骨干近段内侧的骨性隆起股骨小转子。此时顺时针旋转探头可显示髂腰肌腱附着于股骨小转子。髂腰肌滑囊位于髂腰肌肌腱与髋关节囊之间，正常情况下滑囊超声难以显示，当滑囊内有积液或滑囊壁增厚时超声可显示。滑囊内的积液可向髂腰肌肌腱的两侧扩展，有时也可向其深部扩展。④股三角：股三角内的神经血管束从内向外依次为股静脉、股动脉和股神经。一般在短轴切面上确认筛网状结构的股神经，位于髂肌和腰大肌之间的沟内，并且位于髂筋膜的深方。

髋关节内侧区 主要检查内收肌。患者仰卧位，髋部外旋和外展状态，膝屈曲45°，呈蛙式位。耻骨肌位于股动脉的内侧，起自耻骨上支，向下、外、后走行，止于股骨小转子的下方。耻骨肌构成股三角的底部。股血管位于其浅侧和外侧，股血管是定位耻骨肌的一个解剖学标志。检查时可首先探头横切显示股动、静脉和其内侧的耻骨肌，耻骨肌再向内可见三层内收肌：浅面偏外侧为长收肌，浅面偏内侧为股薄肌，中间层为短收肌，深面为大收肌。

髋关节外侧区 此区主要检查股骨大转子处的肌腱及其周围的滑囊。患者侧卧位，患侧朝上。此区检查中，股骨大转子是重要的骨性标志。探头横切置于股骨大转子上，可见股骨大转子的前骨面、外侧骨面及两骨面之间的骨突，股骨外侧骨面的后方为较圆的后骨面。横切面可见臀小肌肌腱止于前骨面，臀中肌肌腱的前部分止于外侧骨面，臀中肌肌腱的后部分止于后上骨面。观察肌腱的短轴后，要进行相应肌腱的长轴检查。此部位检查还包括臀小肌下滑囊、臀中肌下滑囊和转子囊（臀大肌下滑囊），上述滑囊均位于相应肌腱与其在股骨大转子附着处之间。阔筋膜张肌位于臀中肌、大转子的外侧。髂胫束位于臀中肌肌腱、臀小肌肌腱的浅侧，呈高回声带，向后与臀大肌筋膜、向前上与阔筋膜张肌筋膜相延续。

髋关节后侧区 髋关节后部检查通常并不列为常规髋部检查的项目，仅在患者有相应病史和症状时进行。重点检查的区域有腘绳肌腱、坐骨神经、坐骨结节滑囊等。腘绳肌腱检查如下：患者俯卧，腿和膝伸直。腘绳肌由股二头肌的长头、半腱肌和半膜肌组成，起自坐骨结节。探头可首先放置在坐骨结节上，显示强回声的坐骨结节和外侧的腘绳肌腱，向下追踪探查，可见由股二头肌长头肌腱-半腱肌腱形成的联合腱、半膜肌腱、坐骨神经形成的三角形结构。

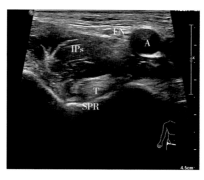

图1 髋关节前方横断面超声图像
注：A 示股总动脉；FN 示股神经；T 示髂腰肌腱；IPs 示髂腰肌；SPR 示耻骨上支。

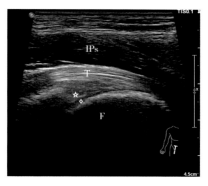

图2 髋关节前方矢状面超声图像
注：F 示股骨头；T 示髂腰肌腱；IPs 示髂腰肌；星号示盂唇；菱形示股骨头表面软骨。

临床应用 髋关节超声可以良好诊断婴儿发育性髋关节发育不良，常规应用于儿童髋关节滑膜炎、积液探查。近年来在诊断髋部的损伤、炎症、肿瘤类疾病中的应用更加广泛，如肌肉肌腱损伤、肌腱病、髋部弹响、股神经坐骨神经病变、成人髋关节积液等。

（陈 涛）

kuān guānjié chāoshēng jiǎnchá jìshù
髋关节超声检查技术（hip ult-rasound examination） 应用超声设备对髋关节病变进行检查。

准备事项 受检者躺于检查床上，充分暴露髋关节检查部位。

检查体位 根据检查分区改变检查体位，平卧位、左侧卧位、右侧卧位、俯卧位，根据疾病适当屈髋、内收、外展、外旋。

检查方法 包括以下区域。

髋关节前区 仰卧位，大腿轻度外旋。主要检查结构包括髋关节、前侧隐窝、髋臼盂唇、髂腰肌及肌腱、髂腰肌滑囊、股直肌和缝匠肌起点、股血管及股神经、股外侧皮神经。探头平行于股骨颈长轴、斜矢状位扫查可显示前侧隐窝、股骨头、前上盂唇。关节腔和股骨头表面为髂腰肌结构，后内侧可见高回声髂腰肌肌腱覆盖于髂耻隆起处上方，止于小转子。髂腰肌滑囊位于髂腰肌肌腱与髋关节囊之间，病理情况下可见滑囊扩张积液。探头于髂前上棘处探查显示缝匠肌起点，斜向内下走行。探查于髂前下棘处探查可显示股直肌起点，直头起自髂前下棘，斜头起自髋臼顶外侧（图1）。髂腰肌腱内侧由外向内依次可探查股神经、股动脉、股静脉。股外侧皮神经来自腰丛（$L_{2\sim3}$），髂前上棘水平内侧，经腹股沟韧带下方至股部。

髋关节内侧区 大腿外展外旋，屈髋屈膝。探头置于股骨干前内侧，向上移动探头见骨性隆起即小转子，可见髂腰肌腱止点。探头横切股血管内侧为耻骨肌，再向内为三层肌肉，浅层偏外为长收肌、偏内为股薄肌，中间层为短收肌，深层为大收肌，探头

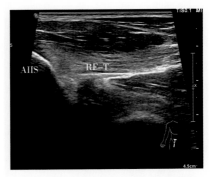

图1 髋关节前方矢状长轴超声图像

注：AIIS 示髂前下棘；RF-T 示股肌直头腱。

沿长轴切面向上达耻骨，即收肌起点。

髋关节外侧区　侧卧位，受检侧朝上。探查股骨大转子处肌腱及周围滑囊。探头横切于大转子，可见强回声骨面。臀小肌附着于大转子前侧，臀中肌附着于大转子后侧。转动探头沿肌腱长轴检查（图2）。阔筋膜张肌位于臀中肌、大转子的外侧。

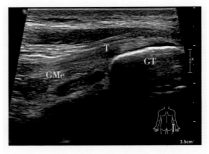

图2 臀中肌肌腱长轴超声图像

注：GMe 示臀中肌；T 示臀中肌腱；GT 示大转子。

髋关节后侧区　患者俯卧位，腿膝伸直位。探查腘绳肌腱、坐骨神经及坐骨结节滑囊。探头置于坐骨结节，显示为强回声骨性结构，偏外侧为腘绳肌腱，由股二头肌长头腱、半腱肌腱、半膜肌腱组成，短轴切面向下追踪探查可见股二头肌长头腱-半腱肌腱形成的联合腱、半膜肌腱、坐

骨神经，深方见大收肌。

（陈　涛）

guóshéngjī jījiàn bìng

腘绳肌肌腱病（hamstring tendinopathy）　由于腘绳肌肌腱过度或反复牵拉使用而造成肌腱变性的疾病。是臀部慢性疼痛的重要原因之一。

病理生理基础　此类疾病的发病机制研究尚无定论。多数学者观点认为肌腱病是肌腱变性的过程。腘绳肌腱由髋关节后部股二头肌长头腱、半腱肌腱、半膜肌腱组成，起自坐骨结节。发生在肌腱病的胶原损伤主要源于组织缺氧和黏液性退行性变，初始病变位于肌腱的乏血管临界区，第二过程是在退行性变的纤维之间有大量的黏液碎片沉积和空泡样变。2009 年库克（Cook）等学者提出了肌腱病病理学连续性的证据，并建立此模型。

临床表现　主要表现为肌腱疼痛、肿胀和功能障碍，挤压坐骨神经可引起神经症状。

超声影像学表现　于坐骨结节处行矢状长轴及横断面短轴扫查。超声显示肌腱局限性或弥漫性增厚，肌腱低回声区伴纤维回声结构消失，腱周可伴有积液。肌腱坐骨结节附着处可探及强回声斑，提示钙化性肌腱病。彩色多普勒或能量多普勒超声可显示低回声肌腱内为多血供型，疼痛性肌腱比无症状肌腱表现为更多血供（图1）。

超声影像学鉴别诊断　与腘绳肌肌腱断裂、坐骨神经损伤、坐骨结节滑囊炎相鉴别。①腘绳肌腱断裂：腘绳肌腱承受高负荷应力时，容易拉伤和撕裂。肌腱部分撕裂时，超声可探查肌腱腱性结构部分断裂，呈裂隙样低回声；完全撕裂时腱性结构连续性

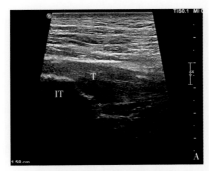

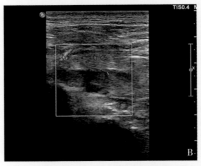

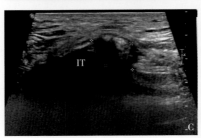

图1 腘绳肌腱病超声图像

注：A. 坐骨结节部位腘绳肌腱长轴图像。IT 示坐骨结节；T 示腘绳肌腱，腘绳肌肌腱肿胀增厚，回声减低；B.CDFI 肌腱内少量血流信号；C.IT 示坐骨；"+"标记肌腱内钙化。

中断，或可见坐骨结节撕脱骨折。②坐骨神经损伤：臀部坐骨神经损伤的临床症状与腘绳肌病可类似，超声可探查到坐骨神经肿胀、狭窄或卡压。

（陈　涛）

kuān guānjié tánxiǎng

髋关节弹响（snapping hip）　髋关节屈伸活动或步行时，出现听得见或触及的响声或弹响。可伴发或不伴髋部疼痛的疾病。根据病因不同分成关节内和关节外两种类型。①关节内型是由关节内病变引起，主要有滑膜软骨瘤、盂唇撕裂、软骨缺损、骨折碎片

或游离体等，超声诊断价值有限。②关节外型又进一步分成内侧型和外侧型。关节外侧型最为常见，当髋关节屈伸活动过程中髂胫束后缘或臀大肌前缘滑过股骨大转子时撞击出现弹响；内侧型主要为髂腰肌肌腱和肌肉在髂耻隆起处摩擦引起弹响。

病理生理基础 ①关节外型髋关节弹响的解剖结构：内侧型包括髂腰肌及肌腱、滑囊、髂小肌，外侧型包括髂胫束、阔筋膜和臀大肌。髂肌呈扇形，起自髂窝，肌纤维向下呈一厚束，紧贴骨盆上口的外缘，越过耻骨上支，最后加入腰大肌腱的外侧。腰大肌起自胸12和腰1～4椎体的侧面、椎间盘、横突根，肌纤维向下呈一质韧的肌腱，有部分髂肌纤维加入，止于股骨小转子。髂肌和腰大肌向下合为一腱，称为髂腰肌。②内侧型髋关节弹响发生机制文献中有多种报道。在解剖位置上，髂腰肌肌腱紧邻耻骨上支骨表面，髋关节屈曲、外展及外旋时髂腰肌肌腱向外侧移动，当髋关节伸展、内收及内旋恢复中立位置时，髂腰肌及肌腱恢复至内侧。在屈曲－外展－外旋－中立位置变化时，髂腰肌肌腱在髂前下棘处撞击，引起弹响。还有部分患者在屈曲、外展、外旋、中立位置变化时，髂腰肌肌腱与周围的肌腹位置发生变动，髂肌可以嵌入到肌腱与骨表面之间，当肌腱恢复至紧贴耻骨上支表面时发生能量的释放，则产生弹响（图1）。

而外侧型是最常见的类型，大部分学者报道是由髂胫束增厚部分滑过大转子时产生弹响或者是由于臀大肌纤维化所引起。长期肌内注射史、臀部外伤或劳损，可使臀肌组织痉挛或挛缩，可牵

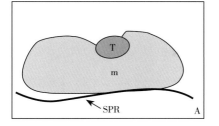
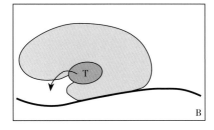
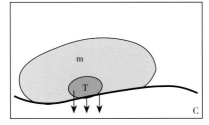

图 1 髋关节弹响示意图
注：髂腰肌弹响。

拉髂胫束过度紧张，使其与大转子更为贴近，反复摩擦损伤，最终使髂胫束后缘增厚，形成束状带而产生弹响。另有部分病例和重复运动相关，尤其是与体育活动或运动较活跃的职业相关，如舞蹈演员，由于髋关节隐匿的过度使用所造成的弹响。

临床表现 髋关节屈伸活动或步行时，出现听得见或触得到的响声或弹响，可伴发或不伴髋部疼痛。

超声影像学表现 ①内侧型：髂腰肌肌腱弹响。超声检查时，患者取仰卧位，探头置于耻骨上支水平沿髂腰肌肌腱短轴获取斜横断面，在髋部由小腿蛙式位置（髋关节屈曲外展外旋）回复到正常中立（伸直内收动作）解剖位置时进行观察。也可在患者做简单的引起弹响的髋关节运动时进行检查。实时动态超声观察，正

常情况下，髋关节活动时可见髂腰肌及肌腱在骨表面上平滑地活动，而在髂腰肌不稳时，则出现肌腱突然撞击髂前下棘发生可触及的弹响，或髂腰肌肌腱与肌腹柔和的位置关系发生相对变化，部分肌腹嵌入肌腱与耻骨上支骨表面之间，活动至某一点时，肌腹突然向外侧释放，肌腱陡然击打至骨表面，产生弹响。②外侧型：髂胫束弹响（图2，图3）。大转子外侧横断面是探查髂胫束弹响最佳的超声检查断面，应控制探头的压力，以免妨碍髂胫束在骨骼上的滑动。超声可探查到阔筋膜回声异常，表现为阔筋膜增厚，回声增强。动态超声扫查很容易发现阔筋膜突然的移位，发生于内收和伸直的髋关节屈曲时，或内收内旋的髋关节在屈膝同时屈曲、外旋，于大转子处觉察到

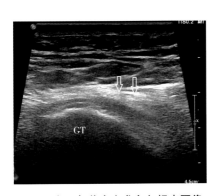

图 2 髂胫束弹响（成人）超声图像
注：GT 示大转子；空箭头示阔筋膜增厚，回声增强。

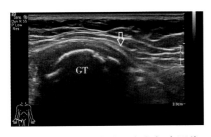

图 3 髂胫束弹响（儿童）超声图像
注：GT 示大转子；空箭头示阔筋膜。

阔筋膜张肌或臀大肌前缘于大转子水平摩擦弹响。

超声影像学鉴别诊断 与大转子周围肌腱病或滑囊炎相鉴别。①大转子周围肌腱病：超声探查见股骨大转子处附着肌腱肿胀增厚，回声减低，可伴血流信号分布增多。②大转子周围滑囊炎：大转子周围滑囊扩张、积液，可伴滑膜增生。

(陈 涛)

kuān guānjié jīyè

髋关节积液（hip joint effusion）

髋关节腔内液体超过正常含量的疾病。正常的髋关节腔内仅有少量滑液，在关节活动中起润滑作用。

病理生理基础 可由于炎症或感染性滑膜炎，也可源于外伤或机械性损伤。

临床表现 患者无临床表现或出现髋部肿胀、疼痛。

超声影像学表现 探查髋关节积液最好的成像平面是平行于股骨颈前方斜矢状位，可清晰显示股骨颈的强回声骨皮质及覆盖于表面的关节囊回声。髋关节积液超声图像表现为低－无回声，液性回声取决于其内液体的性质（浆液性、血性或感染性）。关节积液或滑膜增生时，关节囊前层向前方被推移（图1，图2）。

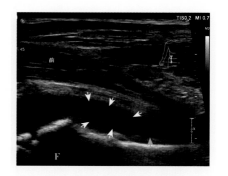

图1 髋关节积液超声图像

注：髋关节前方矢状长轴图像，箭头示髋关节积液呈无回声，F示股骨。

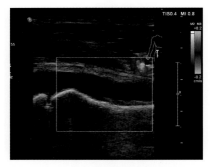

图2 髋关节积液超声图像彩色多普勒超声图像

注：髋关节前方矢状长轴图像，彩色多普勒超声无血流信号。

超声影像学鉴别诊断 ①滑膜增生：没有积液仅有滑膜增厚时，超声图像关节腔内可表现为低回声，使前侧隐窝扩张，理论上可借助彩色多普勒或能量多普勒超声鉴别。但髋关节位置较深，滑膜炎不一定显示血流信号增多。②髂腰肌滑囊炎。③髂腰肌血肿：髋部肿胀，各种原因引起髂腰肌损伤、出血形成包块，据血肿包块形成时间不同、包块内回声不同，可表现为无回声、高回声或混合回声。④髋关节血管瘤：髋部肿胀，可伴有局部疼痛。因肿瘤内血管构成不同，血管瘤回声差异大，常见多房样囊性肿物，内大量迂曲血管伴血栓或静脉石强回声，也可表现为低回声或混合回声包块，边界清晰或不清，内回声不均，较丰富血流信号。

(陈 涛)

qiàyāojī huá'náng yán

髂腰肌滑囊炎（iliopsoas bursitis）

髂腰肌滑囊发生急性或慢性炎症的疾病。髂腰肌滑囊为髋部最大的滑囊，内衬以滑膜，位于髂腰肌肌腱与髋关节前关节囊之间。正常情况下髂腰肌滑囊塌陷，仅有少量滑液，超声不易显示。当滑囊出现炎症而扩张积液时，超声才能显示，并能显示滑囊内的滑膜及来自关节腔的游离体结构。

病理生理基础 髂腰肌滑囊位于髂腰肌肌腱与髋关节前关节囊之间，内衬以滑膜，有减少关节活动时髂腰肌腱与关节之间摩擦的作用。髋关节退行性变、损伤、感染、非特异性炎症等均可引起滑囊炎性反应。约15%的髂腰肌滑囊与髋关节相通。由于部分患者髂腰肌滑囊与髋关节相通，因此，当髋关节腔内出现积液时，积液可流入滑囊内，从而减轻关节腔内的压力，减轻对关节内结构的破坏。

临床表现 主要表现为疼痛、局限压痛和活动障碍。

超声影像学表现 于髋关节前方探查（图1）。超声图像主要表现为于髋关节前方髂腰肌滑囊不同程度扩张，内多以液性无回声为主，扩张的髂腰肌滑囊内可见滑膜不同程度增厚，滑膜内可显示不同程度血流信号，有时可见强回声游离体。滑囊显著扩张常常会压迫股静脉及股神经。滑囊内充满滑膜翳时，超声表现为关节旁类实性低回声团块。

超声影像学鉴别诊断 与髋关节积液、髋关节肿瘤、股疝、腹股沟疝、髂腰肌血肿或脓肿、腹股沟圆韧带囊肿、精索囊肿等相鉴别。①髋关节肿瘤：临床症状常表现为髋关节肿胀，可触及包块，超声探查可见软组织内肿物，内部图像特点随肿物性质不同而变化。②股疝：腹腔内组织通过股管向股部卵圆窝突出，髋关节前方可触及或无触及包块。位于股血管内侧，超声图像常表现为混合回声包块，内容物可为脂肪、积液、肠管等。③髂腰肌血肿或脓肿：髂腰肌内液性包块，内回声差异较大，需要结合患者

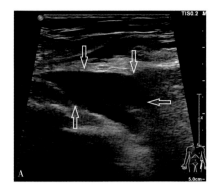

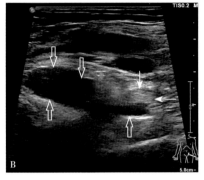

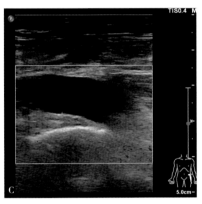

图1　髂腰肌滑囊炎超声图像

注：A.矢状位图像；B.横断面图像，空箭头示滑囊，实心箭头示髂腰肌肌腱，扩张的髂腰肌滑囊内见液性无回声；C.彩色多普勒超声未探及血流信号。

临床症状及病史。④腹股沟圆韧带囊肿及精索囊肿：表现为腹股沟区囊性肿物，需观察囊肿与子宫圆韧带或精索位置关系。

（陈　涛）

yīngyòuér fāyù xìng kuān guānjié fāyù bùliáng

婴幼儿发育性髋关节发育不良（developmental dysplasia of the hip, DDH）

包括髋臼发育不良、髋关节半脱位及髋关节脱位。是儿童骨骼系统最常见的致残性疾病之一。最初的名称为"先天性髋关节脱位（congenital hip dislocation，CDH）"，1992年北美骨科学会将CDH正式更名为DDH，更准确地表明了该病的特点。一方面，出生时发现的髋关节发育轻微"异常"可能在出生后几周内逐渐趋于正常；另一方面，出生时"正常"的髋关节也可能逐渐发展为DDH。这种生长发育过程中出现的不确定性使DDH的诊断更加复杂。出生后髋关节不稳定的发生率为1%，髋关节脱位为0.1%～0.2%，地域之间略有差异。

病理生理基础　DDH的确切病因不明，但发病有其内在诱因和外在诱因。内在诱因包括关节韧带松弛、女性、基因缺陷（家族倾向性）等。外在诱因包括臀位产、第一胎、羊水过少等。新生儿及婴幼儿绑腿或强迫伸髋并腿的襁褓方式也与DDH有关。另外，如果存在先天性肌性斜颈或足部畸形，则DDH的风险增加。

临床表现　婴儿可无症状，或表现为髋关节外展受限、双下肢不等长、臀纹不对称。

超声影像学表现　奥地利骨科医师莱因哈德·格拉夫（Reinhard Graf）是婴幼儿髋关节超声检查的开创者和推广者，国际公认的髋关节超声检查格拉夫（Graf）法即以他的名字命名。在婴幼儿静息状态下获得髋关节标准切面图像，显示股骨头与髋臼窝的相对位置关系并进行分型。髋关节冠状切面检查（格拉夫法）如下：

可显示的结构　婴儿侧卧位。待检髋关节处于生理状态，轻微屈曲15°～20°。探头置于髋关节外侧股骨大转子处，与身体长轴保持平行，声束垂直于骨盆矢状面，获得髋臼窝正中冠状切面。在标准冠状切面中可显示结构如图1。

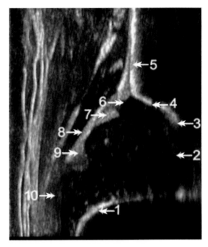

图1　正常髋关节Graf检查法

注：1.软骨－骨交界；2.股骨头；3.髂骨支下缘；4.骨缘转折点；5.平直髂骨外缘；6.软骨性髋臼；7.盂唇；8.关节囊；9.滑膜皱襞；10.股骨大转子。

测量　检查要求在髋关节标准冠状切面声像图上才能进行测量，测量前需再次确认髂骨支下缘、平直髂骨外缘、盂唇。

测量时首先在近端软骨膜移行为骨膜处做髂骨切线为基线；然后以髋臼窝内髂骨支下缘与骨性髋臼顶的切线为骨顶线；确定骨缘转折点（骨性髋臼顶凹面向凸面移行处）和关节盂唇中心点，这两点相连形成软骨顶线（图2）。基线与骨顶线相交成α角。基线与软骨顶线相交成β角，基线、骨顶线及软骨顶线三者很少相交于同一点，仅出现在骨性髋臼边缘锐利的Graf Ⅰ型髋关节。α角主要衡量骨性髋臼发育的程度，α角小表明骨性髋臼较浅，β角代表软骨性髋臼的形态。由于髋臼软骨部分和软骨顶线个体差异较大，故β角测值较α角测值

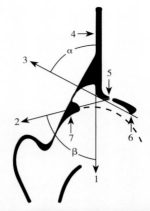

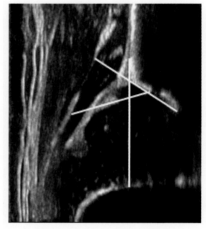

图2 格拉夫法测量示意图
（格拉夫Ⅰ型）

表1 髋关节格拉夫分型

分型	骨性臼顶/α角	骨缘区	软骨臼顶/β角	月龄
Ⅰ型	发育良好 α≥60°	锐利/稍钝	覆盖股骨头良好	任何月龄
Ⅱ型 Ⅱa（＋）型	发育充分 α为50°～59°	圆钝	覆盖股骨头良好	0～12周
Ⅱa（－）型	有缺陷 α为50°～59°	圆钝	覆盖股骨头良好	6～12周
Ⅱb型	有缺陷 α为50°～59°	圆钝	覆盖股骨头良好	＞12周
Ⅱc型	严重缺陷 α为43°～49°	圆钝到较平直	部分覆盖股骨头 β＜77°	任何月龄
D型	严重缺陷 α为43°～49°	圆钝到较平直	移位 β＞77°	任何月龄
Ⅲ型 Ⅲa型	发育差 α＜43°	较平直	头侧移位，软骨臼顶回声及结构没有改变，软骨膜被向上推挤	任何月龄
Ⅲb型	发育差 α＜43°	较平直	头侧移位，软骨臼顶回声及结构改变，软骨膜被向上推挤	任何月龄
Ⅳ型	发育差 α＜43°	较平直	足侧移位，软骨臼顶回声及结构改变，软骨膜呈水平或槽状	任何月龄

显示出更多的个体差异。

髋关节格拉夫分型 格拉夫法将髋关节分为4大类型及多个亚型（表1）。Ⅰ型髋关节是中心性髋关节，髋关节发育完全成熟，骨性臼顶发育良好，骨性边缘形态锐利或稍钝，软骨性臼顶覆盖股骨头良好。Ⅱ型髋关节仍然是中心性髋关节，但骨性臼顶发育有缺陷，骨性边缘形态圆钝，骨性臼顶覆盖股骨头减少，软骨性臼顶覆盖股骨头增多。Ⅱa型：α角50°～59°，受检婴儿月龄应不超过12周，髋关节生理性不成熟（图3）。Ⅱb型：α角50°～59°，受检婴儿月龄应大于12周，髋关节骨化延迟（图4）。Ⅱc型髋关节骨性臼顶发育较差，股骨头开始有向髋臼窝外移位的

可能（图5），如股骨头轻微移位，则软骨臼顶会向头侧轻微移动，此时α角不变（骨性髋臼顶未发生变化），而β角增大，如β角大于77°时，被定义为D型髋

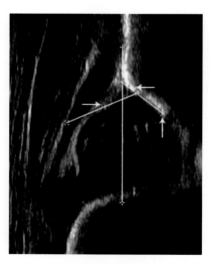

图3 格拉夫Ⅱa型髋关节超声图像
注：患儿42天。髋关节骨性髋臼顶发育有缺陷，骨性边缘（←）稍圆钝，α角57°，β角63°，盂唇（→），髂骨支下缘（↑）。

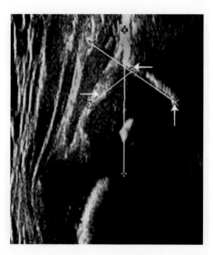

图4 格拉夫Ⅱb型髋关节超声图像
注：患儿，4月龄。髋关节骨性髋臼顶发育有缺陷，骨性边缘（←）稍圆钝，α角57°；β角56°，盂唇（→）；髂骨支下缘（↑）。

关节（图6）。D型髋关节被描述为偏心性关节的最初始阶段。Ⅲ型髋关节是偏心性髋关节，骨性臼顶发育差，骨性边缘形态平直，股骨头向髋臼外移位，把大部分软骨性臼顶推向头侧，"近端软

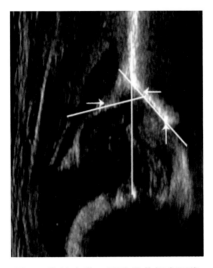

图5　格拉夫Ⅱc型髋关节超声图像

注：患儿24天。髋关节骨性髋臼顶发育较差，骨性边缘（←）较圆钝，盂唇（→）；髂骨支下缘（↑）。Ⅱc型：α角43°～49°；β角小于77°。

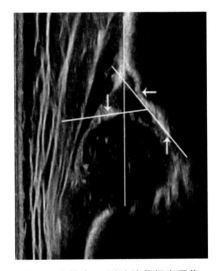

图6　格拉夫D型髋关节超声图像

注：患儿1月龄。髋关节骨性髋臼顶发育较差，骨性边缘（←）较平直，盂唇（↓）；髂骨支下缘（↑）。D型：α角43°～49°；β角大于77°。

起，呈水平状或凹槽状（图8）。

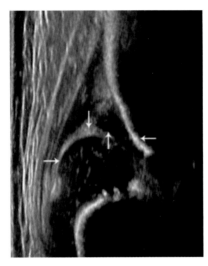

图7　格拉夫Ⅲ型髋关节超声图像

注：患儿5周龄。髋关节骨性髋臼顶发育差，骨性边缘（←）较平直，股骨头（→）向髋臼外上侧移位，软骨性髋臼顶（↑）和盂唇（↓）被股骨头顶起，向头侧移位。

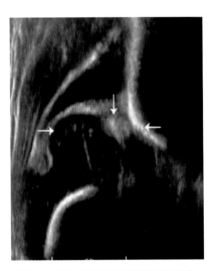

图8　格拉夫Ⅳ型髋关节超声图像

注：患儿1月龄。髋关节骨性髋臼顶发育差，骨性边缘（←）较平直，股骨头（→）向髋臼外上侧移位，软骨性髋臼顶（↓）被挤压在股骨头与骨性髋臼缘之间，向足侧移位，回声增强。

骨膜"被顶起抬高（图7）。Ⅳ型髋关节也是偏心性髋关节，骨性臼顶发育差，骨性边缘形态平直，股骨头向髋臼外移位，与Ⅲ型的区别在于移位的股骨头将软骨性臼顶全部挤压向足侧，软骨性臼顶回声增强。"近端软骨膜"被顶

格拉夫法髋关节标准冠状切面声像图的三个重要标志分别为髂骨支下缘、平直髂骨外缘及盂唇，而Ⅲ型和Ⅳ型髋关节是脱位的髋关节，其骨性臼顶发育差，

股骨头移位，且软骨性臼顶、盂唇、髂骨支下缘均难以准确显示，以致难以获得测量所要求的标准冠状切面。所以，Ⅲ型和Ⅳ型髋关节的判定主要依据股骨头与髋臼的相对位置及软骨性臼顶、盂唇与"近端软骨膜"的形态，而并非仅测量角度。

超声影像学鉴别诊断　病理性髋脱位：非先天性发育性改变，因各种病理导致的髋关节髋臼窝与股骨头对位关系异常，如感染所致化脓性髋关节炎，可见髋关节积液，液体混浊、透声差。

（陈　涛）

zuògǔ jiéjié huá'náng yán

坐骨结节滑囊炎（ischiogluteal bursitis）　坐骨结节滑囊因过度摩擦造成滑膜充血、水肿、渗出，导致滑液增多，囊壁纤维性增厚，压迫周围组织，继而引起炎症的疾病。坐骨结节滑囊位于坐骨结节与臀大肌深面之间，与髋关节不相通，作用是使臀大肌在坐骨结节上平滑活动。好发人群为长期坐着工作的瘦弱的老年人或恶病质的患者、长期卧床患者、长时间坐着并在工作中处于震动状态人群，还容易发生在过度或不适当的体育锻炼时。

病理生理基础　病因有反复摩擦、压迫、创伤、感染、结晶沉积等，其产生疼痛的原因主要有坐骨结节滑囊位于大腿后侧肌群的肌肉与坐骨结节之间，当滑囊反复摩擦及受压时导致滑膜充血、水肿、积液，常常涉及大腿后侧肌群，诱发肌群的炎症反应。

临床表现　反复出现的臀部及周围疼痛，可向下肢放射，疼痛的程度轻度不一，坐位平躺时疼痛较明显，身体前倾及拉伸臀部肌肉时疼痛加重。

超声影像学表现　于臀部坐

骨结节水平行多方向探查。囊性包块位于坐骨结节后方；边界较清楚，形态可不规则，可为椭圆形、扁平状或裂隙状。加压肿块可变形；囊内可为透声较好的无回声或细小的点状回声，或透声差呈低回声，部分囊腔内可见絮状或团状回声及多房分隔样条索；囊性包块内部可以无血流信号，囊壁或滑膜内亦可以探及血流信号（图1）。

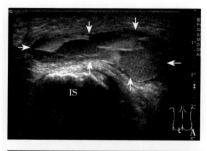
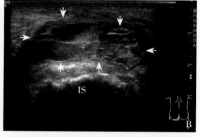
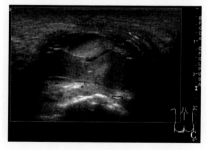

图1 坐骨结节滑囊炎超声图像

注：图A和B箭头示囊肿，IS示坐骨结节，囊性包块边界清楚，内回声不均，可见分隔条索；图C彩色多普勒超声显示囊壁少量血流信号。

超声影像学鉴别诊断 需要与脓肿、血肿、臀部软组织肿瘤（如血管瘤、脂肪瘤、纤维瘤、皮样囊肿）、表皮样囊肿等相鉴别。①脓肿：软组织感染所致的臀部液性包块，周围软组织常肿胀。②血肿：创伤所致软组织内液性包块，内部回声多样，可呈高回声、无回声、混合回声，周围软组织亦可见损伤改变。③臀部软组织肿瘤：因肿瘤病理性质不同，超声图像表现内部回声不同，如脂肪瘤多表现实性高回声。④表皮样囊肿：皮下软组织内低回声包块，常边界清楚，内回声不均，见裂隙样低回声或点线状高回声，无血流信号。当伴感染时包块可边界不清，探及血流信号。

（陈涛）

xī guānjié chāoshēng
膝关节超声（knee ultrasound）
包括肌腱、血管、神经、关节和关节旁结构在内的膝部多种疾病均可应用超声检查进行准确的诊断、评价。但评价半月板及交叉韧带结构及病变时，超声检查具有局限性。

解剖 包括以下方面（图1）。
膝关节 由股骨和胫骨的内外侧髁相应的上下关节面和髌骨后面的关节面共同包在一个关节囊内构成。股骨下端的关节面为关节头，胫骨上端的关节面为关节窝，均为椭圆形；股骨下端前方的髌骨与髌骨后面的关节面为滑车形。因此，膝关节是个椭圆滑车关节。小腿绕关节的额状轴做屈伸运动，半屈膝时，小腿可绕关节的垂直轴做轻微的旋内、旋外运动。上端由腓骨头关节面和胫骨外侧髁的腓关节面构成胫腓关节，属于微动关节。

加固膝关节的装置 ①半月板：在股骨和胫骨的上下关节面之间，分为内、外侧半月板，加深关节窝，润滑和保护关节面。②前、后交叉韧带：在关节中央由股骨外、内侧髁到胫骨髁间隆起的前、后区。③胫/内侧副韧带：位于关节囊内侧，由股骨内上髁到胫骨内侧髁内侧。④腓/外侧副韧带：位于关节囊外侧，由股骨外上髁到腓骨头。⑤髌腱：位于关节囊前面，由髌骨下缘到胫骨粗隆。⑥髌下滑膜壁：位于关节腔内，俗称脂肪垫。⑦滑囊：位于关节周围的肌腱附着处与骨面和肌腱与皮下组织之间，如髌上囊、髌前滑囊、髌下浅囊、髌

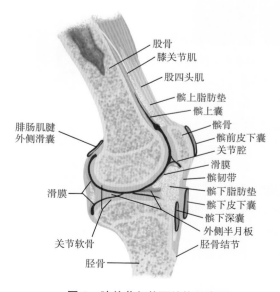

图1 膝关节矢状面结构示意图

下深囊、鹅足囊、髂胫束深方滑囊、半膜肌滑囊。

正常超声表现 主要包括以下方面。

膝关节前区 检查时患者取仰卧位，膝关节轻度屈曲，此体位下股四头肌腱和髌腱均呈紧张状态。

检查内容主要包括股四头肌腱、髌上囊、膝关节前部隐窝、髌腱、髌前区滑囊、股骨髁间处软骨、前交叉韧带。①股四头肌腱、髌上囊和膝关节前部隐窝：以髌骨作为体表标志，探头纵切置于髌骨上端显示股四头肌腱长轴切面，可见其远端附着于髌骨上缘。内呈三层结构：浅层为股直肌腱，中层为股内侧肌腱和股外侧肌腱构成，深层由股中间肌腱构成。但有时分层表现也可不明显。股四头肌腱的后方即为髌上囊，位于髌骨上方股四头肌腱深部，前方为股四头肌腱后脂肪垫、后方为股骨前脂肪垫（图2）。膝关节腔前部积液除位于股四头肌腱后方外，还可位于髌骨两侧髌上囊隐窝。②髌腱：膝关节轻度屈曲，为30°～45°。探头纵切放置在髌骨下方的中线，显示髌骨的近中段，向下方移动可检查髌腱的远段及其胫骨结节附着处（图3）。髌腱较宽，注意探头从内向外移动以纵切检查整个髌腱，然后探头旋转90°横切面检查髌腱。③髌内侧支持带和髌外侧支持带：超声检查髌骨支持带时，探头横切面放置在髌骨上半部分与股骨内上髁或外上髁之间，正常时其表现单层或双层状结构。髌内侧和外侧支持带显示位于骨内、外侧缘与股骨内、外侧髁之间的带状高回声。髌内侧支持带起自髌骨内侧上段，向内侧跨越膝内侧副韧带上段，止于股骨内上髁与

收肌结节之间，是髌股关节内侧最重要的支持结构。④膝前部滑囊：该部位的滑囊包括髌前滑囊、髌下浅囊和髌下深囊。髌前滑囊为皮下滑囊，位于髌骨下段和髌腱上1/3与皮下软组织之间。髌下浅囊位于髌腱下段与皮下之间。髌下深囊位于髌腱深方与胫骨之间。正常情况下，髌下深囊内可见少量积液。⑤关节软骨：检查膝关节软骨时，膝关节完全屈曲，使股骨滑车处软骨暴露出来。探头横切放置在髌骨的近侧以检查覆盖股骨滑车处的软骨。正常关节透明软骨超声上显示为边界清楚的低回声带，且髁间窝处的软

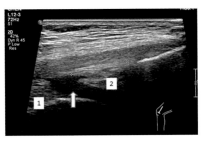

图2 膝关节前区髌上纵切超声图像

注：白箭头所指为髌上囊积液，与关节腔相通，1为股骨前脂肪垫，2为髌上脂肪垫。

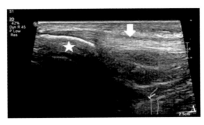

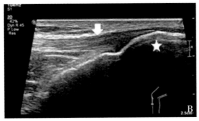

图3 髌腱超声图像

注：白箭头指示髌腱，左图髌骨附着点，强回声为髌骨（星号）；右图胫骨结节附着点，强回声为胫骨近端（星号）。

骨最厚，股骨内外髁处的软骨稍薄。关节软骨的厚度差异较大，可双侧对比检查。检查关节软骨时，除观察软骨的厚度外，还应注意软骨表面及内部是否有异常回声。⑥前交叉韧带：检查前交叉韧带需要膝关节屈曲，以显示髁间窝的前部和减少骨性结构的重叠。膝关节屈曲的范围可从45°～60°到膝关节完全屈曲。膝关节屈曲位时可显示前交叉韧带的中远段。探头方向应沿前交叉韧带的长轴走向，即探头应该放在髌下中线的内侧，探头的上端向外、下端向内旋转约30°。

膝关节内侧区 检查膝关节内侧时，患者可侧卧、膝关节伸直，亦可仰卧位小腿外旋。检查内容主要包括膝内侧副韧带、内侧半月板的体部、股胫关节内侧和鹅足腱止点等。在膝关节水平冠状切面检查膝内侧副韧带和内侧半月板（图4）。①膝内侧副韧带：探头纵切放置在膝内侧。内侧副韧带超声显示为三层结构：浅层为偏高回声，为内侧副韧带浅层；中间呈低回声，为脂肪组织或内侧副韧带滑囊；深层为偏高回声，为内侧副韧带深层，包括股骨-半月板韧带和半月板-股骨韧带。内侧副韧带浅层的上端附着在股骨收肌结节前下方及股骨内上髁。②内侧半月板：位于股骨与胫骨之间，因其内为纤维软骨而在超声上呈高回声。超声检查时膝关节轻度外翻，可使关节间隙打开，从而能更好地显示内侧半月板。正常半月板呈高回声，纵切面上呈三角形，三角形的尖端朝向关节内；底部紧邻偏高回声的关节囊。显示内侧半月板体部后，将探头继续向前移动以显示半月板前角。检查半月板时，还应注意其内有无异常回

声。③鹅足腱：由缝匠肌、半腱肌及股薄肌的肌腱共同组成。鹅足腱在胫骨的附着处位于膝内侧副韧带胫骨附着处的前下方。膝内侧副韧带浅层的最远端为寻找鹅足腱的解剖标志。在胫骨附着处超声难以将这三个肌腱区别开来。检查时首先显示膝内侧副韧带胫骨远端附着处，在其浅侧可见鹅足腱的横断面呈小的椭圆形结构，将探头上端向后旋转45°后，可显示鹅足腱的长轴。鹅足腱滑囊位于鹅足腱远端与胫骨之间。滑囊炎时，局部可见无回声积液。

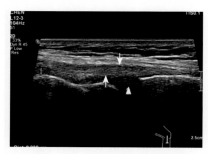

图4　膝关节内侧区超声图像
注：内侧副韧带（白箭头），内侧半月板（三角形）。

膝关节外侧区　检查内容从前往后有髂胫束、腘肌腱的起点、膝外侧副韧带和股二头肌腱。

膝外侧超声检查时，可利用一些骨性标志进行定位。此处的主要解剖学标志有胫骨的格迪（Gerdy）结节和股骨外侧髁的腘肌腱沟等。①髂胫束：检查时，可以首先触及胫骨近端的格迪结节，探头置于此处可以显示附着于格迪结节的髂胫束。声像图呈较高回声的纤维状结构，髂胫束的下1/3段与股骨外侧髁的外侧面相邻，其间有一滑囊，有助于减少髂胫束与股骨外侧髁之间的摩擦。②膝外侧副韧带、股二头肌腱和

腘肌腱：膝外侧副韧带屈膝时韧带松弛、伸至150°时开始紧张，伸直时最紧张。因此膝关节伸直并呈内翻可使韧带紧张，有助于超声检查。外侧半月板体部和外侧股胫关节位于这些结构的深部。膝外侧副韧带和股二头肌腱均附着于腓骨头，二者呈"V"字形排列，膝外侧副韧带上段偏前，股二头肌腱上段偏后，腓骨头是重要的解剖学标志。正常膝外侧副韧带呈一薄的、带状的等回声结构，远端腓骨头附着处显示回声欠均匀，与股二头肌腱的交叉以及各向异性伪像有关。腘肌在腘肌腱沟内的部分较易显示，但其远段由于位置较深显示较为困难。检查时可利用一个重要的标志结构，即腘肌腱沟，其为股骨外上髁下方的一个骨性凹陷，腘肌腱止于此处。检查时探头放在膝关节外侧的偏后部，冠状扫查可显示腘肌腱，当声束不垂直于腘肌腱时，肌腱可呈低回声。③近侧胫腓关节：近侧胫腓关节的前部或后部可发生滑膜囊肿或腱鞘囊肿，有时在囊肿与关节之间可见狭窄的颈部。近侧胫腓关节前部的囊肿可沿腓骨颈部的前外侧扩展而压迫腓总神经。

膝关节后区　膝关节后部主要是腘窝结构。患者可采用俯卧位。检查内容包括腘动脉、腘静脉、胫神经、腓肠肌内外侧头、半膜肌腱远段等。①腓肠肌内侧头－半膜肌腱滑囊：位于腓肠肌内侧头与半膜肌腱间，正常情况下仅有少量滑液。滑囊异常扩张时形成贝克（Baker）囊肿。②半月板、半膜肌腱：探头在膝后内侧矢状切，在胫骨半膜肌腱沟的上方，可显示内侧半月板的后内侧，呈三角形的高回声结构。半膜肌腱下端主要附着在胫骨的后

内侧。③后交叉韧带：检查后交叉韧带时，可适当降低探头频率。将探头纵切放置在腘窝中线，股骨远端后部和胫骨近端为解剖学标志，然后探头近端向内侧旋转30°左右（检查右侧膝关节时为逆时针旋转，检查左侧膝关节时为顺时针旋转），并略微向内侧或外侧移动探头以显示整个后交叉韧带。正常后交叉韧带长轴上显示为位于髁间窝后部的边界清楚的低回声带状结构，周围为关节腔内的呈高回声的脂肪组织。

临床应用　可应用于膝部炎症、创伤、肿瘤的检查。①肌肉肌腱病变，如肌腱病、肌腱炎、肌腱撕裂或断裂。②半月板、韧带损伤。③关节积液、滑膜炎、滑囊炎。④囊肿。⑤软骨病变，如股骨髁间软骨晶体沉积（二水焦磷酸钙、尿酸盐）、滑膜软骨瘤、骨软骨瘤。⑥软组织及骨肿瘤，如血管瘤、脂肪瘤、腱鞘巨细胞瘤、骨巨细胞瘤、骨肉瘤、动脉瘤样骨囊肿。⑦神经病变，如神经损伤（断裂、卡压等）、神经肿瘤（神经鞘瘤、神经纤维瘤、神经囊肿、神经血管瘤等）。⑧血管病变，如假性动脉瘤、腘动脉陷迫综合征。⑨其他：髂胫束摩擦综合征、关节积脂血症、胫骨结节骨骺炎、膝关节外侧三角脂肪疝。

（陈　涛）

xī guānjié chāoshēng jiǎnchá jìshù
膝关节超声检查技术（knee ultrasound examination）　应用超声设备了解膝关节情况，对膝关节病变进行检查。

准备事项　受检者躺于或坐于检查床上，充分暴露膝关节检查部位。

检查体位　根据检查分区改变检查体位，患者多仰卧位，膝

关节不同程度的伸展或屈曲，或患者俯卧位、膝保持伸直位。

检查方法　包括以下方面（图1，图2）。

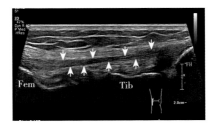

图1　膝关节外侧副韧带超声图像

注：箭头指示外侧副韧带，Fem示股骨，Tib示胫骨，FH示腓骨头。

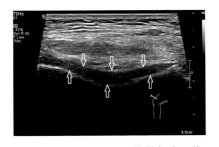

图2　膝关节股骨髁间软骨超声图像

注：箭头指示股骨髁间软骨。

膝关节前区　患者坐位，轻度屈曲。探查股四头肌腱、髌上囊、髌腱、髌前部滑囊。以髌骨为标志，探头纵切置于髌骨上端显示股四头肌腱长轴切面，旋转探头可探查横切面。股四头肌腱深方为髌上囊，衬以股四头肌腱后脂肪垫与股骨前脂肪垫。膝关节屈曲30°~45°有利于观察髌上囊及两侧隐窝积液及关节囊内病变。探头置于髌骨下方可纵切、横切探查髌腱情况。髌前部滑囊包括髌前滑囊、髌下浅囊、髌下深囊，髌前滑囊、髌下浅囊正常情况不显示，髌下深囊正常情况可见少量液体。膝关节完全屈曲时观察股骨滑车软骨与前交叉韧带，探头横切置于髌骨近侧显示

股骨滑车软骨，为边界清楚的极低回声带；探头置于髌下内下至外上斜切显示前交叉韧带的中远段，为带状低回声。

膝关节内侧区　仰卧位，小腿外旋或侧卧位膝关节伸直。探查膝内侧副韧带、内侧半月板、鹅足腱。探头纵切置于膝内侧显示内侧副韧带长轴，为中高回声条带，浅层较长起于股骨收肌结节前下方及股骨内上髁，向下分为三部分，分别止于胫骨内侧髁前内侧、内侧、后部及关节囊；深层较短，构成关节囊的一部。半月板位于股骨与胫骨间，纵切呈三角形高回声。鹅足腱由缝匠肌、股薄肌、半腱肌的肌腱共同组成，附着于胫骨结节内侧，位于内侧副韧带浅层，内侧副韧带长轴切面上显示为椭圆形断面，探头向后旋转45°后可显示鹅足腱长轴。

膝关节外侧区　膝关节伸直内旋或侧卧、膝关节外侧朝上。探查髂胫束、腘肌腱起点、膝外侧副韧带和股二头肌腱。探头置于胫骨外上髁结节，纵切可显示髂胫束。探头置于腓骨头显示"V"字排列外侧副韧带与股二头肌腱，外侧副韧带偏前，股二头肌腱偏后。腘肌腱止点位于股骨外上髁下方的骨性凹陷即腘肌腱沟处。

膝关节后区　俯卧位。探查腘动静脉、胫神经、腓肠肌内外侧头、半膜肌腱、半月板后角、后交叉韧带。半膜肌腱附着于胫骨内侧髁后方。探头矢状位可探及半膜肌腱长轴，冠状位时探头位于膝关节后侧的内1/3，可见胫骨表面凹陷的半膜肌腱沟。上方可显示三角形高回声半月板后角。探头置于腘窝中线纵切，显示股骨远端后部及胫骨近端，探头近

端向内侧旋转30°，即外下至内上方向，显示低回声带状结构，即后交叉韧带。

（陈　涛）

xī guānjié zhōuwéi huánáng yán

膝关节周围滑囊炎（bursitis around the knee）　膝关节滑囊发生急性或慢性炎症的疾病。膝部周围肌腱甚多，其周围众多的滑膜囊对肌腱的运动起一定减少摩擦的作用，但也常为病变部位。

膝部滑膜囊即滑膜层穿过纤维层的囊状突出，其数目、大小及与关节腔相通情况因人而异。①膝关节前侧的滑膜囊：在髌骨及髌韧带的周围有4个滑膜囊，即髌前皮下囊、髌下皮下（浅）囊、髌下深囊及髌上囊。②膝关节后外侧的滑膜囊：在膝关节的外侧部，股二头肌腱、腓侧副韧带、腘肌腱及腓肠肌均越过关节线及股骨外侧髁。在后外方，以下结构之间均存在滑囊：腓肠肌外侧与股骨之间、腓肠肌外侧头与关节囊之间、腓侧副韧带和股二头肌腱之间、腓侧副韧带和腘肌腱之间、腘肌腱和股骨外侧髁之间。滑膜囊通常是膝关节滑膜腔的延伸。后两个滑囊可互相连通。③膝关节内侧的滑膜囊：内侧滑囊的排列非常复杂。腓肠肌内侧头与纤维关节囊之间的滑囊常延伸至腓肠肌内侧头肌腱和半膜肌腱之间（半膜肌滑囊），并常与膝关节腔相通。位于半膜肌腱、胫骨内侧髁和腓肠肌内侧头之间的滑囊可能与半膜肌滑囊相通。鹅足滑囊位于内侧副韧带与缝匠肌腱、股薄肌腱、半腱肌腱之间。在内侧副韧带深面、关节囊、股骨、内侧半月板、胫骨或半膜肌腱之间的滑液囊的数量和位置都有较大的变异。偶尔，在半膜肌腱和半腱肌腱之间可能有

滑液囊。

临床较为重要的滑囊是前群滑囊、鹅足滑囊和半膜肌滑囊。髌前皮下囊和髌下囊炎症分别俗称为"女仆膝"和"牧师膝"。鹅足滑囊也可能出现炎症，尤其是运动员。成年人滑囊的炎症可以导致腘窝囊肿，通常继发于膝关节退变，不管腘窝囊肿的大小和位置如何，几乎全部位于半膜肌腱和腓肠肌内侧头肌腱之间的平面。

病理生理基础 滑囊壁分为两层，外层为薄而致密的纤维结缔组织，内层为滑膜内皮细胞，有分泌滑液的功能。囊腔为裂隙状，内可含少量滑液。滑囊多存在于坚韧结构的两个摩擦面之间，滑囊有增加润滑、减少摩擦、减轻压力、促进运动灵活性的功能。滑囊炎常见的病因有反复摩擦、压迫、创伤、感染、代谢性疾病等。当滑囊受到过分的摩擦与压迫时，滑囊壁发生炎症反应，滑液分泌增多，使滑囊膨大，创伤性急性期囊内积液可为血液，至慢性期则为正常黏液。在慢性滑囊炎中，囊壁水肿、肥厚或纤维化，滑膜增生可呈绒毛状，有的盐类结晶物沉积，影响关节功能。

临床表现 主要表现为肿块、疼痛、局限压痛和活动障碍。

超声影像学表现 于滑囊区行纵、横切面等多角度扫查。滑囊炎的超声图像表现与病理一致（图1~3）。膝关节周围滑囊炎与其他部位滑囊炎表现无特异性，通常表现为急性或慢性滑囊扩张，伴随积液，积液可呈无回声或呈不同回声强度，伴或不伴滑膜增厚。慢性滑囊炎常伴滑膜增厚，囊内可见分隔结构。当积液很少时，囊内几乎全部为增厚的滑膜结构填充。彩色多普勒超声或能

量多普勒超声可显示不同程度的滑膜血管翳内血流信号情况。

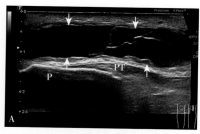

图1 髌前皮下滑囊炎超声图像

注：膝关节髌骨前方矢状长轴切面。A.箭头示髌前皮下滑囊扩张积液，内可见条状分隔。P示髌骨，PT示髌腱；B.增厚滑膜内探及血流信号。

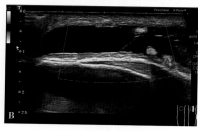

图2 鹅足滑囊炎超声图像

注：箭头示鹅足腱，星号示鹅足滑囊积液扩张。

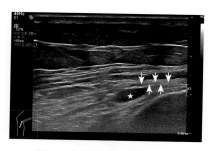

图3 贝克（Baker）囊肿超声图像（半膜肌-腓肠肌滑囊积液）

注：膝关节后方横断面，ME示腓肠肌内侧头，囊肿似逗号状。

超声影像学鉴别诊断 与膝关节周围滑膜囊肿、血管瘤、色素沉着绒毛结节性滑膜炎相鉴别。①滑膜囊肿：膝关节周围附着于关节囊、腱鞘或滑液囊的局限性囊性包块，通常呈无回声，可见滑膜低回声结构。②血管瘤：膝关节周围血管瘤超声图像变化较多，呈多房囊性包块时需与滑囊炎鉴别，血管瘤内回声不均，可见血管结构伴血栓或静脉石强回声，内血流信号多较丰富。注意髌上囊血管瘤易漏诊。③色素沉着绒毛结节性滑膜炎：好发中青年，单关节受累，膝关节滑膜广泛结节样增生，血流信号较丰富。

（陈涛）

xī guānjié huámó yán

膝关节滑膜炎（knee joint synovitis） 膝关节滑膜层损伤，组织水肿、充血，液体渗出，关节腔内积液为主的炎症反应性疾病。正常膝关节腔内仅有少量滑液，在关节活动中起润滑作用。

病理生理基础 膝关节是全身最大的滑膜关节，滑膜面积大，形成皱襞以适应膝关节各种运动。滑膜有润滑、营养及吞噬作用，血管丰富，滑膜细胞分泌滑液，营养关节软骨，减少关节面摩擦。滑膜炎外在因素可源于外伤或机械性损伤，内在因素包括感染、代谢异常、免疫等。

临床表现 任何年龄均可发病。主要表现为膝关节肿胀、疼痛、活动困难，运动后加剧，局部皮温可升高。

超声影像学表现 膝关节滑膜炎常伴关节积液。膝关节积液超声图像通常表现为膝关节液性无回声，通常于髌上囊探及，髌上脂肪垫与股骨前脂肪垫分离，量多时可于髌上、髌下、膝关节侧方及后方探及。根据炎症、感

染、积血情况不同，液性区可表现为不同程度的散在回声点或絮状或分层等。

正常情况下滑膜很薄，超声无法显示，当局部病变或系统性疾病导致滑膜增生到一定程度时，超声可探及滑膜结构。通常呈中低回声，向关节腔突出，可呈绒毛状、结节状、团状或丝带状。增生程度不同（图1），滑膜结构可部分或完全填充于关节腔内。滑膜血管翳与疾病炎性活动相关，彩色多普勒（图2）、能量多普勒超声可显示滑膜血管翳血流分布区域及丰富程度，近年来超微血流成像技术、超声平面波血流成像提高了血流显示敏感性。膝关节滑膜炎可累及软骨，股骨髁间软骨边缘线变模糊，软骨变薄，甚至软骨下骨质受损。

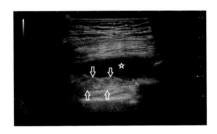

图1　膝关节积液与滑膜增生超声图像

注：星号示髌上囊积液，箭头指示髌上囊增厚滑膜结构。

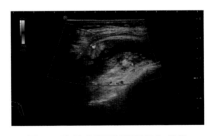

图2　膝关节滑膜炎彩色多普勒超声血流图像

超声影像学鉴别诊断　与膝关节滑膜结核、色素沉着绒毛结节性滑膜炎相鉴别。①膝关节结核：患者常伴全身症状，累及关节非承重面，除了关节积液、滑膜增生，有骨质疏松及死骨。②色素沉着绒毛结节性滑膜炎：是关节滑膜良性增生，现称腱鞘滑膜巨细胞瘤弥漫型，好发于中青年，单关节受累，可见膝关节大量结节样增厚滑膜结构，可伴或不伴关节积液，血流信号多较丰富。

（陈涛）

tiàoyuè xī

跳跃膝（jumper's knee）　发生于髌腱及其骨附着处的常见的髌腱反复过度负荷造成的膝关节运动损伤。也称髌腱病（patellar tendinopathy，PT）。普通人群中发生率不高，约8.5%，但文献报道髌腱病在排球、篮球体育运动员中发病率为11.8%～14.4%。

病理生理基础　髌腱病主要是由于运动造成髌腱反复的微损伤，训练强度过大，髌骨和髌腱长期处在超负荷状态，引起髌腱的髌尖附着处反复牵拉进而导致慢性损伤，如长期跑步或跳跃活动，好发于篮球、排球、长跑、撑杆跳高运动员。大多数在髌腱近端和中部的深层出现炎症反应，主要表现为充血、水肿、钙化等。大体病理可见髌腱及腱围增厚，腱与腱围粘连，腱纤维失泽变成黄褐色，可见同质样变，腱围充血、水肿、肥厚，血管侵入腱内。

临床表现　以运动员起跳或下蹲时髌骨下端疼痛、膝关节屈伸无力为主要症状，常发生在跑、跳、反复下蹲等膝关节屈伸运动负荷大、膝关节灵活性要求高的运动项目中。

超声影像学表现　髌腱与骨连接处结构异常，主要发生于髌腱于髌骨附着处。表现为病变处肿胀、增厚，回声减低、不均。另可见髌腱钙化，髌腱附着处骨表面不光滑、平整。彩色多普勒超声图像显示病变处血流信号增多（图1）。

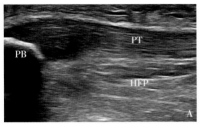

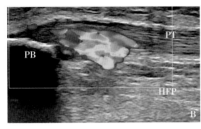

图1　跳跃膝超声图像

注：膝关节前方矢状长轴。PB示髌骨，PT示髌腱，HFP示髌下脂肪垫。髌腱于髌骨附着处增厚，呈低回声，血流信号分布增多。

超声影像学鉴别诊断　与青少年胫骨结节骨骺炎相鉴别。胫骨结节骨骺炎主要见于青少年，发生于胫骨结节处牵引性骨突炎，因反复应力引起胫骨慢性撕脱，主要症状是胫骨结节处疼痛和肿胀，膝关节前下方包块样突起，超声检查可见胫骨结节周围软组织肿胀，髌腱增厚，髌下深囊积液，胫骨结节骨化中心分层、撕裂移位。

（陈涛）

guówō nángzhǒng

腘窝囊肿（popliteal cyst）　腓肠肌内侧头与半膜肌之间的滑囊扩张形成积液的疾病。又称贝克囊肿（Baker cyst）。贝克囊肿常见于35～75岁人群，常伴有膝关节炎性疾病。

病理生理基础　由于原发或继发性因素，使关节腔内压力增高，关节液经后关节囊的薄弱区——腓肠肌内侧头与半膜肌肌腱滑囊膨出，形成囊肿。在成年患者中，腘窝囊肿的形成大多是由于膝关节损伤、感染性因素或是膝关节退行性变，这种囊肿大多与关节腔相通；在儿童或青少年患者中，腘窝囊肿多由腓肠肌内侧头与半膜肌腱滑囊直接形成，并不与关节腔相通。

临床表现 绝大部分患者无明显临床症状。当囊肿逐渐增大时患者可有膝后部隐痛，局部肿胀，影响膝关节屈伸，上下楼梯不方便，腘窝区紧张感明显。部分患者囊肿增大后使小腿部静脉受压，影响其远端回流，小腿出现水肿症状。当囊液快速增长，囊内压力急剧升高时，可能会导致囊肿破裂，囊液会刺激周围组织产生炎症反应，类似于血栓性静脉炎，如膝关节及小腿的剧烈疼痛、局部肿胀及红斑等。

超声影像学表现 膝关节后方腘窝区囊性包块，位于腓肠肌内侧头与半膜肌腱间，横断面呈"逗号状"，境界清晰，可呈单房或多房，无搏动，内壁大部分光滑，大多数囊肿底部与深部膝关节腔内存在相通管道样结构（图1）。囊液大部分清晰。囊内成分不同可表现为不同回声，如滑膜增生低回声呈团状、结节状、絮状或条索状，结晶物沉积的强回声点，滑膜钙化或游离体的强回声斑。CDFI 示其滑膜内不同程度彩色血流信号。腘窝囊肿破裂（图2）为常见并发症，多为单侧发病，囊肿向上破裂，积液可聚集在半膜肌深方软组织间隙内；囊肿向下破裂，可聚集在腓肠肌与比目鱼肌之间或积液聚集在腓肠肌与皮下脂肪层之间。

超声影像学鉴别诊断 ①滑

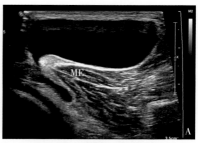
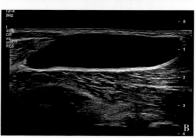

图1　腘窝囊肿超声图像

注：左图膝关节后方横断面，右图膝关节后方矢状面长轴。呈无回声包块。ME 示腓肠肌内侧头。

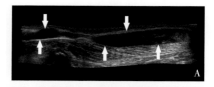
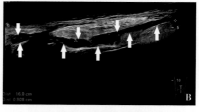
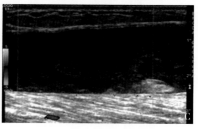

图2　腘窝囊肿破裂超声图像

注：A. 膝关节后方矢状长轴箭头指示腘窝囊肿破裂至小腿皮下与肌层之间；B. 膝关节后方矢状长轴箭头指示膝关节后方至小腿肌间囊性包块，以无回声液性区为主；C. 小腿矢状长轴囊肿内大量低回声滑膜结构，未探及血流信号。

膜囊肿：膝关节周围附着于关节囊、腱鞘或滑液囊的局限性囊性

包块，通常呈无回声，可见滑膜低回声结构。②半月板囊肿：发生于半月板的囊性包块，是半月板损伤的表现。③腘动脉瘤：是膝关节后方腘动脉的囊状扩张。④神经源性肿瘤：来源于膝关节后方坐骨神经、胫神经、腓总神经或神经肌支肿块，多见于神经鞘瘤，呈实性，可伴囊性变，彩色多普勒超声可探及血流信号。⑤腘窝脓肿：膝关节腘窝部感染，可形成局部脓性包块。⑥色素沉着绒毛结节性滑膜炎：腱鞘巨细胞瘤的弥漫型，表现为实性低回声肿物。⑦腘窝囊肿破裂需与下肢深静脉血栓形成、小腿肌间血肿、神经源性肿瘤相鉴别，需注意血管及神经结构的超声解剖。

（陈　涛）

xī guānjié cè fù rèndài sǔnshāng
膝关节侧副韧带损伤（injury of lateral collateral ligament of knee）　当膝关节外侧受到直接暴力，使膝关节猛烈外翻，损伤内侧副韧带的疾病。膝关节侧副韧带损伤是临床常见且发病较高的膝关节运动医学疾病。膝关节作为机体最为复杂的负重关节，在保持关节的稳定性中发挥最重要作用的是腓侧副韧带和胫侧副韧带。膝关节韧带损伤属于急性损伤的一种，其发生的位置可以是单一的韧带，也可以是多条韧带的同时损伤。由于膝关节韧带损伤一般比较严重，且病情比较复杂，其治疗效果直接影响到患者愈后的肢体功能和运动功能。尤其是膝关节侧副韧带，其相对薄弱，受到急性外力作用的时候，最容易发生损伤。

病理生理基础 胫侧副韧带最为薄弱、易受伤，一般胫侧副韧带损伤是由于外翻暴力作用于弯曲的膝关节所致，常合并其他

结构的损伤，如包括骨挫伤、前后交叉韧带、半月板损伤等。当小腿外旋时，内翻力可造成腓侧副韧带损伤，腓侧副韧带损伤和断裂远远小于胫侧副韧带损伤，可能伴随有关节囊和外侧半月板撕裂。

临床表现 膝关节不同程度肿胀、疼痛、活动受限。临床损伤程度可以根据体格检查内翻应力试验记录膝关节间隙张开程度，级别由轻至重分为Ⅰ、Ⅱ、Ⅲ级。

超声影像学表现 于膝关节侧方长轴方向扫查，正常侧副韧带在声像图上表现为中高回声条索样结构，结构清晰，动态扫查显示张力良好。发生损伤后其形态、内部回声及张力与健侧比较均有明显改变。单纯挫伤在声像图上仅表现为韧带肿胀增厚，但

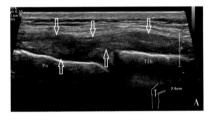
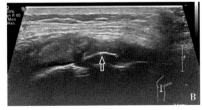
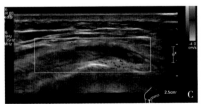

**图 1 膝关节胫侧副韧带损伤
超声图像**

注：膝关节内侧长轴图像。A.箭头指示膝关节胫侧副韧带全程肿胀增厚，厚度不均，回声不均；B.箭头指示近端附着点周围撕脱骨折强回声斑块；C.副韧带远端近侧附着处血流信号分布增多。

连续性好，内部回声欠均匀，周围皮下软组织稍肿胀；部分撕裂除显示韧带肿胀增厚外，局部可见连续性中断，内部可见局灶性低或无回声区，为血肿回声；完全撕裂声像图表现为韧带连续性中断，呈无回声间隙增大，局部皮下软组织明显肿胀，CDFI显示局部血流较丰富。部分病例可见韧带附着处钙化或撕脱骨折强回声斑（图1）。

超声影像学鉴别诊断 与关节周围肌腱的损伤及炎症鉴别，其超声检查可发现肌腱肿胀增厚，回声减低。

（陈 涛）

bànyuèbǎn sǔnshāng

半月板损伤（meniscus injury）

膝关节猛烈的旋转所产生的研磨力使半月板发生破裂的疾病。半月板损伤是膝关节常见的软骨损伤。半月板是膝关节囊内的纤维软骨板，通常呈新月形，外周附着缘较厚，游离缘较薄，分为内侧半月板和外侧半月板。其作用是增宽、加深容纳股骨髁的胫骨关节面。膝关节处于屈伸时，半月板缓冲胫骨平台及软骨受到的冲击。膝关节由屈曲至伸直过程中如同时伴旋转，很容易引起半月板损伤。内侧半月板活动度较小，易挤在股骨、胫骨髁之间，后角损伤最常见，多为纵向撕裂。造成半月板损伤的原因有外伤如车祸、摔伤等，或者由退变引起。

病理生理基础 引起半月板损伤的因素。①伴随膝关节完全伸直时的扣锁动作甚为复杂，如果在内旋或外旋时同时屈伸，半月板的活动性将减少，并固定于胫骨上，在此情形下最易遭受损伤。②半月板及其有关结构常有变异，如盘状软骨、副半月板，半月板本身的形状，特别是其宽

度及厚度与引起损伤的可能性以及损伤类型常有密切关系，盘状软骨较易受伤，外侧半月板如较宽，可以引起不完全横行撕裂。③人体如过度负重，肌肉发育不佳或平时甚少锻炼，一旦剧烈活动易引起半月板损伤。某些运动或体位特别容易引起半月板损伤。如踢足球时，小腿及足固定于地面，在强度伸直时，股骨不能外旋，或在强度屈曲时，股骨不能内旋导致损伤。其他如蹲位、盘腿坐位、膝关节屈曲或伸直不伴随胫骨在股骨上的旋转或股骨在胫骨上的旋转也可能引起半月板损伤。

临床表现 常有疼痛、绞锁、弹响。临床症状及体征对判断半月板损伤具有较高价值。

超声影像学表现 磁共振检查是检查半月板损伤常用的影像学方法，可以对半月板损伤程度分级及判断损伤分型。超声诊断半月板损伤有局限性，受骨骼影响超声无法整体显示半月板，而年龄、肥胖、半月板损伤部位影响损伤诊断准确性。

于膝关节侧方冠状面探查，正常半月板的声像呈均匀高回声，其形状为三角形，尖端指向深面，基底表浅，边缘光滑。通过侧翻应力增加关节间隙提高半月板显示率。

半月板损伤的超声图像表现主要基于半月板内部回声结构研究，通常半月板内出现的低回声，损伤较重时半月板结构紊乱，部分损伤形成关节滑液通过撕裂的半月板聚集在半月板周围形成囊肿（图1）。近年文献研究报道应用高频超声结合静态超声及动态应力超声图像，通过测量半月板位移得出半月板活动度，从而判断损伤。

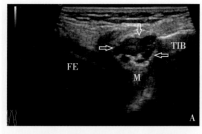

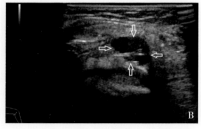

图1　半月板囊肿超声图像

注：A.FE 示股骨，TIB 示胫骨，M 示半月板，箭头示半月板囊肿（冠状位）；B.箭头示半月板囊肿（横断面）。

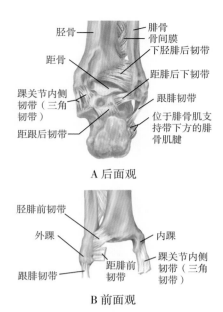

A 后面观

B 前面观

图1　踝关节前面观及后面观解剖示意图

做屈（绷直足面，又称跖屈）、伸（勾足尖，又称背屈）运动。加固关节的主要韧带有距腓前韧带（位于关节囊背外侧，由腓骨外踝到距骨前面）、距腓后韧带（位于关节囊后面，由腓骨外踝到距骨后面）、跟腓韧带（位于关节囊外侧，由腓骨外踝尖到跟骨外侧）和三角韧带（位于关节囊内侧，由胫骨内踝分别到距、跟、舟骨内侧）。

正常超声表现　①踝前区伸肌肌腱：患者足底平放于检查床上。探头横断分别向上和向下扫查显示胫骨前肌腱、踇长伸肌腱和趾长伸肌腱（图3）。同时观

超声影像学鉴别诊断　①肌腱及侧副韧带损伤：疼痛部位与半月板损伤具有相似性，超声可探查到肌腱后侧副韧带肿胀增厚，回声减低，偶见裂隙样低回声。②关节内游离体：超声可探查到膝关节腔内强回声团，随体位变化或推压强回声团位置可见变化。③半月板钙盐沉积症：半月板内可见强回声点，常为焦磷酸钙沉积，好发于老年人。

（陈　涛）

huái guānjié chāoshēng

踝关节超声（ankle ultrasound）
包括肌腱、韧带、血管、神经、关节和关节旁结构在内的踝部多种疾病。均可应用超声检查进行准确诊断、评价。可以根据临床症状重点检查踝关节的许多结构，实时高效。

解剖　距小腿关节即踝关节，又称距上关节（图1，图2）。由胫骨的下关节面、内踝关节面和腓骨外踝关节面共同形成叉状关节窝，关节头由距骨滑车构成，属滑车关节。足绕关节的额状轴

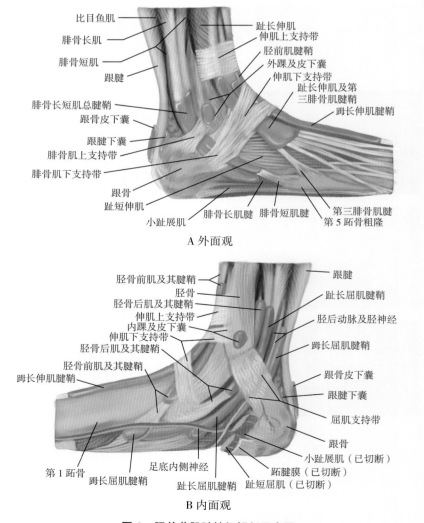

A 外面观

B 内面观

图2　踝关节肌腱神经解剖示意图

察胫前动脉和邻近腓深神经（图4）。同时要检查胫骨前肌腱位于内侧的附着点，可沿胫骨前肌腱走行扫查至内侧楔骨及第一跖骨底的止点。②胫距关节前陷窝：探头纵向置于胫距关节背侧中部，关节处于中立位。可扫查关节前陷窝内的积液及滑膜增生。通过向内外移动探头位置可显示大部的距骨穹顶表面，用于评估距骨表面的软骨。③下胫腓前韧带：患者足底平放于检查床上。探头横切，一端置于外踝的内侧前缘，另一端轻微斜向上，即可显示下胫腓前韧带，呈条状低回声（图5）。④距腓前韧带：患者足底平放于检查床上，可轻微内翻。探头大致与检查床平行，即可显示距腓前韧带，呈条状高回声（图6）。⑤跟腓韧带：患者足于中立位置置于检查床上并轻微内翻。探头一端置于外踝的中部下缘，另一端向下大致与足底垂直或向后方倾斜。这一位置同时可以显示腓骨长和腓骨短腱，位于跟腓韧带的浅方。⑥外踝处腓骨肌腱：探头置于外踝后面横断显示腓骨长、短肌的肌腱。由于这些肌腱在这一位置呈弧形弯曲，因此侧动探头使声束垂直于肌腱束可以避免各向异性效应导致的回声减低。在外踝的后下区域向上、向下继续追踪扫查腓骨长、短肌的肌腱，追踪腓骨短肌腱至其第5跖骨底部的止点处。⑦内踝处的肌腱（胫后肌腱、趾长屈肌腱和姆长屈肌腱）：患者足于中立位置置于检查床上并轻微外翻。也可以在外踝处置以垫子，内踝大致朝上检查探头一端置于内踝的中部，另一端向后下，显示内踝处三条肌腱的横断，由前向后分别是胫后肌腱、趾长屈肌腱和姆长屈肌腱。横断扫查完成后，应该

对各条肌腱长轴进行追踪扫查。⑧踝管内的结构：探头和体位与上一条扫查内踝处的肌腱相同。在趾长屈肌腱和姆长屈肌腱之间即为踝管，其内包括胫后动脉、胫后静脉和胫神经。⑨三角韧带：患者足于中立位置于检查床上并轻微外翻。也可以在外踝处置以垫子，内踝朝上检查。探头一端置于内踝的中部，另一端向前下、下方、后下方分别显示三角韧带的胫舟、胫跟和胫距部分。⑩跟腱：采用俯卧位，足置于检查床尾，足尖下垂。对跟腱做长轴和

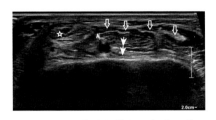

图3 踝关节前方横断面超声图像

注：A 示胫前动脉；细双箭头示腓深神经；空心箭头示趾长伸肌及肌腱；星号示姆长伸肌腱。

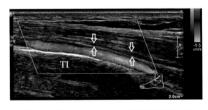

图4 踝关节前方矢状面超声图像

注：CDFI 显示胫前动脉血流信号；箭头示腓深神经；TI 示胫骨。

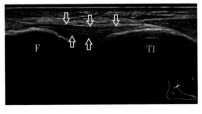

图5 踝关节下胫腓前韧带超声图像

注：箭头示下胫腓前韧带；F 示腓骨；TI 示胫骨。

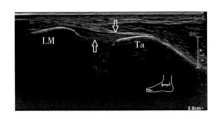

图6 踝关节外侧面距腓前韧带超声图像

注：LM 示腓骨外踝；Ta 示距骨；箭头示距腓前韧带。

短轴扫查，注意跟骨结节附着点处的各向异性伪像。⑪跖腱膜：探头置于足底与足长轴平行显示足底筋膜（跖腱膜）。注意重点检查跖腱膜的跟骨附着点处。正常跖腱膜超声表现为厚度一致、均质、薄层带状中高回声。

临床应用　可应用于踝部各种组织的炎症（滑膜炎、痛风性关节炎、滑囊炎等）、创伤（韧带及肌腱损伤、肌腱病等）、肿瘤（骨肉瘤、腱鞘巨细胞瘤、血管瘤、脂肪瘤、跟腱黄色瘤、腱鞘囊肿等）等的检查。

（陈　涛）

huái guānjié chāoshēng jiǎnchá jìshù

踝关节超声检查技术（ankle ultrasound examination）　应用超声设备了解踝关节情况，对踝关节病变进行检查。

准备事项　充分暴露踝关节检查部位。

检查体位　起始体位应该处于中立位，根据检查分区及检查需要改变关节体位。踝前区检查时患者多仰卧位，屈膝，足底平放于检查床，适度跖屈；检查内侧区时，足平放于检查床，轻微外翻；检查外侧区时，足平放于检查床，轻微内翻；检查踝关节后区时患者俯卧位，足置于检查床，足尖下垂。

检查方法　包括以下区域。

踝关节前区 足平放于检查床，探头横断扫查，自内向外侧依次显示胫骨前肌腱、蹬长伸肌腱、趾长伸肌腱，探头向上下两侧移动可显示肌腱全程。同时可显示胫前动脉及邻近腓深神经。足底平放轻微内翻，探头一端位于外踝内侧前缘，一端向前指向距骨，方向与检查床平行即可显示距腓前韧带（图1）。

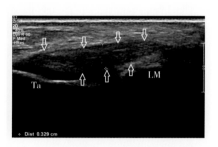

图1 距腓前韧带损伤肿胀超声图像

注：踝关节前外侧区。箭头示肿胀增厚的距腓前韧带；Ta示距骨；LM示外踝腓骨。

踝关节内侧区 足平放于检查床，轻微外翻。探头于内踝横切由前向后依次显示胫骨后肌腱、趾长屈肌腱、蹬长屈肌腱。踝管位于趾长屈肌腱与蹬长屈肌腱之间，包括胫后动脉、胫后静脉、胫神经。

踝关节外侧区 足平放于检查床，轻微内翻。探头于外踝横切由前向后依次显示腓骨短肌腱、腓骨长肌腱。腓骨短肌腱置于第5跖骨底。跟腓韧带位于腓骨长短肌腱深方，探头一端置于外踝中部下缘，另一端大致与足底垂直，背屈时被拉直（图2）。

踝关节后区 俯卧位，足置于检查床，足尖下垂。探头横切、纵切分别显示跟腱短轴与长轴图像，探头向上下移动、左右移动以显示跟腱全貌。跟腱深方、跟骨上方为跟骨后滑囊结构，病理情况下可见滑囊扩张积液或伴滑

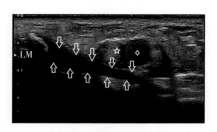

图2 跟腓韧带损伤肿胀超声图像

注：踝关节前外侧区。箭头示增厚的跟腓韧带，腓骨端肿胀明显；LM示外踝腓骨；星号示腓骨短肌腱；菱形示腓骨长肌腱。

膜增生。

（陈 涛）

féigǔ jījiàn tuōwèi

腓骨肌腱脱位（peroneal tendon dislocation）

腓骨肌腱在创伤性因素作用下离开了正常的解剖位置，滑出到腓骨远端的外侧面，使腓骨肌腱失去支撑点，或者在肌腱鞘内改变了正常的解剖位置，从而产生外踝不稳、疼痛和功能异常等一系列症状的疾病。

损伤机制 ①踝背伸、足外翻位时腓骨肌肉强烈收缩所致腓骨肌腱上支持带松弛、断裂，腓骨肌腱突破腓骨肌腱上支持带或者纤维软骨嵴，在外踝表面形成假囊结构，这是最常见的急性腓骨肌腱脱位机制。常见于滑雪、足球、篮球、网球、体操和橄榄球等运动中。②踝关节处于跖屈内翻位时突然背伸，腓骨肌反射性收缩，或踝关节处于跖屈位时突然起跳，腓骨肌主动强烈收缩，肌腱向外踝前方牵引，撕裂支持带也可引起腓骨肌腱脱位。

分级 埃克特（Eckert）等根据创伤类型将腓骨肌腱脱位分为三级。Ⅰ级：占损伤的51%，腓骨肌腱上支持带连同骨膜从外踝上撕脱，腓骨肌沟前外侧形成假囊，腓骨肌腱突破纤维软骨脊卡压在腓骨骨膜下。Ⅱ级：占损伤的33%，腓骨肌腱上支持带和远

端的1~2cm纤维软骨嵴发生撕脱被抬起，腓骨肌腱脱位于纤维软骨脊下。Ⅲ级：占损伤的16%，腓骨肌腱上支持带附着的皮质骨发生撕脱，肌腱滑脱至骨块下。奥登（Oden）在此等级基础上又提出Ⅳ级概念，补充了损伤分级，腓骨肌腱上支持带从腓骨后外侧附着点上完全撕脱损伤，而腓骨骨膜保持完整，腓骨肌腱偶尔可移位到腓骨肌腱上支持带前面。

病理生理基础 腓骨短肌和腓骨长肌起自腓骨外侧，沿腓骨外侧向远端走行，腓骨长肌覆盖部分腓骨短肌。两肌腱经过外踝后缘的腓骨肌沟处自上而下急转向前。腓骨短肌腱向前止于第5跖骨基底；腓骨长肌腱绕过足底，斜行向足内侧，止于内侧楔骨和第1跖骨基底部外侧面。腓骨长肌腱和胫骨后肌腱可共同起到维持足弓的作用。腓骨肌腱在腓骨远端后缘的骨纤维管道中走行。骨纤维管道的前壁是腓骨肌沟，外侧壁是纤维软骨嵴和腓骨肌腱上支持带，后壁是腓骨肌腱上支持带和小腿深筋膜，内壁是跟腓韧带和距腓后韧带。腓骨肌沟是凹面的，边缘有凸出的纤维软骨脊。腓骨肌沟形态的变异和纤维软骨嵴的缺失是导致腓骨肌腱脱位的解剖因素。腓骨肌腱上支持带由致密纤维组成，起源外侧腓骨远端，与骨膜相连，止于跟腱深层的筋膜，将腓骨长、短肌腱限制于外踝后下方，是防止肌腱脱位的最主要结构；腓骨肌腱下支持带近端续于伸肌下支持带，远端止于跟骨外侧面前部，有固定腓骨长、短肌腱于跟骨外侧面的作用。

临床表现 患者表现为外踝后方肿胀、压痛，足部主动外翻时疼痛，背伸外翻足时，腓骨肌

腱滑动至外踝前方。

超声影像学表现 包括以下方面。

腓骨肌腱正常超声影像学表现 短轴切面显示腓骨短肌腱位于骨皮质后表面，腓骨长肌腱位于短肌腱的后外方，至外踝水平以下则走行至腓骨短肌腱后方；深方腓骨肌腱与骨之间可探及跟腓韧带；腓骨长肌腱和腓骨短肌腱两者紧邻，其表面可见高回声腓骨肌腱上支持带。长轴扫查，腓骨肌腱呈高回声结构，表面平整，可动态追踪观察腓骨短肌腱于第5跖骨基底部止点，腓骨长肌腱于内侧楔骨和第1跖骨基底部外侧面止点。

腓骨肌腱脱位超声影像学表现 于短轴图像观察，中立位肌腱位于正常位置，而在踝关节背伸、外翻动态活动过程中，动态实时超声显示腓骨长肌腱滑动至外踝骨前方，跖屈时肌腱可复位至腓骨肌腱沟。于短轴图像同时可观察腓骨肌腱上支持带结构，腓骨肌腱上支持带可损伤增厚（图1，图2）。

超声影像学鉴别诊断 ①与腓骨肌腱损伤或腓骨肌腱炎鉴别，需要足背伸外翻实验动态观察鉴别。②距腓前韧带、跟腓韧带损伤：可与腓骨肌腱脱位类似均表现外踝部肿痛，超声检查见距腓前韧带、跟腓韧带肿胀伴回声减

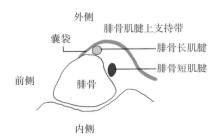

图1 腓骨肌腱脱位示意图

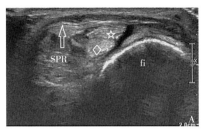

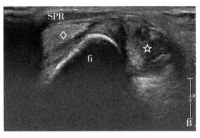

图2 腓骨肌腱脱位超声图像

注：超声肌腱短轴图：腓骨肌腱上支持带，肿胀增厚；fi示腓骨；星号示腓骨长肌腱（PL）；菱形示腓骨短肌腱（PB）。A.腓骨长、短肌腱向前方移位；B.足背伸外翻时，腓骨长肌腱滑脱至外踝腓骨前方。

低，韧带可增厚或薄厚不均，损伤严重时见韧带连续性中断。

（陈 涛）

jìnggǔ hòu jījiàn bìng

胫骨后肌腱病（posterior tibial tendinopathy） 由过度运动造成胫骨后肌腱微损伤引起肌腱及腱周疼痛、功能障碍和影像学改变的疾病。胫骨后肌腱起自胫骨、腓骨和小腿骨间膜后面，止于舟骨粗隆和楔骨跖骨。

病理生理基础 肌腱病组织的肉眼改变包括肌腱直径增粗、表面不光滑、颜色变黄、质地变硬、弹性下降、退变性撕裂。肌腱病的微观表现为平行胶原结构丧失、纤维完整性丧失、脂肪浸润、钙化或骨化和毛细血管增生。

临床表现 踝关节和足内侧疼痛、压痛，活动时疼痛。

超声影像学表现（图1，图2） 胫骨后肌腱病表现为胫骨后肌腱止点处肿胀、增厚，腱型结构呈低回声，CDFI血流信号可以增多。

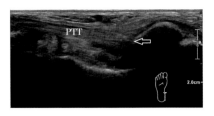

图1 胫骨后肌腱病超声图像

注：PTT胫骨后肌腱；箭头示胫骨后肌腱回声不均。

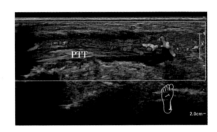

图2 胫骨后肌腱病彩色多普勒超声图像

注：胫骨后肌腱长轴图像。CDFI示胫骨后肌腱较多血流信号；胫骨后肌腱腱周炎显示肌腱周围低回声软组织。

超声影像学鉴别诊断 内踝韧带损伤：内三角韧带肿胀、增厚或连续性中断。

（陈 涛）

huái guānjié shēn jījiàn sǔnshāng

踝关节伸肌腱损伤（extensor tendon injury of ankle） 包括肌腱炎和肌腱病变等慢性损伤，以及肌腱部分撕裂或完全断裂等急性损伤。踝关节前方伸肌腱结构包括胫骨前肌腱、踇长伸肌腱、趾长伸肌腱。胫骨前肌腱是前方肌腱中最常受累的肌腱。肌腱断裂可以发生在肌腱-骨骼附着处伴或不伴有撕脱骨折，或发生在肌-腱结构部，为严重创伤或负荷过重导致。除了肌腱退行性改变易于发生断裂外，肌腱断裂常继发于局部创伤，如急性开放性或钝性损伤。

病理生理基础 肌腱是连接骨骼和肌肉的特殊结缔组织，这

种机械敏感组织具有特殊的机械特性，能够对肌肉传递的负荷做出反应和适应，支配关节活动、身体运动或维持身体姿势。在运动过程中，高龄、肥胖、糖尿病、高血压、药物的使用、既往肌腱疾病史和遗传性疾病史等内在危险因素，以及如机械负荷过大及重复性运动等外部危险因素，均可能导致肌腱发生病理的改变。慢性损伤病理学检查可见肌腱平行胶原结构丧失、纤维完整性丧失、脂肪浸润、钙化或骨化和毛细血管增生。急性肌腱损伤在急速降落、着地或变换方向并伴随中等或大强度牵拉负荷的肢体运动中较为常见，常导致肌腱部分撕裂或完全断裂。

临床表现 出现关节弯曲、伸直活动受限或者是肿胀不适等现象。

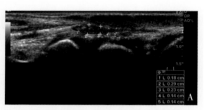

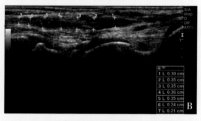

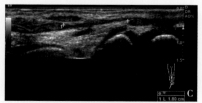

图1 踇长伸肌腱断裂术后再断裂超声图像

注：A.数字表示远侧断端，肌腱增厚，回声减低；B.数字表示近侧断端，肌腱增厚，回声减低；C.箭头示断裂的肌腱两个断端，1示近侧断端。

超声影像学表现 踇伸肌腱损伤因损伤机制及病因不同，可以有肌腱病、撕裂、断裂等多种表现。超声常用于创伤性损伤改变，检查伸肌腱是否存在部分断裂或完全断裂。

部分断裂肌腱的内部正常纤维结构部分局限性消失、层次紊乱；完全断裂跟腱的纤维连续性回声完全中断，断端间可见低回声缺损区（图1）。

超声影像学鉴别诊断 与踝关节肿瘤、囊肿、炎症相鉴别。

（陈 涛）

gēnjiàn bìng

跟腱病（achilles tendinopathy）

跟腱反复牵拉引起的肌腱纤维退行性病变。曾称跟腱炎、跟腱变性及腱围炎等。是临床上最为常见的足踝部过度使用性损伤之一。根据损伤部位，又分为非止点性腱病（发生在离止点2~6cm范围内）和止点性腱病（发生在离止点2cm范围内）两种。

病理生理基础 病理检查中并未发现明显的炎症细胞及肉芽肿组织。病理检查发现的典型改变主要集中在以下方面：①腱细胞数量无序增加，形态不规则，退变明显，并有发生凋亡的趋势。②胶原排列方向紊乱，不规则卷曲，松散，直径变小，Ⅰ型胶原含量下降，胶原可见部分断裂。③基质内非胶原组织如纤维连接蛋白、C型腱蛋白、聚集体、双聚糖的含量增加。跟腱病的微观表现为平行胶原结构丧失、纤维完整性丧失、脂肪浸润、钙化和毛细血管增生，跟腱病组织的肉眼改变包括肌腱直径增粗、表面不光滑、颜色变黄、质地变硬、弹性下降、退变性撕裂。引起跟腱病发生的原因包括内源性和外源性两种。在这个过程中，内源性

因素与外源性因素共同发挥作用，外源性因素中的过度使用性损伤在跟腱止点性腱病的发生发展中起到主要作用。

临床表现 常见跟腱区域的疼痛、肿胀及功能受限。

超声影像学表现 于足跟后方行长轴矢状面或短轴横断面扫查。单侧或双侧跟腱肿胀、增厚，部分长轴图像呈梭形增厚，跟腱实质纤维回声模糊不清，呈低回声，少数病例探及骨、钙化或纤维化强回声。腱周组织增厚呈低回声。跟骨后滑囊可扩张、积液。彩色多普勒超声或能量多普勒超声显示部分跟腱实质内血流信号增多；超声造影对新生血管有更高的显示率，多数造影呈高增强（图1，图2）。

超声影像学鉴别诊断 需与跟骨后滑囊炎、跟腱腱围炎、跟腱止点撕脱等相鉴别。①跟骨后滑囊炎：超声见跟骨后滑囊扩张、积液，可伴滑膜增生。②跟腱腱周炎：跟腱结构正常，围绕跟腱的周围组织肿胀。③跟腱止点撕脱骨折：超声见跟腱附着点跟骨骨皮质连续性中断，骨表面局部

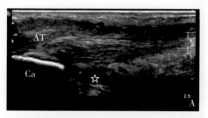

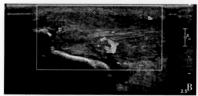

图1 跟腱病超声图像（病例1）

注：A.AT示跟腱止点周围增厚，回声减低、不均；Ca示跟骨；星号示跟骨后滑囊积液；B.CDFI跟腱内较多血流信号。

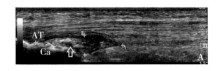

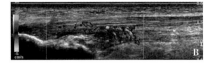

图2　跟腱病超声图像（病例2）

注：A.AT示跟腱，止点腱性结构部分增厚，回声减低、不均（"+"标注范围），强回声钙化斑（空箭头）；Ca示跟骨；B.CDFI 跟腱内较多血流信号。

可凹陷，撕脱骨折块呈强回声团，可与跟腱病伴发。

（陈涛）

gēnjiàn duànliè

跟腱断裂（achilles tendon rupture）　各种原因导致跟腱组织连续性中断的疾病。是一种常见的肌腱损伤类型。跟腱是断裂发生率最高的大型肌腱。常见于青年运动员和喜爱体育活动的人群等，多数发生在高冲击性的体育活动中如羽毛球、足球、篮球。发病年龄多集中在30~50岁，男性多于女性。

根据受伤时间，跟腱断裂分为急性、亚急性和慢性跟腱断裂，急性跟腱断裂指损伤在2周内的跟腱断裂；根据断裂的程度，分为不完全断裂和完全断裂；根据断端是否与外界相通，分为开放性断裂和闭合性断裂。

病理生理基础　跟腱由腓肠肌的止腱与比目鱼肌的止腱共同构成，起始于小腿中部，止于跟骨结节后面中点，是人体中最长、最强大的肌腱之一。主要功能是负责踝关节的跖屈，对于行走、跑步、跳跃等动作的完成起着重要作用。跟腱腱性纤维主要由腓肠肌和比目鱼肌延续而成，内部腱纤维通过旋转附着于跟骨结节，

腓肠肌腱束渐向外侧旋转，而比目鱼肌腱束则向后侧移位，卡格（Kager）脂肪垫位于跟腱的前方，主要作用是保护肌腱的血管及神经。跟腱没有真正的滑膜鞘，而是一个高度血管化的腱周膜，肌腱的主要血供由腱周膜提供，且以前腱周膜提供为主，同时腱周膜具有防止粘连的作用。胫后动脉供应跟腱近端和远端部分，而腓动脉供应跟腱中间部分（跟骨结节上2~6cm处），因此中间部分是一个相对的乏血管区，约3/4的跟腱断裂发生在此。研究发现，跟腱内侧与内踝处血供丰富，而中央区血供较少。

运动中的超负荷张力是跟腱断裂的直接原因，而诸如跟腱退行性改变、结缔组织病以及治疗中使用了糖皮质激素、喹诺酮也是重要影响因素，此外还包括直接外伤。急性闭合性跟腱断裂的发生机制主要是：在负重情况下，前足用力蹬和膝关节伸展（最常见）；突然的踝关节背屈；足在放松状态下遭遇暴力背屈。

临床表现　跟腱部肿胀、疼痛，有棒击感，甚至于受伤时自己或旁人听到清晰的响声。患足不能提踵，踝跖屈力量减弱，跟腱正常外形消失，局部触之皮下存在空隙凹陷感。

超声影像学表现　高频超声是诊断跟腱断裂的重要方法。于跟腱矢状长轴方向扫查，见正常跟腱表现为纵行带状均匀高回声，层次清楚，边缘光滑。①开放性跟腱断裂常表现为皮肤表面具有开放性的创口，高频超声可清晰显示跟腱断端及周围血流情况。②闭合性跟腱断裂其皮肤表面未见开放性创口；部分性断裂跟腱的内部正常纤维结构部分局限性消失、层次紊乱，断裂部分伴有

血肿回声，可表现为不均质低或无回声或高回声，使踝关节做背屈动作，实时状态下可观察到残存跟腱纤维被拉薄；完全性断裂跟腱的纤维连续性回声完全中断，呈不规则低或无回声区，使踝关节做背屈、跖屈动作，实时状态下可观察到两断端间距离有明显的动态变化。对于完全性跟腱断裂，超声可明确诊断，更重要的是可明确两断端的形态以及两断端间的距离而指导手术（图1~3）。③急性断裂跟腱表现为跟腱纤维连续性中断，其周围有血肿低回声。陈旧性跟腱断裂表现为断裂部位跟腱纤维增粗、回声增强、回声不均，断端可伴有强

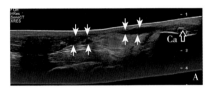

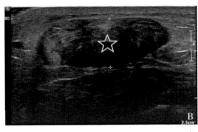

图1　跟腱完全断裂超声图像

注：A.矢状长轴图。实性箭头示跟腱断裂的两端，空心箭头示跟腱远端附着处钙化斑，Ca示跟骨。B.横断面图。星号表示跟腱断裂的近侧断端，增厚，回声不均。

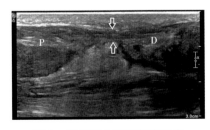

图2　跟腱部分断裂超声图像

注：箭头示部分断裂处连续的腱性结构；P示近端跟腱；D示远端跟腱。

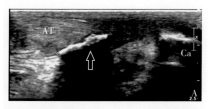

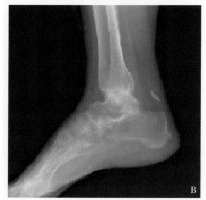

图3 跟腱断裂超声图像

注：A.跟腱止点断裂伴有撕脱骨折。AT示跟腱；Ca示跟骨；空箭头示撕脱骨折块强回声；B.X线图像。

回声钙化斑并伴有声影，与周围组织分界不清，被动运动时可以见到跟腱与周围组织粘连，相对活动差。

近年来实时剪切波弹性成像技术应用于评估跟腱损伤，认为超声弹性成像可以作为高频超声诊断跟腱急性闭合性损伤的有效补充。

超声影像学鉴别诊断 与小腿三头肌损伤如网球腿、跟腱病、跟腱黄色瘤相鉴别。①小腿三头肌损伤：最常见腓肠肌内侧头撕裂，超声表现为腓肠肌内侧头腱膜下低回声区，肌纹理走行迂曲，结构不清，可伴肌间血肿。单纯跖肌腱损伤较少见，表现为跖肌腱肿胀、回声减低，或者肌腱连续性中断，腓肠肌内侧头和比目鱼肌之间可见积血。②跟腱病：见跟腱病。③跟腱黄色瘤：跟腱黄色瘤是脂肪组织在跟腱内的沉积，是脂肪代谢障碍相关疾病。跟腱黄色瘤表现为跟腱的无痛软

组织包块，可单侧或双侧发病，双侧多见。超声图像表现为跟腱增厚，内低回声灶，病变明显时表现为肌腱梭形增厚呈低回声包块，内回声不均，可见不规则声衰减。

（陈 涛）

huáiguǎn zōnghézhēng

踝管综合征（tarsal tunnel syndrome） 胫神经或其分支、终末支在通过踝关节内侧无弹性的骨纤维管道时受到挤压，而产生局部或足底放射性疼痛、麻木等嵌压性神经病变的疾病。又称跖管综合征或跗管综合征。根据胫神经受压位置不同，分为近端及远端，近端指胫神经在踝后区卡压，远端指胫神经分支卡压。

病理生理基础 踝管位于内踝的后下方，是封闭的纤维骨性通道。踝管由屈肌支持带、跟骨内侧壁、距骨后内侧面、胫骨远端后内侧和跟腱围成；从内容物来看，由前内到后外分别为胫骨后肌腱、趾长屈肌腱、胫后动脉与静脉和胫神经、𧿹长屈肌腱。

任何引起踝管绝对或者相对变小的因素都可以直接或者间接地压迫胫神经及其分支，引起临床症状。大致可以分为以下几类原因。①足部外伤：踝管内肌腱损伤；韧带破裂、肿胀、出血可能会导致周围组织粘连、纤维化；跟骨及内踝骨折移位；距骨无菌性坏死等。②踝管肿物：神经鞘瘤、腱鞘囊肿、脂肪瘤及骨赘增生。③先天性发育异常：出现副𧿹展肌、副趾长屈肌或者𧿹展肌肥厚压迫神经；屈肌支持带增厚，出现副舟骨等。④医源性因素：踝管或小腿部注射药物；踝部骨折内固定物，踝部手术中对胫神经的牵拉损伤，术后踝部不适当的固定位。⑤其他疾病合并踝管

综合征：糖尿病、骨质疏松症、高脂血症、强直性脊柱炎、甲状腺功能减退症、骨关节炎、类风湿关节炎、黏多糖贮积症。⑥其他原因：瘢痕组织、滑膜炎、鞘膜炎引起踝管压力增高。神经周围血管怒张、妊娠、心力衰竭、骨筋膜室综合征等使体液积聚引起踝管综合征。胫后静脉曲张、骨髓炎等引起踝管综合征均有报道。⑦少部分患者致病原因不明。

临床表现 该病起病较缓慢，早期仅表现为足踝活动后足底不适，足底出现边界不清的针刺感、烧灼感及麻木，行走、长久站立或劳累后加重。夜间疼痛严重、麻木可影响睡眠。足背屈外翻试验可诱发足底疼痛、麻木或原有症状加重。也有患者出现疼痛不适感放射至小腿部腓肠肌区，或者出现整个足底感觉障碍，两点分辨力降低，温觉及触觉减退。

超声影像学表现 于内踝关节处沿胫神经长轴及短轴扫查，并结合病因多角度探查。超声可以有效发现踝管综合征的致病因素，如肌腱病、滑膜炎、腱鞘炎、踝管内腱鞘囊肿、脂肪瘤、神经肿瘤、异物及踝部外伤导致的神经形态异常。因病因不同，超声图像表现多样。胫神经及/或分支受压可形变，神经狭窄或肿胀增粗；创伤引起的神经损伤可出现神经断裂或部分断裂，创伤性神经瘤形成，神经束组及神经外膜损伤，神经束组肿胀（图1）。

超声影像学鉴别诊断 与跖腱膜炎、小腿中上段胫神经损伤、跖底神经瘤等相鉴别。①小腿中上段胫神经损伤：可有与踝管综合征类似胫神经损伤症状，超声探查见损伤部位高于踝管，常见于外伤后，或各种原因引起的神

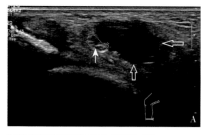

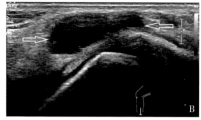

图 1　踝管综合征超声图像

注：A. 内踝横断面超声图像：实心箭头示
受压的胫神经形变；空心箭头示腱鞘囊肿；
B. 内踝矢状面超声图像：空箭头显示腱鞘
囊肿。

经卡压，如肿瘤。②跖底神经瘤：
足底神经瘤或瘤样变引起足底神
经损伤症状，超声见沿趾神经走
行的低回声结节。

（陈　涛）

fù zhōugǔ tòng zōnghézhēng

副舟骨痛综合征（accessory navicular syndrome）

舟骨与副
舟骨之间因运动而互相撞击，使
舟骨、副舟骨形态、功能发生异
常，引起足部内侧特定部位产生
疼痛等一系列症状的疾病。附着
于副舟骨的胫骨后肌腱发生撕裂
或炎症可引起患者疼痛或行走困
难。该病运动时加重，好发于运
动量较大的青壮年。病因有过度
使用、创伤、炎症、慢性受压等
引起软骨联合的炎症反应，新骨
形成或微骨折。

副舟骨又称胫外骨，是足部
最常见的副骨，位于舟骨内后侧，
可单侧出现，亦可双侧对称出现。

病理生理基础　文献报道根
据足副舟骨的形态、大小、与胫
骨后肌腱的关系、足副舟骨与舟
骨之间是否有纤维软骨相连等情

况，将足副舟骨分为 3 种类型。
Ⅰ 型：又称籽骨型，为小的骨块，
边缘整齐，圆形或椭圆形，和舟
骨结节不相连，亦没有纤维软骨
连续，骨块位于胫骨后肌腱内，
此型在临床上常无症状。Ⅱ 型：
又称圆帽型，此型副舟骨体积大
于 Ⅰ 型，并和舟骨结节间以纤维
软骨相连，形成假关节，为微动
关节，胫骨后肌腱部分附着于副
舟骨，因此受到外力后容易损伤
而出现临床症状。Ⅲ 型：又称舟
骨角型，此型副舟骨和舟骨结节
间部分性或完全性骨性相连，此
型无关节结构，较为稳定，常致
舟骨体积增大，损伤概率介于 Ⅰ
型和 Ⅱ 型之间，多因与鞋内面摩
擦而引起症状。行走时足内侧与
鞋内面摩擦或受挤压，除了使副
舟骨与舟骨发生撞击损伤外，亦
可使局部关节滑囊及胫骨后肌腱
发生炎症。

临床表现　内踝前内侧局部
隆起，触痛或压痛，部分严重患
者可有局部皮肤红肿，表示发生
急性炎性反应。有时在隆起的近
端胫后肌肌腱部位压痛。抗阻力
内翻时，足内侧疼痛加重。典型
的临床症状为疼痛、休息缓解、
疼痛再发。

超声影像学表现　副舟骨表
现为胫骨后肌腱走行区舟骨旁强
回声，通常呈弧形。副舟骨痛综
合征可发生胫骨后肌腱病表现，
周围非腱性软组织结构肿胀（图
1，图 2）。

超声影像学鉴别诊断　足舟
骨骨折：一般可有明确的外伤史，
疲劳骨折可有特殊职业，查体一
般无隆起畸形，X 线片多无副舟
骨存在，骨折线清晰可见，边缘
锐利、无硬化，断端多无移位或
轻度移位。超声见足舟骨皮质连
续性中断，可见裂隙样低回声，

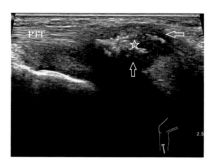

图 1　副舟骨痛综合征超声图像

注：PTT 示胫骨后肌腱；箭头示增厚的胫骨
后肌腱，呈低回声；星号示副舟骨强回声。

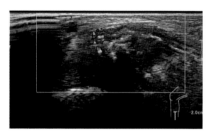

**图 2　副舟骨痛综合征彩色多普勒
超声图像**

注：CDFI 示副舟骨周围胫骨后肌腱止点较
多血流信号。

断端可无移位或轻度错位。

（陈　涛）

zhí jiànmó xiānwéi liú

跖腱膜纤维瘤（plantar fibromatosis）

以纤维结缔组织增生为
特点的跖腱膜良性肿瘤。又称莱
德豪斯病（Ledderhose disease）。
可单侧或双侧发生，文献报道多
单侧孤立发生，双侧发生率为
20%～50%，少部分可见多灶发生，
有文献报道多灶发生率约 1/4。跖
纤维瘤病具有高复发性，其发病
原因尚有争议，可能与遗传及外
伤有关。通常见于成年人，随年
龄增长发病率升高，男性发病多
于女性。

病理生理基础　跖腱膜纤维
瘤以纤维结缔组织增生为特点，
常发生于跖腱膜中心区，直径多
小于 1cm，局部浸润可累及皮肤或

足底深部结构，肿物旁肌肉或足底内侧神经受累时可发生疼痛。

临床表现 典型表现为足底可触及结节，渐进增大，多数患者无症状或仅有轻微疼痛，少部分患者主诉长时间行走或站立后足底酸痛。

超声影像学表现 于足底沿跖腱膜长轴矢状面及短轴横断面扫查。跖腱膜纤维瘤大部分位于跖腱膜中间和内侧部，呈沿跖腱膜长轴方向梭形增厚结节，超声图像表现为低回声，所有病灶均无钙化及囊性变。肿物两侧可见相延续的正常跖腱膜结构。CDFI多无血流信号，或可探及少量血

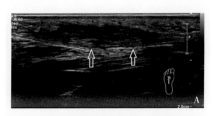

图1 跖腱膜纤维瘤超声图像（病例1）
注：A.矢状长轴超声图像：空箭头示跖腱膜纤维瘤；B.矢状长轴超声图像：空箭头示跖腱膜纤维瘤，小细箭头示近侧正常跖腱膜；C.横断面短轴超声图像：空箭头示跖腱膜纤维瘤；D.矢状长轴超声图像：CDFI示肿物内少量血流信号。

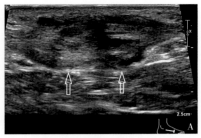

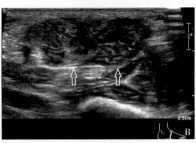

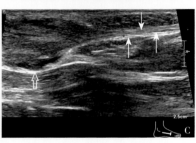

图2 跖腱膜纤维瘤超声图像（病例2）
注：A.矢状长轴超声图像：空箭头示跖腱膜纤维瘤；B.横断面短轴超声图像：空箭头示跖腱膜纤维瘤；C.矢状长轴超声图像：空箭头示跖腱膜纤维瘤，实心箭头显示正常跖腱膜。

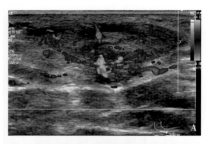

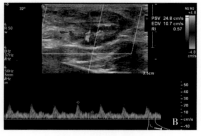

图3 跖腱膜纤维瘤超声图像（病例3）
注：A.矢状长轴超声图像：CDFI示较丰富血流信号；B.频谱多普勒图像。

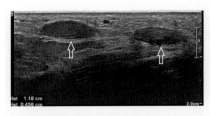

图4 跖腱膜纤维瘤超声图像（病例4）
注：箭头指示跖腱膜纤维瘤。

流，近年来超声设备日益先进，偶见肿物内较丰富血流信号（图1~4）。

超声影像学鉴别诊断 与跖腱膜炎、跖腱膜撕裂，其他软组织肿瘤如滑膜肉瘤相鉴别。①跖腱膜撕裂：表现为足底疼痛，患者可有足底按摩史。超声表现为足底跖腱膜片状增厚及回声减低，多发生于足底中部腱膜，可多发。②其他软组织肿瘤：滑膜肉瘤等均可发生于足底浅层软组织，常表现为实性低回声包块，边界清楚，内血流信号较丰富。需注意肿物发生的解剖部位、与周围组织的关系。

（陈 涛）

zhí jiànmó yán

跖腱膜炎（plantar fasciitis）

由于长时间站立或行走引起的足底跖腱膜因生物力学过度使用而发生退行性改变的疾病。其不仅仅是一种炎症。足底跖腱膜炎是跟痛症最常见的原因，占全部跟痛症患者的80%。

病理生理基础 足底腱膜即足底部深筋膜增厚部。足底腱膜的功能为保护足底的肌肉及肌腱，便利活动；保护足底的关节；是足底某些内在肌的起点；支持足的纵弓。足底腱膜分为3部分，足底腱膜可分中间部、外侧部和内侧部三部分。中间部最厚，呈三角形，其后端狭窄，且最厚可达2~4mm，中间部自跟骨结节内

侧突的跖面起始，向前分为 5 束，与足趾的屈肌纤维鞘及跖趾关节的侧面相连。足底腱膜的内侧部最薄，它覆盖蹈展肌，介于跟骨结节至蹈趾近节趾骨底，此部的近侧与屈肌支持带内侧及足背腱膜相连接，外侧移行于足底腱膜的中间部。足底腱膜的外侧部很薄，也是近端厚、远端薄，覆盖小趾展肌，在它的外侧另有坚强的纤维带，起于跟骨结节内侧突或外侧突，止于第 5 跖骨粗隆。

普遍认为足底跖腱膜炎发病最常见的原因是足底腱膜及其跟骨结节附着点生物力学机制异常和跖腱膜的退变。当跖腱膜承受了超过其生理限度的作用力时，这种反复的牵拉应力在跖腱膜的起点造成轻微的撕裂、囊腔状的退行性改变，在跖腱膜跟骨结节附着处发生慢性纤维组织炎症。

临床表现 以跟骨结节内下侧疼痛和压痛为主要特征。足跟底侧疼痛不适，起步时加重，随活动量逐渐增加而疼痛减轻；长时间站立、行走负重的一天结束时足跟痛加重。跟骨结节内侧部分及其远侧端有压痛。

超声影像学表现 典型超声表现为跟骨内侧结节附着点处跖腱膜肿胀增厚、回声不均匀减低，甚至可出现极少量积液或钙化。可以发生于跟骨附着处或非附着处。单侧或双侧发生（图 1）。

超声影像学鉴别诊断 与跖腱膜纤维瘤、跖腱膜撕裂、软组织感染、跟骨内侧神经卡压等相鉴别。①软组织感染：发生于足底软组织感染时，临床可表现足底肿痛，超声检查可发现足底软组织肿胀，累及跖腱膜时腱膜组织肿胀，回声减低，可伴积液。②跟骨内侧神经卡压：临床表现可见足底痛，跖腱膜结构正常，

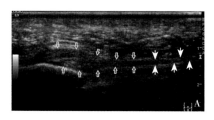
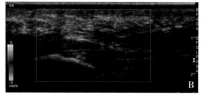

图 1　跖腱膜炎超声图像

注：A. 空心小箭头示跟骨结节附着处跖腱膜增厚，回声减低、不均匀，实心箭头示正常跖腱膜；B. 跟骨结节附着处增厚跖腱膜未见血流信号。

超声可发现跟骨内侧神经肿胀。

（陈　涛）

dì yī zhí zhǐ guānjié tòngfēng xìng guānjié yán

第一跖趾关节痛风性关节炎

（gouty arthritis involving the first metatarsophalangeal joint） 痛风性关节炎是人体内嘌呤代谢紊乱或尿酸排出受阻导致高尿酸血症，过多的尿酸盐在关节及周围软组织沉积常形成晶体，导致病变的疾病。常见于中老年男性和绝经后女性。

病理生理基础 痛风性关节炎是体内嘌呤代谢异常，尿酸盐结晶沉积在手足等乏血供、低温关节，是痛风性关节炎的病理基础。痛风性关节炎患者血尿酸浓度增高而释放较多的尿酸盐晶体可能刺激关节内滑膜引起的关节腔积液、滑膜增厚以及滑膜血流异常。

临床表现 高尿酸血症，以及尿酸盐结晶在关节、关节周围组织和肾脏沉积引起的关节炎症、痛风石、尿酸结石、间质性肾炎等。痛风性关节炎临床分为无症状高尿酸血症期、急性关节炎期、

急性发作间歇期和慢性关节炎期。痛风最常好发部位为第一跖趾关节（MTP1）。文献报道，约 50% 的痛风性关节炎首发关节为 MTP1，有痛风石患者的首发关节为第一跖趾关节的比例更高；首发关节为第一跖趾关节是痛风的典型表现，以后发生痛风石的可能性更大。

超声影像学表现 于第一跖趾关节探查，包括以下方面。

特征性超声表现 ①双轨征：关节透明软骨表面异常的高回声带，规则或不规则，连续或间断。②痛风石：可以位于关节内、关节外或肌腱内，不均质的高回声和 / 或低回声聚集物，伴或不伴后方声影，周围可以有小的无回声晕。③聚集体：可以位于关节或肌腱内，异质性的高回声灶，有时伴后方声影。④骨侵蚀：关节内和 / 或关节外骨表面回声连续性的中断，需要经 2 个垂直平面证实（图 1）。

非特异性炎性关节病超声表现 ①滑膜增生：关节腔内异常低回声组织，不能移位、难以被压缩。报道对滑膜增生灰阶分级及滑膜炎能量多普勒分级有不同方法。②关节腔积液。

超声影像学鉴别诊断 与其他晶体相关性关节炎，如焦磷酸钙沉积症、碱性磷酸钙沉积症及骨性关节炎、类风湿关节炎、感染性关节炎等鉴别。①焦磷酸钙沉积症：软骨内部点状线强回声，好发于中老年人，常见于膝关节。②碱性磷酸钙沉积症：多见于肌腱及腱周钙盐沉积呈强回声斑，多较粗大，可伴声影。③骨性关节炎：骨关节退行性改变，可以见到积液、滑膜增生、关节骨赘。④类风湿关节炎：可见关节积液、滑膜增生，无尿酸盐强回声结晶

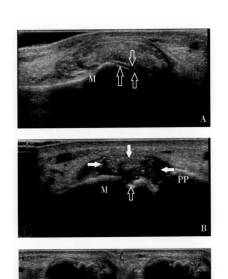

图 1　第一跖趾关节痛风性关节炎

注：A. M 示跖骨；空箭头示"双轨征"。B. M 示跖骨；PP 示近节趾骨；空箭头示骨侵蚀；实心箭头示关节内滑膜增生伴聚集体。C. 示痛风石及彩色多普勒超声图像，部分伴声影。D. 空箭头示痛风石，不伴声影。E. 左图星号示滑膜增生，伴点状聚集体；右图为彩色多普勒血流成像。

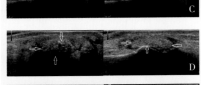

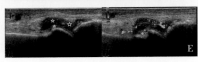

物。⑤感染性关节炎：微生物感染所致，关节可积液、滑膜增生，周围软组织亦可见感染改变，表现为软组织肿胀，血流信号分布增多。患者可表现红、肿、热、痛的感染症状。

（陈涛）

jièrù chāoshēng

介入超声（interventional ultrasound）　在超声影像监视和引导下进行临床诊断和治疗操作的技术。广义上，术中超声、腔内超声引导下的诊疗操作也属于介入超声技术范畴。1983 年，介入超声在丹麦哥本哈根举行的世界超声学术会议上被正式命名。之后该技术以其显像实时、引导准确、

操作简便、移动便捷、费用低廉及无 X 线辐射损伤等优点在临床中得到广泛应用。

基本方法　介入超声的基本方法是在超声的实时监视或引导下将特制的针具、导管等器械置入病变内，完成获取组织或体液、导入能量或药物进行疾病的诊断与治疗。具体技术包括超声引导下活检术、置管术、能量消融术、化学消融术、放射性粒子植入术等。穿刺技术是所有技术的基础。随着超声设备和介入器械的不断发展和完善，其在临床中的应用范围不断扩大，在临床医学中的地位也逐渐提高，特别是在影像引导下各种微创治疗技术的发展基础上，不仅使多脏器的多种病变避免了传统手术的切除治疗，并且取得了可以与外科手术相媲美的生存疗效，且更美观微创，在临床诊疗中发挥着不可替代的作用。

简史　包括以下方面。

活检　包括针吸活检、切割活检。

针吸活检　超声引导针吸活检开始于 1972 年，学者应用 B 超引导进行肾脏活检；1973 年超声引导下进行了肝脏、甲状腺针吸活检。在中国，1980 年董宝玮、陈敏华、罗福成等开展并推广了实时超声引导细针经皮穿刺针吸活检在肝、胆、胰及腹部其他器官中的应用。目前临床中主要应用于不适于切割活检或切割活检风险高的病变取材，如部分纵隔、胰腺、腹膜后、甲状腺及甲状旁腺等部位病变。

切割活检　1981 年于超声引导下应用 22G 细针组织切割活检肝、肾等病变，使穿刺活检技术提高到组织诊断水平，这是超声引导穿刺活检的重大进步。1982

年美国学者应用自己设计的自动活检枪进行了肝转移癌和肾实质病变的穿刺活检。在中国，1985 年董宝玮率先开展了超声引导细针穿刺组织学检查，并逐步应用到肝脏、胰腺、腹膜后、肾脏、肺及其他器官，较针吸活检显著提高了病变的诊断准确性。随着穿刺针具的改进，目前超声引导切割活检技术已应用于超声能探及的几乎所有器官及组织，成为非手术条件下获取活体组织病理诊断的主要方法，在临床中得到广泛应用。

置管术　1967 年美国乔伊纳（Joyner）进行了床旁超声引导下的胸腔穿刺抽液，开始了介入超声治疗的临床应用。1982 年德国奥托（Otto）在超声引导下进行了经皮肾盂造瘘术，使超声引导置管引流技术应用于临床。1981 年美国比恩（Bean）进行超声引导无水乙醇注射治疗肾囊肿，证实该技术可作为不能手术切除患者的有效治疗方法。1980 年，中国李阐道将介入穿刺应用于羊膜腔注药引产，开启了介入超声在中国步入临床治疗的时代。1986 年，王金锐开展了经皮肾造瘘术。1983 年周永昌开始在超声引导下行肾囊肿的穿刺及无水乙醇治疗。随着各种引导针、引流管器械的发展，囊肿、脓肿、肾盂积水、扩张胆管、胆囊、胸/腹/心包积液、甚至外周静脉的超声引导下穿刺及导管置入操作均在临床中成熟地开展应用且疗效确切。内镜超声下胰腺囊性肿物的硬化治疗也展示出良好的安全性和有效性。

消融术　包括能量消融术、化学消融术、放射性粒子植入术。

能量消融术　超声引导的能量消融开始于 20 世纪 80 年代，是以激光消融治疗肝肿瘤为

开端，后相继实现了在实体肿瘤中的高强度聚焦超声消融、射频消融、微波消融、冷冻消融，其中应用最为广泛的是射频消融和微波消融。目前消融治疗已被肝、肾、肺及甲状腺肿瘤的国际诊疗指南采纳。①激光消融：超声引导激光消融始于 1993 年，法国学者应用其治疗前列腺癌，但受消融范围小的限制，目前在欧洲主要应用于乳腺、甲状腺、淋巴结、前列腺和肾脏肿瘤的消融治疗。1994 年中国顾瑛、董宝玮及梁萍所在团队进行了超声引导经皮 Nd：YAG 激光肝组织光凝固术，开启了中国超声引导激光消融治疗的时代。目前中国激光消融已被报道用于甲状腺、甲状旁腺、淋巴结、高危部位肝脏及腹膜后病灶的治疗。②高强度聚焦超声消融：最早开始于 1992 年，法国学者治疗了 2 例肝转移癌患者。在中国，1999 年王智彪等将该技术用于治疗原发性肝癌。目前，该治疗以其无创的优势在肝、肾脏、胰腺、乳腺、甲状腺、子宫、甲状腺、腹膜后肿瘤、骨骼等多种实体肿瘤的治疗中得到应用。③射频消融：超声引导射频消融于 1993 年意大利学者首次报道了在小肝癌治疗中的应用，并于 1997 年将水冷射频消融应用于临床。在中国，1999 年陈敏华率先开展超声引导下肝癌射频消融治疗。目前，该技术已广泛应用于肾上腺、肾脏、乳腺、甲状腺、子宫、甲状旁腺、胰腺、脾脏、肺、骨骼、前列腺等多部位实体肿瘤的消融治疗。④微波消融：1994 年日本学者首次报道了超声引导下微波消融治疗技术在治疗小肝癌中的应用。1996 年，中国董宝玮及梁萍自主研发了中国第一代微波消融仪并应用于肝癌消融治疗，经过 10 余年的不懈努力，于 2008 年自主研发了国际首台温控水冷微波消融设备及各种型号消融针，应用于全身多部位如肾、肾上腺、乳腺、甲状腺、子宫、甲状旁腺、脾脏和腹壁实体肿瘤消融治疗。目前，该技术发展迅速，被学者认为是极具前景的消融技术。⑤冷冻消融：超声引导经会阴冷冻消融技术于 1993 年被美国学者开始应用于前列腺癌的治疗，并证实了其安全有效。随后该技术逐步应用于肝脏、肾脏、乳腺等脏器肿瘤治疗。在中国，2007 年王安喜报道了高龄前列腺增生患者超声引导氩氦刀冷冻治疗研究，之后该技术被应用于肝脏、肾脏、甲状腺、胰腺等多个器官肿瘤的治疗。由于冷冻消融过程中形成的冰面强回声反射影响超声图像对消融冰球的监测，目前该技术主要在 CT/MRI 引导下进行。⑥不可逆电穿孔术：2014 年瑞典学者行用该技术超声引导下胰腺癌消融治疗，并证实其安全性和有效性。随后该技术被应用于肝脏、胰腺、前列腺及腹膜后病灶的消融治疗。中国黄凯文 2017 年报道了超声引导下不可逆电穿孔技术用于多种实体肿瘤的消融治疗。由于其费用昂贵及对患者心脏功能要求高，目前尚未普及，但其具有保持消融区组织结构、保护周围重要结构等优势，在肝门、肾门、腹膜后等危险部位病灶消融治疗中具有应用的价值和发展的潜力。

化学消融术　1983 年日本学者率先开展应用无水乙醇瘤内注射治疗小肝癌。随后，在临床中逐渐将冰醋酸、盐酸、聚桂醇、高渗葡萄糖等可使蛋白变性的化学药物直接注入瘤内，使组织坏死。无水乙醇较其他消融药物具有蛋白变性彻底、弥散效果好等优势，成为临床中应用最为广泛的化学消融药物，具有简单、便捷、廉价、安全有效、并发症少等优势。该技术于 2001 年被欧洲肝脏协会推荐为无法切除的 2cm 以内小肝癌的治疗方法，以及作为能量消融术的补充治疗手段。

放射性粒子植入术　1969 年奥地利学者应用其治疗前列腺癌。中国 2003 年王俊杰、冉维强等报道了放射性粒子在超声引导下进行胰腺癌、前列腺癌及舌癌的治疗。目前该技术主要被用于前列腺癌、胰腺癌、肝癌、表浅转移或复发肿瘤以及部分盆腔恶性肿瘤等的治疗。

介入超声技术凭借其微创、实时、精准、高效和无辐射等诸多优势，实现精准有效治疗、减轻患者疾苦、提高其生活质量，在临床医学中占有重要的地位。随着与计算机、机器人、基因（蛋白）组学等技术的结合，其诊疗领域不断拓展，临床疗效稳步提高，已部分替代传统治疗手段，成为临床不可或缺的有效技术，其必将在基础研究和临床治疗中彰显更重要的价值。

（梁　萍　程志刚　李　鑫）

shùzhōng chāoshēng

术中超声（intraoperative ultrasound, IOUS）　在手术中应用超声影像进行疾病诊断和鉴别诊断、引导诊疗操作和疗效评估的技术。在诸如肝切除等特定的手术中，IOUS 已经成为一种常用的监测方法，弥补术者视诊或触诊的不足。

适应证　①排除术前影像学怀疑的病变及术中检出新病变，判断病变的性质。②术中进一步明确病变的部位、范围以及与周围脉管等组织的解剖关系及解剖变异，为术式的选择提供依据。

③IOUS引导下行介入操作。④判断肿瘤分期。⑤指导和纠正手术离断面。⑥手术结束时确认手术效果，判定有无残留病变以及副损伤。

禁忌证 无明确禁忌证。

操作方法 以术中超声检查肝脏为例，检查的第一步是获得肝脏的解剖全貌，之后对病变的位置、良恶性以及与周围血管的解剖关系进行进一步扫查。肝脏的基本扫查法包括"纵行排列"全肝扫查法和"脉管轴心"扫查法。①"纵行排列"全肝扫查法：从肝脏最左缘Ⅱ段开始扫查至右后叶止，将肝脏分为沿身体长轴走行的若干列，每一列的宽度是术中探头的扫查宽度，然后自肝左外叶第一列开始从头侧最高点至足侧详细扫查每一列，直至右后叶最后一列，保证每一列之间不能有遗漏的区域。该方法通常采用的是接触扫查法，但对于表浅组织常需要辅以间接扫查法。在"纵行排列"全肝扫查法后需要注意对膈肌下方及后方等"隐蔽"部位进行重点扫查。②"脉管轴心"扫查法：将探头依次置于第一、二肝门，然后分别沿门静脉和肝静脉追踪至静脉末梢。利用门静脉或肝静脉对肝脏进行解剖分段，对病变进行初步定位。③通过上述扫查法获得肝脏的解剖全貌后需对肝实质进行再次扫查，以获得病灶的声像学特征和解剖关系，并对检出病灶的位置和大小进行编号。同时确定病变的进展程度，判断周围血管有无浸润。

注意事项 ①对表浅病灶进行扫查时应采用间接扫查法，同时辅以视诊和触诊。②肝右叶贴近膈顶的肝裸区和肋膈角、肝左外叶以及肝表浅组织为经腹超声的扫查盲区，在进行IOUS全肝扫查时切勿遗漏。

（梁 萍 程志刚 李 鑫）

fùqiāng jìng chāoshēng

腹腔镜超声（laparoscopic ultrasonography，LUS） 借助于腹腔镜超声探头可在腹腔镜手术中获得所观察脏器和病变内部结构的超声影像，分辨病变与周边正常组织的边界，明确病变与周围血管及其他重要结构关系的技术。是腹腔镜和超声技术的有机融合，实现两者优势互补。

20世纪90年代，超声技术和腹腔镜技术的融合促使了腹腔镜超声的出现。腹腔镜超声缩短了超声探头与病变间的距离，可使用高频超声提高分辨力，还可避免腹壁和肠内气体等对超声波传播的干扰，从而获得高清晰度的扫描图像。当前，主流超声机型均配备了腹腔镜探头，结合腹腔镜技术及LUS检查特点，有助于恢复腹腔镜缺乏的触觉反馈，能弥补腹腔镜诊断的不足，使腔镜医师既能观察器官表面，又能详细扫查肝胆胰等器官组织内部结构和病变，获得立体探查结果，精确引导手术，提高了腹腔镜手术的准确性和安全性。

适应证 ①明确病灶性质、数目，探查转移灶或隐匿卫星灶。②明确目标病灶及其与邻近重要管道的毗邻关系，确定切除范围和切缘。③探查有无淋巴结转移。④LUS引导下介入手段预处理，减少术中出血。⑤探查肝内胆管囊状扩张或肝内胆管结石的分布，确定切除范围。⑥肝外伤的腹腔镜手术治疗中了解肝脏胆管系统和静脉系统的受损情况，检测有无常规超声不易发现的肝内血肿。

禁忌证 ①严重心肺疾病和/或心肺功能障碍，难以耐受CO_2气腹者。②严重的凝血功能障碍，难以纠正者。③腹部有广泛粘连（如曾有大手术史等）和多发性、包裹性积液的病例。④中等量以上腹水。如确需检查，宜在术前1~2天放出部分腹水，使患者适应术中腹腔减压，防止检查术中突然腹腔减压引发患者休克等严重并发症。⑤中晚期妊娠，影响术野显露者。

操作方法 ①双手握探头，通过上腹部通道置入探头，通常需将探头在胆囊与腔静脉之间移动显示肝中静脉以区分左右半肝。向上移动探头使探头与腔静脉垂直可分辨肝左静脉、肝右静脉、肝中静脉，沿肝中静脉向下扫查仔细观察可能的叶静脉及其他肝短静脉。②门静脉和肝静脉分布可区分肝段（Couinaud分段），注意发现和准确定位肝胆管结石、肝脏肿瘤等占位病变及其与周围血管的关系。③探查右半肝，将探头置于肝脏膈面，使用"擦地板"式由肝中静脉向右侧探查，以肝蒂为标识，按顺序探查S8、S5、S6、S7。④探查左半肝：将探头置于肝脏膈面，由肝中静脉向左侧探查，以肝蒂为标识，按顺序探查S4、S2、S3。⑤当腹腔镜和LUS检查判断肿瘤无法切除时，可采用腹腔镜肝动脉结扎术、肝动脉和静脉插管皮下置泵化疗术或者进行无水乙醇注射、冷冻、射频、微波消融等治疗，避免不必要的剖腹探查术，从而达到用微创方法缓解症状、延长生存时间、提高生活质量的目的。

注意事项 ①腹腔镜下肝脏的超声探查应有一定的扫查顺序，且不可轻易中断或改变，否则可能造成探查的遗漏。可以借助重要管道的走行作为指引，如肝静脉系统的回流范围或肝蒂及门静脉及其属支。应当充分利用探头的屈曲旋转以方便探查，但仍应注意探查的全面性。②探查过程中力度应一致，避免出现超声探查范围深浅不一。调整超声探查的深度及焦距，使观察更准确，而非利用不合理的力度保证探查效果，避免压扁血管改变解剖关系。③充分利用超声探头的轴向旋转扫查，有经验的术者对探头的轻微轴向旋转可以有助于判断方位。④与经皮超声的"标准切面"相比，LUS 的肝脏扫查断面多为斜切面，辨识管道结构需要借助肝表面及肝内解剖标志、管道结构有无血流以及血流方向、彩色多普勒信号、脉冲多普勒波形、管壁回声和有无搏动等，不同肝段的肝蒂结构以及肝内静脉的小分支须通过探头反复从第一肝门或第二肝门血管主干向目标管道结构来回扫查确定。⑤标定肿瘤边界或肝内重要管道结构在肝表面的投影标记时，选用线阵探头较为准确，可将拟标定的区域置于图像的正中或一侧，再以探头中央或两端对应区域以电凝在肝表面标记。⑥ LUS 引导下的穿刺技术，分为切面内进针和切面外进针两种方式：切面内进针可应用超声穿刺引导线和引导槽，进针方向与超声扫查为同一切面；切面外进针的进针点位于探头侧方，进针方向不在扫查平面内，需要术者良好的空间想象和三维定向能力。

（梁 萍 程志刚 李 鑫）

chāoshēng yǐndǎo chuāncì huójiǎn shù

超声引导穿刺活检术（ultrasound-guided biopsy）

在实时超声影像的监视和引导下，将穿刺针具准确进入到人体内的靶病变处，通过抽吸或切割得到活体细胞或组织送病理学检查的方法。该方法是介入超声最基本的诊断技术，是非手术条件下获取活体组织细胞的常用方法，在临床疾病的诊断和鉴别诊断、评估疾病的预后及分期或辅助制订治疗方案中发挥着重要作用，其应用于超声能够显示的各组织脏器中。优点是穿刺针走行轨迹全程可视，精准微创，安全性高，无 X 射线线辐射。

适应证 ①超声能够清楚显示病变，进针路径安全。②需明确病变的病理或基因诊断，粗针穿刺风险高时可采用细针活检。③患者一般状况和检验指标满足穿刺的基本条件。

禁忌证 ①严重出血倾向，凝血酶原时间 > 30 秒，凝血酶原活动度 < 40%，血小板计数小于 50×10^9/L，国际标准化比值 > 1.5 等。②合并心、肺等其他重要脏器严重疾病，且难以纠正。③超声或超声造影均不能清楚显示病灶。④经多部位探查均无安全进针路径（穿刺路径不能避开重要脏器、大血管等；弹射的针尖可能累及病灶深部重要脏器或血管等）。⑤患者状况不符合穿刺条件（咳喘症状较重、完全不能配合、抗凝治疗期间、女性月经期等）。

操作方法 ①选择体位：以充分暴露进针部位皮肤且使患者保持稳定的体位为宜。②超声定位：进针部位皮肤完好。选择靶病变距体表最近、路径上不经过大血管等结构、针芯弹射范围（粗针活检）不损伤深部重要结构的路径。③无菌操作：体表穿刺部位皮肤消毒后铺无菌巾。④局部麻醉：进针点皮肤及沿进针路径局部麻醉；局麻下不能配合的患者（如小儿患者）可在静脉麻醉下穿刺。⑤活检取材：进针前再次彩色多普勒超声确认路径上无较大血管。超声清楚显示活检针进至靶病变预定位置后通过多次抽吸（细针活检）或击发活检枪（粗针活检）取材，之后退出穿刺针。进针及取材过程中必要时可请患者呼吸配合。⑥标本判断：粗针活检后将标本置于滤纸片上，依据其形状、颜色及量决定穿刺次数，一般取 2 ~ 3 条组织。细针活检后由经过专门培训的人员制作直接涂片和液基涂片。⑦处理标本：按穿刺目的进行标本固定，送检。通常使用 10% 甲醛溶液（粗针活检）或 95% 乙醇溶液（细针活检）固定，如拟做特殊检查需要专门的固定方式。⑧术后处理：穿刺点敷料包扎，局部压迫 20 分钟。

（梁 萍 程志刚 李 鑫）

chāoshēng yǐndǎo xiāoróng shù

超声引导消融术（ultrasound-guided ablation therapy）

在实时超声影像的监视和引导下，将化学或物理的方法作用于人体病变部位，造成局部组织细胞发生不可逆坏死，实现完全或部分消灭病变的局部治疗方法。该方法在临床的实施可以有多种方式，如开腹手术中、腹腔镜或胸腔镜下以及影像引导经皮穿刺等。超声和 CT 是应用较多的影像引导技术。

分类 影像引导消融治疗技术在临床应用日趋广泛，尤其在肿瘤的局部治疗中发挥着越来越重要的作用，为年老、体弱、合并疾病多等手术风险高的患者提供了新的微创治疗选择。目前在临床最常用的是肿瘤局部消融治疗，主要分为化学消融和能量消融两大类。

化学消融 将化学药品或制剂注射至病变部位，造成局部组织脱水、固定、蛋白变性，可使肿瘤组织产生凝固性坏死，达到原位灭活肿瘤组织的目的。另外，化学硬化剂还能够破坏血管内皮细胞，引起血栓形成及血管闭塞，使肿瘤组织缺血坏死。注射的药品或制剂有无水乙醇、聚桂醇、冰醋酸、化疗药物、热蒸馏水等，最常用的是无水乙醇。

能量消融 开始于20世纪80年代，以激光消融治疗肝脏肿瘤为开端，历经30多年发展，相继实现了高强度聚焦超声、射频、微波、冷冻、不可逆电穿孔技术在实体肿瘤中的消融治疗，应用于肝脏、肾脏、肾上腺、乳腺、甲状腺、甲状旁腺、淋巴结、肺、骨、子宫等多脏器病变的治疗中。消融治疗具有创伤小、疗效好、费用低、可重复、适用广等优势，尤其适合由于一般状况或合并疾病等原因不能耐受或不愿接受其他治疗的肿瘤患者，为大量患者提供了新的治疗选择。目前消融治疗已被肝、肾、肺及甲状腺肿瘤的国际诊疗指南采纳。

适应证 不同脏器肿瘤消融治疗具有不同的适应证，此处以消融治疗在肝脏肿瘤中应用为例介绍。对于早期肝癌和局限性肝转移癌患者，消融是有效的治疗方法。①单发肿瘤直径≤5cm或多发肿瘤，肿瘤数目≤3枚，最大直径≤3cm。②肝功能查尔德（Child）分级A或B级。③肝实质内位置深在的肿瘤，手术创伤较大。④因各种原因不能耐受手术治疗患者（高龄、合并心脑肾肺等疾病、肝硬化失代偿、多发病灶等）。⑤手术后复发的肝癌，肝移植前控制肿瘤生长以及移植后复发的肿瘤。⑥对邻近心、膈、胆囊、胆管、胃肠道的肿瘤，可消融结合温度监测、无水乙醇注射、人工注水技术及放射性粒子植入术。⑦晚期肿瘤合并门脉主干至二级分支或肝静脉癌栓，需消融联合放疗。⑧对于病灶多、体积大的晚期肝癌患者，若无法手术治疗，采用其他方法如肝动脉化疗栓塞、放化疗又无明显效果，可行消融治疗，治疗的目的主要是降低肿瘤负荷或联合全身治疗，以缓解病情，减轻痛苦并提高生活质量。⑨肝转移癌无论单发或多发，需采取全身化疗、靶向、免疫或内分泌治疗等综合治疗。⑩肝脏良性肿瘤：肿瘤≥5cm，有恶变倾向、疼痛不适等症状较明显、增长迅速（1年内最大径增加超过1cm等）或对患者造成较重心理压力，甚至影响到正常的工作和生活等，患者强烈要求治疗者。⑪不愿接受手术和其他治疗的患者。

禁忌证 ①肝功能查尔德（Child）C级或明显的肝功能衰竭，如大量难治性腹水或肝性脑病者。②有严重凝血功能障碍，凝血酶原时间＞30秒，凝血酶原活动度＜40%，血小板计数＜$30×10^9$/L，国际标准化比值＞1.5等，经输血、止血等治疗无改善。③肝内肿瘤负荷高（肿瘤体积＞肝脏体积的70%或者有多个肿瘤结节）或肝外肿瘤负荷高。④有全身任何部位的急性或活动性感染病变者。⑤1个月内发生过食管–胃底静脉曲张破裂出血且未进行硬化治疗者。⑥急性或严重慢性肾衰竭、肺功能不全或心脏功能不全。

操作方法 ①选择体位：以充分暴露进针部位皮肤且使患者保持稳定的体位为宜。②超声定位：进针部位皮肤完好。选择靶病变距体表最近、路径上不经过大血管等结构的路径。③无菌操作：体表穿刺部位皮肤消毒后铺无菌巾。④麻醉方式：一般采用全身麻醉（静脉麻醉）的方法辅助操作，对于不能静脉麻醉的患者可在基础麻醉或局部麻醉下进行。⑤消融治疗：根据术前治疗方案，按顺序完成消融辅助技术（人工液腹、实时测温等）、实时引导进针及消融治疗操作。⑥术后即刻彩色多普勒超声观察进针针道有无活动性出血表现并及时处理。必要时超声造影检查了解消融范围。⑦术后观察患者病情变化，及时分析、处理。

注意事项 ①根据病灶位置，穿刺可在屏气状态或平静呼吸时进行，可在穿刺前对患者进行呼吸配合训练。②患者体位对清楚显示病灶很关键。肝左叶肿瘤多采用仰卧位，右叶肿瘤多采用左侧卧位。穿刺及布针过程中务必清楚显示消融针尖位置，防止深部脏器损伤。③消融范围需根据患者综合情况决定。恶性肿瘤、患者身体能够耐受、病灶数量和肝脏体积允许，尽量做到扩大根治性消融；如果肝硬化严重或化疗后身体虚弱，以肿瘤适形消融为原则；如果病灶数量多、体积大，可行分次消融或减瘤治疗。良性肿瘤，以适形消融或减瘤消融为原则。④滋养血管较丰富的肿瘤，先用高功率（60~80W）凝固阻断肿瘤滋养血管，其后再消融肿瘤，可提高热效率。邻近大血管的肿瘤，可加大功率或多点补足能量或辅以少量无水乙醇热增敏以提高热凝固疗效。⑤消融过程中观察肝周声像图，如果发现液性暗区，高度怀疑出血所致时，应及时予以止血药处理。⑥邻近重要结构肿瘤、较大肿瘤可借助三维可视化软件规划消融和判断疗效，超声显示不清肿瘤可借助融合导航技术辅助消融。⑦消融结束退出消融针时常规凝固针道，可降低出血或针道种植风险。

（梁 萍 程志刚 李 鑫）

chāoshēng yǐndǎo zhìguǎn yǐnliú shù

超声引导置管引流术（ultrasound-guided catheter drainage）

在实时超声影像的监视和引导下，将穿刺针经体表送入人体各种体腔或管道，完成抽液或置入引流管等操作，用于明确诊断、缓解症状或注入药物等目的的微创技术。

超声可以清楚地显示体腔内的液体以及人体的血管、扩张的胆管等管道结构，在实时超声的监视和引导下，经体表穿刺液体及管道容易实现，尤其是对于积液量较少、盲穿困难的患者，也可以很方便地在床旁操作。目前，超声引导置管引流术已经在临床得到了广泛的应用，具有安全、快速、准确、操作简便、成功率高等优点。

适应证 ①液性病变，临床需要明确诊断、缓解症状或注入药物等。②患者一般状况和病情允许。③超声能够清楚显示病变部位，进针路径安全，不经过较大血管及胃肠道等结构。④需注意不同部位、器官和病变置管引流的适应证和禁忌证有所不同。

禁忌证 ①严重出血倾向（凝血酶原时间＞30秒，凝血酶原活动度＜40%，血小板计数＜$50×10^9$/L，国际标准化比值＞1.5等）。②合并心、肺等其他重要脏器严重疾病，且难以纠正。③超声或超声造影均不能清楚显示病灶。④经多部位探查均无安全进针路径（穿刺路径不能避开重要脏器、大血管等）。⑤患者状况不符合穿刺条件（咳喘症状较重、完全不能配合、抗凝治疗期间、女性月经期等）。

操作方法 ①选择体位：以充分暴露进针部位皮肤且使患者保持稳定的体位为宜。②超声定位：进针部位皮肤完好。选择靶病变距体表最近、路径上不经过大血管等结构的路径。③无菌操作：体表穿刺部位皮肤消毒后铺无菌巾。④局部麻醉：进针点皮肤及沿进针路径局部麻醉；局麻下不能配合的患者（如小儿患者）可在静脉麻醉下穿刺。⑤置管方法：分为两种。两步置管法：实时超声引导穿刺（必要时请患者呼吸配合），采用经皮穿刺技术进行置管操作，步骤如下：穿刺针针尖进入靶目标，退出针芯，沿针鞘放入导丝，退出针鞘，扩张管扩张皮肤、皮下组织至靶目标，退出扩张管，沿导丝置入引流管，退出导丝，抽吸确认引流通畅，外固定引流管；该操作安全性高，除较大病灶及管道外，亦适用于较小靶目标置管，因而广泛应用于临床。一步置管法：也称导管针经皮穿刺置管或一次穿刺置管术或套管针（Trocar）法，实时超声引导下穿刺，一次将带有金属针芯、金属内套管的引流管置入管道或病变部位，退出金属针芯、金属内套管，固定引流管即可，步骤如下：带有金属针芯、金属内套管的引流管进入靶目标，退出针芯及金属内套管，抽吸确认引流通畅，外固定引流管；该操作简单，但较细管道或较小病灶不易置入，常用于较大病灶及较粗管道的置管。

注意事项 ①操作中应合理应用探头反转功能，选择合适的穿刺路径。②术中需在可能出现疼痛的时间点（局部麻醉、针尖经过胸膜或腹膜、扩张皮肤、置入引流管等）之前再次告知患者，以免患者因疼痛而大幅变动体位造成误伤或引流管置入失败。疼痛为主观症状，差别较大，可通过局部麻醉判断患者对疼痛的耐受程度。③超声全程实时监视，不能清楚显示针尖时停止进针。④由穿刺针进针的方向确定后续操作方向，保持导丝、扩张管及引流管置入方向与穿刺针进针方向一致。⑤如扩张管或引流管沿导丝进入过程中遇到阻力，应暂停，适当调整扩张管或引流管进入方向，或于患者合适呼吸状态下继续送入，避免强行操作致导丝打折。⑥"J"形猪尾引流管进入靶目标后，旋松金属内套管并定固定，沿导丝将引流管送入靶目标，体外剩余长度为5～10cm。引流管送入困难时可将金属内套管后退1～2mm后重试。

（梁 萍 程志刚 李 鑫）

chāoshēng zàoyǐng shù

超声造影术（contrast-enhanced ultrasound）

将与人体组织声学特性有较大差异的造影剂注入外周静脉，人为地增大待查部位与组织之间的声学差异，从而使获得的超声图像更为清晰，便于诊断的超声成像技术。

超声造影术的物理基础是利用血液中超声造影剂气体微泡在声场中的非线性效应和所产生的强烈背向散射来获得对比增强图像。超声造影剂的气体微泡在不同机械指数（mechanical index，MI）的声场中会呈现不同的反应和变化。当MI较小时，会产生非线性谐波信号。利用微泡在低MI声场中的特性，采用不同的脉冲编码技术（同向、反向、序列脉冲编码等），选择性地提取由微泡造影剂产生的非线性谐波信号而滤除组织产生的线性基波信号，从而实现器官和组织的实时血流灌注显像，这就是目前临床常规使用的各种低机械指数实时超声造影成像技术的基本原理。当 MI 较高时，微泡会发生瞬间爆破，同时释放短暂而强烈的非线性谐波信号。通过发射高 MI 声脉冲瞬间击碎声场中的微泡，再转换至低 MI 条件，能动态观察微泡造影剂的再灌注过程，定量评估器官、组织及病灶局部血流灌注情况。

超声造影术与 CT 和 MRI 增强显像的最大区别是超声造影是纯血池造影显像。目前临床应用的超声造影剂是声诺维，为微气泡造影剂，粒径通常为 $2 \sim 5 \mu m$，经外周静脉注入后，能自由通过肺循环，再到体循环，到达靶器官或组织，但不能穿过血管内皮进入组织间隙，因此决定了超声造影是一种纯血池显影技术。其临床应用以来，在肝脏、肾脏、乳腺、前列腺等脏器疾病的诊断和鉴别诊断方面积累了丰富经验。

适应证 ①肿瘤的检出和定性诊断：在肝肿瘤数量的诊断方面，尤其在检测 1cm 以下的病灶方面，声学造影优于常规超声。在肝、胆及肾占位性病变的良恶性鉴别诊断方面体现了临床实用价值。②靶向引导：超声造影靶向引导肝脏肿瘤消融治疗和超声造影靶向引导前列腺穿刺技术。在肝肿瘤消融治疗中，通过超声造影发现常规超声难以显示的病灶，并引导消融针准确进入肿瘤内。通过超声造影靶向引导前列腺穿刺，提高了穿刺的阳性率，检出更高格里森（Gleason）评分的前列腺癌及更多的阳性病例。③疗效评估：通过超声造影评估肝、肾肿瘤消融治疗后有无残存肿瘤组织。评估肿瘤化疗疗效等。

禁忌证 目前低 MI 造影检查相对而言是安全的，但生物学效应的临床意义尚不十分明确，因此如果需要较高的 MI（＞0.4），造影剂用量最好尽可能减低，辐照时间尽可能缩短。目前中国使用的造影剂的禁忌证如下：①已知对六氟化硫或造影剂其他成分有过敏史的患者。②近期急性冠脉综合征或临床不稳定性缺血性心脏病患者，包括正渐变为或进行性心肌梗死的患者；过去 7 天内，安静状态下出现典型心绞痛；过去 7 天内，心脏症状出现明显恶化；刚行冠脉介入手术或其他提示临床不稳定的因素（如最近心电图、实验室或临床所见提示的恶化）；急性心力衰竭，心功能衰竭 III / IV 级、严重心律失常的患者。③重度肺动脉高压（肺动脉压＞90mmHg）、未控制的系统高血压和急性呼吸窘迫综合征患者。④孕妇和哺乳期患者。

操作方法 ①常规超声检查显示目标病灶，将超声仪调节至低机械指数的造影专用成像条件。②经外周静脉团注造影剂，随之推注 5ml 生理盐水，同时启动计时器。③造影前先对患者进行屏气训练，注射造影剂后 5 ～ 25 秒嘱患者屏气观察动脉期灌注，其后实时连续观察病灶实质期增强模式。④在获得有效的造影检查信息后，对局部有造影剂廓清的可疑区域及检查结果不明确者，可再次注射造影剂检查。⑤再次注射造影剂前需待前次造影剂信号消失后进行。⑥对于较小的病灶，可采用能同时显示组织和造影信号的双幅显示模式。⑦检查观察时间达 4 ～ 6 分钟，并存储动态影像资料以便回放处理或脱机分析。

注意事项 超声造影检查相对安全，临床应用广泛，但对于有右向左分流性先天性心脏病、充血性心力衰竭、急性冠脉综合征、呼吸衰竭、重度肺气肿、肺栓塞及哮喘等疾病的患者应严禁使用超声造影剂。

（梁 萍 程志刚 李 鑫）

索 引

条目标题汉字笔画索引

说 明

一、本索引供读者按条目标题的汉字笔画查检条目。

二、条目标题按第一字的笔画由少到多的顺序排列，按画数和起笔笔形横（一）、竖（丨）、撇（丿）、点（、）、折（乛，包括丁乚乚等）的顺序排列。笔画数和起笔笔形相同的字，按字形结构排列，先左右形字，再上下形字，后整体字。第一字相同的，依次按后面各字的笔画数和起笔笔形顺序排列。

三、以拉丁字母、希腊字母和阿拉伯数字、罗马数字开头的条目标题，依次排在汉字条目标题的后面。

阿拉伯数字

条 目 外 文 标 题 索 引

B

C

D

U

V

W

Y

阿拉伯数字

内 容 索 引

说　明

一、本索引是本卷条目和条目内容的主题分析索引。索引款目按汉语拼音字母顺序并辅以汉字笔画、起笔笔形顺序排列。同音时，按汉字笔画由少到多的顺序排列，笔画数相同的按起笔笔形横（一）、竖（丨）、撇（丿）、点（、）、折（乛，包括丁乛しく等）的顺序排列。第一字相同时，按第二字，余类推。索引标目中夹有拉丁字母、希腊字母、阿拉伯数字和罗马数字的，依次排在相应的汉字索引款目之后。标点符号不作为排序单元。

二、设有条目的款目用黑体字，未设条目的款目用宋体字。

三、不同概念（含人物）具有同一标目名称时，分别设置索引款目；未设条目的同名索引标目后括注简单说明或所属类别，以利检索。

四、索引标目之后的阿拉伯数字是标目内容所在的页码，数字之后的小写拉丁字母表示索引内容所在的版面区域。本书正文的版面区域划分如右图。

a	c	e
b	d	f

A

埃布斯坦畸形　106c

爱德华（Edwards）综合征　416d

B

斑点噪声（speckle noise）　24e

斑点追踪成像（speckle tracking imaging, STI）　60b

半月板损伤（meniscus injury）　559c

暴发性脉络膜出血（expulsive choroidal hemorrhage）　453a

贝克囊肿（Baker cyst）　557f

背向散射（back scattering）　12c

鼻泪管囊肿　347f

鼻上颌裂　344a

闭塞性心肌病　154a

壁滤波器（wall filter）　53d

标准6针穿刺法　254c

髌腱病（patellar tendinopathy, PT）　557c

波瓣图　21a

波场　14f

波腹　13c

波面　14f

波前　14f

波射线　14f

波速（wave velocity）　5d

波特（Potter）Ⅱ型　370e

波线　14f

波长（wavelength, wave length）　4e

波阵面（wave surface, wave front）　14e

玻璃体后脱离（posterior vitreous detachment）　441c

玻璃体积血（vitreous hemorrhage）　440f

玻璃体疾病（vitreous body disease）　440e

玻璃体星状变性（asteroid hyalosis）　442b

伯格（Buerger）病　524b

布尔纳维（Bourneville）病　420e

布－加综合征（Budd Chiari syndrome）　510d

C

彩色M型超声心动图（color M-mode doppler echocardiography, CMDE）　57d

彩色M型多普勒超声（color M-mode Doppler imaging, CMDI）　57d

彩色多普勒能量图（color Doppler energy, CDE）　56f

彩色多普勒血流成像（color Doppler flow imaging, CDFI）　56d

彩色能量速度多普勒血流图（convergent color Doppler imaging, CCDI）　57a

彩色外溢（color overflow）　36f

残余尿　249d

侧壁回声失落（parietal echo lose）　35e

侧向分辨率（lateral resolution）　33c

产科超声（obstetric ultrasound）　329c

产科超声检查技术（ultrasound examination in obstetrics）　329e

肠梗阻（intestinal obstruction）　219e

G

H

拉丁字母

希腊字母

阿拉伯数字

本卷主要编辑、出版人员

执行总编　谢　阳

编　　审　谢　阳

责任编辑　吴翠姣

索引编辑　赵　健

名词术语编辑　陈丽丽

汉语拼音编辑　崔　莉

外文编辑　顾　颖

参见编辑　杨　冲

责任校对　张　麓

责任印制　张　岱

装帧设计　雅昌设计中心·北京